黔西北中草药

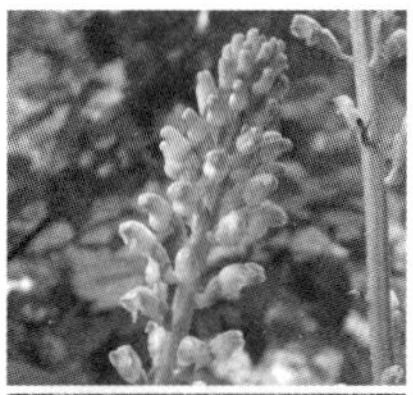

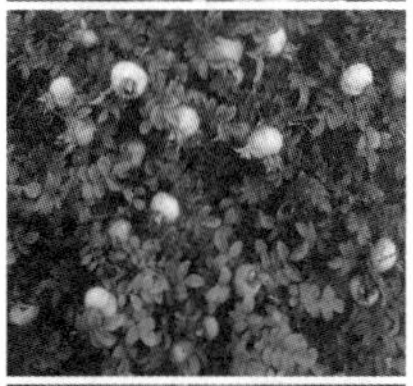

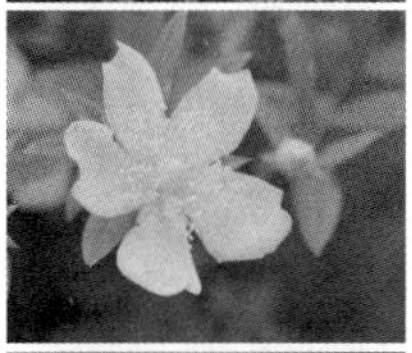

主　编◎阮培均　葛发欢
副主编◎杨永学　周　雪　周训明　张湘东

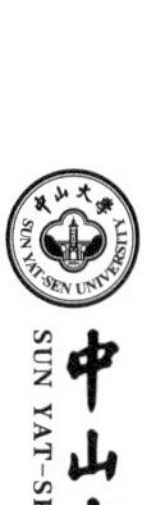

中山大學出版社
SUN YAT-SEN UNIVERSITY PRESS
·广州·

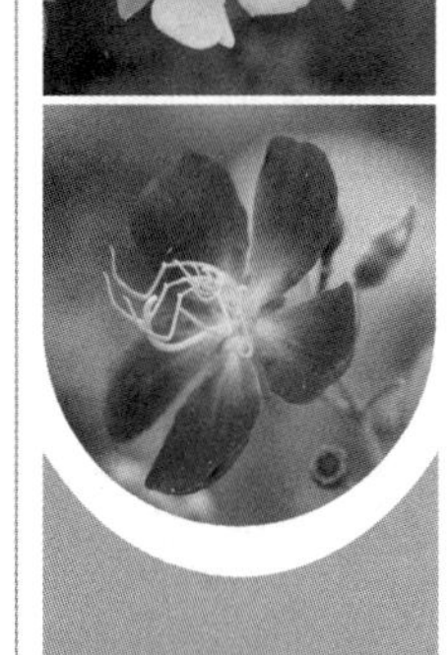

图书在版编目（CIP）数据

黔西北中草药/阮培均，葛发欢主编；杨永学等副主编．—广州：中山大学出版社，2022.12
ISBN 978－7－306－07669－4

Ⅰ．①黔…　Ⅱ．①阮…②葛…③杨…　Ⅲ．①中草药—介绍—贵州
Ⅳ．①R282

中国版本图书馆 CIP 数据核字（2022）第 251817 号

QIANXIBEI ZHONGCAOYAO

出 版 人：王天琪
策划编辑：邓子华
责任编辑：邓子华
封面设计：曾　斌
责任校对：吴茜雅
责任技编：靳晓虹
出版发行：中山大学出版社
电　　话：编辑部 020－84111996，84113349，84111997，84110779
　　　　　发行部 020－84111998，84111981，84111160
地　　址：广州市新港西路 135 号
邮　　编：510275　　　　传　真：020－84036565
网　　址：http://www.zsup.com.cn　　E-mail:zdcbs@mail.sysu.edu.cn
印 刷 者：恒美印务（广州）有限公司
规　　格：787mm×1092mm　1/16　55.5 印张　1650 千字
版次印次：2022 年 12 月第 1 版　2022 年 12 月第 1 次印刷
定　　价：278.00 元

《黔西北中草药》编委会

主　编　阮培均　葛发欢

副主编　杨永学　周　雪　周训明　张湘东

编　委　（以姓氏笔画为序）

王　永　王立新　王彩云　文　平

成忠均　李恒谦　邱　炼　邹　涛

张翔宇　陈　杰　陈　涛　武熙熙

周茂嫦　查　钦　柳　敏　徐庆祝

黄晓旭　葛　琪　熊厚溪

内容提要

贵州西北部地区由于其独特的地形地貌及复杂多样的气候条件，形成十分丰富的中草药资源，素有“中草药育盆”之称。作者在多年中草药资源调查及开发应用的基础上，综合相关资料，编写此书。本书的中草药包含传统中药、民族药和草药。本书收载黔西北地区根及根茎类、茎木类、皮类、叶类、花类、果实及种子类、全草类、菌类、树脂类、其他类中草药共 1 028 种（分属 1 100 多种药用植物，基本涵盖该区域特有的及引种栽培的中草药品种），重点介绍每种中草药的别名、来源、植物形态、生境分布、药材性状、性味归经、功能主治、用法用量、使用注意。本书通俗易懂，内容丰富，针对性及实用性强，可供从事中药、天然药物及大健康产品等领域的科研、教学、生产及药材经营工作者参考。

前言

中国是中草药的发祥地。中草药在中国应用历史悠久，是中医预防与治疗疾病所使用的独特药物，是中华民族五千年优秀文化的灿烂结晶。在长期的生产生活实践中，人民群众认识和丰富了中草药资源。贵州历来就有“黔山无闲草，夜郎多灵药”之称，黔西北地区素有“中草药育盆”的美誉，中草药资源极为丰富。据20世纪80年代中期的普查结果，仅毕节市的中药资源就达1 672种，其中的植物药有1 577种，在全国368种重点植物药中就有172种。黔西北地区的许多道地药材在国内外享有极高声誉，如天麻、半夏、党参等。21世纪以来，黔西北地区的中药、民族药发展迅速，形成许多典型而又有代表性的品种，中药材产业已成为当地重要的经济支柱产业之一，对地方经济与社会发展起到积极促进作用，也为国内外提供优质的中药材资源。

本书分为11章。第一章黔西北中草药资源与利用，简要介绍黔西北中草药资源概况、中草药的采收与加工、中草药的主要化学成分、中草药产品的研发利用、中草药资源的保护策略；第二章根及根茎类，介绍298种根及根茎类中草药（分属87科、216属、345种药用植物）；第三章茎木类，介绍35种茎木类中草药（分属27科、35属、45种药用植物）；第四章皮类，介绍37种皮类中草药（分属26科、33属、41种药用植物）；第五章叶类，介绍54种叶类中草药（分属37科、51属、70种药用植物）；第六章花类，介绍46种花类中草药（分属28科、40属、62种药用植物）；第七章果实及种子类，介绍141种果实及种子类中草药（分属62科、119属、156种药用植物）；第八章全草类，介绍378种全草类中草药（分属95科、259属、408种药用植物）；第九章菌类，介绍21种菌类中草药（分属15科、21属、24种药用植物）；第十章树脂类，介绍6种树脂类中草药（分属5科、7属、8种药用植物）；第十一章其他类，介绍12种其他类中草药（分属11科、13属、16种药用植物）。其中，对于《中华人民共和国药典》（2020年版·一部）等部分文献已收载的中药品种，本书在其药材性状部分还介绍主要指标成分的含量及水分、灰分、有害成分限量等质量指标。

本书首次对黔西北地区1 000多种中草药进行较全面、系统的整理，旨在更好地展现该地区丰富的中药材资源并使其发挥更大的作用，巩固、拓展脱贫攻坚成果，助力乡村振兴与产业兴旺，促进中医药产业健康持续发展，期望从事中药材生产、科研、教学、经营人员及中医药爱好者从中得到裨益。

本书参考或引用了中草药相关文献资料。在此，对被参考或被引用文献资料的作者、单位致以衷心感谢！

囿于编者的水平，书中不当与错漏之处在所难免，敬请读者批评指正。

编者

2021年11月

目录

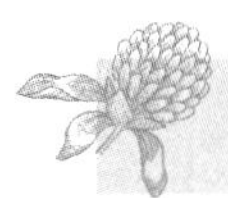

第一章　黔西北中草药资源与利用 / 1

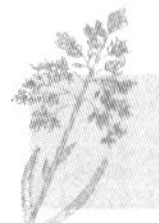

第二章　根及根茎类 / 13

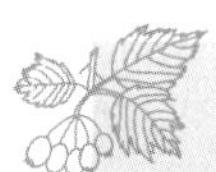

第三章　茎木类 / 273

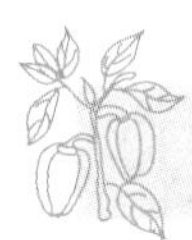

第四章　皮类 / 304

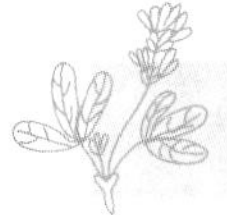

第五章　叶类 / 334

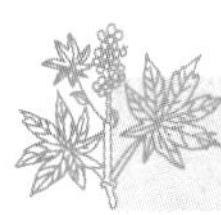

第六章　花类 / 375

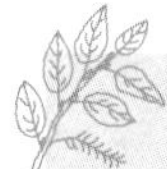

第七章　果实及种子类 / 413

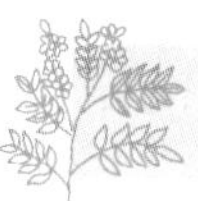

第八章　全草类 / 524

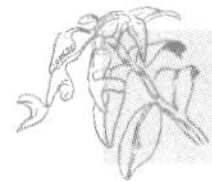

第九章 菌类 / 835

第十章 树脂类 / 852

第十一章 其他类 / 857

第一章　黔西北中草药资源与利用

贵州省地处云贵高原东部。位于贵州省西北部（黔西北）的毕节市七星关区［毕节县大部分乡（镇）］、大方县、黔西县、金沙县、织金县、纳雍县、威宁彝族回族苗族自治县（以下简称威宁县）、赫章县、百里杜鹃管理区、金海湖新区及六盘水市钟山区、水城县大部分地区，地处滇东高原向黔中山原丘陵过渡的倾斜地带，东经103°36′～106°43′、北纬26°02′～27°46′。该区域总面积达3万多平方千米，有近1 070万人口，总面积和人口分别占贵州省的17%和近30%。

黔西北境内山峦重叠，河流纵横，山高坡大，沟深谷峡，土地破碎，土类多样，海拔457.0～2 900.6 m，年平均气温10.5～15.1 ℃，年平均降水量920～1 400 mm，年平均日照时数1 100～1 800小时，无霜期230～300天，雨量充沛，雨热同季，夏无酷暑，冬无严寒，立体农业气候明显。黔西北素有“一山有四季、十里不同天”之称，其独特的地形地貌、丰富的土壤类型、多样的农业气候，造就自然植被类型的多样性，孕育了种类繁多、量大质优的中药材资源，被誉为“中草药育盆”，为种质资源保护、优质中药材生产及中药大健康产品的开发与利用奠定重要基础。

中华人民共和国成立以来，特别是改革开放以来，黔西北地区非常重视中草药资源的保护与开发利用，相关部门积极组织企事业单位开展中草药引种试验、野生变家种栽培研究，筛选一大批适宜当地种植的药用植物品种资源用于生产。据贵州省科学技术厅等部门2018年的统计结果，2017年，毕节市种植中药材达55.33万亩（含威宁县），总产量为9.49万吨，总产值为14.24亿元，对助推地方经济社会发展和脱贫攻坚工作起到积极作用。

一、黔西北中草药资源概况

（一）药用植物资源

据20世纪80年代中期的普查资料，毕节市拥有中药材资源1 672种，总蕴藏量达17.7亿千克。其中，药用植物有185科、1 577种，蕴藏量为14 125万千克；药用动物有56科、79种，蕴藏量为13.51万千克；药用矿物有16种，蕴藏量为162 795万千克。其药用植物资源的垂直分布和区域分布情况如下。

1. 垂直分布概况

（1）海拔500～1 000 m区域。本区域的药用植物资源主要有天冬、玄参、川楝、柴胡、瓶尔小草、忍冬、石斛、肉桂、大叶冬青等，共600余种。

（2）海拔1 000～1 600 m区域。本区域的药用植物资源主要有杜仲、黄柏、厚朴、梅、黄精、忍冬、桔梗、天麻、沙参、勾儿茶、马缨杜鹃、映山红杜鹃、红果蔷薇、刺梨等，共610余种。

（3）海拔1 600～2 000 m区域。本区域的药用植物资源主要有党参、前胡、独活、牛膝、龙胆、鹿蹄草、续断、何首乌、黄精、沙参、茯苓、桔梗、猪苓、梅、桃、杏、钩藤、朱砂莲、野葛、柴胡、枳椇、穿心莲、木防己等，共510余种。

（4）海拔2 000 m以上区域。本区域的药用植物资源主要有小玉竹、独活、紫草、卷柏、金铁锁、半夏、龙胆、梅、厚朴、茯苓、秦艽、防风、黄毛耳草、陆英、假地蓝、四叶参、牛膝、续断、桔梗、鹿蹄草、山楂、黄精、玉竹等，共730余种。

2．区域分布概况

（1）东部低中山丘陵区。本区域包括金沙县的全部乡（镇），黔西县的所有乡（镇），织金县的三甲、绮陌、桂果、普翁、牛场、马场、猫场、上坪寨、营合、化起、自强、纳雍、官寨、龙场、大平、八步、茶店、板桥、以那19个乡（镇）。药用植物资源主要有杜仲、天麻、龙胆、玄参、半夏、桔梗、石斛、五倍子、天南星、牡丹、金银花、续断、白术、天冬、黄精、南沙参、苦楝子、木瓜、栀子、青藤香、半边莲等，共600余种，总蕴藏量达2 972万千克。

（2）中北部中中山区。本区域包括七星关区的全部乡（镇），大方县的全部乡（镇），赫章县的野马川、平山、古达、六曲河、古基、哲庄6个乡（镇），百里杜鹃管理区的全部乡（镇），金海湖新区的所有乡（镇）。药用植物资源主要有黄连、南沙参、五倍子、玉竹、金银花、连翘、白术、杜仲、黄柏、厚朴、天冬、何首乌、龙胆、白芍、丹皮、粉葛、栝楼、川牛膝、云木香、荆芥、乌梅、马樱杜鹃、映山红、树形杜鹃、红果蔷薇、肉桂、云南勾儿茶、前胡、独活、天麻、木瓜、大枣、刺梨，共610余种，总蕴藏量达3 071万千克。

（3）中南部中中山区。本区域包括纳雍县的所有乡（镇），织金县的三塘、后寨、中寨、阿弓、少普、白泥、珠藏、黑土、熊家场9个乡（镇）。药用植物资源主要有独活、前胡、云木香、黄柏、杜仲、厚朴、龙胆、川牛膝、九眼独活、黄连、红枣、板蓝根、乌梅、五倍子、半夏、天冬、天麻、何首乌、续断、桔梗、南沙参、白芍、野葛、牡丹、百合、木防己、黄精、毛脉蓼、金线吊乌龟、刺梨，共510余种，总蕴藏量达4 704万千克。

（4）西部高中山高原区。本区域包括毕节市威宁县的全部乡（镇），赫章县的白果、妈姑、珠市、雉街、松林坡、兴发、威奢、达依、水塘、罗州、双坪、铁匠、辅处、可乐、结构、德卓、河镇、安乐溪、朱明、财神20个乡（镇）。药用植物资源主要有秦艽、防风、金铁锁、乌梅、厚朴、杜仲、三七、开口箭、香独活、黄芩、玉兰、苍耳、小玉竹、黄精、牛蒡、枸杞、鸡蛋参、党参、野丹参、紫草、黄毛耳草、半夏、天南星、茯苓、猪苓、女贞、杜仲、卷柏、山楂等，共730余种，总蕴藏量达1 413万千克。此外，本区域还包括六盘水市水城县、钟山区的部分乡（镇），这些地区也蕴藏丰富的药用植物资源，其中许多品种与毕节市威宁县、赫章县的相近。

（二）药用植物栽培

1964年以来，黔西北地区先后从贵州省内外引进药用植物品种试种及野生变家种驯化栽培，筛选了天麻、半夏、党参等中药材品种服务于生产，其中，大方天麻、赫章半夏、威宁党参、织金竹荪、水城黄精等12个品种获国家地理标志保护产品认证。据统计，2019年，毕节市药用植物栽培面积达123.92万亩，比1985年的6 500亩增加了189.65倍，药用植物资源品种近80个。2019年，黔西北12县（市、区）栽培的药用植物代表品种如下。

1．七星关区

本区域栽培的药用植物代表品种有续断、前胡、栝楼、益母草、重楼、牡丹、黄精、白及、玉竹、蕺菜、天麻、金线莲、苦参、钩藤、皂角、黄柏、刺梨、花椒等。

2．大方县

本区域栽培的药用植物代表品种有天麻、党参、桔梗、白及、苦参、前胡、三七、重楼、百合、野葛、当归、川芎、魔芋、金荞麦、牡丹、蜘蛛香、穿心莲、金银花、山银花、黄柏、皂角、猪苓、蕺菜、刺梨、花椒等。

3．黔西县

本区域栽培的药用植物代表品种有天麻、铁皮石斛、白及、丹参、何首乌、黄精、头花蓼、前胡、栝楼、白芍、野葛、玉竹、山银花、牡丹、厚朴、杜仲、连翘、皂角、刺梨、花椒等。

4．金沙县

本区域栽培的药用植物代表品种有天麻、铁皮石斛、金钗石斛、孩儿参、桔梗、白及、射干、前胡、栝楼、菊花、葛根、牡丹、掌叶覆盆子、蕺菜、刺梨、花椒、山银花、吴茱萸、黄柏、桃、红豆杉、无患子、皂角、连翘、银杏等。

5．织金县

本区域栽培的药用植物代表品种有天麻、半夏、白芷、元胡、铁皮石斛、白及、丹参、何首乌、黄精、续断、前胡、重楼、百合、野葛、川芎、牡丹、魔芋、雪胆、一枝黄花、赤胫散、山楂、杜仲、吴茱萸、红豆杉、皂角、银杏、蕺菜、姜、刺梨、花椒等。

6．纳雍县

本区域栽培的药用植物代表品种有党参、半夏、天麻、孩儿参、白及、丹参、何首乌、黄精、头花蓼、玄参、射干、白花前胡、龙胆、三七、菊花、重楼、野葛、牡丹、乌头、魔芋、艾蒿、雪胆、一枝黄花、贝母、知母、防风、云木香、玫瑰、旋覆花、山银花、吴茱萸、黄柏、皂角、银杏、蕺菜、姜、刺梨、花椒等。

7．威宁县

本区域栽培的药用植物代表品种有党参、半夏、天麻、白术、孩儿参、桔梗、白及、丹参、何首乌、黄精、金铁锁、重楼、百合、当归、万寿菊、川芎、黄芩、黄芪、魔芋、云木香、牛蒡、山药、滇北翠雀花、牡丹、乌头、山银花、皂角、蕺菜、姜、刺梨、花椒等。

8．赫章县

本区域栽培的药用植物代表品种有党参、半夏、天麻、白术、白芷、元胡、孩儿参、白及、丹参、何首乌、黄精、苦参、前胡、白芍、菊花、金铁锁、重楼、百合、覆盆子、贴梗海棠、魔芋、艾草、秦艽、柴胡、万寿菊、玫瑰、多星韭、厚朴、吴茱萸、黄柏、红豆杉、皂角、银杏、猪苓、蕺菜、刺梨、花椒等。

9．百里杜鹃管理区

本区域栽培的药用植物代表品种有天麻、白及、何首乌、前胡、菊花、重楼、当归、玉竹、魔芋、金荞麦、金钱松、皂角、杜仲、吴茱萸、孩儿参、金银花等。

10．金海湖新区

本区域栽培的药用植物代表品种有天麻、白及、前胡、金银花、皂角、刺梨、花椒等。

11．钟山区

本区域栽培的药用植物代表品种有半夏、黄精、丹参、白及、灯盏细辛、银杏、党参、菊花、连翘、牡丹等。

12．水城县

本区域栽培的药用植物代表品种有白芍、丹参、牡丹、银杏、黄精、天麻、灯盏细辛、白及、太子参、铁皮石斛、红花、小叶黄杨、紫金莲、天冬、头花蓼等。

二、中草药的采收与加工

（一）中草药的采收

中药品质的优劣取决于有效物质含量的多少。确定中草药适宜的采收期，必须把多指标有效成分的积累动态与药用部位的产量变化结合起来考虑，既要考虑总有效成分含量，又要兼顾产量。中草药的适宜采收期：药用部分有效成分含量高峰期与产量高峰期基本一致，其共同的高峰期即为适宜采收期；或药用部分有效成分含量有显著高峰期，而药用部分产量变化不显著者，有效成分含量高峰期是适宜采收期；或药用部分有效成分含量无明显变化，则药用部分产量的高峰期是最适宜采收期；或药用部分有效成分含量高峰期与产量高峰期不一致，有效成分总含量最高时期即为适宜采收期。

民间俗语有云，“当季是药，过季是草”“三月茵陈四月蒿，五月六月当柴烧”。中草药的合理采收期与药用植物的种类、药用部分、采收季节密切相关。按药用植物的入药类型简述如下。

1. 根及根茎类

此类药材一般以根及根茎结实、根条直顺、少分叉、粉性足的为质量较好，采收季节多在秋、冬或早春，待其生长停止、花叶凋谢的休眠期及早春发芽前采收。但也有例外情况，如黄芪、草乌、黄连、党参等在秋季采收，而太子参、半夏、附子、延胡索等则在夏季采收时有效成分含量高，质量好。

2. 茎木类

此类药材一般在秋、冬两季采收，此时有效物质积累丰富，如木通、钩藤、大血藤、鸡血藤、首乌藤、忍冬藤等。有些木类药材全年均可采收，如苏木、降香、沉香等。

3. 皮类

皮类药材分为树皮类药材和根皮类药材。树皮类药材的采剥通常在清明至夏至之间，植物生长旺盛、树液丰富、皮部养分增多、形成层细胞分裂旺盛时期进行，如杜仲等。根皮类药材的采收时期与树皮类药材的相同，如牡丹皮等。

4. 叶类

此类药材宜在植株生长最旺盛、花未开放或花朵盛开时采收，此时植株光合作用旺盛，有效成分含量最高，如大青叶、紫苏叶、番泻叶、臭梧桐叶、艾叶等。

5. 花类

此类药材多在花蕾含苞未放时采收，如金银花、辛夷、丁香、槐米等。但也有部分花类药材品种须在花朵开放时采收，如凌霄花、桂花、合欢花、闹羊花等；月季花、洋金花等须在花初开时采收；菊花、番红花等须在花盛开时采收。

6. 果实及种子类

果实类药材多在果实自然成熟或将近成熟时采收；种子类药材应在种子完全发育成熟、籽粒饱满、有效成分含量高时采收。果实种子类药材有火麻仁、马兜铃、莱菔子、覆盆子、木瓜、山楂、瓜蒌、乌梅、金樱子、吴茱萸、巴豆、酸枣仁、胖大海、大风子、小茴香、山茱萸、连翘、牛蒡子、薏苡仁等。对成熟度不同期的品种，应随熟随采，分批进行，如急性子、千金子等。

7. 全草类

此类药材多在植株生长最旺盛且将要开花前采收，如薄荷、穿心莲、伸筋草、鱼腥草、淫羊藿、仙鹤草、马鞭草、藿香、泽兰、千里光、蒲公英等。但也有部分品种须在开花时采收，如益母草、荆芥、香薷等；一些品种须在开花后采收，如麻黄、细辛、垂盆草、紫花地丁、金钱草、荆芥等。

8．菌类

菌类药材种类繁多，不同品种采收期不同。一般以子实体入药的野生菌类药材多在雨量充沛、气候湿润的7—8月生长，应及时采收。有些胶质菌类药材，如木耳等在5—6月采收；马勃等宜在子实体刚成熟时采收，过迟则孢子散落；冬虫夏草等宜在夏初子座出土、孢子未发散时采挖；灵芝、茯苓、猪苓、雷丸等多在春季或秋季采收。

9．树脂类

此类药材的采收时间和采收方法视不同植物和不同采收部位而定，采收以凝结成块为准，随时收集。例如，安息香的采收多在4—10月，在树干上割成“S”形切口，其汁顺切口流出凝固成香采收；新疆阿魏的割取，由植物茎上部往下割，收集分泌出的白色胶状乳液；松香的采收多于夏季在松树干上用刀挖成“V”字形或螺旋纹凹槽，使边材部的油树脂自伤口流出凝结后收集，加水蒸馏后，松节油馏出，剩下的残渣经冷却凝固后，即为松香。

（二）中草药的加工

中草药的加工处理程序为：洗涤→清理和选择→去皮→修整→蒸、煮、烫→浸漂→发汗→干燥。该程序不是每种药材都需要，因药材品种要求而异。

1．清洗

清洗包括清除泥土、清除污垢、剥皮、去须根等，主要有喷淋、涮洗、淘洗等方法，如对有毒药材天南星、半夏、魔芋等。为了防止皮肤受到刺激，清洗时应戴手套。

2．修整

植物类药材的修整主要用刀、剪除去非药用部分使之整齐，便于捆扎、包装。有的需要刮去外皮，如白芍、黄芩、刮丹皮；有的需要削去粗皮，如黄柏；有的需要抽取木心，如牡丹皮、远志。

3．蒸、煮、烫

将鲜药在蒸汽或热水中加热处理，包括蒸、煮、烫，目的是杀青（包括杀死细胞及酶，杀死寄生虫体，杀死病原微生物），使淀粉糊化等，以保证药效，也便于干燥及储存，如黄精、百合、天麻、白及、马齿苋等。

4．浸漂

浸漂的目的是降低药材的毒性和不良气味，但要注意勤换水，如对附子等。

5．发汗

鲜药干燥往往要逐步进行，先是表面水分挥散，堆积，使内部水分向外蒸发，再加温，直到达到干燥的要求，如丹参、厚朴、茯苓等。

6．干燥

中药材的干燥温度常因所含有效成分不同而异。一般含苷类和生物碱的中药材，干燥温度为50～60 ℃，以便抑制其所含酶的作用进而避免有效成分分解；含维生素C的多汁果实，在70～90 ℃下迅速干燥或低温干燥；含挥发油的中药材，一般干燥温度不宜超过35 ℃，以避免挥发油散失；杏仁、枇杷仁、芥子等，需要借助酶的作用增加有效成分的含量，干燥温度不宜超过50 ℃；含挥发油或所含成分受日晒易变色变质的中药材（如黄连、大黄），应避免日晒；在烈日下晒后易开裂的中药材（如郁金、白芍），不宜采用日光直接晒干的方法；富含淀粉的中药材，如欲保持其粉性，可采用烘干的方法，烘干温度须慢慢升高，防止新鲜药材遇高温后，所含的淀粉发生糊化。干燥是药材加工的重要环节，通常的干燥方法如下。

（1）自然干燥法。自然干燥指利用太阳辐射热、热风、干燥空气达到药材干燥的目的，具体如下。

A. 日晒法。这是大多数药材常用的一种干燥方法。晾晒时，应选择晴朗、有风的天气，将药材薄薄地摊在竹席上或水泥地上，利用日光照射，同时要注意及时翻动，保证日光照射均匀。秋后夜间，空气湿度大，要注意将药材收起盖好，以防返潮。该法适用于不要求保持色泽和不含有挥发油的药材，如薏苡仁、黄芪、牛蒡子、杜仲等。

B. 摊晾法，也叫阴干法。将药材放置于室内或大棚的阴凉处，利用空气的流动，吹干水分而达到干燥药材的目的。该法常用于阴雨天气，或用于含有挥发油的药材及易走油、变色的药材，如党参、天冬、酸枣仁、柏子仁、知母等。

（2）人工加温干燥法。

A. 炕干。炕干指利用坑、坑灶等进行干燥。该法适用于泽泻、川芎、桔梗等药材，要注意药材的上下翻动。

B. 烘干。烘干指焙干、烤干，宜用烘室加温，通风排湿，或利用烘干机干燥。

C. 远红外干燥。这是一项新型干燥技术，主要是将电能转变为远红外辐射，从而被药材吸收，引起药材中物质的分子、原子的振动和转动，进而发热，经过热扩散、蒸发等过程，最终达到干燥药材的目的。果实及种子类药材都可采用该法干燥。

D. 微波干燥。这是近年来迅速发展起来的新技术，属于高频电流干燥方法，分子振动频率更高，其能量可穿透药材内部，达到药材干燥的目的。微波干燥不仅具有干燥作用，还可杀灭微生物，具有消毒作用，故可防止药材在贮藏过程中发霉和生虫。

人工干燥法关键是要严格控制加热温度。除上述 4 种干燥方法以外，还可采用冷冻干燥、真空干燥等方法。

三、中草药的主要化学成分

中草药的化学成分极为复杂，一些成分如糖类、油脂类、蜡质类、蛋白质类、氨基酸类、维生素类、色素类、树脂类、无机盐类等，在一般高等植物中普遍共存；另一些成分如生物碱类、黄酮类、强心苷类、皂苷类、挥发油类、有机酸类等，则是存在于某些植物或植物的某些器官中，而且大多具有显著的生理活性。每种中草药含有多种化学成分，但并不是所有化学成分都具有防治疾病的功效。通常将中草药中含有的化学成分分为有效成分、有效部位和无效成分或杂质。有效成分是指中草药中对某种疾病具有治疗或预防作用的单体化学成分，如麻黄碱、黄芩素、紫杉醇、天麻素、青蒿素等，可用明确的分子式或结构式表示，并具有一定的熔点、沸点、旋光度、溶解度等理化常数，因此，又被称为有效单体。有效部位是指中草药中具有治疗或预防某种疾病的一类或几类成分的总称，是由尚未分离纯化的若干单体组成的混合物，如总皂苷、总生物碱、总香豆素等。无效成分是指与有效成分共存的其他化学成分，尚未发现其有明确的治疗或预防疾病的作用。有效成分和无效成分的划分不是绝对的，许多过去认为无效的成分，随着医疗实践和中药现代研究的不断深入而被发现是有效成分，如现在发现某些中草药的多糖类、油脂类等具有较好的药理作用及临床疗效。有效成分或有效部位通常是中草药起作用的物质基础。

中草药中所含有效成分都具有一定的药理作用。一种中草药含有多种有效成分，不同的有效成分具有不同的药理作用，有些有效成分虽然不同，但有相似的药理作用。一味中草药中的多种有效成分之间也可以产生相互作用，如协同作用、制约作用、对抗作用等。在中药复方中，其化学成分和药理作用还可能因复方中成分之间的相互影响而有所变化。因此，对于中草药的化学成分及药理作用，不能孤立地去认识和研究。

在植物类中药中，主要化学成分大致可分为生物碱类、苷类、挥发油类、鞣质类、有机酸和酚酸类、氨基酸及蛋白质类、糖类、油脂和蜡类、树脂类、无机盐类、植物色素类等类别。

（一）生物碱类

生物碱是一类含氮的重要天然有机化合物，可以与酸结合形成盐。中草药中生物碱种类繁多，多具有显著的生理活性，在临床用药中占有重要地位，如长春花中的长春新碱、喜树中的喜树碱、黄柏或黄连中的小檗碱等。大多数生物碱都具有复杂的氮杂环结构，氮原子在环内，但亦有少数例外，如麻黄碱的氮原子在侧链上而不在环内。现在人们认为生物碱至少具备几个特点：结构中含有一个或多个氮原子；一般不包括分子量大于 1 500 的肽类化合物；具有碱性或中性；氮原子源于氨基酸或嘌呤母核或甾体与萜类的氨基化等。生物碱广泛存在于高等植物中，极少数分布于低等植物。生物碱多呈结晶形固体，少数为无定型粉末，极少数为液体。生物碱可分为亲脂性生物碱和水溶性生物碱，亲脂性生物碱难溶于水，易溶于苯、乙醚、氯仿，也可溶于甲醇、乙醇等有机溶剂；水溶性生物碱易溶于水，也可溶于甲醇、乙醇等极性大的有机溶剂。很多生物碱具有一定的旋光性和吸收光谱，多数无挥发性。大多数生物碱有苦味，有些味极苦而辛辣；一般为无色或白色，仅少数带有颜色，如小檗碱、木兰花碱等均为黄色。

（二）苷类

苷又名甙、配糖体，是一类由糖或糖的衍生物和非糖物质组成的化合物，大多数是无色、无臭、味苦的结晶体或无定型粉末。苷类分子中的非糖部分称为苷元，糖的部分一般是单糖或低分子寡聚糖。苷元与糖结合后，其水溶性增大，挥发性降低、稳定性增强。在苷类化合物中，苷元部分结构差异很大，可以是多种多样的化合物，如醇类、酚类、酮类、蒽醌类、黄酮类、甾体类、三萜类等。按照苷元结构的不同，苷类又分为黄酮苷、蒽醌苷、三萜皂苷、甾体皂苷、强心苷、香豆素苷及其他苷类等类别，其中，三萜皂苷、强心苷、甾体皂苷等又是较为常见的苷类化合物，如人参或三七中的人参皂苷类、柴胡中的柴胡皂苷类、薯蓣中的薯蓣皂苷、毛地黄中的毛地黄毒苷等。很多苷类化合物具有显著的药理活性，在医药工业中发挥了重要作用。

（三）挥发油类

挥发油又被称为精油，是一类具有芳香气味的油状液体。因其在常温下能够挥发，更容易随水蒸气蒸馏，故被称为挥发油。它不溶于水，易溶于非极性有机溶剂。挥发油广泛分布于植物界，一般多以游离状态存在于植物体中，如芸香科的花椒、云香、柑橘等，唇形科的香薷、薄荷、紫苏等，樟科的木姜子、肉桂、乌药等，伞形科的芹菜、小茴香、川芎等，菊科的黄花蒿、紫茎泽兰、菊花等，姜科的姜、砂仁、高良姜等，木兰科的厚朴、八角茴香、辛夷等，都含有丰富的挥发油。挥发油具有广泛的生理活性，它不仅在制药工业中具有重要地位，也广泛应用于香精香料领域。

（四）鞣质类

鞣质又被称为单宁或鞣酸，是一类分子量较大、复杂的多元酚类化合物；多为无定型粉末，具有较强的极性，可溶于水。鞣质广泛分布于植物界，主要存在于种子植物的皮、根、茎、叶和果实中；木材中亦含有，但很少出现于花中；虫瘿中通常含有较多的鞣质，如五倍子中鞣质的含量高达78%。鞣质一般分成缩合鞣质和可水解鞣质两类。缩合鞣质一般不能水解，但可缩合成高分子且不溶于水的产物“鞣红”；含有缩合鞣质的中草药有儿茶、虎杖、钩藤等。可水解鞣质容易被水解，产物主要是酚酸类和多元醇类；含可水解鞣质的中草药有五倍子、大黄、石榴皮、诃子等。

（五）有机酸和酚酸类

有机酸（不包括氨基酸）是含有羧基的酸性有机化合物，广泛存在于植物细胞液中，酸味的或未成熟的果实中含量较多。含有机酸的中草药有丹参、缬草、白芍、金银花、女贞子、马齿苋等。中草药中常见的有机酸有草酸、琥珀酸、酒石酸、枸橼酸、绿原酸及抗坏血酸等，如杜仲叶或金银花中的绿原酸等。酚酸类是指基本结构具有酚羟基、一个羧基和一个苯环的化合物，广泛分布于植物界，如古柯中的可卡因、肉桂中的桂皮酸、丹参中的丹参酚酸 B、新疆阿魏及当归中都含有的阿魏酸等。

（六）氨基酸及蛋白质类

氨基酸是广泛存在于植物中的一类含氮有机物质，它的分子中同时含有氨基和羧基，故称氨基酸。蛋白质是由各种氨基酸结合组成的一类高分子化合物，起催化或其他生理作用的酶也属于蛋白质，它们共同存在于生物体细胞中。含氨基酸的中草药有使君子、南瓜子、薏苡仁等，如薏苡仁中的缬氨酸等；含蛋白质的中草药有刀豆、菠萝等，如刀豆中的刀豆球蛋白、菠萝中的菠萝蛋白酶等。

（七）糖类

糖类又被称为碳水化合物，是多羟基醛或多羟基酮及其缩聚物和某些衍生物的总称，是植物药中最常见的成分，其中的单糖、低聚糖一般无特殊作用；现代研究发现某些多糖有重要药理作用，如灵芝、香菇、茯苓、猪苓中的多糖均具有抑制肿瘤的作用，海带中的多糖类有抗动脉粥样硬化作用，党参中的党参多糖具有增强免疫功能的作用等。

（八）油脂和蜡类

油脂是高级脂肪酸的甘油酯所组成的混合物，常伴有少量的游离脂肪酸。油脂习惯上可分为油（脂肪油）和脂肪，常温下为液体的被称为脂肪油，植物油脂多属此类，如鸦胆子油、薏苡仁油等；常温下为固体或半固体的被称为脂肪，动物油脂多属此类。蜡是高级脂肪酸和高级一元醇结合的酯类，常温下为固体。含油脂的中草药有很多，如鸦胆子、薏苡仁、芝麻、苦杏仁、火麻仁、巴豆、牛蒡子、灵芝孢子、韭菜籽等。蜡主要存在于植物果实、幼枝和叶等的表面。

（九）树脂类

树脂是一类化学组成较为复杂的混合物，是植物的一类代谢产物，多与树胶、挥发油、有机酸共存。含树脂的中草药有没药、苏合香、安息香、牵牛子、阿魏、乳香等。很多含树脂的中草药具有一定的药理活性或医疗用途，如没药作用于局部有防腐、消炎、止痛作用，苏合香脂有减慢心率、增进冠状动脉血流量、降低心肌耗氧量等作用，安息香脂有抗菌、祛痰作用，牵牛子脂有泻下作用，阿魏具有消肿、活血作用等。

（十）无机盐类

植物类中药的无机成分主要为钾盐、钙盐、镁盐。它们或与有机物质结合存在，或成为特殊形状的结晶，如大黄中的草酸钙结晶等。大多无机盐无药理活性，一些无机盐具有一定的活性。如夏枯草的钾盐有降压、利尿作用，马齿苋所含氯化钾等钾盐有兴奋子宫的作用，附子的磷脂酸钙与其强心作用相关等。

（十一）植物色素类

植物色素包括脂溶性的叶绿体色素和水溶性的细胞液色素，前者存在于叶绿体中，后者存在于细胞液泡中。植物色素种类较多，如叶绿素、花青素、蒽醌、萜类色素、胡萝卜素及类胡萝卜素、辣椒红素等，其作用各异。例如，叶绿素有抗菌、促进肉芽生长和除臭等作用；胡萝卜素是维生素 A 的前体，服用后在体内能转变成维生素 A，可用于防治维生素 A 缺乏症等。

四、中草药产品的研发利用

在以中草药资源为基础的中药大健康产业体系中，形成以中药相关产品制造为核心的中药大健康产品。除中药材及饮片外，中药大健康产品还包括中药及其健康产品，如中成药、中药保健品及健康食品、中药化妆品及其他日化产品、中药饲料添加剂、中药提取物等。近 10 年来，国家出台了一系列政策文件促进中药大健康产品发展，中药大健康产业迎来前所未有的良好发展时机。

目前，黔西北地区的中药资源利用主要以药材或初级产品进入市场，不仅经济价值低，还受市场供需影响，价格浮动较大，种植面积波动大，直接影响药农的生产积极性及经济收入。在大健康产业发展背景下，人们充分利用当地的药用资源优势及特色，继续发展道地药材生产、提高产品质量的同时，注重提升深加工、精加工水平，开展特色中药保健品及健康食品、中药化妆品、中药提取物、香精香料、中药饲料添加剂等大健康产品研发；并整合资源，合作研发中药饮片、中药新药或天然药物，最终实现产业化，形成具有黔西北特色的中药产业全链条生产格局，为农业增效、农民增收、脱贫攻坚成果巩固及人类健康做出贡献。

（一）中药新药的研发与现有中药的二次开发

中药新药是按照国家中药新药审评技术要求，从单味中药或复方中药中研究开发并获批准、生产上市的中成药产品。中药新药的研究与开发是一项长期的、庞大的系统工程，其产业化的 GMP 厂房建设与生产监管要求较高，需要多个专业、多个部门的整体协作，同时需要多个学科的相互渗透与融合。中药大多以复方配伍为主，一方面根据传统中医药、民族药及其理论研发而成，另一方面是通过现有中药的二次开发、复方优化等方式进行研究开发。中药新药研究开发一般从临床需要出发，首先确定中药的处方与剂型，随后进行药材来源、提取工艺、制剂工艺、质量标准、稳定性、药理毒理研究，编写药学研究资料并申请临床试验，依照法规通过临床试验后即可获批生产及上市销售。近年来，中药新药获批注册品种较少，除药学研究缺乏系统性及临床有效性证据不足等因素外，政策法规、评审技术标准还需要进一步完善以符合中医药的特点。中药研发在保持和发扬中医药特色与优势、继承中药临床宝贵经验的同时，应采用现代科学技术与方法深入系统研究，以提高临床研究的水平和科学性，并注重名优中药及经典名方的二次开发，才能推出组方合理、工艺先进、高效安全、体现中医药特色并具有国际竞争力的中成药。

（二）中药保健品及健康食品的开发利用

中药功能性健康食品主要包括保健品及健康食品，是中国中药健康产品的重要组成部分，市场份额较大。其原料多为药食同源的食物或药食两用中草药，通常具有长期的药食用历史，在未病先防、保健康复等方面发挥重要作用。中国中药保健品的开发与应用一直发展较快，经济效益显著。2002 年，卫生部颁发《关于进一步规范保健食品原料管理的通知》，列举了“既是食品又是药品的品种”和“可用于保健食品的品种”，同时发布保健食品禁用物品名单，为中药作为保健品的原料来源提供重要依据。其他相关部门也针对保健食品进一步发布系列法规（涉及产品的研发、生产规范、质量管理、审核审批等），并逐步完善该行业的准入门槛及退出机制，充分体现国家对保健食品的规范要求及对相关产业的重视。仅2014—2019年，中国获批准的中药保健食品就有2 820个，其中，增强免疫力、缓解疲劳、辅助降血脂、辅助降血糖、辅助降血压功效的产品共计高达60%以上。健康食品来源于可作为食品的中草药资源，按照食品的要求进行开发与备案。经过相关部门对药食同源及新资源食品名单的几次增补，药食同源的原料名录已达100多种。在黔西北中草药资源中，许多属药食两用品种（如获得国家地理标志保护产品认证的织金竹荪、大方天麻、威宁党参等），可谓资源丰富。对其进行深度开发，可让人们能够在享受美味食品的同时满足营养和保健的需求，市场潜力巨大。

（三）中药化妆品及日化产品的开发利用

美容护肤一直是东方女性永恒的主题，其产品也是化妆品市场的主要产品之一。近年来，中药及天然植物化妆品销售额已经超过其他高端护肤品的，在化妆品市场中占有核心地位。中国利用中草药美容护肤历史悠久，根基深厚。历代本草书籍如《神农本草经》《肘后备急方》《千金要方》《本草纲目》等对此都有记载，为现代中草药化妆品开发利用提供重要基础。化妆品的研究开发难度不大。许多中草药提取物具有较好的抗氧化、保湿、抗菌、消炎等作用，而且具有源自天然、副作用小、效果显著等特点，已广泛应用于中草药化妆品。中草药或植物化妆品已成为化妆品发展的热点之一。例如，杜仲雄花中的总黄酮和环烯醚萜类成分具有抗皮肤老化的作用，可加入防晒霜和乳液中。另外，中草药资源也被广泛应用于牙膏、消毒剂等其他日化产品中，如三七花具有预防化疗性口腔炎的作用，可用于预防口腔炎症的牙膏中。

（四）中药提取物的开发利用

中药提取物产业是近20年来随着国际上天然健康产业发展而分化出来的原料产业领域，提取物是一类从天然动植物中提取并具有特定质量标准及功能的产品类型，主要用作出口或在国内用作中间体原料。由于没有严格的准入条件，提取物是条件受限的乡镇、县城较容易产业化的产品形式。与中药材相比，中药提取物具有体积小，重量轻，包装、贮存、运输方便等特点；更重要的是通过提取可以富集活性成分，提高中草药疗效、改善产品性能，在保证产品的可控性、稳定性，特别是均一性等方面具有明显的优势，已被广泛应用于药品、食品、化妆品、饮食补充剂、保健用品等领域，成为中国在世界天然药物市场上的核心产品之一，也是中国目前出口的中药类相关产品中具有优势的产品类别。在中药提取物的研发及生产中，提取分离过程是最关键的环节，因为它决定了提取物生产中的产率、效率及均一性等问题，它决定了提取物的物质基础。因此，中药提取物生产工艺至关重要。此外，需要对中草药原料进行来源控制及提取物质量的标准化管理，以保证其质量与功效的稳定可控。例如，在市场上流通的丹参酮提取物，主要采用超临界二氧化碳萃取技术从丹参类中草药中提取脂溶性有效部位，需要控制提取物中丹参酮$Ⅱ_A$及其他丹参酮类成分的含量。从有效成分含量及生产效率的角度来看，以绒毛鼠尾草（藏丹参）为原料比以中药丹参为原料更具有优势。

（五）非药用部位资源及深加工副产物的开发利用

很多药用植物的非药用部位往往比其药用部位的生物量更大，且产量稳定，对于多年生的药用植物更是如此。对非药用部位进行充分利用，并进行精深加工，不仅能避免资源的浪费，还可以增加种植户的收益，同时也促进中药产业的良性发展。有些非药用部位具有与药用部位相似的化学成分和药理作用，如人参叶、杜仲叶已被收入《中国药典》，有时可作为人参、杜仲的替代用品。很多中草药品种的非药用部位同样具有较好的活性，功效与药用部位相近或有差别。例如，丹参叶的抗氧化能力不弱于丹参的根部；杜仲雄花具有良好的镇静催眠和抗脂质过氧化活性，可作为保健产品、茶饮、日化用品等进行开发；金银花或山银花的叶是具有较好抗菌效果的中草药，具有类似抗生素的效果，可作为畜禽饲料添加剂进行开发利用。中草药资源深加工产业化过程中产生的大量药渣等副产物，可能含有大量营养成分及有效成分，可作为食品原料、饲料原料、日常营养添加剂等加以开发利用。这些中药非药用部位、药渣等副产物的综合开发利用有利于提高中草药的资源利用率及综合效益。

五、中草药资源的保护策略

黔西北地区药用植物资源丰富，在治病救人、促进地方经济社会发展过程中发挥巨大作用。但由于对生态环境保护和可持续利用的意识不够，人们过度垦殖草山草坡和对野生药用植物无序采挖，导致药用植物资源日趋减少。加上受到利益等种种因素的驱使，一些药用植物失去适合的生存环境，许多种类趋于衰退、濒危，甚至灭绝。这对中药产业健康持续发展将带来严重的影响。因此，在合理开发利用中草药资源的同时，务必采取切实有效的对策措施，保护中药材资源永续利用。

（一）保护自然生态环境，合理利用药材资源

保护好自然生态环境，是中药材资源可持续发展的保证。当地政府应出台相关政策，对中药材资源的重点分布区实行针对性的保护。对珍稀濒危中药材植物应尽快建立保护措施，加大保护和监管力度；对具有特殊优良性状的野生中药材资源，采取先繁种后开发方式；对一些濒危品种，有目的地扩繁后再返回一部分种植到原生地，增加原生地的野生资源数量；对具有商品开发潜力的药用植物，应按其生长周期提出合理利用途径，制定可持续开发规划，以达到合理高效利用中药材资源的目的。

（二）加强规范栽培研究，建立质量追溯体系

中药材规范化栽培，是对药材生产全过程进行有效质量控制，保证中药材质量稳定、可控，保障中医临床用药安全有效的重要措施。在开展规范化种植技术研究的基础上，通过健全技术服务体系，开展中药材质量追溯体系建设，推广应用优质高产配套栽培技术，使一家一户分散的中药材生产向集约化、规模化方向发展。对大方天麻、赫章半夏、威宁党参、织金续断、水城黄精等道地药材，尽快着力抓紧实施药材质量追溯体系建设，建立或完善其标准化生产操作技术规程，向无公害、无污染方向发展，确保药材产品质量，增强道地药材的市场竞争力。

（三）提纯复壮道地药材，培育药材优良品种

良种是生产优良中药材的重要物质基础，在整个中药材产业发展中具有举足轻重的地位。20 世纪 60—90 年代，黔西北地区生产的半夏、天麻、党参等药材被国家列为出口免检产品，但多年来主要靠药农、药企（专业合作社）自行留种，品种良莠不齐，药材质量、产量下降，严重影响中药材产业发展。通过系统选育、杂交育种、辐射育种等技术手段，提纯复壮道地药材品种，选育出适宜当地栽培的优良药用植物品种资源，既可满足中药材种植生产需求，又可避免对野生药用植物资源的过度开发。

（四）坚持可持续发展原则，制定中药材发展规划

随着中药材资源的不断开发利用，中药材生产已成为黔西北地区中药农业的一大主导产业，也是当地农民经济收入的主要来源和助力脱贫攻坚的优势产业。为使药用植物资源得到有效利用和保护、中药材生产能有序进行，境内有关部门应根据当地中药材资源特色和自然环境条件，切实制定适合本地的中药材产业发展规划，做到有计划地利用和开发中药材资源，使中药材成为可持续利用及造福人类、服务人民的重要资源。

第二章　根及根茎类

根及根茎类中草药包括根类中草药和根茎类中草药。根类中草药是指药用部位为根或以根为主，带有部分根茎的药材。根茎类中草药是指药用部位为地下茎或带有少许根部的地下茎药材，包括根状茎、块茎、球茎、鳞茎（带有肉质鳞叶）等。本章共介绍根类、根茎类中草药 298 种。这些中草药分属 87 科、216 属、345 种药用植物（表 2－1）。

表 2－1　根及根茎类中草药分属植物科、属、种名

序号	药名	科名	属名	种名
1	天麻	兰科	天麻属	天麻
2	半夏	天南星科	半夏属	半夏
3	党参	桔梗科	党参属	党参
				素花党参
				川党参
4	丹参	唇形科	鼠尾草属	丹参
5	百合	百合科	百合属	卷丹
				百合
				细叶百合
6	白及	兰科	白及属	白及
7	木香	菊科	风毛菊属	木香
8	续断	川续断科	川续断属	川续断
9	当归	伞形科	当归属	当归
10	葛根	豆科	葛属	野葛
11	牛膝	苋科	牛膝属	牛膝
12	川乌	毛茛科	乌头属	乌头
13	独活	伞形科	当归属	重齿毛当归
14	黄精	百合科	黄精属	滇黄精
				黄精
				多花黄精
15	虎杖	蓼科	虎杖属	虎杖
16	防风	伞形科	防风属	防风

续表 2－1

序号	药名	科名	属名	种名
17	黄芪	豆科	黄耆属	膜荚黄芪
				蒙古黄芪
18	黄芩	唇形科	黄芩属	滇黄芩
19	白芷	伞形科	当归属	白芷
20	龙胆	龙胆科	龙胆属	龙胆
				条叶龙胆
				坚龙胆
21	桔梗	桔梗科	桔梗属	桔梗
22	川芎	伞形科	藁本属	川芎
23	石蒜	石蒜科	石蒜属	石蒜
24	玉竹	百合科	黄精属	玉竹
25	射干	鸢尾科	射干属	射干
26	苦参	豆科	槐属	苦参
27	山药	薯蓣科	薯蓣属	薯蓣
28	前胡	伞形科	前胡属	白花前胡
			当归属	紫花前胡
29	藤乌	毛茛科	乌头属	瓜叶乌头
30	大黄	蓼科	大黄属	掌叶大黄
				药用大黄
				唐古特大黄
31	天冬	百合科	天冬属	天冬
32	芋头	天南星科	芋属	芋
33	地榆	蔷薇科	地榆属	地榆
				长叶地榆
34	赤芍	毛茛科	芍药属	川赤芍
35	地笋	唇形科	地笋属	地笋
				毛叶地笋
36	地乌	毛茛科	银莲花属	林荫银莲花
37	防己	防己科	木防己属	木防己
38	商陆	商陆科	商陆属	商陆
				垂序商陆
39	重楼	百合科	重楼属	云南重楼
				七叶一枝花

续表 2－1

序号	药名	科名	属名	种名
40	秦艽	龙胆科	龙胆属	粗茎秦艽
				小秦艽
41	白薇	萝藦科	鹅绒藤属	白薇
				蔓生白薇
42	白术	菊科	苍术属	白术
43	黄连	毛茛科	黄连属	黄连
44	白芍	毛茛科	芍药属	芍药
45	泽泻	泽泻科	泽泻属	泽泻
46	藁本	伞形科	藁本属	藁本
47	紫菀	菊科	紫菀属	紫菀
48	仙茅	石蒜科	仙茅属	仙茅
49	升麻	毛茛科	升麻属	大三叶升麻
				兴安升麻
				升麻
50	麦冬	百合科	沿阶草属	麦冬
51	玄参	玄参科	玄参属	玄参
52	柴胡	伞形科	柴胡属	柴胡
				狭叶柴胡
53	香附	莎草科	莎草属	莎草
54	茜草	茜草科	茜草属	茜草
55	三七	五加科	人参属	三七
56	地黄	玄参科	地黄属	地黄
57	缬草	败酱科	缬草属	缬草
58	拳参	蓼科	蓼属	拳参
59	狗脊	蚌壳蕨科	金毛狗脊属	金毛狗脊
60	莪术	姜科	姜黄属	蓬莪术
61	菝葜	百合科	菝葜属	菝葜
62	萆薢	薯蓣科	薯蓣属	绵萆薢
				粉背薯蓣
63	岩陀	虎耳草科	鬼灯檠属	西南鬼灯檠
64	大戟	大戟科	大戟属	大戟
65	狼毒	瑞香科	狼毒属	狼毒
66	芦根	禾本科	芦苇属	芦苇
67	百部	百部科	百部属	对叶百部

续表 2-1

序号	药名	科名	属名	种名
68	鸢尾	鸢尾科	鸢尾属	鸢尾
69	薤白	百合科	葱属	小根蒜
				薤
70	藜芦	百合科	藜芦属	藜芦
71	白前	萝藦科	鹅绒藤属	柳叶白前
72	姜黄	姜科	姜黄属	姜黄
73	蘘荷	姜科	姜属	蘘荷
74	魔芋	天南星科	魔芋属	魔芋
75	菰根	禾本科	菰属	菰
76	大蒜	百合科	葱属	蒜
77	生姜	姜科	姜属	姜
78	柳根	杨柳科	柳属	垂柳
79	柚根	芸香科	柑橘属	柚
80	蕉芋	美人蕉科	美人蕉属	蕉芋
81	茄根	茄科	茄属	茄
82	草乌	毛茛科	乌头属	北乌头
83	菊芋	菊科	向日葵属	菊芋
84	常山	虎耳草科	黄常山属	常山
85	乌药	樟科	山胡椒属	乌药
86	藕节	睡莲科	莲属	莲
87	马棘	豆科	木蓝属	马棘
88	鸦葱	菊科	鸦葱属	鸦葱
89	慈姑	泽泻科	慈姑属	慈姑
90	鹿药	百合科	鹿药属	鹿药
91	薯莨	薯蓣科	薯蓣属	薯莨
92	韭根	百合科	葱属	韭
93	葱须	百合科	葱属	葱
94	大活	伞形科	当归属	兴安白芷
95	峨参	伞形科	峨参属	峨参
96	荸荠	莎草科	荸荠属	荸荠
97	水芋	天南星科	水芋属	水芋
98	山姜	姜科	山姜属	山姜
99	云实根	豆科	云实属	云实
100	紫竹根	禾本科	刚竹属	紫竹

续表 2-1

序号	药名	科名	属名	种名
101	川贝母	百合科	贝母属	川贝母
102	紫金莲	白花丹科	蓝雪花属	岷江蓝雪花
103	雪人参	豆科	胡枝子属	绿叶胡枝子
104	青牛胆	防己科	青牛胆属	青牛胆
105	红石根	紫草科	紫草属	紫草
106	草芍药	毛茛科	芍药属	草芍药
107	山紫菀	菊科	橐吾属	蹄叶橐吾
108	八角莲	小檗科	鬼臼属	八角莲
				川八角莲
109	红木香	木兰科	南五味子属	长梗南五味子
110	百尾笋	百合科	万寿竹属	万寿竹
111	萱草根	百合科	萱草属	黄花菜
112	隔山消	萝藦科	鹅绒藤属	隔山消
113	白药子	防己科	千金藤属	金线吊乌龟
114	骨碎补	水龙骨科	槲蕨属蕨	槲蕨
115	金果榄	防己科	青牛胆属	金果榄
116	天花粉	葫芦科	栝楼属	栝楼
				双边栝楼
117	黄药子	薯蓣科	薯蓣属	黄独
118	山豆根	豆科	槐属	越南槐
119	石菖蒲	天南星科	菖蒲属	石菖蒲
120	金铁锁	石竹科	金铁锁属	金铁锁
121	金荞麦	蓼科	蓼属	金荞麦
122	蜘蛛香	败酱科	缬草属	蜘蛛香
123	臭常山	芸香科	臭常山属	臭常山
124	天南星	天南星科	天南星属	天南星
				异叶天南星
				东北天南星
125	白附子	天南星科	犁头尖属	独角莲
126	何首乌	蓼科	何首乌属	何首乌
127	罗锅底	葫芦科	雪胆属	雪胆
				曲莲
				大籽雪胆
128	板蓝根	十字花科	菘蓝属	菘蓝

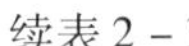

续表 2－1

序号	药名	科名	属名	种名
129	南沙参	桔梗科	沙参属	轮叶沙参
				沙参
130	开口箭	百合科	开口箭属	开口箭
				剑叶开口箭
131	山慈菇	兰科	杜鹃兰属	杜鹃兰
			独蒜兰属	独蒜兰
				云南独蒜兰
132	红药子	蓼科	蓼属	毛脉蓼
133	小红参	茜草科	拉拉藤属	小红参
134	土人参	马齿苋科	土人参属	栌兰
135	珠子参	五加科	人参属	珠子参
				羽叶三七
136	青木香	马兜铃科	马兜铃属	马兜铃
137	太子参	石竹科	孩儿参属	孩儿参
138	延胡索	罂粟科	紫堇属	延胡索
139	三颗针	小檗科	小檗属	豪猪刺
				锥花小檗
				刺黑珠
				金花小檗
				网脉小檗
140	徐长卿	萝藦科	鹅绒藤属	徐长卿
141	铁筷子	蜡梅科	蜡梅属	蜡梅
142	威灵仙	毛茛科	铁线莲属	威灵仙
143	草血竭	蓼科	蓼属	草血竭
144	东莨菪	茄科	赛莨菪属	东莨菪
145	白茅根	禾本科	白茅属	白茅
146	天葵子	毛茛科	天葵属	天葵
147	千年健	天南星科	千年健属	千年健
148	万年青	百合科	万年青属	万年青
149	搜山黄	鸢尾科	唐菖蒲属	唐菖蒲
150	石刁柏	百合科	天冬属	石刁柏
151	马尾连	毛茛科	唐松草属	多叶唐松草
				贝加尔唐松草
152	竹节参	五加科	人参属	竹节参

续表 2－1

序号	药名	科名	属名	种名
153	朱砂根	紫金牛科	紫金牛属	朱砂根
154	倒挂牛	豆科	云实属	多毛叶云实
155	土贝母	葫芦科	假贝母属	土贝母
156	百两金	紫金牛科	紫金牛属	百两金
157	野棉花	毛茛科	银莲花属	打破碗花花
158	霸王七	凤仙花科	凤仙花属	野凤仙花
159	珠芽蓼	蓼科	蓼属	珠芽蓼
160	菊三七	菊科	菊三七属	菊三七
161	藤三七	落葵科	落葵薯属	落葵薯
162	黄蜀葵	锦葵科	秋葵属	黄蜀葵
163	十姊妹	蔷薇科	蔷薇属	七姊妹
164	土牛膝	苋科	牛膝属	土牛膝
				柳叶牛膝
165	山栀茶	海桐花科	海桐花属	海金子
166	石榴根	石榴科	石榴属	石榴
167	九牛造	大戟科	大戟属	湖北大戟
168	川牛膝	苋科	杯苋属	川牛膝
169	泡桐根	玄参科	泡桐属	白花泡桐
				毛泡桐
170	阴香根	樟科	樟属	阴香
171	油桐根	大戟科	油桐属	油桐
172	一点血	秋海棠科	秋海棠属	一点血秋海棠
173	土圞儿	豆科	土圞儿属	土圞儿
174	鸡蛋参	桔梗科	党参属	鸡蛋参
175	紫葳根	紫葳科	凌霄属	凌霄
176	双肾藤	豆科	羊蹄甲属	鄂羊蹄甲
177	苏铁根	苏铁科	苏铁属	苏铁
178	红子根	蔷薇科	火棘属	火棘
179	大青根	马鞭草科	大青属	大青
180	酸浆根	茄科	酸浆属	酸浆
181	穿山龙	薯蓣科	薯蓣属	穿山龙薯蓣
182	苏木蓝	豆科	木蓝属	苏木蓝
183	枇杷根	蔷薇科	枇杷属	枇杷
184	香樟根	樟科	樟属	樟

续表 2－1

序号	药名	科名	属名	种名
185	桂树根	木樨科	木樨属	木樨
186	蛇附子	葡萄科	崖爬藤属	三叶崖爬藤
187	麻布七	毛茛科	乌头属	高乌头
188	水龙骨	水龙骨科	水龙骨属	水龙骨
189	老虎刺	豆科	老虎刺属	老虎刺
190	千斤拔	豆科	千斤拔属	千斤拔
191	草威灵	菊科	旋覆花属	显脉旋覆花
192	粉防己	防己科	千金藤属	粉防己
193	滇丹参	唇形科	鼠尾草属	云南鼠尾草
194	土党参	桔梗科	金钱豹属	大花金钱豹
				金钱豹
195	雪里见	天南星科	天南星属	雪里见
196	红骨参	唇形科	鼠尾草属	长冠鼠尾草
197	滴水珠	天南星科	半夏属	滴水珠
198	扁竹根	鸢尾科	鸢尾属	蝴蝶花
199	马蔺根	鸢尾科	鸢尾属	马蔺
200	白射干	鸢尾科	鸢尾属	野鸢尾
201	豆豉草	鸢尾科	鸢尾属	溪荪
202	姜黄草	薯蓣科	薯蓣属	黄山药
203	粘山药	薯蓣科	薯蓣属	粘山药
204	当归藤	紫金牛科	酸藤子属	当归藤
205	铜锣伞	豆科	木蓝属	庭藤
206	墓头回	败酱科	败酱属	糙叶败酱
				异叶败酱
207	阳荷根	姜科	姜属	阳荷
208	红线麻	荨麻科	艾麻属	艾麻
209	苎麻根	荨麻科	苎麻属	苎麻
210	金狮藤	马兜铃科	马兜铃属	大叶马兜铃
211	檵木根	金缕梅科	檵木属	檵木
212	紫金沙	伞形科	囊瓣芹属	五匹青
213	石防风	伞形科	前胡属	石防风
214	阴石蕨	骨碎补科	阴石蕨属	阴石蕨
215	银线草	金粟兰科	金粟兰属	银线草
216	紫藤根	豆科	紫藤属	紫藤

续表 2－1

序号	药名	科名	属名	种名
217	钻石风	虎耳草科	茶藨子属	华中茶藨子
218	紫薇根	千屈菜科	紫薇属	紫薇
219	水半夏	天南星科	犁头尖属	鞭檐犁头尖
220	花南星	天南星科	天南星属	浅裂南星
221	荆三棱	莎草科	三棱草属	荆三棱
222	象头花	天南星科	天南星属	象头花
223	草泽泻	泽泻科	泽泻属	草泽泻
224	白独活	伞形科	独活属	白亮独活
225	铜骨七	毛茛科	银莲花属	西南银莲花
226	山莨菪	茄科	山莨菪属	山莨菪
227	白果根	银杏科	银杏属	银杏
228	草玉梅	毛茛科	银莲花属	二歧银莲花
229	箭杆风	姜科	山姜属	花叶山姜
230	心不干	百合科	开口箭属	开口箭
231	姜三七	姜科	苞叶姜属	苞叶姜
232	白头翁	毛茛科	白头翁属	白头翁
233	土茯苓	百合科	菝葜属	土茯苓
234	猫儿屎	木通科	猫儿屎属	猫儿屎
235	地不容	防己科	千金藤属	地不容
236	莽草根	木兰科	八角属	红毒茴
237	朱顶红	石蒜科	朱顶红属	朱顶红
238	雄黄兰	鸢尾科	雄黄兰属	雄黄兰
239	红茴香根	木兰科	八角属	红茴香
240	迎春花根	木樨科	素馨属	迎春花
241	绣线菊根	蔷薇科	绣线菊属	粉花绣线菊
				光叶粉花绣线菊
242	鸭脚黄连	毛茛科	星果草属	裂叶星果草
243	山白果根	珙桐科	珙桐属	珙桐
				光叶珙桐
244	刺瓜米草	百合科	菝葜属	小叶菝葜
245	灯心草根	灯心草科	灯心草属	灯心草
246	飞龙掌血	芸香科	飞龙掌血属	飞龙掌血
247	牛尾独活	伞形科	独活属	牛尾独活
248	白云花根	伞形科	独活属	白云花

续表 2 – 1

序号	药名	科名	属名	种名
249	鸡脚草乌	毛茛科	翠雀属	云南翠雀花
250	对节叶根	爵床科	马蓝属	翅柄马蓝
251	地红子根	蔷薇科	栒子属	小叶平枝栒子
252	友水龙骨	水龙骨科	棱脉蕨属	友水龙骨
253	硬飘拂草	莎草科	飘拂草属	硬飘拂草
254	蓝花扁竹	鸢尾科	鸢尾属	扁竹兰
255	杏叶防风	伞形科	茴芹属	杏叶茴芹
256	盾叶薯蓣	薯蓣科	薯蓣属	盾叶薯蓣
257	旱麦瓶草	石竹科	蝇子草属	山蚂蚱草
258	九节菖蒲	毛茛科	银莲花属	阿尔泰银莲花
259	算盘子根	大戟科	算盘子属	算盘子
260	南天竹根	小檗科	南天竹属	南天竹
261	枫香树根	金缕梅科	枫香树属	枫香树
262	猕猴桃根	猕猴桃科	猕猴桃属	中华猕猴桃
263	蜘蛛抱蛋	百合科	蜘蛛抱蛋属	蜘蛛抱蛋
264	八角枫根	八角枫科	八角枫属	八角枫
				瓜木
265	小青藤香	防己科	轮环藤属	轮环藤
266	大火草根	毛茛科	银莲花属	大火草
267	岩白菜根	虎耳草科	岩白菜属	岩白菜
268	南蛇藤根	卫矛科	南蛇藤属	南蛇藤
269	三白草根	三白草科	三白草属	三白草
270	紫茉莉根	紫茉莉科	紫茉莉属	紫茉莉
271	血水草根	罂粟科	血水草属	血水草
272	胡颓子根	胡颓子科	胡颓子属	胡颓子
273	海金沙根	海金沙科	海金沙属	海金沙
274	绵马贯众	鳞毛蕨科	鳞毛蕨属	粗茎鳞毛蕨
275	紫萁贯众	紫萁科	紫萁属	紫萁
276	芒萁骨根	里白科	芒萁属	芒萁
277	黄锁梅根	蔷薇科	悬钩子属	栽秧泡
278	白牛胆根	菊科	旋覆花属	羊耳菊
279	爬山豆根	豆科	杭子梢属	三棱枝杭子梢
280	野绿麻根	荨麻科	艾麻属	珠芽艾麻
281	冬里麻根	荨麻科	水麻属	水麻

续表 2－1

序号	药名	科名	属名	种名
282	吴茱萸根	芸香科	吴茱萸属	吴茱萸
283	摇钱树根	无患子科	栾树属	复羽叶栾树
284	桐叶千金藤	防己科	千金藤属	桐叶千金藤
285	红色新月蕨	金星蕨科	新月蕨属	红色新月蕨
286	海南崖豆藤	豆科	崖豆藤属	海南崖豆藤
287	凤尾搜山虎	水龙骨科	节肢蕨属	多羽节肢蕨
288	星毛羊奶子	胡颓子科	胡颓子属	星毛羊奶子
289	蜀葵叶薯蓣	薯蓣科	薯蓣属	蜀葵叶薯蓣
290	九子不离母	薯蓣科	薯蓣属	叉蕊薯蓣
291	矮茎朱砂根	紫金牛科	紫金牛属	九管血
292	大叶千斤拔	豆科	千斤拔属	大叶千斤拔
293	细锥香茶菜	唇形科	香茶菜属	细锥香茶菜
294	长叶竹根七	百合科	竹根七属	长叶竹根七
295	峨眉紫金牛	紫金牛科	紫金牛属	尾叶紫金牛
296	光叶海桐根	海桐科	海桐属	光叶海桐
297	卵叶蜘蛛抱蛋	百合科	蜘蛛抱蛋属	卵叶蜘蛛抱蛋
298	小叶金鸡尾巴草	金星蕨科	卵果蕨属	延羽卵果蕨

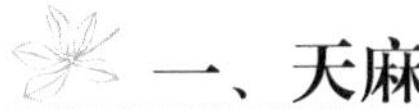

一、天麻

1. 别名

赤箭、离母、独摇、明天麻、定风草、独摇芝、赤箭脂、合离草、自动草、定风草。

2. 来源

本品为兰科植物天麻 *Gastrodia elata* Bl. 的干燥块茎。当年立冬后至次年清明前，采挖块茎，立即洗净，蒸透，晒干或低温干燥。该品种的茎、果实亦供药用。

3. 植物形态

多年生寄生草本。其寄主为蜜环菌，株高 60～100 cm。块茎肥厚肉质，长圆形，有不甚明显的环节。茎单一、直立，圆柱形，黄赤色。叶退化成鳞片状，膜质，下部短鞘状。花序为穗状的总状花序，黄赤色；苞片膜质，狭披针形或线状长椭圆形；花被管歪壶状，口部斜形，基部下侧稍膨大，裂片小，三角形；唇瓣高于花被管，具 3 裂片，中央裂片较大；冠状雄蕊，着生于雌蕊上端；子房下位，倒卵形。蒴果长圆形至长圆倒卵形，具短梗。种子多而细小，粉末状。花期 6—7 月，果期 7—8 月。

天麻几个变型品种的主要区别：红天麻，茎橙红色，花黄略带橙红色；黄天麻，茎及花均淡黄色；乌天麻，茎棕灰色，花蓝绿色；绿天麻，花及茎均淡蓝绿色；松天麻，茎黄白色。

4. 生境分布

天麻野生于林下阴湿、腐殖质较厚的地方，主要分布于云南、贵州、四川、西藏、陕西、甘肃、湖北、湖南、江西、安徽等省（自治区、直辖市）。野生天麻已极为少见，现主要为人工栽培品种，主要产区有贵州、云南、四川、湖北、陕西、安徽、湖南、吉林、西藏等省（自治区、直辖市）。

天麻在中国分布广泛，主要形成5个变型品种：红天麻主要分布于黄河、长江流域及西南、东北等地；黄天麻主要分布于贵州西北部、云南东北部等地；乌天麻主要分布于贵州西北部及云南东北部与西北部等地；绿天麻主要分布于西南及东北地区；松天麻主要分布于云南西北部等地。

黔西北地区各县（市、区）均有天麻野生资源分布。2019年，毕节市大方、七星关、纳雍、织金、威宁等县（市、区）天麻栽培面积达273万平方米；以大方的较为有名，产量大、质量佳。“大方天麻”于2008年获得国家地理标志保护产品认证。栽培品种除红天麻、黄天麻外，尚有乌天麻、绿天麻。

5. 药材性状

本品呈椭圆形或长条形，略扁，皱缩而稍弯曲，其长、宽、厚因不同的商品规格而异。表面黄白色至黄棕色，有纵皱纹及由潜伏芽排列而成的横环纹多轮，有时可见棕褐色菌索。顶端有红棕色至深棕色鹦嘴状的芽或残留茎基；另一端有圆脐形瘢痕。质坚硬，不易折断，断面较平坦，黄白色至淡棕色，角质样。气微，味甘。

一般干品含水分不超过15.0%；总灰分不超过4.5%；二氧化硫残留量不超过400 mg/kg；醇溶性浸出物不少于15.0%；本品按干燥品计算，含天麻素（$C_{13}H_{18}O_7$）和对羟基苯甲醇（$C_7H_8O_2$）的总量不少于0.25%。

6. 性味归经

性平，味甘；归肝经。

7. 功能主治

息风止痉，平抑肝阳，祛风通络。用于小儿惊风、癫痫抽搐、破伤风、头痛眩晕、手足不遂、肢体麻木、风湿痹痛。

8. 用法用量

内服：煎汤，3～10 g。

二、半夏

1. 别名

地文、水玉、和姑、三步跳、麻芋果、麻芋子、拜家子、地鹧鸪、麻草子、地巴豆。

2. 来源

本品为天南星科植物半夏 *Pinellia ternata*（Thunb.）Breit. 的干燥块茎。夏、秋季，采挖块茎，洗净，除去外皮和须根，晒干或低温烘干。

3. 植物形态

多年生草本。块茎圆球形，具须根。叶基生，1～5枚，叶柄长15～20 cm，基部具鞘，鞘内、鞘部以上或叶片基部（叶柄顶头）有1珠芽，珠芽在母株上萌发或落地后萌发；幼苗叶片卵状心形至戟形，为全缘单叶；老株叶片3全裂，裂片绿色，长圆状椭圆形或披针形，两头锐尖，中裂片长于侧裂片，全缘或具不明显的浅波状圆齿，侧脉8～10对、细弱，细脉网状、密集。花序柄长于叶柄；佛焰苞绿色或绿白色，管部狭圆柱形，檐部长圆形，绿色，有时边缘青紫色，钝或锐尖；肉穗花序顶生，花单性，雌雄同株；雄花着生在花序上部，白色，雌花着生于雄花的下部，绿色；花序顶端附属物延伸呈鼠尾状，直立，伸出于佛焰苞外。浆果卵状椭圆形，绿色。花期5—7月，果期8—9月。

4. 生境分布

半夏野生于山坡、溪边阴湿的草丛中或林下，中国大部分地区均有分布，主产于四川、甘肃、贵州、湖北、湖南、安徽、江苏、河南、山西等省（自治区、直辖市）。

黔西北各县（市、区）均有半夏野生资源分布，境内“大方圆珠半夏”“赫章半夏”分别于2012年、2013年获得国家地理标志保护产品认证。2019年，毕节市赫章、威宁、纳雍、织金等县（市、区）栽培半夏2.62万亩，其中，以赫章县栽培面积最大，达1.62万亩。

5. 药材性状

本品呈类球形，有的稍偏斜，直径1.0～1.5 cm，表面白色或浅黄色，顶端有凹陷的茎痕，周围密布麻点状根痕；下面钝圆，较光滑。质坚实，断面洁白，富粉性。气微，味辛辣、麻舌而刺喉。

干品含水分不超过13.0%，总灰分不超过4.0%，水溶性浸出物不少于7.5%。

6. 性味归经

性温，味辛；归脾、胃、肺经。

7. 功能主治

燥湿化痰，降逆止呕，消痞散结。用于湿痰寒痰、咳喘痰多、痰饮眩悸、风痰眩晕、痰厥头痛、呕吐反胃、胸脘痞闷、梅核气，外治痈肿痰核。

8. 用法用量

内服：一般炮制后使用，3～9 g。外用：适量，磨汁涂或研末以酒调敷患处。

9. 使用注意

本品有毒。不宜与川乌、制川乌、草乌、制草乌、附子同用，生品内服宜慎。

三、党参

1. 别名

东党、台党、潞党、口党、西党参。

2. 来源

本品为桔梗科植物党参 *Codonopsis pilosula*（Franch.）Nannf.、素花党参 *Codonopsis pilosula* Nannf. var. *modesta*（Nannf.）L. T. Shen 或川党参 *Codonopsis tangshen* Oliv. 等的干燥根。秋季，采挖根，洗净，晒干。

3. 植物形态

（1）党参。多年生草本，有乳汁及特异性臭气。茎基具多数瘤状茎痕，根常肥大呈纺锤状或纺锤状圆柱形，较少分枝或中部以下略有分枝，表面灰黄色，上端部分有细密环纹。茎缠绕，疏生白色粗壮硬毛，茎长1～2 m，有多数分枝。叶在主茎及侧枝上的互生，在小枝上的近于对生；叶柄有疏短刺毛；叶片卵形或狭卵形，端钝或微尖，基部近于心形，边缘具波状钝锯齿，上面绿色，下面灰绿色，两面被或疏或密的贴伏的长硬毛或柔毛，少为无毛。花单生于枝端，与叶柄互生或近于对生，花梗细；花萼绿色，裂片5枚，长圆状披针形，先端钝，光滑或稍被茸毛；花冠阔钟形，淡黄绿色，内面有明显紫斑，先端5裂，裂片三角形至广三角形；雄蕊5枚，花丝中部以下扩大；子房下位，3室，花柱短，柱头3枚，呈漏斗状。蒴果圆锥形，有宿存萼。种子小，卵形，褐色有光泽。花期7—9月，果期8—10月。

（2）素花党参。本变种与党参的主要区别在于：全体近于光滑无毛，花萼裂片较小。

（3）川党参。本种与前两种的区别在于：茎下部的叶基部楔形或较圆钝，仅偶尔呈心脏形；花萼仅紧贴生于子房最下部，子房几乎为全上位。

（4）黔党参。又名贵州党参，为管花党参 *Codonopsis tubulosa* Kom. 的干燥根。多年生草本，有乳汁。根不分枝或中部以下略有分枝，表面灰黄色，上部有稀疏环纹，下部则疏生横长皮孔。茎不缠绕，蔓生，长 50～75 cm；主茎明显，有分枝、侧枝及小枝具叶，淡绿色或黄绿色，近无毛或疏生短柔毛。叶对生或在茎顶部趋于互生；边缘具浅波状锯齿或近于全缘，上面绿色，疏生短柔毛，下面灰绿色，通常被或疏或密的短柔毛。花顶生，花梗短，被柔毛；花萼贴生至子房中部，筒部半球状，密被长柔毛，裂片阔卵形，顶端钝，边缘有波状疏齿，内侧无毛，外侧疏生柔毛及缘毛；花冠管状，黄绿色，近于光滑无毛，浅裂，裂片三角形，顶端尖；花丝被毛，基部微扩大，花药龙骨状。蒴果下部半球状，上部圆锥状。种子卵状，无翼，细小，棕黄色，光滑无毛。花、果期 7—10 月。

4. 生境分布

（1）党参。野生于山地灌木丛中及林缘。中国东北地区、华北地区及陕西、宁夏、甘肃、青海、河南、四川、云南、西藏等地有野生资源分布。全国大部分地区有栽培。

（2）素花党参。野生于海拔 1 500～3 200 m 的山地林下、林边及灌丛中。中国山西中部、陕西南部、甘肃、青海、四川西北部等地有野生资源分布。

（3）川党参。野生于海拔 900～2 300 m 的山地林边灌丛中，现大量栽培。中国陕西、湖北、湖南、四川、贵州等省（自治区、直辖市）有野生资源分布。

（4）黔党参。野生于山地林下、灌木丛中及林缘。中国贵州西部、四川西南部、云南（蒙自、大理、兰坪）等地有野生资源分布；国外，缅甸北部亦产。

黔西北地区的威宁县有川党参野生资源分布，“威宁党参”于 2011 年获得国家地理标志保护产品认证。大方、七星关、织金、纳雍、威宁等县（市、区）有管花党参野生资源分布。2019 年，毕节市威宁、赫章、纳雍、大方等县（市、区）栽培面积近 1.5 万亩，涉及党参、川党参、素花党参、黔党参、威宁海拉黄党参等品种。

5. 药材性状

（1）党参。根呈长圆柱形，稍弯曲，长 10～35 cm，直径 0.4～2.0 cm。表面黄棕色至灰棕色，根头部有多数疣状突起的茎痕及芽，每个茎痕的顶端呈凹下的圆点状；根头下有致密的环状横纹，向下渐稀疏，有的达全长的 50%，栽培品环状横纹少或无；全体有纵皱纹及散在的横长皮孔样突起，支根断落处常有黑褐色胶状物。质稍硬或略带韧性，断面稍平坦，有裂隙或放射状纹理，皮部淡黄白色至淡棕色，木部淡黄色。有特殊香气，味微甜。

（2）素花党参。根长 10～40 cm，直径 0.5～2.5 cm。表面黄白色至灰黄色，根头下致密的环状横纹常达全长的 1/2 以上。断面裂隙较多，皮部灰白色至淡棕色，木部淡黄色。

（3）川党参。根长 10～45 cm，直径 0.5～2.0 cm。表面灰黄色至黄棕色，有明显不规则的纵沟。质较软而结实，断面裂隙较少，皮部黄白色，木部淡黄色。

一般干品含水分不超过 16.0%，总灰分不超过 5.0%，醇溶性浸出物含量不少于 55.0%，二氧化硫残留量不超过 400 mg/kg。

6. 性味归经

性平，味甘；归脾、肺经。

7. 功能主治

补中益气，健脾益肺。用于脾肺虚弱、气短心悸、食少便溏、虚喘咳嗽、内热消渴。

8. 用法用量

内服：煎汤，9～30 g。

9. 使用注意

不宜与藜芦同用。

四、丹参

1. 别名

红根、大红袍、血参根、奔马草、山参、紫丹参、活血根、靠山红、红参、蜂糖罐、红丹参。

2. 来源

本品为唇形科植物丹参 *Salvia miltiorrhiza* Bge. 的干燥根和根茎。秋、冬季，采挖根部，除去泥沙，晒干或低温干燥。

3. 植物形态

多年生草本。株高 30～100 cm，全株密被黄白色柔毛及腺毛。根细长圆柱形，外皮朱红色。茎直立，方形，表面有浅槽。单数羽状复叶，对生，有柄；小叶 3～5 片，罕 7 片，顶端小叶最大，小叶柄较长，侧生小叶具短柄或无柄；小叶片卵形、广披针形，先端急尖或渐尖，基部斜圆形、阔楔形或近心形，边缘具圆锯齿，上面深绿色，疏被白柔毛，下面灰绿色，密被白色长柔毛，脉上尤密。总状花序，顶生或腋生；小花轮生，小苞片披针形，全缘；花萼带紫色，长钟状，先端二唇形，上唇阔三角形，先端急尖，下唇三角形，先端二尖齿裂，萼筒喉部密被白色长毛；花冠蓝紫色，二唇形，上唇直升略呈镰刀形，下唇较短，先端 3 裂，中央裂片较长且大；能育雄蕊 2 枚，花丝柱状，药隔细长横展，丁字着生，花药单室，线形，伸出花冠以外，退化雄蕊 2 枚，花药退化成花瓣状；子房上位，4 深裂，花柱伸出花冠外，柱头 2 裂，带紫色。小坚果黑色，椭圆形。花期 5—9 月，果期 6—11 月。

4. 生境分布

丹参野生于山野向阳坡地或荒地，分布于中国辽宁、河北、河南、山东、安徽、江苏、浙江、江西、湖北、四川、贵州、山西、陕西、甘肃、广西，现已大量人工栽培，主产于安徽、陕西、山东、山西、河北、四川、江苏等省（自治区、直辖市），此外，湖北、甘肃、辽宁、浙江、河南、江西等省（自治区、直辖市）亦产。

黔西北地区各县（市、区）均有丹参野生资源分布。2019 年，毕节市七星关、黔西、织金、纳雍、威宁、赫章等县（市、区）栽培丹参 6 500 亩。

5. 药材性状

本品根茎短粗，顶端有时残留茎基。根数条，长圆柱形，略弯曲，有的分枝并具须状细根，长 10～20 cm，直径 0.3～1.5 cm。表面棕红色或暗棕红色，粗糙，具纵皱纹。老根外皮疏松，多显紫棕色，常呈鳞片状剥落。质硬而脆，断面疏松，有裂隙或略平整而致密，皮部棕红色，木部灰黄色或紫褐色，导管束黄白色，呈放射状排列。气微，味微苦涩。

栽培品较粗壮，直径 0.5～1.5 cm。表面红棕色，具纵皱纹，外皮紧贴不易剥落。质坚实，断面较平整，略呈角质样。

一般干品含水分不超过 13.0%，总灰分不超过 10.0%，酸不溶性灰分不超过 3.0%，水溶性浸出物不少于 35.0%，醇溶性浸出物不少于 15.0%，含丹参酮 II_A（$C_{19}H_{18}O_3$）、隐丹参酮（$C_{19}H_{20}O_3$）和丹参酮 Ⅰ（$C_{18}H_{12}O_3$）的总量不少于 0.25%，含丹酚酸 B（$C_{36}H_{30}O_{16}$）不少于 3.0%。重金属及有害元素含量：铅不超过 5 mg/kg，镉不超过 1 mg/kg，砷不超过 2 mg/kg，汞不超过 0.2 mg/kg，铜不超过 20 mg/kg。

本品种与主产于西藏的绒毛鼠尾草 *Salvia castanea* Diels f. *tomentosa* Stib（藏丹参）相比，含有较高的丹酚酸 B 等水溶性成分，而其丹参酮 II_A 等丹参酮类成分含量却低于藏丹参的。

6. 性味归经

性微寒，味苦；归心、肝经。

7. 功能主治

活血祛瘀，通经止痛，清心除烦，凉血消痈。用于胸痹心痛、脘腹胁痛、癥瘕积聚、热痹疼痛、心烦不眠、月经不调、痛经经闭、疮疡肿痛。

8. 用法用量

内服：煎汤，10～15 g。

9. 使用注意

不宜与藜芦同用。

五、百合

1. 别名

野百合、喇叭筒、山百合、药百合、家百合。

2. 来源

本品为百合科植物卷丹 *Lilium lancifolium* Thunb. 、百合 *Lilium brownii* F. E. Brown var. *viridulum* Baker 或细叶百合 *Lilium pumilum* DC. 的干燥肉质鳞叶。秋季，采挖肉质鳞叶，洗净，置沸水中略烫，干燥。

3. 植物形态

（1）卷丹。多年生草本。鳞茎近宽球形，长约 3.5 cm，直径 4～8 cm；鳞片宽卵形，白色。株高 80～150 cm，带紫色条纹，具白色绵毛。叶散生，矩圆状披针形或披针形，两面近无毛，先端有白毛，边缘有乳头状突起，有 5～7 条脉，上部叶腋有珠芽。花 3～6 朵或更多；苞片叶状，卵状披针形，先端钝，有白绵毛；花梗紫色，有白色绵毛；花下垂，花被片披针形，反卷，橙红色，有紫黑色斑点。蒴果狭长卵形。花期 7—8 月，果期 9—10 月。

（2）百合。多年生草本。鳞茎球状，白色，肉质，先端常开放如荷花状，下面着生多数须根。株高 60～100 cm，茎直立，圆柱形，常有褐紫色斑点。叶互生，无柄；叶片线状披针形至长椭圆状披针形，先端渐尖，基部渐狭，全缘或微波状。花大，单生于茎顶；花被 6 片，乳白色或带淡棕色，倒卵形。蒴果，长卵圆形，室间开裂，绿色。种子多数。花期 6—8 月，果期 9—10 月。

（3）细叶百合。别名山丹、山丹百合、线叶百合、卷莲花、灯伞花、散莲伞等。多年生草本。鳞茎广椭圆形，长 2.5～4.0 cm，直径 1.5～3.0 cm。株高 20～60 cm，茎细，圆柱形，绿色。叶互生，至茎顶渐少而小，无柄；叶片窄线形，先端锐尖，基部渐狭。花单生于茎顶，或在茎顶、叶腋间各生一花，总状花序，俯垂；花被 6 片，红色，向外反卷。蒴果椭圆形。花期 6—8 月，果期 8—9 月。

4. 生境分布

（1）卷丹。野生于海拔 2 500 m 以下的林缘路旁、山坡草地及石缝中，分布于中国河北、陕西、甘肃、山东、江苏、安徽、浙江、江西、河南、湖北、湖南、广东、四川、贵州、云南、西藏等省（自治区、直辖市）。

（2）百合。野生于海拔 900 m 以下的山坡草丛、石缝中或村舍附近，产于中国河北、山西、陕西、安徽、浙江、江西、河南、湖北、湖南等省（自治区、直辖市）。

（3）细叶百合。又名山丹，野生于海拔 400～2 500 m 的山坡、林下及山地岩石间，分布于中国东北、华北、西北、山东、河南等地。

以上3种药用植物，黔西北各县（市、区）均有野生资源分布；2019年，毕节市威宁、赫章、大方、织金等县（市、区）种植近1.2万亩。

5. 药材性状

本品呈长椭圆形，长2～5 cm，宽1～2 cm，中部厚1.3～4.0 mm。表面类白色、淡棕黄色或微带紫色，有数条纵直平行的白色维管束。顶端稍尖，基部较宽，边缘薄，微波状，略向内弯曲。质硬而脆，断面较平坦，角质样。无臭，味微苦。

一般干品含水分不超过13.0%，总灰分不超过5.0%，水溶性浸出物不少于18.0%，含多糖以无水葡萄糖（$C_6H_{12}O_8$）计不少于21.0%。

6. 性味归经

性寒，味甘；归心、肺经。

7. 功能主治

养阴润肺，清心安神。用于阴虚久咳、痰中带血、虚烦惊悸、失眠多梦、精神恍惚。

8. 用法用量

内服：煎汤，6～12 g。

六、白及

1. 别名

甘根、白根、白芨、地螺丝、羊角七、千年棕、君求子、一兜棕、白鸡儿、皲口药。

2. 来源

本品为兰科植物白及 *Bletilla striata*（Thunb.）Reiehb. f. 的干燥块茎。夏、秋二季，采挖块茎，除去须根，洗净，置沸水中煮或蒸至无白心，晒至半干，除去外皮，晒干。

3. 植物形态

多年生草本。株高30～70 cm。块茎肥厚肉质，为连接的三角状卵形厚块，略扁平，黄白色；须根灰白色，纤细。叶3～5片，披针形或广披针形，先端渐尖，基部下延成长鞘状，全缘。总状花序顶生，花3～8朵，疏生；苞片披针形；花淡紫红色或黄白色，花被片狭椭圆形，先端尖，唇瓣倒卵形，上部3裂，中央裂片矩圆形；雄蕊与雌蕊结合为蕊柱，两侧有狭翅，柱头顶端着生1雄蕊，花粉块4对，扁而长，蜡质；子房下位，圆柱状，扭曲。蒴果圆柱形，两端稍尖狭，顶端常具花瓣枯萎后留下的痕迹。花期4—5月，果期7—9月。

4. 生境分布

白及野生于山野川谷较潮湿处，分布于中国河南、陕西、甘肃、山东、安徽、江苏、浙江、福建、广东、广西、江西、湖南、湖北、四川、贵州、云南等省（自治区、直辖市）。

黔西北各县（市、区）均有白及野生资源分布。2019年，毕节市纳雍、织金、七星关、威宁、大方、黔西、金沙、赫章等县（市、区）栽培白及近7 000亩。

5. 药材性状

本品呈不规则扁圆形，多有2～3个爪状分枝，长1.5～5.0 cm，厚5～15 mm。表面灰白色或黄白色，有数圈同心环节和棕色点状须根痕，上面有突起的茎痕，下面有连接另一块茎的痕迹。质坚硬，不易折断，断面类白色，角质样。气微，味苦，嚼之有黏性。

一般干品含水分不超过15.0%，总灰分不超过5.0%，二氧化硫残留量不超过400 mg/kg，含1,4－二［4－(葡萄糖氧）苄基］－2－异丁基苹果酸酯（$C_{34}H_{46}O_{17}$）不少于2.0%。

6. 性味归经

性微寒，味苦、甘、涩；归肺、肝、胃经。

7. 功能主治

收敛止血，消肿生肌。用于咯血、吐血、外伤出血、疮疡肿毒、皮肤皲裂。

8. 用法用量

内服：煎汤，6～15 g；研末吞服，3～6 g。外用：适量。

9. 使用注意

不宜与川乌、制川乌、草乌、制草乌、附子同用。

七、木香

1. 别名

云木香、广木香、川木香、青木香、兴瞿草。

2. 来源

本品为菊科植物木香 *Aucklandia lappa* Decne. 的干燥根。秋、冬二季，采挖根，除去泥沙及须根，切段，大的再纵剖成瓣，干燥后撞去粗皮。

3. 植物形态

多年生草本。植株高 1.5～2.0 m。主根粗大，圆柱形。茎不分枝，被稀疏短柔毛。茎生叶有长柄，叶片三角状卵形或长三角形，基部心形，下延成不规则分裂的翅状，边缘呈不规则倾波状或浅裂并具稀疏的刺，两面有短毛；茎生叶基部翼状抱茎。头状花序顶生和腋生，花序直径约 3 cm，常数个集生于花茎顶端，总苞片约 10 层；花为管状花，花冠暗紫色，5 裂；雄蕊 5 枚，聚药；子房下位，花柱伸出花冠外。瘦果长锥形，上端有两层羽状冠毛。花期 7—8 月，果期 8—10 月。

4. 生境分布

木香野生于海拔 800～2 500 m 山区的阴坡地及凉爽的平原和丘陵地区，原产于印度；中国陕西、甘肃、湖北、湖南、广东、广西、四川、云南、贵州、西藏等省（自治区、直辖市）引进栽培，以云南西北部种植较多，产量较大。

黔西北地区的纳雍、威宁、赫章、七星关等县（市、区）引种木香成功。2019 年，木香的栽培面积达 1 300 亩。

5. 药材性状

本品呈圆柱形或半圆柱形，长 5～10 cm，直径 0.5～5.0 cm。表面黄棕色至灰褐色，有明显的皱纹、纵沟及侧根痕。质坚，不易折断，断面灰褐色至暗褐色，周边灰黄色或浅棕黄色，形成层环棕色，有放射状纹理及散在的褐色点状油室。气香特异，味微苦。

一般干品含水分不超过 14.0%，总灰分不超过 4.0%，木香烃内酯（$C_{15}H_{20}O_2$）和去氢木香内酯（$C_{15}H_{18}O_2$）的总量不少于 1.8%。

6. 性味归经

性温，味辛、苦；归脾、胃、大肠、三焦、胆经。

7. 功能主治

行气止痛，健脾消食。用于胸脘胀痛、泻痢后重、食积不消、不思饮食。煨木香实肠止泻，用于泄泻腹痛。

8. 用法用量

内服：煎汤，3～6 g。

八、续断

1. 别名

川续断、接骨草、南草、鼓锤草、和尚头。

2. 来源

本品为川续断科植物川续断 *Dipsacus asper* Wall. ex Henry 的干燥根。秋季，采挖根，除去根头和须根，用微火烘至半干，堆置“发汗”至内部变绿色时，再烘干。

3. 植物形态

多年生草本。株高 60～90 cm。根长锥形，主根明显，或数条并生，外皮黄褐色，具细长须根。茎直立，多分枝，具棱和浅槽，生细柔毛，棱上疏生刺毛。叶对生；基生叶有长柄，叶片羽状深裂，先端裂片较大，叶端渐尖，边缘有粗锯齿；茎生叶多为 3 裂，中央裂片最大，椭圆形至卵状披针形，两侧裂片较小，边缘有粗锯齿，两面被白色贴伏柔毛。花小，多数，成球形头状花序；总苞片数枚，狭披针形，每花外有一小苞片，阔倒卵形；萼浅盘状具 4 齿，略呈卵状三角形；花冠白色或浅黄色，具 4 枚较深的裂片，花冠管基部渐狭；雄蕊 4 枚，着生于花冠管之上部，花丝细长，伸出花冠外；雌蕊 1 枚，柱头短杆状而扁。瘦果椭圆楔形，通常外被萼片，有明显 4 棱，淡褐色。花期 8—9 月，果期 9—10 月。

4. 生境分布

川续断野生于山坡草地、土壤较湿处或溪沟旁，阳坡草地亦有生长，分布于中国河北、安徽、江苏、浙江、福建、广西、江西、山西、贵州、陕西等省（自治区、直辖市）。

黔西北地区各县（市、区）均有川续断野生资源分布；2019 年，织金县、七星关区种植川续断 9 500 亩。织金续断于 2013 年获得国家地理标志保护产品认证。

5. 药材性状

本品呈圆柱形，略扁，有的微弯曲，长 5～15 cm，直径 0.5～2.0 cm。表面灰褐色或黄褐色，有稍扭曲或明显扭曲的纵皱及沟纹，可见横列的皮孔样斑痕和少数须根痕。质软，久置后变硬，易折断，断面不平坦，皮部墨绿色或棕色，外缘褐色或淡褐色，木部黄褐色，导管束呈放射状排列。气微香，味苦、微甜而后涩。

一般干品含水分不超过 10.0%，总灰分不超过 12.0%，酸不溶性灰分不超过 3.0%，水溶性浸出物不少于 45.0%，川续断皂苷Ⅵ（$C_{47}H_{76}O_{18}$）不少于 2.0%。

6. 性味归经

性微温，味苦、辛；归肝、肾经。

7. 功能主治

补肝肾，强筋骨，续折伤，止崩漏。用于肝肾不足、腰膝酸软、风湿痹痛、跌扑损伤、筋伤骨折、崩漏、胎漏。酒续断多用于风湿痹痛、跌扑损伤、筋伤骨折。盐续断多用于腰膝酸软。

8. 用法用量

内服：煎汤，9～15 g。

九、当归

1. 别名

云归、马尾归、西当归、岷当归、金当归、涵归尾、土当归、马尾当归。

2．来源

本品为伞形科植物当归 *Angelica sinensis*（Oliv.）Diels 的干燥根。秋末，采挖根，除去须根和泥沙，待水分稍蒸发后，捆成小把，上棚，用烟火慢慢熏干。

3．植物形态

多年生草本。株高 40～100 cm。主根短粗，有特异香味。茎直立，带紫色，有明显的纵直槽纹，无毛。叶二至三回单数羽状分裂，叶具柄，基部叶鞘膨大；叶片卵形；小叶 3 对，近叶柄的 1 对小叶有叶柄，近顶端的 1 对无叶柄，呈一至二回分裂，裂片边缘有缺刻。复伞形花序，顶生，伞梗多个，长短不等，基部有 2 枚线状总苞片；小伞形花序有花 12～36 朵，小伞梗密被细柔毛；萼齿 5，细卵形；花瓣 5 枚，白色，呈长卵形，无毛；雄蕊 5 枚，花丝向内弯；子房下位，花柱短，花柱基部圆锥形。双悬果椭圆形，成熟后易从合生面分开；分果有果棱 5 条，背棱线形隆起，侧棱发展成宽而薄的翅；横切面背部扁平，每棱槽中有油管 1 个，接合面有油管 2 个。花期 6—7 月，果期 7—8 月。

4．生境分布

当归原产于亚洲西部，属低温长日照作物，喜高寒凉爽气候环境，在海拔 1 500～3 000 m 范围均可生长，多为栽培。在中国，主产于甘肃东南部，以岷县产量多、质量好；其次为云南、四川、陕西、湖北等省（自治区、直辖市）；国外，欧洲及北美亦产。

黔西北各县（市、区）均有当归野生资源分布。2019 年，毕节市威宁、大方、百里杜鹃等县（市、区）种植当归 1 000 多亩。

5．药材性状

本品略呈圆柱形，下部有支根 3～5 条，长 15～25 cm。表面浅棕色至棕褐色，具纵皱纹和横长皮孔样突起。根头（归头）直径 1.5～4.0 cm，具环纹，上端圆钝，或具数个明显突出的根茎痕，有紫色或黄绿色的茎和叶鞘的残基；主根（归身）表面凹凸不平；支根（归尾）直径 0.3～1.0 cm，上粗下细，多扭曲，有少数须根痕。质柔韧，断面黄白色或淡黄棕色，皮部厚，有裂隙和多数棕色点状分泌腔，木部色较淡，形成层环黄棕色。有浓郁的香气，味甘、辛、微苦。

柴性大、干枯无油或断面呈绿褐色者不可供药用。

一般干品含水分不超过 15.0%；总灰分不超过 7.0%；酸不溶性灰分不超过 2.0%；醇溶性浸出物不少于 45.0%；重金属及有害元素含量：铅不超过 5 mg/kg，镉不超过 1 mg/kg，砷不超过 2 mg/kg，汞不超过 0.2 mg/kg，铜不超过 20 mg/kg；挥发油不少于 0.4%（单位：mL/g）；阿魏酸（$C_{10}H_{10}O_4$）不少于 0.050%。

6．性味归经

性温，味甘、辛；归肝、心、脾经。

7．功能主治

补血活血，调经止痛，润肠通便。用于血虚萎黄、眩晕心悸、月经不调、经闭痛经、虚寒腹痛、风湿痹痛、跌扑损伤、痈疽疮疡、肠燥便秘。酒当归活血通经。用于经闭痛经、风湿痹痛、跌扑损伤。

8．用法用量

内服：煎汤，6～12 g。

十、葛根

1. 别名

本品为葛藤、粉葛、干葛、葛麻藤。

2. 来源

本品为豆科植物野葛 *Pueraria lobata*（Willd.）Ohwi 的干燥根。习称野葛。秋、冬二季，采挖根，趁鲜切成厚片或小块，干燥。

3. 植物形态

多年生落叶藤本。茎藤长达10 m。全株被黄褐色粗毛。块根圆柱状，肥厚，外皮灰黄色，内部粉质，纤维性很强。茎基部粗壮，上部多分枝。三出复叶，顶生小叶柄较长；叶片菱状圆形，先端渐尖，基部圆形，侧生小叶较小，斜卵形，两边不等，背面苍白色，有粉霜，两面均被白色伏生短柔毛；托叶盾状着生，卵状长椭圆形，小托叶针状。总状花序腋生或顶生，花冠蓝紫色或紫色；苞片狭线形，小苞片卵形或披针形；萼钟状，萼齿5枚，披针形；旗瓣近圆形或卵圆形，先端微凹，基部有两短耳，翼瓣狭椭圆形，较旗瓣短；雄蕊10枚，二体；子房线形，花柱弯曲。荚果线形，密被黄褐色长硬毛。种子卵圆形，赤褐色，有光泽。花期4—8月，果期8—10月。

4. 生境分布

野葛野生于山坡、路边草丛中及疏林中较阴湿的地方。在中国，除新疆、西藏外，其余省（自治区、直辖市）均有分布。

黔西北地区各县（市、区）均有野生资源分布；2019年，毕节市金沙、黔西、织金、纳雍、大方等地栽培野葛2 490亩。

5. 药材性状

本品呈纵切的长方形厚片或小方块，长5～35 cm，厚0.5～1.0 cm。外皮淡棕色至棕色，有纵皱纹，粗糙。切面黄白色至淡黄棕色，有的纹理明显。质韧，纤维性强。气微，味微甜。

一般干品含水分不超过14.0%；总灰分不超过7.0%；醇溶性浸出物不少于24.0%；重金属及有害元素含量：铅不超过5 mg/kg，镉不超过1 mg/kg，砷不超过2 mg/kg，汞不超过0.2 mg/kg，铜不超过20 mg/kg。葛根素（$C_{21}H_{20}O_9$）不少于2.4%。

6. 性味归经

性凉，味甘、辛；归脾、胃、肺经。

7. 功能主治

解肌退热，生津止渴，透疹，升阳止泻，通经活络，解酒毒。用于外感发热头痛、项背强痛、口渴、消渴、麻疹不透、热痢、泄泻、眩晕头痛、中风偏瘫、胸痹心痛、酒毒伤中。

8. 用法用量

内服：煎汤，10～15 g。

十一、牛膝

1. 别名

牛磕膝、牛克膝、牛盖膝。

2. 来源

本品为苋科植物牛膝 *Achyranthes bidentata* Bl. 的干燥根。冬季茎叶枯萎时，采挖根，除去须根和泥沙，捆成小把，晒至干皱后，将顶端切齐，晒干。

3. 植物形态

多年生草本。株高30～100 cm。根细长，圆柱形，外皮土黄色。茎直立，四棱形，疏被柔毛，茎节明显膨大，节上对生分枝。叶对生，叶片椭圆形或椭圆状披针形，先端长尖，基部楔形或广楔形，全缘，两面被柔毛。穗状花序顶生及腋生，长3～5 cm，花期后反折；总花梗长1～2 cm，有白色柔毛；花多数，密生；苞片宽卵形，顶端长渐尖；小苞片刺状，顶端弯曲，基部两侧各有一卵形膜质小裂片；花被片披针形，光亮，顶端急尖，有一中脉；雄蕊长2.0～2.5 mm；退化的雄蕊顶端平圆，稍有缺刻状细锯齿。胞果矩圆形，长2.0～2.5 mm，黄褐色，光滑。种子矩圆形，长1 mm，黄褐色。花期7—9月，果期9—10月。

4. 生境分布

牛膝野生于山坡林下，中国除东北地区外均有野生资源分布；国外，朝鲜、俄罗斯、印度、越南、菲律宾、马来西亚，以及非洲亦产。中国很多地方有牛膝栽培，以河南产的怀牛膝最为有名。

黔西北各县（市、区）均有牛膝野生资源分布，七星关、威宁等县（市、区）有零星栽培。

5. 药材性状

本品呈细长圆柱形，挺直或稍弯曲，长15～70 cm，直径0.4～1.0 cm。表面灰黄色或淡棕色，有微扭曲的细纵皱纹、排列稀疏的侧根痕和横长皮孔样的突起。质硬脆，易折断，受潮后变软，断面平坦，淡棕色，略呈角质样而油润，中心维管束木质部较大，黄白色，其外周散有多数黄白色点状维管束，断续排列成2～4轮。气微，味微甜而稍苦涩。

一般干品含水分不超过15.0%，总灰分不超过9.0%，二氧化硫残留量不超过400 mg/kg，醇溶性浸出物不少于6.5%，β-蜕皮甾酮（$C_{27}H_{44}O_7$）不少于0.030%。

6. 性味归经

性平，味苦、甘、酸；归肝、肾经。

7. 功能主治

逐瘀通经，补肝肾，强筋骨，利尿通淋，引血下行。用于经闭、痛经、腰膝酸痛、筋骨无力、淋证、水肿、头痛、眩晕、牙痛、口疮、吐血、衄血。

8. 用法用量

内服：煎汤，5～12 g。

9. 使用注意

孕妇慎用。

十二、川乌

1. 别名

乌头、铁花、五毒根、鹅儿花、耗子头。

2. 来源

本品为毛茛科植物乌头 *Aconitum carmichaeli* Debx. 的干燥母根。于6月下旬至8月上旬采挖根，除去子根、须根及泥沙，晒干。

3. 植物形态

多年生草本植物。植株高60～150 cm。主根纺锤形（母根），常生有多个侧根（子根）。茎直立，下部光滑无毛，上部散生少数贴伏柔毛。叶互生，具叶柄；叶片卵圆形，掌状3深裂，两侧裂片再2裂，边缘具粗齿或缺刻。总状花序顶生，花序轴与小花埂上密生柔毛；花蓝紫色，萼片5枚，上萼片高盔状、长2.0～2.6 cm，侧萼片长1.5～2.0 cm；花瓣2枚，有长爪；雄蕊多数；心皮3～5枚。蓇葖果3～5个。花期6—7月，果期7—8月。

4．生境分布

乌头分布于中国长江中下游，北至秦岭和山东东部，南至广西北部，主产于四川省，湖北、湖南、陕西、贵州、云南等省（自治区、直辖市）也有种植。其适应性很广，海拔1 700～3 000 m地区均可栽培。

黔西北地区各县（市、区）均有乌头野生资源分布。2019年，毕节市威宁、纳雍、七星关、大方等县（市、区）种植乌头近2 600亩。

5．药材性状

本品呈不规则的圆锥形，稍弯曲，顶端常有残茎，中部多向一侧膨大，长2.0～7.5 cm，直径1.2～2.5 cm。表面棕褐色或灰棕色，皱缩，有小瘤状侧根及子根脱离后的痕迹。质坚实，断面类白色或浅灰黄色，形成层环纹呈多角形。气微，味辛辣、麻舌。

一般干品含水分不超过12.0%，总灰分不超过9.0%，酸不溶性灰分不超过2.0%，乌头碱（$C_{34}H_{47}NO_{11}$）、次乌头碱（$C_{33}H_{45}NO_{10}$）和新乌头碱（$C_{33}H_{45}NO_{11}$）的总量应为0.050%～0.170%。

6．性味归经

性热，味辛、苦，有大毒；归心、肝、肾、脾经。

7．功能主治

祛风除湿，温经止痛。用于风寒湿痹、关节疼痛、心腹冷痛、寒疝作痛及麻醉止痛。

8．用法用量

一般炮制后用。

9．使用注意

生品内服宜慎；孕妇禁用；不宜与半夏、瓜蒌、瓜蒌子、瓜蒌皮、天花粉、川贝母、浙贝母、平贝母、伊贝母、湖北贝母、白蔹、白及同用。

十三、独活

1．别名

香独活、肉独活、川独活、资丘独活、羌活、羌青、独摇草、独滑、长生草、香独活。

2．来源

本品为伞形科植物重齿毛当归 *Angelica pubescens* Maxim. f. *biserrata* Shan et Yuan 的干燥根。春初苗刚发芽或秋末茎叶枯萎时采挖，除去须根和泥沙，烘至半干，堆置2～3天，发软后再烘至全干。

3．植物形态

多年生草本。茎直立，带紫色，有纵沟纹。根生叶和茎下部叶的叶柄细长，基部成宽广的鞘，边缘膜质。叶片卵圆形，三回三出羽状复叶，小叶片3裂，最终裂片长圆形，先端渐尖，基部楔形或圆形，边缘有不整齐重锯齿，两面均被短柔毛，茎上部的叶简化成膨大的叶鞘。复伞形花序顶生或侧生，伞辐10～25，不等长；小伞形花序具花15～30朵，花白色；萼齿短三角形；花瓣5枚，等大，广卵形；雄蕊5枚，花丝内弯；子房下位。双悬果背部扁平，长圆形，基部凹入，背棱和中棱线形隆起，侧棱翅状。花期7—9月，果期9—10月。

4．生境分布

野生于阴湿山坡、林下草丛中或稀疏灌丛间。在中国，分布于安徽、浙江、江西、湖北、四川、贵州等地。

黔西北地区的赫章县有重齿毛当归野生资源分布，大方县、百里杜鹃管理区有重齿毛当归零星栽培。

5．药材性状

本品根略呈圆柱形，下部2～3分枝或更多，长10～30 cm。根头部膨大，圆锥状，多横皱纹，直径1.5～3.0 cm，顶端有茎、叶的残基或凹陷。表面灰褐色或棕褐色，具纵皱纹，有横长皮孔样突起及稍突起的细根痕。质较硬，受潮则变软，断面皮部灰白色，有多数散在的棕色油室，木部灰黄色至黄棕色，形成层环棕色。有特异香气，味苦、辛、微麻舌。

一般干品含水分不超过10.0%，总灰分不超过8.0%，酸不溶性灰分不超过3.0%，蛇床子素（$C_{15}H_{16}O_3$）不少于0.50%，二氢欧山芹醇当归酸酯（$C_{19}H_{20}O_5$）不少于0.080%。

6．性味归经

性微温，味辛、苦；归肾、膀胱经。

7．功能主治

祛风除湿，通痹止痛。用于风寒湿痹、腰膝疼痛、少阴伏风头痛、风寒挟湿头痛。

8．用法用量

内服：煎汤，3～10 g。

十四、黄精

1．别名

节节高、仙人饭、鸡头黄精、黄鸡菜、爪子参、老虎姜、鸡爪参。

2．来源

本品为百合科植物滇黄精 *Polygonatum kingianum* Coll. et Hemsl.、黄精 *Polygonatum sibiricum* Red. 或多花黄精 *Polygonatum cyrtonema* Hua 的干燥根茎。按形状不同，习称“大黄精”“鸡头黄精”“姜形黄精”。秋、冬季，采挖根，除去须根，洗净，置沸水中略烫或蒸至透心，干燥。

3．植物形态

（1）滇黄精。多年生草本。根状茎近圆柱形或近连珠状，结节有时呈不规则菱状。茎高1～3 m，顶端呈攀缘状。叶轮生，每轮3～10枚，条形、条状披针形或披针形，先端拳卷。花序具1～6花，总花梗下垂，苞片膜质、微小，通常位于花梗下部；花被粉红色；花丝长3～5 mm，丝状或两侧扁；花柱长8～14 mm。浆果红色，直径1.0～1.5 cm，具7～12颗种子。花期3—5月，果期9—10月。

（2）黄精。多年生草本。根状茎圆柱状，由于结节膨大，因此“节间”一头粗、一头细，粗的一头有短分枝（《中药志》称这种根状茎类型所制成的药材为鸡头黄精）。茎高50～90 cm，或可达1 m以上，有时呈攀缘状。叶轮生，每轮4～6枚，条状披针形，先端拳卷或弯曲成钩。花序通常具花2～4朵，呈伞形状，花梗俯垂；苞片位于花梗基部，膜质，钻形或条状披针形；花被乳白色至淡黄色，花被筒中部稍缢缩；花丝长0.5～1.0 mm；花柱长5～7 mm。浆果黑色，直径7～10 mm，具4～7颗种子。花期5—6月，果期8—9月。

（3）多花黄精。多年生草本。根状茎肥厚，通常呈连珠状或结节成块，少有近圆柱形。茎高50～100 cm，通常具10～15枚叶。叶互生，椭圆形、卵状披针形至矩圆状披针形，少有稍做镰状弯曲，先端尖至渐尖。花序具1～14花，伞形；苞片微小，位于花梗中部以下，或无；花被黄绿色；花丝长3～4 mm，两侧扁或稍扁，具乳头状突起至具短绵毛，顶端稍膨大乃至具囊状突起；花柱长12～15 mm。浆果黑色，直径约1 cm，具3～9颗种子。花期5—6月，果期8—10月。

4. 生境分布

（1）滇黄精。野生于海拔700～3 600 m的林下、灌丛或阴湿草坡，有时生于岩石上，分布于中国云南、四川、贵州等省（自治区、直辖市）。

（2）黄精。野生于海拔800～2 800 m的林下、灌丛或山坡阴处，分布于中国黑龙江、吉林、辽宁、河北、山西、陕西、内蒙古、宁夏、甘肃（东部）、河南、山东、安徽（东部）、浙江（西北部）等地；国外，朝鲜、蒙古和俄罗斯西伯利亚东部地区亦产。

（3）多花黄精。野生于海拔500～1 200 m的林下、灌丛或山坡阴处，分布于中国湖南、湖北、安徽、贵州、河南（南部和西部）、江西、安徽、江苏（南部）、浙江、福建、广东（中部和北部）、广西（北部）等地。

近年来，黄精已在全国多省（区）开始规模化栽培。

以上3种药用植物，黔西北地区的威宁、七星关、大方等县（市、区）有滇黄精的野生资源分布；黔西北地区各县（市、区）均有黄精野生资源分布，“水城黄精”于2017年获得国家地理标志保护产品认证；黔西、大方、七星关等县（市、区）有多花黄精野生资源分布。2019年，毕节市七星关、威宁、黔西、织金、纳雍等县（市、区）栽培滇黄精、黄精、多花黄精1 400余亩。

5. 药材性状

（1）大黄精。呈肥厚肉质的结节块状，结节长可达10 cm以上，宽3～6 cm，厚2～3 cm。表面淡黄色至黄棕色，具环节，有皱纹及须根痕，结节上侧茎痕呈圆盘状，圆周凹入，中部突出。质硬而韧，不易折断，断面角质，淡黄色至黄棕色。气微，味甜，嚼之有黏性。

（2）鸡头黄精。呈结节状弯柱形，长3～10 cm，直径0.5～1.5 cm。结节长2～4 cm，略呈圆锥形，常有分枝。表面黄白色或灰黄色，半透明，有纵皱纹，茎痕圆形，直径5～8 cm。

（3）姜形黄精。呈长条结节块状，长短不等，常数个块状结节相连。表面灰黄色或黄褐色，粗糙，结节上侧有突出的圆盘状茎痕，直径8～15 mm。

一般干品含水分不超过18.0%；总灰分不超过4.0%；醇溶性浸出物不少于45.0%；重金属及有害元素含量：铅不超过5 mg/kg，镉不超过1 mg/kg，砷不超过2 mg/kg，汞不超过0.2 mg/kg，铜不超过20 mg/kg。黄精多糖以无水葡萄糖（$C_6H_{12}O_6$）计，不少于7.0%。

6. 性味归经

性平，味甘；归脾、肺、肾经。

7. 功能主治

补气养阴，健脾，润肺，益肾。用于脾胃气虚、体倦乏力、胃阴不足、口干食少、肺虚燥咳、劳嗽咳血、精血不足、腰膝酸软、须发早白、内热消渴。

8. 用法用量

内服：煎汤，9～15 g。

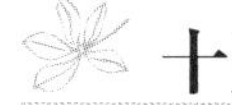

十五、虎杖

1. 别名

斑杖、雌黄连、酸汤杆、苦杖、苦杖根、黄药子、活血龙、猴竹根。

2. 来源

本品为蓼科植物虎杖 *Polygonum cuspidatum* Sieb. et Zucc. 的干燥根茎和根。秋、冬季，采挖根部，除去须根，洗净，趁鲜切短段或厚片，晒干。

3. 植物形态

多年生草本。株高1～2 m。根状茎粗壮，横走。茎直立，粗壮，空心，具明显的纵棱，具小突起，无毛，散生红色或紫红色斑点。叶宽卵形或卵状椭圆形，近革质，顶端渐尖，基部宽楔形、截形或近圆形，边缘全缘，沿叶脉具小突起；叶柄长1～2 cm，具小突起；托叶鞘膜质，褐色，具纵脉，顶端截形，早落。花单性，雌雄异株，花序圆锥状，腋生；苞片漏斗状，顶端渐尖，每苞内具花2～4朵；花梗中下部具关节；花被5深裂，淡绿色，雄花花被片具绿色中脉，雄蕊8枚，比花被长；雌花花被片外面3片背部具翅，花柱3枚，柱头流苏状。瘦果卵形，具3棱，黑褐色，有光泽。花期8—9月，果期9—10月。

4. 生境分布

虎杖野生于山坡灌丛、山谷、路旁、田边湿地。中国陕西、甘肃、华东、华中、华南、四川等地有野生资源分布；湖北等省（自治区、直辖市）已有人工栽培。国外，朝鲜、日本亦产。

黔西北地区各县（市、区）均有虎杖野生资源分布。

5. 药材性状

本品多为圆柱形短段或不规则厚片，长1～7 cm，直径0.5～2.5 cm。外皮棕褐色，有纵皱纹和须根痕，切面皮部较薄，木部宽广，棕黄色，射线放射状，皮部与木部较易分离。根茎髓中有隔或呈空洞状。质坚硬。气微，味微苦、涩。

一般干品含水分不超过12.0%，总灰分不超过5.0%，酸不溶性灰分不超过1.0%，醇溶性浸出物不少于9.0%，大黄素（$C_{15}H_{10}O_5$）不少于0.60%，虎杖苷（$C_{20}H_{22}O_8$）不少于0.15%。

6. 性味归经

性微寒，味微苦；归肝、胆、肺经。

7. 功能主治

利湿退黄，清热解毒，散瘀止痛，止咳化痰。用于湿热黄疸、淋浊、带下、风湿痹痛、痈肿疮毒、水火烫伤、经闭、癥瘕、跌打损伤、肺热咳嗽。

8. 用法用量

内服：煎汤，9～15 g。外用：适量，制成煎液或油膏涂敷。

9. 使用注意

孕妇慎用。

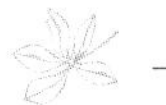

十六、防风

1. 别名

铜芸、回云、回草、百枝、百种。

2. 来源

本品为伞形科植物防风 *Saposhnikovia divaricata*（Turcz.）Schischk. 的干燥根。春、秋二季，采挖未抽花茎植株的根，除去须根和泥沙，晒干。

3. 植物形态

多年生草本。株高30～80 cm。根粗壮，细长圆柱形，淡黄棕色。根头处被有纤维状叶残基及明显的环纹。茎单生，自基部分枝较多，斜上升，与主茎近于等长。基生叶丛生，有扁长的叶柄，基部有宽叶鞘；叶片卵形或长圆形，二回或近于三回羽状分裂，第一回裂片卵形或长圆形，有柄，第二回裂片下部具短柄，末回裂片狭楔形；茎生叶与基生叶相似，但较小，顶生叶简化，有宽叶鞘。复伞形花序多数，生于茎和分枝，顶端花序梗长2～5 cm；伞辐5～7，不等长；小伞形花序有花4～10朵；无总苞片；小总苞片4～6枚，线形或披针形，先端长，萼齿短三角形；

花瓣倒卵形，白色，无毛。双悬果狭圆形或椭圆形，幼时有疣状突起，成熟时渐平滑。花期8—9月，果期9—10月。

4. 生境分布

防风野生于草原、丘陵地带山坡草丛中，或田边、路旁，高山中、下部，分布于中国黑龙江、吉林、辽宁、内蒙古、河北、山东、河南、陕西、山西、湖南、贵州等省（自治区、直辖市）。

黔西北地区的织金、黔西、赫章等地有防风野生资源分布；2019年，纳雍县栽培防风1 400亩。

5. 药材性状

本品呈长圆锥形或长圆柱形，下部渐细，有的略弯曲，长15～30 cm，直径0.5～2.0 cm。表面灰棕色或棕褐色，粗糙，有纵皱纹、多数横长皮孔样突起及点状的细根痕。根头部有明显密集的环纹，有的环纹上残存棕褐色毛状叶基。体轻，质松，易折断，断面不平坦，皮部棕黄色至棕色，有裂隙，木部黄色。气特异，味微甘。

干品含水分不超过10.0%，总灰分不超过6.5%，酸不溶性灰分不超过1.5%，醇溶性浸出物不少于13.0%，升麻素苷（$C_{22}H_{28}O_{11}$）和5-*O*-甲基维斯阿米醇苷（$C_{22}H_{28}O_{10}$）的总量不少于0.24%。

6. 性味归经

性微温，味辛、甘；归膀胱、肝、脾经。

7. 功能主治

祛风解表，胜湿止痛，止痉。用于感冒头痛、风湿痹痛、风疹瘙痒、破伤风。

8. 用法用量

内服：煎汤，5～10 g。

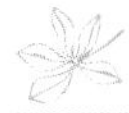

十七、黄芪

1. 别名

绵芪、绵黄芪、内蒙古黄芪、蒙古黄芪。

2. 来源

本品为豆科植物膜荚黄芪 *Astragalus membranaceus*（Fisch.）Bge. 或蒙古黄芪 *Astragalus membranaceus*（Fisch.）Bge. var. *mongholicus*（Bge.）Hsiao 的干燥根。春、秋二季，采挖根部，除去须根和根头，晒干。

3. 植物形态

（1）膜荚黄芪。多年生草本。株高50～150 cm。根直而长，圆柱形，稍带木质，表皮淡棕黄色至深棕色。茎直立，具分枝，被长柔毛。单数羽状复叶互生，叶柄基部有披针形托叶，叶轴被毛；小叶13～31片，卵状披针形或椭圆形，长0.8～3.0 cm，两面被有白色长柔毛，无小叶柄。总状花序从叶腋抽出，较叶稍长；花萼5浅裂，筒状；蝶形花冠淡黄色，旗瓣三角状倒卵形，翼瓣和龙骨瓣均有柄状长爪。荚果膜质，膨胀，卵状长圆形，先端有喙，被黑色短柔毛。种子5～6粒，肾形，棕褐色。花期6—8月，果期7—9月。

（2）蒙古黄芪。形似上种，唯其托叶呈三角状卵形，小叶25～37片，小叶片短小而宽，呈椭圆形。花冠黄色，长不及2 cm。荚果无毛，有显著网纹。

4. 生境分布

（1）膜荚黄芪。野生于林缘、灌丛或疏林下，亦见于山坡草地或草甸中，产于中国东北、华北及西北地区，全国多地多有栽培；国外，俄罗斯亦产。

（2）蒙古黄芪。野生于草甸草原、山地林缘及灌丛中，分布于中国黑龙江、吉林、内蒙古、河北等省（自治区、直辖市）；国外，蒙古、俄罗斯亦产。

以上2种药用植物，黔西北地区的黔西、威宁等县（市、区）有膜荚黄芪野生资源分布；黔西等县（市、区）有蒙古黄芪野生资源分布。2015年，威宁县石门坎、海拉乡（镇）有小面积膜荚黄芪栽培。

5. 药材性状

本品呈圆柱形，有的有分枝，上端较粗，长30～90 cm，直径1.0～3.5 cm。表面淡棕黄色或淡棕褐色，有不整齐的纵皱纹或纵沟。质硬而韧，不易折断，断面纤维性强，并显粉性，皮部黄白色，木部淡黄色，有放射状纹理和裂隙，老根中心偶呈枯朽状，黑褐色或呈空洞。气微，味微甜，嚼之微有豆腥味。

一般干品含水分不超过10.0%，总灰分不超过5.0%，水溶性浸出物不少于17.0%，黄芪甲苷（$C_{41}H_{68}O_{14}$）不少于0.080%，毛蕊异黄酮葡萄糖苷（$C_{22}H_{22}O_{10}$）不少于0.020%。

含重金属及有害元素：铅不超过5 mg/kg，镉不超过0.3 mg/kg，砷不超过2 mg/kg，汞不超过0.2 mg/kg，铜不超过20 mg/kg。

含有机氯农药残留量：五氯硝基苯不超过0.1 mg/kg。

6. 性味归经

性微温，味甘；归肺、脾经。

7. 功能主治

补气升阳，固表止汗，利水消肿，生津养血，行滞通痹，托毒排脓，敛疮生肌。用于气虚乏力、食少便溏、中气下陷、久泻脱肛、便血崩漏、表虚自汗、气虚水肿、内热消渴、血虚萎黄、半身不遂、痹痛麻木、痈疽难溃、久溃不敛。

8. 用法用量

内服：煎汤，9～30 g。

十八、黄芩

1. 别名

山茶根、黄芩茶、土金茶根。

2. 来源

本品为唇形科植物滇黄芩 *Scutellaria baicalensis* Georgi 的干燥根。春、秋二季，采挖根，除去须根和泥沙，晒后撞去粗皮，晒干。

3. 植物形态

多年生草本。株高12～35 cm。根茎近垂直或斜行，肥厚，上部常分枝，分枝顶端生出1～2茎，下部亦常分叉。茎直立，锐四棱形，沿棱角被倒向或有近伸展的微柔毛至疏柔毛，常带紫色。叶草质，长圆状卵形或长圆形，茎下部者变小，茎中部以上渐大，顶端圆形或钝，上面绿色，下面较淡；叶柄长1～2 mm，腹凹背凸，被微柔毛。花对生，排列成顶生的总状花序；花梗长3～4 mm，与序轴被具腺微柔毛；苞片向上渐小，披针状长圆形，被微柔毛；花萼常带紫色，被具腺微柔毛；花冠紫色或蓝紫色，外被具腺微柔毛，内面无毛；冠檐2唇形，上唇盔状，下唇中裂片近圆形，两侧裂片三角形；雄蕊4枚，二强；花丝扁平，下部被小纤毛；子房光滑，花柱细长。成熟小坚果卵球形，黑色，具瘤，腹面近基部具一果脐。花期5—9月，果期7—10月。

4. 生境分布

黄芩野生于海拔 1 300～3 000 m 的松林下草地，分布于中国云南中南部、中部至西北部，四川南部、贵州西北部等地。

黔西北地区的威宁等县（市、区）有黄芩野生资源分布和零星栽培。

5. 药材性状

本品呈圆锥形，扭曲，长 8～25 cm，直径 1～3 cm。表面棕黄色或深黄色，有稀疏的疣状细根痕，上部较粗糙，有扭曲的纵皱纹或不规则的网纹，下部有顺纹和细皱纹。质硬而脆，易折断，断面黄色，中心红棕色；老根中心呈枯朽状或中空，暗棕色或棕黑色。气微，味苦。

栽培品较细长，多有分枝。表面浅黄棕色，外皮紧贴，纵皱纹较细腻。断面黄色或浅黄色，略呈角质样。味微苦。

一般干品含水分不超过 12.0%，总灰分不超过 6.0%，醇溶性浸出物不少于 40.0%，黄芩苷（$C_{21}H_{18}O_{11}$）不少于 9.0%。

6. 性味归经

性寒，味苦；归肺、胆、脾、大肠、小肠经。

7. 功能主治

清热燥湿，泻火解毒，止血，安胎。用于湿温、暑湿、胸闷呕恶、湿热痞满、泻痢、黄疸、肺热咳嗽、高热烦渴、血热吐衄、痈肿疮毒、胎动不安。

8. 用法用量

内服：煎汤，3～10 g。

十九、白芷

1. 别名

芳香、川白芷、浙白芷、台湾当归。

2. 来源

本品为伞形科植物白芷 *Angelica dahurica*（Fisch. ex Hoffm.）Benth. et Hook. f. 的干燥根。夏、秋季，叶黄时采挖，除去须根和泥沙，晒干或低温干燥。

3. 植物形态

多年生草本。株高 1.0～2.5 m。根圆柱形，有分枝，外表皮黄褐色至褐色，有浓烈气味。茎直立，中空，基部较粗壮，通常带紫色，有纵长沟纹。基生叶一回羽状分裂，有长柄，叶柄下部有管状抱茎边缘膜质的叶鞘；茎上部叶二至三回羽状分裂，叶片轮廓为卵形至三角形，叶柄长至 15 cm，下部为囊状膨大的膜质叶鞘，无毛或稀有毛，常带紫色；末回裂片长圆形、卵形或线状披针形，多无柄；花序下方的叶简化成无叶的、显著膨大的囊状叶鞘，外面无毛。复伞形花序顶生或侧生，花序梗、伞辐和花柄均有短糙毛；伞辐 18～40 个，中央主伞有时伞辐多至 70 个；总苞片通常缺或有 1～2 枚，成长卵形膨大的鞘；小总苞片线状披针形，膜质，花白色；无萼齿；花瓣倒卵形，顶端内曲成凹头状；子房无毛或有短毛；花柱比短圆锥状的花柱基长 2 倍。果实长圆形至卵圆形，黄棕色，有时带紫色，无毛，背棱扁，近海绵质，远较棱槽为宽，侧棱翅状，较果体狭。花期 7—8 月，果期 8—9 月。

4. 生境分布

白芷常野生于海拔 200～1 500 m 的林下、林缘，溪旁、灌丛及山谷地，分布于中国东北、华北、西南等地区。

黔西北地区的大方等县（市、区）有白芷野生资源分布；2019 年，毕节市赫章、七星关、织金等县（市、区）栽培白芷近1 900亩。

5. 药材性状

本品呈长圆锥形，长10～25 cm，直径1.5～2.5 cm。表面灰棕色或黄棕色，根头部钝四棱形或近圆形，具纵皱纹、支根痕及皮孔样的横向突起，有的排列成四纵行。顶端有凹陷的茎痕。质坚实，断面白色或灰白色，粉性，形成层环棕色，近方形或近圆形，皮部散有多数棕色油点。气芳香，味辛、微苦。

一般干品含水分不超过14.0%；总灰分不超过6.0%；醇溶性浸出物不少于15.0%；重金属及有害元素含量：铅不超过5 mg/kg，镉不超过1 mg/kg，砷不超过2 mg/kg，汞不超过0.2 mg/kg，铜不超过20 mg/kg；欧前胡素（$C_{16}H_{14}O_4$）不少于0.080%。

6. 性味归经

性温，味辛；归胃、大肠、肺经。

7. 功能主治

解表散寒，祛风止痛，宣通鼻窍，燥湿止带，消肿排脓。用于感冒头痛、眉棱骨痛、鼻塞流涕、鼻鼽、鼻渊、牙痛、带下、疮疡肿痛。

8. 用法用量

内服：煎汤，3～10 g。

二十、龙胆

1. 别名

草龙胆、胆草、龙胆草、苦龙胆草、地胆草、山龙胆、四叶胆、水龙胆。

2. 来源

本品为龙胆科植物龙胆 *Gentiana scabra* Bge.、条叶龙胆 *Gentiana manshurica* Kitag.、坚龙胆 *Gentiana rigescens* Franch. 的干燥根和根茎。前两种习称“龙胆”，后一种习称“坚龙胆”。春、秋二季，采挖根，洗净，干燥。

3. 植物形态

（1）龙胆。多年生草本。株高30～60 cm。根茎短，其上丛生多数细长的根，长可达30 cm。花茎单生，不分枝。叶对生，无柄；下部叶呈鳞片状，基部合生，中部和上部叶近革质，叶片卵形或卵状披针形，先端急尖或长渐尖，基部心形或圆形，表面暗绿色，下面色淡，边缘外卷，粗糙；叶脉3～5条。花多数，簇生枝顶和叶腋，无花梗；每花下具2个披针形或线状披针形苞片；花萼钟形，先端5裂，常外反或开展；花冠筒状钟形，蓝紫色，有时喉部具多数黄绿色斑点，花冠先端5裂，裂片卵形或褶三角形；雄蕊5枚，着生于花筒中部，花丝基部宽；子房狭椭圆形或披针形，花柱短，柱头2裂。蒴果内藏，长圆形，有柄。种子多数，褐色，有光泽，具网纹，两端具宽翅。花期8—9月，果期9—10月。

（2）条叶龙胆。本种与龙胆不同点在于：叶厚，近革质，无柄，上部叶线状披针形至线形，基部钝，边缘微外卷。花1～2朵；花萼裂片线状披针形，长于或等长于萼筒；花冠裂片先端渐尖。

（3）坚龙胆。与前两种不同点在于：无莲座叶丛，茎生叶多对，二型，下部叶2～4对，鳞片状，中上部叶片卵状长圆形、倒卵形或卵形，基部楔形，边缘略外卷。花多数，簇生枝顶呈头状，稀腋生，被包围于最上部苞叶状的叶丛中；萼裂片不整齐，2枚大，倒卵状长圆形，基部狭缩成爪；雄蕊着生于冠筒下部。种子黄褐色。

4. 生境分布

（1）龙胆。野生于海拔200～1 700 m的山坡草地、路边、河滩灌丛中及林下草甸，分布于中国黑龙江、吉林、辽宁、内蒙古、河北、山东、江苏、安徽、浙江、福建、江西、湖南、湖北、贵州、四川、广东、广西等省（自治区、直辖市）。

（2）条叶龙胆。野生于海拔110～1 100 m的山坡草地或潮湿地区，分布于中国东北及河北、山西、陕西、山东、江苏、安徽、浙江、湖北、湖南、广东、广西等地。

（3）坚龙胆。野生于海拔1 100～3 000 m的山坡草地灌丛中、林下及山谷，分布于中国湖南、广西、四川、贵州、云南等省（自治区、直辖市）。

以上3种药用植物，黔西北地区的金沙、织金、黔西、七星关等县（市、区）有龙胆野生资源分布，纳雍县2019年栽培龙胆200亩；七星关、赫章、威宁等县（市、区）有坚龙胆野生资源分布；威宁等县（市、区）有条叶龙胆野生资源分布。

5. 药材性状

（1）龙胆。根茎呈不规则的块状，长1～3 cm，直径0.3～1.0 cm；表面暗灰棕色或深棕色，上端有茎痕或残留茎基，周围和下端着生多数细长的根。根圆柱形，略扭曲，长10～20 cm，直径0.2～0.5 cm；表面淡黄色或黄棕色，上部多有显著的横皱纹，下部较细，有纵皱纹及支根痕。质脆，易折断，断面略平坦，皮部黄白色或淡黄棕色，木部色较浅，呈点状环列。气微，味甚苦。

（2）坚龙胆。表面无横皱纹，外皮膜质，易脱落，木部黄白色，易与皮部分离。

一般干品含水分不超过9.0%，总灰分不超过7.0%，酸不溶性灰分不超过3.0%，水溶性浸出物不少于36.0%，龙胆含龙胆苦苷（$C_{16}H_{20}O_9$）不少于3.0%，坚龙胆含龙胆苦苷（$C_{16}H_{20}O_9$）不少于1.5%。

6. 性味归经

性寒，味苦；归肝、胆经。

7. 功能主治

清热燥湿，泻肝胆火。用于湿热黄疸、阴肿阴痒、带下、湿疹瘙痒、肝火目赤、耳鸣耳聋、胁痛口苦、强中、惊风抽搐。

8. 用法用量

内服：煎汤，3～6 g。

二十一、桔梗

1. 别名

包袱花、铃当花、道拉基、四叶菜、沙油菜、山铃铛花。

2. 来源

本品为桔梗科植物桔梗 *Platycodon grandiflorum*（Jacq.）A. DC. 的干燥根。春、秋二季，采挖根，洗净，除去须根，趁鲜剥去外皮或不去外皮，干燥。

3. 植物形态

多年生草本。株高20～120 cm，全株光滑无毛，有白色乳汁。根肉质，圆柱形，外皮淡黄褐色。茎直立，单一或有时上部分枝。叶近于无柄，生于茎中、下部的叶对生或3～4片轮生，茎上部的叶有时为互生；叶片卵状披针形，先端尖，基部楔形或近圆形，边缘有锯齿。花单生于茎顶，或数朵成疏生的假总状花序；花萼钟状，先端5裂；花冠钟状，蓝紫色，5裂，裂片三角形；雄蕊5枚，花丝短，基部扩大，花药围绕花柱四周；子房半下位，5室，柱头5裂，反卷，被白柔毛。蒴果倒卵形，熟时顶部5瓣裂。种子卵形，有3棱。花期7—9月，果期8—10月。

4. 生境分布

桔梗野生于山坡草丛中或林下，产于中国东北、华北、华东、华中各省（自治区、直辖市），以及广东、广西（北部）、贵州、云南东南部（蒙自、砚山、文山）、四川（平武、凉山以东）、陕西等地；国外，朝鲜、日本、俄罗斯的远东和东西伯利亚地区的南部亦产。

黔西北地区各县（市、区）均有桔梗野生资源分布。2019 年，金沙县、大方县栽培桔梗 220 亩。

5. 药材性状

本品呈圆柱形或略呈纺锤形，下部渐细，有的有分枝，略扭曲，长 7～20 cm，直径 0.7～2.0 cm。表面淡黄白色至黄色，不去外皮者表面黄棕色至灰棕色，具纵扭皱沟，并有横长的皮孔样斑痕及支根痕，上部有横纹。有的顶端有较短的根茎或不明显，其上有数个半月形茎痕。质脆，断面不平坦，形成层环棕色，皮部黄白色，有裂隙，木部淡黄色。气微，味微甜后苦。

一般干品含水分不超过 15.0%，总灰分不超过 6.0%，醇溶性浸出物不少于 17.0%，桔梗皂苷 D（$C_{57}H_{92}O_{28}$）不少于 0.10%。

6. 性味归经

性平，味苦、辛；归肺经。

7. 功能主治

宣肺，利咽，祛痰，排脓。用于咳嗽痰多、胸闷不畅、咽痛音哑、肺痈吐脓。

8. 用法用量

内服：煎汤，3～10 g。

二十二、川芎

1. 别名

山鞠穷、芎䓖、香果、胡䓖、雀脑芎、京芎、贯芎、抚芎、台芎、西芎。

2. 来源

本品为伞形科植物川芎 *Ligusticum chuanxiong* Hort. 的干燥根茎。夏季，当茎上的节盘显著突出并略带紫色时采挖根茎，除去泥沙，晒后烘干，再去须根。

3. 植物形态

多年生草本。株高 40～70 cm。根茎发达，形成不规则的结节状拳形团块，具浓烈香气。茎直立，圆柱形，具纵条纹，上部多分枝，下部茎节膨大呈盘状（苓子）。茎下部叶具柄，基部叶柄扩大成鞘；叶片轮廓卵状三角形，三至四回三出式羽状全裂，羽片 4～5 对，卵状披针形，末回裂片线状披针形至长卵形，具小尖头；茎上部叶渐简化。复伞形花序顶生或侧生；总苞片 3～6 枚，线形；伞辐 7～24 个，不等长，内侧粗糙；小总苞片 4～8 枚，线形，粗糙；萼齿不发育；花瓣白色，倒卵形至心形，先端具内折小尖头；花柱基圆锥状，花柱 2 枚，向下反曲。幼果两侧扁压，长 2～3 mm，宽约 1 mm。花期 7—8 月，果期 9—10 月。

4. 生境分布

川芎主要为人工栽培，中国四川彭州主产，云南、贵州、广西、湖北、江西、浙江、江苏、陕西、甘肃、内蒙古、河北等省（自治区、直辖市）也有种植。

2019 年，黔西北地区的毕节市织金、大方、威宁等县（市、区）栽培川芎 700 余亩。

5. 药材性状

本品为不规则结节状拳形团块，直径 2～7 cm。表面灰褐色或褐色，粗糙皱缩，有多数平行隆起的轮节，顶端有凹陷的类圆形茎痕，下侧及轮节上有多数小瘤状根痕。质坚实，不易折断，断面黄白色或灰黄色，散有黄棕色的油室，形成层环呈波状。气浓香，味苦、辛，稍有麻舌感，微回甜。

一般干品含水分不超过 12.0%，总灰分不超过 6.0%，酸不溶性灰分不超过 2.0%，醇溶性浸出物不少于 12.0%，阿魏酸（$C_{10}H_{10}O_4$）不少于 0.10%。

6. 性味归经

性温，味辛；归肝、胆、心包经。

7. 功能主治

活血行气，祛风止痛。用于胸痹心痛、胸胁刺痛、跌扑肿痛、月经不调、经闭痛经、癥瘕腹痛、头痛、风湿痹痛。

8. 用法用量

内服：煎汤，3～10 g。

二十三、石蒜

1. 别名

老鸦蒜、蒜头草、彼岸花、天涯花、龙爪、龙爪花、山乌毒。

2. 来源

本品为石蒜科植物石蒜 *Lycoris radiata*（L'Her.）Herb. 的干燥鳞茎。秋后，采收鳞茎，洗净，阴干。

3. 植物形态

多年生草本。鳞茎阔椭圆形，或近球形，外被紫褐色鳞茎皮，直径通常 1.4～4.0 cm。叶丛生，线形或带形，肉质，上面青绿色，下面粉绿色，全缘。花茎在叶前抽出，实心，高约 30 cm，伞形花序，有花 4～6 朵；苞片膜质，棕褐色，披针形；花两性，通常红色，或具白色边缘，无香味；花被下有短管，上部 6 裂片排成 2 列，狭倒披针形，向后反卷；雄蕊 6 枚，长约为花被裂片的 2 倍；子房下位，3 室，花柱纤弱，很长，柱头头状。蒴果背裂，种子多数。花期 8—10 月，果期 10—11 月。

4. 生境分布

石蒜野生于阴湿山坡和溪沟边，也有人工栽培，产于中国山东、河南、安徽、江苏、浙江、江西、福建、湖北、湖南、广东、广西、陕西、四川、贵州、云南等省（自治区、直辖市）；国外，日本亦产。

黔西北地区的大方、黔西、织金、纳雍、威宁等县（市、区）有石蒜野生资源分布。2012 年，七星关区朱昌镇引进药企以发展石蒜的种植业。

5. 药材性状

本品干燥鳞茎呈椭圆形或近球形，长 4～5 cm，直径 2.5～4.0 cm，顶端残留叶基长可达 3 cm，基部着生多数白色须根。鳞茎表面有 2～3 层黑棕色的膜质鳞片包被；内有 10 多层白色富黏性的肉质鳞片，着生在短缩的鳞茎盘上；中央部有黄白色的芽。有特异蒜气，味辛辣而苦。

6. 性味归经

性温，味辛，有毒；归经不详。

7. 功能主治

祛痰，利尿，解毒，催吐。用于喉风、水肿腹水、痈疽肿毒、疔疮、瘰疬、食物中毒、痰涎壅塞、黄疸。

8. 用法用量

内服：煎汤，2.5～5.0 g。

9. 使用注意

本品有毒，需慎用，体虚、无实邪及素有呕恶的患者忌服。

二十四、玉竹

1. 别名

葳蕤、女萎、节地、玉术、竹节黄、竹七根、山铃子草、铃铛菜、灯笼菜、山包米。

2. 来源

本品为百合科植物玉竹 *Polygonatum odoratum*（Mill.）Druce 的干燥根茎。秋季，采挖根茎，除去须根，洗净，晒至柔软后，反复揉搓、晾晒至无硬心，晒干；或蒸透后，揉至半透明，晒干。

3. 植物形态

多年生草本。株高 40～65 cm。根状茎圆柱形，有明显结节，肉质，黄白色，密生多数须根。茎单一，向一边倾斜生长，具 7～12 叶。叶互生，无柄；叶片椭圆形至卵状长圆形，先端尖，基部楔形，上面绿色，下面灰色；叶脉隆起，平滑或具乳头状突起。花腋生，通常 1～3 朵簇生，总花梗长 1.0～1.5 cm；花被筒状，黄绿色至白色，先端 6 裂，裂片卵圆形，长约 3 mm，常带绿色；雄蕊 6 枚，着生于花被筒的中部；花丝丝状，近平滑至具乳头状突起。浆果球形，熟时蓝黑色，种子 7～9 颗。花期 4—6 月，果期 7—9 月。

4. 生境分布

玉竹野生于海拔 500～3 000 m 的凉爽、湿润、无积水的林下、阴坡或灌丛中，分布于中国黑龙江、吉林、辽宁、河北、山西、内蒙古、甘肃、青海、山东、河南、湖北、湖南、安徽、江西、江苏、贵州、台湾等省（自治区、直辖市）；欧亚大陆温带地区也有广泛分布。

黔西北地区的七星关、大方、纳雍、威宁等县（市、区）有玉竹野生资源分布；2019 年，毕节市百里杜鹃、黔西等县（市、区）栽培玉竹 410 亩。

5. 药材性状

本品呈长圆柱形，略扁，少有分枝，长 4～18 cm，直径 0.3～1.6 cm。表面黄白色或淡黄棕色，半透明，具纵皱纹和微隆起的环节，有白色圆点状的须根痕和圆盘状茎痕。质硬而脆或稍软，易折断，断面角质样或显颗粒性。气微，味甘，嚼之发黏。

一般干品含水分不超过 16.0%；总灰分不超过 3.0%；醇溶性浸出物不少于 50.0%；玉竹多糖以葡萄糖（$C_6H_{12}O_6$）计，不少于 6.0%。

6. 性味归经

性微寒，味甘；归肺、胃经。

7. 功能主治

养阴润燥，生津止渴。用于肺胃阴伤、燥热咳嗽、咽干口渴、内热消渴。

8. 用法用量

内服：煎汤，6～12 g。

二十五、射干

1. 别名

乌扇、乌蒲、黄远、乌蓮、夜干、乌翣、乌吹、草姜、鬼扇、凤翼。

2. 来源

本品为鸢尾科植物射干 *Belamcanda chinensis*（L.）DC. 的干燥根茎。春初发芽前或秋末茎叶枯萎时，采挖根部，除去须根和泥沙，干燥。

3. 植物形态

多年生草本。株高50～150 cm。根茎粗壮，横生，鲜黄色，呈不规则的结节状，着生多数细长的须根。茎直立，实心，下部生叶。叶互生，扁平，宽剑形，对折，先端渐尖，基部抱茎，绿色带白粉；叶脉数条，平行。聚伞花序伞房状顶生，二叉状分枝，枝端着生数花，花梗及分枝基部均有膜质苞片；苞片披针形至狭卵形；花被片6枚，2轮，外轮花被裂片倒卵形或长椭圆形，内轮3片略小，倒卵形或长椭圆形，橘黄色，有暗红色斑点；雄蕊3枚，贴生于外花被片基部，花药外向；雌蕊1枚，子房下位，3室。蒴果倒卵形或长椭圆形，黄绿色，顶端无喙，常残存有凋萎的花被，成熟时室背开裂，果瓣外翻，中央有直立的果轴。种子圆球形，黑紫色，有光泽，着生在果轴上。花期6—8月，果期7—9月。

4. 生境分布

射干野生于林缘或山坡草地，大部分生于海拔较低处，分布于全世界的热带、亚热带及温带地区，中心区域在非洲南部及美洲热带。产于中国吉林、辽宁、河北、山西、山东、河南、安徽、江苏、浙江、福建、台湾、湖北、湖南、江西、广东、广西、陕西、甘肃、四川、贵州、云南、西藏等省（自治区、直辖市）；国外，朝鲜、日本、印度、越南、俄罗斯亦产。

黔西北地区各县（市、区）均有射干野生资源分布。2019年，毕节市纳雍县、金沙县栽培射干250亩。

5. 药材性状

本品呈不规则结节状，长3～10 cm，直径1～2 cm。表面黄褐色、棕褐色或黑褐色，皱缩，有较密的环纹。上面有数个圆盘状凹陷的茎痕，偶有茎基残存；下面有残留细根及根痕。质硬，断面黄色，颗粒性。气微，味苦、微辛。

一般干品含水分不超过10.0%，总灰分不超过7.0%，醇溶性浸出物不少于18.0%，次野鸢尾黄素（$C_{20}H_{18}O_8$）不少于0.10%。

6. 性味归经

性寒，味苦；归肺经。

7. 功能主治

清热解毒，消痰，利咽。用于热毒痰火郁结、咽喉肿痛、痰涎壅盛、咳嗽气喘。

8. 用法用量

内服：煎汤，3～10 g。

二十六、苦参

1. 别名

苦骨、地骨、地槐、野槐根、山槐根、干人参、野槐、好汉枝、山槐子。

2. 来源

本品为豆科植物苦参 *Sophora flavescens* Ait. 的干燥根。春、秋二季，采挖根，除去根头和小支根，洗净，干燥；或趁鲜切片，干燥。

3. 植物形态

落叶半灌木。株高1.5～3.0 m。根圆柱状，外皮黄白色。茎直立，多分枝，具纵沟；幼枝被疏毛，后变无毛。奇数羽状复叶，互生；小叶片披针形至线状披针形，先端渐尖，基部圆，有短柄，全缘，背面密生平贴柔毛；托叶线形。总状花序顶生，长15～20 cm，被短毛，苞片线形；萼钟状，扁平，5浅裂；花冠蝶形，淡黄白色；旗瓣匙形，翼瓣无耳，与龙骨瓣等长；雄蕊

10枚，花丝分离；子房柄被细毛，柱头圆形。荚果线形，长5～8 cm，先端具长喙，成熟时不开裂。种子间微缢缩，呈不明显的串珠状，疏生短柔毛；种子3～7颗，近球形，黑色。花期5—7月，果期7—9月。

4. 生境分布

苦参野生于沙质地、红壤地或向阳山坡草丛中、溪沟边及平原，中国各省（自治区、直辖市）均产；国外，印度、日本、朝鲜、俄罗斯西伯利亚地区亦产。

黔西北地区各县（市、区）均有苦参野生资源分布。2019年，毕节市七星关、赫章、大方、织金、威宁等县（市、区）栽培苦参近5 000亩。

5. 药材性状

本品呈长圆柱形，下部常有分枝，长10～30 cm，直径1.0～6.5 cm。表面灰棕色或棕黄色，具纵皱纹和横长皮孔样突起，外皮薄，多破裂反卷，易剥落，剥落处显黄色，光滑。质硬，不易折断，断面纤维性；切片厚3～6 mm；切面黄白色，具放射状纹理和裂隙，有的具异型维管束呈同心性环列或不规则散在。气微，味极苦。

干品含水分不超过11.0%，总灰分不超过8.0%，水溶性浸出物不少于20.0%，苦参碱（$C_{15}H_{24}N_2O$）和氧化苦参碱（$C_{15}H_{24}N_2O_2$）的总量不少于1.2%。

6. 性味归经

性寒，味苦；归心、肝、胃、大肠、膀胱经。

7. 功能主治

清热燥湿，杀虫，利尿。用于热痢、便血、黄疸尿闭、赤白带下、阴肿阴痒、湿疹、湿疮、皮肤瘙痒、疥癣麻风；外治滴虫性阴道炎。

8. 用法用量

内服：煎汤，4.5～9.0 g。外用：适量，煎汤洗患处。

9. 使用注意

不宜与藜芦同用。

二十七、山药

1. 别名

薯蓣、土薯、山薯蓣、怀山药、淮山、白山药。

2. 来源

本品为薯蓣科植物薯蓣 *Dioscorea opposita* Thunb. 的干燥根茎。冬季，茎叶枯萎后采挖根部，切去根头，洗净，除去外皮和须根，干燥，习称“毛山药”；或除去外皮，趁鲜切厚片，干燥，习称“山药片”；也有选择肥大顺直的干燥山药，置清水中，浸至无干心，闷透，切齐两端，用木板搓成圆柱状，晒干，打光，习称“光山药”。

3. 植物形态

多年生缠绕草本。块茎长圆柱形，垂直生长，外皮灰褐色，生有须根。茎细长，右旋，通常带紫色，光滑无毛。叶在茎中部以上对生或3叶轮生，叶腋间常生珠芽（名零余子）；叶片形状多变化，三角状卵形至三角状广卵形，通常耳状3裂，中央裂片先端渐尖，两侧裂片呈圆耳状，基部戟状心形，两面均光滑无毛；叶脉7～9条基出；叶柄细长。花单性，雌雄异株；花极小，黄绿色，成穗状花序；雄花序直立，2至数个聚生于叶腋；花近于无柄，苞片三角状卵形；花被6枚，椭圆形；雄蕊6枚，花丝很短；雌花序下垂，每朵花的基部各有2枚大小不等的苞片，苞片广卵形，先端长渐尖；子房下位，长椭圆形，3室，柱头3裂。蒴果有3翅，果翅长、宽接近。

种子扁卵圆形，有阔翅。花期6—9月，果期7—11月。

4. 生境分布

薯蓣野生长于山坡、山谷林下，溪边、路旁的灌丛中或杂草中，分布于中国河南、安徽淮河以南（海拔150～850 m）、江苏、浙江（海拔450～1 000 m）、江西、福建、台湾、湖北、湖南、广东（中山牛头山）、贵州、云南北部（贡山、德钦和丽江）、四川（海拔500～700 m）、甘肃东部（海拔950～1 100 m）和陕西南部（海拔350～1 500 m）等地，全国各地常见栽培；国外，朝鲜、日本亦产。

黔西北地区各县（市、区）均有薯蓣野生资源分布，威宁县、七星关区有薯蓣零星栽培。

5. 药材性状

（1）毛山药。本品略呈圆柱形，弯曲而稍扁，长15～30 cm，直径1.5～6.0 cm。表面黄白色或淡黄色，有纵沟、纵皱纹及须根痕，偶有浅棕色外皮残留。质坚实，不易折断，断面白色，粉性。气微，味淡、微酸，嚼之发黏。

（2）山药片。为不规则的厚片，皱缩不平，切面白色或黄白色，质坚脆，粉性。气微，味淡、微酸。

（3）光山药。呈圆柱形，两端平齐，长9～18 cm，直径1.5～3.0 cm。表面光滑，白色或黄白色。

一般干品含水分，毛山药和光山药不超过16.0%，山药片不超过12.0%；总灰分，毛山药和光山药不超过4.0%，山药片不超过5.0%；水溶性浸出物，毛山药和光山药不少于7.0%，山药片不少于10.0%；二氧化硫残留量，毛山药和光山药不超过400 mg/kg，山药片不超过10 mg/kg。

6. 性味归经

性平，味甘；归脾、肺、肾经。

7. 功能主治

补脾养胃，生津益肺，补肾涩精。用于脾虚食少、久泻不止、肺虚喘咳、肾虚遗精、带下、尿频、虚热消渴。

麸炒山药补脾健胃。用于脾虚食少、泄泻便溏、白带过多。

8. 用法用量

内服：煎汤，15～30 g。

二十八、前胡

1. 别名

官前胡、山独活、白花前胡、鸡脚前胡。

2. 来源

本品为伞形科植物白花前胡 *Peucedanum praeruptorum* Dunn 或紫花前胡 *Peucedanum decursivum* (Miq.) Maxim. 的干燥根。冬季至次年春季茎叶枯萎或未抽花茎时，采挖根部，除去须根，洗净，晒干或低温干燥。

3. 植物形态

（1）白花前胡。多年生草本。株高30～120 cm。根颈粗壮，灰褐色，存留多数越年枯鞘纤维；根圆锥形，末端细瘦，常分叉。茎圆柱形，下部无毛，上部分枝多有短毛，髓部充实。基生叶具长柄，叶柄长5～15 cm，基部有卵状披针形叶鞘；叶片轮廓宽卵形或三角状卵形，三出式二至三回羽状分裂，第一回羽片具柄，末回裂片菱状倒卵形，先端渐尖，基部楔形至截形，无柄或具短柄，边缘具不整齐的粗或圆锯齿；茎下部叶具短柄，叶片形状与茎生叶相似；茎上部叶无柄，叶鞘稍宽，叶片三出分裂，裂片狭窄，中间一枚基部下延。复伞形花序多数，顶生或侧生；花序梗上端多短毛；总苞片 1 至数片，线形，花后脱落；伞辐 6～15 个，不等长；小总苞片 8～12 枚，卵状披针形；小伞形花序有花 15～20 朵；花瓣卵形，白色；花柱短，弯曲，花柱基圆锥形。果实卵圆形，棕色，有稀疏短毛。花期 8—10 月，果期 10—11 月。

（2）紫花前胡。多年生草本。植株高达 2 m。根圆锥形，棕黄色至棕褐色，有浓香气味。茎直立，单一，圆形，表面有棱，上部少分枝。基生叶和下部叶纸质，三角状宽卵形，一至二回羽状全裂，一回裂片 3～5 片，再 3～5 裂，叶轴翅状，顶生裂片和侧生裂片基部连合，基部下延成翅状，最终裂片狭卵形或长椭圆形，有尖齿；茎上部叶简化成叶鞘，叶鞘紫色。复伞形花序顶生，总伞梗 12～20 枚，不等长；总苞片 1～2 片，卵形，紫色；小伞梗多数；小总苞片披针形；萼齿 5 枚，三角形；花瓣深紫色，长卵形，先端渐尖，有 1 条中肋；雄蕊 5 枚，花药卵形；子房无毛，花柱 2 枚，极短。双悬果椭圆形，背棱和中棱较尖锐，呈丝线状，侧棱发展成狭翅。花期 8—9 月，果期 9—10 月。

4. 生境分布

（1）白花前胡。野生于海拔 250～2 000 m 的山坡林缘、路旁或山坡草丛中，分布于中国安徽、江西、江苏、浙江、福建（武夷山）、甘肃、河南、贵州、广西、四川、湖北、湖南等省（自治区、直辖市）。

（2）紫花前胡。野生于山坡林缘、溪沟边或杂木林灌丛中，在中国分布于辽宁、河北、河南、湖北、陕西、四川、贵州、安徽、浙江、江苏、江西、广西、广东、台湾等省（自治区、直辖市）；国外，日本、朝鲜、俄罗斯远东地区亦产。

以上 2 种药用植物，黔西北地区各县（市、区）均有野生资源分布；2019 年，毕节市大方、七星关、黔西、赫章、织金、金沙、纳雍等县（市、区）种植白花前胡近 1. 4 万亩。

5. 药材性状

（1）白花前胡。本品呈不规则的圆柱形、圆锥形或纺锤形，稍扭曲，下部常有分枝，长 3～15 cm，直径 1～2 cm。表面黑褐色或灰黄色，根头部多有茎痕和纤维状叶鞘残基，上端有密集的细环纹，下部有纵沟、纵皱纹及横向皮孔样突起。质较柔软，干者质硬，可折断，断面不整齐，淡黄白色，皮部散有多数棕黄色油点，形成层环纹棕色，射线放射状。气芳香，味微苦、辛。

一般干品含水分不超过 12. 0%；总灰分不超过 8. 0%；酸不溶性灰分不超过 2. 0%；醇溶性浸出物不少于 20. 0%；白花前胡甲素（$C_{21}H_{22}O_7$）不少于 0. 90%，白花前胡乙素（$C_{24}H_{26}O_7$）不少于 0. 24%。

（2）紫花前胡。本品主根分歧或有侧根。主根圆柱形，长 8～15 cm，直径 0. 8～1. 7 cm，根头部有茎痕及残留的粗毛（叶鞘）；侧根数条，长 7～30 cm，直径 2～4 mm，细圆柱形。根的表面黑褐色或灰黄色，有细纵皱纹和灰白色的横长皮孔。主根质坚实，不易折断，断面不齐，皮部与木部极易分离，皮部较窄，浅棕色，散生黄色油点，接近形成层处较多；中央本质部黄白色，占根的绝大部分；支根质脆软，易折断，木部近白色。有香气，味淡而后苦、辛。以条整齐、身长、质坚实、断面黄白色、香气浓者为佳。

6. 性味归经

性微寒，味苦、辛；归肺经。

7. 功能主治

降气化痰，散风清热。用于痰热喘满、咯痰黄稠、风热咳嗽痰多。

8. 用法用量

内服：煎汤，3～10 g。

二十九、藤乌

1. 别名

羊角七、藤草乌、白乌头、老汉背娃娃。

2. 来源

本品为毛茛科植物瓜叶乌头 *Aconitum hemsleyanum* Pritz. 干燥块根。秋季，采挖块根，洗净去粗皮，醋煮1小时，晒干研细末；或洗净去粗皮，石灰水泡2～3天，切片，晒干。

3. 植物形态

多年生草本。块根圆锥形，长1.6～3.0 cm，粗达1.6 cm。茎缠绕，无毛，常带紫色，稀疏地生叶，分枝。茎中部叶片五角形或卵状五角形，基部心形，三深裂至距基部0.9～3.2 cm处，中央深裂片梯状菱形或卵状菱形，短渐尖，不明显三浅裂，浅裂片具少数小裂片或卵形粗牙齿，侧深裂片斜扇形，不等二浅裂；叶柄比叶片稍短，疏被短柔毛或几无毛。总状花序生茎或分枝顶端，有花2～12朵；轴和花梗无毛或被贴伏短柔毛；下部苞片叶状，或不分裂而为宽椭圆形，上部苞片小，线形；花梗常下垂，弧状弯曲；小苞片生花梗下部或上部，线形，无毛；萼片深蓝色，外面无毛或近无毛，上萼片高盔形或圆筒状盔形，几无爪，下缘长1.7～1.8 cm，直或稍凹，喙不明显，侧萼片近圆形；花瓣无毛；雄蕊无毛，花丝有2枚小齿或全缘；心皮5枚，无毛或偶尔子房有柔毛。蓇葖直，长1.2～1.5 cm。种子三棱形，沿棱有狭翅并有横膜翅。花期8—10月，果期9—11月。

4. 生境分布

瓜叶乌头野生于高山灌丛或树林中。主要分布于陕西、安徽、浙江、江西、河北、湖北、四川、云南、贵州等省（自治区、直辖市）。

黔西北地区的七星关、赫章、威宁等县（市、区）有瓜叶乌头野生资源分布；2019年，威宁县二塘镇艾家坪村栽培瓜叶乌头10余亩。

5. 药材性状

本品呈圆锥形，稍弯曲，长1.6～5.0 cm，直径1.0～1.6 cm。顶端常具残茎或茎痕，表面深棕色，有皱纹及须根。质硬，难折断。横切面灰白色，粉质，木质部排成五角形，形成层不明显。气微，味辛辣、麻舌。以块根肥壮，质坚实，断面白色，粉性足，残茎及残根少者为佳。

6. 性味归经

性大热，味辛；归心、肝经。

7. 功能主治

祛风除湿，活血镇痛，搜风去湿，补肾壮阳。用于风湿疼痛、跌打损伤、无名肿毒、癣疮、骨质疏松、更年期综合征、乳房肿块、高血压、冠心病等。

8. 用法用量

内服：煎汤，0.9～1.5 g。

9. 使用注意

服药期间严禁烟酒，高烧患者及孕妇忌用。

三十、大黄

1. 别名

黄良、火参、将军、肤如、牛舌、锦纹、川军、锦纹大黄。

2．来源

本品为蓼科植物掌叶大黄 *Rheum palmatum* L. 、药用大黄 *Rheum officinale* Baill. 或唐古特大黄 *Rheum tanguticum* Maxim. ex Balf. 的干燥根及根茎。秋末茎叶枯萎或次春发芽前采挖，除去细根，刮去外皮，切瓣或段，绳穿成串干燥或直接干燥。

3．植物形态

（1）掌叶大黄。多年生草本。根粗壮、肥厚。茎直立，株高约 2 m，光滑无毛，中空。根生叶大，有肉质粗壮的长柄，约与叶片等长；叶片宽心形或近圆形，3～7 掌状深裂，裂片全缘或有齿，或浅裂，基部略呈心形，有明显的主脉，上面无毛或稀具小乳突，下面被白毛，多分布于叶脉及叶缘；茎生叶较小，互生，叶鞘大，膜质。圆锥花序大型，分枝弯曲，被短毛；花小，数朵成簇，互生于枝上，幼时呈紫红色；花梗细，中部以下具 1 个关节；花被 2 轮，内轮稍大，椭圆形；雄蕊 9 枚，花药稍外露；子房上位，三角形，花柱 3 枚，向下弯曲，柱头头状，稍凹，呈“V”字形。瘦果三角形，有翅；顶端微凹；基部略呈心形，棕色。花期 6—7 月，果期 7—8 月。

（2）药用大黄。又称南大黄，本种与掌叶大黄不同之处在于本种基生叶为 5 浅裂，边缘有粗锯齿；托叶鞘膜质，比较透明，上有短毛。花淡黄绿色。翅果边缘不透明。

（3）唐古特大黄。又称鸡爪大黄，与前两种相似，唯本种的叶裂极深，裂片常再二回深裂，裂片窄长。花序分枝紧密，向上直立，紧贴于茎。

4．生境分布

（1）掌叶大黄。野生于海拔 1 500～4 400 m 的山坡或山谷湿地，产于中国陕西、甘肃、青海、四川、贵州、云南、西藏等省（自治区、直辖市）。

（2）药用大黄。野生于海拔 1 200～4 000 m 的山沟或林下，分布于中国陕西、四川、湖北、贵州、云南等省（自治区、直辖市），并多有栽培。

（3）唐古特大黄。野生于海拔 1 600～3 000 m 的高山沟谷中，产于中国甘肃、青海、四川、贵州、西藏等省（自治区、直辖市）。

以上 3 种药用植物，黔西北地区各县（市、区）均有野生资源分布；威宁县二塘镇艾家坪村引进药用大黄栽培，获得成功。

5．药材性状

本品呈类圆柱形、圆锥形、卵圆形或不规则块状，长 3～17 cm，直径 3～10 cm。除尽外皮者表面黄棕色至红棕色，有的可见类白色网状纹理及散在星点，残留的外皮棕褐色，多具绳孔及粗皱纹。质坚实，有的中心稍松软，断面淡红棕色或黄棕色，显颗粒性；根茎髓部宽广，有星点环列或散在；根木部发达，具放射状纹理，形成层环明显，无星点。气清香，味苦而微涩，嚼之粘牙，有砂粒感。

一般干品含水分不超过 15.0%；总灰分不超过 10.0%；水溶性浸出物不少于 25.0%；总蒽醌以芦荟大黄素（$C_{15}H_{10}O_5$）、大黄酸（$C_{15}H_8O_6$）、大黄素（$C_{15}H_{10}O_5$）、大黄酚（$C_{15}H_{10}O_4$）和大黄素甲醚（$C_{16}H_{12}O_5$）的总量计，不少于 1.5%；游离蒽醌以芦荟大黄素（$C_{15}H_{10}O_5$）、大黄酸（$C_{15}H_8O_6$）、大黄素（$C_{15}H_{10}O_5$）、大黄酚（$C_{15}H_{10}O_4$）和大黄素甲醚（$C_{16}H_{12}O_5$）的总量计，不少于 0.20%。

6．性味归经

性寒，味苦；归脾、胃、大肠、肝、心包经。

7．功能主治

泻下攻积，清热泻火，凉血解毒，逐瘀通经，利湿退黄。用于实热积滞便秘、血热吐衄、目赤咽肿、痈肿疔疮、肠痈腹痛、瘀血经闭、产后瘀阻、跌打损伤、湿热痢疾、黄疸尿赤、淋证、水肿，外治烧烫伤。

8. 用法用量

内服：煎汤，3～15 g；用于泻下时不宜久煎。外用：适量，研末敷于患处。

9. 使用注意

孕妇及月经期、哺乳期慎用。

三十一、天冬

1. 别名

丝冬、天门冬、明天冬、三百棒、天冬草、明天冬、老虎尾巴根。

2. 来源

本品为百合科植物天冬 *Asparagus cochinchinensis*（Lour.）Merr. 的干燥块根。秋、冬二季，采挖块根，洗净，除去茎基和须根，置沸水中煮或蒸至透心，趁热除去外皮，洗净，干燥。

3. 植物形态

多年生攀缘草本。全株无毛。块根肉质，簇生，长椭圆形或纺锤形，灰黄色。茎细，长可达 2 m，分枝具棱或狭翅；叶状枝通常每 3 枚成簇，扁平，先端锐尖。叶退化成鳞片，先端长尖，基部有木质倒生刺，刺在茎上长 2.5～3.0 mm，在分枝上较短或不明显。花梗长 2～6 mm；花 1～3 朵簇生叶腋，单性，雌雄异株，淡绿色；雄花花被片 6 枚，雄蕊稍短于花被，花药卵形；雌花与雄花大小相似，具 6 个退化雄蕊。浆果球形，成熟时呈红色；具种子 1 颗。花期 5—7 月，果期 8 月。

4. 生境分布

天冬野生于山野，已有人工栽培，分布于中国中部、西北、长江流域及南方各地，主产于贵州、四川、广西、浙江、云南、陕西、甘肃、安徽、湖北、河南、江西等省（自治区、直辖市），以贵州的产量大、品质佳。

黔西北地区的七星关、大方、黔西、百里杜鹃、纳雍、威宁等县（市、区）均有天冬野生资源分布；大方、纳雍、七星关、威宁等县（市、区）有天冬零星栽培。

5. 药材性状

本品呈长纺锤形，略弯曲，长 5～18 cm，直径 0.5～2.0 cm。表面黄白色至淡黄棕色，半透明，光滑或具深浅不等的纵皱纹，偶有残存的灰棕色外皮。质硬或柔润，有黏性，断面角质样，中柱黄白色。气微，味甜、微苦。

一般干品含水分不超过 16.0%，总灰分不超过 5.0%，醇溶性浸出物不少于 80.0%，二氧化硫残留量不超过 400 mg/kg。

6. 性味归经

性寒，味甘、苦；归肺、肾经。

7. 功能主治

养阴润燥，清肺生津。用于肺燥干咳、顿咳痰黏、腰膝酸痛、骨蒸潮热、内热消渴、热病津伤、咽干口渴、肠燥便秘。

8. 用法用量

内服：煎汤，6～12 g。

三十二、芋头

1. 别名

芋魁、芋根、芋奶、青芋、芋艿、毛芋、毛芋头、狗爪芋、百眼芋头。

2．来源

本品为天南星科植物芋 *Colocasia esculenta*（L.）Schott. 的干燥块茎。秋季，茎叶枯萎后采挖块茎，去除须根及地上部分，洗净，晒干。

3．植物形态

多年生草本。地下有卵形至长椭圆形的块茎，褐色，具纤毛。叶基生，常4～6片簇生；叶身阔大，质厚，卵状广椭圆形，全缘，带波状，先端短而锐尖，基部耳形，耳片钝头，仅末端圆，叶面绿色，平滑，具防水性；叶柄肉质，长而肥厚，绿色或淡绿紫色，基部呈鞘状。花茎1～4枚，自叶鞘基部抽出，各生1肉穗花序，顺次开放。佛焰苞长约20 cm，淡黄色。肉穗花序在苞内呈椭圆形，短于佛焰苞，具短附属体；上部生多数黄色雄花，占花穗之半，下部生绿色雌花，约占花穗的1/4，中性花位于中部，亦占花穗的1/4。花期8月。

4．生境分布

芋原产于中国、印度、马来半岛等国家（地区）的热带地方；埃及、菲律宾、印度尼西亚爪哇等国家（地区）的热带地区盛行栽种，视其为主要食材；中国南方及华北各地均有芋的栽培。

黔西北地区的威宁等县（市、区）有芋野生资源分布；七星关、赫章、威宁等县（市、区）有芋零星种植。

5．药材性状

本品呈椭圆形、卵圆形或圆锥形，大小不一，顶端有芽痕，表面褐黄色或黄棕色，有不规则的纵向沟纹，并可见点状环纹，环节上有许多毛须，或连成片状，易撕裂。横切面白色或青白色，有黏性，质硬。气特异，味甘、微涩，嚼之有黏性。

6．性味归经

性平，味甘、辛；归胃经。

7．功能主治

健脾补虚，散结解毒。用于脾胃虚弱、纳少乏力、消渴、瘰疬、腹中痞块、肿毒、赘疣、鸡眼、疥癣、烫火伤。

8．用法用量

内服：煎汤，60～120 g。外用：适量。

三十三、地榆

1．别名

玉札、枣儿红、黄瓜香、山枣子、涩地榆、赤地愉、紫地榆、红地榆、山枣参、黄根子、蕨苗参、山红枣根。

2．来源

本品为蔷薇科植物地榆 *Sanguisorba officinalis* L. 或长叶地榆 *Sanguisorba officinalis* L. var. *longifolia*（Bert.）Yu et Li 的干燥根。后者习称“绵地榆”。春季未发芽前或秋季植株枯萎后，采挖根，除去须根，洗净，干燥；或趁鲜切片，干燥。

3．植物形态

（1）地榆。多年生草本。株高30～120 cm。根茎粗壮，生多数肥厚的纺锤形或长圆柱形的根。茎直立，有棱。单数羽状复叶，互生；基生叶较茎生叶大，具长柄，茎生叶近于无柄，有半圆形环抱状托叶，托叶边缘具三角状齿；小叶5～19片，椭圆形至长卵圆形，先端尖或钝圆，基部截形、阔楔形或略似心形，边缘具尖圆锯齿。花小，密集成倒卵形、短圆柱形或近球形的穗状花序，疏生于茎顶；花序梗细长、光滑或稍被细毛；花暗紫色，苞片2枚，膜质，披针形，被细柔毛；花被4裂，裂片椭圆形或广卵形；雄蕊4枚，花药黑紫色；子房上位，卵形有毛，花柱细长，柱头乳头状。瘦果椭圆形或卵形，褐色，有4纵棱，呈狭翅状。种子1枚。花期7—10月，果期9—11月。

（2）长叶地榆。本变种与正种的主要区别在于：基生叶小叶带状长圆形至带状披针形，基部微心形、圆心形至宽楔形；茎生叶较多，与基生叶相似，但更长而狭窄。花穗长圆柱形，长2～6 cm，直径0.5～1.0 cm；雄蕊与萼片近等长。花、果期8—11月。

4. 生境分布

（1）地榆。野生于山地的灌木丛、草原、山坡或田岸边，中国大部分地区均有分布，主产于江苏、安徽、河南、河北、浙江等省（自治区、直辖市），甘肃、江西、陕西、内蒙古、湖南、湖北、吉林、辽宁等省（自治区、直辖市）亦产。

（2）长叶地榆。野生于海拔100～3 000 m的山坡草地、溪边、灌丛中、湿草地及疏林中，分布于中国华东、中南、西南及黑龙江、辽宁、河北、山西、甘肃等地。

黔西北地区各县（市、区）均有地榆、长叶地榆野生资源分布；2016年，金沙县沙土镇引进地榆小面积栽培。

5. 药材性状

（1）地榆。本品呈不规则纺锤形或圆柱形，稍弯曲，长5～25 cm，直径0.5～2.0 cm。表面灰褐色至暗棕色，粗糙，有纵纹。质硬，断面较平坦，粉红色或淡黄色，木部略呈放射状排列。气微，味微苦涩。

（2）长叶地榆。本品呈长圆柱形，稍弯曲，着生于短粗的根茎上；表面红棕色或棕紫色，有细纵纹。质坚韧，断面黄棕色或红棕色，皮部有多数黄白色或黄棕色绵状纤维。气微，味微苦涩。

一般干品含水分不超过14.0%，总灰分不超过10.0%，酸不溶性灰分不超过2.0%，醇溶性浸出物不少于23.0%，鞣质不少于8.0%，没食子酸（$C_7H_6O_5$）不少于1.0%。

6. 性味归经

性微寒，味苦、酸、涩；归肝、大肠经。

7. 功能主治

凉血止血，解毒敛疮。用于便血、痔血、血痢、崩漏、水火烫伤、痈肿疮毒。

8. 用法用量

内服：煎汤，9～15 g。外用：适量，研末涂敷患处。

三十四、赤芍

1. 别名

山芍药、草芍药、木芍药、红芍药、毛果赤芍。

2. 来源

本品为毛茛科植物川赤芍 *Paeonia veitchii* Lynch 的干燥根。春季萌芽前和秋季茎叶枯萎后，采挖根，除去根茎、须根及泥沙，晒干。

3. 植物形态

多年生草本。株高30～120 cm。根圆柱形，单一或分歧，直径1.5～2.0 cm。茎直立，有粗而钝的棱，无毛。叶互生，叶柄长3～9 cm；茎下部叶二回三出复叶，叶片轮廓呈宽卵形；小叶成羽状分裂，裂片窄披针形或披针形，上面深绿色，沿叶脉疏生短柔毛，下面淡绿色，无毛。花两性，2～4朵，生茎顶端和叶腋，常仅1朵开放；苞片2～3枚，披针形；萼片4枚，宽卵形，绿色；花瓣6～9枚，倒卵形，紫红色或粉红色；雄蕊多数，花药黄色；花盘肉质，仅包裹心皮基部；心皮2～5枚，离生，密被黄色绒毛。蓇葖果长1～2 cm，密被黄色绒毛，成熟果实开裂，常反卷。花期5—6月，果期7—8月。

4. 生境分布

川赤芍野生于海拔1 800～3 700 m山坡疏林或林边路旁，产于中国陕西、甘肃、青海、四川、贵州、西藏等省（自治区、直辖市）。

黔西北地区的七星关、大方、威宁等县（市、区）有川赤芍野生资源分布和零星栽培。

5. 药材性状

本品呈圆柱形，稍弯曲，长5～40 cm，直径0.5～3.0 cm。表面棕褐色，粗糙，有纵沟和皱纹，并有须根痕和横长的皮孔样突起，有的外皮易脱落。质硬而脆，易折断，断面粉白色或粉红色，皮部窄，木部放射状纹理明显，有的有裂隙。气微香，味微苦、酸涩。

一般干品含芍药苷（$C_{23}H_{28}O_{11}$）不少于1.8%。

6. 性味归经

性微寒，味苦；归肝经。

7. 功能主治

清热凉血，散瘀止痛。用于热入营血、温毒发斑、吐血衄血、目赤肿痛、肝郁胁痛、经闭痛经、癥瘕腹痛、跌扑损伤、痈肿疮疡。

8. 用法用量

内服：煎汤，6～12 g。

9. 使用注意

不宜与藜芦同用。

三十五、地笋

1. 别名

地瓜、旱藕、泽兰根、地瓜儿、地蚕子、地笋子、地藕、野三七、水三七。

2. 来源

本品为唇形科植物地笋 *Lycopus lucidus* Turcz.、毛叶地笋 *Lycopus lucidus* Turcz. var. *hirtus* Regel. 的干燥根茎。秋季，茎叶枯萎后采挖根茎，洗净，晒干。

3. 植物形态

（1）地笋。多年生草本。株高可达1.7 m左右。具多节的圆柱状地下横走根茎，其节上有鳞片和须根。茎直立，不分枝，四棱形，节上多呈紫红色，无毛或在节上有毛丛。叶交互对生，具极短柄或无柄；茎下部叶多脱落，茎上部叶椭圆形，狭长圆形或呈披针形，边缘具不整齐的粗锐锯齿，表面暗绿色，无毛，略有光泽，下面具凹陷的腺点，无毛或脉上疏生白色柔毛。轮伞花序多花，腋生；小苞片卵状披针形，先端刺尖，较花萼短或近等长，被柔毛；花萼钟形，两面无毛，4～6裂，裂片狭三角形，先端芒刺状；花冠钟形，白色，外面无毛，有黄色发亮的腺点，上、下唇近等长，上唇先端微凹，下唇3裂，中裂片较大，两侧裂片稍短小；前对能育雄蕊2枚，超出于花冠，后对雄蕊退化，仅花丝残存或有时全部消失，有时4枚雄蕊全部退化；子房长圆形，4深裂，着生于花盘上，花柱伸出于花冠外，无毛，柱头2裂不均等。小坚果扁平，倒卵状三棱形，暗褐色。花期6—9月，果期8—10月。

（2）毛叶地笋。又名硬毛地瓜儿苗。本变种与地笋不同处在于：茎棱上被白色向上小硬毛，节上密集硬毛；叶披针形，暗绿色，两端渐尖，上面密被细刚毛状硬毛，下面主要在肋及脉上被刚毛状硬毛，边缘具锐齿，并有缘毛。

4．生境分布

（1）地笋。野生于海拔 2 100 m 以下的沼泽地、山野低洼地、水边等潮湿处，分布于中国黑龙江、吉林、辽宁、内蒙古、河北、山东、山西、陕西、甘肃、浙江、江苏、江西、安徽、福建、台湾、湖北、湖南、广东、广西、贵州、四川及云南等省（自治区、直辖市）；国外，俄罗斯、日本也有分布。

（2）毛叶地笋。野生于沼泽地、水边等潮湿处，中国大部分地区均有野生资源分布。

以上 2 种药用植物，黔西北地区的金沙、织金、赫章、威宁等县（市、区）均有野生资源分布；织金、七星关、赫章等县（市、区）有零星栽培。

5．药材性状

本品根茎形似地蚕，长 4～8 cm，直径约 1 cm。表面黄棕色，有 7～12 个环节。质脆，断面白色。气香，味甘。

6．性味归经

性平，味甘、辛；归经不详。

7．功能主治

化瘀止血，益气利水。用于衄血、吐血、产后腹痛、黄疸、水肿、带下、气虚乏力。

8．用法用量

内服：煎汤，4～9 g。外用：适量。

三十六、地乌

1．别名

地雷、黑地雷、金串珠、蜈蚣三七。

2．来源

本品为毛茛科植物林荫银莲花 *Anemone cathayensis* Kitag. 的干燥根茎。春、夏二季，采挖根茎，洗净，切段，晒干。

3．植物形态

多年生草本。株高 15～40 cm。根茎横卧或斜上，肉质，黑褐色，有环节，顶端围以膜质的鞘状鳞片；须根纤维状。叶自根出，丛生；叶柄长 14～16 cm；叶片五角形，3 全裂，顶端裂片菱状楔形，更作 3 尖裂，侧裂片更作 2 深裂；叶片上面有时散布淡白色斑点，沿叶脉疏被白色柔毛，下面无毛。花茎长 15～20 cm，顶端具叶状总苞 1 片，绕茎无柄；花自苞叶中心抽出，1～3 朵，花梗长 5～6 cm，疏生白色柔毛；花被白色，5～7 片，宽卵形或长椭圆形；雄蕊多数，花丝长短不一；心皮多数，子房表面密生白色绢毛，柱头帽状，无花柱。瘦果卵状椭圆形，被白色短毛。花期 4—6 月，果期 5—8 月。

4．生境分布

林荫银莲花野生于海拔 1 100～3 000 m 的山谷、草地或林下阴湿处，分布于中国陕西南部、甘肃南部、江苏南部、浙江西北部、江西、湖北西部、湖南、四川、贵州、云南西北部等地；国外，日本、俄罗斯远东地区亦产。

黔西北地区的大方、织金、威宁、赫章等县（市、区）有林荫银莲花野生资源分布；百里杜鹃管理区有少量栽培。

5．药材性状

本品根茎条状近圆柱形，或呈长圆形块状，长 2～8 cm，直径 0.2～1.2 cm，节明显或不明显，节间较短。表面棕褐色至褐色，粗糙，可见根痕及少数细长的须状根；顶端有干枯的茎基及叶基。质坚，断面黄棕色。气微，味辛、苦。

6. 性味归经

性温，味辛、微苦；归肝经。

7. 功能主治

祛风湿，利筋骨。用于风湿疼痛、跌打损伤。

8. 用法用量

内服：煎汤，9～15 g。

9. 使用注意

孕妇忌服。

三十七、防己

1. 别名

大寒药、百解药、土木香、牛木香、金锁匙、百解薯、青藤根、银锁匙、千斤坠、圆藤根、倒地铃、穿山龙、紫背金锁匙。

2. 来源

本品为防己科植物木防己 *Cocculus orbiculatus*（L.）DC. 的干燥根。秋季，采挖根部，除芦头，洗净，晒干。

3. 植物形态

多年生缠绕木质藤本。根为不整齐的圆柱形，外皮黄褐色。嫩枝密被柔毛，老枝近于无毛，表面具直线纹。单叶互生；叶柄长 1～3 cm，被白色柔毛；叶片纸质至近革质，形状变异极大，线状披针形至阔卵状近圆形、狭椭圆形至近圆形等，先端渐尖、急尖或钝而有小凸尖，基部楔形、圆形或心形，边全缘或 3 裂，有时掌状 5 裂，两面被密柔毛至疏柔毛，有时两面近无毛。聚伞花序少花，腋生，或排成多花，狭窄聚伞圆锥花序，顶生或腋生；雄花小苞片 1～2 枚，紧贴花萼，被柔毛；萼片 6 枚，外轮呈卵形或椭圆状卵形，内轮呈阔椭圆形至近圆形，有时呈阔倒卵形；花瓣 6 枚，下部边缘内折，顶端 2 裂，裂片叉开，渐尖或短尖；雄蕊 6 枚，比花瓣短；雌花的萼片和花瓣与雄花相同；心皮 6 枚，无毛。核果近球形，红色至紫红色；果核骨质，背部有小横肋状雕纹。花期 5—8 月，果期 8—10 月。

4. 生境分布

木防己野生于山坡、灌丛、林缘、路边或疏林中，广泛分布于亚洲东南部和东部及夏威夷群岛；在中国，分布于华东、中南、西南及河北、辽宁、陕西等地，尤以长江流域及其以南各地常见。

黔西北地区的七星关、黔西、织金、赫章等县（市、区）有木防己野生资源分布；威宁县、七星关区有少量栽培。

5. 药材性状

本品呈圆柱形或扭曲，稍呈连珠状凸起，长 10～20 cm，直径 1.0～2.5 cm。表面黑色，有弯曲的纵沟和少数支根痕。质硬，断面黄白色，有放射状纹理和小孔。气微，味微苦。以条匀、坚实者为佳。

6. 性味归经

性寒，味苦、辛；归膀胱、肾、脾经。

7. 功能主治

祛风除湿，通经活络，解毒消肿。用于风湿痹痛、水肿、小便淋痛、闭经、跌打损伤、咽喉肿痛、疮疡肿毒、湿疹、毒蛇咬伤。

8. 用法用量

内服：煎汤，5～10 g。

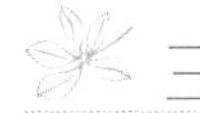

三十八、商陆

1. 别名

花商陆、见肿消、土冬瓜、抱母鸡、土母鸡、地萝卜、章柳、金七娘、莪羊菜、山萝卜。

2. 来源

本品为商陆科植物商陆 *Phytolacca acinosa* Roxb. 或垂序商陆 *Phytolacca americana* L. 的干燥根。秋季至次年春，采挖根部，除去须根及泥沙，切成块或片，晒干或阴干。

3. 植物形态

（1）商陆。多年生草本。株高达 1.5 m 左右，全株无毛。根肥大，肉质，倒圆锥形，外皮淡黄色或灰褐色，内面黄白色。茎直立，圆柱形，有纵沟，肉质，绿色或红紫色，多分枝。叶片薄纸质，椭圆形、长椭圆形或披针状椭圆形，顶端急尖或渐尖，基部楔形，渐狭，两面散生细小白色斑点，背面中脉凸起；叶柄粗壮，上面有槽，下面半圆形，基部稍扁宽。总状花序顶生或与叶对生，直立，通常比叶短，密生多花；花序梗长 1～5 cm，花梗基部的苞片线形，上部 2 枚小苞片线状披针形，均膜质；花梗细，基部变粗；花两性，直径约 8 mm；花被片 5 枚，大小相等，白色、黄绿色，椭圆形、卵形或长圆形，顶端圆钝；雄蕊 8～10 枚，与花被片近等长，花丝白色，钻形，花药椭圆形，粉红色；心皮 5～10 枚，分离；花柱短，直立，顶端下弯，柱头不明显。果序直立；浆果扁球形，直径约 7 mm，熟时黑色。种子肾形，黑色，具 3 棱。花期 5—8 月，果期 6—10 月。

（2）垂序商陆。本种与商陆相似，区别在于：本种茎紫红色，棱角较为明显，叶片通常较上种略窄，总状果序下垂，雄蕊及心皮通常 10 枚。花期 7—8 月，果期 8—10 月。

4. 生境分布

（1）商陆。野生于路旁、疏林下，产于中国大部分地区；国外，朝鲜、日本、印度亦产。

（2）垂序商陆。野生于林下、路边等阴湿处，原产于北美洲；在中国为外来种，产于陕西、河北、江苏、山东、浙江、江西、湖北、广西、四川、贵州等省（自治区、直辖市）。

黔西北地区各县（市、区）均有商陆野生资源分布，赫章、大方、纳雍等县（市、区）有垂序商陆野生资源分布。

5. 药材性状

本品为横切或纵切的不规则块片，厚薄不等。外皮灰黄色或灰棕色。横切片弯曲不平，边缘皱缩，直径 2～8 cm；切面浅黄棕色或黄白色，木部隆起，形成数个突起的同心性环轮。纵切片弯曲或卷曲，长 5～8 cm，宽 1～2 cm，木部呈平行条状突起。质硬。气微，味稍甜，久嚼麻舌。

一般干品含杂质不超过 2%，水分不超过 13.0%，酸不溶性灰分不超过 2.5%，水溶性浸出物不少于 10.0%，商陆皂苷甲（$C_{42}H_{66}O_{16}$）不少于 0.15%。

6. 性味归经

性寒，味苦，有毒；归肺、脾、肾、大肠经。

7. 功能主治

逐水消肿，通利二便，外用解毒散结。用于水肿胀满、二便不通，外治痈肿疮毒。

8. 用法用量

内服：煎汤，3～9 g。外用：适量，煎汤熏洗。

9. 使用注意

孕妇禁用。

三十九、重楼

1. 别名

蚤休、灯台七、铁灯台、草河车、白河车、枝花头、海螺七、螺丝七、金线重楼、七叶一枝花。

2. 来源

本品为百合科植物云南重楼 *Paris polyphylla* Smith var. *yunnanensis*（Franch.）Hand.-Mazz. 或七叶一枝花 *Paris polyphylla* Smith var. *chinensis*（Franch.）Hara 的干燥根茎。秋季，采挖根茎，除去须根，洗净，晒干。

3. 植物形态

（1）云南重楼。多年生直立草本。株高 30～100 cm，全体光滑无毛。根茎肥厚，黄褐色，结节明显，具鳞片状叶及众多须根。茎单一，青紫色或紫红色，直径约 1 cm，基部有膜质叶鞘包茎。叶轮生茎顶，4～9 片，通常为 7 片，长椭圆形或椭圆状披针形，先端渐尖或短尖，基部楔形，膜质或薄纸质；主脉 3 条基出。花单生顶端，花梗青紫色或紫红色；外列花被片绿色，叶状，4～7 片，长卵形至卵状披针形；内列花被片与外列花被片同数，黄色或黄绿色，线形，一般短于外列被片；雄蕊数与花被片同，花丝扁平，花药线形，金黄色，纵裂，长于花丝 2～3 倍；子房上位，具 4～6 棱，花柱短，先端 4～7 裂，向外反卷。蒴果球形，成熟时黄褐色，3～6 瓣裂，内含多数鲜红色卵形种子。花期 4—7 月，果期 8—11 月。

（2）七叶一枝花。多年生直立草本。全株与上种相似。根状茎粗厚，外面棕褐色，密生多数环节和许多须根。茎单一，通常带紫红色，基部有灰白色干膜质的鞘 1～3 枚。叶 5～10 片，矩圆形、椭圆形或倒卵状披针形，先端短尖或渐尖，基部圆形或宽楔形；叶柄明显，带紫红色。花梗长 5～30 cm；外轮花被片绿色，3～6 枚，狭卵状披针形；内轮花被片狭条形，通常比外轮花被片长；雄蕊 8～12 枚，花药短，与花丝近等长或稍长；子房近球形，具棱，顶端具一盘状花柱基，花柱粗短，具 4～5 分枝。蒴果紫色，3～6 瓣裂开。种子多数，具鲜红色多浆汁的外种皮。花期 4—7 月，果期 8—11 月。

4. 生境分布

（1）云南重楼。野生于海拔 1 400～3 600 m 的林下阴湿处，分布于中国福建、湖北、湖南、广西、四川、贵州、云南等省（自治区、直辖市）。

（2）七叶一枝花。野生于山坡林下及灌丛阴湿处，海拔 1 800～3 200 m，产于中国西藏（东南部）、云南、四川、贵州等地；国外，不丹、印度（锡金）、尼泊尔、越南亦产。

以上 2 种药用植物，黔西北地区各县（市、区）均有七叶一枝花野生资源分布；威宁等县（市、区）有云南重楼野生资源分布。2019 年，毕节市纳雍、七星关、大方、威宁、黔西、织金、赫章、百里杜鹃等县（市、区）栽培云南重楼、七叶一枝花 1 500 余亩。

5. 药材性状

本品呈结节状扁圆柱形，略弯曲，长 5～12 cm，直径 1.0～4.5 cm。表面黄棕色或灰棕色，外皮脱落处呈白色；密具层状突起的粗环纹，一面结节明显，结节上具椭圆形凹陷茎痕，另一面有疏生的须根或疣状须根痕。顶端具鳞叶和茎的残基。质坚实，断面平坦，白色至浅棕色，粉性或角质。气微，味微苦、麻。

一般干品含水分不超过 12.0%，总灰分不超过 6.0%，酸不溶性灰分不超过 3.0%，重楼皂苷Ⅰ（$C_{44}H_{70}O_{16}$）、重楼皂苷Ⅱ（$C_{51}H_{82}O_{20}$）和重楼皂苷Ⅶ（$C_{51}H_{82}O_{21}$）的总量不少于0.6%。

6．性味归经

性微寒，味苦，有小毒；归肝经。

7．功能主治

清热解毒，消肿止痛，凉肝定惊。用于疔疮痈肿、咽喉肿痛、蛇虫咬伤、跌扑伤痛、惊风抽搐。

8．用法用量

内服：煎汤，3～9 g。外用：适量，研末调敷。

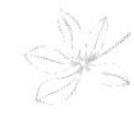

四十、秦艽

1．别名

大艽、左扭、左拧、小秦艽、西大艽、西秦艽、左秦艽、萝卜艽、辫子艽。

2．来源

本品为龙胆科植物粗茎秦艽 *Gentiana crassicaulis* Duthie ex Burk. 或小秦艽 *Gentiana dahurica* Fisch. 的干燥根。前者习称“麻花艽”，后者习称“小秦艽”。春、秋二季，采挖根，除去泥沙。秦艽及麻花艽晒软，堆置“发汗”至表面呈红黄色或灰黄色时摊开晒干，或不经“发汗”直接晒干；小秦艽趁鲜时搓去黑皮，晒干。

3．植物形态

（1）粗茎秦艽。多年生草本。株高30～40 cm。茎根粗大，大部或全部分裂为小根，相互缠绕呈右旋扭结在一起。根茎部有许多纤维状残存叶基，茎直立或斜上，圆柱形，无毛。基生叶多丛生，叶片窄椭圆形或椭圆状披针形，先端稍尖，全缘，主脉5条纵贯叶片；茎生叶对生，较小。花茎粗壮而短，稍倾斜，花多数，无花梗，在茎顶簇生呈头状；花萼管仅于顶端一侧开裂，萼齿极浅或无；花管壶状，黄色或蓝紫色，裂片先端微尖，内部有斑点；雄蕊5枚；子房长圆形，有柄。蒴果内藏，长圆形，无柄。花期6—9月，果期9—10月。

（2）小秦艽（达乌里秦艽）。多年生草本，植株较粗，茎较秦艽的矮小。根单一或稍分枝，向左扭转，细长圆柱形。基生叶丛生，基部有许多纤维状残存叶基；叶片长窄披针形，无柄；茎生叶较小，对生，无柄，线状披针形至线形，全缘。花常较多或1～3朵，顶生，成轮伞花序；花萼管部通常不开裂，稀一侧浅裂；花冠深蓝色；雄蕊5枚，花丝线状钻形；子房长圆形，无柄，花柱线形，柱头2裂。蒴果椭圆形，与花冠几等长。种子淡褐色，有光泽。花期7—8月，果期9—10月。

4．生境分布

（1）粗茎秦艽。野生于海拔2 100～4 500 m的山坡草地、山坡路旁、高山草甸、撂荒地、灌丛中、林下及林缘，分布于中国西藏东南部、云南（丽江、维西、中甸、德钦）、四川、贵州西北部、青海东南部、甘肃南部；云南丽江等地有栽培。

（2）小秦艽。野生于海拔800～4 500 m的田埂、路旁、河滩沙地、向阳山坡及干草原等地，分布于中国华北、东北及甘肃、青海、四川等地，主产于宁夏六盘山、南华山、香山、罗山、贺兰山及盐池、固原、西吉等县（市、区）。

以上2种药用植物，黔西北地区的威宁等县（市、区）均有野生资源分布；2019年，赫章县、威宁县栽培近100亩。

5．药材性状

（1）麻花艽。呈类圆锥形，多由数个小根纠聚而膨大，直径可达7 cm。表面棕褐色，粗糙，有裂隙呈网状孔纹。质松脆，易折断，断面多呈枯朽状。

（2）小秦艽。呈类圆锥形或类圆柱形，长 8～15 cm，直径 0.2～1.0 cm。表面棕黄色。主根通常 1 个，残存的茎基有纤维状叶鞘，下部多分枝。断面黄白色。

一般干品含水分不超过 9.0%，总灰分不超过 8.0%，酸不溶性灰分不超过 3.0%，醇溶性浸出物不少于 24.0%，龙胆苦苷（$C_{16}H_{20}O_9$）和马钱苷酸（$C_{16}H_{24}O_{10}$）的总量不少于 2.5%。

6. 性味归经

性平，味辛、苦；归胃、肝、胆经。

7. 功能主治

祛风湿，清湿热，止痹痛，退虚热。用于风湿痹痛、中风半身不遂、筋脉拘挛、骨节酸痛、湿热黄疸、骨蒸潮热、小儿疳积发热。

8. 用法用量

内服：煎汤，3～10 g。

四十一、白薇

1. 别名

春草、芒草、白微、白幕、薇草、骨美、老君须、白龙须、拉瓜瓢、白马薇、巴子根、龙胆白薇、山烟根子、婆婆针线包等。

2. 来源

本品为萝藦科植物白薇 *Cynanchum atratum* Bge. 或蔓生白薇 *Cynanchum versicolor* Bge. 的干燥根及根茎。春、秋二季，采挖根部，洗净，干燥。

3. 植物形态

（1）直立白薇。多年生草本。株高 40～70 cm，植物体具白色乳汁。根茎短，簇生多数细长的条状根，根长达 20 cm 以上，外皮土黄色。茎直立，绿色，圆柱形，通常不分枝，密被灰白色短柔毛。叶对生，具短柄；叶片卵形，或卵状长圆形，先端短渐尖，基部圆形，全缘，两面均被白色绒毛，尤以叶背及脉上为密，侧脉明显。花多数，在茎梢叶腋密集成伞形聚伞花序；无总花梗，花深紫色；花萼绿色，5 深裂，外面有绒毛，内面基部有小腺体 5 个；花冠幅状，5 深裂，外面有短柔毛，并具缘毛；副花冠 5 裂，与合蕊柱等长；花药先端具一圆形的膜片；花粉块每室 1 个，下垂，长圆状膨大；柱头扁平。蓇葖果单生，先端渐尖，基部钝形，中间膨大。种子多数，卵圆形，有狭翼，种毛白色，长约 3 cm。花期 5—7 月，果期 8—10 月。

（2）蔓生白薇。与白薇相似，其区别在于：植物体不具白色乳汁，茎上部缠绕、下部直立，叶质地较薄。花小，初黄绿色，后渐变为紫色，花冠裂片内面被柔毛。

4. 生境分布

（1）直立白薇。野生于海拔 100～1 800 m 的山坡或树林边缘，分布于中国黑龙江、吉林、辽宁、山东、河北、河南、陕西、山西、四川、贵州、云南、广西、广东、湖南、湖北、福建、江西、江苏等省（自治区、直辖市）；国外，朝鲜、日本亦产。

（2）蔓生白薇。野生于山地灌木丛中，产于中国吉林、辽宁、河北、山西、山东、江苏、安徽、浙江、河南、四川、贵州等省（自治区、直辖市）。

以上 2 种药用植物，黔西北地区各县（市、区）均有白薇野生资源分布，其中，织金县有少量栽培；威宁、赫章等县（市、区）有蔓生白薇野生资源分布。

5. 药材性状

本品根茎粗短，有结节，多弯曲。上面有圆形的茎痕，下面及两侧簇生多数细长的根，根长

10～25 cm，直径0.1～0.2 cm。表面棕黄色。质脆，易折断，断面皮部黄白色，木部黄色。气微，味微苦。

一般干品含杂质不超过4%，水分不超过11.0%，总灰分不超过13.0%，酸不溶性灰分不超过4.0%，醇溶性浸出物不少于19.0%。

6. 性味归经

性寒，味苦、咸；归胃、肝、肾经。

7. 功能主治

清热凉血，利尿通淋，解毒疗疮。用于温邪伤营发热、阴虚发热、骨蒸劳热、产后血虚发热、热淋、血淋、痈疽肿毒。

8. 用法用量

内服：煎汤，4.5～9.0 g。

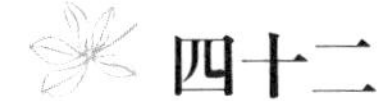

四十二、白术

1. 别名

于术、山蓟、杨枹蓟、术、山芥、天蓟、山姜、山连、冬术、冬术、浙术、种术、山精、乞力伽、冬白术。

2. 来源

本品为菊科植物白术 *Atractylodes macrocephala* Koidz. 的干燥根茎。冬季，植株下部叶枯黄、上部叶变脆时采挖根部，除去泥沙，烘干或晒干，再除去须根。

3. 植物形态

多年生草本。株高30～80 cm。根茎粗大，略呈拳状。茎直立，上部分枝，基部木质化，具不明显纵槽。单叶互生；茎下部叶有长柄，叶片3深裂为主，中间裂片较大，椭圆形或卵状披针形，两侧裂片较小，通常为卵状披针形；茎上部叶的叶柄较短，叶片不分裂，椭圆形至卵状披针形，先端渐尖，基部渐狭且下延成柄状，叶缘均有刺状齿，上面绿色，下面淡绿色，叶脉凸露。头状花序顶生，直径2～4 cm；总苞钟状，总苞片7～8枚，膜质，覆瓦状排列；基部叶状苞1轮，羽状深裂，包围总苞；花多数，着生于平坦的花托上；花冠管状，下部细，淡黄色，上部稍膨大，紫色，先端5裂，裂片披针形；雄蕊5枚，花药线形，花丝离生；雌蕊1枚，子房下位，密被淡褐色绒毛，花柱细长，柱头头状。瘦果长圆状椭圆形，微扁，被黄白色绒毛。花期9—10月，果期10—11月。

4. 生境分布

白术野生于山区丘陵地带，中国已广泛栽培，产于安徽、江苏、浙江、福建、江西、湖南、湖北、四川、贵州等省（自治区、直辖市），以浙江栽培数量最大。

黔西北地区的金沙、织金、大方、七星关、赫章等县（市、区）均有白术野生资源分布；2019年，赫章县、威宁县栽培740亩。

5. 药材性状

本品为不规则的肥厚团块，长3～13 cm，直径1.5～7.0 cm。表面灰黄色或灰棕色，有瘤状突起及断续的纵皱和沟纹，并有须根痕，顶端有残留茎基和芽痕。质坚硬不易折断，断面不平坦，黄白色至淡棕色，有散在棕黄色的点状油室；烘干者断面角质样，色较深或有裂隙。气清香，味甘、微辛，嚼之略带黏性。

一般干品含水分不超过15.0%，总灰分不超过5.0%，二氧化硫残留量不超过400 mg/kg，醇溶性浸出物不少于35.0%。

6. 性味归经

性温，味苦、甘；归脾、胃经。

7. 功能主治

健脾益气，燥湿利水，止汗，安胎。用于脾虚食少、腹胀泄泻、痰饮眩悸、水肿、自汗、胎动不安。土白术健脾，和胃，安胎。用于脾虚食少、泄泻便溏、胎动不安。

8. 用法用量

内服：煎汤，6～12 g。

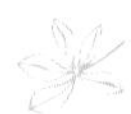

四十三、黄连

1. 别名

味连、雅连、川连、鸡爪连、大红虫、古勇连。

2. 来源

本品为毛茛科植物黄连 *Coptis chinensis* Franch. 的干燥根茎。习称“味连”。秋季，采挖根部，除去须根和泥沙，干燥，撞去残留须根。

3. 植物形态

多年生草本。根状茎黄色，常分枝，密生多数须根。叶有长柄；叶片稍带革质，卵状三角形，3 全裂，中央全裂片卵状菱形，顶端急尖，具细柄，3～5 对羽状深裂，在下面分裂最深，边缘生具细刺尖的锐锯齿，侧全裂片斜卵形，比中央全裂片短，两面的叶脉隆起，除表面沿脉被短柔毛外，其余无毛；叶柄长 5～12 cm，无毛。二歧或多歧聚伞花序有 3～8 朵花；苞片披针形，三回或五回羽状深裂；萼片黄绿色，长椭圆状卵形；花瓣线形或线状披针形，顶端渐尖；雄蕊约 20 枚；心皮 8～12 枚，花柱微外弯。蓇葖果。种子 7～8 粒、长椭圆形，褐色。花期 2—3 月，果期 4—6 月。

4. 生境分布

黄连野生于海拔 500～2 000 m 的山地林中或山谷阴处，分布于中国四川、贵州、湖南、湖北、陕西等省（自治区、直辖市），重庆石柱、湖北恩施等地有大面积的人工栽培。

黔西北地区的大方、黔西、金沙、织金等县（市、区）均有黄连野生资源分布。

5. 药材性状

本品多集聚成簇，常弯曲，形如鸡爪，故又名鸡爪黄连。单枝根茎长 3～6 cm，直径 0. 3～0. 8 cm。表面灰黄色或黄褐色，粗糙，有不规则结节状隆起、须根及须根残基，有的节间表面平滑如茎秆，习称“过桥”。上部多残留褐色鳞叶，顶端常留有残余的茎或叶柄。质硬，断面不整齐，皮部橙红色或暗棕色，木部鲜黄色或橙黄色，呈放射状排列，髓部有的中空。气微，味极苦。

一般干品含水分不超过 14. 0%，总灰分不超过 5. 0%，醇溶性浸出物不少于 15. 0%。以盐酸小檗碱（$C_{20}H_{18}ClNO_4$）计，含小檗碱（$C_{20}H_{17}NO_4$）不少于 5. 5%，表小檗碱（$C_{20}H_{17}NO_4$）不少于 0. 80%，黄连碱（$C_{19}H_{13}NO_4$）不少于 1. 6%，巴马汀（$C_{21}H_{21}NO_4$）不少于 1. 5%。

6. 性味归经

性寒，味苦；归心、脾、胃、肝、胆、大肠经。

7. 功能主治

清热燥湿，泻火解毒。用于湿热痞满、呕吐吞酸、泻痢、黄疸、高热神昏、心火亢盛、心烦不寐、心悸不宁、血热吐衄、目赤、牙痛、消渴、痈肿疔疮，外治湿疹、湿疮、耳道流脓。

8．用法用量

内服：煎汤，2～5 g。外用：适量。

四十四、白芍

1．别名

芍药、离草、余容、其积、解仓、可离、犁食、将离、白芍药、金芍药、没骨花、婪尾春。

2．来源

本品为毛茛科植物芍药 *Paeonia lactiflora* Pall. 的干燥根。夏、秋二季，采挖根部，洗净，除去头尾及细根，置沸水中煮后除去外皮或去皮后再煮，晒干。

3．植物形态

多年生草本。株高 40～80 cm，无毛。根肥大，纺锤形或圆柱形，黑褐色。茎直立，上部分枝，基部有数枚鞘状膜质鳞片。叶互生；具叶柄，位于茎顶部者叶柄较短；茎下部叶为二回三出复叶，上部叶为三出复叶；小叶狭卵形、椭圆形或披针形等，先端渐尖，基部楔形或偏斜，边缘具白色软骨质细齿，两面无毛，下面沿叶脉疏生短柔毛，近革质。花两性，数朵生于茎顶和叶腋；苞片 4～5 枚，披针形，大小不等；萼片 4 枚，宽卵形或近圆形，绿色，宿存；花瓣 9～13 枚，倒卵形，白色，有时基部具深紫色或粉红色斑块，栽培品花瓣各色并具重瓣；雄蕊多数，花药黄色；花盘浅杯状，包裹心皮基部，先端裂片钝圆；心皮 2～5 枚，离生，无毛。蓇葖果卵形或卵圆形，先端具椽。花期 5—6 月，果期 6—8 月。

4．生境分布

芍药野生于山坡、山谷的灌木丛或草丛中，产于中国黑龙江、吉林、辽宁、河北、河南、山东、山西、陕西、内蒙古等省（自治区、直辖市）；国外，朝鲜、日本、蒙古、俄罗斯（西伯利亚地区）亦产。

黔西北地区各县（市、区）均有芍药野生资源分布；2019 年，赫章县、黔西县栽培 610 亩。

5．药材性状

本品呈圆柱形，平直或稍弯曲，两端平截，长 5～18 cm，直径 1.0～2.5 cm。表面类白色或淡红棕色，光洁或有纵皱纹及细根痕，偶有残存的棕褐色外皮。质坚实，不易折断，断面较平坦，类白色或微带棕红色，形成层环明显，呈射线放射状。气微，味微苦、酸。

一般干品含水分不超过 14.0%；总灰分不超过 4.0%；水溶性浸出物不少于 22.0%；水溶性浸出物不少于 22.0%；芍药苷（$C_{23}H_{28}O_{11}$）不少于 1.6%；含重金属及有害物质：铅不超过 5 mg/kg，镉不超过 0.3 mg/kg，砷不超过 2 mg/kg，汞不超过 0.2 mg/kg，铜不超过 20 mg/kg；二氧化硫残留量不超过 400 mg/kg。

6．性味归经

性微寒，味苦、酸；归肝、脾经。

7．功能主治

养血调经，敛阴止汗，柔肝止痛，平抑肝阳。用于血虚萎黄、月经不调、自汗、盗汗、胁痛、腹痛、四肢挛痛、头痛眩晕。

8．用法用量

内服：煎汤，6～15 g。

9．使用注意

不宜与藜芦同用。

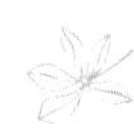

四十五、泽泻

1. 别名

水泽、天秃、如意花、车苦菜、天鹅蛋、一枝花。

2. 来源

本品为泽泻科植物泽泻 *Alisma plantago-aquatica* Linn. 的干燥块茎。冬季，茎叶开始枯萎时采挖，洗净，干燥，除去须根及粗皮。

3. 植物形态

多年生水生或沼生草本。块茎直径 1 cm 以上。叶多数；沉水叶条形或披针形；挺水叶宽披针形、椭圆形至卵形，长 2～11 cm，宽 1.3～7.0 cm，先端渐尖，稀急尖，基部宽楔形、浅心形，叶脉通常 5 条，叶柄长 1.5～30.0 cm，基部渐宽，边缘膜质。花葶高 70 cm 以上；花序长 15 cm 以上，具 3～8 轮分枝，每轮分枝 3～9 枚；花两性，花梗长 1.0～3.5 cm；外轮花被片广卵形，通常具 7 脉，边缘膜质，内轮花被片近圆形，远大于外轮，边缘具不规则粗齿，白色，粉红色或浅紫色；心皮 17～23 枚，排列整齐，花柱直立，长 7～15 mm，长于心皮，柱头短；花丝长 1.5～1.7 mm，花药短，椭圆形，黄色，或淡绿色；花托平凸，近圆形。瘦果椭圆形，或近矩圆形，背部具 1～2 条不明显浅沟，下部平，果喙自腹侧伸出，喙基部凸起，膜质。种子紫褐色，具凸起。花、果期 5—10 月。

4. 生境分布

泽泻野生于湖泊、河湾、溪流、水塘的浅水带，沼泽、沟渠及低洼湿地亦有生长，产于中国黑龙江、吉林、辽宁、内蒙古、河北、山西、陕西、新疆、四川、贵州、云南等省（自治区、直辖市）；国外，俄罗斯、日本，以及欧洲、北美洲、大洋洲等地亦产。

黔西北地区的威宁、黔西等县（市、区）有泽泻野生资源分布。

5. 药材性状

本品呈类球形、椭圆形或卵圆形，长 2～7 cm，直径 2～6 cm。表面黄白色或淡黄棕色，有不规则的横向环状浅沟纹及多数细小突起的须根痕，底部或有瘤状芽痕。质坚实，断面黄白色，粉性，有多数细孔。气微，味微苦。

一般干品含水分不超过 14.0%，总灰分不超过 5.0%，醇溶性浸出物不少于 10.0%，23-乙酰泽泻醇 B（$C_{32}H_{50}O_5$）不少于 0.050%。

6. 性味归经

性寒，味甘；归肾、膀胱经。

7. 功能主治

利小便，清湿热。用于小便不利、水肿胀满、泄泻尿少、痰饮眩晕、热淋涩痛、高血脂。

8. 用法用量

内服：煎汤，6～9 g。

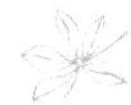

四十六、藁本

1. 别名

藁茇、藁芨、鬼卿、地新、山茝、蔚香、微茎、蒿板、香藁本、山园荽、家藁本、水藁本。

2. 来源

伞形科植物藁本 *Ligusticum sinense* Oliv. 的干燥根茎及根。秋季茎叶枯萎或次春出苗前，采挖根部，除去泥沙，晒干或烘干。

3. 植物形态

多年生草本。株高达 100 cm。根茎发达，具膨大的结节。茎直立，圆柱形，中空，表面有纵直沟纹。叶互生；基生叶三角形，二回羽状全裂，最终裂片 3～4 对，卵形，上面叶脉上有乳头状突起，边缘具不整齐的羽状深裂，先端渐尖；叶柄长 9～20 cm；茎上部的叶具扩展叶鞘。复伞形花序，顶生或腋生；总苞片羽状细裂，远较伞梗为短；伞梗 16～20 个；小伞形花序有花多数，小总苞线形或狭披针形，较小伞梗为短；花小，无花萼；花瓣 5 枚，白色，椭圆形至倒卵形，中央有短尖突起，向内折卷；雄蕊 5 枚，花丝细软、弯曲，花药椭圆形，2 室；花柱 2 枚，细软而反折，子房卵形，下位，2 室。双悬果广卵形，无毛，分果具 5 条果棱。花期 7—9 月，果期 9—10 月。

4. 生境分布

藁本野生于向阳山坡草丛中或润湿的水滩边，分布于中国河南、陕西、甘肃、江西、湖北、湖南、四川、山东、云南等省（自治区、直辖市）。

黔西北地区的大方等县（市、区）有藁本野生资源分布；织金、七星关、威宁等县（市、区）有人工栽培，并获得成功。

5. 药材性状

本品根茎呈不规则结节状圆柱形，稍扭曲，有分枝，长 3～10 cm，直径 1～2 cm。表面棕褐色或暗棕色，粗糙，有纵皱纹，上侧残留数个凹陷的圆形茎基，下侧有多数点状突起的根痕及残根。体轻，质较硬，易折断，断面黄色或黄白色，纤维状。气浓香，味辛、苦、微麻。

一般干品含水分不超过 10.0%，总灰分不超过 15.0%，酸不溶性灰分不超过 10.0%，醇溶性浸出物不少于 13.0%，阿魏酸（$C_{10}H_{10}O_4$）不少于 0.050%。

6. 性味归经

性温，味辛；归膀胱经。

7. 功能主治

祛风，散寒，除湿，止痛。用于风寒感冒、巅顶疼痛、风湿肢节痹痛。

8. 用法用量

内服：煎汤，3～9 g。

四十七、紫菀

1. 别名

紫苑、青菀、紫蒨、小辫儿、夹板菜、软紫菀、夜牵牛、紫菀茸、驴耳朵菜、返魂草根。

2. 来源

本品为菊科植物紫菀 *Aster tataricus* L. f. 的干燥根及根茎。秋、冬二季，采挖根部，除去有节的根茎（习称“母根”）和泥沙，编成辫状晒干，或直接晒干。

3. 植物形态

多年生草本。株高 1.0～1.5 m。根茎短，簇生多数细根，外皮灰褐色。茎直立，表面有沟槽，上部分枝。根生叶丛生，开花时脱落；叶片篦状长椭圆形至椭圆状披针形，先端钝，基部渐狭，延伸成长翼状的叶柄，边缘具锐齿，两面疏生小刚毛；茎生叶互生，几无柄，叶片狭长椭圆形或披针形，先端锐尖，常带小尖头，中部以下渐狭缩成一狭长基部。头状花序多数，伞房状排列，直径 2.5～3.5 cm，有长梗，梗上密被刚毛；总苞半球形，苞片 3 列，长圆状披针形，绿色微带紫；舌状花带蓝紫色，单性，花冠长 15～18 mm，基部呈管状，花柱 1 枚，柱头 2 叉；管状花黄色，长约6 mm；雄蕊5枚，花药细长，聚合，包围花柱；子房下位，柱头2叉。瘦果扁平，一侧弯曲，被短毛；冠毛白色或淡褐色，较瘦果长3～4倍。花期8月，果期9—10月。

4．生境分布

紫菀野生于海拔400～2 000 m的低山阴坡湿地、山顶和低山草地及沼泽地，产于中国黑龙江、吉林、辽宁、内蒙古、山西、河北、河南、陕西、甘肃、贵州等省（自治区、直辖市）；国外，朝鲜、日本及俄罗斯西伯利亚东部亦产。

黔西北地区各县（市、区）均有紫菀野生资源分布；织金县有少量栽培。

5．药材性状

本品根茎呈不规则块状，大小不一，顶端有茎、叶的残基，质稍硬。根茎簇生多数细根，长3～15 cm，直径0.1～0.3 cm，多编成辫状；表面紫红色或灰红色，有纵皱纹；质较柔韧。气微香，味甜、微苦。

一般干品含水分不超过15.0%，总灰分不超过15.0%，酸不溶性灰分不超过8.0%，水溶性浸出物不少于45.0%，紫菀酮（$C_{30}H_{50}O$）不少于0.15%。

6．性味归经

性温，味辛、苦；归肺经。

7．功能主治

润肺下气，消痰止咳。用于痰多喘咳、新久咳嗽、劳嗽咳血。

8．用法用量

内服：煎汤，5～10 g。

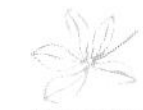

四十八、仙茅

1．别名

山棕、地棕、天棕、盘棕、千年棕、番龙草、独茅根、茅爪子、风苔草、冷饭草、地棕根、仙茅参、黄茅参、独脚仙茅、独脚丝茅、婆罗门参。

2．来源

本品为石蒜科植物仙茅 *Curculigo orchioides* Gaertn. 的干燥根茎。秋、冬二季，采挖根部，除去根头和须根，洗净，干燥。

3．植物形态

多年生草本。地上茎不明显。根茎延长，长可达30 cm，圆柱状，肉质，外皮褐色；根粗壮，肉质。叶3～6片根出，狭披针形，先端渐尖，基部下延成柄，再向下扩大呈鞘状，绿白色，边缘膜质；叶脉显明，有中脉。花腋生；花梗长1.0～2.5 cm，藏在叶鞘内；花杂性，上部为雄花，下部为两性花；苞片披针形，绿色，膜质，被长柔毛；花的直径约1 cm，花被下部细长管状，上部6裂，裂片披针形；雄蕊6枚，花丝短；子房狭长，被长柔毛。浆果椭圆形，稍肉质，先端有喙，被长柔毛。种子稍呈球形，亮黑色，有喙，表面有波状沟纹。花期6—8月。

4．生境分布

仙茅野生于平原荒草地阳处，或混生于山坡茅草及芒萁骨丛中，分布于中国江苏、浙江、福建、台湾、广东、广西、湖南、湖北、四川、贵州、云南等省（自治区、直辖市），主产于四川、云南、贵州，广东、广西等省（自治区、直辖市）亦产。

黔西北地区各县（市、区）均有仙茅野生资源分布。

5．药材性状

本品呈圆柱形，略弯曲，长3～10 cm，直径0.4～0.8 cm。表面黑褐色或棕褐色，粗糙，有细孔状的须根痕及纵横皱纹。质硬而脆，易折断，断面不平坦，淡褐色或棕褐色，近中心处色较深。气微香，味微苦、辛。

一般干品含杂质（须根、芦头）不超过4%，水分不超过13.0%，总灰分不超过10.0%，酸不溶性灰分不超过2.0%，醇溶性浸出物不少于7.0%，仙茅苷（$C_{22}H_{26}O_{11}$）不少于0.10%。

6．性味归经

性热，味辛，有毒；归肾、肝、脾经。

7．功能主治

补肾阳，强筋骨，祛寒湿。用于阳痿精冷、筋骨痿软、腰膝冷痛、阳虚冷泻。

8．用法用量

内服：煎汤，3～10 g。

四十九、升麻

1．别名

周麻、龙眼根、周升麻、绿升麻、窟窿牙根、鸡骨升麻、鬼脸升麻、莽牛卡架。

2．来源

本品为毛茛科植物大三叶升麻 *Cimicifuga heracleifolia* Kom.、兴安升麻 *Cimicifuga dahurica*（Turcz.）Maxim. 或升麻 *Cimicifuga foetida* L. 的干燥根茎。秋季，采挖根部，除去泥沙，晒至须根干时，燎去或除去须根，晒干。

3．植物形态

（1）大三叶升麻。多年生草本。根茎粗大，有圆洞状茎痕，多须根。茎直立，株高1.0～1.5 m，光滑或被疏柔毛。叶为二回三出复叶，在茎下部者有长柄；中央小叶的柄较长，两侧小叶的柄较短，均被白色柔毛；小叶片卵形至广卵形，长9～11 cm，宽5～9 cm，中央小叶片再3浅裂，边缘有粗大锯齿，两面均被柔毛；茎上部的叶较小，叶柄甚短。花序复总状，总花梗及小花梗均被灰色柔毛；花两性；花萼5枚，广卵形；蜜叶长卵形，顶端具一蜜腺，黄白色；雄蕊多数，花丝长短不一，花药卵圆形，2室；心皮3～5枚，分离，光滑无毛，有短柄，花柱短，柱头小。蓇葖果3～5枚，先端有短小宿存的花柱，无毛。花期7—8月，果期8—9月。

（2）兴安升麻（又名地龙芽、苦龙芽菜、达呼尔升麻、苦菜秧、苦力芽、苦壮菜）。多年生草本。根茎粗大，有明显的洞状茎痕及多数须根。茎直立，单一，高达1 m余，密被柔毛。二回三出复叶，在茎下部者有长柄，柄上被柔毛，中央小叶有柄，两侧小叶通常无柄；小叶片卵形至卵圆形，长5.0～11.5 cm，中央小叶片再3深裂或浅裂，边缘有深锯齿，两面均被柔毛。圆锥状复总状花序；总花梗甚长，侧生花梗较短，均密生灰色柔毛；花单性，雌雄异株，罕为两性；每花下有一小型苞片；雄花萼片5枚，倒卵形，有3脉；蜜叶2枚，先端2深裂；雄蕊多数，花丝长短不等，微扁，花药卵形；子房退化；雌花心皮5枚，无柄。蓇葖果5个。种子多数。花期7—8月，果期9月。

（3）升麻（又名马尿杆、火筒杆）。多年生草本。根茎呈不规则块状，有洞状的茎痕，须根多而长。茎直立，分枝，株高1～2 m，被疏柔毛。数回羽状复叶，叶柄密被柔毛；小叶片卵形或披针形，长2～4 cm，宽1.0～2.5 cm，边缘有深锯齿，上面绿色，下面灰绿色，两面被短柔毛。复总状花序着生于叶腋或枝顶，狭窄或有时扩大成大型的圆锥花序；花两性；萼片5，卵形，覆瓦状排列，有3脉，白色，具睫毛；蜜叶2枚，先端2裂，白色；雄蕊多数，花丝长短不一，比萼片长；心皮2～5枚，被腺毛。蓇葖果长矩圆形，先端有短小宿存花柱，略弯曲。种子6～8枚。花期7—8月，果期9月。

4. 生境分布

（1）大三叶升麻。野生于山野草丛中及溪沟旁，分布于中国黑龙江、吉林、辽宁等省（自治区、直辖市）。

（2）兴安升麻。野生于山坡及林荫处，产于中国黑龙江、吉林、辽宁、河北、湖北、四川、山西、内蒙古等省（自治区、直辖市）。

（3）升麻。野生于林下、山坡草丛中，分布于中国云南、贵州、四川、湖北、青海、甘肃、陕西、河南、山西、河北、内蒙古、江苏等省（自治区、直辖市）。

以上 3 种药用植物，黔西北地区的黔西等县（市、区）有大三叶升麻野生资源分布；大方、纳雍、赫章等县（市、区）有兴安升麻野生资源分布；威宁、织金等县（市、区）有升麻野生资源分布。

5. 药材性状

本品为不规则的长形块状，多分枝，呈结节状，长 10～20 cm，直径 2～4 cm。表面黑褐色或棕褐色，粗糙不平，有坚硬的细须根残留，上面有数个圆形空洞的茎基痕，洞内壁显网状沟纹；下面凹凸不平，具须根痕。体轻，质坚硬，不易折断，断面不平坦，有裂隙，纤维性，黄绿色或淡黄白色。气微，味微苦而涩。

一般干品含杂质不超过 5%，水分不超过 13.0%，总灰分不超过 8.0%，酸不溶性灰分不超过 4.0%，醇溶性浸出物不少于 17.0%，异阿魏酸（$C_{10}H_{10}O_4$）不少于 0.10%。

6. 性味归经

性微寒，味辛、微甘；归肺、脾、胃、大肠经。

7. 功能主治

发表透疹，清热解毒，升举阳气。用于风热头痛、齿痛、口疮、咽喉肿痛、麻疹不透、阳毒发斑、脱肛、子宫脱垂。

8. 用法用量

内服：煎汤，3～10 g。

五十、麦冬

1. 别名

寸冬、麦门冬、沿阶草、杭麦冬、川麦冬、小麦门冬、韭叶麦冬。

2. 来源

本品为百合科植物麦冬 *Ophiopogon japonicus*（L. f.）Ker-Gawl. 的干燥块根。夏季，采挖块根，洗净，反复暴晒、堆置，至七八成干，除去须根，干燥。

3. 植物形态

多年生草本。根较粗，中间或近末端常膨大成椭圆形或纺锤形的小块根；小块根长 1.0～1.5 cm，宽 5～10 mm，淡褐黄色。地下走茎细长，节上具膜质的鞘。茎极短，叶基生成丛，禾叶状，具脉 3～7 条，边缘具细锯齿。花葶通常比叶短，总状花序，具花几朵至十几朵；花单生或成对着生于苞片腋内；苞片披针形，先端渐尖；花梗长 3～4 mm；花被片常稍下垂而不展开，披针形，白色或淡紫色；花药三角状披针形，花柱基部宽阔，向上渐狭。种子球形，直径 7～8 mm。花期 5—8 月，果期 8—9 月。

4. 生境分布

麦冬野生于海拔 2 000 m 以下的山坡草丛阴湿处、林下或溪旁。其原产于中国，广东、广西、福建、台湾、浙江、江苏、江西、湖南、湖北、四川、云南、贵州、安徽、河南、陕西、河北、北京等省（自治区、直辖市）均有栽培；国外，日本、越南、印度亦产。

黔西北地区的七星关、黔西、大方、金沙、织金、威宁等县（市、区）均有麦冬野生资源分布。

5. 药材性状

本品呈纺锤形，两端略尖，长1.5～3.0 cm，直径0.3～0.6 cm。表面黄白色或淡黄色，有细纵纹。质柔韧，断面黄白色，半透明，中柱细小。气微香，味甘、微苦。

一般干品含水分不超过18.0%；总灰分不超过5.0%；水溶性浸出物不少于60.0%；含麦冬总皂苷以鲁斯可皂苷元（$C_{27}H_{42}O_4$）计，不少于0.12%。

6. 性味归经

性微寒，味甘、微苦；归心、肺、胃经。

7. 功能主治

养阴生津，润肺清心。用于肺燥干咳、阴虚痨嗽、喉痹咽痛、津伤口渴、内热消渴、心烦失眠、肠燥便秘。

8. 用法用量

内服：煎汤，6～12 g。

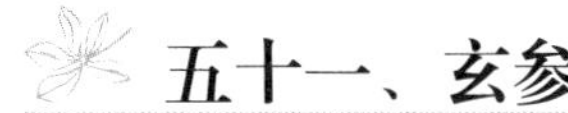

五十一、玄参

1. 别名

重台、元参、乌元参、鬼藏、正马、鹿肠、玄台、逐马、馥草、黑参、野脂麻。

2. 来源

本品为玄参科植物玄参 *Scrophularia ningpoensis* Hemsl. 的干燥根。冬季，茎叶枯萎时采挖根部，除去根茎、幼芽、须根及泥沙，晒或烘至半干，堆放3～6天，再晒或烘至半干，反复数次至干燥。

3. 植物形态

多年生草本。株高60～120 cm。根圆柱形，下部常分叉，外皮灰黄褐色。茎直立，四棱形，光滑或有腺状柔毛。叶对生，叶柄长0.5～2.0 cm；叶片卵形或卵状椭圆形，先端渐尖，基部圆形或近截形，边缘具钝锯齿，下面有稀疏散生的细毛。聚伞花序疏散开展，呈圆锥状；花梗长1～3 cm，花序和花梗均有明显的腺毛；萼片5裂，卵圆形，先端钝，外面有腺状细毛；花冠暗紫色，管部斜壶状，有5裂片，上面2裂片较长且大，侧面2裂片次之，下面裂片最小；雄蕊4枚，二强，另有1枚退化雄蕊，呈鳞片状，贴生在花冠管上；花盘明显；子房上位，2室，花柱细长。蒴果卵圆形，先端短尖，深绿或暗绿色，萼宿存。花期7—8月，果期8—9月。

4. 生境分布

玄参为中国特产，野生于海拔1 700 m以下的竹林、溪旁、丛林及高草丛中，分布于河北、河南、山西、陕西、湖北、安徽、江苏、浙江、福建、江西、湖南、广东、贵州、四川等省（自治区、直辖市）；人工栽培主产于浙江、四川、湖北，以浙江产的量大质优。

黔西北地区的黔西、金沙、织金等县（市、区）有玄参野生资源分布；2019年，纳雍县栽培玄参1 000亩。

5. 药材性状

本品呈类圆柱形，中间略粗或上粗下细，有的微弯曲，长6～20 cm，直径1～3 cm。表面灰黄色或灰褐色，有不规则的纵沟、横长皮孔样突起及稀疏的横裂纹和须根痕。质坚实，不易折断，断面黑色，微有光泽。气特异，似焦糖，味甘、微苦。

一般干品含水分不超过16.0%，总灰分不超过5.0%，酸不溶性灰分不超过2.0%，水溶性浸出物不少于60.0%，哈巴苷（$C_{15}H_{24}C_{10}$）和哈巴俄苷（$C_{24}H_{30}O_{11}$）的总量不少于0.45%。

6. 性味归经

性微寒，味甘、苦、咸；归肺、胃、肾经。

7. 功能主治

清热凉血，滋阴降火，解毒散结。用于热入营血、温毒发斑、热病伤阴、舌绛烦渴、津伤便秘、骨蒸劳嗽、目赤、咽痛、白喉、瘰疬、痈肿疮毒。

8. 用法用量

内服：煎汤，9～15 g。

9. 使用注意

不宜与藜芦同用。

五十二、柴胡

1. 别名

柴草、山菜、地熏、茈胡、茹草。

2. 来源

本品为伞形科植物柴胡 *Bupleurum chinense* DC. 或狭叶柴胡 *Bupleurum scorzonerifolium* Willd. 的干燥根。按性状不同，分别习称“北柴胡”及“南柴胡”。春、秋二季，采挖根，除去泥沙，干燥。

3. 植物形态

（1）柴胡。多年生草本。株高40～85 cm。主根较粗大，坚硬。茎单一或数茎丛生，上部多回分枝，微作“之”字形曲折。叶互生；基生叶倒披针形或狭椭圆形，先端渐尖，基部收缩成柄；茎生叶长圆状披针形，先端渐尖或急尖，有短芒尖头，基部收缩成叶鞘，抱茎，脉7～9条，上面鲜绿色，下面淡绿色，常有白霜。复伞形花序多分枝，顶生或侧生，梗细，常水平伸出，形成疏松的圆锥状；总苞片2～3枚，狭披针形；伞辐3～8个，纤细，不等长；小总苞片5～7枚，披针形，先端尖锐，3脉，向叶背凸出；小伞形花序有花5～10朵，花柄长约1.2 mm；花瓣鲜黄色，上部内折，中肋隆起，小舌片半圆形，先端2浅裂；花柱基深黄色，宽于子房。双悬果广椭圆形，棕色，两侧略扁，棱狭翼状，淡棕色。花期7—9月，果期9—11月。

（2）狭叶柴胡（又名红柴胡、细叶柴胡）。多年生草本植物。株高30～65 cm。主根发达，圆锥形，支根稀少，深红棕色，表面略皱缩，上端有横环纹，下部有纵纹，质疏松而脆。茎单一或2～3枝丛生，基部密覆红色纤维状叶基残留物，有细纵槽纹，茎上部有多回分枝，略呈“之”字形弯曲，并成圆锥状。叶细线形，基生叶下部略收缩成叶柄，其他均无柄，叶顶端长渐尖，基部稍变窄抱茎，质厚，稍硬挺，常对折或内卷，3～5脉，向叶背凸出，叶缘白色；上部叶小。伞形花序自叶腋间抽出，花序多，形成较疏松的圆锥花序；伞辐3～8个，很细，弧形弯曲；总苞片1～3枚，极细小，针形，有1～3脉，有时紧贴伞辐，常早落；小伞形花序直径4～6 mm，小总苞片5枚，紧贴小伞，线状披针形，等于或略超过花时小伞形花序；小伞形花序有花6～15朵，花柄长1.0～1.5 mm；花瓣黄色，舌片几与花瓣的对半等长，顶端2浅裂；花柱基厚垫状，宽于子房，深黄色，柱头向两侧弯曲；子房主棱明显，表面常有白霜。果广椭圆形，深褐色，棱浅褐色，粗钝凸出。花期7—8月，果期8—9月。

4. 生境分布

（1）柴胡。野生于干燥草原、向阳山坡及灌木林缘等处，主要分布于中国东北、华北、西北、华东、湖北、四川、贵州等地，湖北、四川等省（自治区、直辖市）主产；国外，朝鲜、日本、俄罗斯亦产。

（2）狭叶柴胡。野生于海拔 160～2 250 m 干燥的草原及向阳山坡上的灌木林边缘，广泛分布于中国黑龙江、吉林、辽宁、河北等省（自治区、直辖市）；国外，朝鲜、日本、蒙古、俄罗斯西伯利亚东部及西部等地亦产。

以上 2 种药用植物，黔西北地区各县（市、区）均有野生资源分布；2019 年，赫章县栽培柴胡 1 150 亩。

5. 药材性状

（1）北柴胡。呈圆柱形或长圆锥形，长 6～15 cm，直径 0.3～0.8 cm。根头膨大，顶端残留 3～15 个茎基或短纤维状叶基，下部分枝。表面黑褐色或浅棕色，具纵皱纹、支根痕及皮孔。质硬而韧，不易折断，断面显纤维性，皮部浅棕色，木部黄白色。气微香，味微苦。

（2）南柴胡。根较细，圆锥形，顶端有多数细毛状枯叶纤维，下部多不分枝或稍分枝。表面红棕色或黑棕色，靠近根头处多具细密环纹。质稍软，易折断，断面略平坦，不显纤维性。具败油气。

一般干品含水分不超过 10.0%，总灰分不超过 8.0%，酸不溶性灰分不超过 3.0%，醇溶性浸出物不少于 11.0%，北柴胡含柴胡皂苷 a（$C_{42}H_{68}O_{13}$）和柴胡皂苷 d（$C_{42}H_{68}O_{13}$）的总量不少于 0.30%。

6. 性味归经

性微寒，味辛、苦；归肝、胆、肺经。

7. 功能主治

疏散退热，疏肝解郁，升举阳气。用于感冒发热、寒热往来、胸胁胀痛、月经不调、子宫脱垂、脱肛。

8. 用法用量

内服：煎汤，3～10 g。

9. 使用注意

大叶柴胡 *Bupleurum longiradiatum* Turcz. 的干燥根茎，表面密生环节，有毒，不可当柴胡用。

五十三、香附

1. 别名

莎草、雷公头、三棱草、香头草、回头青、雀头香、莎草根、香附子、雷公头、苦羌头、香附米、猪通草茹、三棱草根。

2. 来源

本品为莎草科植物莎草 *Cyperus rotundus* L. 的干燥根茎。秋季，采挖根茎，燎去毛须，置沸水中略煮或蒸透后晒干，或燎后直接晒干。

3. 植物形态

多年生草本。株高 15～95 cm。茎直立，三棱形。根状茎匍匐延长，部分膨大呈椭圆形块茎，有时数个相连。叶丛生于茎基部，叶鞘闭合包于茎上；叶片线形，先端尖，全缘，具平行脉，主脉于背面隆起。花序复穗状，3～6 个在茎顶排成伞状，每个花序具 3～10 个小穗，线形；鳞片 2 列，紧密排列，卵形至长圆形，长约 3 mm，膜质两侧紫红色有数脉；基部有叶片状的总苞 2～4 片，与花序等长或过之；每鳞片着生 1 花，雄蕊 3 枚；柱头 3 枚，丝状。小坚果长圆状倒卵形，三棱状。花期 5—8 月，果期 7—11 月。

4. 生境分布

莎草野生于山坡草地、耕地、路旁水边潮湿处，分布于中国华北、中南、西南及辽宁、河北、山西、陕西、甘肃、台湾等地。

黔西北地区各县（市、区）均有莎草野生资源分布。

5. 药材性状

本品多呈纺锤形，有的略弯曲，长2.0～3.5 cm，直径0.5～1.0 cm。表面棕褐色或黑褐色，有纵皱纹，并有6～10个略隆起的环节，节上有未除净的棕色毛须及须根断痕；去净毛须者较光滑，环节不明显。质硬，经蒸煮者断面黄棕色或红棕色，角质样；生晒者断面色白而显粉性，内皮层环纹明显，中柱色较深，点状维管束散在。气香，味微苦。

一般干品含水分不超过13.0%，总灰分不超过4.0%，醇溶性浸出物不少于15.0%，挥发油不少于1.0%（单位：mL/g）。

6. 性味归经

性平，味辛、微苦、微甘；归肝、脾、三焦经。

7. 功能主治

疏肝解郁，理气宽中，调经止痛。用于肝郁气滞、胸胁胀痛、疝气疼痛、乳房胀痛、脾胃气滞、脘腹痞闷、胀满疼痛、月经不调、经闭痛经。

8. 用法用量

内服：煎汤，6～10 g。

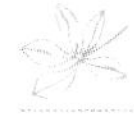

五十四、茜草

1. 别名

小血藤、血见愁、锯锯藤、拉拉秧、活血草、红茜草、四轮车、挂拉豆、红线草、大锯锯藤根。

2. 来源

本品为茜草科植物茜草 *Rubia cordifolia* L. 的干燥根及根茎。春、秋二季，采挖根部，除去泥沙，干燥。

3. 植物形态

多年生攀缘草本。茎蔓长1～3 m。支根数条或数十条，细长，外皮黄赤色。茎方形，有4棱，棱上有倒生刺。叶4片轮生，有长柄，叶片卵状心形或狭卵形，先端渐尖，基部心脏形或圆形，全缘，叶脉3～5条、自基部射出，叶柄和叶下面中肋上均有倒刺。聚伞花序圆锥状，腋生或顶生；花小，花萼不明显；花冠5裂，裂片卵形或卵状披针形，基部联合，淡黄色；雄蕊5枚，着生于花冠筒喉内，花丝较短；子房下位，2室，花柱上部2裂，柱头头状。浆果小球形，肉质，红色转黑色。花期7—9月，果期9—10月。

4. 生境分布

茜草野生于原野、山地的林边、灌丛中，中国大部分地区有分布，主产于陕西、河北、河南、山东等省（自治区、直辖市），湖北、江苏、浙江、甘肃、辽宁、山西、广东、广西、四川、贵州等省（自治区、直辖市）亦产。

黔西北地区各县（市、区）均有茜草野生资源分布。

5. 药材性状

本品根茎呈结节状，丛生粗细不等的根。根呈圆柱形，略弯曲，长10～25 cm，直径0.2～1.0 cm；表面红棕色或暗棕色，具细纵皱纹及少数细根痕；皮部脱落处呈黄红色。质脆，易折断，断面平坦，皮部狭，紫红色，木部宽广，浅黄红色，导管孔多数。无臭，味微苦，久嚼刺舌。

一般干品含水分不超过12.0%；总灰分不超过15.0%；酸不溶性灰分不超过5.0%；醇溶性浸出物不少于9.0%；大叶茜草素（$C_{17}H_{15}O_4$）不少于0.40%，羟基茜草素（$C_{14}H_8O_5$）不少于0.10%。

6. 性味归经

性寒，味苦；归肝经。

7. 功能主治

凉血，祛瘀，止血，通经。用于吐血、衄血、崩漏、外伤出血、瘀阻经闭、关节痹痛、跌扑肿痛。

8. 用法用量

内服：煎汤，6～10 g。

五十五、三七

1. 别名

血参、滇七、田七、田三七、参三七、金不换、汉三七。

2. 来源

本品为五加科植物三七 *Panax notoginseng*（Burk.）F. H. Chen 的干燥根及根茎。秋季花开前采挖，洗净，分开主根、支根及茎基，干燥。支根习称“筋条”，茎基习称“剪口”。

3. 植物形态

多年生草本。株高30～60 cm。根茎短，具有老茎残留痕迹；根粗壮肉质，倒圆锥形或短圆柱形，有数条支根，外皮黄绿色至棕黄色。茎直立，近于圆柱形；光滑无毛，绿色或带多数紫色细纵条纹。掌状复叶，3～4枚轮生于茎端；叶柄细长，表面无毛；小叶3～7枚，小叶片椭圆形至长圆状倒卵形，中央数片较大，最下面2片最小，先端长尖，基部近圆形或两侧不相称，边缘有细锯齿。总花梗从茎端叶柄中央抽出，直立；伞形花序单独顶生，直径约3 cm；花多数，两性，有时单性花和两性花共存；小花梗细短，基部具有鳞片状苞片；花萼绿色，先端通常5齿裂；花瓣5枚，长圆状卵形，黄绿色；雄蕊5枚，花药椭圆形，药背着生，内向纵裂，花丝线形；雌蕊1枚，子房下位，2室，花柱2枚，基部合生，花盘平坦或微凹。核果浆果状，近于肾形；嫩时绿色，熟时红色。种子1～3颗，球形，种皮白色。花期6—8月，果期8—10月。

4. 生境分布

三七野生于山坡林荫下，主要分布于中国广西、云南等省（自治区、直辖市），野生者已少见，多为栽培。以云南文山州栽培的三七产量最大、最为有名。

2019年，黔西北地区的纳雍、大方、织金等县（市、区）引种栽培三七600余亩。

5. 药材性状

（1）主根。呈类圆锥形或圆柱形，长1～6 cm，直径1～4 cm。表面灰褐色或灰黄色，有断续的纵皱纹和支根痕。顶端有茎痕，周围有瘤状突起。体重，质坚实，断面灰绿色、黄绿色或灰白色，木部微呈放射状排列。气微，味苦回甜。

（2）筋条。呈圆柱形或圆锥形，长2～6 cm，上端直径约0.8 cm，下端直径约0.3 cm。

（3）剪口。呈不规则的皱缩块状或条状，表面有数个明显的茎痕及环纹，断面中心灰绿色或白色，边缘深绿色或灰色。

一般干品含水分不超过14.0%，总灰分不超过6.0%，酸不溶性灰分不超过3.0%，醇溶性浸出物不少于 16.0%，含人参皂苷 Rg_1（$C_{42}H_{72}O_{14}$）、人参皂苷 Rb_1（$C_{54}H_{92}O_{23}$）及三七皂苷 R_1（$C_{47}H_{80}O_{18}$）的总量不少于 5.0%。

6. 性味归经

性温，味甘、微苦；归肝、胃经。

7. 功能主治

散瘀止血，消肿定痛。用于咯血、吐血、衄血、便血、崩漏、外伤出血、胸腹刺痛、跌扑肿痛。

8. 用法用量

内服：煎汤，3～9 g；研粉吞服，每次 1～3 g。外用：适量。

9. 使用注意

孕妇慎用。

五十六、地黄

1. 别名

生地、野地黄、酒壶花、山烟根、怀庆地黄、小鸡喝酒。

2. 来源

本品为玄参科植物地黄 *Rehmannia glutinosa* Libosch. 的新鲜或干燥块根。秋季，采挖根部，除去芦头、须根及泥沙，鲜用；或将地黄缓缓烘焙至约八成干。前者习称“鲜地黄”，后者习称“生地黄”。

3. 植物形态

多年生草本。根茎肉质肥厚，鲜时黄色。茎紫红色，高 10～30 cm，密被灰白色长柔毛和腺毛。叶通常在茎基部集成莲座状，向上则强烈缩小成苞片，或逐渐缩小而在茎上互生；叶片卵形至长椭圆形，上面绿色，下面略带紫色或成紫红色，边缘具不规则圆齿或钝锯齿以至牙齿；基部渐狭成柄，叶脉在上面凹陷，下面隆起。花梗长 0.5～3.0 cm，细弱，弯曲而后上升，在茎顶部略排列成总状花序，或几乎全部单生叶腋而分散在茎上；花萼钟状，密被长毛，具 10 条隆起的脉；萼齿 5 枚，矩圆状披针形或卵状披针形（或三角形），有的前方 2 枚各又开裂而使萼齿总数多达 7 枚；花冠长 3.0～4.5 cm；花冠筒状而弯曲，外面紫红色，被多细胞长柔毛；花冠裂片 5 枚，先端钝或微凹，内面黄紫色，外面紫红色，两面均被多细胞长柔毛；雄蕊 4 枚，药室矩圆形，基部叉开，而使两药室常排成一直线；子房幼时 2 室，老时因隔膜撕裂而成 1 室，无毛；花柱顶部扩大成 2 枚片状柱头。蒴果卵形至长卵形。花果期 4—7 月。

4. 生境分布

地黄野生于海拔 50～1 100 m 的荒山坡、山脚、墙边、路旁等处，分布于中国辽宁、河北、河南、山东、山西、陕西、甘肃、内蒙古、江苏、湖北等省（自治区、直辖市）；国外亦产。

黔西北地区的黔西县有地黄野生资源分布和少量栽培；七星关、大方等县（市、区）在海拔 1 000～1 700 m 区域栽培地黄，生长良好。

5. 药材性状

（1）鲜地黄。呈纺锤形或条状，长 8～24 cm，直径 2～9 cm。外皮薄，表面浅红黄色，具弯曲的纵皱纹、芽痕、横长皮孔及不规则瘢痕。肉质，易断，断面皮部淡黄白色，可见橘红色油点，木部黄白色，导管呈放射状排列。气微，味微甜、微苦。

（2）生地黄。多呈不规则的团块状或长圆形，中间膨大，两端稍细，有的细小，长条状，稍扁而扭曲，长 6～12 cm，直径 3～6 cm。表面棕黑色或棕灰色，极皱缩，具不规则的横曲纹。体重，质较软而韧，不易折断，断面棕黑色或乌黑色，有光泽，具黏性。无臭，味微甜。

一般生地黄含水分不超过15.0%；总灰分不超过8.0%；酸不溶性灰分不超过3.0%；水溶性浸出物不少于65.0%；按干燥品计算，梓醇（$C_{15}H_{22}O_{10}$）不少于0.20%，毛蕊花糖苷（$C_{29}H_{36}O_{15}$）不少于0.020%。

6. 性味归经

鲜地黄：性寒，味甘、苦；归心、肝、肾经。生地黄：性寒，味甘；归心、肝、肾经。

7. 功能主治

（1）鲜地黄。清热生津，凉血，止血。用于热病伤阴、舌绛烦渴、温毒发斑、吐血、衄血、咽喉肿痛。

（2）生地黄。清热凉血，养阴生津。用于热入营血、温毒发斑、吐血衄血、热病伤阴、舌绛烦渴、津伤便秘、阴虚发热、骨蒸劳热、内热消渴。

8. 用法用量

内服：煎汤，鲜地黄12～30 g，或生地黄10～15 g。

五十七、缬草

1. 别名

甘松、鹿子草、猫食菜、满山香、小救驾、大救驾、五里香、七里香、拔地麻、抓地虎、穿心排草。

2. 来源

本品为败酱科植物缬草 *Valeriana officinalis* L. 的干燥根及根茎。秋季，采挖根部，去掉茎叶及泥土，晒干。

3. 植物形态

多年生草本。株高100～150 cm。茎直立，有纵条纹；具纺锤状根茎或多数细长须根。基生叶丛出，长卵形，为单数羽状复叶或不规则深裂，小叶片9～15片，顶端裂片较大，全缘或具少数锯齿，叶柄长，基部呈鞘状；茎生叶对生，无柄抱茎，单数羽状全裂，裂片每边4～10片，披针形，全缘或具不规则粗齿；向上叶渐小。伞房花序顶生，排列整齐；花小，白色或紫红色；小苞片卵状披针形，具纤毛；花冠管状，5裂，裂片长圆形；雄蕊3枚，较花冠管稍长；子房下位，长圆形。蒴果光滑，具1枚种子。花期6—7月，果期7—8月。

4. 生境分布

缬草野生于海拔4 000 m以下的山坡草地、林下、沟边，广泛分布于欧洲和亚洲西部；在中国，分布于陕西、甘肃、青海、新疆、四川、河北、河南、山东、山西、台湾、湖北等省（自治区、直辖市）。

黔西北地区的威宁等县（市、区）有缬草野生资源分布。

5. 药材性状

本品根茎呈钝圆锥形，黄棕色或暗棕色，长2～5 cm，粗1～3 cm，上端留有茎基或叶痕，四周密生无数细长不定根。根长达20 cm，粗约2 mm，外表黄棕色至灰棕色，有纵皱纹，并生有极细支根。易折断，断面黄白色，角质。有特异臭气，味先甜后稍苦辣。以须根粗长、整齐、外面黄棕色、断面黄白色、气味浓烈者为佳。

6. 性味归经

性温，味辛、甘；归心、肝经。

7. 功能主治

安神，理气，止痛。用于神经衰弱、失眠、癔症、癫痫、胃腹胀痛、腰腿痛、跌打损伤。

8. 用法用量

内服：煎汤，5～10 g。

五十八、拳参

1. 别名

紫参、虾参、石蚕、山虾子、倒根草、破伤药、刀剪药、疙瘩参、回头参、刀枪药、马峰七。

2. 来源

本品为蓼科植物拳参 *Polygonum bistorta* L. 的干燥根茎。春初发芽前或秋季茎叶将枯萎时，采挖根部，除去泥沙，晒干，去须根。

3. 植物形态

多年生草本。根状茎肥厚，弯曲，黑褐色。茎直立，高 50～90 cm，不分枝，无毛，通常 2～3 条自根状茎发出。基生叶宽披针形或狭卵形，纸质，顶端渐尖或急尖，基部截形或近心形，沿叶柄下延成翅，两面无毛或下面被短柔毛，边缘外卷，微呈波状；茎生叶披针形或线形，无柄；托叶筒状，膜质，下部绿色，上部褐色，顶端偏斜，开裂至中部，无缘毛。总状花序呈穗状，顶生，紧密；苞片卵形，顶端渐尖，膜质，淡褐色，中脉明显，每苞片内含 3～4 朵花；花梗细弱，开展，比苞片长；花被 5 深裂，白色或淡红色，花被片椭圆形；雄蕊 8 枚，花柱 3 枚，柱头头状。瘦果椭圆形，两端尖，褐色，有光泽，稍长于宿存的花被。花期 6—7 月，果期 8—9 月。

4. 生境分布

拳参野生于海拔 800～3 000 m 的山坡草地、山顶草甸，分布于中国东北、华北、陕西、宁夏、甘肃、山东、河南、江苏、浙江、江西、湖南、湖北、安徽等省（自治区、直辖市）；国外，日本、蒙古、哈萨克斯坦、俄罗斯（西伯利亚、远东地区）及欧洲亦产。

黔西北地区的七星关、黔西、赫章等县（市、区）有拳参野生资源分布。

5. 药材性状

一般本品呈扁长条形或扁圆柱形，弯曲，有的对卷弯曲，两端略尖，或一端渐细，长 6～13 cm，直径 1.0～2.5 cm。表面紫褐色或紫黑色，粗糙，一面隆起，一面稍平坦或略具凹槽，全体密具粗环纹，有残留须根或根痕。质硬，断面浅棕红色或棕红色，维管束呈黄白色点状，排列成环。气微，味苦、涩。

干品含水分不超过 15.0%，总灰分不超过 9.0%，醇溶性浸出物不少于 15.0%，没食子酸（$C_7H_6O_5$）不少于 0.12%。

6. 性味归经

性微寒，味苦、涩；归肺、肝、大肠经。

7. 功能主治

清热解毒，消肿，止血。用于赤痢热毒、肺热咳嗽、痈肿瘰疬、口舌生疮、血热吐衄、痔疮出血、蛇虫咬伤。

8. 用法用量

内服：煎汤，5～10 g。外用：适量。

五十九、狗脊

1. 别名

金毛狗、百枝、狗青、强膂、扶盖、扶筋、金狗脊、黄狗头、毛狗儿、金丝毛、金扶筋、金猫咪、老猴毛、金毛狮子、金毛狗脊。

2. 来源

本品为蚌壳蕨科植物金毛狗脊 *Cibotium barometz*（L.）J. Sm. 的干燥根茎。秋、冬二季，采挖根部，除去泥沙，干燥；或去硬根、叶柄及金黄色绒毛，切厚片，干燥，为“生狗脊片”；蒸后，晒至六、七成干，切厚片，干燥，为“熟狗脊片”。

3. 植物形态

多年生蕨类植物。植株高达3 m。根茎平卧，有时转为直立，短而粗壮，密被棕黄色、带有金色光泽的长柔毛。叶多数，丛生成冠状，大型；叶柄粗壮，褐色，基部密被金黄色长柔毛和黄色狭长披针形鳞片；叶片卵圆形，长可达2 m，三回羽状分裂；下部羽片卵状披针形，上部羽片逐渐短小，至顶部呈挟羽尾状；小羽片线状披针形，渐尖，羽状深裂至全裂，裂片密接，狭矩圆形或近于镰刀形；叶亚革质，上面暗绿色，下面粉灰色，叶脉开放，不分枝。孢子囊群着生于边缘的侧脉顶上，略成矩圆形，每裂片上2～12枚，囊群盖侧裂呈双唇状，棕褐色，孢子为透明的三角状四面体。

4. 生境分布

金毛狗脊野生于山脚沟边，或林下阴处酸性土壤，分布于中国西南、华南、东南等地。目前，金毛狗脊尚无规模化人工栽培，粤北、粤西地区有小面积的野生变家种。

黔西北地区的大方、金沙等县（市、区）有金毛狗脊野生资源分布。

5. 药材性状

本品呈不规则的长块状，长10～30 cm，直径2～10 cm。表面深棕色，残留金黄色绒毛；上面有数个红棕色的木质叶柄，下面残存黑色细根。质坚硬，不易折断。无臭，味淡、微涩。生狗脊片呈不规则长条形或圆形，长5～20 cm，直径2～10 cm，厚1.5～5.0 mm；切面浅棕色，较平滑，近边缘1～4 mm处有1条棕黄色隆起的木质部环纹或条纹，边缘不整齐，偶有金黄色绒毛残留；质脆，易折断，有粉性。熟狗脊片呈黑棕色，质坚硬。

一般干品含水分不超过13.0%，总灰分不超过3.0%，醇溶性浸出物不少于20.0%，原儿茶酸（$C_7H_6O_4$）不少于0.020%。

6. 性味归经

性温，味苦、甘；归肝、肾经。

7. 功能主治

祛风湿，补肝肾，强腰膝。用于风湿痹痛、腰膝酸软、下肢无力。

8. 用法用量

内服：煎汤，6～12 g。

六十、莪术

1. 别名

姜七、蓝心姜、黑心姜。

2. 来源

本品为姜科植物蓬莪术 *Curcuma phaeocanlis* Valeton 的干燥根茎。秋、冬季，茎叶枯萎后采挖根部，洗净，蒸或煮至透心，晒干或低温干燥后除去须根及杂质。

3. 植物形态

多年生草本。株高达 1 m。全株光滑无毛。根茎圆柱形，肉质，具樟脑般香味，淡黄色或白色；根细长或末端膨大成块根。叶直立，椭圆状长圆形至长圆状披针形，中部常有紫斑，无毛；叶柄较叶片为长。花葶由根茎单独发出，常先叶而生，长 10～20 cm，被疏松、细长的鳞片状鞘数枚。穗状花序阔椭圆形，长 10～18 cm，宽 5～8 cm；苞片卵形至倒卵形，稍开展，顶端钝、红色，下部的绿色，上部的较长，紫色；花萼长 1.0～1.2 cm，白色，顶端 3 裂；花冠管长 2.0～2.5 cm，裂片长圆形，黄色，不相等，后方的 1 片较大，长 1.5～2.0 cm，顶端具小尖头；侧生退化雄蕊比唇瓣小；唇瓣黄色，近倒卵形，长约 2 cm，宽 1.2～1.5 cm，顶端微缺；花药长约 4 mm，药隔基部具叉开的距；子房无毛。花期 4—6 月。

4. 生境分布

蓬莪术野生于山谷、溪旁及林边等的阴湿处，分布于中国广东、广西、台湾、福建、江西、四川、云南、安徽、贵州等省（自治区、直辖市）；国外，印度、马来西亚亦有分布。

黔西北地区的威宁等县（市、区）有蓬莪术野生资源分布。

5. 药材性状

本品干燥根茎呈卵圆形或纺锤形，质坚实而重，极难折断，断面灰褐色至黄绿色，角质状，有光泽，并有一黄白色环及白色的筋脉小点。稍有香气，味微苦而辛。以个均匀、质坚实、断面灰褐色者为佳。

一般干品含水分不超过 14.0%，总灰分不超过 7.0%，酸不溶性灰分不超过 2.0%，醇溶性浸出物不少于 7.0%，挥发油不少于 1.5%（单位：mL/g）。

6. 性味归经

性温，味辛、苦；归肝、脾经。

7. 功能主治

破血行气，消积止痛。用于血瘀腹痛、肝脾肿大、心腹胀痛、妇女血瘀经闭、跌打损伤、饮食积滞。

8. 用法用量

内服：煎汤，6～9 g。

9. 使用注意

孕妇禁用。

六十一、菝葜

1. 别名

金刚藤、金刚根、金刚藤、金刚头、铁菱角、王瓜草、龙爪菜、金刚树、金刚刺、铁刷子、硬饭头、冷饭头、鸡肝根、冷饭巴。

2. 来源

本品为百合科植物菝葜 *Smilax china* L. 的干燥根茎。秋末至次年春，采挖根部，除去须根，洗净，晒干或趁鲜切片，干燥。

3. 植物形态

攀缘状灌木。树高 1～3 m，疏生刺。根茎粗厚，坚硬，为不规则的块根。叶互生；叶柄长

5～15 mm，具宽0.5～1.0 mm的狭鞘，有卷须，少有例外，脱落点位于靠近卷须处；叶片薄革质或坚纸质，卵圆形或圆形、椭圆形，基部宽楔形至心形，下面淡绿色，较少苍白色，有时具粉霜。花单性，雌雄异株；伞形花序生于叶尚幼嫩的小枝上，具10余朵或更多的花，常呈球形；总花梗长1～2 cm，花序托稍膨大，近球形，具小苞片；花绿黄色，外轮花被片3枚，长圆形，内轮花被片，稍狭；雄蕊长约为花被片的2/3，花药比花丝稍宽，常弯曲；雌花与雄花大小相似，具6枚退化雄蕊。浆果直径6～15 mm，熟时红色，有粉霜。花期2—5月，果期9—11月。

4. 生境分布

菝葜野生于灌木丛林缘、路旁、河谷或山坡，分布于中国华东、中南、西南及台湾等地区。

黔西北地区各县（市、区）均有菝葜野生资源分布。

5. 药材性状

本品为不规则块状或弯曲扁柱形，有结节状隆起，长10～20 cm，直径2～4 cm。表面黄棕色或紫棕色，具圆锥状突起的茎基痕，并残留坚硬的刺状须根残基或细根。质坚硬，难折断，断面呈棕黄色或红棕色，纤维性，可见点状维管束和多数小亮点。切片呈不规则形，厚0.3～1.0 cm，边缘不整齐，切面粗纤维性；质硬，折断时有粉尘飞扬。气微，味微苦、涩。

一般干品含水分不超过15.0%，总灰分不超过3.0%，醇溶性浸出物不少于15.0%。

6. 性味归经

性平，味甘、微苦、涩；归肝、肾经。

7. 功能主治

利湿去浊，祛风除痹，解毒散瘀。用于小便淋浊、带下量多、风湿痹痛、疔疮痈肿。

8. 用法用量

内服：煎汤，10～15 g。

六十二、萆薢

1. 别名

黄姜、金刚、赤节、粉萆薢、白菝葜、硬饭团、山田薯、土薯蓣、麻甲头。

2. 来源

本品为薯蓣科植物绵萆薢 *Dioscorea spongiosa* J. Q. Xi. M. Mizuno et W. L. Zhao、粉背薯蓣 *Dioscorea colletti* var. *hypoglauca*（Palib.）C. Pei & C. T. Ting的干燥根茎。秋、冬二季，采挖根部，除去须根，洗净，切片，晒干。

3. 植物形态

（1）绵萆薢。又名畚箕斗、山畚箕、山薯、狗粪棵、大萆薢。多年生缠绕草质藤本。根茎横生，分枝，粗大，干后质地疏松，海绵状，外皮灰黄色，生多数细长须根。茎左旋，圆柱形。单叶互生；叶片稍革质，形态变化较大，基部叶掌状深心形，上部叶片卵形，边缘波状或全缘，下面网脉明显，两面疏被白硬毛。雄花序腋生，总状，雄花有梗；花被新鲜时橙黄色，干后褐色；雄蕊6枚，有时仅3枚发育。蒴果成熟时反曲下垂，翅近半圆形，先端微凹，基部圆形。种子扁卵圆形，直径4～5 mm，四周围有薄膜状翅。花期6—7月，果期7—10月。

（2）粉背薯蓣。又名黄萆薢、黄山姜、土黄连、黄薯。多年缠绕草质藤本。根状茎横生，竹节状，长短不一，表面着生细长弯曲的须根，断面黄色。茎左旋，长圆柱形，无毛，有时密生黄色短毛。单叶互生，三角状心形，或卵状披针形，顶端渐尖，边缘波状；叶片干后近乎黑色，下面常盖有白色粉状物。花单性，雌雄异株；雄花序单生或2～3个簇生于叶腋；雄花无梗，在花序基部由2～3朵簇生，至顶部常单生；苞片卵状披针形，顶端渐尖，小苞片卵形，顶端有时

2浅裂；花被碟形，顶端6裂，裂片新鲜时黄色，干后黑色，有时少数不变黑；雄蕊3枚，着生于花被管上，花丝较短，花药卵圆形，花开放后药隔变窄，常为花药的一半，呈短叉状，退化雄蕊有时只存有花丝，与3个发育雄蕊互生；雌花序穗状；雌花的退化雄蕊呈花丝状；子房长圆柱形，柱头3裂。蒴果两端平截，顶端与基部通常等宽，表面栗褐色，富有光泽，成熟后反曲下垂；种子2枚，着生于中轴中部，成熟时四周有薄膜状翅。花期5—8月，果期6—10月。

4. 生境分布

(1) 绵萆薢。野生于山地疏林或灌丛中，产于中国浙江、江西、福建、湖北、湖南、广东、江西、贵州等省（自治区、直辖市）。

(2) 粉背薯蓣。野生于海拔200～1 300 m的山腰陡坡、山谷缓坡或水沟边阴处的混交林边缘或疏林下，分布于中国河南南部、安徽南部、浙江、福建、台湾北部、江西、湖北、湖南、贵州、广东北部、广西东北部等地。

以上2种药用植物，黔西北地区的金沙等县（市、区）有绵萆薢野生资源分布，大方等县（市、区）有粉背薯蓣野生资源分布。

5. 药材性状

(1) 绵萆薢。本品为不规则的斜切片，边缘不整齐，大小不一，厚2～5 mm。外皮黄棕色至黄褐色，有稀疏的须根残基，呈圆锥状突起。质疏松，略呈海绵状，切面灰白色至浅灰棕色，黄棕色点状维管束散在。气微，味微苦。

(2) 粉萆薢。本品为不规则的薄片，边缘不整齐，大小不一。有的有棕黑色或灰棕色的外皮。切面黄白色或淡灰棕色，维管束呈小点状散在。质松，略有弹性，易折断，新断面近外皮处显淡黄色。气微，味辛、微苦。

一般干品含水分不超过11.0%，总灰分不超过6.0%，醇溶性浸出物不少于15.0%。

6. 性味归经

性平，味苦；归肾、胃经。

7. 功能主治

利湿去浊，祛风除痹。用于膏淋、白浊、白带过多、风湿痹痛、关节不利、腰膝疼痛。

8. 用法用量

内服：煎汤，9～15 g。

9. 使用注意

肾阴亏虚、遗精滑精者慎用。

六十三、岩陀

1. 别名

红姜、岩七、野黄姜、毛青杠、蛇疙瘩、血三七、毛头七、毛头寒、半边伞、红升麻、九月岩陀、毛头三七。

2. 来源

本品为虎耳草科植物西南鬼灯檠 *Rodgersia sambucifolia* Hemsl. 的干燥根茎。秋、冬二季，采挖根部，洗净，切片，晒干。

3. 植物形态

多年生草本。根茎粗大呈块状，折断面白色。株高80～120 cm，茎直立，略带紫红色，无毛。奇数羽状复叶，互生；叶柄长10～28 cm，仅基部与叶着生处具褐色长柔毛；基生叶较大，1～4片；侧生小叶对生或3～4片小叶呈轮生状，小叶倒卵形、长圆形至披针形，先端短渐尖，基部楔形，边缘有重锯齿，上面被糙伏毛，背面沿脉被柔毛。聚伞花序圆锥状，顶生，花序轴与花梗密被膜片状毛；萼片 5 枚，卵状三角形，白色，腹面无毛，背面疏生黄褐色膜片状毛；无花瓣；雄蕊 10 枚，心皮 2 枚，下部合生，子房半下位，花柱 2 枚。花期 6—8 月，果期 9—10 月。

4. 生境分布

西南鬼灯檠野生于山坡林下、灌丛、草甸或石隙，分布于中国云南、贵州、四川、湖北等地。

黔西北地区的七星关、纳雍、威宁等县（市、区）有西南鬼灯檠野生资源分布。

5. 药材性状

根茎圆柱形或扁圆柱形，长 8～25 cm，直径 1.5～6.0 cm。表面褐色，有纵皱纹，上侧有数个黄褐色茎痕，一端有残留叶基和黑褐色苞片及棕色长绒毛，下侧有残存细根及根痕。质坚硬，不易折断，断面黄白色或粉红色，有纤维状突起及多数白色亮晶小点。气微，味苦、涩、微甘。

6. 性味归经

性凉，味苦、微涩；归经不详。

7. 功能主治

清热凉血，调经止痛。用于肠炎、痢疾、痛经、月经过多、风湿性关节炎、跌打损伤；外用治外伤出血、阴囊湿疹。

8. 用法用量

内服：煎汤，25～50 g。外用：适量，研末撒，或研末调敷。

9. 使用注意

孕妇忌服。

六十四、大戟

1. 别名

京大戟、紫大戟、下马仙、龙虎草、将军草、臌胀草、千层塔、搜山虎、穿山虎、一盘棋、迫水龙、黄芽大戟、大猫儿眼、黄花大戟、九头狮子草、天平一枝香。

2. 来源

本品为大戟科植物大戟 *Euphorbia pekinensis* Rupr. 的干燥根。春季发芽前或秋季茎叶枯萎时，采挖根部，除去残茎及须根，洗净，晒干。

3. 植物形态

多年生草本。株高 30～80 cm，全株含有白色乳汁。根细长，圆锥状。茎直立，上部分枝，表面被白色短柔毛。单叶互生，几无柄，长圆形或披针形，全缘，下面稍被白粉。杯状聚伞花序，通常 5 枝，排列成复伞形；基部有叶状苞片 5 枚；每枝再作二至数回分枝，分枝处着生近圆形的苞叶 2～4 片，对生；雌、雄花均无花被，花序基部苞叶近肾形；萼状总苞内有雄花多数，每花仅有雄蕊 1 枚，花线细柱形；花序中央有雌花 1 朵，仅雌蕊 1 枚，子房圆形，花柱 3 枚，顶端分叉，伸出总苞外并常下垂。蒴果三棱状球形，表面具疣状突起物。种子卵圆形，表面光滑，灰褐色。花期 4—6 月，果期 6—7 月。

4. 生境分布

大戟野生于海拔 200～3 000 m 的山坡、灌丛、路旁、荒地、草丛、林缘和疏林内，中国大部分省（自治区、直辖市）均有野生资源分布，以北方尤为普遍；国外，朝鲜、日本亦产。

黔西北地区各县（市、区）均有大戟野生资源分布。

5. 药材性状

本品呈不整齐的长圆锥形，略弯曲，常有分枝，长10～20 cm，直径1.5～4.0 cm。表面灰棕色或棕褐色，粗糙，有纵皱纹、横向皮孔样突起及支根痕。顶端略膨大，有多数茎基及芽痕。质坚硬，不易折断，断面类白色或淡黄色，纤维性。气微，味微苦、涩。

6. 性味归经

性寒，味苦；归肺、脾、肾经。

7. 功能主治

泻水逐饮，消肿散结。用于水肿胀满、胸腹积水、痰饮积聚、气逆咳喘、二便不利、痈肿疮毒、瘰疬痰核。

8. 用法用量

内服：煎汤，0.5～3.0 g。外用：适量。

9. 使用注意

孕妇禁用；不宜与甘草同用。

六十五、狼毒

1. 别名

一把香、红狼毒、绵大戟、山萝卜、断肠草、红火柴头花。

2. 来源

本品为瑞香科植物狼毒 *Stellera chamaejasme* L. 的干燥根。秋季，采挖根，除去杂质，晒干。

3. 植物形态

多年生草本。株高20～40 cm。根粗大，圆柱形，木质，外皮棕色，断面淡黄色，有绵性纤维。茎直立，数茎丛生，基部木质化。单叶互生，无柄或几无柄；叶片椭圆状披针形，先端渐尖，基部楔形，两面无毛，全缘。花两性，头状花序，多数聚生枝顶，具总苞；花萼花瓣状，黄色或白色，先端5裂，裂片倒卵形，长2～3 mm，其上有紫红色网纹；萼筒圆柱状，长8～12 mm，有明显纵脉纹；雄蕊10枚，2轮排列，着生于萼筒中部以上，花丝极短；子房上位，1室，上部密被细毛，花柱短，柱头球形。果实圆锥形，包藏于宿存萼筒基部。花期5—6月，果期6—8月。

4. 生境分布

狼毒喜冷凉气候、向阳环境，野生于向阳山坡、草丛或松林下，广泛分布于中国东北、华北、西北、西南及西藏等地；国外，俄罗斯、蒙古、尼泊尔亦产。

黔西北地区的威宁、赫章、黔西等县（市、区）有狼毒野生资源分布。

5. 药材性状

本品呈纺锤形、圆锥形或长圆柱形，稍弯曲，单一或有分枝，长短不等，根头部有地上茎残迹，表面棕色至棕褐色，有扭曲的纵沟及横生隆起的皮孔和侧根痕，栓皮剥落处露出白色柔软纤维。体轻，质韧，不易折断，断面呈纤维状。皮部类白色，木部淡黄色。气微，味微辛。

6. 性味归经

性平，味辛，有毒；归肺、心、肾经。

7. 功能主治

清热解毒，消肿，泻炎症，止溃疡，祛腐生肌。内服，用于疠病、疖痈、瘰疬；外用，治顽癣、溃疡。

8. 用法用量

通常外用，用量0.5～1.0 g。

9. 使用注意

本品有毒，内服宜慎；孕妇禁用。

六十六、芦根

1. 别名

苇根、芦头、芦通、芦茅根、芦菰根、顺江龙、水蓈蕵、芦柴根、苇子根、芦芽根、甜梗子。

2. 来源

本品为禾本科植物芦苇 *Phragmites communis* Trin. 的新鲜或干燥根茎。全年均可采挖，除去芽、须根及膜状叶，鲜用或晒干。

3. 植物形态

多年生高大草本。地下茎匍匐状，粗壮，横走，节间中空，每节上具芽。茎高2～5 m，节下通常具白粉。叶二列式排列，具叶鞘；叶鞘抱茎，无毛或具细毛；叶灰绿色或蓝绿色，较宽，线状披针形，粗糙，先端渐尖；叶舌长1～2 mm，成一轮毛状。圆锥花序大型，顶生，直立，有时稍弯曲；小穗长9～12 mm，暗紫色或褐紫色，稀淡黄色；颖披针形，内颖比外颖长约1倍；第1朵花通常为雄性，其外稃长8～15 mm，内稃长3～4 mm，脊上粗糙；第2外稃长9～16 mm，先端长渐尖，基盘具长6～12 mm之柔毛；两性花具雄蕊3枚，雌蕊1枚，花柱2枚，柱头羽状。颖果，椭圆形至长圆形，与内、外稃分离。花期9—10月。

4. 生境分布

芦苇野生于江河湖泽、池塘沟渠沿岸和低湿地，广泛分布于全球；在中国，大部分省（自治区、直辖市）均有产。

黔西北地区各县（市、区）均有芦苇野生资源分布。

5. 药材性状

（1）鲜芦根。呈长圆柱形，有的略扁，长短不一，直径1～2 cm。表面黄白色，有光泽，外皮疏松可剥离，节呈环状，有残根和芽痕。体轻，质韧，不易折断。切断面黄白色，中空，壁厚1～2 mm，有小孔排列成环。气微，味甘。

（2）干芦根。呈扁圆柱形；节处较硬，节间有纵皱纹；一般干品含水分不超过12.0%，总灰分不超过11.0%，酸不溶性灰分不超过8.0%。

6. 性味归经

性寒，味甘；归肺、胃经。

7. 功能主治

清热泻火，生津止渴，除烦，止呕，利尿。用于热病烦渴、肺热咳嗽、肺痈吐脓、胃热呕哕、热淋涩痛。

8. 用法用量

内服：煎汤，15～30 g；鲜品用量加倍，或捣汁用。

六十七、百部

1. 别名

大百部、山百部、九重根、山百部根、大春根药、野天冬根。

2．来源

本品为百部科植物对叶百部 *Stemona tuberosa* Lour. 的干燥块根。春、秋二季，采挖根，除去须根，洗净，置沸水中略烫或蒸至无白心，取出，晒干。

3．植物形态

多年生攀缘草本。茎蔓长可达 5 m 左右，茎上部缠绕。叶通常对生，广卵形，长 8～30 cm，宽 2.5～10.0 cm，先端锐尖或渐尖，基部浅心形，全缘或微波状，叶脉 7～11 条；叶柄长 4～6 cm。花腋生；花下具一披针形的小苞片；花被片 4 片，披针形，黄绿色，有紫色脉纹。蒴果倒卵形而扁。花期 5—6 月，果期 7—8 月。

4．生境分布

对叶百部野生于向阴处灌木林下、溪边、路边及山谷和阴湿岩石上，分布于中国台湾、福建、广东、广西、湖南、湖北、四川、贵州、云南等省（自治区、直辖市）。

黔西北地区的威宁县有对叶百部野生资源分布和小面积栽培。

5．药材性状

本品块根较粗大，长 10～26 cm，直径 1～2 cm；表面淡灰黄色，纵皱纹较浅；质较坚实。

一般干品含水溶性浸出物不少于 50.0%。

6．性味归经

性微温，味甘、苦；归肺经。

7．功能主治

润肺下气止咳，杀虫。用于新久咳嗽、肺痨咳嗽、百日咳。外用：治头虱、体虱、蛲虫病、阴痒症。

8．用法用量

内服：煎汤，3～9 g。外用：适量，水煎或酒浸。

六十八、鸢尾

1．别名

乌园、乌鸢、扁竹、蓝蝴蝶、亦利麻、扇把草、土知母、冷水丹、铁扁担、蛤蟆跳缺。

2．来源

本品为鸢尾科植物鸢尾 *Iris tectorum* Maxim. 的干燥根茎。夏、秋季，采挖根茎，除去茎叶及须根，洗净，晒干。

3．植物形态

多年生草本。根茎匍匐多节，节间短，浅黄色。叶互生，2 列，剑形。花青紫色，1～3 朵排列成总状花序，花柄基部有一佛焰花苞，覆船状，长 4～5 cm，远比花柄长；花被 6 枚，2 轮，筒部纤弱，长约 3 cm，外轮 3 片，圆形，直径可达 5 cm，上面有鸡冠状突起，白色或蓝色，内轮 3 片较小，常为横形；雄蕊 3 枚，着生于外轮花被的基部，花药线形；雌蕊 1 枚，子房下位，3 室；花柱 3 分枝，花瓣状。蒴果长椭圆形，有 6 棱。种子多数，圆形，黑色。花期 4—5 月，果期 10—11 月。

4．生境分布

鸢尾野生于海拔 800～1 800 m 的灌木林缘，阳坡地、林缘及水边湿地，分布于中国山西、安徽、江苏、浙江、福建、湖北、湖南、江西、广西、陕西、甘肃、青海、四川、贵州、云南、西藏等省（自治区、直辖市）；国外，缅甸、日本亦产。

黔西北地区的威宁、七星关、大方、黔西等县（市、区）均有鸢尾野生资源分布。

5. 药材性状

本品干燥根茎呈扁圆柱形，表面灰棕色，有节，节上常有分歧，节间部分一端膨大，另一端缩小，膨大部分密生同心环纹，愈近顶端愈密。

6. 性味归经

性寒，味辛、苦，有毒；归经不详。

7. 功能主治

消积，破瘀，行水，解毒。用于食滞胀满、癥瘕积聚、臌胀、肿毒、痔瘘、跌打损伤。

8. 用法用量

内服：煎汤，6～15 g。外用：适量，捣敷；或煎汤洗患处。

9. 使用注意

体虚便溏者及孕妇禁服。

六十九、薤白

1. 别名

野薤、野葱、薤白头、野白头。

2. 来源

本品为百合科植物小根蒜 *Allium macrostemon* Bge. 或薤 *Allium chinensis* G. Don. 的干燥鳞茎。夏、秋二季，采挖鳞茎，洗净，除去须根，蒸透或置沸水中烫透，晒干。

3. 植物形态

（1）小根蒜。又名小蒜，多年生草本。株高达 70 cm 左右。鳞茎近球形，外被白色膜质鳞皮。叶基生，叶片线形，先端渐尖，基部鞘状，抱茎。花茎由叶丛中抽出，单一，直立，平滑无毛；伞形花序密而多花，近球形，顶生；花梗细，长约 2 cm；花被 6 枚，长圆状披针形，淡紫粉红色或淡紫色；雄蕊 6 枚，长于花被，花丝细长；雌蕊 1 枚，子房上位，3 室，有 2 棱，花柱线形，细长。果为蒴果。花期 6—8 月，果期 7—9 月。

（2）薤。又名藠头，多年生草本。鳞茎数枚聚生，狭卵状；鳞茎外皮白色或带红色，膜质，不破裂。叶基生，2～5 枚，具 3～5 棱的圆柱状，中空，近与花葶长。花葶侧生，圆柱状，高 20～40 cm，总苞膜质，2 裂宿存，伞形花序半球形，松散，花梗为花被的 2～4 倍长，具苞片；花淡紫色至蓝紫色，花被片 6 片，宽椭圆形至近圆形，钝头；花丝为花被片的 2 倍长，仅基生部合生并与花被贴生，内轮的基部扩大，两侧各具 1 齿，外轮的无齿；子房宽倒卵形，基部具 3 个有盖的凹穴，花柱伸出花被。花、果期 10—11 月。

4. 生境分布

（1）小根蒜。野生于田间、山坡、林缘、荒地、沟谷、草甸较干燥处，常成片生长，形成优势小群。在中国，多分布于黑龙江、吉林、辽宁、河北、山东、湖北、江西、贵州、云南、甘肃、江苏等省（自治区、直辖市）。

（2）薤。野生于山地阴湿处。中国大部分地区有分布。该种原产于中国，在长江流域及其以南各省（自治区、直辖市）广泛栽培；国外，日本、越南、老挝、柬埔寨、美国均有栽培。

黔西北地区各县（市、区）均有小根蒜野生资源分布和少量栽培；有较大面积薤种植。

5. 药材性状

（1）小根蒜。呈不规则卵圆形，高 0.5～1.5 cm，直径 0.5～1.8 cm。表面黄白色或淡黄棕色，皱缩，半透明，有类白色膜质鳞片包被，底部有突起的鳞茎盘。质硬，角质样。有蒜臭，味微辣。

（2）薤。呈略扁的长卵形，高 1～3 cm，直径 0.3～1.2 cm。表面淡黄棕色或棕褐色，具浅纵皱纹。质较软，断面可见鳞叶 2～3 层，嚼之粘牙。

一般干品含水分不超过 10.0%，总灰分不超过 5.0%，醇溶性浸出物不少于 30.0%。

6. 性味归经

性温，味辛、苦；归心、肺、胃、大肠经。

7. 功能主治

通阳散结，行气导滞。用于胸痹心痛、脘腹痞满胀痛、泻痢后重。

8. 用法用量

内服：煎汤，5～10 g。

七十、藜芦

1. 别名

山葱、黑藜芦、棕包头、人头发、七厘丹、大叶藜芦。

2. 来源

本品为百合科植物藜芦 *Veratrum nigrum* L. 的干燥根及根茎。5—6 月，未抽花茎前采挖根部，除去地上部分，洗净，晒干。

3. 植物形态

多年生草本。株高 60～100 cm。根多数，细长，带肉质。茎直立。叶互生，广卵形、椭圆形至卵状披针形，先端渐尖，全缘式带微波状，基部渐狭而下沿呈鞘状，抱茎；上面青绿色，下面灰绿色，两面均无毛，平行脉隆起。顶生大圆锥花序，总轴及枝轴均密被灰白色绵毛；雄花常生于花序轴下部，两性花多生于中部以上；枝轴基部有披针形苞片 1 枚，背面及边缘密被细绵毛；花多数，花梗基部具 1 小苞片，背面有细绵毛；花被 6 枚，紫黑色，卵形，先端尖或钝，基部渐狭，上面光滑，下面被绵毛；雄蕊 6 枚，花丝丝状；子房卵形，3 室，花柱 3 裂，先端外展。蒴果卵状三角形，成熟时 2 裂。种子多数。花期 7—8 月，果期 8—9 月。

4. 生境分布

藜芦野生于海拔 1 200～3 300 m 的山坡林下或草丛中，产于中国东北、河北、山东、河南、山西、陕西、内蒙古、甘肃、湖北、四川、贵州等省（自治区、直辖市）；国外，亚洲北部、欧洲中部亦产。

黔西北地区的金沙、大方、七星关等县（市、区）均有藜芦野生资源分布。

5. 药材性状

本品为干燥根茎，短粗，表面褐色。上端残留叶基及棕色毛状的维管束。须根多数，簇生于根茎四周，长 12～20 cm，粗约 3 mm，表面黄白色或灰褐色，有细密的横皱，下端多纵皱。质脆易折断，断面白色、粉质，中心有一淡黄色纤细的木质部，易与皮部分离。以根粗坚实，断面粉性者为佳。

6. 性味归经

性寒，味辛、苦，有毒；归肺、胃、肝经。

7. 功能主治

吐风痰，杀虫毒。用于中风痰壅、风痫癫疾、黄疸、久疟、泻痢、头痛、喉痹、鼻息、疥癣、恶疮。

8. 用法用量

内服：煎汤，0.3～0.6 g。外用：适量，研末，油或水调敷患处。

9. 使用注意

内服宜慎，孕妇忌服。不宜与人参、沙参、丹参、玄参、苦参、细辛、芍药同用。

七十一、白前

1. 别名

鹅管白前、竹叶白前。

2. 来源

本品为萝藦科植物柳叶白前 *Cynanchum stauntonii*（Decne.）Schltr. ex Lévl. 的干燥根茎及根。秋季，采挖根部，洗净，晒干。

3. 植物形态

多年生草本。株高 30～60 cm。根茎匍匐。茎直立，单一，下部木质化。单叶对生，具短柄；叶片披针形至线状披针形，先端渐尖，基部渐狭，边缘反卷；下部的叶较短而宽，顶端的叶渐短而狭。聚伞花序腋生，总花梗长 8～15 mm，中部以上着生多数小苞片；花萼绿色，5 深裂，裂片卵状披针形；花冠紫色，5 深裂，裂片线形，基部短筒状；副花冠 5 枚，上部围绕于蕊柱顶端，较蕊柱短；雄蕊 5 枚，与雌蕊合成蕊柱，花药 2 室；雌蕊 1 枚，子房上位，2 心皮几乎分离，花柱 2 枚，在顶端连合成一平盘状的柱头。蓇葖果角状，长约 7 cm。种子多数，顶端具白色细绒毛。花期 5—8 月，果期 9—10 月。

4. 生境分布

柳叶白前野生于溪滩、江边沙碛之上或山谷中阴湿处，分布于中国浙江、江苏、安徽、江西、湖南、湖北、广西、广东、贵州、云南、四川等省（自治区、直辖市）。

黔西北地区的黔西、大方、七星关等县（市、区）有柳叶白前野生资源分布。

5. 药材性状

本品根茎呈细长圆柱形，有分枝，稍弯曲，长 4～15 cm，直径 1.5～4.0 mm。表面黄白色或黄棕色，节明显，节间长 1.5～4.5 cm，顶端有残茎。质脆，断面中空。节处簇生纤细弯曲的根，长可达 10 cm，直径不及 1 mm，有多次分枝呈毛须状，常盘曲成团。气微，味微甜。

6. 性味归经

性微温，味辛、苦；归肺经。

7. 功能主治

降气，消痰，止咳。用于肺气壅实、咳嗽痰多、胸满喘急。

8. 用法用量

内服：煎汤，3～10 g。

9. 使用注意

阴虚火旺、肺肾气虚咳嗽者慎服。

七十二、姜黄

1. 别名

黄姜、毛姜黄、宝鼎香、金鼎香、黄丝郁金。

2. 来源

本品为姜科植物姜黄 *Curcuma longa* L. 的干燥根茎。冬季，茎叶枯萎时采挖根茎，洗净，煮或蒸至透心，晒干，除去须根。

3. 植物形态

多年生宿根草本。株高100～150 cm。根粗壮，末端膨大成长卵形或纺锤状块根，灰褐色；根茎卵形，内面黄色，侧根茎圆柱状，红黄色。叶根生，叶片椭圆形或较狭，先端渐尖，基部渐狭；叶柄长约为叶片的1/2，有时几与叶片等长。穗状花序稠密，长13～19 cm；总花梗长20～30 cm；苞片阔卵圆形，每苞片内含小花数朵，顶端苞片卵形或狭卵形，腋内无花；萼具3钝齿；花冠管上部漏斗状，3裂；雄蕊药隔矩形，花丝扁阔，侧生退化雄蕊长卵圆形；雌蕊1枚，子房下位，花柱丝状，基部具2棒状体，柱头2唇状。蒴果膜质，球形，3瓣裂。种子卵状长圆形，具假种皮。花期8—11月。

4. 生境分布

姜黄栽培或野生于平原、山间草地或灌木丛中，分布于中国台湾、福建、广东、广西、云南、贵州、四川、江西、湖北、陕西、西藏等省（自治区、直辖市）；国外，东亚及东南亚地区广泛栽培。

黔西北地区的威宁等县（市、区）有姜黄野生资源分布。

5. 药材性状

本品呈不规则卵圆形、圆柱形或纺锤形，常弯曲，有的具短叉状分枝，长2～5 cm，直径1～3 cm。表面深黄色，粗糙，有皱缩纹理和明显环节，并有圆形分枝痕及须根痕。质坚实，不易折断，断面棕黄色至金黄色，角质样，有蜡样光泽，内皮层环纹明显，维管束呈点状散在。气香特异，味苦、辛。

干品水分不超过16.0%，总灰分不超过7.0%，醇溶性浸出物不少于12.0%，挥发油不少于7.0%（单位：mL/g），姜黄素（$C_{21}H_{20}O_6$）不少于1.0%。

6. 性味归经

性温，味辛、苦；归脾、肝经。

7. 功能主治

破血行气，通经止痛。用于胸胁刺痛、胸搏心痛、痛经经闭、癥瘕、风湿肩臂疼痛、跌扑肿痛。

8. 用法用量

内服：煎汤，3～10 g。外用：适量，研末调敷患处。

9. 使用注意

血虚无气滞血瘀者及孕妇慎服。

七十三、蘘荷

1. 别名

阳藿、阳荷、盐藿、山姜、野姜、羊藿姜、观音花、野老姜、野生姜、莲花姜、土里开花。

2. 来源

本品为姜科植物蘘荷 *Zingiber mioga*（Thunb.）Rosc. 的根茎。四季均可采挖根茎，洗净，晒干或鲜用。

3. 植物形态

多年生草本。株高50～100 cm。根茎肥厚，圆柱形，淡黄色，根粗壮，多数。叶二列互生，狭椭圆形至椭圆状披针形，长25～35 cm，宽3～6 cm，先端尖，基部渐狭，或短柄状，上面无毛，下面疏生细长毛，或近无毛，中脉粗壮，侧脉羽状，近平行；具叶鞘，抱茎，叶舌2裂，长1 cm。穗状花序自根茎生出，有柄，鳞片覆瓦状排列，卵状椭圆形，外部苞片椭圆形，内部苞片披针形，膜质；花大，淡黄色或白色；花萼管状，篦形分裂；花冠管状，裂片披针形，唇瓣倒卵形，基部左右各有1片小裂片；雄蕊1枚，药室向外伸延成一长喙，退化雄蕊2枚；子房下位。蒴果卵形，成熟时裂成3瓣。种子黑色或暗褐色，被有白色或灰褐色假种皮。花期8—10月。

4. 生境分布

蘘荷野生于山地林荫下或水沟旁，产于中国江西、江苏、浙江、安徽、贵州、四川、广东、广西、云南等省（自治区、直辖市）；国外，日本亦产。

黔西北地区的黔西、七星关、威宁等县（市、区）有蘘荷野生资源分布和少量栽培。

5. 药材性状

本品根茎呈不规则长条形，呈结节状，弯曲，长6.5～11.0 cm，直径约1 cm。表面灰棕黄色，有纵皱纹，上端有多个膨大凹陷的圆盘状茎痕。根茎顶端有叶鞘残基。周围密布细长圆柱形须根，直径1～3 mm，有深纵皱纹和淡棕色毛。质柔韧，不易折断，折断面黄白色，中心有淡黄色细木心。气香，味淡、微辛。

6. 性味归经

性温，味辛；归肺、肝经。

7. 功能主治

活血调经，镇咳祛痰，消肿解毒。用于妇女月经不调、老年咳嗽、疮肿、瘰疬、目赤、喉痹。

8. 用法用量

内服：煎汤，6～15 g。外用：适量。

9. 使用注意

忌铁。

七十四、魔芋

1. 别名

蒟蒻、蒻头、鬼芋、鬼头、茱芋、虎掌、白蒟蒻、花杆莲、黑芋头、花梗莲、花伞把、麻芋子、蛇六谷、鬼蜡烛、蛇头子、天六谷、蛇头草根。

2. 来源

本品为天南星科植物魔芋 *Amorphophallus rivieri* Durieu. 的干燥块茎。10—11月，地上部正常枯萎倒苗1个月后采收，挖起块茎，洗净，切片，晒干。

3. 植物形态

多年生草本。块茎扁球形，顶部中央多下凹，暗红褐色；颈部周围生多数肉质根及纤维状须根。叶柄长45～150 cm，基部粗3～5 cm，黄绿色，光滑，有绿褐色或白色斑块；基部膜质鳞叶2～3片，披针形；叶片绿色，3裂，次裂片具长50 cm的柄；二歧分裂，2次裂片二回羽状分裂或二回二歧分裂，小裂片互生，大小不等，基部的较小，向上渐大，长圆状椭圆形；侧脉多数，纤细，平行，近边缘联结为集合脉。花序柄长50～70 cm，色泽同叶柄；佛焰苞漏斗形，长20～30 cm，基部席卷，管部长6～8 cm，宽3～4 cm，苍绿色，杂以暗绿色斑块，边缘紫红色，檐部长15～20 cm，宽约15 cm，心状圆形；肉穗花序比佛焰苞长1倍，雌花序圆柱形，长约6 cm，粗3 cm，紫色；雄花序紧接（有时杂以少数两性花），长约8 cm，粗2.0～2.3 cm；附属器伸长成圆锥形，中空，明显具小薄片或具棱状长圆形的不育花遗垫，深紫色。花丝长1 mm，宽2 mm，花药长2 mm。子房长约2 mm，苍绿色或紫红色，2室，胚珠极短，花柱与子房近等长，柱头边缘3裂。浆果球形或扁球形，成熟时黄绿色。花期4—6月，果期8—9月。

4. 生境分布

魔芋野生于疏林下、林缘或溪谷两旁湿润地，或栽培于房前屋后、田边地角，有的地方与玉米混种、间作。在中国，魔芋分布于陕西、甘肃、宁夏至江南各省（自治区、直辖市）；国外，喜马拉雅山地至泰国、越南亦产。

黔西北地区的威宁、大方、七星关、赫章等县（市、区）有魔芋野生资源分布；2019 年，毕节市种植魔芋近 17 500 亩。

5. 药材性状

本品呈扁圆形薄片，切面灰白色，有多数细小维管束小点，周边暗红褐色，有细小圆点和根痕；质坚硬，粉性，微有麻舌感。

6. 性味归经

性温，味辛，有毒；归经不详。

7. 功能主治

化痰消积，解毒散结，行瘀止痛。用于痰嗽、积滞、疟疾、瘰疬、癥瘕、跌打损伤、痈肿、疔疮、丹毒、烫火伤、蛇咬伤。

8. 用法用量

内服：煎汤，9～15 g（需要久煎 2 h 以上）。外用：适量，捣敷；或磨醋涂。

9. 使用注意

不宜生服。内服不宜过量。误食生品及炮制品，或过量服用易产生中毒症状：舌及咽喉灼热、痒痛、肿大。

七十五、菰根

1. 别名

茭封、菰蒋根。

2. 来源

本品为禾本科植菰 *Zizania latifolia*（Griseb.）Stapf 的根茎及根。秋季，采挖根部，洗净，晒干或鲜用。

3. 植物形态

多年生草本。株高 1～2 m。具匍匐根状茎，须根粗壮。秆高大直立，具多数节，基部节上生不定根。叶鞘长于其节间，肥厚，有小横脉；叶舌膜质，顶端尖；叶片扁平宽大，表面粗糙，背面较光滑。圆锥花序长 30～60 cm，分枝多数簇生，开花时上举，结果时开展；雄小穗两侧压扁，着生于花序下部或分枝之上部，带紫色，外稃具 5 脉，顶端渐尖具小尖头，内稃具 3 脉，中脉成脊，具毛，雄蕊 6 枚，花药长 0.5～1.0 cm；雌小穗圆筒形，着生于花序上部和分枝下方与主轴贴生处，外稃之 5 脉粗糙，芒长 2～3 cm，内稃具 3 脉。颖果圆柱形，胚小，长约 1 cm。花、果期秋季。

4. 生境分布

菰在中国南北各省（自治区、直辖市）均有分布，亚洲温带地区、俄罗斯及欧洲亦产。

黔西北地区的七星关、黔西、威宁等县（市、区）有菰的人工栽培。

5. 药材性状

本品根茎呈压扁的圆柱形，已切成短段，直径 0.6～1.8 cm。表面棕黄色或金黄色，有环状突起的节，节上有根痕及芽痕，节间有细纵皱纹。体轻，质软而韧。断面中空，周壁厚约 1 mm，有排列成环的小孔。无臭，味淡。

6. 性味归经

性寒，味甘；归经不详。

7. 功能主治

除烦止渴，清热解毒。用于消渴、心烦、小便不利、小儿麻疹高热不退、黄疸、鼻衄，外治烧烫伤。

8. 用法用量

内服：煎汤，鲜品 60～90 g。外用：适量，烧存性研末后调敷。

七十六、大蒜

1. 别名

胡蒜、独蒜、独头蒜。

2. 来源

本品为百合科植物蒜 *Allium sativum* L. 的鳞茎。夏季，叶枯时采挖鳞茎，除去须根和泥沙，通风晾晒至外皮干燥。

3. 植物形态

多年生草本，具强烈蒜臭气。鳞茎大型，球状至扁球状，通常由多数肉质、瓣状的小鳞茎紧密排列而成，外面被数层白色至带紫色的膜质外皮。叶基生；叶片实心，宽条形至条状披针形，扁平，先端长渐尖，比花葶短，基部鞘状。花葶实心，圆柱状，直立，高约 60 cm；佛焰苞有长喙，长 7～10 cm；伞形花序，小而稠密，具苞片 1～3 枚，长 8～10 cm，膜质，浅绿色；花小形，花间多杂以淡红色珠芽，长 4 mm，或完全无珠芽；花柄细，长于花；花被 6 枚，粉红色，椭圆状披针形；雄蕊 6 枚，白色，花药突出；雌蕊 1 枚，花柱突出，白色，子房上位，长椭圆状卵形，先端凹入，3 室。蒴果，1 室开裂。种子黑色。花期夏季。

4. 生境分布

大蒜原产于西亚和中亚地区。自汉代张骞出使西域把大蒜带到中国，至今已有 2 000多年的历史。全国各省（区）均有大蒜栽培。

5. 药材性状

本品呈类球形，直径 3～6 cm。表面被白色、淡紫色或紫红色的膜质鳞皮。顶端略尖，中间有残留花葶，基部有多数须根痕。剥去外皮，可见独头或 6～16 个瓣状小鳞茎，着生于残留花茎基周围。鳞茎瓣略呈卵圆形，外皮膜质，先端略尖，一面弓状隆起，剥去皮膜，白色，肉质。气特异，味辛辣，具刺激性。

一般干品含总灰分不超过 2.0%，水溶性浸出物不少于 63.0%，大蒜素（$C_6H_{10}S_3$）不少于 0.15%。

6. 性味归经

性温，味辛；归脾、胃、肺经。

7. 功能主治

解毒消肿，杀虫，止痢。用于痈肿疮疡、疥癣、肺痨、顿咳、泄泻、痢疾。

8. 用法用量

内服：煎汤，9～15 g。

七十七、生姜

1. 别名

姜、姜根、百辣云、勾装指、因地辛、鲜生姜、蜜炙姜、生姜汁、炎凉小子。

2. 来源

本品为姜科植物姜 *Zingiber officinale* Rosc. 的新鲜根茎。秋、冬二季，采挖根茎，除去须根及泥沙。

3. 植物形态

多年生草本。株高 40～100 cm。根茎肉质，扁圆横走，分枝，具芳香和辛辣气味。叶互生，排成 2 列，无柄，几抱茎；具叶舌；叶片披针形至线状披针形，先端渐尖，基部狭，叶革鞘状抱茎，无毛。花葶自根茎中抽出；穗状花序椭圆形；苞片卵形，淡绿色，边缘淡黄色，先端有小尖头；花萼管状，长约 1 cm，具 3 短齿；花冠黄绿色，管长 2 cm 左右，裂片 3 枚，披针形，唇瓣的中间裂片长圆状倒卵形，较花冠裂片短，有紫色条纹和淡黄色斑点，两侧裂片卵形，黄绿色，具紫色边缘；雄蕊 1 枚，暗紫色，花药隔附属体包裹住花柱；子房 3 室，无毛，花柱 1 枚，柱头近球形。蒴果 3 瓣裂。种子多数，黑色。花期 7—8 月（栽培的很少开花），果期 12 月至翌年 1 月。

4. 生境分布

姜原产于东南亚的热带地区，中国大部分地区有栽培，主产于四川、广东、山东、陕西等省（自治区、直辖市）。

黔西北地区的威宁、黔西等县（市、区）有姜野生资源分布。2015 年，“水城小黄姜”获国家地理标志产品认证。2019 年，威宁、纳雍、织金等县（市、区）栽培姜近 3 000 亩。

5. 药材性状

本品呈不规则块状，略扁，具指状分枝，长 4～18 cm，厚 1～3 cm。表面黄褐色或灰棕色，有环节，分枝顶端有茎痕或芽。质脆，易折断，断面浅黄色，内皮层环纹明显，维管束散在。气香特异，味辛辣。

一般本品含总灰分不超过 2.0%，挥发油不少于 0.12%（单位：mL/g），6 - 姜辣素（$C_{17}H_{26}O_4$）不少于 0.050%，8 - 姜酚（$C_{19}H_{30}O_4$）与 10 - 姜酚（$C_{21}H_{34}O_4$）总量不少于 0.040%。

6. 性味归经

性微温，味辛；归肺、脾、胃经。

7. 功能主治

解表散寒，温中止呕，化痰止咳，解鱼蟹毒。用于风寒感冒、胃寒呕吐、寒痰咳嗽、鱼蟹中毒。

8. 用法用量

内服：煎汤，3～10 g。

七十八、柳根

1. 别名

青龙须、杨柳须、水柳须、红龙须、分水翁。

2. 来源

本品为杨柳科植物垂柳 *Salix babylonica* L. 的根及根须。全年均可采收，挖取根部，洗净，晒干或鲜用。

3. 植物形态

落叶乔木。树高 10～18 m，树冠开展而疏散。树皮灰黑色，不规则开裂。枝长而下垂，小枝褐色无毛，幼时微有毛。叶披针形至线状披针形，先端长渐尖，基部楔形，边缘具细锯齿，上面绿色，下面带白色，侧脉 15～30 对；具叶柄。花单性，雌雄异株；葇荑花序先于叶开放或与叶同时开放；总梗有短柔毛；雄花序长 1.5～2.0 cm，雌花序长达 5 cm；苞片圆形至线状披针形，早落；雄花有腺体 2 枚，雄蕊 2 枚，分离，基部具长柔毛；雌花有一腺体，子房无毛，无柄，花柱极短，柱头 2 裂。蒴果长 3～4 mm，带绿黄褐色，成熟后 2 裂。种子有绵毛。花期 3—4 月，果期 4—5 月。

4. 生境分布

垂柳生于水边湿地，旱地也能生长，分布于亚洲、欧洲、美洲各国；在中国，主要分布于长江流域与黄河流域，其他地区也有栽培。

黔西北地区的威宁、七星关、大方、黔西、金沙、织金等县（市、区）均有垂柳栽培。

5. 药材性状

本品须根条众多细长，呈不规则尾巴状，多弯曲，有分枝。表面紫棕色至深褐色，较粗糙，有纵沟及根毛，外皮剥落后露出浅棕色内皮和木部。质脆，易折断，断面纤维性。气微，味涩。

6. 性味归经

性寒，味苦；归经不详。

7. 功能主治

利水通淋，祛风除痛，泻火解毒。用于淋证、白浊、水肿、黄疸、痢疾、白带、风湿疼痛、黄水疮、牙痛、烫伤、乳痈。

8. 用法用量

内服：煎汤，15～30 g。外用：适量，煎水熏洗；或酒煮温熨。

七十九、柚根

1. 别名

橙子树根。

2. 来源

本品为芸香科植物柚 *Citrus maxima*（Burm.）Merr. 的干燥树根。全年均可采收，挖取根部，洗净，切片，晒干。

3. 植物形态

常绿乔木。又名香抛、四季抛、沙田柚、香柚。树高 5～10 m。嫩枝、叶背、花梗、花萼及子房均被柔毛。嫩叶暗紫红色。嫩枝扁且有棱。叶质颇厚，色浓绿，阔卵形或椭圆形，连翼叶长 9～16 cm，宽 4～8 cm，顶端钝或圆，有时短尖，基部圆，翼叶长2～4 cm，宽 0.5～3.0 cm，个别品种的翼叶极狭窄。总状花序，有时兼有腋生单花；花蕾淡紫红色，稀乳白色；花萼不规则 3～5 浅裂；雄蕊 25～45 枚，有时部分雄蕊不育；花柱粗长，柱头略较子房大。果圆球形、扁圆形、梨形或阔圆锥状，淡黄或黄绿色，杂交种有朱红色的，果皮海绵质，油胞大，凸起，果心实但松软，瓤囊 10～19 枚，汁胞白色、粉红或鲜红色，稀乳黄色。种子多达 200 粒以上，形状不规则，近似长方形，上部质薄且截平，下部饱满，有明显纵肋棱，子叶乳白色，单胚。花期 4—

5 月，果期 9—12 月。

4. 生境分布

中国浙江、江西、福建、台湾、湖北、湖南、广东、广西、四川、贵州、云南等省（自治区、直辖市）均有柚的栽培。

黔西北地区的金沙、黔西、七星关等县（市、区）有柚栽培。

5. 药材性状

本品根呈圆柱形。表面灰黄色或淡棕黄色，具纵向浅沟纹和细根痕，刮去粗皮显绿黄色。质硬，难折断，断面不平坦，纤维性。气微香，味苦、微辛辣，刺舌。

6. 性味归经

性温，味辛、苦；归肺、胃、肝经。

7. 功能主治

理气止痛，散风寒。用于胃痛气胀、疝气疼痛、风寒咳嗽。

8. 用法用量

内服：煎汤，9～15 g。

八十、蕉芋

1. 别名

蕉藕、姜芋、蕉芽、香珠、芭蕉芋、芭蕉芽。

2. 来源

本品为美人蕉科植物蕉芋 *Canna edulis* Ker 的根茎。全年均可采挖根茎，去净茎叶，晒干或鲜用。

3. 植物形态

多年生草本。植株高达 3 m 左右。块状根茎。茎紫色，直立，粗壮。叶互生；叶柄短；叶鞘边缘紫色；叶片长圆形，长 30～70 cm，宽 20～25 cm，表面绿色，边缘或背面紫色；有羽状的平行脉，中脉明显。总状花序疏散，单一或分叉；花单生或 2 朵簇生，小苞片卵形，淡紫色；萼片淡绿而染紫，披针形；花冠管杏黄色，花冠裂片杏黄而先端染紫；外轮退化雄蕊 2～3 枚，花瓣状，倒披针形，红色，基部杏黄色，直立，其中 1 枚微凹；唇瓣披针形，卷曲，先端 2 裂，上部红色，基部杏黄色；发育雄蕊披针形，杏黄而染红，花药室长 9 mm；子房圆球形，绿色，密被小疣状突起。蒴果成 3 瓣开裂，瘤状。花期 9—10 月。

4. 生境分布

蕉芋原产于南美洲，20 世纪中叶引入中国栽培。

黔西北地区的金沙、黔西、七星关等县（市、区）有蕉芋少量栽培。

5. 药材性状

本品根茎呈圆锥形，先端有茎基，周围被数枚叶鞘，表面棕色或灰黄色。节明显，具细根或点状根痕。质坚硬，断面粉性。气微，味淡。

6. 性味归经

性凉，味甘、淡；归经不详。

7. 功能主治

清热利湿，解毒。用于痢疾、泄泻、黄疸、痈疮肿毒。

8. 用法用量

内服：煎汤，10～15 g。外用：鲜品适量，捣敷患处。

八十一、茄根

1. 别名

茄母、茄子根。

2. 来源

本品为茄科植物茄 *Solanum melongena* L. 的干燥根。9—10 月，植物枯萎时连根拔起，除去干叶，洗净泥土，晒干。本品种的茎亦供药用，其性味归经、功能主治、用法用量同根。

3. 植物形态

一年生草本至亚灌木。株高 60～100 cm。茎直立、粗壮，上部分枝，绿色或紫色，无刺或有疏刺，全体被星状柔毛。单叶互生；叶具柄；叶片卵状椭圆形，先端钝尖，基部不相等，叶缘常波状浅裂，表面暗绿色，两面具星状柔毛。能孕花单生，不孕花蝎尾状与能孕花并出；花萼钟形，顶端 5 裂，裂片披针形，具星状柔毛；花冠紫蓝色，裂片三角形；雄蕊 5 枚，花丝短，着生于花冠喉部，花药黄色，分离，先端孔裂；雌蕊 1 枚，子房 2 室，花柱圆球形，柱头小。浆果近圆形、长椭圆形或长柱形，深紫色、淡绿色或黄白色，光滑，基部有宿存萼。花期 6—8 月，花后结实。

4. 生境分布

茄原产于亚洲热带，全世界均有分布。茄栽培面积以亚洲最多，占 70% 以上；欧洲次之，占 14% 左右。中国各地均有茄栽培，为夏季主要蔬菜之一。

黔西北地区的各县（市、区）均有茄栽培。

5. 药材性状

本品主根通常不明显，有的略呈短圆锥状，具侧根及多数错综弯曲须根，表面浅灰黄色。质坚实，不易折断，断面黄白色，中心为木质部。干燥茎多已切成小段，茎圆柱形或扁压状圆柱形，有分枝，切断的枝条长 12～20 cm，表面棕灰色，光滑，除具细密的细纵皱纹外，并散布黄白色的点状皮孔，叶痕半月形，微隆起，每个叶痕上有残存的枝条或枝痕。质轻而坚硬，不易折断，断面黄白色，不平坦，纤维性，中央有空穴。气微，味微咸。以干燥、色灰黄、无叶者为佳。

6. 性味归经

性寒，味甘、辛；归经不详。

7. 功能主治

祛风利湿，清热止血。用于风湿热痹、脚气、血痢、便血、痔血、血淋、妇女阴痒、皮肤瘙痒、冻疮。

8. 用法用量

内服：煎汤，9～18 g；或入散。外用：适量，煎水洗；捣汁或烧存性研末后调敷。

八十二、草乌

1. 别名

乌头、五毒根。

2. 来源

本品为毛茛科植物北乌头 *Aconitum kusnezoffii* Reichb. 的干燥块根。秋季，茎叶枯萎时采挖，除去须根及泥沙，干燥。

3. 植物形态

多年生草本。块根圆锥形或胡萝卜形，长2.5～5.0 cm，粗7～10 cm。茎高65～150 cm，无毛，等距离生叶，通常分枝。茎下部叶有长柄，在开花时枯萎；茎中部叶有稍长柄或短柄；叶片纸质或近革质，近五角形，长9～16 cm，宽10～20 cm，基部心形，3全裂，中央全裂片菱形，渐尖，近羽状分裂，小裂片披针形，侧全裂片斜扇形，不等2深裂，表面疏被短曲毛，背面无毛；叶柄无毛，长为叶片的1/3～2/3。总状花序顶生，具9～22朵花，通常与其下的腋生花序形成圆锥花序；轴和花梗无毛；下部苞片3裂，其他苞片长圆形或线形；下部花梗长1.8～5.0 cm；小苞片生花梗中部或下部，线形或钻状线形；萼片紫蓝色，外面有疏曲柔毛或几无毛，上萼片盔形或高盔形，有短或长喙，下缘长约1.8 cm，侧萼片长1.4～2.7 cm，下萼片长圆形；花瓣无毛，瓣片宽3～4 mm，唇长3～5 mm，距长1～4 mm，向后弯曲或近拳卷；雄蕊无毛，花丝全缘或有2小齿；心皮4～5枚，无毛。蓇葖直。种子扁椭圆球形，沿棱具狭翅，只在一面生横膜翅。花期7—9月。

4. 生境分布

北乌头野生于海拔1 000～2 400 m山地草坡或疏林中，分布于中国山西、河北、内蒙古、辽宁、吉林、黑龙江、贵州等省（自治区、直辖市）；国外，内蒙古、朝鲜、俄罗斯（西伯利亚地区）亦产。

黔西北地区各县（市、区）均有北乌头野生资源分布。

5. 药材性状

本品呈不规则长圆锥形，略弯曲，长2～7 cm，直径0.6～1.8 cm。顶端常有残茎和少数不定根残基，有的顶端一侧有一枯萎的芽，另一侧有一圆形或扁圆形不定根残基。表面灰褐色或黑棕褐色，皱缩，有纵皱纹、点状须根痕和数个瘤状侧根。质硬，断面灰白色或暗灰色，有裂隙，形成层环纹多角形或类圆形，髓部较大或中空。气微，味辛辣、麻舌。

一般干品含杂质（残茎）不超过5%，水分不超过12.0%，总灰分不超过6.0%，乌头碱（$C_{34}H_{47}NO_{11}$）、次乌头碱（$C_{33}H_{45}NO_{10}$）和新乌头碱（$C_{33}H_{45}NO_{11}$）的总量为0.15%～0.75%。

6. 性味归经

性热，味辛、苦，有大毒；归心、肝、肾、脾经。

7. 功能主治

祛风除湿，温经止痛。用于风寒湿痹、关节疼痛、心腹冷痛、寒疝作痛及麻醉止痛。

8. 用法用量

一般炮制后用。

9. 使用注意

生品内服宜慎；孕妇禁用；不宜与半夏、瓜蒌、瓜蒌子、瓜蒌皮、天花粉、川贝母、浙贝母、平贝母、伊贝母、湖北贝母、白蔹、白及同用。

八十三、菊芋

1. 别名

洋姜、番羌。

2. 来源

本品为菊科植物菊芋 *Helianthus tuberosus* L. 的块茎。其茎叶亦供药用。秋季，采挖块茎；夏、秋季，采收茎叶，鲜用，或晒干。

3. 植物形态

多年生草本。株高1～3 m。地下茎块状。茎直立，上部分枝，被短糙毛或刚毛。基部叶对生，上部叶互生；有叶柄，叶柄上部有狭翅；叶片卵形至卵状椭圆形，先端急尖或渐尖，基部宽楔形，边缘有锯齿，上面粗糙，下面被柔毛，具3脉。头状花序数个，生于枝端，有1～2个线状披针形的苞叶；总苞片披针形或线状披针形；舌状花中性，淡黄色；管状花两性，孕育，花冠黄色、棕色或紫色，裂片5枚。瘦果楔形；冠毛上端常有2～4个具毛的扁芒。花期8—10月。

4. 生境分布

菊芋原产于北美洲，17世纪传入欧洲，后传入中国，现中国大多数地区均有栽培。

黔西北地区的大方、金海湖、七星关等县（市、区）有少量菊芋栽培。

5. 药材性状

本品根茎块状。茎上部分枝，被短糙毛或刚毛。基部叶对生，上部叶互生，长卵形至卵状椭圆形，长10～15 cm，宽3～9 cm，3脉，上表面粗糙，下表面有柔毛，叶缘具锯齿，先端急尖或渐尖，基部宽楔形，叶柄上都具狭翅。

6. 性味归经

性凉，味甘、微苦；归经不详。

7. 功能主治

清热凉血，消肿。用于热病、肠热出血、跌打损伤、骨折肿痛。

8. 用法用量

内服：煎汤，10～15 g；或块根1个，鲜品嚼服。外用：鲜茎叶适量，捣敷。

八十四、常山

1. 别名

互草、恒山、七叶、翻胃木、黄常山、土常山、大金刀、大常山、树盘根、一枝蓝、鸡骨风、风骨木、白常山、摆子药、鸡骨常山。

2. 来源

本品为虎耳草科植物常山 *Dichroa febrifuga* Lour. 的干燥根。栽培4年以上收获。秋后，齐地割去茎秆，挖出根，洗去泥土，砍去残余茎秆，再砍成7～10 cm短节，晒或炕干后在有火焰的柴火上燎去须根，撞去灰渣即为成品。

3. 植物形态

灌木。株高1～2 m。小枝绿色，常带紫色，无毛，或稀被微柔毛。叶对生；叶柄长1.5～2.0 cm；叶椭圆形、长圆形、倒卵状椭圆形等，先端渐尖，基部楔形，边缘有密的锯齿或细锯齿；中脉上面凹陷，侧脉弯拱向上。伞房花序顶生，圆锥形，有梗；花蓝色或青紫色；花萼倒圆锥状，萼齿4～7枚；花瓣4～7枚，近肉质，花时反卷；雄蕊10～20枚，半数与花瓣对生，花丝扁平；子房下位，花柱4～6枚，初时基部合生。浆果蓝色，有多数种子。花期6—7月，果期8—10月。

4. 生境分布

常山野生于林荫湿润山地，或栽培于林下，分布于中国江西、湖北、湖南、陕西、四川、贵州、云南、广东、广西、福建等省（自治区、直辖市），药材主产于四川、贵州、湖南等省（自治区、直辖市）。

黔西北地区的大方、赫章等县（市、区）有常山野生资源分布。

5. 药材性状

本品呈圆柱形，常弯曲扭转，或有分枝，长9～15 cm，直径0.5～2.0 cm。表面棕黄色，具细纵纹，外皮易剥落，剥落处露出淡黄色木质部。质坚硬，不易折断，折断时有粉尘飞扬；横切面黄白色，射线类白色，呈放射状。气微，味苦。

一般干品含水分不超过10.0%，总灰分不超过4.0%。

6. 性味归经

性寒，味苦、辛，有毒；归肺、肝、心经。

7. 功能主治

涌吐痰涎，截疟。用于痰饮停聚、胸膈痞塞、疟疾。

8. 用法用量

内服：煎汤，5～9 g；或入丸、散。涌吐可生用，截疟宜酒炒用。

9. 使用注意

有催吐副作用，用量不宜过大；正气不足、久病体弱者及孕妇慎用。

八十五、乌药

1. 别名

台乌、矮樟、旁其、鳑魮、香桂樟、铜钱柴、班皮柴、矮樟根、土木香、鲫鱼姜、鸡骨香、白叶柴、天台乌药。

2. 来源

本品为樟科植物乌药 *Lindera aggregata*（Sims）Kos-term. 的干燥块根。全年均可采收，挖取根部，除去细根，洗净，趁鲜切片，晒干，或直接晒干。

3. 植物形态

常绿灌木或小乔木。株高达4～5 m。根木质，膨大粗壮，略呈念珠状。树皮灰绿色。小枝幼时密被锈色短柔毛，老时平滑无毛；茎枝坚韧，不易断。叶互生，革质，椭圆形至广倒卵形，先端渐尖或尾状渐尖，基部圆形或广楔形，全缘，上面绿色，有光泽，除中脉外，均光滑无毛，下面灰白色，被淡褐色长柔毛，后变光滑，叶脉3条，基出，极明显；叶柄短，有短柔毛。伞形花序腋生，几无总梗；小花梗被毛，簇生多数小花；花单性，雌雄异株，黄绿色；花被6枚，大小几相等，广椭圆形；雄花有雄蕊9枚，排成3轮，最内一轮的基部有腺体，花药2室；雌花有退化雄蕊多枚，子房上位，球形，1室，胚珠1枚。核果近球形，初时绿色，成熟后变黑色。花期3—4月，果期10—11月。

4. 生境分布

乌药野生于向阳坡地、山谷或疏林灌丛中，分布于中国安徽、江西、浙江、福建、台湾、湖北、湖南、广西、陕西、四川、贵州等省（自治区、直辖市）；国外，越南、菲律宾亦产。

黔西北地区的七星关、威宁等县（市、区）有乌药野生资源分布。

5. 药材性状

本品多呈纺锤状，略弯曲，有的中部收缩成连珠状，长6～15 cm，直径1～3 cm，表面黄棕色或黄褐色，有纵皱纹及稀疏的细根痕。质坚硬。切片厚0.2～2.0 mm，切面黄白色或淡黄棕色，射线放射状，可见年轮环纹，中心颜色较深。气香，味微苦、辛，有清凉感。

一般本品按干燥品计算，含水分不超过11.0%，总灰分不超过4.0%，酸不溶性灰分不超过2.0%，醇溶性浸出物不少于12.0%，含乌药醚内酯（$C_{15}H_{16}O_4$）不少于0.030%。

6. 性味归经

性温，味辛；归肺、脾、肾、膀胱经。

7. 功能主治

顺气止痛，温肾散寒。用于胸腹胀痛、气逆喘急、膀胱虚冷、遗尿尿频、疝气、痛经。

8. 用法用量

内服：煎汤，3～9 g。

9. 使用注意

气虚、内热者忌服。

八十六、藕节

1. 别名

藕节巴、光藕节、藕节疤。

2. 来源

本品为睡莲科植物莲 *Nelumbo nucifera* Gaertn. 的干燥根茎节部。秋、冬二季，采挖根茎（藕），切取节部，洗净，晒干，除去须根。

3. 植物形态

多年生水生草本。根状茎横生，肥厚，节间膨大，内有多数纵行通气孔道，节部缢缩，上生黑色鳞叶，下生须状不定根。叶基生，挺出水面，盾状，直径 30～90 cm，波状边缘，上面光滑，具白粉，下面叶脉从中央射出，有 1～2 次叉状分枝；叶柄粗壮，圆柱形，长 1～2 m，中空，外面散生小刺。花梗和叶柄近等长，散生小刺；花芳香，花瓣红色、粉红色或白色，矩圆状椭圆形至倒卵形，由外向内渐小，有时变成雄蕊，先端圆钝或微尖；雄蕊多数，花药条形，花丝细长，着生在花托之下；花柱极短，柱头顶生。花后结“莲蓬”，倒锥形，直径 5～10 cm，有小孔 20～30 个，每孔内含果实 1 枚。坚果椭圆形或卵形，果皮革质，坚硬，熟时黑褐色。种子卵形或椭圆形，种皮红色或白色。花期 6—8 月，果期 8—10 月。人们习惯称种子为“莲子”，地下茎为“藕”，花托为“莲蓬”，叶为“荷叶”。

4. 生境分布

莲生于池塘、浅湖泊或水田中，中国南北各省（自治区、直辖市）有自生或栽培；国外，俄罗斯、朝鲜、日本、印度、越南、亚洲南部和大洋洲均有分布。

黔西北地区的金沙、黔西、七星关等县（市、区）有莲栽培。

5. 药材性状

本品呈短圆柱形，中部稍膨大，长 2～4 cm，直径约 2 cm。表面灰黄色至灰棕色，有残存的须根及须根痕，偶见暗红棕色的鳞叶残基。两端有残留的藕，表面皱缩有纵纹。质硬，断面有多数类圆形的孔。气微，味微甘、涩。

干品含水分不超过 15.0%，总灰分不超过 8.0%，酸不溶性灰分不超过 3.0%，水溶性浸出物不少于 15.0%。

6. 性味归经

性平，味甘、涩；归肝、肺、胃经。

7. 功能主治

收敛止血，化瘀。用于吐血、咯血、衄血、尿血、崩漏。

8. 用法用量

内服：煎汤，9～15 g。

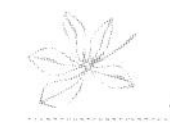

八十七、马棘

1. 别名

一味药、野槐树、山皂角、铁皂角、山绿豆、野绿豆、马料梢、夜闭草、绿豆柴、苦处喜、豆瓣木、紫花料梢。

2. 来源

本品为豆科植物马棘 *Indigofera pseudotinctoria* Matsum. 的干燥根。秋季，采挖根部，洗净，切片，晒干，或去外皮切片晒干。该品种的地上部分亦供药用。

3. 植物形态

小灌木。株高 1～3 m。茎多分枝，幼枝灰褐色，有棱，被丁字毛。叶互生；叶柄长 1.0～1.5 cm，被平贴丁字毛；托叶小，狭三角形，早落；奇数羽状复叶，小叶 7～11 片，叶片椭圆形、倒卵形或倒卵状椭圆形，长 1.0～2.5 cm，先端圆或微凹，有小尖头，基部阔楔形或近圆形，两面有白色丁字毛。总状花序长 3～11 cm，花密集；花萼钟形，外被白色和棕色平贴丁字毛，萼齿不等长，与萼筒近等长；蝶形花淡红色或紫红色，旗瓣倒阔卵形，先端螺壳状，翼瓣基部有耳状附属物，龙骨瓣距长约 1 mm，基部具耳；雄蕊 10 枚，二体。荚果线状圆柱形，长 2.5～5.5 cm，先端渐尖，幼时密被短丁字毛，种子间有横隔，仅在横隔上有紫红色斑点。种子椭圆形。花期 5—8 月，果期 9—10 月。

4. 生境分布

马棘野生于海拔 100～1 300 m 的山坡林缘及灌木丛中，分布于中国江苏、安徽、浙江、江西、福建、湖北、湖南、广西、四川、贵州、云南等省（自治区、直辖市）；国外，日本亦产。

黔西北地区的大方等县（市、区）有马棘野生资源分布。

5. 药材性状

本品根呈圆柱形，下部常有 2～3 分枝，长 15～30 cm，直径 1.0～2.5 cm。表面灰褐色或棕黄色，具稀疏的纵皱纹及横列皮孔，并有细点状根痕。质坚硬，不易折断，断面黄白色，纤维性。气微，微苦。以身干、根条均匀、皮细、无细根、无杂质者为佳。

6. 性味归经

性平，味苦、涩；归脾、肾经。

7. 功能主治

清热解表，散瘀消积。用于风热感冒、肺热咳嗽、烧烫伤、疔疮、毒蛇咬伤、瘰疬、跌打损伤、食积腹胀。

8. 用法用量

内服：煎汤，20～30 g。外用：适量，鲜品捣敷；或干品或炒炭存性，研末，调敷患处。

八十八、鸦葱

1. 别名

土参、人头发、谷罗葱、罗罗葱、兔儿奶、笔管草、老观笔、黄花地丁、老鹤咀子。

2. 来源

本品为菊科植物鸦葱 *Scorzonera austriaca* Willd. 的干燥根。夏、秋季，采收根部，洗净，晒干。本品种的全草亦供药用。

3．植物形态

多年生草本。株高10～42 cm。根垂直直伸，黑褐色。茎多数，簇生，不分枝，直立，光滑无毛，茎基被稠密的棕褐色纤维状撕裂的鞘状残遗物。基生叶线形、狭线形、线状披针形、线状长椭圆形、线状披针形或长椭圆形，长3～35 cm，宽0.2～2.5 cm，顶端渐尖或钝而有小尖头或急尖，向下部渐狭成具翼的长柄，柄基鞘状扩大或向基部直接形成扩大的叶鞘，3～7出脉，侧脉不明显，边缘平或稍见皱波状，两面无毛或仅沿基部边缘有蛛丝状柔毛；茎生叶2～3片，鳞片状，披针形或钻状披针形，基部心形，半抱茎。头状花序单生茎端；总苞圆柱状，总苞片约5层，外层三角形或卵状三角形，中层偏斜披针形或长椭圆形，内层线状长椭圆形，全部总苞片外面光滑无毛，顶端急尖、钝或圆形；舌状小花黄色。瘦果圆柱状，有多数纵肋，无毛，无脊瘤；冠毛淡黄色，长1.7 cm，与瘦果连接处有蛛丝状毛环，大部为羽毛状，羽枝蛛丝毛状，上部为细锯齿状。花、果期4—7月。

4．生境分布

鸦葱野生于海拔400～2 000 m的山坡、草滩及河滩地，分布于中国黑龙江、吉林、辽宁、内蒙古、北京、河北、山西、陕西、宁夏、甘肃、山东、安徽、河南、贵州等省（自治区、直辖市）；国外，欧洲中部、地中海沿岸地区、俄罗斯西伯利亚、哈萨克斯坦、蒙古地区亦产。

黔西北地区的威宁等县（市、区）有鸦葱野生资源分布。

5．药材性状

本品干燥根呈长圆柱形，长可达20 cm以上，直径6～10 mm；表面棕黑色，有纵横皱纹，上部具密集的横皱纹，根头部残留众多棕色毛须（叶基纤维束与维管束）。质较疏松，断面黄白色。气微，味微苦、涩。

6．性味归经

性寒，味微苦、涩；归心经。

7．功能主治

消肿解毒。用于五劳七伤、疔疮痈肿。

8．用法用量

内服：煎汤，12～20 g。外用：鲜品适量，捣敷患处。

八十九、慈姑

1．别名

茨菇、慈菇、藉姑、槎牙、茨菰、白地栗。

2．来源

本品为泽泻科植物慈姑 *Sagittaria trifolia* L. var. *sinensis*（Sims）Makino的球茎。秋季初霜后茎叶黄枯、球茎充分成熟，至翌年春发芽前，可随时采收，洗净，晒干或鲜用。

3．植物形态

多年生直立水生草本。有纤匐枝，枝端膨大成球茎。叶具长柄，长20～40 cm；叶形变化极大，通常为戟形，宽大，连基部裂片长5～40 cm，宽0.4～13.0 cm，先端圆钝，基部裂片短，与叶片等长或较长，多少向两侧开展。花葶同圆锥花序长20～60 cm；花3～5朵为1轮，单性，下部3～4轮为雌花，具短梗，上部多轮为雄花，具细长花梗；苞片披针形；外轮花被片3枚，萼片状，卵形，先端钝；内轮花被片3枚，花瓣状，白色，基部常有紫斑；雄蕊多枚；心皮多数，密集成球形。瘦果斜倒卵形，背腹两面有翅。种子褐色，具小凸起。花期8—10月。

4. 生境分布

慈姑野生于沼泽、水塘，常栽培于水田，产于中国长江以南各省（自治区、直辖市）；国外，日本、朝鲜亦产。

黔西北地区的威宁等县（市、区）有慈姑野生资源分布。

5. 药材性状

鲜品呈长卵圆形或椭圆形，长2.2～4.5 cm，直径1.8～3.2 cm。表面黄白或黄棕色，有的微呈青紫色，具纵皱纹和横环状节，节上残留红棕色的鳞叶，鳞叶脱落后，显淡绿黄色。顶端有芽，长5～7 cm，或有芽脱落的圆形痕；基部钝圆或平截，切断面类白色，水分较多，富含淀粉。

干品多纵切或横切成块状，切面灰白色。粉性强。气微，味微苦、甜。

6. 性味归经

性微寒，味甘、微苦、微辛；归肝、肺、脾、膀胱经。

7. 功能主治

活血凉血，止咳通淋，散结解毒。用于产后血闷、胎衣不下、带下、崩漏、衄血、呕血、咳嗽痰血、淋浊、疮肿、目赤肿痛、角膜白斑、瘰疬、睾丸炎、骨膜炎、毒蛇咬伤。

8. 用法用量

内服：煎汤，15～30 g；或绞汁。外用：适量，鲜品捣敷；或磨汁沉淀后点眼。

9. 使用注意

孕妇慎服。

九十、鹿药

1. 别名

偏头七、磨盘七、土飞七、小鹿药、九层楼、盘龙七、螃蟹七、狮子七、山糜子、白窝儿七。

2. 来源

本品为百合科植物鹿药 *Smilacina japonica* A. Gray 的干燥根状茎和根。秋季，采挖根部，洗净，晒干或鲜用。

3. 植物形态

多年生草本。株高30～60 cm。根茎横走，圆柱状，直径6～10 mm，有时具膨大结节。茎中部以上具粗伏毛。叶互生，4～9枚，具叶柄；叶片纸质，卵状椭圆形、椭圆形或长圆形，长6～13 cm，宽3～7 cm，先端渐尖，基部圆形，两面疏被粗毛或近无毛。圆锥花序，具粗短毛；花单生，有花梗，花被片6枚，长圆形或长圆状倒卵形，白色；雄蕊6枚，花丝基部贴生于花被片上，花药小；子房3室，花柱与子房近等长，柱头几不裂。浆果近球形，熟时红色，具种子1～2颗。花期5—6月，果期8—9月。

4. 生境分布

鹿药野生于林下阴湿处或岩缝中，分布于中国东北及河北、山西、陕西、甘肃、江苏、安徽、浙江、江西、台湾、河南、湖北、湖南、四川、贵州等省（自治区、直辖市）。

黔西北地区的赫章等县（市、区）有鹿药野生资源分布。

5. 药材性状

本品干燥根茎略呈结节状，稍扁，长6～15 cm，直径5～10 mm。表面棕色至棕褐色，具皱纹，先端有一至数个茎基或芽基，周围密生多数须根。质较硬，断面白色，粉性。气微，味甜、微辛。以根茎粗壮、断面白色、粉性足者为佳。

6. 性味归经

性温，味甘苦；归肝、肾经。

7. 功能主治

补肾壮阳，活血祛瘀，祛风止痛。用于肾虚阳痿，月经不调，偏、正头痛，风湿痹痛，痈肿疮毒，跌打损伤。

8. 用法用量

内服：煎汤，6～15 g；或浸酒。外用：适量，鲜品捣敷；或烫热熨。

九十一、薯莨

1. 别名

血母、茹榔、赭魁、山猪薯、山羊头、鸡血莲、朱砂莲、血三七、雄黄七、血葫芦、朱砂七、红药子、金花果、红孩儿、孩儿血、牛血莲、染布薯。

2. 来源

本品为薯蓣科植物薯莨 *Dioscorea cirrhosa* Lour. 的块茎。5—8 月，采挖块茎，洗净，切片，晒干，或捣碎鲜用。

3. 植物形态

多年生藤本。茎藤长可达 20 m 左右。块茎一般生长在表土层，为卵形、球形、长圆形或葫芦状，外皮黑褐色，凹凸不平，断面新鲜时红色，干后紫黑色，直径大的可达 20 cm 以上。茎绿色，无毛，右旋，有分枝，下部有刺。单叶，在茎下部的互生，中部以上的对生；叶片革质或近革质，长椭圆状卵形至卵圆形，或为卵状披针形至狭披针形，长 5～20 cm，宽 1～14 cm，顶端渐尖或骤尖，基部圆形，有时呈三角状缺刻，全缘，两面无毛，表面深绿色，背面粉绿色，基出脉 3～5 条，网脉明显。雌雄异株。雄花序为穗状花序，长 2～10 cm，通常排列呈圆锥花序，有时为穗状花序腋生；雄花的外轮花被片为宽卵形或卵圆形，内轮倒卵形；雄蕊 6 枚，稍短于花被片。雌花序为穗状花序，单生于叶腋，长达 12 cm；雌花的外轮花被片为卵形，较内轮大。蒴果不反折，近三棱状扁圆形。种子着生于每室中轴中部，四周有膜质翅。花期 4—6 月，果期 7 月至翌年 1 月仍不脱落。

4. 生境分布

薯莨野生于海拔 350～1 500 m 的山坡、路旁、河谷边的杂木林中、阔叶林中、灌丛中或林边，分布于中国浙江南部、江西南部、福建、台湾、湖南、广东、广西、贵州、四川南部和西部、云南、西藏墨脱等地；国外，越南亦产。

黔西北地区的金沙、黔西、七星关等县（市、区）有薯莨野生资源分布。

5. 药材性状

本品块茎呈长圆形、卵圆形、球形或结节块状，长 10～15 cm，直径 5～10 cm。表面深褐色，粗裂，有瘤状突起和凹纹，有时具须根或点状须根痕。纵切或斜切成块片。块片多数呈长卵形，长 3～12 cm，厚 2～7 mm。外皮皱缩，切面暗红色或红黄色。质硬而实，断面颗粒状，有明显的或隐约可见红黄相间的花纹。气微，味涩、苦。

6. 性味归经

性凉，味苦，有小毒；归肝、大肠经。

7. 功能主治

活血止血，理气止痛，清热解毒。用于咳血、咯血、呕血、衄血、尿血、便血、崩漏、月经不调、痛经、经闭、产后腹痛、脘腹胀痛、痧胀腹痛、热毒血痢、水泻、关节痛、跌打肿痛、疮疖、带状疱疹、外伤出血。

8. 用法用量

内服：煎汤，3～9 g；绞汁或研末。外用：适量，研末敷或磨汁涂。

9. 使用注意

孕妇慎服。

九十二、韭根

1. 别名

韭黄、韭菜根。

2. 来源

本品为百合科植物韭 *Allium tuberosum* Rottler ex Sprengle 的根。全年均可采收，挖取根部，洗净，晒干或鲜用。

3. 植物形态

多年生草本。根状茎横生；鳞茎近圆柱状，簇生，鳞茎外皮暗黄色至黄褐色，破裂成纤维状，呈网状或近网状。叶基生，条形，扁平，实心，比花葶短，长 15～30 cm，宽 1.5～8.0 mm，边缘平滑。花葶圆柱状，常具 2 纵棱，高 25～60 cm，下部被叶鞘；总苞 1～3 裂，宿存；伞形花序呈半球状或近球状，具多而较稀疏的花；小花梗近等长，比花被片长 2～4 倍，基部具小苞片，且数枚小花梗的基部又为 1 枚共同的苞片所包围；花白色；花被片常具绿色或黄绿色的中脉，内轮的呈矩圆状倒卵形，稀为矩圆状卵形，先端具短尖头或钝圆，外轮的常较窄，矩圆状卵形至矩圆状披针形，先端具短尖头；花丝等长，为花被片长度的 2/3～4/5，基部合生并与花被片贴生，合生部分高 0.5～1.0 mm，分离部分狭三角形，内轮的稍宽；子房倒圆锥状球形，具 3 圆棱，外壁具细的疣状突起。蒴果具倒心形的果瓣。花、果期 7—9 月。

4. 生境分布

韭原产于亚洲东南部，现全世界已普遍栽培；中国广泛栽培，亦有野生植株，但北方的为野化植株。

黔西北地区的黔西、大方、威宁等县（市、区）有韭野生资源分布；各县（市、区）均有韭栽培。

5. 药材性状

本品根细圆柱形。外表面棕黄色，皱缩不平，有细横环纹及支根痕；切断面类白色，较平坦。质脆，易折断。气强烈、特异，味辛、微辣。

6. 性味归经

性温，味辛；归脾、胃经。

7. 功能主治

温中，行气，散瘀，解毒。用于里寒腹痛、食积腹胀、胸痹疼痛、赤白带下、衄血、吐血、漆疮、疮癣、跌打损伤。

8. 用法用量

内服：煎汤，鲜品 30～60 g；或捣汁。外用：捣敷；或温熨；或研末调敷。

9. 使用注意

阴虚内热者及疮疡、目疾患者忌服。

九十三、葱须

1. 别名

葱根。

2. 来源

本品为百合科植物葱 *Allium fistulosum* L. 的须根。全年均可采收根部，洗净，晒干或鲜用。

3. 植物形态

多年生草本。株高可达 50 cm。通常簇生，全体具辛臭气，折断后有辛味之黏液。须根丛生，白色。鳞茎圆柱形，先端稍肥大，鳞叶成层，白色，上具白色纵纹。叶基生，圆柱形，中空，长约 45 cm，直径 1.5～2.0 cm，先端尖，绿色，具纵纹；叶鞘浅绿色。花茎自叶丛抽出，通常单一，中央部膨大，中空，绿色，有纵纹；伞形花序圆球状；总苞膜质，卵形或卵状披针形；花被 6 枚，披针形，白色，外轮 3 枚较短小，内轮 3 枚较长大，花被片中央有一条纵脉；雄蕊 6 枚，花丝伸出，花药黄色，丁字着生；子房 3 室。蒴果三棱形。种子黑色，三角状半圆形。花期 7—9 月，果期 8—10 月。

4. 生境分布

中国各省（区）均有葱广泛栽培；国外亦产。

黔西北地区的各县（市、区）均有葱栽培。

5. 性味归经

性平，味辛；归肺经。

6. 功能主治

祛风散寒，解毒，散瘀。用于风寒头痛、喉疮、痔疮、冻伤。

7. 用法用量

内服：煎汤，6～9 g；或研末。外用：适量，研末吹；或煎水熏洗。

九十四、大活

1. 别名

独活、香大活、走马芹、走马芹筒子。

2. 来源

伞形科植物兴安白芷 *Angelica dahurica*（Fisch. ex Hoffm.）Benth. et Hook. F. ex Franch. et Sav. 的干燥根。春播在当年 10 月中、下旬，秋播于翌年 8 月下旬，叶呈枯萎状态时采挖，抖去泥土，去掉残茎及须根，晒干。

3. 植物形态

多年生高大草本。株高 1.0～2.5 m。根圆柱形，有分枝，表面黄褐色至褐色，有浓烈气味。茎基部直径 2～8 cm，通常带紫色，中空，有纵长沟纹。基生叶一回羽状分裂，叶柄长达 15 cm，下部有管状抱茎的叶鞘；茎上部叶二至三回羽状分裂，叶片轮廓卵形至三角形，长 15～30 cm，宽 10～25 cm，叶柄长至 15 cm，下部为囊状膨大的膜质叶鞘，常带紫色；末回裂片长圆形、卵形或线状披针形，急尖，边缘有不规则的白色软骨质粗锯齿，具短尖头，基部两侧常不等大，沿叶轴下延成翅状，托叶简化成无叶的、膨大的囊状叶鞘，外面无毛。复伞形花序顶生或侧生，直径 10～30 cm，花序梗长 5～20 cm；伞辐 5～10 个，线状披针形；花白色；无萼齿；花瓣倒卵形，先端内凹；花柱基短圆锥状。果实长圆形至卵圆形，黄棕色，有时带紫色，无毛，背棱扁，厚而钝圆，近海绵质，侧棱翅状，较果体狭，棱槽中有油管 1 枚，合生面有油管 2 枚。花期 7—8 月，果期 8—9 月。

4. 生境分布

兴安白芷野生于林下、林缘、溪旁、灌丛及山谷草地，分布于中国东北、华北、西南等地。

黔西北地区的大方等县（市、区）有兴安白芷野生资源分布。

5. 药材性状

本品呈长纺锤形，常分枝。根茎部表面密生横纹，顶端有茎痕或茎叶残基，根长短不等，表面灰棕色或暗棕色，有时显纵横纹及横长皮孔。质坚脆，易折断，断面皮部棕色，木质部黄色。气特异而强烈，味辛、苦。

6. 性味归经

性温，味辛、苦；归经不详。

7. 功能主治

祛风解表，除湿止痛。用于感冒、头痛、牙痛、风湿痹痛。

8. 用法用量

内服：煎汤，3～9 g。外用：适量，捣敷；或煎汤含漱。

9. 使用注意

阴虚火旺者慎服。

九十五、峨参

1. 别名

田七、土白芷、广三七、南田七、水田七、土当归、土田七、金山田七、胡萝卜七。

2. 来源

本品为伞形科植物峨参 *Anthriscus sylvestris*（L.）Hoffm. 的干燥根。栽后 2～3 年收获，在春、秋季挖取根，剪去须尾，刮去外皮，用沸水烫后，晒干，或微火炕干。

3. 植物形态

二年生或多年生草本。株高达 1.5 m。直根粗大。茎粗壮，多分枝，近无毛或下部有细柔毛。基生叶有长柄，柄长 5～20 cm，基部有阔鞘，叶片轮廓呈卵形，二回羽状分裂，长 10～30 cm，一回羽片有长柄，有二回羽片 3～4 对，二回羽片有短柄，轮廓卵状披针形，羽状全裂或深裂，末回裂片卵形或椭圆状卵形，有粗锯齿，背面疏生柔毛；茎上部叶有短柄或无柄，基部呈鞘状，有时边缘有毛。复伞形花序直径 2.5～8.0 cm，伞辐 4～15；小总苞片 5～8 枚，卵形至披针形，先端尖锐，反折；花白色，通常带绿或黄色；花柱较花柱基长 2 倍。双悬果长圆形至线状长圆形，光滑或疏生小瘤点，先端渐狭成喙状，合生面明显收缩，果柄顶端常有一环白色小刚毛，分生果横剖面近圆形，油管不明显，胚乳有深槽。花、果期 4—6 月。

4. 生境分布

峨参野生于低山丘陵到海拔 4 500 m 的高山山坡林下或路旁及山谷溪边石缝中，产于中国辽宁、河北、河南、山西、陕西、江苏、安徽、浙江、江西、湖北、四川、贵州、云南、内蒙古、甘肃、新疆等省（自治区、直辖市）；国外，欧洲及北美亦产。

黔西北地区的金沙等县（市、区）有峨参野生资源分布。

5. 药材性状

本品根呈圆锥形，略弯曲，多分叉，下部渐细，半透明，长 3～12 cm，中部直径 1.0～1.5 cm。外表黄棕色或灰褐色，有不规则的纵皱纹，上部有细密环纹，可见突起的横长皮孔，有的侧面有疔疤。质坚实，沉重，断面黄色或黄棕色，角质样。气微，味微辛、微麻。以质坚实、色白黄、根条粗及环纹细致者为佳。

6. 性味归经

性微温，味甘、辛；归脾、胃、肺经。

7. 功能主治

益气健脾，活血止痛。用于脾虚腹胀、乏力食少、肺虚咳嗽、体虚自汗、老人夜尿频数、气虚水肿、劳伤腰痛、头痛、痛经、跌打瘀肿。

8. 用法用量

内服：煎汤，9～15 g；或研末，每次3～5 g；或泡酒。外用：适量，研末调敷。

9. 使用注意

凡邪实而正气未虚者忌用。

九十六、荸荠

1. 别名

芍、水芋、乌芋、乌茨、凫茈、葃菇、地栗、葧脐、马蹄、马薯、黑山棱、铁葧脐、红慈菇。

2. 来源

本品为莎草科植物荸荠 *Eleocharis dulcis*（N. L. Burman） Trinius ex Henschel 的球茎。冬季，采挖球茎，洗净泥土，风干或鲜用。

3. 植物形态

多年生水生草本。株高30～100 cm。匍匐根茎细长，顶端膨大成球茎。秆丛生，圆柱状，光滑，有多数横膈膜。秆基部具2～3枚叶鞘，鞘长2～20 cm，绿黄、紫红或褐色，近膜质，鞘口斜截，无叶片。小穗圆柱形，长1.5～4.0 cm，宽6～7 mm，具多花，基部有2鳞片无花，抱小穗轴一周，余鳞片均具1朵两性花；鳞片松散覆瓦状排列，宽长圆形或卵状长圆形，先端钝圆，背面灰绿色，近革质，边缘淡黄色，干膜质，具淡棕色细点，中脉明显；下位刚毛7枚，长于小坚果1.5倍，有倒刺；柱头3枚。坚果宽倒卵形，双凸状，长约2.4 mm，顶端不缢缩且具领状环，棕色，具四角至六角形网纹；花柱基扁，三角形，宽为小坚果的1/2。花、果期5—10月。

4. 生境分布

中国大部分地区都有荸荠栽培；国外，朝鲜、日本、越南、印度亦产。

黔西北地区的金沙、黔西、七星关等县（市、区）有荸荠栽培。

5. 药材性状

本品球茎呈圆球形，略扁，大小不等，大者直径可达3 cm，下端中央凹入，上部顶端有数个聚生嫩芽，由枯黄的鳞片包裹。球茎外皮紫褐色或黑褐色，上有明显的环节，节上常有黄褐色膜质的鳞叶残存，有时附有小侧芽。质脆，内部白色，富含淀粉和水分，压碎后流出白色乳汁。气微，味甜。以个大、肥嫩者为佳。

6. 性味归经

性寒，味甘；归肺、胃经。

7. 功能主治

清热生津，化痰，消积。用于温病口渴、咽喉肿痛、痰热咳嗽、目赤、消渴、痢疾、黄疸、热淋、食积、赘疣。

8. 用法用量

内服：煎汤，60～120 g；或嚼食；或捣汁；或浸酒；或澄粉。外用：适量，煅以存性，研末

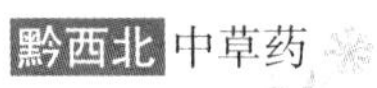

撒；或澄粉点目；或生用涂擦。

9. 使用注意

虚寒及血虚者慎服。

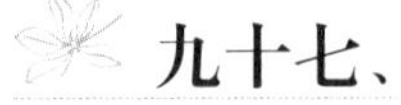

九十七、水芋

1. 别名

水葫芦、水浮莲。

2. 来源

本品为天南星科植物水芋 *Calla palustris* L. 的根茎。夏末、秋初，采挖根部，除去须根，洗净，晒干或鲜用。

3. 植物形态

多年生水生草本。根茎匍匐，圆柱形，长可达 50 cm，节上具多数细长的纤维状根。鳞叶披针形，长约 10 cm，渐尖。成熟茎上叶柄圆柱形，长 12～24 cm，下部具鞘；鞘长 7～8 cm，上部 1/2 以上与叶柄分离而呈鳞片状；叶片长 6～14 cm，宽几与长相等，侧脉纤细，全部至近边缘向上弧曲。花序柄长 15～30 cm，粗 8～12 mm；佛焰苞外面绿色，内面白色，长 4～6 cm，宽 3. 0～3. 5 cm，具长约 1 cm 的尖头，果期宿存而不增大；肉穗花序长 1. 5～3. 0 cm，花密，顶端常具不育雄花；花两性，无花被；雄蕊 6 枚，花丝短，药室椭圆形，对生，盾状着生，侧向纵裂；子房短卵圆形，1 室，柱头无柄。果序近球形，浆果头状圆锥形。种子多数，圆柱状长圆形。花期 6—7 月，果期 8 月。

4. 生境分布

水芋野生于海拔 1 100 m 以下的草甸、沼泽等浅水域，产于中国内蒙古、黑龙江、吉林、辽宁、贵州等省（自治区、直辖市）；国外，欧洲、美洲、亚洲的其他地区亦产。

黔西北地区的黔西等县（市、区）有水芋野生资源分布。

5. 性味归经

性凉，味甘、辛；归经不详。

6. 功能主治

祛风利湿，解毒消肿。用于风湿痛、水肿、瘰疽、骨髓炎、毒蛇咬伤。

7. 用法用量

内服：煎汤，6～9 g。外用：适量，鲜品捣敷；或煎水洗。

九十八、山姜

1. 别名

姜七、高良姜、箭杆风、和山姜、九姜连、九龙盘、鸡爪莲、姜叶淫羊藿。

2. 来源

本品为姜科植物山姜 *Alpinia japonica*（Thunb.）Miq. 的干燥根状茎。3—4 月，采挖根部，洗净，晒干。

3. 植物形态

多年生草本。株高 35～70 cm。根茎横生，分枝。叶 2～5 片；叶柄长 0～2 cm；叶舌 2 裂，被短柔毛；叶片披针形或狭长椭圆形，长 25～40 cm，宽 4～7 cm，两端渐尖，先端具小尖头，两面均被柔毛。总状花序顶生，长 15～30 cm，花序轴密生绒毛；总苞片披针形，长约 9 cm，开花时脱落；花通常2朵聚生，在2朵花之间常有退化的小花残迹可见；花萼棒状，长1.0～1.2 cm，被短柔毛，先端3齿裂；花冠管短，被疏柔毛，花冠裂片长圆形，外被绒毛，后方的1枚兜状；侧生退化雄蕊线形，长约5 mm；唇瓣卵形，白色而具红色脉纹，先端2裂，边缘具不整齐缺刻；雄蕊长1.2～1.4 cm；子房密被绒毛。果球形或椭圆形，被短柔毛，熟时橙红色，先端具宿存的萼筒。种子多角形，有樟脑味。花期4—8月，果期7—12月。

4. 生境分布

山姜野生于林下阴湿处，产于中国浙江、江西、福建、台湾、湖北、湖南、广东、广西、四川、贵州、云南等省（自治区、直辖市）；国外，日本亦产。

黔西北地区的威宁等县（市、区）有山姜野生资源分布。

5. 性味归经

性温，味辛；归胃、肺经。

6. 功能主治

祛风通络，理气止痛。用于风湿性关节炎、跌打损伤、牙痛、胃痛。

7. 用法用量

内服：煎汤，3～9 g。

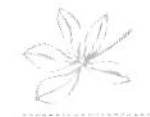

九十九、云实根

1. 别名

阎王刺、牛王茨根、阎王刺根。

2. 来源

本品为豆科植物云实 *Caesalpinia decapetala*（Roth）Alston. 的根或根皮。全年均可采收，挖取根部，洗净，切片或剥取根皮，晒干或鲜用。

3. 植物形态

攀缘灌木，又名云英、臭草、杉刺、石子草、水皂角、虎头刺、倒挂刺、阎王刺、爬墙刺、猫爪刺、倒搭刺、山油皂、黄花刺、老虎刺尖、羊草云母、斗米虫树。树皮暗红色；枝、叶轴和花序均被柔毛和钩刺。二回羽状复叶，长20～30 cm；羽片3～10对，对生，具柄，基部有刺1对；小叶8～12对，膜质，长圆形，两端近圆钝，两面均被短柔毛，老时渐无毛；托叶小，斜卵形，先端渐尖，早落。总状花序顶生，直立，长15～30 cm，具多花；总花梗多刺；花梗长3～4 cm，被毛，在花萼下具关节，故花易脱落；萼片5枚，长圆形，被短柔毛；花瓣5枚，黄色，膜质，圆形或倒卵形，盛开时反卷，基部具短柄；雄蕊10枚，与花瓣近等长，花丝基部扁平，下部被绵毛；子房上位，无毛。荚果长圆状舌形，长6～12 cm，宽2～3 cm，脆革质，栗褐色，无毛，有光泽，沿腹缝线膨胀成狭翅，成熟时沿腹缝线开裂，先端具尖喙。种子6～9颗，椭圆状，种皮棕色。花、果期4—10月。

4. 生境分布

云实野生于山坡灌丛中及平原、丘陵、河旁等地，分布于亚洲热带、温带地区；在中国，产于广东、广西、云南、四川、贵州、湖南、湖北、江西、福建、浙江、江苏、安徽、河南、河北、陕西、甘肃等省（自治区、直辖市）。

黔西北地区的七星关、纳雍、威宁等县（市、区）有云实野生资源分布。

5. 药材性状

本品根圆柱形，弯曲，有分枝，长短不等，直径2～6 cm，根头膨大。外皮灰褐色，粗糙，具横向皮孔，纵皱纹明显。质坚，不易折断。断面皮部棕黄色；木部白色，占绝大部分。气微，味辛、涩、微苦。

根皮呈卷筒状、槽状或不规则碎片状，长短厚薄不一。外表面灰褐色，粗糙，具疣状突起及灰黄色横向皮孔，常有内陷环纹；内表面浅褐色，略平坦，具细纵纹。质硬而脆，易折断，断面颗粒性，平整切面可见由石细胞群形成的斑纹。气微，味微涩。嚼之有砂粒感。以条大、皮厚者为佳。

6. 性味归经

性平，味苦、辛；归肺、肾经。

7. 功能主治

祛风除湿，解毒消肿。用于感冒发烧、咳嗽、咽喉肿痛、牙痛、风湿痹痛、肝炎、痢疾、淋证、痈疽肿毒、皮肤瘙痒、毒蛇咬伤。

8. 用法用量

内服：煎汤，10～15 g，鲜品加倍；或捣汁。外用：鲜品适量，捣敷。

一百、紫竹根

1. 别名

黑竹根、乌竹根。

2. 来源

本品为禾本科植物紫竹 *Phyllostachys nigra*（Lodd. ex Lindl.）Munro. 的干燥根茎。全年均可采收根茎，洗净，晒干。

3. 植物形态

高大竹类。竿高 4～10 m，直径可达 5 cm；幼竿绿色，密被细柔毛及白粉，箨环有毛，一年生以后的竿逐渐先出现紫斑，最后全部变为紫黑色，无毛；竿环与箨环均隆起。箨鞘背面红褐色或更带绿色，通常具微小的深褐色斑点，此斑点在箨鞘上端常常密集成片，被微量白粉及较密的淡褐色刺毛；箨耳长圆形至镰形，紫黑色，边缘生有紫黑色繸毛；箨舌拱形，紫色，边缘生有纤毛；箨片三角形至三角状披针形，绿色，但脉为紫色。末级小枝具 2～3 叶；叶耳不明显，有脱落性鞘口繸毛；叶舌稍伸出；叶片质薄，长 7～10 cm。花枝呈短穗状，基部托以 4～8 片逐渐增大的鳞片状苞片；佛焰苞 4～6 片，除边缘外无毛或被微毛，叶耳不存在，鞘口繸毛少，数条或无，缩小叶细小，通常呈锥状或仅为一小尖头，亦可较大而呈卵状披针形，每片佛焰苞腋内有 1～3 枚假小穗；小穗披针形，具 2～3 朵小花，小穗轴具柔毛；颖 1～3 片，偶可无颖，背面上部具柔毛；外稃密生柔毛，内稃短于外稃；柱头 3 枚，羽毛状。笋期 4 月下旬，花期 7 月。

4. 生境分布

紫竹原产于中国，南北各地多有栽培，在湖南南部与广西交界处尚可见野生紫竹林；国外，印度、日本及欧美许多国家均引种栽培。

黔西北地区的大方、七星关等县（市、区）有紫竹栽培。

5. 药材性状

本品根茎呈细长圆柱形，直径 8～15 mm。表面紫红色或紫棕色。有突起的节，节间长 1.5～3.0 cm，节上有圆形须根残痕。质坚硬，断面纤维性。气微，味淡。以色紫、节密者为佳。

6. 性味归经

性凉，味辛、淡；归肝、脾经。

7. 功能主治

祛风除湿，活血解毒。用于风湿热痹、筋骨酸痛、经闭、癥瘕、狂犬咬伤。

8. 用法用量

内服：煎汤，15～30 g。

一百零一、川贝母

1. 别名

松贝、青贝、炉贝、卷叶贝母。

2. 来源

本品为百合科植物川贝母 *Fritillaria cirrhosa* D. Don. 的干燥鳞茎。夏、秋季或积雪融化后采挖，除去须根、粗皮及泥沙，晒干或低温干燥。按性状不同分别习称“松贝”“青贝”“炉贝”，以及“栽培品”。

3. 植物形态

多年生草本。鳞茎卵圆形，由2枚鳞片组成。茎直立，无毛，绿色或深紫色。叶通常对生，少数在中部兼有散生或轮生，叶片线形至线状披针形，先端稍卷曲或不卷曲。花单生茎顶，紫色至黄绿色，通常有小方格，少数仅有斑点或条纹；每花有3枚叶状苞片，狭长；花被片6片，2轮排列，内轮3片近倒卵形或椭圆状倒卵形；蜜腺窝在背面明显突出；雄蕊6枚，长约为花被片的3/5，花药近基着生，花丝多具小乳突；柱头裂片外展。蒴果长圆形，棱上具窄翅。花期5—7月，果期8—10月。

4. 生境分布

川贝母野生于海拔2 800～4 700 m的林中、灌丛下、草地、河滩、山谷等湿地或岩缝中，分布于中国四川、云南、西藏等地；国外，尼泊尔亦产。其现有规模化人工栽培，主产于四川等地。

2019年，黔西北地区的纳雍县引进栽培川贝母140亩。

5. 药材性状

（1）松贝。呈类圆锥形或近球形，高0.3～0.8 cm，直径0.3～0.9 cm。表面类白色。外层鳞叶2瓣，大小悬殊，大瓣紧抱小瓣，未抱部分呈新月形，习称“怀中抱月”；顶部闭合，内有类圆柱形、顶端稍尖的心芽和小鳞叶1～2枚；先端钝圆或稍尖，底部平，微凹入，中心有1灰褐色的鳞茎盘，偶有残存须根。质硬而脆，断面白色，富粉性。气微，味微苦。

（2）青贝。呈类扁球形，高0.4～1.4 cm，直径0.4～1.6 cm。外层鳞叶2瓣，大小相近，相对抱合，顶部开裂，内有心芽和小鳞叶2～3枚及细圆柱形的残茎。

（3）炉贝。呈长圆锥形，高0.7～2.5 cm，直径0.5～2.5 cm。表面类白色或浅棕黄色，有的具棕色斑点。外层鳞叶2瓣，大小相近，顶部开裂而略尖，基部稍尖或较钝。

（4）栽培品。呈类扁球形或短圆柱形，高0.5～2.0 cm，直径1.0～2.5 cm。表面类白色或浅棕黄色，稍粗糙，有的具浅黄色斑点。外层鳞叶2瓣，大小相近，顶部多开裂而较平。

一般干品含水分不超过15.0%；总灰分不超过5.0%；醇溶性浸出物不少于9.0%；总生物碱以西贝母碱（$C_{27}H_{43}NO_3$）计，不少于0.050%。

6. 性味归经

性寒，味苦、甘；归肺、心经。

7. 功能主治

清热润肺，化痰止咳，散结消痈。用于肺热燥咳、干咳少痰、阴虚劳嗽、痰中带血、瘰疬、乳痈、肺痈。

8. 用法用量

内服：煎汤，3～10 g；或研粉冲服，1～2 g。

9. 使用注意

不宜与川乌、制川乌、草乌、制草乌、附子同用。

一百零二、紫金莲

1. 别名

舒筋、转子莲、紫金标、搬倒甑、蓝花草、蓝花丹、九节莲、月月花、大吉力、花格草、假玉竹、对节兰、普普红、叶叶兰、板倒甑、七星箭、铁狮岩陀、蓝花过节、蓝花矮陀、牛癞子棵、蓝花对节兰、蓝花狗骨节。

2. 来源

本品为白花丹科植物岷江蓝雪花 *Ceratostigma willmottianum* Stapf. 的干燥根。秋季，采收根，洗净，晒干。

3. 植物形态

落叶半灌木。株高达 2 m，具开散分枝。地下茎暗褐色，常在距地面 3～4 cm 以下的各节上萌生地上茎；地上茎红褐色，脆弱，节间沟棱明显，节上可有叶柄基部扩张的环状鞘或遗留成明显的环痕，新枝有稀少长硬毛，老枝无毛。叶长 1～5 cm，宽 0. 8～2. 5 cm，生于枝条中部者最大，倒卵状菱形或卵状菱形，有时呈长倒卵形，花序下部者常为披针形，先端渐尖或急尖，基部楔形，两面被有糙毛状长硬毛和细小的钙质颗粒；叶柄基部有时扩张成一抱茎的环或环状短鞘。花序顶生和腋生，具花 3～7 朵，但枝上端者常因节间缩短而集成一大型头状花序（因而其中常有叶状苞）；苞片卵状长圆形至长圆形，先端渐尖，小苞卵形或长圆状卵形，先端渐尖成细尖；萼裂片脉两侧疏被硬毛和少量星状毛，花冠筒部红紫色，裂片蓝色，心状倒三角形，先端中央内凹而有小短尖；雄蕊仅花药外露，花药紫红色；子房卵形，具 5 棱，柱头伸至花药之上。蒴果淡黄褐色，长卵形。种子黑褐色，有 5 棱，上部 1/3 骤细成喙。花期 6—10 月，果期 7—11 月。

4. 生境分布

岷江蓝雪花生于干热河谷的林边或灌丛间，为中国特产，分布于贵州西部、云南东部和北部、西藏东南部、四川南部和西部、甘肃文县等地。

黔西北地区的威宁、七星关、水城等县（市、区）有岷江蓝雪花野生资源分布；水城县有较大面积栽培。

5. 药材性状

本品根茎短，结节状，具支根多条；粗根呈圆柱形，弯曲，偶见扭曲，长 10～20 cm，直径 0. 4～0. 8 cm 或更粗。表面淡褐色至深褐色或棕紫色。上部具侧枝茎痕，两茎痕间有微曲细纵纹，并有小圆点状细根痕散在。质脆，易折断，断面纤维状，浅红色或淡蓝色，中心髓部约占直径的 1/3，浅褐色。气微香，味甘、淡。

6. 性味归经

性温，味甘；归经不详。

7. 功能主治

活血止痛，化瘀生新。用于解痉止痛、跌打损伤、骨折。

8. 用法用量

内服：煎汤，1. 5～6. 0 g。外用：适量。

一百零三、雪人参

1. 别名

血人参、铁刷子、山红花、红苦刺。

2. 来源

本品为豆科植物绿叶胡枝子 *Lespedeza buergeri* Miq. 的根。全年均可采收，挖取根部，去掉粗皮，晒干或鲜用。

3. 植物形态

直立灌木。株高 1～3 m。枝灰褐色或淡褐色，被疏毛。托叶 2 片，线状披针形；小叶卵状椭圆形，先端急尖，基部稍尖或钝圆，上面鲜绿色，光滑无毛，下面灰绿色，密被贴生的毛。总状花序腋生，在枝上部者构成圆锥花序；苞片 2 片，长卵形，褐色，密被柔毛；花萼钟状，5 裂至中部，裂片卵状披针形或卵形，密被长柔毛；花冠淡黄绿色，旗瓣近圆形，基部两侧有耳，具短柄，翼瓣椭圆状长圆形，基部有耳和瓣柄，瓣片先端有时稍带紫色，龙骨瓣倒卵状长圆形，比旗瓣稍长，基部有明显的耳和长瓣柄；雄蕊 10 枚，二体；子房有毛，花柱丝状，稍超出雄蕊，柱头头状。荚果长圆状卵形，表面具网纹和长柔毛。花期 6—7 月，果期 8—9 月。

4. 生境分布

绿叶胡枝子野生于海拔 1 500 m 以下山坡、林下、山沟和路旁，分布于中国河南、江苏、浙江、安徽、江西、福建、台湾、贵州、湖北、四川、山西、甘肃等省（自治区、直辖市）；国外，朝鲜、日本亦产。

黔西北地区的织金等县（市、区）有绿叶胡枝子野生资源分布。

5. 药材性状

本品根头部形大而不规则，表面粗糙；下部较细长，表面有细微的纵皱纹；全体均有皮孔，外皮呈灰棕色，去皮后内显灰紫色。质坚硬，断面淡黄色，纤维性，稍有香气。

6. 性味归经

性温，味辛、微苦；归肺、脾经。

7. 功能主治

解表，化痰，利湿，活血。用于伤风发热、头痛、咳嗽，淋浊，妇女血瘀腹痛、血崩，痈疽，丹毒。

8. 用法用量

内服：煎汤，15～25 g。外用：适量。

一百零四、青牛胆

1. 别名

地苦胆、九牛胆、金牛胆。

2. 来源

本品为防己科植物青牛胆 *Tinospora sagittata*（Oliv.）Gagnep. 的干燥块根。秋季，挖取根部，除去须根和茎，洗净，晒干。

3. 植物形态

常绿缠绕藤本。具连珠状块根，膨大部分常为不规则球形，表面黄褐色或黄色。茎具纵槽纹。叶互生，纸质至薄革质，披针状箭形或有时披针状戟形，很少卵状或椭圆状箭形，先端渐尖，基部弯缺常很深，后裂片圆、钝或短尖，常向后伸，通常仅在脉上被短硬毛，有时上面或两面近无毛；掌状脉 5 条，连同网脉均在下面凸起；叶柄长 2.5～5.0 cm，有条纹，被柔毛或近无毛。花序腋生，常数个或多个簇生，聚伞花序或分枝成疏花的圆锥状花序，长 2～10 cm，总梗、分枝和花梗均丝状；小苞片 2 枚，紧贴花萼；萼片常 6 枚，大小不等，最外面的小，常卵形或披针形，比内面的明显较大；花瓣 6 枚，肉质，常有爪，瓣片近圆形或阔倒卵形，很少近菱形，基部边缘常反折；雄蕊 6 枚，与花瓣近等长或稍长；雌花的萼片与雄花的相似；花瓣楔形，长 0.4 mm 左右；退化雄蕊 6 枚，常棒状或其中 3 个稍阔而扁；心皮 3 枚，近无毛。核果红色，近球形；果核近半球形。花期 3—5 月，果期 8—10 月。

4. 生境分布

青牛胆野生于灌木林下石隙间，产于中国湖北、陕西、四川、西藏、贵州、湖南、江西、福建、广东、广西、海南等省（自治区、直辖市）；国外，越南亦产。

黔西北地区各县（市、区）均有青牛胆野生资源分布。

5. 药材性状

本品呈长圆形、陀螺形或不规则圆块状，两端圆钝或稍尖，大小悬殊，长 3～15 cm，直径 1.5～9.0 cm。表面黄棕色、绿黄色或灰棕色，有细皱纹或较深而密的纵横皱纹。质坚实，不易击破，横切面黄白色，粉性，皮部甚狭，形成层环隐约可见，木部外缘可见少数导管束，呈放射状。气微，味极苦。

6. 性味归经

性寒，味苦。归肺、大肠经。

7. 功能主治

清热解毒，利咽，止痛。用于急性咽喉炎、扁桃体炎、急性胃肠炎、菌痢、胃及十二指肠溃疡、胃痛、痈肿疮疖、瘰疬、蛇咬伤等。

8. 用法用量

内服：煎汤，3～9 g。外用：适量。

一百零五、红石根

1. 别名

茈草、紫丹、紫根、地血、鸦衔草、紫草根、山紫草、红紫草、硬紫草。

2. 来源

本品为紫草科植物紫草 *Lithospermum erythrorhizon* Sieb. et Zucc. 的干燥根。春、秋二季，采挖根部，除去泥沙，干燥。

3. 植物形态

多年生草本。株高 50～90 cm，全株密密被白色粗硬毛。根圆锥形，略弯曲，富含紫色物质。单叶互生，无柄；叶片长圆状披针形至卵状披针形，先端渐尖，基部楔形，全缘，两面均被糙伏毛。聚伞花序总状，顶生或腋生；花两性；苞片披针形或狭卵形，两面有粗毛；花萼 5 深裂近基部，裂片线形；花冠白色，筒状，先端 5 裂，裂片宽卵形，开展喉部附属物半球形，先端微凹；雄蕊 5 枚，着生于花冠筒中部稍上，花丝着生花冠筒中部，花药长 1.0～1.2 mm，子房深 4 裂，花柱线形，柱头球状，2 浅裂。小坚果卵球形，灰白色或淡黄褐色，平滑，有光泽，腹面中线凹陷呈纵沟。种子 4 颗。花期 6—8 月，果期 8—9 月。

4. 生境分布

紫草野生于荒山田野、路边及干燥多石的灌丛中，分布于中国辽宁、河北、山东、山西、河南、江西、湖南、湖北、广西、贵州、四川、陕西、甘肃等省（自治区、直辖市）；国外，朝鲜、日本亦产。

黔西北地区各县（市、区）均有紫草野生资源分布。

5. 药材性状

本品根呈圆锥形，扭曲，有分枝，长 7～14 cm，直径 1～2 cm。表面紫红色或紫黑色，粗糙有纵纹，皮部薄，易剥落。质硬而脆，易折断，断面皮部深紫色，木部较大，灰黄色。

6．性味归经

性寒，味苦；归心、肝经。

7．功能主治

凉血，活血，清热，解毒。用于温热斑疹、湿热黄疸、紫癜、吐血、衄血、尿血、淋浊、热结便秘、烧伤、湿疹、丹毒、痈疡。

8．用法用量

内服：煎汤，3～9 g。外用：适量。

一百零六、草芍药

1．别名

山芍药、野芍药。

2．来源

本品为毛茛科植物草芍药 *Paeonia obovata* Maxim. 的干燥根。春、秋二季，采挖根部，除去根茎、须根及泥沙，晒干。

3．植物形态

多年生草本。株高 30～70 cm，无毛，基部生数枚鞘状鳞片。根粗壮，长圆柱形。茎下部叶二回三出复叶；叶片长 14～28 cm；顶生小叶倒卵形或宽椭圆形，长 9.5～14.0 cm，宽 4～10 cm，顶端短尖，基部楔形，全缘，表面深绿色，背面淡绿色，无毛或沿叶脉疏生柔毛，小叶柄长 1～2 cm；侧生小叶比顶生小叶小，同形，具短柄或近无柄；茎上部叶为三出复叶或单叶，叶柄长 5～12 cm。单花顶生，直径 7～10 cm；萼片 3～5 片，宽卵形，淡绿色；花瓣 6 瓣，白色、红色、紫红色，倒卵形；雄蕊长 1.0～1.2 cm，花丝淡红色，花药长圆形；花盘浅杯状，包住心皮基部；心皮 2～3 枚，无毛。蓇葖果卵圆形，成熟时果皮反卷呈红色。花期 5—6 月，果期 9 月。

4．生境分布

草芍药野生于海拔 800～2 600 m 的山坡草地及林缘，分布于中国四川、贵州、湖南、江西、浙江、安徽、湖北、河南、陕西、宁夏、山西、河北、东北等省（自治区、直辖市）；国外，朝鲜、日本、俄罗斯亦产。

黔西北地区的威宁、赫章等县（市、区）有草芍药野生资源分布。

5．药材性状

本品根呈类圆锥形，直径近 1.5 cm。表面棕褐色或棕红色，有细密纵皱纹。质硬脆，断面皮部类白色，木部色较深，有放射状纹理。味微甜、涩。

6．性味归经

性凉，味酸、苦；归经不详。

7．功能主治

散瘀，活血，止痛。用于痛经、闭经、吐衄、痈疡肿痛、跌打损伤。

8．用法用量

内服：煎汤，4～10 g。

9．使用注意

不宜与藜芦同用。

一百零七、山紫菀

1．别名

硬紫菀、土紫菀、蹄叶紫菀、马蹄紫菀。

2．来源

本品为菊科植物蹄叶橐吾 *Ligularia fischeri*（Ledeb.）Turcz. 的干燥根及根茎。秋季，挖取根，除去茎叶、杂质，晒干。

3．植物形态

多年生草本。株高 80～200 cm。根肉质，黑褐色，多数。茎高大，上部及花序被黄褐色有节短柔毛，下部光滑，基部被枯叶柄纤维包围。从生叶与茎下部叶具柄，柄长 18～60 cm，基部鞘状；叶片肾形，长 10～30 cm，宽 13～40 cm；茎中、上部叶具短柄，鞘膨大，宽超过于长。总状花序长 25～75 cm；苞片草质，卵形或卵状披针形，向上渐小，边缘有齿；花序梗细，向上渐短；头状花序多数，辐射状；小苞片狭披针形；总苞钟形，总苞片 2 层；舌状花 5～9 朵，黄色，舌片长圆形，先端钝圆；管状花多数，冠毛红褐色，短于管部。瘦果圆柱形，光滑。花、果期 7—10 月。

4．生境分布

蹄叶橐吾野生于海拔 100～2 700 m 的水边、草甸、山坡、灌丛、林缘及林下，分布于中国四川、湖北、贵州、湖南、河南、安徽、浙江、甘肃、陕西省及华北、东北地区；国外，尼泊尔、印度、不丹、俄罗斯（东西伯利亚）、蒙古、朝鲜、日本也有分布。

黔西北地区的金沙、威宁等县（市、区）有蹄叶橐吾野生资源分布。

5．药材性状

本品根呈不规则块状，上方有茎基痕及残存叶柄，下方密生多数细长的须根。根长 3～10 cm，直径 1.0～1.5 mm，集成马尾状或扭曲成团块状。表面黄棕色或棕褐色，密生黄色或黄棕色短绒毛，有纵皱纹。体轻，质脆，易折断。断面中央有浅黄色木心。有特殊香气，味辛辣。

6．性味归经

性微温，味辛；归经不详。

7．功能主治

祛痰，止咳，理气活血，止痛。用于咳嗽、气喘、百日咳、腰腿痛、劳伤、跌打损伤。

8．用法用量

内服：煎汤，8～15 g。

9．使用注意

阴虚、肺热、干咳者慎服。

一百零八、八角莲

1．别名

旱荷、鬼臼、独脚莲、独荷草、羞天花、术律草、琼田草、山荷叶、八角盘、八角连、金魁连、八角乌、一把伞、马眼莲、金边七、白八角莲、金星八角、独叶一枝花。

2．来源

本品为小檗科植物八角莲 *Dysosma versipellis*（Hance）M. Cheng ex Ying、川八角莲 *Dysosma veitchii*（Hemsl. et Wils）Fu ex Ying 的根及根茎。秋季，采挖根部，洗净，晒干或鲜用。

3．植物形态

（1）八角莲。多年生草本。植株高 40～150 cm。根状茎粗壮，横生，多须根。茎直立，不分枝，无毛，淡绿色。茎生叶 2 片，薄纸质，互生，盾状，近圆形，4～9 掌状浅裂，裂片阔三角形，卵形或卵状长圆形，基部宽 5～7 cm，先端锐尖，不分裂，上面无毛，背面被柔毛，叶脉明显隆起，边缘具细齿；下部叶的柄长 12～25 cm，上部叶柄长 1～3 cm。花梗纤细、下弯、被柔毛；花深红色，5～8 朵簇生于离叶基部不远处，下垂；萼片 6 片，长圆状椭圆形，先端急尖，外面被短柔毛，内面无毛；花瓣 6 枚，勺状倒卵形，无毛；雄蕊 6 枚，长约 1.8 cm，花丝短于花药，药隔先端急尖，无毛；子房椭圆形，无毛，花柱短，柱头盾状。浆果椭圆形。种子多数。花期 3—6 月，果期 5—9 月。

（2）川八角莲。多年生草本。植株高 20～65 cm。根状茎短而横走，须根较粗壮。叶 2 枚，对生，纸质，盾状，轮廓近圆形，4～5 深裂几达中部，裂片楔状矩圆形，先端 3 浅裂，小裂片三角形，先端渐尖，上面暗绿色，有时带暗紫色，无毛，背面淡黄绿色或暗紫红色，沿脉疏被柔毛，后脱落，叶缘具稀疏小腺齿；叶柄被白色柔毛。伞形花序，具花 2～6 朵，着生于两叶柄交叉处，有时无花序梗，呈簇生状。花梗下弯，密被白色柔毛；花大型，暗紫红色；萼片 6 枚，长圆状倒卵形，外轮较窄，外面被柔毛，常早落；花瓣 6 枚，紫红色，长圆形，先端圆钝；雄蕊 6 枚，花丝扁平，短于花药，药隔显著延伸；雌蕊短，仅为雄蕊长度之半，子房椭圆形，花柱短而粗，柱头大而呈流苏状。浆果椭圆形，熟时鲜红色。种子多数，白色。花期 4—5 月，果期 6—9 月。

4. 生境分布

（1）八角莲。野生于海拔 300～2 400 m 的山坡林下、灌丛中、溪旁阴湿处、竹林下或石灰山常绿林下。在中国，分布于湖南、湖北、浙江、江西、安徽、广东、广西、云南、贵州、四川、河南、陕西等省（自治区、直辖市）。

（2）川八角莲。野生于海拔 1 200～2 500 m 山谷林下、沟边或阴湿处，产于四川、贵州、云南等省（自治区、直辖市）。

黔西北地区的大方、七星关等县（市、区）有八角莲野生资源分布；威宁、赫章、金沙等县（市、区）有川八角莲野生资源分布。

5. 药材性状

本品根茎结节状，常弯曲，上、下两侧呈扁平状，长 5～10 cm，直径 1～2 cm；表面棕褐色或灰褐色；结节类圆形，上侧有略凹陷的茎痕，直径约 1 cm，茎痕周围具数个隆起的环纹，茎基的一侧常附有 1～2 个锥状突起的小茎痕，下侧有残存的根痕；根直径 1～2 mm；质坚，不易折断，断面黄白色，质略疏松，有裂痕。气微，味苦。

6. 性味归经

性凉，味苦、辛，有毒；归肺、肝经。

7. 功能主治

清热解毒，活血散瘀。用于毒蛇咬伤、跌打损伤；外用治虫蛇咬伤、疮疖痈肿、淋巴结炎、腮腺炎、乳腺癌。

8. 用法用量

内服：煎汤，3～12 g。外用：鲜品适量，捣敷患处。

9. 使用注意

孕妇禁服，体质虚弱者慎服。

一百零九、红木香

1. 别名

木腊、紫金皮、金谷香、紧骨香、内风消、土木香、内红消、浙江紫荆皮。

2. 来源

本品为木兰科植物南五味子 *Kadsura longipedunculata* Finet et Gagnep. 的干燥根或根皮。立冬前

后采挖，去净残茎、细根及泥土，晒干；或剥取根皮，晒干。

3. 植物形态

常绿缠绕灌木。茎藤长 2.5～4.0 m，全体无毛。小枝褐色或紫褐色。单叶互生，革质，矩圆形至矩圆状倒披针形或椭圆形，先端渐尖，基部楔形，边缘疏生腺头状细齿，偶为全缘，上面深绿色有光泽，下面淡绿色。花单性，雌雄异株，单生于叶腋；花梗细长下垂；萼片与花瓣无甚区别，6～9 片，常 3 片为 1 列，外面的较小，卵形至椭圆形，内面的较大，矩圆形至广倒卵形，黄色，芳香；雄蕊多数，集成头状，花丝极短；心皮多数，集成亚球形，柱头白色，圆盘形。小浆果球形，集成头状，熟时暗蓝色，有白粉，内有种子 1～3 粒。种子肾形，淡灰褐色，有光泽。花期 5—7 月。果期 9—10 月。

4. 生境分布

长梗南五味子野生于山坡、山谷及溪边阔叶林中，分布于中国长江流域以南各地。

黔西北地区的金沙、黔西、七星关等县（市、区）有长梗南五味子野生资源分布。

5. 药材性状

干燥根：直径 1.5～2.3 cm，略弯曲，间有分枝及细根，外皮紫褐色，有纵沟纹及横裂隙。质硬；断面根皮厚达木部直径的 1/3，木部赤褐色，周边可见导管小点。气香，味苦。

干燥根皮：呈卷筒状或不规则的块片，大小不一，厚 1～4 mm。外表面栓皮大都脱落而露出紫色内皮。内表面暗棕色至灰棕色；质坚而脆。以干燥、条匀、质坚实、外皮紫褐色者为佳。

6. 性味归经

性温，味辛、苦；归脾、胃、肝经。

7. 功能主治

行气，活血，止痛。用于气滞腹胀痛、胃痛、筋骨疼痛、月经痛、跌打损伤、无名肿毒。

8. 用法用量

内服：煎汤，9～15 g；或研末，1.0～1.5 g。外用适量。

9. 使用注意

孕妇慎用。

一百一十、百尾笋

1. 别名

石竹根、竹林梢、万花梢、竹林霄、百味参、黄牛尾巴。

2. 来源

本品为百合科植物万寿竹 *Disporum cantoniense*（Lour.）Merr. 的干燥根茎。夏、秋季，挖取根茎，洗净，晒干。

3. 植物形态

多年生草本。株高 30～60 cm，根茎长而肥白，有时匍匐。茎直立，上方稍斜倾。叶长椭圆形至宽披针形，先端渐尖，基部圆形或稍尖；叶柄很短。伞形花序；具花 1～3 朵，顶生，下垂，花梗长 1.5～3.0 cm；花白色，上方绿色；花被 6 枚，先端急尖，基部渐次狭窄，下半部边缘及内面有短毛；雄蕊 6 枚，花丝无毛，长达 2 cm；雌蕊 1 枚，子房椭圆形，3 室，花柱无毛，上部 3 裂。浆果黑色，球形，直径约 6 mm。花期 3 月。

4. 生境分布

万寿竹野生于林下阴处，喜半阴环境，分布于中国台湾、福建、安徽、湖北、湖南、广东、广西、贵州、云南、四川、甘肃、陕西、西藏等省（自治区、直辖市）；国外，不丹、尼泊尔、印度、泰国亦产。

黔西北各县（市、区）均有万寿竹野生资源分布。

5. 药材性状

本品干燥根茎分支，上有残茎痕，须状根较粗，稀疏，外表棕黄色，弯曲，长 15～30 cm，直径约 3 mm。质硬脆，易断，断面平整，中间有黄色柔韧的木心，周围浅黄白色。气微，味淡而黏。

6. 性味归经

性平，味甘；归经不详。

7. 功能主治

润肺止咳，健脾消积。用于虚损咳喘、痰中带血、肠风下血、食积胀满。

8. 用法用量

内服：煎汤，25～50 g。外用：适量。

一百一十一、萱草根

1. 别名

漏芦果、多儿母、红孩儿、爬地龙、绿葱根、镇心丹、漏芦根果、黄花菜根、天鹅孵蛋、玉葱花根、竹叶麦冬。

2. 来源

本品为百合科植物黄花菜 *Hemerocallis citrina* Baroni. 的干燥根。秋季，采挖根部，除去残茎、须根，洗净，晒干。

3. 植物形态

植株较高大。根近肉质，中下部常有纺锤状膨大。叶 7～20 片，长 50～130 cm，宽 6～25 mm。花葶长短不一，一般稍长于叶，基部三棱形，上部多圆柱形；苞片披针形，下面的长可达 3～10 cm，自下向上渐短；花梗较短，通常长不超过 1 cm；花多朵，最多可达 100 朵以上；花被淡黄色，有时在花蕾时顶端带黑紫色；花被管长 3～5 cm，花被裂片长 6～12 cm。蒴果钝三棱状椭圆形，长 3～5 cm。种子 20 余个，黑色，有棱，从开花到种子成熟需要 40～60 天。花、果期 5—9 月。

4. 生境分布

黄花菜野生于海拔 2 000 m 以下的山坡、山谷、荒地或林缘，分布于中国河北、陕西、甘肃、山东、河南、湖北、湖南、四川、贵州等省（自治区、直辖市）。

黔西北地区的威宁、大方、织金等县（市、区）有黄花菜野生资源分布。

5. 药材性状

本品根茎类圆柱形，长 1～4 cm，直径 1. 0～1. 5 cm。根多数，长 5～30 cm，直径 3～4 mm，有的根中下部稍膨大成棍棒状或略呈纺锤状。

6. 性味归经

性凉，味甘；归脾、肝、膀胱经。

7. 功能主治

清热利湿，凉血止血，解毒消肿。用于黄疸、水肿、淋浊、带下、衄血、便血、崩漏、瘰疬、乳痈、乳汁不通。

8. 用法用量

内服：煎汤，6～9 g。外用：适量。

9. 使用注意

本品有毒，内服宜慎。不宜久服、过量，以免中毒。

一百一十二、隔山消

1. 别名

隔山撬、白首乌、山瓜蒌、白何首乌、隔山牛皮消。

2. 来源

本品为萝藦科植物隔山消 *Cynanchum wilfordii*（Maxim.）Hemsl. 的干燥块根。秋季，挖取根部，洗净，切片，晒干。

3. 植物形态

多年生草质藤本。肉质根近纺锤形，灰褐色。茎被单列毛。叶对生，薄纸质，卵形，顶端短渐尖，基部耳状心形，两面被微柔毛，干时叶面经常呈黑褐色，叶背淡绿色；基脉3～4条，放射状；侧脉4对。近伞房状聚伞花序半球形，着花15～20朵；花序梗被单列毛，花长2 mm，直径5 mm；花萼外面被柔毛，裂片长圆形；花冠淡黄色，辐状，裂片长圆形，先端近钝形，外面无毛，内面被长柔毛；副花冠比合蕊柱为短，裂片近四方形，先端截形，基部紧狭；花粉块每室1个，长圆形，下垂；花柱细长，柱头略突起。蓇葖单生，披针形，向端部长渐尖，基部紧狭。种子暗褐色，卵形，种毛白色绢质。花期5—9月，果期7—10月。

4. 生境分布

隔山消野生于山坡、山谷、灌木丛中，或路边草地，分布于中国辽宁、河南、山东、山西、陕西、甘肃、新疆、江苏、安徽、湖南、湖北、四川、贵州等省（自治区、直辖市）；国外，朝鲜、日本亦产。

黔西北各县（市、区）均有隔山消野生资源分布。

5. 药材性状

本品根圆柱形或纺锤形，微弯曲，表面白色或黄白色，具纵皱纹及横长皮孔，栓皮破裂处显黄白色木部。质坚硬，折断面不平坦，灰白色，微带粉状。气微，味苦甜。

6. 性味归经

性微温，味甘、微苦；归脾、胃、肾经。

7. 功能主治

补肝肾，强筋骨，健脾胃，解毒。用于肝肾两虚、头昏眼花、失眠健忘、须发早白、阳痿、遗精、腰膝酸疼、脾虚不运、脘腹胀满、泄泻、产后乳少、鱼口疮毒。

8. 用法用量

内服：煎汤，9～15 g。外用：适量。

一百一十三、白药子

1. 别名

山乌龟、铁秤砣、金丝吊鳖、细三角藤、金线吊葫芦、头花千金藤、盘花地不容、金丝吊蛤蟆。

2．来源

本品为防己科植物金线吊乌龟 *Stephania cepharantha* Hayata 的干燥块根。秋季，采挖根，洗净泥土，切片，晒干。

3．植物形态

多年生缠绕性落叶藤本，全株平滑无毛。块根椭圆形。老茎下部木质化，小枝纤弱，具纵直而扭旋的细沟纹。叶互生，纸质，三角状近圆形，先端钝圆，具小突尖，全缘或微呈波状，基部近于截切或微向内凹，上面深绿色，下面粉白色，掌状脉5～9条；叶柄盾状着生，长5～11 cm。花单性，雌雄异株，花序腋生；雄花序为头状聚伞花序，扁圆形，有花18～20朵；花淡绿色，基部具苞片1枚；雄花具花萼4～6片，匙形，花瓣3～5片，近圆形，有时具短爪，雄蕊6枚，花丝愈合成柱状体，花药合生成圆盘状；雌花花萼3～5片，花瓣片数量与雄花相近，形状也与雄花相同，子房上位，柱头3～5裂。核果球形，成熟后紫红色。花期6—7月，果期8—9月。

4．生境分布

金线吊乌龟野生于阴湿山坡、路旁或溪边、林缘，分布于中国四川、贵州、广东、广西、台湾、湖南、湖北、江西、安徽、江苏、浙江、福建等省（自治区、直辖市）。黔西北地区的七星关、威宁、赫章、水城等县（市、区）有金线吊乌龟野生资源分布。

5．药材性状

本品完整的干燥块根呈椭圆形，或扁圆形；表面暗褐色，外表皱缩。商品多已切成片状，横切片径4～8 cm，厚1～2 cm；切面白色，粉质，较粗糙，有环形轮纹，有时见有偏心性车轮状木心；质脆，气微，味淡而微苦。以干燥、片大、粉性足、色白者为佳。

6．性味归经

性凉，味苦、辛；归脾、胃、肺、肾经。

7．功能主治

清热消痰，凉血解毒，止痛。用于咽痛喉痹、咳嗽、吐血、衄血、金创出血、热毒痈肿、瘰疬。

8．用法用量

内服：煎汤，15～25 g。外用：适量。

一百一十四、骨碎补

1．别名

石岩姜、肉碎补、爬岩姜、岩连姜、石碎补、猴姜、毛姜、飞天鼠、牛飞龙、飞蛾草等。

2．来源

本品为水龙骨科植物槲蕨 *Drynaria fortunei*（Kunze）J. Sm. 的干燥根茎。全年均可采挖，除去泥沙，干燥，或再燎去茸毛（鳞片）。

3．植物形态

多年生附生草本。株高20～40 cm。根状茎肉质粗壮，长而横走，密被棕黄色、线状凿形鳞片。叶二型，营养叶厚革质，红棕色或灰褐色，卵形，无柄，边缘羽状浅裂，酷似槲树叶；孢子叶绿色，具短柄，柄有翅，叶片整体矩圆形或长椭圆形，羽状深裂，羽片6～15对，广披针形或长圆形，先端急尖或钝，边缘常有不规则的浅波状齿，基部2～3对羽片缩成耳状，两面均无毛，叶脉显著，细脉连成4～5行长方形网眼。孢子囊群圆形，黄褐色，在中脉两侧各排列成2～4行，每个长方形的叶脉网眼中着生1枚，无囊群盖。

4. 生境分布

槲蕨附生于树上、山林石壁上或墙上，分布于中国浙江、福建、台湾、广东、广西、江西、湖北、四川、贵州、云南等省（自治区、直辖市）。

黔西北各县（市、区）均有槲蕨野生资源分布，织金、七星关、大方等县（市、区）主产。

5. 药材性状

本品呈扁平长条状，多弯曲，有分枝，长5～15 cm，宽1.0～1.5 cm，厚2～5 mm。表面密被深棕色至暗棕色的小鳞片，柔软如毛，经火燎者呈棕褐色或暗褐色，两侧及上表面均具凸起或凹下的圆形叶痕，少数有叶柄残基及须根残留。体轻，质脆，易折断，断面红棕色，维管束呈黄色点状，排列成环。无臭，味淡、微涩。

一般干品含水分不超过15.0%，总灰分不超过8.0%，醇溶性浸出物不少于16.0%，柚皮苷（$C_{27}H_{32}O_{14}$）不少于0.50%。

6. 性味归经

性温，味苦；归肝、肾经。

7. 功能主治

疗伤止痛，补肾强骨；外用消风祛斑。用于跌扑闪挫、筋骨折伤、肾虚腰痛、筋骨痿软、耳鸣耳聋、牙齿松动；外治斑秃、白癜风。

8. 用法用量

内服：煎汤，3～9 g。

一百一十五、金果榄

1. 别名

山慈菇、金狮藤、九莲子、青牛胆、金线吊葫芦等。

2. 来源

本品为防己科植物金果榄 *Tinospora capillipes* Gagnep. 的干燥块根。秋、冬二季，采挖根部，除去须根，洗净，晒干。

3. 植物形态

常绿缠绕藤本。块根卵圆形、椭圆形、肾形或圆形，常数个相连，表皮土黄色。茎圆柱形，深绿色，粗糙有纹，被毛。叶互生，叶柄长2.0～3.5 cm，略被毛；叶片卵形至长卵形，先端锐尖，基部圆耳状箭形，全缘，上面绿色，无毛，下面淡绿色，被疏毛。花近白色，单性，雌雄异株，成腋生圆锥花序，花序疏松略被毛，总花梗长6～9 cm，苞片短，线形；雄花具花萼2轮，外轮3片披针形，内轮3片倒卵形，外侧均被毛，花瓣6枚，细小，与花萼互生，先端截形，微凹，基部渐狭，雄蕊6枚，花药近方形，花丝分离，先端膨大；雌花萼片与雄花相同，花瓣较小，匙形，退化雄蕊6枚，棒状，心皮3枚。核果球形，成熟时红色。花期3—5月，果期9—11月。

4. 生境分布

金果榄野生于疏林下或灌木丛中，有时亦生于山上岩石旁边的红壤地中，产于中国广东、广西、贵州等省（自治区、直辖市）。

黔西北各县（市、区）均有金果榄野生资源分布。

5. 药材性状

本品呈不规则圆块状，长5～10 cm，直径3～6 cm。表面棕黄色或淡褐色，粗糙不平，有深皱纹。质坚硬，不易击碎，横断面淡黄白色，导管束略呈放射状排列，色较深。气微，味苦。

一般干品含水分不超过13.0%，总灰分不超过7.0%，醇溶性浸出物不少于7.0%，古伦宾（$C_{20}H_{22}O_6$）不少于1.0%。

6. 性味归经

性寒，味苦；归肺、大肠经。

7. 功能主治

清热解毒，利咽，止痛。用于咽喉肿痛、痈疽疔毒、泄泻、痢疾、脘腹疼痛。

8. 用法用量

内服：煎汤，3～9 g。外用：适量，研末吹喉或醋磨涂敷患处。

一百一十六、天花粉

1. 别名

蒌根、白药、瑞雪、花粉、蒌粉、栝楼根、天瓜粉、屎瓜根、栝蒌粉等。

2. 来源

本品为葫芦科植物栝楼 *Trichosanthes kirilowii* Maxim. 或双边栝楼 *Trichosanthes rosthornii* Harms 的干燥根。秋、冬二季，采挖根，洗净，除去外皮，切段或纵剖成瓣，干燥。

3. 植物形态

（1）栝楼。多年生攀缘草质藤本。藤长达10 m左右。块根圆柱状，粗大肥厚，淡黄褐色。茎较粗，多分枝，具纵棱及槽，被白色伸展柔毛。叶片纸质，轮廓近圆形，3～7浅裂至中裂，裂片菱状倒卵形、长圆形，先端钝，急尖，边缘常再浅裂，叶基心形，叶上表面深绿色，粗糙，背面淡绿色，两面沿脉被长柔毛状硬毛，基出掌状脉5条；叶柄长3～10 cm，具纵条纹，被长柔毛。卷须3～7歧，被柔毛。花雌雄异株。雄总状花序单生，或与一单花并生，或在枝条上部者单生，总状花序长10～20 cm，粗壮，具纵棱与槽，被微柔毛，顶端有5～8朵花，单花花梗长约15 cm，花梗长约3 mm，小苞片倒卵形或阔卵形，中上部具粗齿，基部具柄，被短柔毛；花萼筒筒状，顶端扩大，直径约10 mm，中、下部径约5 mm，被短柔毛；花冠白色，裂片倒卵形，顶端中央具1绿色尖头，两侧具丝状流苏，被柔毛；花药靠合，花丝分离，粗壮，被长柔毛。雌花单生，花梗长7.5 cm，被短柔毛；花萼筒状，裂片和花冠与雄花的相似；子房椭圆形，绿色，花柱长2 cm，柱头3枚。果梗粗壮，长4～11 cm；果实椭圆形或圆形，长7.0～10.5 cm，成熟时黄褐色或橙黄色。种子卵状椭圆形，压扁，淡黄褐色，近边缘处具棱线。花期5—8月，果期8—10月。

（2）双边栝楼。多年生草质藤本。根粗壮。茎细长，具棱，幼时被褐色短柔毛；卷须腋生，先端2歧。叶互生，宽卵状浅心形，通常3～9深裂，裂片披针形或狭倒卵形，锐尖，边缘具疏齿，两面无毛，或基部稍被毛，有粗糙斑点；叶柄长4～6 cm。花单性，雌雄异株；雄花3～4朵，排成总状花序；萼筒状，5裂，裂片线形，反卷；花冠白色，5裂，裂片细裂成流苏状；雄蕊3枚，花丝长约2.5 mm；雌花单生于叶腋，萼、花冠与雄花同；子房下位；花柱3裂，柱头头状。瓠果，宽椭圆形或球形，橙黄色，光亮。瓜蒌子多数。花期6—8月，果期8—10月。

4. 生境分布

（1）栝楼。野生于海拔200～1 800 m的山坡林下、灌丛中、草地和村旁田边，分布于中国辽宁、华北、华东、中南、陕西、甘肃、四川、贵州和云南等地；国外，朝鲜、日本、越南、老挝亦产。

（2）双边栝楼。野生于海拔400～1 850 m的山谷密林、山坡灌丛及草丛中，分布于中国甘肃东南部、陕西南部、湖北西南部、四川东部、贵州、云南东北部、江西（寻乌）等地。

黔西北地区的织金、黔西、金沙等县（市、区）有栝楼野生资源分布；七星关、纳雍等县

（市、区）有双边栝楼野生资源分布。2019 年，毕节市七星关、黔西、金沙、赫章等县（市、区）栽培栝楼近 1 200 亩。

5. 药材性状

本品呈不规则圆柱形、纺锤形或瓣块状，长 8～16 cm，直径 1.5～5.5 cm。表面黄白色或淡棕黄色，有纵皱纹、细根痕及略凹陷的横长皮孔，有的有黄棕色外皮残留。质坚实，断面白色或淡黄色，富粉性，横切面可见黄色木质部，略呈放射状排列，纵切面可见黄色条纹状木质部。气微，味微苦。

干品含水分不超过 15.0%，总灰分不超过 5.0%，二氧化硫残留量不超过 400 mg/kg，水溶性浸出物不少于 15.0%。

6. 性味归经

性微寒，味甘、微苦；归肺、胃经。

7. 功能主治

清热泻火，生津止渴，消肿排脓。用于热病烦渴、肺热燥咳、内热消渴、疮疡肿毒。

8. 用法用量

内服：煎汤，10～15 g。

9. 使用注意

孕妇慎用；不宜与川乌、制川乌、草乌、制草乌、附子同用。

一百一十七、黄药子

1. 别名

黄独、香芋、土芋、零余薯、黄狗头、金线吊虾蟆。

2. 来源

本品为薯蓣科植物黄独 *Dioscorea bulbifera* L. 的干燥块茎。秋、冬季，采挖根部，除去须根，洗净，切片，晒干。

3. 植物形态

缠绕草质藤本。块茎卵圆形至长圆形，近于土面，棕褐色，表面密生多数细长须根。茎圆柱形，左旋，无毛。单叶互生，叶柄较叶片稍短；叶片宽卵状心形或卵状心形，先端尾状渐尖，边缘全缘或微波状，两面无毛；叶腋内有大小不等的紫褐色球形或卵圆形珠芽（零余子），直径 1～3 cm，外有圆形斑点。花单性，雌雄异株。雄花序穗状下垂，常数个丛生于叶腋，有时基部花序延长排列成圆锥状；雄花单生密集，基部有卵形苞片 2 枚；花被片披针形，新鲜时紫色；雄蕊 6 枚，着生于花被基部，花丝与花药近等长。雌花序与雄花序相似，常 2 至数个丛生叶腋，退化雄蕊 6 枚，长仅为花被片的 1/4。蒴果反折下垂，三棱状长圆形，两端圆形，成熟时淡黄色，表面密生紫色小斑点。种子深褐色，扁卵形，通常两两着生于每室中轴的顶端，种翅栗褐色，向种子上方延伸，呈长圆形。花期 7—10 月，果期 8—11 月。

4. 生境分布

黄独野生于海拔 2 000 m 以下的河谷边、山谷阴沟或杂木林缘，分布于中国华东、中南、西南及陕西、甘肃、台湾等地；国外，日本、朝鲜、印度、缅甸，以及大洋洲、非洲亦产。

黔西北地区各县（市、区）均有黄独野生资源分布。

5. 药材性状

本品多为横切厚片，圆形或近圆形，直径 2.5～7.0 cm，厚 0.5～1.5 cm。表面棕黑色，皱缩，有众多白色、点状突起的须根痕，或有弯曲残留的细根，栓皮易剥落；切面黄白色至黄棕色，平坦或凹凸不平。质坚脆，易折断，断面颗粒状，并散有橙黄色麻点。气微，味苦。

6. 性味归经

性凉，味苦、辛；归肝、胃、心、肺经。

7. 功能主治

解毒消肿，化痰散结，凉血止血。用于甲状腺肿大、淋巴结结核、咽喉肿痛、吐血、咯血、百日咳、癌肿；外用治疮疖。

8. 用法用量

内服：煎汤，6～9 g。外用：适量。

一百一十八、山豆根

1. 别名

黄结、苦豆根、山大豆根。

2. 来源

本品为豆科植物越南槐 *Sophora tonkinensis* Gapnep. 的干燥根及根茎。秋季，采挖根部，除去杂质，洗净，干燥。

3. 植物形态

小灌木。根粗壮。茎纤细，有时呈攀缘状。枝绿色，无毛，圆柱形，分枝多，新小枝被灰色柔毛或短柔毛。羽状复叶，叶柄长1～2 cm，基部稍膨大；托叶极小或近于消失；小叶5～9对，革质或近革质，对生或近互生，椭圆形、长圆形或卵状长圆形，叶轴下部的叶明显渐小，顶生小叶大，上面无毛或散生短柔毛，下面被紧贴的灰褐色柔毛，中脉上面微凹，下面明显隆起，小叶柄长1～2 mm，稍肿胀。总状花序或基部分枝近圆锥状，顶生；总花梗和花序轴被短而紧贴的丝质柔毛，花梗长约5 mm；苞片小，钻状，被毛；花长10～12 mm；花萼杯状，基部有脐状花托，萼齿小，尖齿状，被灰褐色丝质毛；花冠黄色，旗瓣近圆形，先端凹缺，基部圆形或微凹，翼瓣比旗瓣稍长，长圆形或卵状长圆形，基部具1三角形尖耳，柄内弯，与耳等长，无皱褶，龙骨瓣最大，常呈斜倒卵形或半月形，背部明显呈龙骨状，基部具1斜展的三角形耳；雄蕊10枚，基部稍连合；子房被丝质柔毛，胚珠4粒，花柱直，无毛，柱头被画笔状绢质疏长毛。荚果串珠状，稍扭曲，疏被短柔毛，沿缝线开裂成2瓣，有种子1～3颗。种子卵形，黑色。花期5—7月，果期8—12月。

4. 生境分布

越南槐野生于海拔1 000～2 000 m的亚热带或温带的石山或石灰岩山地的灌木林中，分布于中国广西、贵州、云南等省（自治区、直辖市）；国外，越南亦产。

黔西北地区的大方、黔西、金沙等县（市、区）有越南槐野生资源分布。

5. 药材性状

本品根茎呈不规则的结节状，顶端常残存茎基，其下着生根数条。根呈长圆柱形，常有分枝，长短不等，直径0.7～1.5 cm。表面棕色至棕褐色，有不规则的纵皱纹及突起的横向皮孔。质坚硬，难折断，断面皮部浅棕色，木部淡黄色。有豆腥气，味极苦。

一般干品含水分不超过10.0%，总灰分不超过6.0%，醇溶性浸出物不少于15.0%，含苦参碱（$C_{15}H_{24}N_2O$）和氧化苦参碱（$C_{15}H_{24}N_2O_2$）的总量不少于0.70%。

6. 性味归经

性寒，味苦，有毒；归肺、胃经。

7. 功能主治

清热解毒，消肿利咽。用于火毒蕴结、乳蛾喉痹、咽喉肿痛、齿龈肿痛、口舌生疮。

8. 用法用量

内服：煎汤，3～6 g。

一百一十九、石菖蒲

1. 别名

菖蒲、木蜡、粉菖、剑草、菖蒲叶、山菖蒲、水剑草、香菖蒲、药菖蒲、尧时薤、望见消、苦菖蒲、剑叶菖蒲、石蜈蚣、水蜈蚣等。

2. 来源

本品为天南星科植物石菖蒲 *Acorus tatarinowii* Schott. 的干燥根茎。秋、冬季，采挖根部，除去须根及泥沙，晒干。

3. 植物形态

多年生草本。根茎横卧，外皮黄褐色。叶根生，剑状线形，先端渐尖，暗绿色，有光泽，叶脉平行，无中脉。花茎高 10～30 cm，扁三棱形；佛焰苞叶状，长 7～20 cm，宽 2～4 mm；肉穗花序自佛焰苞中部旁侧裸露而出，无梗，斜上或稍直立，呈狭圆柱形，柔弱；花两性，淡黄绿色，密生；花被 6 枚，倒卵形，先端钝；雄蕊 6 枚，稍长于花被，花药黄色，花丝扁线形；子房长椭圆形。浆果肉质，倒卵形，长、宽均约 2 mm。花期 6—7 月，果期 8 月。

4. 生境分布

石菖蒲生长于山涧泉流附近或泉流的水石间，分布于中国长江流域及其以南各地，主产于四川、浙江、江苏等省（自治区、直辖市）；国外，印度、泰国也有分布。

黔西北地区各县（市、区）均有石菖蒲野生资源分布。

5. 药材性状

本品呈扁圆柱形，多弯曲，常有分枝，长 3～20 cm，直径 0.3～1.0 cm。表面棕褐色或灰棕色，粗糙，有疏密不匀的环节，节间长 0.2～0.8 cm，具细纵纹，一面残留须根或圆点状根痕；叶痕呈三角形，左右交互排列，有的有毛鳞状的叶基残余。质硬，断面纤维性，类白色或微红色，内皮层环明显，可见多数维管束小点及棕色油细胞。气芳香，味苦、微辛。

一般干品含水分不超过 13.0%，总灰分不超过 10.0%，醇溶性浸出物不少于 12.0%，挥发油不少于 1.0%（单位：mL/g）。

6. 性味归经

性温，味辛、苦；归心、胃经。

7. 功能主治

开窍豁痰，醒神益智，化湿开胃。用于神昏癫痫、健忘失眠、耳鸣耳聋、脘痞不饥、噤口下痢。

8. 用法用量

内服：煎汤，3～9 g。

一百二十、金铁锁

1. 别名

麻参、独定子、独钉子、蜈蚣七、对叶七、穿石甲、土人参、夷方草、白马分鬃、独鹿角姜、百步穿杨、昆明沙参、金丝矮陀陀。

2. 来源

本品为石竹科植物金铁锁 *Psammosilene tunicoides* W. C. Wu et C. Y. Wu 的干燥根。秋、冬季，采挖根部，除去外皮和杂质，晒干。

3. 植物形态

多年生草本。根长倒圆锥形，棕黄色，肉质。茎铺散，平卧，长达 35 cm，二叉状分枝，常带紫绿色，被柔毛。叶片卵形，基部宽楔形或圆形，顶端急尖，上面被疏柔毛，下面沿中脉被柔毛。三歧聚伞花序密被腺毛，花直径 3～5 mm，花梗短或近无；花萼筒状钟形，密被腺毛，纵脉凸起，绿色，直达齿端，萼齿三角状卵形，顶端钝或急尖，边缘膜质；花瓣紫红色，狭匙形，全缘；雄蕊明显外露，花丝无毛，花药黄色；子房狭倒卵形，长约 7 mm，花柱长约 3 mm。蒴果棒状，长约 7 mm；种子狭倒卵形，长约 3 mm，褐色。花期 6—9 月，果期 7—10 月。

4. 生境分布

金铁锁野生于金沙江和雅鲁藏布江沿岸海拔 2 000～3 800 m 的砾石山坡或石灰质岩石缝中，分布于中国四川、云南、贵州、西藏等省（自治区、直辖市）。

黔西北地区的威宁县有丰富的金铁锁野生资源分布，在境内的黑石、迤拉、石门、大街等乡（镇）人工驯化栽培金铁锁而获得成功，并进行大面积栽培；2019 年，威宁县、赫章县栽培金铁锁 530 亩。

5. 药材性状

本品呈长圆锥形，有的略扭曲，长 8～25 cm，直径 0. 6～2. 0 cm。表面黄白色，有多数纵皱纹和褐色横孔纹。质硬，易折断，断面不平坦，粉性，皮部白色，木部黄色，有放射状纹理。气微，味辛、麻，有刺喉感。

一般干品含水分不超过 12. 0%，总灰分不超过 6. 0%，醇溶性浸出物不少于 18. 0%。

6. 性味归经

性温，味苦、辛，有小毒；归肝经。

7. 功能主治

祛风除湿，散瘀止痛，解毒消肿。用于风湿痹痛、胃脘冷痛、跌打损伤、外伤出血；外治疮疖、蛇虫咬伤。

8. 用法用量

内服：煎汤，0. 1～0. 3 g，多入丸、散。外用：适量。

9. 使用注意

孕妇慎用。

一百二十一、金荞麦

1. 别名

苦荞头、野荞麦、天荞麦、荞麦三七。

2. 来源

本品为蓼科植物金荞麦 *Fagopyrum dibotrys*（D. Don）Hara 的干燥根茎。冬季，采挖根部，除去茎和须根，洗净，晒干。

3. 植物形态

多年生宿根草本。植株高 50～200 cm。主根粗大，呈结节状，横走，红棕色。茎直立，多分枝，具棱槽，淡绿微带红色，全株微被白色柔毛。单叶互生，具柄，柄上有白色短柔毛；叶片为戟状三角形，长与宽多相等，但顶部叶长大于宽，先端长渐尖或尾尖状，基部心状戟形，顶端叶狭窄，无柄抱茎，全线成微波状，下面脉上有白色细柔毛；托叶鞘抱茎。夏、秋季开白色小花，为顶生或腋生、稍有分枝的聚伞花序；花被片5枚，白色；雄蕊8枚；子房上位，花柱3枚。瘦果呈卵状三棱形，红棕色。花期6—9月，果期8—10月。

4. 生境分布

金荞麦野生于海拔250～3 200 m的山谷湿地、山坡灌丛处，分布于中国陕西、华东、华中、华南及西南地区；国外，印度、尼泊尔、克什米尔地区、越南、泰国亦产。

黔西北地区各县（市、区）均有金荞麦野生资源分布，2019年，毕节市大方、百里杜鹃等县（市、区）栽培金荞麦870亩。

5. 药材性状

本品呈不规则团块状或圆柱状，常有瘤状分枝，顶端有的有茎残基，长3～15 cm，直径1～4 cm。表面棕褐色，有横向环节和纵皱纹，密布点状皮孔，并有凹陷的圆形根痕和残存须根。质坚硬，不易折断，断面淡黄白色或淡棕红色，有放射状纹理，中央髓部色较深。气微，味微涩。

一般干品含水分不超过15.0%，总灰分不超过5.0%，醇溶性浸出物不少于14.0%，表儿茶素（$C_{15}H_{14}O_6$）不少于0.030%。

6. 性味归经

性凉，味微辛、涩；归肺经。

7. 功能主治

清热解毒，排脓祛瘀。用于肺痈吐脓、肺热喘咳、乳蛾肿痛。

8. 用法用量

内服：煎汤，15～45 g，用水或黄酒隔水密闭炖服。

一百二十二、蜘蛛香

1. 别名

臭药、乌参、香草、马蹄香、土细辛、养心莲、养血莲、猫儿屎、老虎七、心叶缬草。

2. 来源

本品为败酱科植物蜘蛛香 *Valeriana jatamansi* Jones 的干燥根茎和根。秋季，采挖根部，除去泥沙，晒干。

3. 植物形态

多年生草本。株高30～70 cm。根状茎横走，肥厚，粗大，块状，节间紧密，有叶柄残基，黄褐色，有特异香气。茎通常数枝丛生，密被短柔毛。基生叶发达，叶片心状圆形至卵状心形，先端短尖或钝圆，基部心形，边缘微波状或具稀疏小齿，具短毛，上面暗深绿色，下面淡绿色，均被短柔毛，基出脉5～9条；茎生叶不发达，每茎2对，有时3对，下部的心状圆形，近无柄，上部的常羽裂，无柄。伞房状聚伞花序顶生；苞片和小苞片钻形，中肋明显；花小，白色或微带红色，杂性；花萼内卷，于开花后裂为10余条线形裂片，将来形成瘦果先端的多条羽状毛；花冠筒状，先端5裂；雄蕊3枚，着生于花冠筒中部，伸出花冠外；雌蕊伸出花冠，柱状3裂，子房下位；两性花较大，长3～4 mm，雌、雄蕊与花冠等长。瘦果长柱状，顶端有多条羽状毛。花期4—7月，果期5—9月。

4. 生境分布

蜘蛛香野生于海拔2 500 m以下的山坡草地、林中或溪边。在中国，分布于陕西、湖南、湖北、四川、贵州、云南、西藏等省（自治区、直辖市）；国外，印度亦产。

黔西北地区各县（市、区）均有蜘蛛香野生资源分布，织金、黔西、大方等县（市、区）有蜘蛛香零星栽培。

5. 药材性状

本品根茎呈圆柱形，略扁，稍弯曲，少分枝，长 1.5～8.0 cm，直径 0.5～2.0 cm；表面暗棕色或灰褐色，有紧密隆起的环节和突起的点状根痕，有的顶端略膨大，具茎、叶残基；质坚实，不易折断，折断面略平坦，黄棕色或灰棕色，可见筋脉点（维管束）断续排列成环。根细长，稍弯曲，长 3～15 cm，直径约 0.2 cm，有浅纵皱纹，质脆。气特异，味微苦、辛。

一般干品含水分不超过 13.0%，总灰分不超过 10.0%，酸不溶性灰分不超过 3.0%，醇溶性浸出物不少于 8.0%。

6. 性味归经

性温，味微苦、辛；归心、脾、胃经。

7. 功能主治

理气止痛，消食止泻，祛风除湿，镇惊安神。用于脘腹胀痛、食积不化、腹泻痢疾、风湿痹痛、腰膝酸软、失眠。

8. 用法用量

内服：煎汤，3～6 g。

一百二十三、臭常山

1. 别名

臭苗、臭山羊、大山羊、骚牯羊、地栀子、栀子黄、和常山、大骚羊、白胡椒、大素药。

2. 来源

本品为芸香科植物臭常山 *Orixa japonica* Thunb. 的干燥根。秋、冬季，挖取根，洗净，切片，晒干。

3. 植物形态

落叶灌木。树高达 3 m 左右。枝条黄褐色，无毛，嫩梢绿色，疏生白色毛，旋即脱落，或平滑无毛。单叶互生，具黄色半透明的腺点，发恶臭；叶柄沟状，疏生白色毛或无毛；叶片菱状卵形至卵状椭圆形，先端渐尖或具钝状尖头，基部阔楔形，全缘，或有细钝锯齿。花单性，雌雄异株，黄绿色；雄花序总状，侧生于新枝基部，花轴与花柄均散生白色毛；花柄基部有 1 卵形苞片；萼筒的基部有对生卵形小苞片 2 枚；萼片 4 枚，卵形，基部愈合，边缘有毛；花瓣 4 枚；雄蕊 4 枚，与花瓣互生；雌花单生，具退化雄蕊 4 枚，子房上位，心皮 4 枚，花柱短，柱头 4 裂。蒴果，2 瓣裂。种子黑色，近球形。花期 3 月。

4. 生境分布

臭常山野生于山野。也有栽培品。中国长江以南各地均有分布。

黔西北地区的金沙、纳雍、七星关等县（市、区）有臭常山野生资源分布；2018 年，纳雍县新房乡有小面积栽培。

5. 药材性状

本品根较粗大，表面栓皮淡灰黄色，有时现细裂纹，栓皮脱落处现类白色。断面灰白色。气特异，味苦。

6. 性味归经

性凉，味苦、辛；归肺、胃、肾、大肠经。

7. 功能主治

疏风清热，行气活血，解毒除湿，截疟。用于风热感冒、咳嗽、喉痛、脘腹胀痛、风湿关节痛、跌打伤痛、湿热痢疾、肾囊出汗、疟疾、无名肿毒。

8. 用法用量

内服：煎汤，9～15 g。外用：适量。

一百二十四、天南星

1. 别名

南星、山苞米、蛇包谷、山棒子、虎掌、蛇头天南星、虎掌南星、虎掌半夏、狗爪南星、蛇芋。

2. 来源

本品为天南星科植物天南星 *Arisaema erubescens*（Wall.）Schott、异叶天南星 *Arisaema heterophyllum* Bl. 或东北天南星 *Arisaema amurense* Maxim. 的干燥块茎。秋、冬二季，茎叶枯萎时采挖块茎，除去须根及外皮，干燥。

3. 植物形态

（1）天南星。多年生草本。块茎扁球形，外皮黄褐色，顶部扁平，周围生根，常有若干侧生芽眼。叶1片，基生；叶柄肉质，圆柱形，直立，粉绿色，下部3/4鞘筒状，鞘端斜截形；叶片鸟足状分裂，裂片7～23片，披针形至长披针形，先端渐尖，至末端呈芒状，基部狭楔形，叶脉羽状，全缘，两面光滑无毛，上面绿色，下面淡绿色。花序柄长30～70 cm，从叶柄鞘筒内抽出。佛焰苞管部圆柱形，粉绿色，内面绿白色，喉部截形，外缘稍外卷；檐部卵形或卵状披针形，下弯几成盔状，背面深绿色、淡绿色至淡黄色，先端骤狭渐尖。肉穗花序两性和雄花序单性。两性花序：下部雌花序长1.0～2.2 cm，上部雄花序长1.5～3.2 cm。单性雄花序长3～5 cm，粗3～5 mm。雌花球形，花柱明显，柱头小，胚珠3～4枚，直立于基底胎座上。雄花具柄，花药2～4枚，白色，顶孔横裂。浆果熟时红色，圆柱形，内有棒头状种子1粒。花期4—5月，果期7—9月。

（2）异叶天南星。多年生草本。块茎扁球形。基生叶1片，叶片鸟趾状分裂，裂片13～19片，长圆形，倒披针形或长圆状倒卵形，顶端骤狭渐尖，基部楔形，过全缘，侧裂片大，中央裂片最小。花序柄长30～55 cm，从叶鞘中抽出；佛焰苞绿色，下部管状，上部下弯近成盔状；肉穗状花序两性和单性，单性花序雄花在下部；两性花序，下部为雌花，上部疏生雄花，花序轴顶端的附属体鼠尾状，伸出。浆果熟时红色。花期4—5月，果期6—9月。

（3）东北天南星。多年生草本。块茎扁球形，上方着生须根呈放射状分布。鳞片状叶2片，膜质，下部抱茎，上部披针形；基生叶1片，呈鸟足状全裂，裂片5枚，倒卵形或椭圆形，先端渐尖或锐尖，基部楔形，全缘，叶柄长15～40 cm，下部具鞘。肉穗花序从叶鞘中抽出，花序柄长9～24 cm，佛焰苞长8～12 cm，管部漏斗状，淡绿色，喉部边缘斜截形，檐部宽卵形，绿色或紫色，具白色条纹；花序单性，异株，雄花序长约2 cm，花稀疏，无花被但具花梗，花药2～3枚，球形，雌花序圆锥形，花密集而无花被，子房倒卵形；附属体棒状，具短柄。果序圆锥形，浆果橘红色，椭圆形。种子乳白色。花期6—7月，果期8—9月。

4. 生境分布

（1）天南星。野生于海拔2 700 m以下林下、灌丛或草地。在中国，除西北地区、西藏外，大部分地区均有天南星分布；国外，日本、朝鲜亦产。

（2）异叶天南星。野生于阴坡或山谷较为阴湿的地方。在中国，异叶天南星分布于黑龙江、吉林、辽宁、浙江、江苏、江西、湖北、四川、陕西等省（自治区、直辖市）。

（3）东北天南星。野生于阴坡或较为阴湿的林下。在中国，东北天南星分布于黑龙江，吉林、辽宁、河北、江西、湖北、四川、贵州等省（自治区、直辖市）。

黔西北地区的织金、黔西、大方、威宁、水城等县（市、区）有天南星野生资源分布，威宁县于2019年试种天南星成功；黔西、七星关、赫章等县（市、区）有异叶天南星野生资源分布；七星关、赫章、威宁等县（市、区）有东北天南星野生资源分布。

5. 药材性状

本品呈扁球形，高1～2 cm，直径1.5～6.5 cm。表面类白色或淡棕色，较光滑，顶端有凹陷的茎痕，周围有麻点状根痕，有的块茎周边有小扁球状侧芽。质坚硬，不易破碎，断面不平坦，白色，粉性。气微辛，味麻辣。

一般干品含水分不超过15.0%；总灰分不超过5.0%；醇溶性浸出物不少于9.0%；总黄酮以芹菜素（$C_{15}H_{10}O_5$）计，不少于0.050%。

6. 性味归经

性温，味苦、辛，有毒；归肺、肝、脾经。

7. 功能主治

散结消肿。外用治痈肿、蛇虫咬伤。

8. 用法用量

外用生品适量，研末以醋或酒调敷患处。

9. 使用注意

孕妇慎用；生品内服宜慎。

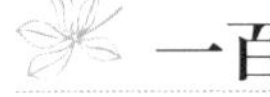

一百二十五、白附子

1. 别名

独角莲、独脚莲、疔毒豆、麻芋子、禹白附子、牛奶白附、鸡心白附。

2. 来源

本品为天南星科植物独角莲 *Typhonium giganteum* Engl. 的干燥块茎。秋季，采挖块茎，除去须根和外皮，晒干。

3. 植物形态

多年生草本。地下块茎似芋艿状，卵形至卵状椭圆形，外被暗褐色小鳞片。叶1～7片（与年限有关）；叶柄肥大肉质，下部常呈淡粉红色或紫色条斑，长达40 cm；叶片三角状卵形、戟状箭形或卵状宽椭圆形，长10～40 cm，宽7～30 cm，幼时向内卷曲如角状，后即开展，先端渐尖。花梗自块茎抽出，绿色间红色斑块；佛焰苞紫红色，管部圆筒形或长圆状卵形，顶端渐尖而弯曲，檐部卵形；肉穗花序位于佛焰苞内，长约14 cm，雌花序和中性花序各长3 cm左右；雄花序长约2 cm；附属器圆柱形，直立，紫色，不伸出佛焰苞外；雄花金黄色，雄蕊有花药2枚，药室顶孔开裂；中性花线形，下垂，淡黄色；雌花棕红色。浆果熟时红色。花期6—8月，果期7—10月。

4. 生境分布

独角莲野生于阴湿的林下、山涧、水沟及庄稼地，分布于中国河北、山东、山西、陕西、甘肃、宁夏、四川、贵州、西藏等省（自治区、直辖市），东北各省、江苏、河南、湖北等省（自治区、直辖市）有人工栽培，主产于河南省禹县、长葛，甘肃省天水、武都，湖北省等省（自治区、直辖市），山西、河北、四川、陕西等省（自治区、直辖市）亦产。

黔西北地区的大方、七星关、赫章等县（市、区）有独角莲野生资源分布。

5. 药材性状

本品呈椭圆形或卵圆形，长2～5 cm，直径1～3 cm。表面白色至黄白色，略粗糙，有环纹及须根痕，顶端有茎痕或芽痕。质坚硬，断面白色，粉性。气微，味淡、麻辣刺舌。

一般干品含水分不超过15.0%，总灰分不超过4.0%，醇溶性浸出物不少于7.0%。

6. 性味归经

性温，味辛，有毒；归胃、肝经。

7. 功能主治

祛风痰，定惊搐，解毒散结，止痛。用于中风痰壅、口眼㖞斜、语言謇涩、惊风癫痫、破伤风、痰厥头痛、偏正头痛、瘰疬痰核、毒蛇咬伤。

8. 用法用量

内服：煎汤，3～6 g。一般炮制后用。外用：生品适量，捣敷患处；或熬膏；或研末以酒调敷患处。

9. 使用注意

孕妇慎用；生品内服宜慎。

一百二十六、何首乌

1. 别名

首乌、赤首乌、铁秤砣、红内消、多花蓼、紫乌藤、夜交藤。

2. 来源

本品为蓼科植物何首乌 *Polygonum multiflorum* Thunb. 的干燥块根。秋、冬二季，叶枯萎时采挖块根，削去两端，洗净，个大的切成块，干燥。

3. 植物形态

多年生草本植物。块根肥厚，长椭圆形，黑褐色。茎缠绕，长2～4 m，多分枝，具纵棱，无毛。叶卵形或长卵形，顶端渐尖，基部心形或近心形，两面粗糙，边缘全缘；叶柄长1.5～3.0 cm；托叶鞘膜质，偏斜，无毛。花序圆锥状，顶生或腋生，分枝开展，具细纵棱，沿棱密被小突起；苞片三角状卵形，具小突起，顶端尖，每苞内具2～4朵花；花梗细弱，下部具关节，果时延长；花被5枚，深裂，白色或淡绿色，花被片椭圆形，大小不相等，外面3片较大，背部具翅，果时增大，花被果时外形近圆形；雄蕊8枚，花丝下部较宽；花柱3枚，极短，柱头头状。瘦果卵形，具3棱，成熟时褐色，有光泽，包于宿存花被内。花期8—10月，果期9—11月。

4. 生境分布

何首乌野生于海拔200～3 000 m山谷灌丛、山坡林下、沟边石隙。产于中国陕西南部、甘肃南部、华东、华中、华南、四川、云南及贵州等地；国外，日本亦产。

黔西北各县（市、区）均有何首乌野生资源分布；2019年，毕节市织金、纳雍、黔西、七星关、百里杜鹃、赫章、威宁等县（市、区）栽培何首乌近4 000亩。

5. 药材性状

本品呈团块状或不规则纺锤形，长6～15 cm，直径4～12 cm。表面红棕色或红褐色，皱缩不平，有浅沟，并有横长皮孔样突起和细根痕。体重，质坚实，不易折断，断面浅黄棕色或浅红棕色，显粉性，皮部有4～11个类圆形异型维管束排列，形成云锦状花纹，中央木部较大，有的呈木心。气微，味微苦而甘涩。

一般干品含水分不超过10.0%；总灰分不超过5.0%；2，3，5，4′－四羟基二苯乙烯－2－O－β－D－葡萄糖苷（$C_{20}H_{22}O_9$）不少于1.0%；结合蒽醌以大黄素（$C_{15}H_{10}O_5$）和大黄素甲醚（$C_{16}H_{12}O_5$）的总量计，不少于0.10%。

6. 性味归经

性微温，味苦、甘、涩；归肝、心、肾经。

7. 功能主治

解毒，消痈，截疟，润肠通便。用于疮痈、瘰疬、风疹瘙痒、久疟体虚、肠燥便秘。

8. 用法用量

内服：煎汤，3～6 g。

一百二十七、罗锅底

1. 别名

金盆、盘莲、苦金盆、金龟莲、金银盆、小金瓜、野黄瓜、金茨菇、苦丁板、土瓜内消、土马兜铃、金腰莲金盆。

2. 来源

本品为葫芦科植物雪胆 *Hemsleya chinensis* Cogn. ex Forb. et Hemsl.、曲莲 *Hemsleya amabilis* Diels 和大籽雪胆 *Hemsleya macrosperma* C. Y. Wu ex C. Y. Wu et C. L. Chen 的干燥块茎。秋末地上部分枯萎后或早春萌芽前，挖取块根，除去芦头及根须，洗净，切片，晒干或微火炕干。

3. 植物形态

（1）雪胆。多年生攀缘草本。茎和小枝纤细，疏被短柔毛，老枝近平滑无毛，通常近茎节处被毛较密。卷须线形，疏被短柔毛，先端二歧。趾状复叶由5～9片小叶组成，多数为7片小叶，复叶柄长4～8 cm；小叶卵状披针形至宽披针形，膜质，被柔毛，上面深绿色，背面灰绿色，先端渐尖，基部渐狭成柄，边缘圆锯齿状，沿中脉、侧脉及叶缘被小刺毛。花雌雄异株。雄花：疏散聚伞总状花序或圆锥花序，花序轴及小枝线形，曲折，被短柔毛，花梗发状，花萼裂片5枚，反折；花冠橙红色，由于花瓣反折围住花萼成灯笼状，裂片长圆形，内部被白色长柔毛；雄蕊5枚，花丝短，花卵形。雌花：稀总状花序，花序梗纤细，花冠、花萼同雄花的，但花较大；子房筒状，被短毛；花柱3枚，柱头2裂。果实长圆状椭圆形，单生，基部渐狭，果柄略弯曲，上具纵棱9～10条，先端近平截。种子黑褐色，近圆形，周生狭的木栓质翅，边缘微皱，下部近平截，两面边缘密生小瘤突。花期7—9月，果期9—11月。

（2）曲莲。本种与雪胆的区别为：花开放后，花冠裂片具乳突。果实近球形，直径1.0～1.5 cm，基部钝圆，果柄丝状，直，长4～5 mm，花柱宿存，不明显。花期6—10月，果期7—11月。

（3）大籽雪胆。本种与以上两种的区别为：花萼裂片向后反折；花冠橙红色，盘状，裂片5，基部两侧具紫色斑；雌花，花冠通常盘状，子房椭圆形或近球形，花柱3枚，柱头2裂。果实卵圆形或宽卵形，直径3.5～4.0 cm，上有10条纵棱，基部钝圆，果柄直。种子卵圆形，暗棕色，具不规则皱褶，背面较平。花期7—9月，果期9—11月。

4. 生境分布

（1）雪胆。野生于海拔1 200～2 100 m的杂木林下或林缘沟边，分布于中国四川、云南、贵州、湖北等省（自治区、直辖市）。

（2）曲莲。野生于1 800～2 400 m的山地半阴处，中国西南及中南地区有野生资源分布。

（3）大籽雪胆。野生于海拔1 800～2 900 m的阴湿山坡灌木丛中，分布于中国云南、贵州、四川等省（自治区、直辖市）。

以上 3 种药用植物，黔西北地区的织金、纳雍等县（市、区）有雪胆野生资源分布和栽培；威宁县有曲莲野生资源分布和栽培；金沙、大方、赫章等县（市、区）有大籽雪胆野生资源分布。2019 年，织金、纳雍、威宁等县（市、区）栽培以上 3 种药用植物 4 225 亩。

5. 药材性状

本品块片呈不规则形或类圆形，稍卷曲，直径 3～10 cm，厚 4～8 mm。表面棕褐色或灰褐色，有的有凹陷的茎基痕，切面淡黄色或灰白色。质坚实，粉性。气微，味极苦。以切面色淡黄、质坚实、粉质多、味极苦者为佳。

6. 性味归经

性寒，味苦；归心、胃、大肠经。

7. 功能主治

清热解毒，利湿消肿，止痛止血。用于咽喉肿痛、牙痛、目赤肿痛、胃痛、菌痢、肠炎、肝炎、尿路感染、前列腺炎、痔疮、子宫颈炎、痈肿疔疮、外伤出血。

8. 用法用量

内服：煎汤，6～9 g；研末，0.5～1.0 g。外用：适量，捣敷；或研末调敷。

一百二十八、板蓝根

1. 别名

靛根、菘蓝、山蓝、大靛、靛青根、蓝靛根、大青根、大蓝根、马蓝根、蓝龙根、土龙根等。

2. 来源

本品为十字花科植物菘蓝 *Isatis indigotica* Fort. 的干燥根。秋季，采挖根，除去泥沙，晒干。

3. 植物形态

二年生草本。植株高 50～100 cm，光滑被粉霜。根肥厚，近圆锥形，表面土黄色，具短横纹及少数须根。基生叶莲座状，叶片长圆形至宽倒披针形，先端钝尖，边缘全缘，或稍具浅波状齿，有圆形叶耳或不明显；茎顶部叶宽条形，全缘，无柄。总状花序顶生或腋生，在枝顶组成圆锥状；萼片 4 枚，宽卵形或宽披针形；花瓣 4 枚，黄色，宽楔形，先端近平截，边缘全缘，基部具不明显短爪；雄蕊 6 枚，4 长 2 短；雌蕊 1 枚，子房近圆柱形，花柱界限不明显，柱头平截。短角果近长圆形，扁平，无毛，边缘具膜质翅，尤以两端的翅较宽，果瓣具中脉。种子 1 颗，长圆形，淡褐色。花期 4—5 月，果期 5—6 月。

4. 生境分布

菘蓝野生于海拔 600～2 800 m 的山地林缘较潮湿的地方，分布于中国内蒙古、陕西、甘肃、河北、山东、江苏、浙江、安徽、贵州等省（自治区、直辖市），常为栽培；新疆、内蒙古、陕西、甘肃、河北、山东、江苏、浙江、安徽等省（自治区、直辖市）主产。

黔西北地区的黔西、大方、七星关等县（市、区）有菘蓝野生资源分布。

5. 药材性状

本品呈圆柱形，稍扭曲，长 10～20 cm，直径 0.5～1.0 cm。表面淡灰黄色或淡棕黄色，有纵皱纹、横长皮孔样突起及支根痕。根头略膨大，可见暗绿色或暗棕色轮状排列的叶柄残基和密集的疣状突起。体实，质略软，断面皮部黄白色，木部黄色。气微，味微甜后苦涩。

一般干品含水分不超过 15.0%，总灰分不超过 9.0%，酸不溶性灰分不超过 2.0%，醇溶性浸出物不少于 25.0%，含（R，S）-告依春（C_5H_7NOS）不少于 0.020%。

6. 性味归经

性寒，味苦；归心、胃经。

7. 功能主治

清热解毒，凉血利咽。用于温疫时毒、发热咽痛、温毒发斑、痄腮、烂喉丹痧、大头瘟疫、丹毒、痈肿。

8. 用法用量

内服：煎汤，9～15 g。

一百二十九、南沙参

1. 别名

泡参、泡沙参、白参、知母、羊乳、羊婆奶。

2. 来源

本品为桔梗科植物轮叶沙参 *Adenophora tetraphylla*（Thunb.）Fisch. 或沙参 *Adenophora stricta* Miq. 的干燥根。秋、冬二季，采挖根部，除去须根，洗后趁鲜刮去粗皮，洗净，干燥。

3. 植物形态

（1）轮叶沙参。又称四叶沙参。多年生草本。茎单一，直立，高 60～150 cm，不分枝，无毛或少有毛。茎生叶 3～6 枚轮生，无柄或有不明显叶柄，叶片卵圆形至条状披针形，边缘有锯齿，两面疏生短柔毛。花序狭圆锥状，花序分枝（聚伞花序）大多轮生，细长或很短，生数朵花或单花；花萼无毛，筒部倒圆锥状，裂片钻状，全缘；花冠筒状细钟形，口部稍缢缩，蓝色、蓝紫色，裂片短，三角形；花盘细管状，长 2～4 mm；花柱长约 20 mm。蒴果球状圆锥形或卵圆状圆锥形，长 5～7 mm。种子黄棕色，矩圆状圆锥形，稍扁，有一条棱，并由棱扩展成一条白带，长约 1 mm。花期 7—9 月。

（2）沙参。多年生草本。株高 40～80 cm，不分枝，常被短硬毛或长柔毛，少无毛。基生叶心形，大而具长柄；茎生叶无柄，或仅下部的叶有极短而带翅的柄，叶片椭圆形，狭卵形，基部楔形，少近于圆钝的，顶端急尖或短渐尖，边缘有不整齐的锯齿，两面疏生短毛或长硬毛，或近于无毛。花序常不分枝而成假总状花序，或有短分枝而成极狭的圆锥花序；花梗常极短，长不足 5 mm；花萼常被短柔毛或粒状毛，少完全无毛，筒部常呈倒卵状，少为倒卵状圆锥形，裂片狭长，多为钻形，少为条状披针形；花冠宽钟状，蓝色或紫色，外面无毛或有硬毛，裂片长为全长的 1/3，三角状卵形；花盘短筒状，无毛；花柱常略长于花冠，少有较短者。蒴果椭圆状球形，极少为椭圆状，长 6～10 mm。种子棕黄色，稍扁，有一条棱，长约 1.5 mm。花期 8—10 月。

4. 生境分布

（1）轮叶沙参。野生于海拔 2 000 m 以下的草地和灌木丛中，分布于中国东北、华北、华东、西南及华南等地；国外，朝鲜、日本、俄罗斯东西伯利亚和远东地区南部、越南北部亦产。

（2）沙参。多生于低山草丛中和岩石缝内，也有生于海拔 600～700 m 的草地上或 1 000～3 200 m 的开旷山坡及林内者，中国江苏、安徽、浙江、江西、湖南等地有沙参野生资源分布。

黔西北地区各县（市、区）均有轮叶沙参、沙参野生资源分布，七星关、大方、威宁等县（市、区）有零星栽培。

5. 药材性状

本品呈圆锥形或圆柱形，略弯曲，长 7～27 cm，直径 0.8～3.0 cm。表面黄白色或淡棕黄色，凹陷处常有残留粗皮，上部多有深陷横纹，呈断续的环状，下部有纵纹和纵沟。顶端具 1 个或 2 个根茎。体轻，质松泡，易折断，断面不平坦，黄白色，多裂隙。气微，味微甘。

一般干品含水分不超过15.0%，总灰分不超过6.0%，酸不溶性灰分不超过2.0%，醇溶性浸出物不少于30.0%。

6. 性味归经

性微寒，味甘；归肺、胃经。

7. 功能主治

养阴清肺，益胃生津，化痰，益气。用于肺热燥咳、阴虚劳嗽、干咳痰黏、胃阴不足、食少呕吐、气阴不足、烦热口干。

8. 用法用量

内服：煎汤，9～15 g。

9. 使用注意

不宜与藜芦同用。

一百三十、开口箭

1. 别名

岩七、牛尾七、竹根七、岩芪、大寒药、万年攀、竹根参、包谷七、开喉剑、老蛇莲、青龙胆、罗汉七。

2. 来源

本品为百合科植物开口箭 *Tupistra chinensis* Baker 或剑叶开口箭 *Tupistra ensifolia*（F. T. Wang et Tang）M. N. Tamura et al. 的干燥根茎。夏、秋二季，采挖根部，除去须根，洗净，晒干。

3. 植物形态

（1）开口箭。多年生草本。根茎长圆柱形，多节，绿色至黄色。叶基生，4～8 枚；叶片倒披针形、条状披针形、条形，先端渐尖，基部渐狭；鞘叶 2 枚。穗状花序侧生，直立，密生多花，长 2.5～9.0 cm；苞片卵状披针形至披针形，有几枚无花苞片簇生花序顶端；花被短钟状，裂片 6 枚，卵形，黄色或黄绿色，肉质；雄蕊 6 枚，花丝基部扩大，有的彼此联合，上部分离，内弯，花药卵形；子房球形，3 室，花柱不明显，柱头钝三棱形，先端 3 裂。浆果球形，熟时紫红色，具 1～3 颗种子。花期 4—6 月，果期 9—11 月。

（2）剑叶开口箭。多年生草本。根茎圆柱形，褐色或绿色，多节。叶多数，明显成两列，带形，先端长渐尖，基部扩大，抱茎，干时边缘稍反卷。穗状花序侧生，密生多花，长 4.0～5.5 cm；苞片披针形或三角状披针形，长于花，有几枚无花苞片簇生花序顶端；花被筒状钟形，裂片 6 枚，卵形，开展，肉质，褐色或绿色，边缘白膜质，呈啮蚀状；雄蕊 6 枚，花丝粗，基部扩大而有皱褶，贴生于花被筒上，上部分离，短于花药，花药卵形；子房卵形，3 室，花柱不明显，柱头钝三棱形，先端 3 裂。浆果红黑色，具 1～3 颗种子。花期 6 月，果期 10 月。

4. 生境分布

（1）开口箭。野生于林下阴湿处、溪边或路旁。在中国，分布于中南地区及陕西、安徽、浙江、江西、福建、台湾、四川、贵州、云南等地。

（2）剑叶开口箭。野生于海拔 1 100～3 200 m 的林下，主产于中国云南。

黔西北地区的七星关、大方、百里杜鹃、威宁等县（市、区）有开口箭野生资源分布；金沙等县（市、区）有剑叶开口箭野生资源分布。

5. 药材性状

本品根茎扁圆柱形，略扭曲。长 10～15 cm，直径约 1 cm。节明显，略膨大，节处有芽及膜质鳞片状叶，节间短。表面黄棕色至黄绿色，有皱纹。断面淡黄白色，细颗粒状。气无，味苦涩。

6. 性味归经

性寒，味苦、辛；归肺、胃、肝经。

7. 功能主治

清热解毒，祛风除湿，散瘀止痛。用于白喉、咽喉肿痛、风湿痹痛、跌打损伤、胃痛、痈肿疮毒、毒蛇、狂犬咬伤。

8. 用法用量

内服：煎汤，1.5～3.0 g。外用：鲜品适量，捣敷患处。

9. 使用注意

孕妇忌服。

一百三十一、山慈菇

1. 别名

冰球子、毛慈菇、泥宾子、茅慈菇、毛茨菇、毛慈姑。

2. 来源

本品为兰科植物杜鹃兰 *Cremastra appendiculata*（D. Don）Makino、独蒜兰 *Pleione bulbocodioides*（Franch.）Rolfe 或云南独蒜兰 *Pleione yunnanensis* Rolfe 的干燥假鳞茎。前者习称“毛慈菇”，后二者习称“冰球子”。夏、秋二季采挖，除去地上部分及泥沙，分开大小置沸水锅中蒸煮至透心，干燥。

3. 植物形态

（1）杜鹃兰。假鳞茎卵球形或近球形，密接，有关节，外被撕裂成纤维状的残存鞘。叶通常 1 枚，生于假鳞茎顶端，狭椭圆形、近椭圆形或倒披针状狭椭圆形，先端渐尖，基部收狭，近楔形；叶柄长 7～17 cm，下半部常为残存的鞘所包蔽。花葶从假鳞茎上部节上抽出，近直立，长 27～70 cm；总状花序长 5～25 cm，具花 5～22 朵；花苞片披针形至卵状披针形，花梗和子房长 3～9 mm；花常偏花序一侧，多少下垂，不完全开放，有香气，狭钟形，淡紫褐色；萼片倒披针形，从中部向基部骤然收狭而成近狭线形，先端急尖或渐尖，侧萼片略斜歪；花瓣倒披针形或狭披针形，向基部收狭成狭线形，先端渐尖；唇瓣与花瓣近等长，线形，上部 1/4 处 3 裂；侧裂片近线形；中裂片卵形至狭长圆形，基部在两枚侧裂片之间具 1 枚肉质突起；肉质突起大小变化甚大，上面有时有疣状小突起；蕊柱细长，顶端略扩大，腹面有时有窄翅。蒴果近椭圆形，下垂。花期 5—6 月，果期 9—12 月。

（2）独蒜兰。半附生草本。假鳞茎卵形至卵状圆锥形，上端有明显的颈，顶端具 1 枚叶。叶在花期尚幼嫩，长成后狭椭圆状披针形或近倒披针形，纸质，先端通常渐尖，基部渐狭成柄；叶柄长 2.0～6.5 cm。花葶从无叶的老假鳞茎基部发出，直立，长 7～20 cm，下半部包藏在 3 枚膜质的圆筒状鞘内，顶端具花 1～2 朵；花苞片线状长圆形，明显长于花梗和子房，先端钝；花梗和子房长 1.0～2.5 cm；花粉红色至淡紫色，唇瓣上有深色斑；中萼片近倒披针形，先端急尖或钝；侧萼片稍斜歪，狭椭圆形或长圆状倒披针形，与中萼片等长，常略宽；花瓣倒披针形，稍斜歪；唇瓣轮廓为倒卵形或宽倒卵形，不明显 3 裂，上部边缘撕裂状，基部楔形并多少贴生于蕊柱上，通常具 4～5 条褶片；褶片啮蚀状，高可达 1.0～1.5 mm，向基部渐狭直至消失；中央褶片常较短而宽，有时不存在；蕊柱长 2.7～4.0 cm，多少弧曲，两侧具翅；翅自中部以下甚狭，向上渐宽，在顶端围绕蕊柱，有不规则齿缺。蒴果近长圆形，长 2.7～3.5 cm。花期 4—6 月。

（3）云南独蒜兰。地生或附生草本。假鳞茎卵形、狭卵形或圆锥形，上端有明显的长颈，绿色，顶端具1枚叶。叶在花期极幼嫩或未长出，长成后披针形至狭椭圆形，纸质，先端渐尖或近急尖，基部渐狭成柄；叶柄长1～6 cm。花葶从无叶的老假鳞茎基部发出，直立，长10～20 cm，基部有数枚膜质筒状鞘，顶端具1～2朵花；花苞片倒卵形或倒卵状长圆形，草质或膜质，明显短于花梗和子房，先端钝；花梗和子房长3.0～4.5 cm；花淡紫色、粉红色或有时近白色，唇瓣上具有紫色或深红色斑；中萼片长圆状倒披针形，先端钝；侧萼片长圆状披针形或椭圆状披针形，稍斜歪，常近等长于并稍宽于中萼片，先端钝；花瓣倒披针形，展开，先端钝，基部明显楔形；唇瓣近宽倒卵形，明显或不明显3裂；侧裂片直立，多少围抱蕊柱；中裂片先端微缺，边缘具不规则缺刻或多少呈撕裂状；唇盘上通常具3～5条褶片自基部延伸至中裂片基部；褶片近全缘或略呈波状并有细微缺刻；蕊柱长1.8～2.3 cm，多少弧曲，两侧具翅；翅自中部以下甚狭，向上渐宽，在顶端围绕蕊柱，有不规则齿缺。蒴果纺锤状圆柱形，长2.5～3.0 cm。花期4—5月，果期9—10月。

4. 生境分布

（1）杜鹃兰。野生于海拔500～2 900 m山坡及林下阴湿处。分布于中国长江流域以南地区，以及山西、陕西、甘肃等地；国外，尼泊尔、不丹、印度、越南、泰国及日本亦产。

（2）独蒜兰。野生于海拔900～3 600 m常绿阔叶林下或灌木林缘腐殖质丰富的土壤上或苔藓覆盖的岩石上。产于中国陕西南部、甘肃南部、安徽、湖北、湖南、广东北部、广西北部、四川、贵州、云南西北部、西藏东南部等地。

（3）云南独蒜兰。野生于海拔1 100～3 500 m林下和林缘多石地上或苔藓覆盖的岩石上，也见于草坡稍荫蔽的砾石地上，分布于中国四川西南部、贵州西部至北部、云南西北部至东南部、西藏东南部等地；国外，缅甸北部亦产。

在黔西北地区的七星关、大方、赫章、纳雍等县（市、区）有以上3种药用植物，杜鹃兰野生资源分布，在百里杜鹃管理区有杜鹃兰人工栽培；在大方等县（市、区）有独蒜兰、云南独蒜兰野生资源分布。

5. 药材性状

（1）毛慈菇。呈不规则扁球形或圆锥形，顶端渐突起，基部有须根痕。长1.8～3.0 cm，膨大部直径1～2 cm。表面黄棕色或棕褐色，有纵皱纹或纵沟，中部有2～3条微突起的环节，节上有鳞片叶干枯腐烂后留下的丝状纤维。质坚硬，难折断，断面灰白色或黄白色，略呈角质。气微，味淡，带黏性。

（2）冰球子。呈圆锥形，瓶颈状或不规则团块，直径1～2 cm，高1.5～2.5 cm。顶端渐尖，尖端断头处呈盘状，基部膨大且圆平，中央凹入，有1～2条环节，多偏向一侧。撞去外皮者表面黄白色，带表皮者浅棕色，光滑，有不规则皱纹。断面浅黄色，角质半透明。

6. 性味归经

性凉，味甘、微辛；归肝、脾经。

7. 功能主治

清热解毒，化痰散结。用于痈肿疔毒、瘰疬痰核、蛇虫咬伤、癥瘕痞块。

8. 用法用量

内服：煎汤，3～9 g。外用：适量。

一百三十二、红药子

1. 别名

红药、赤药、点血、血茖、朱砂莲、鸡血莲、朱砂七、黄药子、猴血七、血三七、毛葫芦、雄黄连、荞馒头、散血蛋。

2. 来源

本品为蓼科植物毛脉蓼 *Polygonum cillinerve*（Nakai）Ohwi 的干燥块根。全年均可采收，挖取根部，除去须根，洗净，切片，晒干。

3. 植物形态

多年生蔓性草本。根茎膨大成块状，木质。茎细长，中空，先端分枝。叶互生；叶柄长 0.5～5.0 cm，上面具沟，下面具黏质乳头状突起或具小纤毛；托叶鞘膜质，褐色，近乎透明；叶片长圆状椭圆形，长 6～11 cm，宽 3～6 cm。圆锥花序腋生或顶生，花梗明显；花被 5 裂，白色或淡紫色，外侧裂片主脉具翅；雄蕊 8 枚；柱头 3 枚，盾状。小坚果三棱形，成熟时黑紫色，为扩大的膜质翅的花被所包。花期夏季。

4. 生境分布

毛脉蓼野生于山坡、路边、滩地或乱石中，分布于中国东北、西北地区和湖北、湖南、四川、贵州等地。

黔西北地区的织金、七星关、威宁等县（市、区）有毛脉蓼野生资源分布；威宁县、七星关区有小面积栽培。

5. 药材性状

本品块根呈不规则块状，或略呈圆柱形，长 8～15 cm，或更长，直径 3～7 cm，表面棕黄色。根头部有多数茎基呈疙瘩状。质极坚硬，难折断，剖面深黄色。木质部浅黄色呈环状，近髓部另有分散的浅黄色木质部束。气微，味苦。

6. 性味归经

性凉，味苦、微涩；归脾、胃、大肠、肝经。

7. 功能主治

清热解毒，凉血，活血。用于呼吸道感染、扁桃体炎、急性菌痢、急性肠炎、泌尿系感染、多种出血、跌打损伤、月经不调、风湿痹痛、热毒疮疡、烧伤。

8. 用法用量

内服：煎汤，3～5 g。外用：适量。

9. 使用注意

孕妇慎用。

一百三十三、小红参

1. 别名

滇紫参、小活血、小红药、小舒筋。

2. 来源

本品为茜草科植物小红参 *Galium elegans* Wall. ex Roxb. 的干燥根。秋、冬季，采挖根，除去泥沙，干燥。

3. 植物形态

多年生攀缘草本。茎蔓长 1～2 m。根簇生，细长圆柱形，外皮红褐色，鲜时稍带肉质；根茎短粗，节密。茎四棱形，具少数分枝，棱脊有倒向小刺状糙毛。叶 4 片轮生，无柄或近无柄；叶片近革质，长椭圆形至菱状椭圆形，先端急尖，基部楔形，上面绿色，疏被短毛，下面淡绿色，无毛，基出脉 3 条，于下面明显隆起。聚伞花序顶生及腋生，总花梗及分枝均纤细；花小，直径约 2 mm，黄白色至绿黄色，有短梗；萼筒球形，绿色，萼齿很不明显；花冠近辐状，5 裂片，窄卵形，先端钝；雄蕊5枚，着生于花冠筒上，花丝短，花药椭圆形，背着；子房下位，2室，花柱短粗，柱头2浅裂。浆果球状，成熟后黑色。花期夏季，果期秋季。

4. 生境分布

小红参野生于海拔650～3 500 m的山地、溪边、旷野的林中、灌丛、草地或岩石上，分布于中国甘肃、安徽、浙江、台湾、湖南、四川、贵州、云南、西藏等省（自治区、直辖市）；国外，印度、巴基斯坦、不丹、尼泊尔、孟加拉国、缅甸、泰国亦产。

黔西北地区的威宁、赫章、七星关等县（市、区）有小红参野生资源分布。

5. 药材性状

本品根茎短，节密。根细长圆柱形，微弯曲，少分枝，长7～20 cm，直径3～6 mm，数条或10余条丛生于小根茎上。表面红棕色，有细纵皱纹。质脆，易折断，断面皮部黄红色或深红色，易剥离，木部红黄色。气微味甘、微苦。以粗壮、色红者为佳。

6. 性味归经

性温，味甘、微苦；归肝经。

7. 功能主治

活血舒筋，祛瘀生新，调养气血。用于风湿疼痛、跌打损伤、月经不调、经闭、带下、产后关节痛、咳血、头晕失眠、贫血。

8. 用法用量

内服：煎汤，15～25 g。

一百三十四、土人参

1. 别名

参草、福参、土参、桃参、假人参、土洋参、紫人参、土红参、飞来参、瓦参、土人参、土高丽参。

2. 来源

本品为马齿苋科植物栌兰 *Talinum paniclatum*（Jacq.）Gaertn. 的干燥根。8—9月，采挖根部，洗净，除去细根，刮去表皮，蒸熟，晒干。

3. 植物形态

一年生草本。株高60 cm左右，肉质，全体无毛。主根粗壮有分枝，外表棕褐色。茎圆柱形，下部有分枝，基部稍木质化。叶互生，倒卵形，或倒卵状长椭圆形，先端尖或钝圆，全缘，基部渐次狭窄而成短柄，两面绿色而光滑。茎顶分枝成长圆锥状的花丛，总花柄呈紫绿或暗绿色；花小多数，淡紫红色，花柄纤长；萼片2，卵圆形，头尖，早落；花瓣5枚，倒卵形或椭圆形；雄蕊10余枚，花丝细柔；雌蕊子房球形，花柱线形，柱头3深裂，先端向外展而微弯。蒴果，熟时灰褐色。种子细小，黑色，扁圆形。花期6—7月，果期9—10月。

4. 生境分布

栌兰原产于热带美洲，野生于田野、路边、墙脚石旁、山坡沟边等阴湿处，分布于中国江苏、安徽、浙江、福建、河南、广东、广西、四川、贵州、云南等省（自治区、直辖市）。

黔西北地区的各县（市、区）均有栌兰野生资源分布；2019年，威宁县石门坎乡有小面积栽培。

5. 药材性状

干燥根呈圆锥形，直径1～3 cm，长短不等，有的微弯曲，下部旁生侧根，并有少数须根残留。肉质坚实。表面棕褐色，断面乳白色。

6．性味归经

性平，味甘；归脾、肺、肾经。

7．功能主治

健脾润肺，止咳，调经。用于脾虚劳倦、泄泻，咳痰带血、眩晕潮热、盗汗自汗、月经不调、带下。

8．用法用量

内服：煎汤，30～60 g。外用：适量。

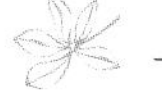

一百三十五、珠子参

1．别名

珠儿参、鸡腰参、白地瓜、大金线吊葫芦。

2．来源

本品为五加科植物珠子参 *Panax japonicus* C. A. Mey. var. *major*（Burk.） C. Y. Wu et K. M. Feng 或羽叶三七 *Panax japonicus* C. A. Mey. var. *bipinnatifidus*（Seem.） C. Y. Wu et K. M. Feng 的干燥根茎。秋季，采挖根部，除去粗皮及须根，干燥；或蒸（煮）透后，干燥。

3．植物形态

（1）珠子参。多年生缠绕草本，长达 2 m。块根肉质肥厚，常 2 枚并生，表面有横形瘤状突起。含有乳汁。茎枝较粗，直径可达 3 mm。单叶互生，披针形，先端长渐尖，基部楔形，全缘，两面无毛；叶柄长 3～5 mm。花单生于叶腋，花梗长 5～14 cm，呈缠绕状；花冠浅钟状，蓝紫色；花瓣 6 枚，狭椭圆形，长约 4. 5 cm；雄蕊 5 枚。蒴果倒卵形，长 18～24 mm，熟后室裂。种子多数，近卵形，浅棕色。花、果期 7—10 月。

（2）羽叶三七。多年生直立草本。株高达 70 cm。根茎细长横卧；茎圆柱状，表面有较深的纵条纹，疏生刺毛，下部近于光滑。掌状复叶 3～5 片，轮生茎端；叶柄扁压状，长 5～13 cm，上面呈纵浅槽，两侧及背面疏生刺毛；小叶 5～7 片，小叶柄亦有刺毛；小叶片呈羽状分裂，两端裂片较中部者为小，顶端裂片先端渐尖，裂片边缘有锯齿，叶片薄，上面深绿色，下面淡绿色，上面叶脉上及齿尖均有刺毛。伞形花序单生，其下稀有数个侧生小伞形花序；总花柄远较叶柄长，表面近于光滑无毛，有纵条纹；花梗长 6～8 cm，花小，淡绿色；花柄丝状；花两性；花萼钟状，先端 5 裂；花瓣 5 瓣，卵状三角形，覆瓦状排列；雄蕊 5 枚；子房下位，2～4 室，花柱 2 个，分离或基部合生。核果状浆果，扁球形，成熟时红色，先端有黑色点。种子 2～3 粒。花期 5—6 月，果期 8—9 月。

4．生境分布

（1）珠子参。野生于海拔 1 200～3 300 m 的山坡、灌木林下阴湿处，产于中国四川、贵州、云南等省（自治区、直辖市）。

（2）羽叶三七。野生于山坡林下，分布于中国西藏、云南、贵州、四川、湖北、陕西、甘肃等省（自治区、直辖市）；国外，尼泊尔、印度、缅甸亦产。

黔西北地区的织金、大方、百里杜鹃、威宁等县（市、区）有珠子参、羽叶三七野生资源分布；2019 年，毕节市大方县、威宁县、百里杜鹃管理区有珠子参、羽叶三七零星栽培。

5．药材性状

本品略呈扁球形、圆锥形或不规则菱角形，偶呈连珠状，直径 0. 5～2. 8 cm。表面棕黄色或黄褐色，有明显的疣状突起及皱纹，偶有圆形凹陷的茎痕，有的一侧或两侧残存细的节间。质坚硬，断面不平坦，淡黄白色，粉性。气微，味苦、微甘，嚼之刺喉。蒸（煮）者断面黄白色或黄棕色，略呈角质样，味微苦、微甘，嚼之不刺喉。

一般干品含水分不超过 14.0%，总灰分不超过 7.0%，竹节参皂苷Ⅳa（$C_{42}H_{66}O_{14}$）不少于 3.0%。

6. 性味归经

性微寒，味苦、甘；归肝、肺、胃经。

7. 功能主治

补肺养阴，祛瘀止痛，止血。用于气阴两虚、烦热口渴、虚劳咳嗽、跌扑损伤、关节痹痛、咳血、吐血、衄血、崩漏、外伤出血。

8. 用法用量

内服：煎汤，3～9 g。外用：适量。

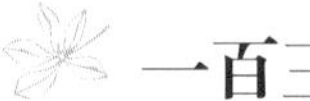

一百三十六、青木香

1. 别名

青藤香、蛇参根、独行根、兜铃根、铁扁担、土木香、野木香根、土青木香、白青木香、马兜铃根、天仙藤根。

2. 来源

本品为马兜铃科植物马兜铃 *Aristolochia debilis* Sieb. et Zucc. 的干燥根。春、秋二季，采挖根部，除去须根及泥沙，晒干。其干燥成熟果实即为中药马兜铃。

3. 植物形态

多年生草质藤本。根圆柱形。茎柔弱，无毛。叶互生，叶柄长 1～2 cm、柔弱；叶片卵状三角形、长圆状卵形或戟形，先端钝圆或短渐尖，基部心形，两侧裂片圆形，下垂或稍扩展；基出脉 5～7 条，各级叶脉在两面均明显。花单生或 2 朵聚生于叶腋，花梗长 1.0～1.5 cm；小苞片三角形，易脱落；花被基部膨大呈球形，向上收狭成一长管，管口扩大，呈漏斗状，黄绿色，口部有紫斑，内面有腺体状毛；檐部一侧极短，另一侧渐延伸成舌片；舌片卵状披针形，顶端钝；花药贴生于合蕊柱近基部；子房圆柱形，6 棱；合蕊柱先端 6 裂，稍具乳头状凸起，裂片先端钝，向下延伸形成波状圆环。蒴果近球形，先端圆形而微凹，具 6 棱，成熟时由基部向上沿室间 6 瓣开裂；果梗长 2.5～5.0 cm，常撕裂成 6 条。种子扁平，钝三角形，边线具白色膜质宽翅。花期 7—8 月，果期 9—10 月。

4. 生境分布

马兜铃野生于山谷、沟边阴湿处或山坡灌丛中，分布于中国山东、河南及长江流域以南各地。

黔西北地区各县（市、区）均有马兜铃野生资源分布。

5. 药材性状

本品呈圆柱形或扁圆柱形，略弯曲，长 3～15 cm，直径 5～15 mm。表面黄褐色或灰棕色，粗糙不平，有纵皱纹及须根痕。质脆，易折断，断面不平坦，皮部淡黄色，木部宽广，射线类白色，放射状排列，形成层环明显，黄棕色。气香特异，味苦。

6. 性味归经

性寒，味辛、苦；归肺、胃经。

7. 功能主治

平肝止痛，解毒消肿。用于眩晕头痛、胸腹胀痛、痈肿疔疮、蛇虫咬伤。

8. 用法用量

内服：煎汤，3～9 g。外用：适量。

一百三十七、太子参

1. 别名

童参、米参、双批七、孩儿参、四叶参。

2. 来源

本品为石竹科植物孩儿参 *Pseudostellaria heterophylla*（Miq.）Pax ex Pax et Hoffm. 的干燥块根。夏季，茎叶大部分枯萎时采挖根部，洗净，除去须根，置沸水中略烫后晒干或直接晒干。

3. 植物形态

多年生草本。株高 15～20 cm。块根长纺锤形。茎下部紫色，近四方形，上部近圆形，绿色，有 2 列细毛，节略膨大。叶对生，略带肉质，下部叶匙形或倒披针形，先端尖，基部渐狭，上部叶卵状披针形至长卵形，茎端的叶常 4 枚相集较大，成十字形排列，边缘略呈波状。花腋生，二型，闭锁花生茎下部叶腋，小型，花梗细，被柔毛；萼片 4 枚，无花瓣。普通花 1～3 朵顶生，白色；花梗长 1～4 cm，紫色；萼片 5 枚，披针形，背面有毛；花瓣 5 枚，倒卵形，顶端 2 齿裂；雄蕊 10 枚，花药紫色；雌蕊 1 枚，花柱 3 枚，柱头头状。蒴果近球形，熟时 5 瓣裂。种子扁圆形，有疣状突起。花期 4—5 月，果期 5—6 月。

4. 生境分布

孩儿参野生于山坡林下和岩石缝中，中国东北、华北、西北、华东及湖北、湖南等地有野生资源分布。

黔西北地区的金沙、纳雍、威宁、赫章、水城、百里杜鹃等县（市、区）引进孩儿参栽培，并获得成功；2019 年，金沙、纳雍、威宁、赫章、百里杜鹃等县（市、区）栽培孩儿参 4 570 亩。

5. 药材性状

本品呈细长纺锤形或细长条形，稍弯曲，长 3～10 cm，直径 2～6 mm。表面黄白色，较光滑，微有纵皱纹，凹陷处有须根痕。顶端有茎痕。质硬而脆，断面平坦，淡黄白色，角质样；或类白色，有粉性。气微，味微甘。

一般干品含水分不超过 14.0%，总灰分不超过 4.0%，醇溶性浸出物不少于 25.0%。

6. 性味归经

性平，味甘、微苦；归脾、肺经。

7. 功能主治

益气健脾，生津润肺。用于脾虚体倦、食欲不振、病后虚弱、气阴不足、自汗口渴、肺燥干咳。

8. 用法用量

内服：煎汤，9～30 g。

一百三十八、延胡索

1. 别名

元胡、延胡、玄胡索、元胡索。

2. 来源

本品为罂粟科植物延胡索 *Corydalis yanhusuo* W. T. Wang 的干燥块茎。夏初，茎叶枯萎时采挖根部，除去须根，洗净，置沸水中煮至恰无白心时取出，晒干。

3．植物形态

多年生草本。株高 10～20 cm。块茎球形。地上茎短，纤细，稍带肉质，在基部之上生 1 鳞片。基生叶和茎生叶同形，有柄；茎生叶为互生，二回三出复叶，第 2 回往往分裂不完全而呈深裂状，小叶片长椭圆形、长卵圆形或线形，先端钝或锐尖，全缘。总状花序，顶生或对叶生；苞片阔披针形；花红紫色，横着于纤细的小花梗上；小花梗长约 6 mm；花萼早落；花瓣 4 枚，外轮 2 片稍大，边缘粉红色，中央青紫色，上部 1 片尾部延伸成长距，距长约占花瓣全长的 1/2，内轮 2 片比外轮 2 片狭小，上端青紫色，下部粉红色；雄蕊 6 枚，花丝连合成两束，每束具花药 3 枚；子房扁柱形，花柱细短，柱头 2 枚，似小蝴蝶状。蒴果。花期 4 月，果期 5—6 月。

4．生境分布

延胡索野生于山地林下，或为栽培，分布于中国河北、山东、江苏、浙江等省（自治区、直辖市），药材主产于浙江等地。

黔西北地区的赫章县、织金县引进延胡索栽培，并获得成功；2019 年，两县栽培近 800 亩。

5．药材性状

本品呈不规则的扁球形，直径 5～15 mm。表面黄色或黄褐色，有不规则网状皱纹。顶端有略凹陷的茎痕，底部常有疙瘩状凸起。质硬而脆，断面黄色，角质样，有蜡样光泽。气微，味苦。

一般干品含水分不超过 15.0%，总灰分不超过 4.0%，醇溶性浸出物不少于 13.0%，延胡索乙素（$C_{21}H_{25}NO_4$）不少于 0.050%。

6．性味归经

性温，味辛、苦；归肝、脾经。

7．功能主治

活血，行气，止痛。用于胸胁、脘腹疼痛、胸痹心痛、经闭痛经、产后瘀阻、跌扑肿痛。

8．用法用量

内服：煎汤，3～10 g；研末吞服，一次 1.5～3.0 g。

9．使用注意

孕妇慎用。

一百三十九、三颗针

1．别名

钢针刺、刺黄连。

2．来源

本品为小檗科植物豪猪刺 *Berberis julianae* Schneid.、锥花小檗 *Berberis aggregata* Schneid.、刺黑珠 *Berberis sargentiana* Schneid.、金花小檗 *Berberis wilsoniae* Hemsl.、网脉小檗 *Berberis reticulata* Byhouw.）等同属数种植物的干燥根。春、秋二季，采挖根部，除去泥沙和须根，晒干或切片晒干。

3．植物形态

（1）豪猪刺。常绿灌木。树高 1～3 m。老枝黄褐色或灰褐色，幼枝淡黄色，具条棱和稀疏黑色疣点；茎刺粗壮，三分叉，腹面具槽，与枝同色，长 1～4 cm。叶革质，椭圆形，披针形或倒披针形，先端渐尖，基部楔形；上表面深绿色；中脉凹陷；侧脉微显，下表面淡绿色，中脉隆起；侧脉微隆起或不显，两面网脉不显，不被白粉；叶缘平展，每边具 10～20 刺齿；叶柄长 1～4 mm。花 10～25 朵簇生，花梗长 8～15 mm；花黄色；小苞片卵形，先端急尖；萼片 2 轮，外萼片卵形，先端急尖，内萼片长圆状椭圆形，先端圆钝；花瓣长圆状椭圆形，先端缺裂，基部缢缩成爪，具2枚长圆形腺体；胚珠单生。浆果长圆形，蓝黑色，顶端具明显宿存花柱，被白粉。花期3月，果期5—11月。

（2）锥花小檗。又名三颗针、刺黄芩、老鼠刺、黄檗刺、小黄檗刺、猫儿刺。半常绿或落叶灌木。树高可达3 m。枝条棱明显，幼枝微有柔毛，老枝无毛、棕黄色，具多数黑色疣点，刺三分叉，长8～20 mm，细瘦。叶几无柄，近革质，4～15个簇生；叶片倒卵状长圆形至倒卵形，先端圆形，有短尖，基部渐狭，叶中部以上边缘具3～8个疏生刺状锯齿，齿距2～3 mm，上表面暗黄绿色，下表面灰色，有白粉，两面网脉显著。花多数，密生成无梗的短圆锥花序，花序直立，有花10～30朵，花浅黄色；萼片长约3.5 mm；花瓣倒卵形，内轮花瓣先端微凹，基部有短爪；子房有胚珠2枚。浆果椭圆形或球形，成熟时灰红色。花期5—6月，果期7—9月。

（3）刺黑珠。常绿灌木。树高1～3 m。茎圆柱形，老枝灰棕色，幼枝带红色，通常无疣点，偶有稀疏黑色疣点；茎刺三分叉，长1～4 cm，腹面具槽。叶厚革质，长圆状椭圆形，先端急尖，基部楔形，上表面亮深绿色，中脉凹陷，侧脉微隆起，网脉微显，下表面黄绿色或淡绿色，中脉明显隆起，侧脉微隆起，网脉显著，叶缘平展，每边具15～25刺齿；近无柄。花4～10朵簇生，花梗长1～2 cm；花黄色；小苞片红色；萼片3轮，外萼片卵形，先端近急尖，自基部向先端有1红色条带，中萼片菱状椭圆形，内萼片倒卵形；花瓣倒卵形，先端缺裂，裂片先端圆形，基部楔形，具2枚邻接的橙色腺体；雄蕊长约4.5 mm，药隔先端平截；子房具胚珠1～2枚。浆果长圆形或长圆状椭圆形，黑色，顶端不具宿存花柱，不被白粉。花期4—5月，果期6—11月。

（4）金花小檗。半常绿小灌木。植株高30～100 cm。枝常弓弯，老枝棕灰色，幼枝暗红色，具棱，散生黑色疣点；茎刺细弱，三分叉，长1～2 cm，淡黄色或淡紫红色，有时单一或缺如。叶革质，倒卵形或倒卵状匙形或倒披针形，先端圆钝或近急尖，有时短尖，基部楔形，上表面暗灰绿色，网脉明显，下表面灰色，常微被白粉，网脉隆起，全缘或偶有1～2细刺齿；近无柄。花4～7朵簇生，花梗长3～7 mm，棕褐色；花金黄色，小苞片卵形；萼片2轮，外萼片卵形，内轮萼片倒卵状圆形或倒卵形；花瓣倒卵形，先端缺裂，裂片近急尖；雄蕊长约3 mm，药隔先端钝尖；胚珠3～5枚。浆果近球形，粉红色，顶端具明显宿存花柱，微被白粉。花期6—9月，果期翌年1—2月。

（5）网脉小檗。落叶灌木。树高1.0～2.5 m。老枝棕灰色或带紫红色，圆柱形，具条棱，无疣点，幼枝常紫红色，光滑无毛；茎刺单生或三分叉，细弱，长不及1 cm，老枝常无刺。叶纸质，倒卵形，先端圆钝，基部楔形，上表面暗绿色，中脉中下部凹陷，下表面灰白色，不被白粉，中脉明显隆起，两面网脉明显隆起，无毛，叶缘平展，每边具10～20刺齿；叶柄长2～12 mm。伞形总状花序由5～8朵花组成，不具总梗，序轴和花梗常带红色；花梗长4～7 mm，无毛；花黄色，苞片长约1 mm；萼片2轮，外萼片椭圆形，内萼片长圆形；花瓣倒卵形，先端浅缺裂，基部缢缩成爪，具2枚分离腺体；雄蕊长3.5 mm，药隔先端突尖；胚珠5～6枚，无珠柄。浆果卵圆形，鲜红色，顶端无宿存花柱，不被白粉。花期6—7月，果期8—9月。

4. 生境分布

（1）豪猪刺。野生于海拔1 100～2 100 m的山坡、沟边、林中、林缘、灌丛中或竹林中，分布于中国湖北、四川、贵州、湖南、广西等省（自治区、直辖市）。

（2）锥花小檗。野生于海拔2 500 m以下的山谷灌丛中或路旁、山坡林缘，分布于中国陕西、甘肃、湖北、四川、贵州等省（自治区、直辖市）。

（3）刺黑珠。野生于海拔700～2 100 m的山坡灌丛中、路边、岩缝、竹林中或山沟旁林下，分布于中国湖北、四川、贵州等省（自治区、直辖市）。

（4）金花小檗。野生于干燥的山坡或石灰岩地区向阳坡地灌木丛中，分布于中国陕西、青海、湖北、四川、贵州、云南、西藏等省（自治区、直辖市）。

（5）网脉小檗。野生于海拔 1 400～3 000 m 的山坡、山梁灌丛中或冷杉林下，分布于中国陕西、贵州等地。

以上 5 种药用植物，黔西北地区的七星关等县（市、区）有豪猪刺野生资源分布；各县（市、区）均有锥花小檗野生资源分布；威宁、黔西等县（市、区）有刺黑珠野生资源分布；金沙、威宁、赫章等县（市、区）有金花小檗野生资源分布；威宁等县（市、区）有网脉小檗野生资源分布。

5. 药材性状

本品呈类圆柱形，稍扭曲，有少数分枝，长 10～15 cm，直径 1～3 cm。根头粗大，向下渐细。外皮灰棕色，有细皱纹，易剥落。质坚硬，不易折断，切面不平坦，鲜黄色，切片近圆形或长圆形，稍显放射状纹理，髓部棕黄色。气微，味苦。

一般干品含水分不超过 12.0%，总灰分不超过 3.0%，醇溶性浸出物不少于 9.0%，盐酸小檗碱（$C_{20}H_{17}NO_4 \cdot HCl$）不少于 0.60%。

6. 性味归经

性寒，味苦，有毒；归肝、胃、大肠经。

7. 功能主治

清热燥湿，泻火解毒。用于湿热泻痢、黄疸、湿疹、咽痛目赤、聤耳流脓、痈肿疮毒。

8. 用法用量

内服：煎汤，9～15 g。

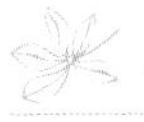

一百四十、徐长卿

1. 别名

对月草、寮刁竹、逍遥竹、对节莲、了刁竹、铜锣草、遥竹逍、一枝箭、一枝香、竹叶细辛、九头狮子草。

2. 来源

本品为萝藦科植物徐长卿 *Cynanchum paniculatum*（Bge.）Kitag. 的干燥根及根茎。秋季，采挖根部，除去杂质，阴干。

3. 植物形态

本品为多年生草本。株高约 65 cm。根茎短，须状根多数。茎细，直立，节间长。叶对生，披针形至线形，先端尖，全缘，边缘稍外反，有缘毛，基部渐狭，下表面中脉隆起。圆锥花序顶生于叶腋，总花柄多分枝，花梗细柔，花多数；花萼 5 深裂，卵状披针形；花冠 5 深裂，广卵形，平展或下反，黄绿色；副花冠 5 枚，黄色，肉质，肾形，基部与雄蕊合生；雄蕊 5 枚，连成筒状，药 2 室；雌蕊 1 枚，子房上位，由 2 个离生心皮组成，花柱 2 枚，柱头合生。蓇葖果角状。种子顶端着生多数银白色绒毛。花期 6—7 月，果期 9—10 月。

4. 生境分布

徐长卿野生于山坡或路旁，分布于中国辽宁、内蒙古、山西、河北、河南、陕西、甘肃、四川、贵州、云南、山东、安徽、江苏、浙江、江西、湖北、湖南、广东、广西等省（自治区、直辖市）；国外，日本、朝鲜亦产。

黔西北地区的赫章、黔西、织金等县（市、区）有徐长卿野生资源分布。

5. 药材性状

本品根茎呈不规则柱状，有盘节，长 0.5～3.5 cm，直径 2～4 mm。有的顶端带有残茎，细圆柱形，长约 2 cm，直径 1～2 mm，断面中空。根茎节处周围着生多数根。根呈细长圆柱形，弯曲，长 10～16 cm，直径 1.0～1.5 mm。表面淡黄白色至淡棕黄色，或棕色。具微细的纵皱纹，并有纤细的须根。质脆，易折断，断面粉性，皮部类白色或黄白色，形成层环淡棕色，木部细小。气香，味微辛、凉。

一般干品含水分不超过 15.0%，总灰分不超过 10.0%，酸不溶性灰分不超过 5.0%，醇溶性浸出物不少于 10.0%，丹皮酚（$C_9H_{10}O_3$）不少于 1.3%。

6. 性味归经

性温，味辛；归肝、胃经。

7. 功能主治

祛风，化湿，止痛，止痒。用于风湿痹痛、胃痛胀满、牙痛、腰痛、跌扑损伤、风疹、湿疹。

8. 用法用量

内服：煎汤，3～12 g，后下。

一百四十一、铁筷子

1. 别名

钻石风、铁钢叉、瓦乌柴、蜡梅根、岩马桑根。

2. 来源

本品为蜡梅科植物蜡梅 *Chimonanthus praecox*（L.）Link. 的干燥根。一年四季均可采挖根，洗去泥土，烘干或晒干。

3. 植物形态

落叶灌木。树高 2～4 m。茎丛出，多分枝，皮灰白色。叶对生，有短柄，不具托叶，叶片卵形或矩圆状披针形，先端渐尖，全缘，基部楔形或圆形，上表面深绿色而光亮，老时粗糙，下表面淡绿色，光滑，有时于叶脉上略被疏毛。花先于叶开放，黄色，富有香气；花被多数，呈花瓣状，成多层的覆瓦状排列，内层花被小型，中层花被较大，黄色，薄而稍带光泽，外层成多数细鳞片；雄蕊 5～6 枚，花药外向；心皮多数，分离，着生于花托的内面；子房卵形，1 室。瘦果，椭圆形，深紫褐色，疏生细白毛，内有种子 1 粒。花期 11 月至翌年 3 月，果期 4—11 月。

4. 生境分布

蜡梅野生于山坡灌丛或水沟边，分布于中国山东、江苏、安徽、浙江、福建、江西、湖南、湖北、河南、陕西、四川、贵州、云南等省（自治区、直辖市）；国外，日本、朝鲜，以及欧洲、美洲亦产。

黔西北地区的七星关、黔西、金沙、织金、纳雍等县（市、区）有蜡梅野生资源分布和少量栽培。

5. 药材性状

本品根圆柱形或长圆锥形，长短不等，直径 2～10 mm。表面黑褐色，具纵皱纹，有细须根及须根痕。质坚韧，不易折断，断面皮部棕褐色，木部浅黄白色，有放射状花纹。气芳香，味辛辣、苦。

6. 性味归经

性温，味辛，有毒；归肝、肺经。

7. 功能主治

祛风止痛，理气活血，止咳平喘。用于风湿痹痛、风寒感冒、跌打损伤、脘腹疼痛、哮喘、劳伤咳嗽、疔疮肿毒。

8. 用法用量

内服：煎汤，6～9 g。外用：适量。

9. 使用注意

孕妇忌服。

一百四十二、威灵仙

1. 别名

百条根、老虎须、铁扫帚、葳灵仙、葳苓仙、黑骨头、黑木通、灵仙藤、黑灵仙、铁灵仙、铁脚威灵仙。

2. 来源

本品为毛茛科植物威灵仙 *Clematis chinensis* Osbeck 的干燥根及根茎。秋季，采挖根部，除去泥沙，晒干。

3. 植物形态

木质藤本。茎藤长3～10 m，干后全株变黑色。茎近无毛。叶对生，叶柄长4.5～6.5 cm；一回羽状复叶，小叶3～7片，纸质，窄卵形、卵形、卵状披针形或线状披针形，先端锐尖或渐尖，基部圆形、宽楔形或浅心形，全缘，两面近无毛，或下面疏生短柔毛。圆锥状聚伞花序，多花，腋生或顶生；花两性，直径1～2 cm；萼片4枚，长圆形或圆状倒卵形，开展，白色，先端常凸尖，外面边缘密生绒毛；花瓣无；雄蕊多数，不等长，无毛；心皮多数，有柔毛。瘦果扁卵形，疏生紧贴的柔毛，宿存花柱羽毛状，长达2～5 cm。花期6—9月，果期8—11月。

4. 生境分布

威灵仙野生于山坡、山谷灌丛中或沟边、路旁草丛中，分布于中国云南、贵州、四川、陕西、广西、广东、湖南、湖北、河南、福建、台湾、江西 、浙江、江苏、安徽等省（自治区、直辖市）；国外，越南亦产。

黔西北地区的七星关、大方、织金等县（市、区）有威灵仙野生资源分布。

5. 药材性状

本品根呈细长圆柱形，稍弯曲，长7～15 cm，直径1～3 mm；表面黑褐色，有细纵纹，有的皮部脱落，露出黄白色木部；质硬脆，易折断，断面皮部较广，木部淡黄色，略呈方形，皮部与木部间常有裂隙。根茎呈柱状，长1.5～10.0 cm，直径3～15 mm；表面淡棕黄色；顶端残留茎基；质较坚韧，断面纤维性；下侧着生多数细根。气微，味淡。

一般干品含水分不超过15.0%，总灰分不超过10.0%，酸不溶性灰分不超过4.0%，醇溶性浸出物不少于15.0%，齐墩果酸（$C_{30}H_{48}O_3$）不少于0.30%。

6. 性味归经

性温，味辛、咸；归膀胱经。

7. 功能主治

祛风湿，通经络。用于风湿痹痛、肢体麻木、筋脉拘挛、屈伸不利。

8. 用法用量

内服：煎汤，6～10 g。

一百四十三、草血竭

1. 别名

草血结、一口血、回头草、土血竭、拱腰老、金黄鸡、迂头鸡、蛇疙瘩、紫花根、地蜂子、地黑蜂、老腰弓。

2. 来源

本品为蓼科植物草血竭 *Polygonum paleaceum* Wall. ex HK. f. 的干燥根茎。秋季，采挖根部，去净泥沙、杂物，晒干。

3. 植物形态

多年生草本。株高 15～50 cm。根茎肥厚，横生，常弯曲，外面棕黑色，内面粉红色，具多数坚韧须根。茎直立，不分枝，淡绿色，有棱，无毛。基生叶有长柄，长 3～7 cm，有棱；叶片狭长披针形，先端渐尖或钝，基部渐狭，呈楔形，稍不对称，且不下延成翅状，边缘有不明显细齿，且常反卷，中脉有时呈红色，网脉明显，尤以边脉显著，两面无毛；茎生叶互生，下部叶有柄，上部的无柄，叶片较基生叶小；托叶鞘膜质，长达 5 cm，棕色，疏被短柔毛，有纵脉多条，先端常 2 裂状。总状花序穗状，单生于茎顶、近直立；小花粉红色；花梗长约 2 mm；苞片卵状披针形；花被 5 深裂，裂片卵状椭圆形；雄蕊 5 枚，较花被稍长；子房长卵形，花柱极小，2 裂。瘦果扁卵形，红褐色或棕黑色，光亮，包藏于宿存花被内。花期 5—10 月，果期 9—12 月。

4. 生境分布

草血竭野生于海拔 1 500～3 500 m 的山坡草地、林缘，以阴坡为多，分布于中国四川、贵州、云南等省（自治区、直辖市）；国外，印度东北部、泰国北部亦产。

黔西北地区的七星关、赫章、威宁等县（市、区）均有草血竭野生资源分布；2019 年，赫章县双坪乡有小面积栽培。

5. 药材性状

本品干燥根茎呈扁圆柱状，常蜷曲，两端略细，长 2.5～7.0 cm，直径 1～2 cm，表皮黑棕色，有较粗横纹，有的成节状，残留少量叶基和须根。质硬，不易折断。断面不平坦，红棕色，维管束呈黄白色，点状排成一圈。味涩。以无须根、心红棕色者为佳。

6. 性味归经

性微温，味苦、涩；归经不详。

7. 功能主治

活血散瘀，止痛止血。用于慢性胃炎，胃、十二指肠溃疡，痢疾，肠炎，月经不调，红崩，带下，跌打损伤；外用治创伤出血。

8. 用法用量

内服：煎汤，15～25 g；研末，2.5～5.0 g 吞服。外用：适量。

一百四十四、东莨菪

1. 别名

天茄子、赛莨菪、山茄子、山野烟、野旱烟。

2. 来源

本品为茄科植物东莨菪 *Scopolia japonica* Maxin. 的干燥根茎。秋、冬季，采挖根部，洗净，晒干。

3. 植物形态

多年生草本。根茎粗壮，结节状。茎高 30～60 cm，基部有鳞片。叶互生，长椭圆形，先端尖，基部楔形，边缘有不规则锯齿。花单生于叶腋，有细花梗，下垂；花萼钟形，萼筒短，先端有 5 齿；花冠阔钟形，先端 5 浅裂，紫褐色；雄蕊 5 枚，着生于花冠筒的基部；子房近 2 室，花柱线形，柱头扩大，胚珠极多数。蒴果球形，中部以上环裂。花期 5 月。

4. 生境分布

东莨菪野生于草原及圈舍周围、路边、山麓等处，分布于中国西藏、四川、云南、贵州等省（自治区、直辖市），东北有人工栽培。

黔西北地区的威宁、赫章、七星关等县（市、区）有东莨菪野生资源分布。

5. 药材性状

本品干燥根茎呈结节状，不规则弯曲，长约 15 cm，直径 3 cm 以上，外表灰褐色而有皱纹；结节上部有凹陷的茎痕，下面有粗而短的须根或根痕。断面颗粒状，呈粉白色。无臭气，味苦。

6. 性味归经

性温，味麻，有剧毒；归心、肝、肺经。

7. 功能主治

解痉镇痛，平肝熄风，解毒消痈，敛汗涩肠，收敛止血，杀虫止痒。用于各种疼痛、精神狂躁、酒毒震颤、痈疮肿毒、炭疽、自汗、泄泻、外伤出血、体癣。

8. 用法用量

内服：煎汤，0.3～0.9 g。外用：适量，煎水洗；或研末调敷或涂擦患处。

9. 使用注意

东莨菪中毒后，表现为面赤口干、昏昏如醉、瞳孔散大。应立即抢救，可用草木灰 25 g，冲水搅拌，澄清，取上层清液内服。

一百四十五、白茅根

1. 别名

茅根、茅草、地筋、丝茅草、白茅草、茅草根、地节根、坚草根、甜草根、寒草根、白花茅根、丝毛草根。

2. 来源

本品为禾本科植物白茅 *Imperata cylindrica* Beauv. var. *major*（Nees）C. E. Hubb. 的干燥根茎。春、秋二季，采挖根部，洗净，晒干，除去须根及膜质叶鞘，捆成小把。

3. 植物形态

多年生草本。根茎密生鳞片。秆丛生，直立，株高 30～90 cm，具 2～3 节，节上有柔毛。叶多丛集于基部；叶鞘无毛，或上部及边缘和鞘口具纤毛，老时基部或破碎呈纤维状；叶舌干膜质，钝头；叶片线形或线状披针形，先端渐尖，基部渐狭，根生叶较长，几与植株相等，茎生叶较短。圆锥花序柱状，分枝短缩密集；小穗披针形或长圆形，基部密生长 10～15 mm 之丝状柔毛，具长短不等的小穗柄；两颖相等或第 1 颖稍短，除背面下部略呈草质外，余均膜质，边缘具纤毛，背面疏生丝状柔毛，第 1 颖较狭，第 2 颖较宽；第一外稃卵状长圆形，先端钝，内稃缺如；第二外稃披针形，先端尖，两侧略呈细齿状，内稃先端截平，具尖钝大小不同的数齿；雄蕊 2 枚，花药黄色；柱头 2 枚，深紫色。颖果。花期夏、秋季。

4. 生境分布

白茅野生于路旁向阳干草地或山坡上，产于中国东北、华东、中南、西南及陕西、甘肃等地；国外，非洲北部、土耳其、伊拉克、伊朗、中亚细亚、高加索及地中海区域等亦产。

黔西北地区各县（市、区）均有白茅野生资源分布。

5. 药材性状

本品呈长圆柱形，长 30～60 cm，直径 2～4 mm。表面黄白色或淡黄色，微有光泽，具纵皱纹，节明显，稍突起，节间长短不等，通常长 1.5～3.0 cm。体轻，质略脆，断面皮部白色，多有裂隙，放射状排列，中柱淡黄色，易与皮部剥离。气微，味微甜。

一般干品含水分不超过12.0%，总灰分不超过5.0%，水溶性浸出物不少于24.0%。

6. 性味归经

性寒，味甘；归肺、胃、膀胱经。

7. 功能主治

凉血止血，清热利尿。用于血热吐血、衄血、尿血，热病烦渴，湿热黄疸，水肿尿少，热淋涩痛。

8. 用法用量

内服：煎汤，9～30 g。

一百四十六、天葵子

1. 别名

天葵、天葵草、夏无踪、散血球、地丁子、天葵根、野乌头子、金耗子屎、紫背天葵、紫背天葵子、千年耗子屎、千年老鼠屎。

2. 来源

本品为毛茛科植物天葵 *Semiaquilegia adoxoides*（DC.）Makino. 的干燥块根。夏初，采挖根部，洗净，干燥，除去须根。

3. 植物形态

多年生小草本。植株高10～30 cm。块根肉质，外皮棕黑色。茎直立，1～5条，上部有分枝，被稀疏白色柔毛。基生叶为三出复叶；叶柄长3～12 cm，基部扩大呈鞘状；叶片轮廓卵圆形或肾形；小叶扇状菱形或倒卵状菱形，3深裂，深裂片又作2～3圆齿状缺刻裂，两面无毛，下面常带紫色；茎生叶较小，互生，叶柄较短。单歧或二岐聚伞花序，花梗长1.0～2.5 cm，被白色细柔毛；苞片小，叶状，3裂或不裂；花两性，小，直径4～6 mm；萼片5枚，花瓣状，狭椭圆形，白色，常带淡紫色，先端圆钝；花瓣5枚，匙形，先端近截形，基部凸起呈囊状；雄蕊8～14枚，花丝下部变宽，花药宽椭圆形，黄色；退化雄蕊2枚，线状披针形，白色膜质，与花丝近等长；心皮3～4枚，花柱短，先端向外反卷，无毛。蓇葖果3～4个，表面具横向脉纹，先端有小细喙。种子多数，卵状椭圆形，黑褐色，表面有小瘤状突起。花期3—4月，果期4—5月。

4. 生境分布

天葵野生于疏林下、路旁或山谷地的较阴处，分布于中国四川、贵州、湖北、湖南、广西北部、江西、福建、浙江、江苏、安徽、陕西南部等省（自治区、直辖市）；国外，日本亦产。

黔西北地区的七星关、大方、黔西等县（市、区）有天葵野生资源分布。

5. 药材性状

本品呈不规则短柱状、纺锤状或块状，略弯曲，长1～3 cm，直径5～10 mm。表面暗褐色至灰黑色，具不规则的皱纹及须根或须根痕。顶端常有茎叶残基，外被数层黄褐色鞘状鳞片。质较软，易折断，断面皮部类白色，木部黄白色或黄棕色，略呈放射状。气微，味甘、微苦、辛。

一般干品含水分不超过15.0%，总灰分不超过6.0%，酸不溶性灰分不超过3.0%，醇溶性浸出物不少于13.0%。

6. 性味归经

性寒，味甘、苦；归肝、胃经。

7. 功能主治

清热解毒，消肿散结。用于痈肿疔疮、乳痈、瘰疬、蛇虫咬伤。

8. 用法用量

内服：煎汤，9～15 g。

一百四十七、千年健

1. 别名

一包针、千颗针、千年见、丝棱线。

2. 来源

本品为天南星科植物千年健 *Homalomena occulta*（Lour.）Schott. 的干燥根茎。春、秋二季，采挖根部，洗净，除去外皮，晒干。

3. 植物形态

多年生草本。地上茎直立，高 30～50 cm。根茎匍匐，肉质根圆柱形，粗 3～4 mm，密被淡褐色短绒毛，须根稀少，纤维状。鳞叶线状披针形，向上渐狭，锐尖；叶柄长 25～40 cm，下部具宽 3～5 mm 的鞘；叶片膜质至纸质，箭状心形至心形，先端骤狭渐尖；一级侧脉 7 对，其中 3～4对基出，向后裂片下倾而后弧曲上升，上部的斜伸，二、三级侧脉极多数，近平行，细弱。花序 1～3，生鳞叶之腋，序柄短于叶柄。佛焰苞绿白色，长圆形至椭圆形，花前席卷成纺锤形，盛花时上部略展开成短舟状，具长约 1 cm 的喙。肉穗花序具短梗，或无；雌花序长 1.0～1.5 cm，粗 4～5 mm；雄花序长 2～3 cm，粗 3～4 mm。子房长圆形，基部一侧具假雄蕊 1 枚，柱头盘状；子房 3 室，胚珠多数，着生于中轴胎座上。种子褐色，长圆形。花期 7—9 月。

4. 生境分布

千年健野生于海拔 80～1 100 m 的沟谷密林下、竹林和山坡灌丛中，主产于中国海南、广西西南部至东部、云南南部至东南部；中南半岛亦产。

黔西北地区的黔西、金沙等县（市、区）有千年健野生资源分布。

5. 药材性状

本品呈圆柱形，稍弯曲，有的略扁，长 15～40 cm，直径 0.8～1.5 cm。表面黄棕色或红棕色，粗糙，可见多数扭曲的纵沟纹、圆形根痕及黄色针状纤维束。质硬而脆，断面红褐色，黄色针状纤维束多而明显，相对另一断面呈多数针眼状小孔及有少数黄色针状纤维束，可见深褐色具光泽的油点。气香，味辛、微苦。

一般干品含水分不超过 13.0%，总灰分不超过 7.0%，醇溶性浸出物不少于 15.0%，芳樟醇（$C_{10}H_{18}O$）不少于 0.20%。

6. 性味归经

性温，味苦、辛；归肝、肾经。

7. 功能主治

祛风湿，壮筋骨。用于风寒湿痹、腰膝冷痛、拘挛麻木、筋骨痿软。

8. 用法用量

内服：煎汤，5～10 g。

一百四十八、万年青

1. 别名

斩蛇剑、铁扁担、九节连、心不干、开口剑、牛尾七、冲天七、竹根七、铁扁担、青龙胆、铁棕榈、包谷七、诸总管、搜山虎、冬不调草。

2. 来源

本品为百合科植物万年青 *Rohdea japonica*（Thunb.）Roth. 的干燥根及根茎。全年均可采收，挖取根及根茎，洗净，去须根，切片，晒干。

3. 植物形态

多年生常绿草本。无地上茎。根茎粗 1.5～2.5 cm，有多数粗纤维根。叶基生，叶片 3～6 片，长圆形、披针形或倒披针形，先端急尖，基部稍狭，绿色，厚纸质，纵脉明显突出；鞘叶披针形，长 5～12 cm。花葶短于叶，穗状花序，具几十朵密集的花；苞片卵形，膜质，短于花；花被合生，球状钟形，裂片 6 枚，不甚明显，内向，厚肉质，淡黄色或褐色；雄蕊 6 枚，花药卵形；子房球形，花柱不明显，柱头 3 裂。浆果直径约 8 mm，熟时红色。花期 5—6 月，果期 9—11 月。

4. 生境分布

万年青野生于海拔 750～1 700 m 的林下、山谷阴湿地，分布于中国华东、华南、西南及湖北、河南等地；国外，日本亦产。

黔西北地区各县（市、区）均有万年青野生资源分布。

5. 药材性状

本品根茎圆柱形，长 5～18 cm，直径 1.5～2.5 cm。表面灰黄色，皱缩，具密集的波状环节，并散有圆点状根痕，有时留有长短不等的须根，顶端有时可见地上茎痕和叶痕。质带韧性，折断面不平坦，黄白色（晒干品）或浅棕色至棕红色（烘干品），略带海绵性，有黄色维管束小点散布。气微，味苦、辛。以大小均匀，色白者为佳。

6. 性味归经

性寒，味苦、甘，有小毒；归肺、心经。

7. 功能主治

清热解毒，强心利尿。用于咽喉肿痛、白喉、疮疡肿毒、蛇虫咬伤、心力衰竭、水肿臌胀、咯血、吐血、崩漏。

8. 用法用量

内服：煎汤，3～9 g。外用：适量，捣烂取汁搽患处，或捣烂敷患处，或煎水熏洗。

9. 使用注意

孕妇忌服。

一百四十九、搜山黄

1. 别名

搜山虎。

2. 来源

本品为鸢尾科植物唐菖蒲 *Gladiolus gandavensis* Vaniot Houtt. 的球茎。秋季，采挖球茎，洗净，晒干或鲜用。

3. 植物形态

多年生草本。株高约 1 m。球茎扁圆球状，外包棕黄色膜质包被。叶基生，或于茎上互生，嵌叠状排成 2 列；叶片剑形，质硬，先端渐尖，基部鞘状；主脉突出，具多条平行脉。花茎高 50～80 cm，不分枝，下部具数片互生叶。穗状花序顶生，长 25～35 cm，具卵形或宽卵形的苞片 2 枚；花单生苞片内，无柄，左右对称，具红、粉红、白、黄等艳丽色彩；花被裂片 6 片，排成 2 轮，内轮 3 片较大；花冠管漏斗状，向上多弯曲而有一长形的管檐；雄蕊 3 枚，着生于花被管上，多少偏向花的一侧；花药蓝紫色；子房下位，椭圆形，绿色，3 室，花柱长约 6 cm，先端 3 裂。蒴果椭圆形，长 1.7～2.0 cm。种子扁平，具膜质翅。花期 5—7 月，果期 7—9 月。

4. 生境分布

唐菖蒲在中国大部分省（区）均有栽培，贵州及云南一些地方常为半野生。

黔西北地区的威宁、赫章、七星关、纳雍等县（市、区）均有唐菖蒲野生资源分布。

5. 药材性状

本品呈扁圆球形，长 1.5～3.5 cm，直径 10～15 mm。表面黄棕色、棕褐色或暗棕红色；基部具须根痕或偶见残根；上面中央为 1 尖凸状顶芽，腋芽数个，较小，分列顶芽两侧而位于同一径向面上；全体尚见数个同心环状线纹，为鳞片痕，有时可见残存的膜质鳞叶基部。体重，脆而易碎，断面淡棕褐色或污白色，显粉性。气微，味辣、刺舌。

6. 性味归经

性凉，味苦、辛，有毒；归肺、肝经。

7. 功能主治

清热解毒，散瘀消肿。用于痈肿疮毒、咽喉肿痛、痄腮、痧症、跌打损伤。

8. 用法用量

内服：煎汤，3～9 g。外用：适量，酒磨或水磨汁涂，或鲜品捣敷患处。

9. 使用注意

孕妇禁服。

一百五十、石刁柏

1. 别名

小百部、山文竹。

2. 来源

本品为百合科植物石刁柏 *Asparagus officinalis* L. 的干燥块根。秋、冬季，采挖块根，洗净，开水烫后晒干。

3. 植物形态

多年生直立草本。株高可达 1 m 以上。根稍肉质。茎上部在后期常俯垂，分枝较柔弱，无毛。叶状枝丝状，每 3～6 枚成簇，近圆柱形，纤细，稍压扁，多少弧曲。叶鳞片状，基部具刺状短距或近无距。花 1～4 朵腋生，单性，雌雄异株，绿黄色，花梗长 7～14 mm，关节位于上部或近中部；雄花花被片 6 枚，长 5～6 mm，花丝中部以下贴生于花被片上，花药长圆形；雌花较小，花被长约 3 mm，具退化雄蕊 6 枚。浆果球形，成熟时红色，具种子 2～3 颗。花期 5 月，果期 7 月。

4. 生境分布

中国新疆西北部（塔城）有石刁柏野生资源分布，其他地区多为栽培，主产于广西。

黔西北地区各县（市、区）均有石刁柏野生资源分布；2019 年，大方县羊场乡有少量栽培。

5. 药材性状

本品块根数个或数十个成簇，亦有单个散在者。块根呈长圆柱形，长 10～25 cm，直径约 4 mm，外表黄白色或土黄色，有不规则沟槽。质地柔韧，断面淡黄白色。

6. 性味归经

性微温，味苦、微辛；归经不详。

7. 功能主治

润肺镇咳，祛痰杀虫。用于肺热咳嗽、疳虫；外治皮肤疥癣及寄生虫。

8. 用法用量

内服：煎汤，15～30 g。

一百五十一、马尾连

1. 别名

草黄连、马尾黄连、金丝黄连。

2. 来源

本品为毛茛科植物多叶唐松草 *Thalictrum foliolosum* DC.、贝加尔唐松草 *Thalictrum baicalense* Turcz. ex Ledeb. 等的干燥根茎及根。当年9—11月至次年1—2月，挖取根部，去净泥沙、杂物，晒干。

3. 植物形态

（1）多叶唐松草。多年生草本。植株高50～80 cm，有时可达1 m以上，全体光滑无毛。根粗大；根茎横向生长，常木质化，褐色。茎直立，具纵纹。叶为三回三出羽状复叶，基部叶具柄，上部叶无柄，小叶具长柄；小叶卵形至近圆形，略呈3裂，具疏圆齿，齿端具小尖头，基部圆形或浅心形。圆锥花序近伞房状，分枝极多，花序上具叶；苞片线形，长约2 mm，小苞片锥尖；小花柄纤细，长0.6～1.5 cm；花杂性，直径0.6～1.0 cm；萼片4片，白色、浅黄色或浅紫色，椭圆形，具3条突起纵肋，早落；无花瓣；雄蕊12～15枚，花丝长3.0～4.5 mm，花药线形，先端具小尖头；雌蕊4～6枚，花柱不显著，柱头细长而弯曲。瘦果纺锤形，稍扁，纵肋8条。花期8—10月。

（2）贝加尔唐松草。多年生草本。株高50～120 cm，无毛。根茎短，须根丛生。三回三出复叶；小叶宽倒卵形、宽菱形，有时呈宽心形，3浅裂，裂片具粗牙齿，脉下面隆起；叶轴基部扩大呈耳状，抱茎，膜质，边缘分裂呈罐状。复单歧聚伞花序近圆锥状，长5～10 cm；花直径约6 mm；萼片椭圆形或卵形；无花瓣；雄蕊10～20枚，花丝倒披针状条形；心皮3～5枚，柱头近球形。瘦果具短柄，圆球状倒卵形，两面膨胀；果皮暗褐色，木质化。花期5—6月。

4. 生境分布

（1）多叶唐松草。野生于海拔1 500～3 200 m的山地林中或草坡，分布于中国云南、贵州、四川、西藏等省（自治区、直辖市）；国外，尼泊尔、印度北部亦产。

（2）贝加尔唐松草。野生于海拔900～2 800 m的山地林下或湿润草坡，产于中国西藏、青海、甘肃、陕西、河南、山西、河北、吉林、黑龙江、贵州等地；国外，朝鲜、俄罗斯远东地区亦产。

黔西北地区的织金、金沙等县（市、区）有多叶唐松草野生资源分布；黔西、金沙等县（市、区）有贝加尔唐松草野生资源分布。

5. 药材性状

本品干燥根茎上端有多数芦头，每个芦头粗约4 mm，其上残留茎苗痕迹，并常包有鳞叶薄片。根茎长形，外表棕褐色；腹面密生成束的须根，形如马尾，须根长13～25 cm，粗2～3 mm，外表红黄色或金黄色，有光泽，具纵向细纹，老栓皮及皮层往往呈环节状脱落，尚未剥落者，以手搓之即脱。体轻，质脆易断。根茎断面外圈棕褐色，内有黄色的木质心；须根断面深黄色，外表为一薄层金黄色的外皮。气微，味微苦。以根条均匀、色金黄者为佳。

6. 性味归经

性寒，味苦；归心、肝、胆、大肠经。

7. 功能主治

清热燥湿，解毒。用于治痢疾、肠炎、传染性肝炎、感冒、麻疹、痈肿疮疖、结膜炎。

8. 用法用量

内服：煎汤，5～15 g。外用：适量。

一百五十二、竹节参

1. 别名

明七、竹根七、白三七、野三七、萝卜七、蜈蚣七、峨三七、七叶子、竹节人参。

2. 来源

本品为五加科植物竹节参 *Panax japonicus* C. A. Mey. 的干燥根茎。秋季，采挖根部，除去主根及外皮，干燥。

3. 植物形态

多年生草本。植株高 30～80 cm，或更高。根茎横卧，呈竹鞭状，肉质肥厚，白色，结节间具凹陷茎痕。掌状复叶 3～5 枚轮生于茎顶，中央一片最大，叶柄长 8～11 cm；小叶通常 5 片，叶片膜质，倒卵状椭圆形至长圆状椭圆形，先端渐尖，稀长尖，基部楔形至近圆形，边缘具细锯齿或重锯齿。伞形花序单生于茎顶，有花 50～80 朵或更多，总花梗长 12～20 cm，无毛或有疏短柔毛；花小，淡绿色，小花梗长约 10 mm；花萼绿色，先端 5 齿，齿三角状卵形；花瓣 5 枚，长卵形，覆瓦状排列；雄蕊 5 枚，花丝较花瓣短；子房下位，花柱 2～5 枚，中部以下连合，上部分离，果时外弯。核果状浆果，球形，成熟时红色。种子 2～5 粒，白色，三角状长卵形。花期 5—6 月，果期 7—9 月。

4. 生境分布

竹节参生长于海拔 800～2 600 m 的山坡、山谷林下阴湿处或竹林荫湿沟边，分布于中国东北、云南、贵州、陕西、湖北、四川、湖南、江西、浙江等省（自治区、直辖市）。

黔西北地区各县（市、区）均有竹节参野生资源分布；2019 年，威宁、大方、百里杜鹃等县（市、区）有零星栽培。

5. 药材性状

本品略呈圆柱形，稍弯曲，有的具肉质侧根。长 5～22 cm，直径 8～25 mm。表面黄色或黄褐色，粗糙，有致密的纵皱纹及根痕。节明显，节间长 8～20 mm，每节有 1 凹陷的茎痕。质硬，断面黄白色至淡黄棕色，黄色点状维管束排列成环。气微，味苦、后微甜。

一般干品含水分不超过 13.0%，总灰分不超过 8.0%，酸不溶性灰分不超过 2.0%，人参皂苷 R_0（$C_{48}H_{76}O_{19}$）和竹节参皂苷 IVa（$C_{42}H_{66}O_{14}$）不少于 1.5%。

6. 性味归经

性温，味甘、微苦；归肝、脾、肺经。

7. 功能主治

散瘀止血，消肿止痛，祛痰止咳，补虚强壮。用于痨嗽咯血、跌扑损伤、咳嗽痰多、病后虚弱。

8. 用法用量

内服：煎汤，6～9 g。

一百五十三、朱砂根

1. 别名

凤凰肠、老鼠尾、平地木、石青子、山豆根、地杨梅、散血丹、浪伞根、金鸡爪、小罗伞、土丹皮、金锁匙、开喉箭、三条根、三两金、高茶风、铁凉伞、大罗伞、大凉伞、凤凰翔、红铜盘、青红草、珍珠伞、桂笃油、八爪金龙、真珠凉伞、金鸡凉伞、雪里开花、高脚罗伞、硬脚金鸡、高脚铜盘、凉伞遮金珠。

2. 来源

本品为紫金牛科植物朱砂根 *Ardisia crenata* Sims. 的干燥根。秋、冬二季，采挖根，洗净，晒干。

3. 植物形态

小灌木。树高 1～3 m。茎粗壮，无毛，除侧生特殊花枝外，无分枝。叶片革质或坚纸质，椭圆形、椭圆状披针形至倒披针形，顶端急尖或渐尖，基部楔形，边缘具皱波状或波状齿，具明显的边缘腺点，两面无毛；叶柄长约 1 cm。伞形花序或聚伞花序，着生于侧生特殊花枝顶端；花枝近顶端常具 2～3 片叶或更多，或无叶；花梗长 7～10 mm，几无毛；花长 4～6 mm，花萼仅基部连合，萼片长圆状卵形，顶端圆形或钝，全缘，两面无毛，具腺点；花瓣白色，稀略带粉红色，盛开时反卷，卵形；雄蕊 5 枚，较花瓣短，花药三角状披针形，背面常具腺点；雌蕊与花瓣近等长或略长，子房卵珠形，具腺点，胚珠 5 枚，1 轮。果球形，成熟时鲜红色，具腺点。花期 5—6 月；果期 10—12 月，有时次年 2—4 月。

4. 生境分布

朱砂根野生于海拔 90～2 400 m 的疏、密林下阴湿的灌木丛中，产于中国西藏东南部至台湾，湖北至海南岛等地区；国外，印度、缅甸、马来半岛、印度尼西亚、日本亦产。

黔西北地区的威宁、纳雍、织金等县（市、区）有朱砂根野生资源分布。

5. 药材性状

本品根簇生于略膨大的根茎上，呈圆柱形，略弯曲，长 5～30 cm，直径 0.2～1.0 cm。表面灰棕色或棕褐色，可见多数纵皱纹，有横向或环状断裂痕，皮部与木部易分离。质硬而脆，易折断，断面不平坦，皮部厚，约占断面的 1/3～1/2，类白色或粉红色，外侧有紫红色斑点散在，习称“朱砂点”；木部黄白色，不平坦。气微，味微苦，有刺舌感。

一般干品含水分不超过 13.0%，总灰分不超过 6.0%，酸不溶性灰分不超过 2.0%，醇溶性浸出物不少于 18.0%，岩白菜素（$C_{14}H_{16}O_9$）不少于 1.5%。

6. 性味归经

性平，味微苦、辛；归肺、肝经。

7. 功能主治

解毒消肿，活血止痛，祛风除湿。用于咽喉肿痛、风湿痹痛、跌打损伤。

8. 用法用量

内服：煎汤，3～9 g。

一百五十四、倒挂牛

1. 别名

大牛昂、牛王刺、阎王刺。

2. 来源

本品为豆科植物多毛叶云实 *Caesalpinia decapetala*（Roth）Alston var. *pubescens*（Tang et Wang）P. C. Huang 的干燥根及茎皮。夏、秋季，挖取根部或剥取茎皮，洗净，切片，晒干。

3. 植物形态

落叶攀缘灌木。有钩刺，全株密被褐色短柔毛，老枝红褐色。二回羽状复叶，羽片 3～10 对，有柄；每羽片有小叶 6～9 对。总状花序顶生，长 15～30 cm，花黄色，雄蕊稍尖，伸于萼外。荚果狭长圆形，长 6～10 cm，略弯，近木质。种子长圆形，褐色，有花纹，长约 1 cm。花期 4—5 月，果期 9—10 月。

4. 生境分布

多毛叶云实野生于平川、丘陵或低山坡的路旁或溪边，分布于中国陕西、甘肃、湖南、贵州等地。

黔西北地区的金沙等县（市、区）有多毛叶云实野生资源分布。

5. 药材性状

本品根圆柱形，弯曲，有分枝，长短不等，直径 2～6 cm，根头膨大，外皮灰褐色，粗糙，具横向皮孔，纵皱纹明显。质坚，不易折断，断面皮部棕黄色，木部白色，占绝大部分。气微，味辛、涩、微苦。

根皮呈卷筒状、槽状或不规则碎片状，长短厚薄不一，外表面灰褐色，粗糙，具疣状突起及灰黄色横向皮孔，常有内陷环纹；内表面浅褐色，略平坦，具细纵纹。质硬而脆，易折断，断面颗粒性，平整切面可见由石细胞群形成的斑纹。气微，味微涩。嚼之有砂粒感。以条大、皮厚者为佳。

6. 性味归经

性热，味涩；归肺、肝经。

7. 功能主治

解表发汗，化瘀止痛。用于伤风感冒、头痛、筋骨疼痛、跌打损伤、酒皱鼻。

8. 用法用量

内服：煎汤，10～15 g。外用：适量。

一百五十五、土贝母

1. 别名

土贝、草贝、大贝母、地苦胆、藤贝母、假贝母、猪屡贝。

2. 来源

本品为葫芦科植物土贝母 *Bolbostemma paniculatum*（Maxim.）Franquet 的干燥块茎。秋季，采挖块茎，洗净，掰开，煮至无白心，取出，晒干。

3. 植物形态

攀缘性蔓生草本。块茎肉质，白色，扁球形或不规则球形。茎纤弱，有单生的卷须。叶互生，具柄；叶片心形，长宽均 4～7 cm，掌状深裂，裂片先端尖，表面及背面粗糙，微有柔毛，尤以叶缘为显著。腋生疏圆锥花序；花单性，雌雄异株；花萼淡绿色，基部合生，上部 5 深裂，裂片窄长，先端渐尖，呈细长线状；花冠与花萼相似，但裂片较宽；雄蕊 5 枚，花丝 1 枚分离，其余 4 枚基部两两成对连合；雌花子房下位，3 室，柱头 6 枚。蒴果圆筒状，成熟后顶端盖裂。种子 4 枚，斜方形，表面棕黑色，先端具膜质翅。花期 6—7 月，果期 8—9 月。

4. 生境分布

土贝母野生于山坡或平地，分布于中国河南、河北、山东、山西、陕西、甘肃、云南、贵州等省（自治区、直辖市），主产于河北、河南、陕西、山西等省（自治区、直辖市）。

黔西北地区的赫章等县（市、区）有土贝母野生资源分布。

5. 药材性状

本品为不规则的块状，大小不等。表面淡红棕色或暗棕色，凹凸不平。质坚硬，不易折断，断面角质样。气微，味微苦。

一般干品含水分不超过12.0%，总灰分不超过5.0%，醇溶性浸出物不少于17.0%，土贝母苷甲（$C_{63}H_{98}O_{29}$）不少于1.0%。

6. 性味归经

性微寒，味苦；归肺、脾经。

7. 功能主治

解毒，散结，消肿。用于乳痈、瘰疬、痰核。

8. 用法用量

内服：煎汤，5～10 g。

一百五十六、百两金

1. 别名

八爪龙、开喉剑、状元红、山豆根、铁雨伞、野猴枣、珍珠伞、蛇连天、八爪金龙、叶下藏珠、真珠凉伞、高脚凉伞。

2. 来源

本品为紫金牛科植物百两金 *Ardisia crispa*（Thunb.）A. DC. 的干燥根及根茎。秋、冬季，采挖根部，洗净，晒干。

3. 植物形态

常绿灌木。树高1～2 m。根茎匍匐。直立茎除侧生特殊花枝外，无分枝。叶互生，叶片膜质或近坚纸质，披针形或广披针形，先端渐尖，边缘近于全缘，或具微波状锯齿，基脚阔楔形，上面深绿色，下面淡绿色；叶柄长8～15 mm。花由茎梢叶腋间抽出，多数，排列成伞房花序；总花柄长约6 cm，花柄纤细，密被短腺毛；萼5裂，裂片披针形至矩圆形；花冠带紫红色，钟状，5深裂，裂片卵形至卵状披针形；雄蕊5枚，着生于花冠基部，花丝短，花药箭形；雌蕊1枚，子房球形，花柱细，先端尖。核果球形，成熟时红色，具腺点。种子1粒。花期5—9月；果期10—12月，有时植株上部开花，下部果熟。

4. 生境分布

百两金野生于海拔100～2 400 m的山谷、山坡，疏、密林下或竹林下，分布于中国四川、贵州、湖南、湖北、江西、浙江、福建、广东、广西等省（自治区、直辖市）；国外，日本、印度尼西亚亦产。

黔西北地区各县（市、区）均有百两金野生资源分布。

5. 药材性状

根茎略膨大。根圆柱形，略弯曲，长5～20 cm，直径2～10 mm。表面灰棕色或暗褐色，具纵皱纹及横向环状断裂痕，木部与皮部易分离。质坚脆，断面皮部厚，类白色或浅棕色，木部灰黄色。气微，味微苦、辛。

6. 性味归经

性凉，味苦、辛；归经不详。

7. 功能主治

清热，祛痰，利湿。用于咽喉肿痛、肺病咳嗽、咯痰不畅、湿热黄疸、肾炎水肿、痢疾、白浊、风湿骨痛、牙痛、睾丸肿痛。

8. 用法用量

内服：煎汤，9～15 g。外用：适量。

9. 使用注意

湿热中阻者慎用。

一百五十七、野棉花

1. 别名

拐角七、清水胆、一把爪、大头翁、山棉花、秋芍药、湖北秋牡丹。

2. 来源

本品为毛茛科植物打破碗花花 *Anemone hupehensis* Lemoine 的干燥根。秋、冬季，采挖根，洗净、切片，晒干。

3. 植物形态

多年生草本。株高 20～120 cm。根粗壮。茎被白色柔毛，有分枝。基生叶 3～5 片，有长柄，通常为三出复叶，有时 1～2 个或全部为单叶；中央小叶有长柄，小叶片卵形或宽卵形，顶端急尖或渐尖，基部圆形或心形，边缘有锯齿，两面有疏糙毛；侧生小叶较小，疏被柔毛，基部有短鞘。花葶高 20～80 cm，疏生短柔毛；聚伞花序，二至三回分枝；总苞片 2～3 枚，对生或轮生，与茎生叶相似但较小；花萼 5～6 片，白色、粉红色或紫红色，倒卵形或椭圆形，外面密生柔毛；雄蕊多数，长约为萼片长度的 1/4，花药黄色，椭圆形，花丝丝形；心皮多数，生于球形的花托上，子房有长柄，有短绒毛，柱头长方形。聚合果球形，直径约 1. 5 cm；瘦果近卵形，密生白色绵毛。花期 7—9 月，果期 9—11 月。

4. 生境分布

打破碗花花野生于低山、丘陵草坡或沟边，分布于中国陕西南部、甘肃、浙江、江西、湖北西部、广东北部、广西北部、四川、贵州、云南东部等地；国外，日本亦产。

黔西北地区各县（市、区）均有打破碗花花野生资源分布。

5. 药材性状

本品干燥根呈长圆条形，弯曲，长短不一。外表暗棕色，粗糙，有扭曲的纵纹，并有突起的小根及根痕。根头部较粗，残留干枯的叶柄，密生灰白色茸毛。质脆，断面纤维性，淡黄棕色，有棕色射线。气微，味苦。

6. 性味归经

性平，味苦、辛，小毒；归脾、胃、大肠经。

7. 功能主治

清热利湿，解毒杀虫，消肿散瘀。用于痢疾、泄泻、疟疾、蛔虫病、疮疖痈肿、瘰疬、跌打损伤。

8. 用法用量

内服：煎汤，3～9 g。外用：适量，煎水洗；或鲜品捣敷；或鲜叶捣烂取汁涂患处。

9．使用注意

孕妇慎服，肾炎及肾功能不全者禁服。

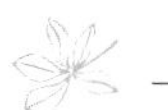

一百五十八、霸王七

1．别名

炦七、万年巴、万年炦、万年翘、搜山虎。

2．来源

凤仙花科植物野凤仙花 *Impatiens textori* Miq. 的干燥块根。夏、秋季，采挖根部，除去须根，洗净，晒干。

3．植物形态

多年生草本。株高 40～90 cm。根部发达，肉质，根茎状，或成圆形、椭圆形的块根。茎肉质，节处膨大，分枝，绿色带紫红色，有毛。叶互生，卵形、卵状椭圆形或椭圆状披针形，先端尖，基部圆形，边缘有圆齿状锯齿，齿与齿间有极细的线形裂片。总状花序腋生，花梗基部有 1 片斜卵形苞片；萼片 3 片，中间 1 片居下，囊状，特大，向后延生成弯距，黄色，两侧者小，绿色；花瓣 5 片，黄色，上端 1 瓣直立，每侧之 2 瓣愈合为 1 瓣；雄蕊 5 枚，花丝白色，花药愈合包围雌蕊之顶；雌蕊 1 枚，子房长圆柱形，5 室。蒴果角果状，长纺锤形。花期 6—7 月。

4．生境分布

野凤仙花野生于山林、水洼及山沟溪流旁潮湿处，分布于中国东北至西南等地区；国外，俄罗斯远东地区、朝鲜、日本亦产。

黔西北地区各县（市、区）均有野凤仙花野生资源分布。

5．药材性状

本品呈类球形、纺锤形及不规则形，长 1～4 cm，直径 0.5～2.0 cm。表面灰黄色至灰褐色，有皱纹，常见残留细根及细根痕，两端稍尖，纤维状。质柔软，可折断，断面褐色至灰褐色，颗粒状，边缘黄白色，切薄片呈半透明状。气微，味微甜，嚼之粘牙且辛麻刺舌。

6．性味归经

性微寒，味辛、苦；归肝经。

7．功能主治

活血解毒。用于跌打损伤、瘀肿疼痛、腹痛、痈肿疮毒、毒蛇咬伤。

8．用法用量

内服：煎汤，9～15 g。外用：鲜品适量，捣敷患处。

一百五十九、珠芽蓼

1．别名

蝎子七、猴娃七、山高粱、剪刀七、染布子。

2．来源

本品为蓼科植物珠芽蓼 *Polygonum viviparum* L. 的干燥根茎。秋季，采挖根部，除去细根、泥沙，晒干。

3．植物形态

多年生草本。根状茎粗壮，弯曲，黑褐色。茎直立，株高 15～60 cm，不分枝，通常 2～4 条自根状茎发出。基生叶长圆形或卵状披针形，顶端尖或渐尖，基部圆形、近心形或楔形，两面无毛，边缘脉端增厚，外卷，具长叶柄；茎生叶较小，披针形，近无柄；托叶鞘筒状，膜质，下部绿色，上部褐色，偏斜，开裂，无缘毛。总状花序呈穗状，顶生，紧密，下部生珠芽；苞片卵形，膜质，每苞内具1～2朵花；花梗细弱；花被5深裂，白色或淡红色，花被片椭圆形；雄蕊8枚，花丝不等长；花柱3枚，下部合生，柱头头状。瘦果卵形，具3棱，深褐色，有光泽，包于宿存花被内。花期5—7月，果期7—9月。

4. 生境分布

珠芽蓼野生于海拔1 200～5 100 m的山坡林下、高山或亚高山草甸，分布于中国东北、华北、西南及河南、西北等地；国外，朝鲜、日本、蒙古、高加索、哈萨克斯坦、印度、欧洲及北美亦产。

黔西北地区的威宁、赫章等县（市、区）有珠芽蓼野生资源分布；2019年，赫章县双平乡有小面积栽培。

5. 药材性状

本品呈扁圆柱形或团块状，常弯曲成虾状，长2～5 cm，直径0.3～1.5 cm；表面呈棕褐色，稍粗糙，可见较密的环节及根痕；一面隆起，另一面较平坦或略具凹槽；有时先端具棕褐色叶鞘残基。质较硬，折断面平坦，灰棕色或紫红色；白色点状的维管束排列成断续的环状。气微，味苦涩。

6. 性味归经

性温，味苦、涩、微甘；归经不详。

7. 功能主治

止泻，健胃，调经。用于胃病、腹泻、消化不良、月经不调、崩漏等。

8. 用法用量

内服：煎汤，9 g。

一百六十、菊三七

1. 别名

三七草、血当归、血三七、菊叶三七。

2. 来源

本品为菊科植物菊三七 *Gynura segetum*（Lour.）Merr. 的干燥根。秋、冬季，挖取根部，除去残茎、须根及泥土，晒干。本品种的全草亦供药用。

3. 植物形态

多年生直立草本。植株高1 m以上。宿根肉质肥大。茎带肉质，嫩时紫红色，成长后多分枝，表面光滑，具细线棱。基生叶多数，丛生，有锯齿或作羽状分裂，上面深绿色，下面紫绿色，两面脉上有短毛；茎生叶互生，形大，羽状分裂，裂片卵形至披针形，边缘浅裂或具疏锯齿，先端短尖或渐尖，叶片两边均平滑无毛；叶柄长1～3 cm；托叶1对，3～5浅裂。头状花序，排列成伞房状，疏生茎梢；总苞绿色，滴状或钟状，苞片线状披针形，边缘膜质，半透明，10～12枚排成1列，基部外面附有数枚小苞片；花冠筒状，黄色，6裂，裂片线形至卵形，先端尖；雄蕊5枚，花药连合；雌蕊1枚，子房下位，柱头分叉，呈钻状，有短毛。瘦果线形，细小，表面有棱，褐色，冠毛多数，白色。花期9—10月。

4. 生境分布

菊三七野生于山野或荒地草丛中，分布于中国河北、陕西、江苏、安徽、浙江、江西、台湾、湖南、广东、广西、四川、贵州、云南等省（自治区、直辖市）。

黔西北地区的金沙、大方、七星关、赫章、威宁、纳雍等县（市、区）有菊三七零星栽培。

5．药材性状

本品根呈拳形肥厚的圆块状，长 3～6 cm，直径约 3 cm。表面灰棕色或棕黄色，全体多有瘤状突起及断续的弧状沟纹，在突起物顶端常有茎基或芽痕，下部有须根或已折断。质坚实，不易折断，断面不平，新鲜时白色，干燥者呈淡黄色，有菊花心。气无，味微苦。以干燥、整齐、质坚、无杂质、断面明亮者为佳。

6．性味归经

性温，味甘、微苦，有小毒；归经不详。

7．功能主治

止血，散瘀，消肿止痛，清热解毒。用于吐血、衄血、咯血、便血、崩漏、外伤出血、痛经、产后瘀滞腹痛、跌打损伤、风湿痛、疮痈疽疔、虫蛇咬伤。

8．用法用量

内服：煎汤，根 3～9 g；全草或叶 10～30 g。外用：适量，鲜品捣敷；或研末敷患处。

9．使用注意

孕妇慎用。不宜长期或过量服用。

一百六十一、藤三七

1．别名

小年药、千斤拔、土三七、藤子三七。

2．来源

本品为落葵科植物落葵薯 *Anredero Cordifolia*（Tenore）Steenis. 的干燥珠芽（藤上块茎）。珠芽形成后，膨大到 1 cm 以上时采摘，除去杂质，晒干。

3．植物形态

多年生缠绕藤本。藤长可达数米。根状茎粗壮。叶具短柄，叶片卵形至近圆形，顶端急尖，基部圆形或心形，稍肉质，腋生小块茎（珠芽）。总状花序具多花，花序轴纤细，下垂，长 7～25 cm；苞片狭，不超过花梗长度，宿存；花梗长 2～3 mm，花托顶端杯状，花常由此脱落；下面 1 对小苞片宿存，宽三角形，急尖，透明，上面 1 对小苞片淡绿色，比花被短，宽椭圆形至近圆形；花直径约 5 mm；花被片白色，渐变黑，开花时张开，卵形、长圆形至椭圆形，顶端钝圆；雄蕊白色，花丝顶端在芽中反折，开花时伸出花外；花柱白色，分裂成 3 个柱头臂，每臂具 1 棍棒状或宽椭圆形柱头。果实、种子未见。花期 6—10 月。

4．生境分布

落葵薯耐热、耐旱、耐涝，喜温暖、湿润、半阴气候，不耐寒，忌强光照，原产于美洲热带地区；中国江苏、浙江、福建、四川、贵州、云南等省（自治区、直辖市）有栽培。

黔西北地区的黔西、七星关、威宁等县（市、区）有落葵薯野生资源分布和零星栽培。

5．药材性状

本品珠芽呈瘤状，少数圆柱形，直径 0.5～3.0 cm，表面灰棕色，具突起。质坚实而脆，易碎裂。断面灰黄色或灰白色，略呈粉性。气微，味微苦。

6．性味归经

性温，微苦；归经不详。

7．功能主治

补肾强腰，散瘀消肿。用于腰膝痹痛、病后体弱、跌打损伤、骨折。

8. 用法用量

内服：煎汤，30～60 g。外用：适量。

一百六十二、黄蜀葵

1. 别名

秋葵、柿花葵、假羊桃、假芙蓉。

2. 来源

本品为锦葵科植物黄蜀葵 *Abelmoschus manihot*（Linn.）Medicus 的根。秋季，采挖根，去除地上部分，晒干或鲜用。

3. 植物形态

一年或多年生草本。株高 1～2 m，疏生长硬毛。叶互生，掌状 5～9 深裂，直径 15～30 cm，裂片长圆状披针形，具粗钝锯齿，两面疏被长硬毛；叶柄长 6～18 cm，疏被长硬毛；托叶披针形，长 11.0～1.5 cm。花单生于叶腋或枝顶，苞片 4～5 片、宿存；花萼 5 裂；花瓣 5 枚，淡黄色，内面基部暗褐色；雄蕊多数，连合成筒包围花柱；子房上位，5 室，柱头 5 枚，紫黑色，匙状盘形。蒴果长椭圆形，具 5 棱，密生硬毛，熟时 5 纵裂。种子多数，肾形，被柔毛组成的条纹多条。花期 6—8 月，果期 8—10 月。

4. 生境分布

黄蜀葵野生于山谷、草丛中，有栽培，分布于中国河北、山东、河南、陕西、湖北、湖南、四川、贵州、云南、广西、广东、福建等省（自治区、直辖市）；国外，印度亦产。

黔西北地区的纳雍、七星关等县（市、区）有黄蜀葵野生资源分布；2019 年，纳雍县栽培黄蜀葵 700 亩，百里杜鹃管理区有零星栽培。

5. 药材性状

本品宿根较粗壮，直径 0.5～1.0 cm，弯曲或扭曲，有时有愈合的伤痕。表面黄棕色或淡灰棕色，较粗糙，可见凸起的根痕；支根圆柱形，顺直或稍弯曲，表面淡灰黄色或黄白色，有较顺直的细纵皱纹。质柔软，轻泡，不易折断，断面外层纤维性，木部黄白色，有粉尘散出。气微，味微甘，有黏滑感。

6. 性味归经

性凉，味甘；归肾、膀胱、胃经。

7. 功能主治

利水散瘀，消肿解毒，通乳。用于小便淋痛、乳汁不通、水肿、痈疽、疔毒、瘰疬、恶疮、腮腺炎、中耳炎、阑尾炎。

8. 用法用量

内服：煎汤，15～30 g。外用：适量。

9. 使用注意

孕妇忌服。

一百六十三、十姊妹

1. 别名

七姊妹、姊妹花。

2. 来源

本品为蔷薇科植物七姊妹 *Rosa multiflora* Thunb. var. *carnea* Thory. 的干燥根。该品种的叶亦供药用。全年均可采收根，洗净，切片，晒干；夏、秋季，采摘叶，晒干或鲜用。

3. 植物形态

落叶小灌木。株高达 2 m。茎、枝多尖刺。单数羽状复叶互生；小叶通常 9 枚，椭圆形，先端钝或尖，基部钝圆形，边缘具齿；托叶极明显。花多数簇生，为圆锥形伞房花序；花粉红色，芳香；花梗上有少数腺毛；萼片 5 枚；花 5 朵，重瓣；雄蕊多数；花柱无毛瘦果，生在环状或壶状花托里面。花期 4—6 月，果期 8—9 月。

4. 生境分布

七姊妹原产于中国，喜阳光，耐寒、耐旱、耐水湿，适应性强，对土壤要求不高，在黏重的土壤上也能生长良好，用播种、扦插、分根繁殖等方式均宜成活，适宜生于长江以北及黄河流域。

黔西北地区的威宁、七星关等县（市、区）有七姊妹栽培。

5. 性味归经

性平，味苦、微涩；入肝、胆经。

6. 功能主治

清热化湿。用于黄疸、痞积、妇女白带。

7. 用法用量

内服：煎汤，15～30 g。

一百六十四、土牛膝

1. 别名

杜牛膝。

2. 来源

本品为苋科植物土牛膝 *Achyranthes aspera* L.、柳叶牛膝 *Achyranthes longifolia*（Makino）Makino 的干燥根及根茎。秋、冬季，采挖根部，除去茎叶及须根，洗净，晒干或鲜用。

3. 植物形态

（1）土牛膝。别名倒扣草、倒扣簕、倒钩草、粗毛牛膝、鸡掇鼻、鸡骨癀。多年生草本。株高达 100 cm 左右。根细长，土黄色。茎四棱形，有柔毛，节部稍膨大，分枝对生。叶片纸质，宽卵状倒卵形或椭圆状矩圆形，顶端圆钝，具突尖，基部楔形或圆形，全缘或波状缘，两面密生柔毛或近无毛；叶柄密生柔毛或近无毛。穗状花序顶生，直立，长 10～30 cm，花期后反折；总花梗具棱角，粗壮，坚硬，密生白色伏贴或开展柔毛；花疏生；苞片披针形，顶端长渐尖，小苞片刺状，坚硬，光亮，常带紫色，基部两侧各有 1 个薄膜质翅，全缘，全部贴生在刺部，但易于分离；花被片 5 枚，披针形，长渐尖，花后变硬且锐尖，具 1 脉；雄蕊 5 枚，退化雄蕊与花丝等长，顶端截状或细圆齿状，有具分枝流苏状长缘毛。胞果卵形，长 2～3 mm。种子卵形，不扁压，棕色。花期 6—8 月，果期 10 月。

（2）柳叶牛膝。别名山牛膝、剪刀牛膝、红柳叶牛膝。多年生草本。株高 100～160 cm。茎直立，四方形，节膨大。叶对生，叶片披针形或狭披针形，先端及基部均渐尖，全缘，上面绿色，下面常呈紫红色。穗状花序腋生或顶生；花多数；苞片 1 枚，先端有齿；小苞片 2 枚，刺状，紫红色，基部两侧各有 1 卵圆形小裂片；花被 5 枚，绿色，线形，具 3 脉；雄蕊 5 枚，花丝下部合生，退化雄蕊方形，先端具不明显的齿；花柱长约 2 mm。胞果长卵形。花期 7—10 月，果期9—11月。

4. 生境分布

（1）土牛膝。野生于海拔800～2 300 m的山坡林缘、河边及山谷稍阴湿处，产于中国湖南、江西、福建、广西、广东、四川、贵州、云南、台湾等省（自治区、直辖市）；国外，印度、越南、菲律宾、马来西亚等亦产。

（2）柳叶牛膝。野生于山坡、沟边、路旁，分布于中国陕西、浙江、江西、湖南、湖北、四川、云南、贵州、广东、台湾等省（自治区、直辖市）；国外，日本亦产。

黔西北地区各县（市、区）均有土牛膝、柳叶牛膝野生资源分布。

5. 药材性状

（1）土牛膝。根茎短圆柱形，灰棕色，周围着生众多圆柱状细长的根，长6～10 cm，粗2～5 mm，略弯曲。表面灰棕色，有细浅的纵皱纹。质坚硬，易折断，断面纤维性，淡灰青色至灰白色。味淡，无臭。

（2）柳叶牛膝。根茎短粗，长2～6 cm，直径1.0～1.5 cm。根4～9条，扭曲，长10～20 cm，直径0.4～1.2 cm，向下渐细。表面灰黄褐色，具细密的纵皱纹及须根除去后的痕迹。质硬而稍有弹性，易折断，断面皮部淡灰褐色，略光亮，可见多数点状散布的维管束。气微，味初微甜后涩。

6. 性味归经

性寒，味甘、微苦、微酸；归肝、肾经。

7. 功能主治

活血祛瘀，泻火解毒，利尿通淋。用于闭经、跌打损伤、风湿关节痛、痢疾、白喉、咽喉肿痛、疮痈、淋证、水肿。

8. 用法用量

内服：煎汤，9～15 g，或鲜品30～60 g。外用：适量，鲜品捣敷；或捣汁滴耳；或研末吹喉。

9. 使用注意

孕妇忌用。

一百六十五、山栀茶

1. 别名

山枝根。

2. 来源

本品为海桐花科植物海金子 *Pittosporum illicioides* Mak. 的干燥根。全年均可采收，挖取根部，洗净，晒干。

3. 植物形态

常绿灌木。树高达5 m，嫩枝无毛，老枝有皮孔。叶生于枝顶，3～8片簇生，呈假轮生状，薄革质，倒卵状披针形或倒披针形，先端渐尖，基部窄楔形，常向下延，上面深绿色，干后仍发亮，下面浅绿色，无毛；侧脉6～8对，在上面不明显，在下面稍突起，网脉在下面明显，边缘平展，或略皱折；具叶柄。伞形花序顶生，有花2～10朵，花梗长纤细，常向下弯；苞片细小，早落；萼片5枚，卵形，顶端钝；花瓣5枚，倒卵状匙形，基部连合，淡黄色；雄蕊5枚；子房长卵形，被糠或有微毛，子房柄短；侧膜胎座3个，每个胎座有胚珠5～8个，生于子房内壁中部。蒴果近圆形，多少三角形，或有纵沟3条，具子房柄，3片裂开，果片薄木质；果梗纤细，常向下弯。种子8～15粒，种柄短而扁平。

4. 生境分布

海金子生于溪沟边、林下、山坡灌丛中，分布于中国福建、台湾、广西、广东、浙江、江苏、安徽、江西、湖北、湖南、贵州等省（自治区、直辖市）；国外，日本亦产。

黔西北地区的赫章、威宁、黔西、金沙等县（市、区）有海金子野生资源分布。

5. 药材性状

本品呈圆柱形，略扭曲，长10～20 cm，直径1～5 cm，顶端有茎残基。表面灰黄色至黑褐色，较粗糙，可见皮孔，外皮易脱落。质硬，不易折断，断面皮部色较木部深，易剥离，皮、木部间有一棕褐色环带，木部黄白色，可见同心环纹，木心常偏向一侧。气微，味微苦涩。以根粗、表面灰黄色者为佳。

6. 性味归经

性微温，味苦；归经不详。

7. 功能主治

活血通络，接骨消肿，解毒止痛。用于风湿性关节炎、坐骨神经痛、骨折、胃痛、牙痛、高血压、神经衰弱、梦遗滑精、咳嗽、四肢乏力、尿血。

8. 用法用量

内服：煎汤，15～30 g。

一百六十六、石榴根

1. 别名

醋榴根、石榴根皮、醋石榴根、石榴树根。

2. 来源

本品为石榴科植物石榴 *Punica granatum* L. 的根或根皮。秋、冬季，挖取根部，洗净，切片，或剥取根皮切片，鲜用或晒干。

3. 植物形态

落叶灌木或乔木。树高3～10 m。枝顶常成尖锐尖长刺，幼枝有棱角，无毛，老枝近圆柱形。叶对生或簇生；叶柄短；叶片椭圆状披针形、长披针形、长圆形，纸质，先端尖或微凹，基部渐狭，全缘，上面光亮；侧脉稍细密。花1～5朵生枝顶；具花梗；萼筒钟状，红色或淡黄色，6裂，裂片略外展，卵状三角形，外面近顶端有一黄绿色腺体，边缘有小乳突；花瓣6枚，红色、黄色或白色，与萼片互生，倒卵形，先端圆钝；雄蕊多数，着生于萼管中部，花药球形，花丝细短；雌蕊1枚，子房下位，柱头头状。浆果近球形，淡黄褐色、淡黄绿色或带红色，果皮肥厚，先端有宿存花萼裂片。种子多数，钝角形，红色至乳白色。果石榴花期5—6月，果期9—10月；花石榴花期5—10月。

4. 生境分布

石榴原产于巴尔干半岛至伊朗及其邻近地区，全世界的温带和热带地区均有栽培。

中国南北都有石榴栽培，以江苏、河南等地栽培面积较大，并培育出一些优质品种，如江苏的水晶石榴、小果石榴等。

黔西北地区的各县（市、区）均有石榴栽培。

5. 药材性状

本品根圆柱形，根皮呈不规则的卷曲状或扁平的块状。外表面土黄色，粗糙，具深棕色鳞片状木栓，脱落后留有斑窝；皮内表面暗棕色。折断面栓内层不明显。气微，味涩。

6．性味归经

性温，味酸、涩；归脾、胃、大肠经。

7．功能主治

驱虫，涩肠，止带。用于蛔虫病、绦虫病、久泻、久痢、赤白带下。

8．用法用量

内服：煎汤，6～12 g。

9．使用注意

大便秘结及泻痢积滞未清者忌服。

一百六十七、九牛造

1．别名

五朵云、震天雷、九牛七、翻天印、铁筷子、通大海、冷水七、搜山虎、五虎下西山。

2．来源

本品为大戟科植物湖北大戟 *Euphorbia hylonoma* Hand. Mazz. 的干燥根。秋季，采挖根，洗净，晒干。

3．植物形态

多年生草本。株高 30～50 cm，含白浆汁。主根粗壮，圆锥形，肉质，黄褐色，有数条侧根。茎直立，上部分枝，无毛。叶互生，长圆状倒披针形，全缘。杯状聚伞花序顶生或腋生，有 3～5 条辐射总梗，基部有一轮叶状总苞，每一总梗再分 2 小伞梗；花小，黄绿色，雌雄花同生于筒状总苞中，雄花由单一的雄蕊和一柄组成，雌花单生于总苞的中央，突出，由一个 3 室的子房组成，每室有胚珠 1 颗。蒴果有 3 棱。

4．生境分布

湖北大戟野生于山地林下或林缘草丛中，产于中国陕西、河南、湖北、四川、贵州等省（自治区、直辖市）。

黔西北地区的金沙等县（市、区）有湖北大戟野生资源分布。

5．药材性状

本品根呈圆锥形，中段以下略有分枝，直径 1.5～2.0 cm。表面黄褐色。断面黄色，有白乳汁外流。气微，味苦。

6．性味归经

性温，味甘、苦，有毒；归肝、脾经。

7．功能主治

通便，利水，消积，破瘀，止痛。用于二便不通、积聚腹胀、胸膈不利、肝硬化腹水、急性肠炎、消化不良、劳伤、跌打损伤、瘀血作痛、无名肿毒。

8．用法用量

内服：煎汤，1.5～3.0 g。外用：适量，捣敷。

9．使用注意

反乌头、甘草。

一百六十八、川牛膝

1．别名

甜牛膝、大牛膝、都牛膝、肉牛膝、白牛膝、拐牛膝、龙牛膝、家牛膝、甜川牛膝、天全牛膝、米心牛膝。

2. 来源

本品为苋科植物川牛膝 *Cyathula officinalis* Kuan. 的干燥根。秋、冬二季，采挖根部，除去芦头、须根及泥沙，烘或晒至半干，堆放回润，再烘干或晒干。

3. 植物形态

多年生草本。株高 50～100 cm。主根圆柱状，皮近白色。茎略四棱，多分枝，疏生长糙毛。叶对生；具叶柄；叶片椭圆形或狭椭圆形，少数倒卵形，先端渐尖或尾尖，基部楔形或宽楔形，全缘，上面贴生长糙毛，下面毛较密。复聚伞花序密集成花球团；花球团多数，淡绿色，干时近白色，在枝端花序轴上交互对生，密集或相距 2～3 cm；复聚伞花序 3～6 次分歧；聚伞花序两性，花在中央，不育花在两侧；苞片卵形，光亮，先端刺芒状或钩状；不育花的花被片变成具钩的坚硬芒刺；两性花的花被片披针形，先端刺尖头，内侧 3 片较窄；花丝基部密生节状束毛，退化雄蕊长方形，先端齿状浅裂；子房圆筒形或倒卵形，花柱宿存，柱头头状。胞果椭圆形或倒卵形，淡黄色，包裹在宿存花被内。种子椭圆形，透镜状，带红色，光亮。花期 6—7 月，果期 8—9 月。

4. 生境分布

川牛膝野生于海拔 500 m 以上的地区，主要分布于四川、贵州、云南等省（自治区、直辖市）；在四川省，多栽培于海拔 1 200～2 400 m 的高寒山区，以海拔 1 500～1 800 m 山区栽培的根品质好、产量高。

黔西北地区的大方、七星关、威宁等县（市、区）有川牛膝零星栽培。

5. 药材性状

本品呈近圆柱形，微扭曲，向下略细或有少数分枝，长 30～60 cm，直径 0.5～3.0 cm。表面黄棕色或灰褐色，具纵皱纹、支根痕和多数横向突起的皮孔。质韧，不易折断，断面浅黄色或棕黄色，维管束点状，排列成数轮同心环。气微，味甜。

一般干品含水分不超过 16.0%，总灰分不超过 8.0%，水溶性浸出物不少于 65.0%，杯苋甾酮（$C_{29}H_{44}O_8$）不少于 0.030%。

6. 性味归经

性平，味甘、微苦；归肝、肾经。

7. 功能主治

逐瘀通经，通利关节，利尿通淋。用于经闭癥瘕、胞衣不下、关节痹痛、足痿筋挛、尿血血淋、跌扑损伤。

8. 用法用量

内服：煎汤，5～10 g。

9. 使用注意

孕妇慎用。

一百六十九、泡桐根

1. 来源

本品为玄参科植物白花泡桐 *Paulownia fortunei*（Seem.）Hemsl. 或毛泡桐 *Paulownia tomentosa*（Thunb.）Steud. 的根。秋季，采挖根部，洗净，晒干或鲜用。

2. 植物形态

（1）白花泡桐。别名白桐、椅桐、黄桐、花桐、泡树、华桐、火筒木、沙桐彭、笛螺木、饭桐子、通心条、白花桐、大果泡桐。落叶乔木。树高达 30 m，树冠圆锥形，主干直，胸径可达

2 m。树皮灰褐色。幼枝、叶、花序各部和幼果均被黄褐色星状绒毛，但叶柄、叶片上面和花梗渐变无毛。叶片长卵状心脏形，有时为卵状心脏形，长达 20 cm，顶端长渐尖或锐尖头，其凸尖长达 2 cm，新枝上的叶有时 2 裂，下面有星毛及腺，成熟叶片下面密被绒毛，有时毛很稀疏至近无毛；叶柄长达 12 cm。花序枝几无或仅有短侧枝，花序狭长几成圆柱形，小聚伞花序有花 3～8 朵，总花梗几与花梗等长，或下部者长于花梗，上部者略短于花梗；萼倒圆锥形，花后逐渐脱毛，分裂至 1/4 或 1/3 处，萼齿卵圆形至三角状卵圆形，至果期变为狭三角形；花冠管状漏斗形，白色仅背面稍带紫色或浅紫色，管部在基部以上不突然膨大，而逐渐向上扩大，稍向前曲，外面有星状毛，腹部无明显纵褶，内部密布紫色细斑块；雄蕊 4 枚，二强，隐藏于花冠筒内；子房 2 室，有时具星毛，花柱细长，内弯。蒴果长圆形或长圆状椭圆形，宿萼开展或漏斗状，果皮木质。种子多数，扁而有翅。花期 3—4 月，果期 7—8 月。

（2）毛泡桐。别名冈桐、紫花桐、锈毛泡桐、日本泡桐。落叶乔木。树高达 20 m，树冠宽大伞形，树皮褐灰色。小枝有明显皮孔，幼时常具黏质短腺毛。叶片心脏形，长达 40 cm，顶端锐尖头，全缘或波状浅裂，上面毛稀疏，下面毛密或较疏，老叶下面的灰褐色树枝状毛常具柄和 3～12 条细长丝状分枝，新枝上的叶较大，其毛常不分枝，有时具黏质腺毛；叶柄常有黏质短腺毛。花序枝的侧枝不发达，长约中央主枝之半或稍短，花序为金字塔形或狭圆锥形，长一般在 50 cm 以下，少有更长，小聚伞花序的总花梗几与花梗等长，具花 3～5 朵；萼浅钟形，外面绒毛不脱落，分裂至中部或裂过中部，萼齿卵状长圆形，在花中锐头或稍钝头至果中钝头；花冠紫色，漏斗状钟形，在离管基部约 5 mm 处弓曲，向上突然膨大，外面有腺毛，内面几无毛，檐部 2 唇形；雄蕊 4 枚；子房卵圆形，有腺毛，花柱短于雄蕊。蒴果卵圆形，幼时密生黏质腺毛，宿萼不反卷。种子多数，具翅。花期 4—5 月，果期 8—9 月。

3. 生境分布

（1）白花泡桐。野生于低海拔的山坡、林中、山谷及荒地，海拔可达 2 000 m，产于中国安徽、浙江、福建、台湾、江西、湖北、湖南、四川、云南、贵州、广东、广西等省（自治区、直辖市）；国外，越南、老挝亦产。

（2）毛泡桐。中国西部地区有野生和栽培，海拔可达 1 800 m，主要分布于辽宁、山东、河北、河南、江苏、安徽、湖北、江西等省（自治区、直辖市）；国外，日本、朝鲜、欧洲和北美洲地区有栽培。

以上 2 种药用植物，黔西北地区的黔西、七星关等县（市、区）均有栽培。

4. 药材性状

本品根呈圆柱形，长短不等，直径约 2 cm。表面灰褐色至棕褐色，粗糙，有明显的皱纹和纵沟，具横裂纹及突起的侧根残痕。质坚硬，不易折断，断面不整齐，皮部棕色或淡棕色，木部宽广，黄白色，显纤维性，有多数孔洞（导管）及放射状纹理。气微，味微苦。

5. 性味归经

性微寒，味微苦；归经不详。

6. 功能主治

祛风湿，解毒活血。用于风湿热痹、筋骨疼痛、疮疡肿毒、跌打损伤。

7. 用法用量

内服：煎汤，15～30 g。外用：鲜品适量，捣烂敷。

一百七十、阴香根

1. 别名

山肉桂、山玉桂、土肉桂。

2. 来源

本品为樟科植物阴香 *Cinnamomum burmannii*（C. G. et Th. Ness）Bl. 的干燥根。全年均可采收，挖取根部，除去泥沙，切段，阴干。

3. 植物形态

常绿乔木。树高达 20 m 左右。小枝赤褐色，无毛。叶近于对生或散生，革质，卵形或长椭圆形，先端短渐尖，基部楔形至近圆形，全缘，上面绿色，有光泽，下面粉绿色，两面均无毛，具离基三出脉，脉腋内无隆起的腺体；有叶柄。圆锥花序顶生或腋生；花小，绿白色；花被 6 枚，基部略合生，两面均被柔毛；能育雄蕊 9 枚，排成 3 轮，外面 2 轮花药内向，第 3 轮花药外向，花药均为卵形，4 室，瓣裂，花丝短，最内尚有 1 轮退化雄蕊；雌蕊 1 枚，子房上位，1 室，胚珠 1 枚，花柱细，柱头小。浆果核果状，卵形，基部具肥厚杯状的宿存花被，其先端具截形短裂片 6 枚。花期 3—4 月，果期 4—10 月。

4. 生境分布

阴香野生于海拔 100～2 100 m 的疏林、密林或灌丛中，或溪边路旁等处，分布于中国广东、广西、江西、云南、浙江、贵州、福建等省（自治区、直辖市）；国外，印度、缅甸、越南、印度尼西亚、菲律宾等地亦产。

黔西北地区的七星关、赫章等县（市、区）有阴香野生资源分布。

5. 药材性状

本品圆柱形，稍弯曲，有小分枝，直径 0. 8～3. 0 cm。表面黑褐色或棕褐色，皮部常横裂或细龟裂，皮孔细点状，稍突起。质硬脆，断面黄白色或棕红色。气香，味辛、甘而涩。

6. 性味归经

性温，味辛、微甘；归经不详。

7. 功能主治

祛风散寒，温中止痛，止血。用于寒性胃寒、胃胀、腹泻、风湿痛、创伤出血。

8. 用法用量

内服：煎汤，3～10 g。外用：适量，鲜品捣烂敷，或研粉调酒外敷。

一百七十一、油桐根

1. 别名

桐油树根、桐子树根、高桐子根、桐油树蔃。

2. 来源

本品为大戟科植物油桐 *Vernicia fordii*（Hemsl.）Airy Shaw 的根。全年均可采收，挖取根部，洗净，晒干或鲜用。

3. 植物形态

落叶乔木。树高达 10 m 左右。树皮灰色，近光滑。枝条粗壮，无毛，具明显皮孔。单叶互生；叶具柄，顶端有 2 枚红紫色腺体；叶片革质，卵状心形，先端渐尖，基部心形或楔形，全缘，有时 3 浅裂，幼叶被锈色短柔毛，后近于无毛，绿色有光泽。花雌雄同株，先叶或与叶同时开放；花萼 2～3 裂，外面密被棕褐色微柔毛；花瓣白色，有淡红色脉纹，倒卵形，顶端圆形，基部爪状。雄花：雄蕊 8～12 枚，2 轮；外轮离生，内轮花丝中部以下合生。雌花：子房密被柔毛，3～8 室，每室有 1 颗胚珠，花柱与子房室同数，2 裂。核果近球形，果皮光滑。种子 3～8 颗，种皮木质。花期 3—5 月，果期 8—10 月。

4. 生境分布

油桐喜生于较低的山坡、山麓和沟旁，分布于中国陕西、甘肃、江苏、安徽、浙江、江西、福建、台湾、湖北、湖南、广东、广西、四川、贵州、云南等省（自治区、直辖市）；国外，越南也有分布。

黔西北地区各县（市、区）有油桐栽培。

5. 药材性状

本品根条粗实，表面褐黑色，根皮厚，断面内心白色，较疏松，有绵性。

6. 性味归经

性寒，味苦、微辛，有毒；归肺、脾、胃、肝经。

7. 功能主治

下气消积，利水化痰，驱虫。用于食积痞满、水肿、哮喘、瘰疬、蛔虫病。

8. 用法用量

内服：煎汤，12～18 g，或鲜品 30～60 g；或研末、炖肉、浸酒。外用：鲜品适量，捣敷。

一百七十二、一点血

1. 别名

一点红、红砖草、石鼓子、威氏秋海棠。

2. 来源

本品为秋海棠科植物一点血秋海棠 *Begonia wilsonii* Gagn. 的根茎。秋后，挖取根茎，洗净，切片，晒干或鲜用。

3. 植物形态

多年生草本。株高 20～30 cm，无茎。根茎短而肥厚，横生，稍呈节状，断面红色，具须根。根出叶 1～2 片；叶柄长 6～11 cm，具棕色绒毛；叶片纸质，近菱形或斜卵圆形，先端尖，基部斜心形，两侧不对称，上部 3～7 浅裂，裂片三角形，边缘有突尖细锯齿，上面绿色，具极稀疏的短刺毛，下面略带紫色；掌状脉 6～7 条，红色。花 6～7 朵，粉红色，伞房状排列；花序根出，长 10～20 cm；花单性，雌雄同株，雄花花被 4 枚，内外各 2 枚，外花被卵圆形，内花被长椭圆形；雄蕊 10～15 枚，离生；雌花被片 3 枚，内 1 外 2，外花被片为宽卵形，内花被片卵圆形或条椭圆形；子房呈纺锤形，3 棱，花柱 3 枚，离生。蒴果，无翅。花期 7 月，果期 8 月。

4. 生境分布

一点血秋海棠野生于阴湿石岩处，分布于中国四川、贵州等省（自治区、直辖市）。

黔西北地区的金沙、织金等县（市、区）有一点血秋海棠野生资源分布。

5. 药材性状

本品根茎粗壮横走，呈不规则长块状，长约 2.7 cm，直径约 2.1 cm。表面黑褐色或棕褐色，密生须根，残留茎的基部有棕黄色长绒毛。质地柔软，易折断，断面呈红色。气微，味甘、苦。

6. 性味归经

性微寒，味甘、苦；归经不详。

7. 功能主治

养血补血，散瘀止痛。用于病后虚弱、劳伤、血虚经闭、崩漏、带下、吐血、咯血、衄血、外伤出血、跌打肿痛。

8. 用法用量

内服：煎汤，15～30 g；或绞汁、炖肉、浸酒。外用：鲜品适量，捣敷患处。

一百七十三、土圞儿

1. 别名

土子、土蛋、九子羊、九牛子、地栗子、野凉薯、罗汉参、九连珠、土凉薯、土鸡蛋、黄皮狗圞、金线吊葫芦。

2. 来源

本品为豆科植物土圞儿 *Apios fortunei* Maxim. 的块根。在栽后2～3年冬季，倒苗后采挖块根，收大留小，可连年收获。块根挖出后，晒干或炕干，撞去泥土即可，亦可鲜用。

3. 植物形态

多年蔓生缠绕草本。块根近球状，外皮黄褐色。茎有稀疏白色短毛。单数羽状复叶，互生，小叶3～7枚，卵形或宽披针形，先端渐尖，基部圆形，全缘，上面叶脉生短硬毛，下面近于无毛；总叶柄长6～8 cm，有毛；托叶线状，有毛。总状花序腋生，有短毛；苞片和小苞片线形，被短硬毛；花黄绿色；花萼二唇形，无毛；花冠蝶形，绿白色，龙骨瓣最长，卷成半圆形，旗瓣圆形，翼瓣最短，长圆形；雄蕊10枚，二体；子房无柄，疏被短柔毛，花柱卷曲成半圆形。荚果线形，扁平。种子多数。花期6—8月，果期9—10月。

4. 生境分布

土圞儿野生于潮湿的山坡、灌丛中或田埂上，分布于中国甘肃、陕西、江苏、浙江、江西、河南、湖北、湖南、福建、广东、广西、台湾、四川、贵州等省（自治区、直辖市）。

黔西北地区的金沙等县（市、区）有土圞儿野生资源分布。

5. 药材性状

本品块根呈扁长卵形，长约2.2 cm，直径约1.2 cm，根头部有数个茎基或茎痕，基部稍偏斜，并有支根或支根痕。表面棕色，不规则皱缩，具须根痕。质轻而较柔韧，易折断，断面粗糙。味微苦涩，微有豆腥气。

6. 性味归经

性平，味甘、微苦；归脾、肺经。

7. 功能主治

清热解毒，止咳祛痰。用于感冒咳嗽、咽喉肿痛、百日咳、乳痈、瘰疬、无名肿痛、毒蛇咬伤、带状疱疹。

8. 用法用量

内服：煎汤，9～15 g，或鲜品30～60 g。外用：适量，鲜品捣烂敷；或酒、醋磨汁涂。

一百七十四、鸡蛋参

1. 别名

山鸡蛋、牛尾参、补血草、金线吊葫芦。

2. 来源

本品为桔梗科植物鸡蛋参 *Codonopsis convolvulacea* Kurz. 的干燥地下块茎。秋季，挖取块茎，洗净泥土，晒干。

3. 植物形态

多年生缠绕草本。根肉质，近球状，表面灰黄色。茎长在1 m以上，无毛，具乳汁。单叶互生或有时对生，叶柄长0.2～1.2 cm；叶片纸质，卵形至条状披针形，长2～7 cm，宽0.4～1.5 cm，叶基圆钝或楔形，通常全缘，极少波状，无毛。花单生于主茎及侧枝顶端；花梗长2～12 cm，无毛；花萼贴生至子房顶端，裂片上位着生，筒部倒长圆锥状，裂片狭三角状披针形，顶端渐尖或急尖，全缘，无毛，裂片间弯缺尖狭或稍钝；花冠辐状而近于5全裂，裂片椭圆形，淡蓝色或蓝紫色，顶端急尖；花丝基部宽大，内密被长柔毛，上部纤细，花药长4～5 mm。蒴果上位部分短圆锥状，下位部分倒圆锥状，有10条脉棱，无毛。种子极多，长圆状，无翼，棕黄色，有光泽。花、果期7—10月。

4. 生境分布

鸡蛋参野生于海拔2 000～3 020 m的草坡或灌丛中，分布于中国四川、贵州、云南等省（自治区、直辖市）。

黔西北地区的威宁等县（市、区）有鸡蛋参野生资源分布。

5. 药材性状

本品呈不规则的卵圆形、圆形，长径2～3 cm，短径13～28 mm。表面灰褐色、灰白色或淡褐色，具不规则的须根痕。外皮呈片状剥离，外皮脱落后显类白色、淡黄白色或淡褐黄色，皱缩不平，有纵向或横向沟纹，有稍凸起的须根痕。上部有茎痕，近茎痕处有细密的环状纹理。质较坚实，破碎后，断面淡黄白色或粉白色，略呈角质状。气微，味甜、微苦。

6. 性味归经

性微凉，味甘、微苦、涩；归经不详。

7. 功能主治

补养气血，健脾，生津清热。用于感冒、咳嗽、扁桃体炎、胸痛、食欲不振、营养不良。

8. 用法用量

内服：5～10 g，每天2～3次，常用于复方，亦可单用，研末，开水送服或煎汤服。

一百七十五、紫葳根

1. 别名

凌霄花根。

2. 来源

本品为紫葳科植物凌霄 *Campsis grandiflora*（Thunb.）Schum. 的干燥根。全年均可采收，挖取根，洗净，切片，晒干或鲜用。

3. 植物形态

攀缘木质藤本。茎木质，表皮脱落，枯褐色，以气生根攀附于他物之上。叶对生，奇数羽状复叶；小叶7～9枚，卵形至卵状披针形，顶端尾状渐尖，基部阔楔形，两侧不等大，侧脉6～7对，两面无毛，边缘有粗锯齿；叶轴长4～13 cm；小叶具柄。花序顶生，圆锥状，花序轴长15～20 cm；花萼钟状，不等5裂，裂至筒的中部，裂片披针形；花冠漏斗状钟形，裂片5枚，圆形，橘红色，开展；雄蕊4枚，2长2短；子房上位，2室，基部有花盘。蒴果长如豆荚，具子房柄，2瓣裂。种子多数，扁平，有透明的翅。花期7—9月，果期8—10月。

4. 生境分布

凌霄分布于中国长江流域各地，以及河北、山东、河南、福建、广东、广西、陕西、台湾等省（自治区、直辖市）；国外，日本、越南、印度、西巴基斯坦亦产。

黔西北地区的金沙、黔西等县（市、区）有凌霄野生资源分布；七星关等县（市、区）有凌霄人工栽培品种。

5．药材性状

本品根呈长圆柱形。外表面黄棕色或土红色，有纵皱纹，并可见稀疏的支根或支根痕。质坚硬，断面纤维性，有线状物，皮部为棕色，木部为淡黄色。

6．性味归经

性寒，味甘、辛；归肝、脾、肾经。

7．功能主治

凉血祛风，活血通络。用于血热生风、身痒、风疹、腰脚不遂、痛风、风湿痹痛、跌打损伤。

8．用法用量

内服：煎汤，6～9 g；或入丸、散；或浸酒。外用：鲜品适量，捣敷患处。

9．使用注意

妊娠不可服。

一百七十六、双肾藤

1．别名

马蹄、夜关门、羊蹄藤、羊蹄甲、猪腰藤、马鞍藤、鹰爪风、缺月藤、燕尾藤。

2．来源

本品为豆科植物鄂羊蹄甲 *Bauhinia hupehana* Craib. 的干燥根。野生者，于秋季挖根；栽培者，于栽后3～4年的秋季采挖根部，晒干或鲜用。

3．植物形态

多年生木质藤本，被稀疏红棕色柔毛。茎纤细，四棱，卷须1～2个对生。单叶互生；叶有柄，叶片肾形或圆形，先端分裂，裂片顶端圆形，全缘，基部心形至截平，两面疏生红褐色柔毛，后上面无毛；叶脉掌状，7～9条。伞房花序顶生，花序轴、花梗密被红棕色柔毛；苞片与小苞片丝状，被红棕色柔毛；萼管状，具红棕色毛，筒部长1.3～1.7 cm，裂片2枚；花冠粉红色，花瓣5枚，匙形，两面除边缘外，均被红棕色长柔毛，边缘皱波状，基部楔形；能育雄蕊3枚，花丝长1.5～2.0 cm，花药瓣裂；雌蕊单一，子房长柱形，具长柄，无毛，柱头头状。荚果条形，扁平，无毛，有明显的网脉。种子多数。花期4—6月，果期8—9月。

4．生境分布

鄂羊蹄甲野生于海拔400～2 200 m的灌木丛中、林中及山坡石缝中，分布于中国甘肃、江西、福建、湖北、湖南、广东、四川、贵州、云南等省（自治区、直辖市）。

黔西北地区的金沙等县（市、区）有鄂羊蹄甲野生资源分布。

5．药材性状

本品根圆柱形，稍扁，大小长短不一，直径1.0～3.5 cm。表面褐色，有细纵皱纹及横长皮孔，并有少数细须根或残留须根痕，有的成凹沟。质坚硬，断面皮部褐棕色，木部色稍淡，密布细小孔洞（导管）。无臭，味涩、微苦。

6．性味归经

性平，味苦、涩，无毒；归肾、大肠经。

7．功能主治

收敛固涩，解毒除湿。用于咳嗽咯血、吐血、便血、遗尿、尿频、带下、子宫脱垂、痢疾、痹痛、疝气、睾丸肿痛、湿疹、疮疖肿痛。

8. 用法用量

内服：煎汤，10～30 g。外用：适量，煎水洗；或鲜品捣敷。

一百七十七、苏铁根

1. 来源

本品为苏铁科植物苏铁 *Cycas revoluta* Thunb. 的干燥根。全年均可采收，挖取根部，去净泥土，晒干。

2. 植物形态

常绿木本植物，不分枝。株高 1～4 m，稀者 8 m 以上。密被宿存的叶基和叶痕，羽状叶从茎的顶部生出，长 50～200 cm，基部两侧有刺，羽片达 100 对以上，条形，厚革质，先端锐尖，边缘显著向下卷曲，基部狭，两侧不对称，上面深绿色，有光泽，中央微凹，下面浅绿色，中脉显著隆起。雌雄异株，雄球花圆柱形；小孢子叶长方状楔形，有急尖头，下面中肋及先端密生褐色或灰黄色长绒毛；大孢子叶扁平，密生淡黄色或淡灰黄色绒毛，上部顶片宽卵形，边缘羽状分裂，其下方两侧着生数枚近球形的胚珠。种子卵圆形，微扁，顶凹，熟时朱红色。花期 6—7 月，种子成熟期 10 月。

3. 生境分布

苏铁分布于中国福建、台湾、广东省，其他省（自治区、直辖市）有栽培；国外，日本南部、菲律宾和印度尼西亚也有分布。

黔西北地区的黔西、金沙、七星关等县（市、区）有苏铁栽培。

4. 药材性状

本品根呈细长圆柱形，略弯曲，长 10～35 cm，直径约 2 mm，表面灰黄色至灰棕色，具瘤状突起，外皮易横断成环状裂纹。质略韧，不易折断，断面皮部灰褐色，木部黄白色。气微，味淡。

5. 性味归经

性平，味甘、淡，有小毒；归经不详。

6. 功能主治

祛风通络，活血止血。用于风湿麻木、筋骨疼痛、跌打损伤、劳伤吐血、腰痛、带下、口疮。

7. 用法用量

内服：煎汤，10～15 g；或研末。外用：适量，水煎含漱。

一百七十八、红子根

1. 别名

火把果根。

2. 来源

本品为蔷薇科植物火棘 *Pyracantha fortuneana*（Maxim.）Li 的干燥根。9—10 月，采挖根，洗净，晒干或鲜用。

3. 植物形态

常绿小灌木。树高 1～3 m。枝通常有棘刺，小枝幼时有锈色细毛。单叶互生，有时簇生；叶柄短；叶片椭圆形或倒卵形至倒卵状矩圆形，先端圆或钝，或有小突尖，基部渐狭，边缘具圆锯齿，上面暗绿色，下面淡绿色；托叶小，早落。复伞房花序；花白色；萼片 5～6 枚，与子房联合；花瓣与萼片同数互生，倒卵形，先端圆或微凹，基部短爪状；雄蕊 20 枚，花药黄色；花柱 5 枚，离生，子房上部密生白色柔毛。梨果近球形，深红色，先端具宿萼，内有小坚果 5 枚。花期 3—7 月，果期 8—11 月。

4. 生境分布

火棘野生于海拔 500～2 800 m 的山地、丘陵阳坡灌丛、草地及河沟路旁，分布于中国云南、贵州、广西、四川、湖北、湖南、江西、安徽、江苏、浙江、河南、陕西等省（自治区、直辖市）。

黔西北地区各县（市、区）均有火棘野生资源分布。

5. 性味归经

性平，味酸、涩，无毒；归肝、肾经。

6. 功能主治

清热凉血，化瘀止痛。用于潮热盗汗、肠风下血、崩漏、疮疖痈痛、目赤肿痛、风火牙痛、跌打损伤、劳伤腰痛、外伤出血。

7. 用法用量

内服：煎汤，10～30 g。外用：适量，鲜品捣敷。

8. 使用注意

孕妇禁用，气虚者慎服。

一百七十九、大青根

1. 别名

山漆、淡婆婆、地骨皮。

2. 来源

本品为马鞭草科植物大青 *Clerodendrum cyrtophyllum* Turcz. 的干燥根。全年均可采收，挖取根部，除去茎、须根及泥沙，干燥或鲜用。

3. 植物形态

灌木或小乔木。株高 1～10 m。幼枝黄褐色，被短柔毛，髓坚实，白色。单叶对生；叶具柄；叶片纸质，长圆状披针形、长圆形、卵状椭圆形或椭圆形，先端渐尖或急尖，基部近圆形或宽楔形，全缘，两面无毛或沿叶脉疏生短柔毛，背面常有腺点；侧脉 6～10 对。伞房状聚伞花序顶生或腋生，长 10～16 cm，宽 20～25 cm，具线形苞片；花萼杯状，先端 5 裂，裂片三角状卵形，粉红色，外面被黄褐色短绒毛和不明显的腺点；花冠白色，花冠管细长，先端 5 裂，裂片卵形；雄蕊 4 枚，与花柱同伸出花冠外。果实球形或倒卵形，绿色，成熟时蓝紫色，宿萼红色；花、果期 6 月至翌年 2 月。

4. 生境分布

大青野生于海拔 1 700 m 以下的平原、丘陵、山地林下或溪谷旁，中国华东及湖南、湖北、广东、广西、贵州、云南等省（自治区、直辖市）均有分布；国外，朝鲜、越南、马来西亚亦产。

黔西北地区的大方等县（市、区）有大青野生资源分布。

5. 药材性状

本品呈圆柱形，弯曲，有的有分支，长 22～30 cm，直径 3～40 mm。表面淡棕色至暗棕色，具纵皱纹、纵沟、须根或须根痕；外皮脱落处显棕褐色；皮部窄，脱落后露出类白色木部。质坚硬，不易折断，折断面不整齐，类白色；横切面可见木部特别发达，约占直径的 9/10。细根中心无髓，较粗的根中心有小髓，有的中空，髓部略呈偏心性。气微，味淡。

6．性味归经

性寒，味苦；归胃、心经。

7．功能主治

清热解毒，凉血止血。用于高热头痛、黄疸、齿痛、鼻衄、咽喉肿痛、肠炎、痢疾、乙型脑膜炎、流行性脑脊髓膜炎、衄血、血淋、外伤出血。

8．用法用量

内服：煎汤，10～15 g。外用：适量，鲜品捣敷；或煎水洗。

一百八十、酸浆根

1．别名

天灯笼根。

2．来源

本品为茄科植物酸浆 *Physalis alkekengi* L. var. *francheti*（Mast.）Makino 的根。夏、秋季，采挖根，洗净，晒干或鲜用。

3．植物形态

多年生草本，基部常匍匐生根。茎高 40～80 cm，基部略带木质。叶互生，常 2 枚生于一节；叶具柄；叶片长卵形至阔形，长 5～15 cm，宽 2～8 cm，先端渐尖，基部不对称狭楔形，下延至叶柄，全缘而波状或有粗芽齿，两面具柔毛，沿叶脉亦有短硬毛。花单生于叶腋，具花梗，开花时直立，后向下弯曲，密生柔毛而果时也不脱落；花萼阔钟状，密生柔毛，5 裂，萼齿三角形，花后萼筒膨大，橙红或深红色，呈灯笼状包被浆果；花冠辐状，白色，裂片开展，阔而短，顶端骤然狭窄成三角形尖头，外面有短柔毛，边缘有缘毛；雄蕊 5 枚，花药淡黄绿色；子房上位，卵球形，2 室。浆果球状，橙红色，柔软多汁。种子肾形，淡黄色。花期 5—9 月，果期 6—10 月。

4．生境分布

酸浆野生于空旷地或山坡，分布于欧亚大陆；在中国，产于甘肃、陕西、河南、湖北、四川、贵州、云南等省（自治区、直辖市）。

黔西北地区的七星关、大方、织金、纳雍、威宁、赫章等县（市、区）有酸浆野生资源分布。

5．药材性状

本品根和根茎呈细长圆柱形，略扭曲，直径 1～2 mm。表面皱缩，土棕色，节明显。略具青草气，味甚苦而微辛。

6．性味归经

性寒，味苦；归肺、脾经。

7．功能主治

清热，利湿。用于黄疸、疟疾、疝气。

8．用法用量

内服：煎汤，3～6 g，或鲜品 24～30 g。

一百八十一、穿山龙

1．别名

黄姜、雄姜、黄鞭、穿龙骨、穿地龙、狗山药、山常山、穿山骨、火藤根、土山薯、竹根薯、铁根薯、野山药、地龙骨、金刚骨、串山龙、过山龙。

2. 来源

本品为薯蓣科植物穿山龙薯蓣 *Dioscorea nipponica* Makino 的干燥根茎。秋季，采挖根部，除去细根，刮去栓皮，晒干。

3. 植物形态

多年生缠绕藤本。茎藤长达 5 m。根茎横生，圆柱形，木质，多分枝，栓皮层显著剥离。茎左旋，圆柱形，近无毛。单叶互生；叶柄长 10～20 cm；叶片掌状心形，变化较大，茎基部叶长 10～15 cm，宽 9～13 cm，边缘作不等大的三角状浅裂、中裂或深裂，先端叶片小，近于全缘，叶表面黄绿色，有光泽，无毛或有稀疏的白色细柔毛，尤以脉上较密。花单性，雌雄异株。雄花序为腋生的穗状花序，花序基部常由 2～4 朵集成小伞状，花序顶端常为单花；苞片披针形，先端渐尖，短于花被；花被碟形，6 裂，裂片先端钝圆；雄蕊 6 枚，着生于花被裂片的中央，花药内向。雌花序穗状，单生；花被 6 裂，裂片披针形；雌蕊柱头 3 裂，裂片再 2 裂。蒴果成熟后枯黄色，三棱形，先端凹入，基部近圆形，每棱翅状，大小不一。种子每室 2 粒，有时仅 1 颗发育，着生于中轴基部，四周有不等的薄膜状翅，上方呈长方形，长约比宽大 2 倍。花期 6—8 月，果期 8—10 月。

4. 生境分布

穿山龙薯蓣野生于海拔 100～1 700 m 的半阴半阳的山坡灌木丛中和稀疏杂木林内及林缘，分布于中国东北、华北、山东、河南、安徽、浙江北部、江西（庐山）、陕西（秦岭以北）、甘肃、宁夏、青海南部、四川西北部、贵州等地；国外，日本本州以北、朝鲜、俄罗斯远东地区亦产。

黔西北地区的威宁等县（市、区）有穿山龙薯蓣野生资源分布。

5. 药材性状

本品根茎类圆柱形，稍弯曲，有分枝，长 10～15 cm，直径 3～15 mm。表面黄白色或棕黄色，有不规则纵沟，具点状根痕及偏于一侧的突起茎痕，偶有膜状浅棕色外皮和细根。质坚硬，断面平坦，白色或黄白色，散有淡棕色维管束小点。气微，味苦、涩。

6. 性味归经

性微寒，味苦；归肝、肺经。

7. 功能主治

祛风除湿，活血通络，清肺化痰。用于风湿痹痛、肢体麻木、胸痹心痛、慢性气管炎、跌打损伤、疟疾、痈肿。

8. 用法用量

内服：煎服，10～15 g；或酒浸服。外用：鲜品适量，捣敷患处。

一百八十二、苏木蓝

1. 别名

山豆根、木蓝叉。

2. 来源

本品为豆科植物苏木蓝 *Indigofera carlesii* Craib. 的干燥根。秋季，采收根部，去净泥土、杂物，切段，晒干。

3. 植物形态

小灌木。株高达 1.5 m。茎直立，幼枝疏被白色丁字毛。叶互生，叶柄长 1.5～3.5 cm；托叶线状披针形，早落；奇数羽状复叶，小叶 3～13 片，坚纸质，椭圆形或卵状椭圆形，先端钝圆，基部圆钝或阔楔形，两面密被白色丁字毛。总状花序，长 10～20 cm，总花梗长约 1.5 cm；苞片卵形；花萼杯状，外被白色丁字毛，萼齿披针形；花蝶形，花冠粉红色或玫瑰红色，旗瓣近椭圆形，先端圆形，翼瓣边缘有睫毛，龙骨瓣与翼瓣等长；雄蕊 10 枚，二体，花药卵形，两端有髯毛；子房无毛。荚果线状圆柱形，果瓣开裂后旋卷，内果皮具紫色斑点。花期 4—6 月，果期 8—10 月。

4. 生境分布

苏木蓝野生于山坡路旁及丘陵灌丛中，分布于中国陕西、江苏、安徽、江西、河南、湖北、贵州等省（自治区、直辖市）。

黔西北地区的纳雍等县（市、区）有苏木蓝野生资源分布。

5. 药材性状

本品根圆柱形，头部略膨大，有 3～5 分枝和须根，多弯曲，长 15～45 cm，直径 2～8 mm，表面灰褐色，有细密纵皱纹和凸起的点状或横长皮孔，有的可见栓皮脱落，脱落处类白色或浅棕褐色。质硬，易折断，断面纤维状，皮部浅棕褐色，木部类白色，有放射状纹理。气微，味微苦。

6. 性味归经

性平，味微苦；归肺、肝经。

7. 功能主治

清肺，敛汗，止血。用于咳嗽、自汗；外治外伤出血。

8. 用法用量

内服：煎汤，9～15 g。外用：适量，研粉撒患处。

一百八十三、枇杷根

1. 来源

本品为蔷薇科植物枇杷 *Eriobotrya japonica*（Thunb.）Lindl. 的干燥根。全年均可采收，挖取根部，洗净泥土，切片，晒干。

2. 植物形态

常绿小乔木。树高可达 10 m 左右。小枝粗壮，黄褐色，密生锈色或灰棕色绒毛。叶片革质；叶柄短或近无柄，有灰棕色绒毛；托叶钻形，有毛；叶片披针形、倒披针形、倒卵形或长椭圆形，先端急尖或渐尖，基部楔形或渐狭成叶柄，上部边缘有疏锯齿，上面光亮、多皱，下面及叶脉密生灰棕色绒毛，侧脉 11～21 对。圆锥花序顶生，总花梗和花梗密生锈色绒毛；花萼筒浅杯状，萼片三角状卵形，外面有锈色绒毛；花瓣白色，长圆形或卵形，基部具爪，有锈色绒毛；雄蕊 20 枚；花柱 5 枚，离生，柱头头状，无毛。果实球形或长圆形，黄色或橘黄色。种子 1～5 颗，球形或扁球形，褐色，光亮，种皮纸质。花期 10—12 月，果期翌年 5—6 月。

3. 生境分布

中国大部分地区均有枇杷栽培，分布于中南地区及陕西、甘肃、江苏、安徽、浙江、江西、福建、台湾、四川、贵州、云南等地。

黔西北地区各县（市、区）均有枇杷栽培。

4. 药材性状

本品根表面棕褐色，较平，无纵沟纹。质坚韧，不易折断，断面不平整，类白色。气清香，味苦、涩。

5. 性味归经

性平，味苦；归肺。

6. 功能主治

清肺止咳，下乳，祛内湿。用于虚劳咳嗽、乳汁不通、风湿痹痛。

7. 用法用量

内服：煎汤，6～30 g，或鲜品 120 g。外用：鲜品适量，捣敷患处。

一百八十四、香樟根

1. 别名

香通、土沉香、走马胎、山沉香。

2. 来源

本品为樟科植物樟 *Cinnamomum camphora*（L.） Presel 的干燥根。秋、冬季，采挖根部，洗净，切片，晒干。不宜火烘，以免香气挥发。

3. 植物形态

常绿大乔木。树高可达 30 m 左右，直径可达 3 m，树冠广卵形。枝、叶及木材均有樟脑气味。树皮黄褐色，有不规则的纵裂。顶芽广卵形或圆球形，鳞片宽卵形或近圆形，外面略被绢状毛。枝条圆柱形，淡褐色，无毛。叶互生，卵状椭圆形，先端急尖，基部宽楔形至近圆形，边缘全缘，软骨质，有时呈微波状，上面绿色或黄绿色，有光泽，下面黄绿色或灰绿色，晦暗，两面无毛或下面幼时略被微柔毛，具离基三出脉，有时过渡到基部具不显的 5 脉，中脉两面明显，上部每边有侧脉 1～7 条；基生侧脉向叶缘一侧有少数支脉，侧脉及支脉脉腋上面明显隆起，下面有明显腺窝，窝内常被柔毛；叶柄纤细，腹凹背凸，无毛。圆锥花序腋生，具梗，总梗长 2.5～4.5 cm，与各级序轴均无毛或被灰白至黄褐色微柔毛，被毛时往往在节上尤为明显；花绿白或带黄色，花梗长 1～2 mm，无毛；花被外面无毛或被微柔毛，内面密被短柔毛，花被筒倒锥形，花被裂片椭圆形；可育雄蕊 9 枚，花丝被短柔毛；退化雄蕊 3 枚，位于最内轮，箭头形，被短柔毛；子房球形，无毛，花柱长约 1 mm。果卵球形或近球形，紫黑色；果托杯状，顶端截平，具纵向沟纹。花期 4—5 月，果期 8—11 月。

4. 生境分布

樟分布于中国华南及西南各省（自治区、直辖市）；国外，越南、朝鲜、日本等亦产。

黔西北地区各县（市、区）均有樟野生资源分布和零星栽培。

5. 药材性状

本品为横切或斜切的圆片，直径 4～10 cm，厚 2～5 mm，边缘有棕褐色的栓皮，常因干燥而脱落。切面淡棕色或黄棕色，有环状纹理。质硬，有樟脑气味。以片大、均匀、色黄白、气味浓香者为佳。

6. 性味归经

性温，味辛；归肝、脾经。

7. 功能主治

温中止痛，辟秽和中，祛风除湿。用于胃脘疼痛、霍乱吐泻、风湿痹痛、皮肤瘙痒。

8. 用法用量

内服：煎汤，3～10 g。外用：适量，煎水洗。

9. 使用注意

气虚有内热者禁服。

一百八十五、桂树根

1．别名

桂根、桂花根。

2．来源

本品为木樨科植物木樨 *Osmanthus fragrans*（Thunb.）Lour. 的干燥根或根皮。9—10 月，挖取老树的根，或剥取根皮，晒干或鲜用。

3．植物形态

常绿乔木或灌木。树高 3～5 m，最高可达 18 m。树皮灰褐色。小枝黄褐色，无毛。叶对生，有叶柄；叶片革质，椭圆形，先端渐尖，基部渐狭呈楔形或宽楔形，全缘或通常上半部具细锯齿，腺点在两面连成小水泡状突起。聚伞花序簇生于叶腋，或近于帚状，每叶腋内有花多朵；苞片 2 枚，宽卵形，质厚，具小尖头，基部合生；花梗细弱；花极芳香；花萼钟状，4 裂，裂片稍不整齐；花冠裂片 4 枚，黄白色、淡黄色、黄色或橘红色；雄蕊 2 枚，着生于花冠管中部，花丝极短，药隔在花药先端稍延伸呈不明显的小尖头。果歪斜，椭圆形，成熟时呈紫黑色。花期 9—10 月，果期翌年 3 月。

4．生境分布

木樨原产于中国西南地区，全国各地多有栽培；国外，印度、尼泊尔、柬埔寨也有分布。

黔西北地区的黔西、大方、七星关、威宁等县（市、区）有木樨栽培。

5．药材性状

本品根呈圆柱形，稍弯曲，长短不一，直径 1～15 mm；下端具丛生的枝根，上部有突起的枝根痕。表面棕褐色，栓皮脱落后露出浅棕色皮部，具不规则的纵纹及棱线，表面具少数横向突起的皮孔，皮孔呈椭圆形。质坚硬，易折断，折断面皮部棕褐色，木部类白色至淡黄色，木部占大部分，纤维性。气微，味辛、苦。

6．性味归经

性温，味辛、甘；归胃、肾、肝经。

7．功能主治

祛风止痛。用于胃痛、牙痛、风湿麻木、筋骨疼痛。

8．用法用量

内服：煎汤，9～15 g，或鲜品 30～90 g。外用：适量，研末调敷。

一百八十六、蛇附子

1．别名

血藤、石抱子、石猴子、雷胆子、拦山虎、土经丸、石老鼠、搜夹风、阴灵子、丝线吊金钟、金线吊葫芦、金线吊马铃薯。

2．来源

本品为葡萄科植物三叶崖爬藤 *Tetrastigma hemsleyanum* Diels et Gilg. 的块根。冬季，挖取块根，除去泥土，洗净，切片，晒干或鲜用。

3．植物形态

多年生常绿草质藤本。茎枝纤细，无毛，长可达 10 m 左右，着地部分节上生根。块根卵形或椭圆形，表面棕褐色，内面白色。卷须不分枝，与叶对生。掌状复叶互生；总叶柄长 3～4 cm，基部有苞片；小叶3片，草质，中间小叶稍大，卵状披针形，先端短渐尖或渐尖，基部宽楔形，边缘疏生小锯齿；侧生小叶基部偏斜，无毛。花单性，雌雄异株；聚伞花序腋生，花序梗短于叶柄；雌花黄绿色，花梗有短硬毛；花萼杯状，4裂；花瓣4枚，近卵形，顶端有不明显的小角；花盘明显，有齿；子房2室，基部与花盘合生，柱头无柄，裂片4枚，星状展开。浆果球形，红褐色，成熟时黑色。花期4—5月，果期7—9月。

4. 生境分布

三叶崖爬藤野生于山坡灌丛、山谷、溪边林下岩石缝中，分布于中国四川、贵州、云南、西藏、江苏、浙江、江西、湖北、湖南、福建、广东、广西、台湾等省（自治区、直辖市）。

黔西北地区的七星关、纳雍、威宁等县（市、区）有三叶崖爬藤野生资源分布。

5. 药材性状

本品块根呈纺锤形、卵圆形、葫芦形或椭圆形，一般长1.5～6.0 cm，直径7～25 mm。表面棕褐色，多数较光滑，或有皱纹和少数皮孔状的小瘤状隆起，有时还有凹陷，其内残留棕褐色细根。质硬而脆，断面平坦而粗糙，类白色，粉性，可见棕色形成层环。气微，味甘。

6. 性味归经

性凉，味苦、辛；归心、肝、肺、肾经。

7. 功能主治

消热解毒，祛风活血。用于高热惊厥、肺炎、咳喘、肝炎、肾炎、风湿痹痛、跌打损伤、痈疔疮疖、湿疹、蛇伤。

8. 用法用量

内服：煎汤，5～12 g；或捣汁。外用：适量，磨汁涂；或捣烂敷；或研末撒。

9. 使用注意

孕妇忌服。

一百八十七、麻布七

1. 别名

龙膝、麻布袋、七连环、九连环、破布七、统天袋、网子七、蓑衣七、背网子、龙骨七、辫子七、花花七、破骨七、碎骨还阳。

2. 来源

本品为毛茛科植物高乌头 *Aconitum sinomontanum* Nakai. 的根。夏、秋季，采挖根部，鲜用；或去残茎、须根，洗净泥土，或将根撕开，除去内附黑皮，晒干。

3. 植物形态

多年生草本。根圆柱形，长达20 cm。茎直立，高60～150 cm，略有棱，中空，上生稍弯曲的短毛。基生叶1片，有长柄，叶柄基部呈鞘状；叶片肾圆形，5～7掌状深裂，裂片倒楔形，又有2浅裂，边缘有锐头缺刻，下面叶脉被金黄色短毛，边缘较密，上面除边缘外，无毛。茎生叶较小，叶柄极短。总状花序顶生及腋生；花紫色，约10朵，疏生；萼片5枚，呈冠状，上萼片圆筒形，侧萼片扁圆，内面顶端密生硬毛，下萼片卵圆形；花瓣2枚，具长爪；雄蕊多数，花丝基部扩大成长椭圆形之翼；心皮3枚。蓇葖果3枚，无毛。种子倒卵形，具3条棱，褐色，密生横狭翅。花期6—9月。

4. 生境分布

高乌头生于山坡草地或丛林中，分布于中国贵州、四川、湖北、青海、甘肃、陕西、山西、河北等省（自治区、直辖市）。

黔西北地区的各县（市、区）均有高乌头野生资源分布。

5. 药材性状

本品根圆柱形或圆锥形，有的从根头处分枝，长10～20 cm，中部直径1.0～2.5 cm。表面暗棕色，粗糙，或因栓化细胞脱落而可见多数裂生细根纵向排列或似网状。质坚硬，能折断，断面淡黄棕色，有的根中央已枯朽成空洞状。气微，味辛、苦、微麻。

6. 性味归经

性温，味苦、辛，有毒；归心、肝、肺、脾经。

7. 功能主治

祛风除湿，理气止痛，活血散瘀。用于风湿腰腿痛，关节肿痛，跌打损伤，胃痛，胸腹胀满，急、慢性菌痢，急、慢性肠炎，瘰疬，疮疖。

8. 用法用量

内服：煎汤，3～9 g；或浸酒服；或入散。外用：适量，捣敷；或浸酒搽。

9. 使用注意

本品有毒，内服宜慎。

一百八十八、水龙骨

1. 别名

石蚕、石龙、青筋、青竹标、人头发、草石蚕、跌打粗、石豇豆、青石莲、骟鸡尾、岩鸡尾、青豆梗、青石蚕、爬岩姜、九连环、岩尾七、鸡尾天麻、拐枣金钗、绿脚代骨丹。

2. 来源

本品为水龙骨科植物水龙骨 *Polypodiodes niponica*（Mett.）Ching. 的干燥根茎。全年均可采收，挖取根茎，洗净，晒干或鲜用。

3. 植物形态

多年生附生草本。株高10～40 cm。根茎长而横生，分叉，光秃而有白粉，顶端被卵圆形披针形鳞片，先端渐尖，边缘有细锯齿，盾状着生。叶远生；叶具柄，以关节着生于根茎；叶片薄纸质，长圆状披针形，向顶部渐狭，常有短尾头，两面密被灰白色短柔毛，羽状深裂几达叶轴，裂片全缘，钝头或短尖头，基部一对裂片斜向下；叶脉网状，沿中脉两侧各有1行网眼。孢子囊群圆形，生于内藏小脉先端，在中脉两侧各成1行。无囊群盖，孢子囊多数，金黄色。

4. 生境分布

水龙骨生于海拔150～2 300 m的疏林中湿石或岩壁上，分布于中国华东（除山东外）、中南、西南及陕西、甘肃、台湾等地。

黔西北地区的织金等县（市、区）有水龙骨野生资源分布。

5. 药材性状

本品干燥根茎呈细棒状，稍弯曲，有分歧，肉质，长6～10 cm，直径3～4 mm。表面黑褐色，光滑，有纵皱纹，并被白粉，一侧有须根痕或残留的须根。质硬而脆，易折断，断面较光滑。气无，味微苦。

6. 性味归经

性凉，味苦；归心、肝、肺经。

7. 功能主治

清热利湿，活血通络。用于小便淋浊、泄泻、风湿痹痛、跌打损伤。

8. 用法用量

内服：煎汤，15～30 g。外用：适量，煎水洗；或鲜品捣敷。

一百八十九、老虎刺

1. 别名

老鹰刺、倒钩藤、牛阳子、牛尾簕、黄牛筋、苦豆花。

2. 来源

本品为豆科植物老虎刺 *Pterolobium punctatum* Hemsl. 的根。夏、秋季，采收根部，洗净，晒干或鲜用。该品种的叶亦供药用。

3. 植物形态

本品种又名雀不踏。木质藤本或攀缘性灌木。株高3～10 m。小枝具棱，幼嫩时银白色，被短柔毛及浅黄色毛，老后脱落，具散生的或于叶柄基部具成对的黑色、下弯的短钩刺。叶轴长12～20 cm；叶柄长3～5 cm，有成对黑色托叶刺；羽片9～14对，狭长，羽轴上面具槽；小叶片19～30对，对生，狭长圆形，顶端圆钝具凸尖或微凹，基部微偏斜，两面被黄色毛，下面毛更密，具明显或不明显的黑点；脉不明显；小叶柄短，具关节。总状花序被短柔毛，长8～13 cm，宽1.5～2.5 cm，腋上生或于枝顶排列成圆锥状；苞片刺毛状，极早落；花蕾倒卵形，被茸毛；萼片5枚，最下面一片较长，舟形，具睫毛，其余的长椭圆形；花瓣相等，稍长于萼，倒卵形，顶端稍呈啮蚀状；雄蕊10枚，等长，伸出，花丝长5～6 cm，中部以下被柔毛，花药宽卵形；子房扁平，一侧具纤毛，花柱光滑，柱头漏斗形，无纤毛，胚珠2颗。荚果长4～6 cm，发育部分菱形，翅一边直，另一边弯曲，光亮，颈部具宿存的花柱。种子单一，椭圆形。花期6—8月，果期9月至次年1月。

4. 生境分布

老虎刺野生于海拔300～2 000 m的山坡疏林阳处、路旁石山干旱地方及石灰岩山上，产于中国广东、广西、云南、贵州、四川、湖南、湖北、江西、福建等省（自治区、直辖市）；国外，老挝亦产。

黔西北地区的威宁等县（市、区）有老虎刺野生资源分布。

5. 药材性状

本品完整的叶为二回羽状复叶，羽片20～28个，每羽片有小叶20～30片，皱缩。湿润展平后小叶片椭圆形，微偏斜，长约1 cm，宽3～4 mm，先端钝圆而微凹，基部斜圆形，全缘，主脉明显。绿色或枯绿色。质脆。气微。

6. 性味归经

性凉，味苦、涩；归肺、肾、大肠经。

7. 功能主治

清热解毒，祛风除湿，消肿止痛。用于肺热咳嗽、咽喉肿痛、风湿痹痛、牙痛、风疹瘙痒、疮疖、跌打损伤。

8. 用法用量

内服：煎汤，9～30 g。外用：适量，煎汤洗。

9. 使用注意

忌辛辣、烟、酒。

一百九十、千斤拔

1. 别名

箭根、一条根、大力黄、千金坠、土黄鸡、老鼠尾、透地龙、牛大力、千里马、牛顿头、吊马桩、千斤吊、钉根藜、土黄耆、牛尾荡、金鸡落地。

2. 来源

本品为豆科植物千斤拔 *Flemingia philippinensis* Merr. et Rolfe. 的干燥根。秋后，采挖根部，洗净，切段，晒干。

3. 植物形态

直立或披散亚灌木。株高1～2 m。根系向下直伸，长约1 m。幼枝有棱角，被白柔毛。叶互生；三出复叶；托叶2片，三角状，长约1 cm，具疏茸毛；叶柄长2～3 cm，被长茸毛；小叶矩圆形至卵状披针形，长4～9 cm，宽2～4 cm，先端略钝，有时具小锐尖，全缘，基部在叶背边缘密被茸毛，上面被稀疏的短茸毛，下面密生长茸毛；小托叶2片，线形。花两性，腋生，短总状花序稠密；花梗长10～15 mm；花苞2裂；萼5裂，披针形，在最下面的1片最长；花冠略长于萼，粉红色；旗瓣秃净，圆形，基部白色，外有纵紫纹；翼瓣基部白色，有柄，前端紫色；龙骨瓣2片，基部浅白色，前部互相包着雌雄蕊；雄蕊10枚，二体，花药黄色，圆形；雌蕊1枚，子房上位，有毛。荚果长圆形，被黄色短柔毛。种子2颗，圆球形，黑色。花期8—9月，果期10月。

4. 生境分布

千斤拔野生于山坡草丛中，分布于中国云南、贵州、四川、湖北、湖南、广西、广东、海南、江西、福建和台湾等省（自治区、直辖市）；国外，菲律宾亦产。

黔西北地区的七星关等县（市、区）有千斤拔野生资源分布。

5. 药材性状

本品干燥根呈圆锥形，长15～30 cm，根头部较膨大。外表棕红色，有明显皮孔。皮部易剥落。商品多切成长3～7 cm的斜片状。质坚硬，断面白色，粉性，呈菊花心。气微，味微甘、涩。

6. 性味归经

性平，味甘、涩；归肺、肾、膀胱经。

7. 功能主治

祛风利湿，强筋壮骨，活血解毒。用于风湿痹痛、腰肌劳损、四肢痿软、跌打损伤、咽喉肿痛。

8. 用法用量

内服：煎汤，15～30 g。外用：适量，磨汁涂，或研末调敷。

一百九十一、草威灵

1. 别名

黑根、小黑药、威灵仙、黑威灵、草灵仙、黑升麻、小黑根、威灵菊、黑根药、乌草根、铁脚威灵、铜脚威灵。

2. 来源

本品为菊科植物显脉旋覆花 *Inula nervosa* Wall. 的干燥根。秋季，采挖根，洗净，切段，晒干。

3. 植物形态

多年生草本。株高20～70 cm。根茎粗短，密生多数根；根肉质，暗褐色。茎直立，单生或少数簇生；全部被开展的、上部被极密的具疣状基部的黄褐色硬毛；上部或从中部起有细长分枝。叶互生，叶片椭圆形、披针形或倒披针形，基部叶较小；下部和中部叶长5～10 cm，宽

2. 0～3. 5 cm，下部渐狭成长柄，边缘从中部以上有浅锯齿，上部急狭，先端稍尖，两面有疣状的糙毛，但叶脉在下面具开展的长密毛，侧脉 4 对；上部叶小，无柄。头状花序在枝端单生或少数排列成伞房状，花序梗细长；总苞半球形，总苞片 4～5 层，外层稍短、椭圆状披针形、被长糙毛，内层线状披针形、先端紫红色、具柔毛和缘毛；舌状花舌片白色，线状椭圆形；管状花花冠黄色，有尖卵圆三角形裂片；冠毛白色，后稍带黄色，均与管状花花冠等长。瘦果圆柱形，有细沟，被绢毛。花期 7—10 月，果期 9—12 月。

4. 生境分布

显脉旋覆花野生于海拔 1 200～2 100 m 的低山地区杂木林下、草坡和湿润草地，产于中国广西、四川、贵州、云南等省（自治区、直辖市）；国外，越南、缅甸、泰国、印度、不丹、尼泊尔等地区亦产。

黔西北地区的威宁等县（市、区）有显脉旋覆花野生资源分布。

5. 药材性状

本品根状茎短，不规则形，上有多数茎的痕迹，并着生棕色毛茸或者没有毛茸；下有须根 10 多条，表面黑褐色或灰褐色，长 10～20 cm，直径 1～3 mm，常扭曲，具皱纹。易折断，断面有淡黄色的心（木质部），常从形成层处与皮部分离。味香，略苦。

6. 性味归经

性温，味辛、苦；归经不详。

7. 功能主治

祛风湿，通经络，消积止痛。用于风湿疼痛、脘腹冷痛、食积腹胀、噎膈、风湿脚气。

8. 用法用量

内服：煎汤，9～15 g。

一百九十二、粉防己

1. 别名

汉防己、白木香。

2. 来源

本品为防己科植物粉防己 *Stephania tetrandra* S. Moore. 的干燥根。秋季，采挖根部，除去粗皮，晒至半干，切段或纵剖，干燥或鲜用。

3. 植物形态

多年生落叶缠绕藤本。主根肉质，柱状。茎纤细，长 1～3 m，有纵条纹。叶互生，宽三角状卵形，先端钝，具小突尖，基部截形或略心形，两面均被短柔毛，全缘，掌状脉 5 条；叶柄盾状着生。花小，单性，雌雄异株；雄花序为头状聚伞花序，排成总状，萼片 4 枚，花瓣 4 枚，雄蕊 4 枚，花丝连成柱状体，上部盘状，花药着生其上；雌花萼片、花瓣与雄花同，心皮 1 枚。核果球形，熟时红色。花期 5—6 月，果期 7—9 月。

4. 生境分布

粉防己野生于山坡、丘陵地带的草丛及灌木林缘，分布于中国浙江、安徽、福建、台湾、湖南、江西、广西、广东、海南、贵州等省（自治区、直辖市）。

黔西北地区的黔西、大方、七星关、威宁等县（市、区）有粉防己野生资源分布。

5. 药材性状

本品根呈不规则圆柱形，或剖切成半圆柱形或块状，常弯曲，弯曲处有深陷横沟而呈结节状，长 5～15 cm，直径 1～5 cm。表面灰黄色，有细皱纹及横向突起的皮孔。质坚重，断面平坦，灰白色，粉性。气微，味苦。

6. 性味归经

性寒，味苦；归经不详。

7. 功能主治

利水消肿，祛风止痛。用于水肿脚气、小便不利、风湿痹痛、湿疹疮毒、高血压症。

8. 用法用量

内服：煎汤，5～10 g。外用：鲜品适量，捣烂敷患处。

一百九十三、滇丹参

1. 别名

丹参、小丹参、紫丹参、小红参、小红草乌、小红丹参、山槟榔、云南丹参、石山丹参。

2. 来源

本品为唇形科植物云南鼠尾草 *Salvia yunnanensis* C. H. Wright. 的干燥根。夏、秋季，采挖根部，除去杂质，晒干或鲜用。

3. 植物形态

多年生草本。株高约30 cm。根状茎短缩，块根丹红色，纺锤形。茎被长柔毛。叶通常基生，单叶或三裂，叶下面带紫色，两面被密或疏长柔毛，叶柄被长柔毛。轮伞花序4～6花，疏离，组成顶生假总状花序，花序披腺毛或长柔毛；二唇形，上唇三角形，下唇2浅裂；花冠蓝紫色，长2.5～3.0 cm，下唇中裂片倒心形；花丝长3 mm，药隔长6～10 mm，上臂较下臂长近2倍，下臂的药室退化增大而在先端联合。小坚果椭圆形，黑棕色，无毛。花期4—8月。

4. 生境分布

云南鼠尾草野生于海拔1 800～2 900 m的草地、林缘及疏林的干燥地上，分布于中国云南、贵州、四川等省（自治区、直辖市）。

黔西北地区的威宁等县（市、区）有云南鼠尾草野生资源分布。

5. 药材性状

本品根茎粗短，表面粗糙，具有密集的叶痕，以及残留茎基和叶柄基。根纺锤形，一至数条，呈簇状或着生于根茎的一侧，长5～18 cm，直径2～10 mm；支根的分支处常变细。表面砖红色或暗红棕色，有纵皱纹，可见须根痕；老根栓皮灰褐色或棕褐色，呈鳞片状脱落，露出红棕色新栓皮，有的皮部开裂，显出白色的木部。质坚硬，易折断，断面不平坦，角质样或纤维性，木栓层砖红色，皮部灰褐色，形成层明显，木部黄白色，可见放射状纹理。气微香，味淡、微苦涩。

6. 性味归经

性微寒，味微苦、微甘；归心、肝经。

7. 功能主治

活血祛瘀，凉血止血，养心安神，解毒消肿。用于月经不调、痛经、经闭、恶露腹痛、癥瘕、胸痹绞痛、关节痛、疝痛、崩漏、吐血、衄血、咳血、血虚肢麻、失眠、健忘、惊悸、怔忡、乳痈、疮肿、跌打瘀肿。

8. 用法用量

内服：煎汤，3～9 g；或入丸、散。外用：适量，研末调敷。

9. 使用注意

孕妇慎服。

一百九十四、土党参

1．别名

奶参、土参、柴党参、土羊乳、白洋参、对月参、野党参、浮萍参、土人参、土沙参、百丈光、土洋参、人参薯、模登果、孩子葛、奶浆根、南人参、小人参、川人参。

2．来源

本品为桔梗科植物大花金钱豹 *Campanumoea javanica* Bl. 或金钱豹 *Campanumoea jauanica* Blume var. *japonica* Makino 的干燥根。秋、冬季，采挖根，洗净，晒干或鲜用。

3．植物形态

（1）大花金钱豹。多年生草质缠绕藤本。全株光滑无毛，具白色粉霜，有白色乳汁。茎藤长可达 2 m。根茎极短，根肥大，肉质，有分枝，外皮淡黄色。叶通常对生；叶柄与叶片近等长；叶片卵状心形，长 3～7 cm，宽 1.5～6.0 cm，先端钝尖，基部心形，边缘浅钝齿。花 1～2 朵腋生；萼管短，与子房贴生，5 深裂，裂片三角状披针形；花冠钟状，长 2～3 cm，下部与子房连生，5 裂至近中部，裂片卵状三角形，向外反卷，外面淡黄绿色，内面下部紫色；雄蕊 5 枚，线形，花丝窄线形，基部变宽；子房半下位，花柱无毛，柱头 5 裂。浆果近球形，熟时黑紫色。花期 8—9 月，果期 9—10 月。

（2）金钱豹。多年生草质缠绕藤本，具乳汁。茎无毛，多分枝。根胡萝卜状，肉质。叶对生，具长柄；叶片心形或心状卵形，边缘有浅锯齿，极少全缘，无毛或有时背面疏生长毛。花单朵生叶腋，无毛；花萼与子房分离，5 裂至近基部，裂片卵状披针形或披针形；花冠上位，白色或黄绿色，内面紫色，钟状，裂至中部；雄蕊 5 枚，花丝分离；柱头 4～5 裂，子房和蒴果 5 室。浆果黑紫色，紫红色，球状。种子不规则，常为短柱状，表面有网状纹饰。

4．生境分布

（1）大花金钱豹。野生于向阳草坡或丛林中，产于中国广东、广西、贵州、云南等省（自治区、直辖市）；国外，印度（锡金）、不丹、印度尼西亚亦产。

（2）金钱豹。野生于海拔 2 400 m 以下的灌丛中及疏林中，产于中国四川（二郎山以东的南北各地）、贵州（大部分）、湖北西部、湖南、广西（九万山）、广东北部（怀集、连州）、江西、福建、浙江、安徽南部、台湾等地；国外，印度尼西亚爪哇亦产。

以上 2 种药用植物，黔西北地区的七星关、大方、金沙、威宁、赫章等县（市、区）有大花金钱豹野生资源分布；威宁等县（市、区）有金钱豹野生资源分布。

5．药材性状

本品根呈圆柱形，少分枝，扭曲不直，长 10～25 cm，直径 5～15 mm。顶部有密集的点状茎痕。表面灰黄色，全体具纵皱纹。质硬而脆，易折断。断面较平坦，可见明显的形成层。木质部黄色，木化程度较强。气微，味淡而微甜。

6．性味归经

性平，味甘；归脾、肺经。

7．功能主治

健脾益气，补肺止咳，下乳。用于虚劳内伤、气虚乏力、心悸、多汗、脾虚泄泻、带下、乳稀少、小儿疳积、遗尿、肺虚咳嗽。

8．用法用量

内服：煎汤，9～15 g，或鲜品 15～30 g。外用：鲜品适量，捣烂敷。

一百九十五、雪里见

1. 别名

半截烂、躲雷草、大半夏、独角莲、麻醉药、大麻药、野包谷、蛇包谷。

2. 来源

本品为天南星科植物雪里见 *Arisaema rhizomatum* C. E. C. Fischer 的干燥根茎。夏、秋季，采挖根茎，洗净，切片，晒干或鲜用。

3. 植物形态

多年生草本。根茎横卧，圆锥形或圆柱形，长 5～9 cm，粗 2～3 cm，具节，节上生长达 10 cm 的圆柱形根。鳞叶 2～3 枚，披针形，锐尖。叶 2 枚；叶柄纤细，长 15～35 cm，下部 1/3～1/2 具鞘，暗褐色或绿色，散布紫色或白色斑块；叶片鸟足状分裂，裂片 5，表面绿色，背面常有紫色斑块，长椭圆形至长圆披针形，渐尖，有尾尖，基部狭；中裂片具柄；侧裂片具短柄或无柄至基部联合，较小；各裂片侧脉细弱，斜伸。花序柄远短于叶柄，长 5～21 cm。佛焰苞黄绿色、黄色、淡红色，具暗紫色或黑色斑点，管部圆柱形，喉部斜截形，略外卷，不具耳；檐部披针形至卵状披针形，渐尖，先端具线形长尾。肉穗花序单性，雄花序长 2.0～2.5 cm，粗 3～4 mm，雌花序狭圆锥形，长 1.5～2.0 cm，下部粗 7 mm；附属器稍伸出喉外，暗紫色，有黑斑，具细柄，圆柱形，基部截形，中部以上缢缩为颈状，先端棒状，顶部有肉质钻形凸起。雄花较疏，下部的具柄，上部的无柄，花药 2～3，纵裂。雌花密集，子房近球形，花柱明显，柱头小，近盾状。浆果倒卵形，内有倒卵形种子 1 枚。花期 8—11 月，果期翌年 1—2 月。

4. 生境分布

雪里见为中国特有品种，分布于海拔 650～3 200 m 的常绿阔叶林和苔藓林下，多见于石缝、石上、石洞旁，产于西藏东南部、云南、贵州、四川南部、广西至湖南西南部等地。

黔西北地区的黔西、七星关、威宁等县（市、区）有雪里见野生资源分布。

5. 药材性状

本品根茎呈圆柱形，有的基部缢缩，长约 3.5 cm，直径约 2 cm。表面淡黄褐色、黄棕色或黑褐色，稍显粗糙，密生环纹和点状根痕。顶端平截，中心有凹陷的茎痕或有茎基残留，外枝有棕色膜质残叶。基部平截或为腐烂后呈黑褐色的瘢痕，略凹陷。质坚实而硬，断面淡灰黄色，粉质，在放大镜下观察，可见密布白色细小亮结晶。无臭，味淡而辛辣刺舌。

6. 性味归经

性温，味辛，有毒；归肾经。

7. 功能主治

祛风除湿，散瘀止痛，解毒消肿。用于风湿痹痛、肢体麻木、劳伤疼痛、跌打损伤、胃痛、结核性溃疡、疮痈肿毒、毒蛇咬伤。

8. 用法用量

内服：研末入胶囊，0.3～0.6 g。外用：适量，捣敷；或研末撒；或磨酒涂。

一百九十六、红骨参

1. 别名

紫参、丹参、毛丹参、小丹参、山萝卜、活血草、散血草、紫丹参、劲枝丹参。

2. 来源

本品为唇形科植物长冠鼠尾草 *Salvia plectranthoides* Griff. 的干燥根。秋季，采挖根部，除去杂质，晒干。

3. 植物形态

一年或二年生草本。根状茎短而近木质。块根梭形，长1.5～5.0 cm，外皮朱红色，侧根丝状、多数。茎直立或从基部上升，单生或少数丛生，钝四棱形，具槽，密被开展疏柔毛。叶基生及茎生，为三出叶至5～7小叶的奇数羽状复叶或二回羽状复叶，小叶卵形、近圆形至披针形，先端急尖至渐尖，或钝至近圆形，基部偏斜，宽楔形或圆形，边缘具圆齿或圆齿状牙齿，草质，下面带紫色、具腺点。轮伞花序疏离，排列成顶生圆锥花序；苞片小，披针形，先端渐尖，基部楔形，全缘，具长纤毛；花梗与花序轴密被具腺疏柔毛；花萼钟状筒形或筒形，外面脉上披腺短柔毛，二唇形，上唇半圆形、全缘，下唇2浅裂；花冠红色、淡紫色、紫红色、紫色至紫蓝色，稀为白色，外面被短疏柔毛，内面近无毛，冠筒管状，长为花萼的2～3倍；能育雄蕊2枚，稍外伸，花丝长2～3 mm，药隔近伸直，上臂稍长，下臂顶端稍膨大，且彼此联合；花柱外伸，先端2裂，后裂片较短。小坚果长圆形，腹面具棱，顶端圆，淡褐色，棱棕褐色。花期5—8月。

4. 生境分布

长冠鼠尾草野生于海拔800～2 500 m的山坡、山谷、溪边、疏林下，产于中国陕西、湖北、贵州、云南、四川、广西等省（自治区、直辖市）；国外，印度（锡金）、不丹亦产。

黔西北地区的威宁等县（市、区）有长冠鼠尾草野生资源分布。

5. 药材性状

本品根茎短而近木质。根圆柱形或梭形，灰红色。

6. 性味归经

性温，味淡；归肾经。

7. 功能主治

补虚，调经，祛风止咳。用于劳伤虚弱、月经不调、崩漏、伤风咳嗽。

8. 用法用量

内服：煎汤，6～9 g。

一百九十七、滴水珠

1. 别名

灵芋、岩芋、岩珠、蛇珠、一滴珠、一粒珠、石半夏、水半夏、天灵芋、独龙珠、石里开、石蜘蛛、地金莲、夏无影、岩隙子、制蛇子、深山半夏、单叶半夏、心叶半夏、独叶一枝花、水滴珠岩芋。

2. 来源

本品为天南星科植物滴水珠 *Pinellia cordata* N. E. Brown 的块茎。秋、冬季，采挖块茎，洗净，晒干或鲜用。

3. 植物形态

多年生草本。块茎球形、卵球形至长圆形，长2～4 cm，粗10～18 mm，表面密生多数须根。叶1枚；叶柄长12～25 cm，常紫色或绿色带紫斑，几无鞘，下部及顶头各有珠芽1枚；幼株叶片呈心状长圆形，长达4 cm，宽约2 cm；多年生植株叶片呈心形、心状长圆形或心状戟形，长6～25 cm，宽2.5～7.5 cm，先端长渐尖，基部心形，表面绿色、暗绿色，背面淡绿色或红紫色，后裂片圆形或锐尖，稍外展。花序柄长3.7～18.0 cm；佛焰苞绿色、淡黄带紫色或青紫色，管部檐部椭圆形；肉穗花序；雌花序长 10～12 mm；雄花序长 5～7 mm；附属器青绿色，长 6.5～20.0 cm，渐狭为线形，略呈“之”字形上升。浆果长圆状卵形。花期 3—6 月，果 8—9 月成熟。

4．生境分布

滴水珠野生于林下溪旁、潮湿草地、岩石边、岩隙中或岩壁上，为中国特有，产于安徽、浙江、江西、福建、湖北、湖南、广东、广西、贵州等省（自治区、直辖市）。

黔西北地区的纳雍、七星关、黔西等县（市、区）有滴水珠野生资源分布。

5．药材性状

本品块茎扁圆球形，直径 0.8～3.5 cm，高约 1 mm，四周有时可见疣状突起的小块茎。表面浅黄色或浅棕色，顶端平，中心有凹陷的茎痕，有时可见点状根痕；底部扁圆，有皱纹，表面较粗糙。质坚实，断面白色，富粉性。气微，味辛辣、麻舌而刺喉。

6．性味归经

性温，味辛，小毒；归肝经。

7．功能主治

止痛，行瘀，消肿，解毒。用于头痛、胃痛、腹痛、腰痛、跌打损伤、乳痈、肿毒。

8．用法用量

内服：研末装胶囊，每次 0.3～0.6 g，或 1～3 粒吞服（不可嚼服）。外用：捣敷。

9．使用注意

孕妇及阴虚、热证者禁服。内服切忌过量，否则可引起喉舌麻痹。

一百九十八、扁竹根

1．别名

蝴蝶花、土知母、鸭儿参、铁扁担、豆豉叶根、下搜山虎。

2．来源

本品为鸢尾科植物蝴蝶花 *Iris japonica* Thunb. 的根茎。夏季，采挖根部，除去叶及花茎，洗净，切片，晒干或鲜用。该品种的全草亦供药用，具有消肿止痛、清热解毒之功效，用于肝炎、肝脏肿大、肝区痛、胃痛、咽喉肿痛、便血。

3．植物形态

多年生草本。株高 40～60 cm。根状茎分为较粗的直立根状茎和纤细的横走根状茎，直立的根状茎扁圆形，具多数较短的节间，棕褐色，横走的根状茎节间长，黄白色；须根生于根状茎的节上，分枝多。叶基生，暗绿色，有光泽，近地面处带红紫色，剑形，长 25～60 cm，顶端渐尖，无明显的中脉。花茎直立，高于叶片，顶生稀疏总状聚伞花序；苞片叶状，3～5 枚，宽披针形或卵圆形，顶端钝，内含花 2～4 朵；花淡蓝色或蓝紫色；花梗伸出苞片之外，长 1.5～2.5 cm；花被管明显，外花被裂片倒卵形或椭圆形，顶端微凹，基部楔形，边缘波状，有细齿裂，中脉上有隆起的黄色鸡冠状附属物，内花被裂片椭圆形或狭倒卵形，爪部楔形，顶端微凹，边缘有细齿裂，花盛开时向外展开；花药长椭圆形，白色；花柱分枝较内花被裂片略短，中肋处淡蓝色，顶端裂片缝状丝裂，子房纺锤形。蒴果椭圆状柱形，顶端微尖，基部钝，成熟时自顶端开裂至中部。种子黑褐色，为不规则的多面体。花期 3—4 月，果期 5—6 月。

4．生境分布

蝴蝶花野生于山坡较荫蔽而湿润的草地、疏林下或林缘草地，产于中国江苏、安徽、浙江、福建、湖北、湖南、广东、广西、陕西、甘肃、四川、贵州、云南等省（自治区、直辖市）；国外，日本亦产。

黔西北地区的威宁等县（市、区）有蝴蝶花野生资源分布。

5. 药材性状

本品根茎圆柱形，表面褐色，具有节环多数，节上有叶鞘残留，并生有不定根和横走茎，横走茎外皮常脱落，露出淡黄色。质坚硬，断面白色，纤维性，皮部类白色，中心部淡黄色。气微，味微苦。

6. 性味归经

性寒，味苦、辛，有小毒；归经不详。

7. 功能主治

消食，杀虫，通便，利水，活血，止痛，解毒。用于食积腹胀、虫积腹痛、热结腹痛、热结便秘、水肿、癥瘕、久疟、牙痛、咽喉肿痛、疮肿、瘰疬、跌打损伤、子宫脱垂、蛇犬咬伤。

8. 用法用量

内服：煎汤，6～9 g；或研末；或泡酒。外用：鲜品适量，捣敷患处。

9. 使用注意

脾虚便溏者及孕妇禁服。

一百九十九、马蔺根

1. 别名

马莲。

2. 来源

本品为鸢尾科植物马蔺 *Iris lactea Pall.* var. *chinensis*（Flsch.）Koidz. 的干燥根。秋季，挖取根，洗净，切段，晒干。该品种的全草亦供药用，具有清热解毒、利尿通淋、活血消肿之功效，可用于喉痹、淋浊、关节痛、痈疽恶疮、金疮。

3. 植物形态

多年生草本。株高 40～60 cm。根茎木质化，粗壮，斜升，近地面有大量呈纤维状的老叶叶鞘。须根粗长，黄白色。叶簇生，坚韧，近于直立；叶片条形，长 40～50 cm，先端渐尖，全缘，基部套褶；无中脉，具多数平行脉。花茎先端具苞片 2～3 片，内有花 2～4 朵；花浅蓝色、蓝色、蓝紫色，花直径 5～6 cm；花被裂片 6 枚，2 轮排列，花被上有较深色的条纹；雄蕊 3 枚，花药黄色；花柱分枝扁平，扭曲，先端 2 裂。蒴果长圆柱状，有 6 条明显纵棱，先端具喙。种子为不规则的多面体，黑褐色。花期 5—7 月，果期 6—9 月。

4. 生境分布

马蔺野生于荒地、山坡草地或灌丛中，产于中国东北、华北、西北及山东、江苏、安徽、浙江、河南、湖北、湖南、四川、贵州、西藏等地。

黔西北地区的威宁等县（市、区）有马蔺野生资源分布。

5. 药材性状

本品根茎块状，分枝短，表面棕褐色，外被有大量致密的红紫色叶鞘残基。细根灰白色，坚硬，在根茎上斜向排列。根茎木质，坚硬，折断面白色，纤维性。味微苦、辛。

6. 性味归经

性甘，味平；归脾、大肠、肝经。

7. 功能主治

清热解毒，活血利尿。用于喉痹、痈疽、传染性肝炎、风湿痹痛、淋浊。

8. 用法用量

内服：煎汤，3～9 g；或绞汁。外用：适量，煎汤熏洗。

二百、白射干

1. 别名

冷水丹、扁蒲扇。

2. 来源

本品为鸢尾科植物野鸢尾 *Iris dichotoma* Pall. 的根茎。秋季，采收根茎，切段，晒干或鲜用。该品种的全草亦供药用。

3. 植物形态

多年生草本。株高25～75 cm。根状茎为不规则的块状，棕褐色或黑褐色；须根发达，粗而长，黄白色，分枝少。叶基生或在花茎基部互生，两面灰绿色，剑形，长15～35 cm，宽1.5～3.0 cm，顶端多弯曲呈镰刀形，渐尖，基部鞘状抱茎。花茎实心，高40～60 cm，上部二歧状分枝，分枝处生有披针形的茎生叶，下部有1～2枚抱茎的茎生叶，花序生于分枝顶端；苞片4～5枚，膜质，绿色，边缘白色，披针形，内含有3～4朵花；花蓝紫色或浅蓝色，有棕褐色的斑纹；花梗细，常超出苞片；花被管极短，外花被裂片宽倒披针形，上部向外反折，无附属物，内花被裂片狭倒卵形，顶端微凹；雄蕊长1.6～1.8 cm，花药与花丝等长；花柱分枝扁平，花瓣状，顶端裂片狭三角形，子房绿色。蒴果圆柱形或略弯曲，果皮黄绿色，革质，成熟时自顶端向下开裂至1/3处。种子暗褐色，椭圆形，有小翅。花期7—8月，果期8—9月。

4. 生境分布

野鸢尾野生于砂质草地、山坡石隙等向阳干燥处，产于中国黑龙江、吉林、辽宁、内蒙古、河北、山西、山东、河南、安徽、江苏、江西、陕西、甘肃、宁夏、青海、贵州等省（自治区、直辖市）；国外，俄罗斯、蒙古亦产。

黔西北地区的赫章等县（市、区）有野鸢尾野生资源分布。

5. 药材性状

本品根茎呈不规则结节状，长2～5 cm，直径7～25 mm，表面灰褐色，粗糙，可见圆形的茎痕或残留的茎基。须根细长弯曲，下部多已折断，长5～20 cm，直径1.5～4.0 mm；表面黄棕色，有明显的纵皱纹及疏生的细根，有时可见纤细的绒毛。质软韧或硬而脆。横断面中央有小木心，木心与外皮间为空隙或黄白色的皮层。臭味微弱，味淡、微苦。

6. 性味归经

性寒，味苦、辛，有小毒；归肺、胃、肝经。

7. 功能主治

清热解毒，活血消肿，止痛止咳。用于咽喉肿痛、牙龈肿痛、痄腮、乳痈、胃痛、肝炎、肝脾肿大、肺热咳喘、跌打损伤、水田性皮炎。

8. 用法用量

内服：煎汤，3～9 g；入丸、散或绞汁。外用：适量，鲜根茎切片贴或捣敷；或煎汤洗。

9. 使用注意

脾虚便溏者禁服。

二百零一、豆豉草

1. 别名

溪荪、下搜山。

2. 来源

本品为鸢尾科植物溪荪 *Iris sanguinea* Donn ex Horn. 的干燥根茎。全年均可采收，挖取根部，洗净，切段，晒干或鲜用。

3. 植物形态

多年生草本。根状茎粗壮，斜伸，外包有棕褐色老叶残留的纤维；须根绳索状，灰白色，有皱缩的横纹。叶条形，长 20～60 cm，顶端渐尖，基部鞘状，中脉不明显。花茎光滑，实心，高 40～60 cm，具 1～2 枚茎生叶；苞片 3 枚，膜质，绿色，披针形，长 5～7 cm，宽约 1 cm，顶端渐尖，内含 2 朵花；花天蓝色，直径 6～7 cm；花被管短而粗，外花被裂片倒卵形，基部有黑褐色的网纹及黄色的斑纹，爪部楔形，中央下陷呈沟状，无附属物，内花被裂片直立，狭倒卵形；雄蕊长约 3 cm，花药黄色，花丝白色，丝状；花柱分枝扁平，顶端裂片钝三角形，有细齿，子房三棱状圆柱形。果实长卵状圆柱形，长 3.5～5.0 cm，直径 1.2～1.5 cm，长约为宽的 3～4 倍，有 6 条明显的肋，成熟时自顶端向下开裂至 1/3 处。花期 5—6 月，果期 7—9 月。

4. 生境分布

溪荪生于沼泽地、湿草地或向阳坡地，产于中国黑龙江、吉林、辽宁、内蒙古、贵州等；国外，日本、朝鲜、俄罗斯亦产。

黔西北地区的织金、大方、七星关等县（市、区）有溪荪野生资源分布。

5. 药材性状

本品根茎条形；表面茶褐色；节密集，节上有残留叶鞘纤维；下面具有灰白色的根；根茎质坚硬，折断面纤维性，外层与中部明显区分，外层白色，中心部黄白色。味苦，微辛。

6. 性味归经

性平，味辛；归经不详。

7. 功能主治

消积行水。用于胃痛、腹痛。

8. 用法用量

内服：煎汤，6～9 g，或鲜品 15～30 g。

二百零二、姜黄草

1. 别名

黄姜、老虎姜、猴节莲。

2. 来源

本品为薯蓣科植物黄山药 *Dioscorea panthaica* Prain et Burkill 的干燥根茎。秋季，采挖根部，除去茎叶及须根，洗净，切段，晒干或鲜用。

3. 植物形态

缠绕草质藤本。根茎横生，圆柱形，不规则分枝，表面着生稀疏须根。茎左旋，光滑无毛，草黄色，有时带紫色。单叶互生；叶片三角状心形，先端渐尖，基部深心形或宽心形，全缘或边缘呈微波状，干后表面栗褐色或黑色，背面白色，两面近于无毛。花单性，雌雄异株。雄花无梗，新鲜时黄绿色，单生或 2～3 朵簇生组成穗状花序，花序又分枝而呈圆锥花序，单生或 2～3 个簇生于叶腋；苞片舟形，小苞片与苞片同形而较小；花被碟形，先端 6 裂，裂片卵圆形，内有黄褐色斑点，开放时平展；雄蕊 6 枚，着生于花被管的基部，花药背着。雌花序与雄花序基本相似；雌花花被 6 裂，具 6 枚退化雄蕊。蒴果三棱形，先端截形或微凹，基部狭圆，每棱翅状，半月形，表面棕黄色或栗褐色，有光泽，密生紫褐色斑点，成熟时果反曲下垂。种子每室通常

2 枚，着生于中轴的中部。花期 5—7 月，果期 7—9 月。

4. 生境分布

黄山药野生于海拔 1 000～3 500 m 的山坡灌木林下、密林的林缘或山坡路旁，产于中国湖北恩施、湖南西北部、四川西部、贵州西部、云南等地。

黔西北地区的黔西等县（市、区）有黄山药野生资源分布。

5. 药材性状

本品呈长圆形或不规则厚片，边缘不整齐，厚 1～5 mm。外表皮黄棕色，有纵皱纹，可见稀疏的须根残基。质硬。切面白色或黄白色，黄色点状维管束散在，断面纤维状。气微，味微苦。

6. 性味归经

性平，味苦、微辛；归胃、心经。

7. 功能主治

理气止痛，解毒消肿。用于胃痛、吐泻腹痛、跌打损伤；外治疮痈肿毒、瘰疬痰核。

8. 用法用量

内服：煎汤，15～30 g。外用：鲜品适量，捣烂敷患处。

二百零三、粘山药

1. 别名

粘芋、粘狗苕、牛尾参。

2. 来源

本品为薯蓣科植物粘山药 *Dioscorea hemsleyi* Prain et Burkilll. 的干燥块根。秋、冬季，采收块根，洗净，晒干或鲜用。

3. 植物形态

缠绕草质藤本。块茎圆柱形，垂直生长，新鲜时断面富黏滞性。茎左旋，密被白色或淡褐色曲柔毛，后渐脱落。叶片卵状心形或宽心形，长 4.0～8.5 cm，宽 5.0～10.5 cm，顶端渐尖或尾状渐尖，表面疏生曲柔毛，老时常脱落至无毛，背面密生曲柔毛。花单性，雌雄异株。雄花 4～8 朵簇生成小聚伞花序，若干小花序再排列成穗状花序；花被有红棕色斑点；雄蕊 6 枚，花药内向，长超过花丝。雌花序穗状，苞片披针形，有红棕色斑点；花被裂片卵状三角形；花柱三棱形，基部膨大，柱头 3 裂，反折。蒴果 2～6 枚紧密丛生在短果序轴上，密生曲柔毛；蒴果三棱状长圆形或三棱状卵状长圆形，全缘，偶有浅波。种子 2 枚，着生于每室中轴基部，有时 1 枚不发育，种翅薄膜质，向蒴果顶端延伸成宽翅。花期 7—8 月，果期 9—10 月。

4. 生境分布

粘山药野生于海拔 700～3 200 m 的山谷、山坡灌丛中或林缘湿地，分布于中国四川、贵州、云南、湖南、广西等省（自治区、直辖市）。

黔西北地区的金沙、黔西等县（市、区）有粘山药野生资源分布。

5. 药材性状

本品呈长圆柱形，直或稍弯曲，长 15～40 cm，直径 1.5～6.0 cm。表面黄棕色或棕褐色，具多数须根或须根除去后留下的棕色斑点，有纵沟及纵皱纹。质脆，坚实，易折断，断面红棕色（新鲜时白色），颗粒状，粉性。气微弱，味淡、微甘。以条粗、质坚实、粉性足者为佳。

6. 性味归经

性平，味甘；归肺、脾、肾经。

7. 功能主治

健脾去湿，补肺益肾。用于脾虚食少、泄泻、肾虚遗精、消渴、肺痨咳嗽、跌打损伤。

8. 用法用量

内服：煎汤，25～50 g。外用：鲜品适量，捣敷患处。

二百零四、当归藤

1. 别名

大力王、走马胎、开喉箭、筛其蕴、虎尾草、千里香、土当归、保妇蕴、土丹桂、米筛藤、小箭赶风、过山消根。

2. 来源

本品为紫金牛科植物当归藤 *Embelia parviflora* Wall. 的干燥根或老茎。全年均可采，洗净，切片，晒干或鲜用。

3. 植物形态

攀缘灌木或藤本。茎藤长 3 m 以上。小枝通常 2 列，密被锈色长柔毛，略具腺点或星状毛。叶互生，2 列；叶柄被长柔毛；叶片坚纸质，卵形，先端钝或圆形，基部近圆形，稀截形，全缘，多少具缘毛，叶面仅下凹的中脉被柔毛，背面被锈色长柔毛或鳞片，近顶端具疏腺点。亚伞形花序或聚伞花序，腋生，通常下弯藏于叶下，被锈色长柔毛，有花 2～4 朵或略多；花梗被锈色长柔毛；小苞片披针形至钻形，外面被疏微柔毛；花 5 数，萼片卵形或近三角形，先端多少具腺点，具缘毛；花瓣白色或粉红色，卵形、长圆状椭圆形或长圆形，先端微凹，近先端具腺点，边缘和里面密被微柔毛；雄蕊在雌花中退化，在雄花中常超出或与花瓣等长，着生于花瓣的 1/3 处，花药背部具腺点；雌蕊在雌花中与花瓣等长，花柱基部被疏微柔毛，有时具腺点，枝头扁平或微裂，稀盾状。果球形，暗红色，宿存萼反卷。花期 12 月至翌年 5 月，果期 5—7 月。

4. 生境分布

当归藤野生于海拔 300～1 800 m 的林下、林缘或灌丛中，产于中国西藏、贵州、云南、广西、广东、浙江、福建等省（自治区、直辖市）；国外，印度、缅甸、印度尼西亚亦产。

黔西北地区的大方、七星关等县（市、区）有当归藤野生资源分布。

5. 药材性状

本品根呈圆柱形或类圆形，稍扭曲，侧根较少，直径 5～28 mm；表皮呈红棕色，易脱落；皮层内面有纵纹且密集；质硬，不易折断；木质部棕黄色，射线白色，木质部与射线相间排列，呈“菊花”状。茎圆柱形，直径 2～15 mm；老茎有的扭曲，嫩茎分枝较多，节间距长短不一；表皮灰褐色，具白色点状皮孔，密被纵纹和锈色柔毛，具腺点或星状点皮孔，易剥离；质硬，不易折断，断面纤维性；髓部明显，红褐色。气微，味微苦。

6. 性味归经

性温，味苦、涩；归肝、肾经。

7. 功能主治

补血，活血，强壮腰膝。用于血虚诸证、月经不调、闭经、产后虚弱、腰腿酸痛、跌打骨折。

8. 用法用量

内服：煎汤，15～30 g。外用：鲜品适量，捣敷患处。

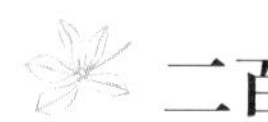

二百零五、铜锣伞

1. 别名

岩藤、胡豆、泡颈亮、杨桃叶罗伞、柳条叶罗伞。

2. 来源

本品为豆科植物庭藤 *Indigofera decora* Lindl. 的根。全年均可采收，挖取根部，洗净，晒干或鲜用。该品种的全草亦供药用。

3. 植物形态

落叶灌木。株高40～200 cm。茎圆柱形或有棱，无毛或近无毛。羽状复叶，具叶柄，叶轴扁平或圆柱形，上面有槽或无槽，无毛或疏被丁字毛；托叶早落；小叶3～11对，对生或近对生，稀互生或下部互生；叶卵状披针形、卵状长圆形或长圆状披针形等，先端渐尖或急尖，具小尖头，基部楔形或阔楔形，上面无毛，下面被平贴白色丁字毛；小叶有柄；小托叶钻形。总状花序，直立；花序轴具棱，无毛；苞片线状披针形，早落；花梗长3～6 mm，无毛；花萼杯状，长2.5～3.5 mm，顶端被短毛或近无毛，萼筒长1.5～2.0 mm，萼齿三角形，长约1 mm，或下萼齿与萼筒等长；花冠淡紫色或粉红色，稀白色，旗瓣椭圆形，长1.2～1.8 cm，宽约7 mm，外面被棕褐色短柔毛，翼瓣长1.2～1.4 cm，具缘毛，龙骨瓣与翼瓣近等长，距长约1 mm；花药卵球形，顶端有小突尖，两端有毛；子房无毛，有胚珠10粒以上。荚果棕褐色，圆柱形，长2.5～8.0 cm，近无毛，内果皮有紫色斑点，有种子7～8粒。种子椭圆形，长4.0～4.5 mm。花期4—6月，果期6—10月。

4. 生境分布

庭藤野生于海拔200～1 800 m的溪边、沟谷旁及杂木林和灌丛中，产于中国安徽、浙江、福建、广东、贵州等省（自治区、直辖市）；国外，日本亦产。

黔西北地区各县（市、区）均有庭藤野生资源分布。

5. 药材性状

本品根状茎呈不规则的结节状，长8～2 cm，直径1.0～2.5 cm，顶端常残留茎基或茎痕；结节处长须根，常4～10条。根呈长圆柱形或长纺锤形，中部略膨大，长15～75 cm，直径2～15 mm，表面黄棕色至棕褐色，有不规则纵皱纹和密集的横生皮孔。栓皮多皱缩开裂，易脱落，脱落处呈黄棕色至红棕色，皮孔微凸，横向延长。支根痕圆点状，常凹陷，质坚硬，难折断，断面粗糙，纤维性，皮部较厚，淡黄色至类白色；木部与皮部易分离，呈淡黄色，有放射性纹理，木部中央呈现黄色，微有豆腥气，味极苦。

6. 性味归经

性平，味辛、微酸；归肝、肾经。

7. 功能主治

续筋接骨，散瘀止痛。用于跌打损伤、风湿关节痛。

8. 用法用量

内服：煎汤，15～30 g。外用：鲜品适量，捣敷患处。

二百零六、墓头回

1. 别名

败酱草、箭头风、九头鸟、追风箭、地花菜、墓头灰、脚汗草、铜班道、虎牙草、摆子草、木头回、臭脚跟。

2. 来源

本品为败酱科植物糙叶败酱 *Patrinia rupestris* subsp. scabra（Bunge）H. J. Wang 或异叶败酱 *Patrinia heterophylla* Bunge 的根。秋季，挖取根，除去杂质，洗净，晒干或鲜用。以上 2 个品种的全草亦供药用。

3. 植物形态

（1）糙叶败酱。多年生草本。根茎粗短；根粗壮圆柱形，具特异臭气。株高 20～60 cm。数茎丛生，茎被细短毛。基生叶倒披针形，2～4 羽状浅裂，开花时枯萎；茎生叶对生，叶柄长 1～2 cm，叶片厚革质，狭卵形至披针形，长 4～10 cm，宽 1～2 cm，1～3 对羽状深裂至全裂，中央裂片较长、大，倒披针形，两侧裂片镰状条形，全缘或偶有齿，两面被毛，上面常粗糙；近花序之苞叶披针形，常不裂。圆锥聚伞花序多数在枝顶集成伞房状；花萼 5 枚，不明显；花冠筒状，筒基一侧稍大成短距状，先端 5 裂；雄蕊 4 枚；子房下位，1 室发育。瘦果长圆柱状，背贴圆形膜质苞片，苞片常带紫色。花、果期在秋季。

（2）异叶败酱。多年生草本。株高 15～100 cm。根状茎较长，横走。茎直立，被倒生微糙伏毛。基生叶丛生，长 3～8 cm，具长柄，叶片边缘圆齿状或具糙齿状缺刻，不分裂或羽状分裂至全裂，具 1～5 对侧裂片，裂片卵形至线状披针形，顶生裂片常较大，卵形至卵状披针形；茎生叶对生，茎下部叶常 2～6 对羽状全裂，顶生裂片较侧裂片稍大或近等大，卵形或宽卵形，罕线状披针形，先端渐尖或长渐尖，中部叶常具 1～2 对侧裂片，顶生裂片最大，卵形、卵状披针形或近菱形，具圆齿，疏被短糙毛，叶柄长 1 cm，上部叶较窄，近无柄。花黄色，组成顶生伞房状聚伞花序，被短糙毛或微糙毛；总花梗下苞叶常具 1～4 对线形裂片，分枝下者不裂，线形；萼齿 5 枚，圆波状、卵形或卵状三角形至卵状长圆形；花冠钟形，冠筒基部一侧具浅囊肿，裂片 5 枚，卵形或卵状椭圆形；雄蕊 4 枚，花丝 2 长 2 短，花药长圆形；子房倒卵形或长圆形，柱头盾状或截头状。瘦果长圆形或倒卵形，顶端平截。花期 7—9 月，果期 8—10 月。

4. 生境分布

（1）糙叶败酱。野生于海拔 250～2 340 m 的草原带、森林草原带的石质丘陵坡地石缝或较干燥的阳坡草丛中，产于中国黑龙江、吉林、辽宁、内蒙古、河北、山西、山东、河南、陕西、宁夏、甘肃、青海、贵州等省（自治区、直辖市）。

（2）异叶败酱。野生于海拔 300～2 600 m 的山地岩缝、草丛、路边、沙质坡或土坡上，产于中国辽宁、内蒙古、河北、山西、山东、河南、陕西、宁夏、甘肃、青海、安徽、浙江、贵州等省（自治区、直辖市）。

以上 2 种药用植物，黔西北地区的金沙等县（市、区）均有野生资源分布。

5. 药材性状

（1）糙叶败酱。根不规则圆柱形，长短不一，常弯曲；根头部粗大，有的分枝。表面粗糙，棕褐色，皱缩，有的具瘤状突起；栓皮易剥落，脱落后呈棕黄色。体轻，质松，折断面纤维性，具放射状裂隙。具特异臭气，味稍苦。

（2）异叶败酱。根细圆柱形，有分枝。表面黄褐色，有细纵纹及点状支根痕，有的具瘤状突起。质硬，断面黄白色，呈破裂状。

6. 性味归经

性凉，味苦、微酸涩；归心、肝经。

7. 功能主治

燥湿止带，收敛止血，清热解毒。用于赤白带下、崩漏、泄泻痢疾、黄疸、疟疾、肠痈、疮疡肿毒、跌打损伤、子宫颈癌、胃癌。

8．用法用量

内服：煎汤，9～15 g。外用：鲜品适量，捣敷患处。

9．使用注意

具虚寒诸证者慎服。

二百零七、阳荷根

1．别名

野姜、白蘘荷、野良姜。

2．来源

本品为姜科植物阳荷 *Zingiber striolatum* Diels. 的干燥根茎及根。秋、冬季，采挖根部，去净泥土，晒干。

3．植物形态

多年生草本。株高100～150 cm。根茎白色，微有芳香味。叶柄短；叶片披针形或椭圆状披针形，长25～35 cm，宽3～6 cm，顶端具尾尖，基部渐狭，叶背被极疏柔毛至无毛；叶舌2裂，膜质，具褐色条纹。总花梗被鳞片2～3枚；花序近卵形，苞片红色，宽卵形或椭圆形，长3.5～5.0 cm，被疏柔毛；花萼长5 cm，膜质；花冠管白色，长4～6 cm，裂片长圆状披针形，白色或稍带黄色，有紫褐色条纹；唇瓣倒卵形，浅紫色；花丝极短，花药室披针形，药隔附属体喙状。蒴果长3.5 cm，熟时开裂成3瓣，内果皮红色。种子黑色，被白色假种皮。花期7—9月，果期9—11月。

4．生境分布

阳荷野生于海拔300～1 900 m的林荫下、溪边，分布于中国四川、贵州、广西、湖北、湖南、江西、广东等省（自治区、直辖市）。

黔西北地区各县（市、区）有阳荷野生资源分布；七星关、织金等县（市、区）有较大面积栽培。

5．药材性状

本品根茎呈扁平的不规则块状，具指状分枝，长5～15 cm，厚4～15 mm；表面浅灰棕色或灰黄色，粗糙，具纵皱纹和明显的环节；分枝处常有鳞叶残存，分枝顶端有茎痕及芽，其下着生根数条。根呈细长圆柱形，长5～20 cm，直径1～5 mm，表面浅灰棕色，粗糙，具纵皱纹。质坚实，断面黄白色或灰白色，颗粒性或粉性。气微香，味微辛辣。

一般干品含水分不超过12.0%，总灰分不超过8.0%，酸不溶性灰分不超过3.0%，醇溶性浸出物不少于18.0%。

6．性味归经

性温，味辛、淡，无毒；归经不详。

7．功能主治

温中消滞，祛风止痒，消症散结，活血调经，温化痰饮。用于脾胃虚寒、食滞不化、皮肤风疹、瘰疬、月经量少、闭经、咳嗽喘逆、食少痰多等。

8．用法用量

内服：煎汤，9～15 g。外用：适量，鲜品捣敷；或研末敷患处。

二百零八、红线麻

1．别名

苛麻、艾麻、山苎麻、红头麻、蝎子草、山芋麻、大序艾麻。

2. 来源

本品为荨麻科植物艾麻 *Laportea cuspidata*（Wedd.）Friis. 的根。夏、秋季，采挖根部，除去茎叶及须根，洗净，晒干或鲜用。

3. 植物形态

多年生草本。根数条丛生，纺锤状，肥厚。茎下部木质化，不分枝或分枝，高 40～150 cm，直立，在上部呈“之”字形，具 5 条纵棱，有时带紫红色，疏生刺毛和短柔毛。有时生于叶腋的木质珠芽数枚。叶近膜质至纸质，卵形、椭圆形或近圆形，长 7～22 cm，宽 3. 5～17. 0 cm，先端长尾状，基部心形或圆形，有时近截形，边缘具锐牙齿，牙齿自下向上渐变大，有时具重牙齿，两面疏生刺毛和短柔毛，有时近光滑，钟乳体细点状，在上面稍明显，基出脉 3 条，稀离基三出脉，其侧出的一对近直伸达中部齿尖，侧脉 2～4 对，斜出达齿尖；叶柄长 3～15 cm，被毛同茎上部；托叶卵状三角形，先端 2 裂，以后脱落。花序雌雄同株，雄花序圆锥状，生于雌花序之下部叶腋，直立；雌花序长穗状，生于茎梢叶腋，小团伞花簇稀疏着生于单一的序轴上，花序梗较短，疏生刺毛和短柔毛。雄花：具短梗或近无梗，在芽时扁圆球形；花被片 5 枚，狭椭圆形，外面上部无角状突起，疏生微毛；雄蕊 5 枚，花丝下部贴生于花被片；退化雌蕊倒圆锥形。雌花：具梗；花被片 4 枚，不等大，侧生 2 枚紧包被着子房，长圆状卵形，外面有微毛，背生一枚圆卵形，内凹，腹生一枚宽卵形；柱头丝形，雌蕊柄短。瘦果卵形，歪斜，双凸透镜状，绿褐色，光滑，具短的弯折的柄，着生于近直立的雌蕊柄上；花梗无翅；宿存花被侧生 2 枚圆卵形，背面中肋显著隆起。花期 6—7 月，果期 8—9 月。

4. 生境分布

艾麻野生于海拔 800～2 700 m 的山坡林下或沟边，产于中国河北西部、山西、河南、安徽、江西、湖南、湖北、陕西南部、甘肃东南部、四川、贵州、广西北部、云南、西藏东南部等地；国外，日本、缅甸亦产。

黔西北地区的大方等县（市、区）有艾麻野生资源分布。

5. 药材性状

本品根呈块状纺锤形或圆锥形，长 5～10 cm，直径 5～15 mm；表面红褐色，具皱纹；质硬，断面灰白色，稍显肉质。气微，味淡、微酸。

6. 性味归经

性寒，味辛、苦；归肝、膀胱经。

7. 功能主治

祛风除湿，通经活络，消肿，解毒。用于风湿痹痛、肢体麻木、腰腿疼痛、虚肿水肿、淋巴结结核、蛇咬伤。

8. 用法用量

内服：煎汤，6～12 g；或浸酒。外用：适量，鲜品捣敷；或煎水洗。

二百零九、苎麻根

1. 别名

苎根、野苎根、苎麻茹。

2. 来源

本品为荨麻科植物苎麻 *Boehmeria nivea*（L.）Gaudich. 的干燥根和根茎。冬、春季，采挖根部，除去地上茎、泥土，晒干或鲜用。

3. 植物形态

亚灌木或灌木。株高 50～150 cm。茎上部与叶柄均密被开展的长硬毛及近开展和贴伏的短糙毛。叶互生；叶片草质，通常圆卵形或宽卵形，少数卵形，长 6～15 cm，宽 4～11 cm，顶端骤尖，基部近截形或宽楔形，边缘在基部之上有牙齿，上面稍粗糙，疏被短伏毛，下面密被雪白色毡毛，侧脉约 3 对；叶柄长 2.5～10.0 cm；托叶分生，钻状披针形，背面被毛。圆锥花序腋生，或植株上部的为雌性，下部的为雄性，或同一植株的全为雌性；雄团伞花序有少数雄花；雌团伞花序有多数密集的雌花。雄花：花被片 4 枚，狭椭圆形，合生至中部，顶端急尖，外面有疏柔毛；雄蕊 4 枚，花药长约 0.6 mm；退化雌蕊狭倒卵球形，顶端有短柱头。雌花：花被椭圆形，顶端有 2～3 枚小齿，外面有短柔毛，果期菱状倒披针形；柱头丝形。瘦果近球形，光滑，基部突缩成细柄。花期 8—10 月。

4. 生境分布

苎麻野生于海拔 200～1 700 m 的山谷林边或草坡，产于中国云南、贵州、广西、广东、福建、江西、台湾、浙江、湖北、四川、甘肃、陕西、河南等省（自治区、直辖市）；国外，越南、老挝等地亦产。

黔西北地区各县（市、区）均有苎麻野生资源分布；大方、七星关、纳雍、威宁、赫章等县（市、区）有苎麻栽培。

5. 药材性状

本品根茎呈不规则圆柱形，稍弯曲，长 4～30 cm，直径 0.4～5.0 cm；表面灰棕色，有纵纹及多数皮孔，并有多数疣状突起及残留须根；质坚硬，不易折断，折断面纤维性，皮部棕色，木部淡棕色，有的中间有数个同心环纹，中央有髓或中空。

根略呈纺锤形，长约 10 cm，直径 1.0～1.3 cm；表面灰棕色，有纵皱纹及横长皮孔；断面粉性。气微，味淡，有黏性。以色灰棕、无空心者为佳。

6. 性味归经

性寒，味甘；归心、肝经。

7. 功能主治

凉血止血，安胎，清热解毒。用于血热迫血妄行的各种出血证、血热胎动不安、胎漏下血、热毒痈肿等。

8. 用法用量

内服：煎汤，5～30 g；或捣汁。外用：适量，鲜品捣敷；或煎汤熏洗。

9. 使用注意

无实热者慎服。

若摄入过量苎麻根或用药时间过长，可致中毒，主要表现为视神经毒性及肾脏损害。中毒解救的一般方法：可催吐、洗胃、输液，以及其他的对症治疗。

二百一十、金狮藤

1. 别名

香藤、藤薯、痧药草、南木香、熏鼓藤。

2. 来源

本品为马兜铃科植物大叶马兜铃 *Aristolochia kaempferi* Willd. 的根茎及根。全年均可采收，挖取根部，去净杂质，晒干或鲜用。

3. 植物形态

又名柔毛马兜铃。草质藤本。根圆柱形，外皮黄褐色，揉之有芳香，味苦。嫩枝细长，密被倒生长柔毛，毛渐脱落，老枝无毛，具纵槽纹。叶纸质，叶片卵形、卵状心形、卵状披针形或戟状耳形，长 5～18 cm，下部宽 4～8 cm，中部宽 2～5 cm，顶端短尖或渐尖，基部浅心形或耳形，边全缘或因下部向外扩展而有 2 个圆裂片，叶上面嫩时疏生白色短柔毛；侧脉每边 3～4 条；叶柄长 1.5～6.0 cm，密被长柔毛。花单生，稀 2 朵聚生于叶腋；花梗长 2～7 cm，常向下弯垂，近中部或近基部具小苞片；小苞片卵形或披针形，无毛，有网脉，下面密被短柔毛；花被管中部急遽弯曲，下部长圆柱形，弯曲处至檐部较下部狭而稍短，外面黄绿色，有纵脉 10 条，密被白色长柔毛，内面无毛；檐部盘状，近圆形，边缘 3 浅裂，裂片平展，阔卵形，近等大或在下一片稍大，顶端短尖，黄绿色，基部具紫色短线条，具网脉，外面疏被短柔毛，内面仅近基部稍被毛，其余无毛，喉部黄色；花药长圆形，成对贴生于合蕊柱近基部，并与其裂片对生；子房圆柱形，6 棱，密被长绒毛；合蕊柱顶端 3 裂，裂片顶端圆形，有时再 2 裂，边缘向下延伸，有时稍翻卷，具疣状突起。蒴果长圆状或卵形，长 3～7 cm，近无毛，成熟时暗褐色。种子倒卵形，背面平凸状，腹面凹入，中间具种脊。花期 4—5 月，果期 6—8 月。

4. 生境分布

大叶马兜铃野生于山坡灌丛中，产于中国浙江、江苏、福建、台湾、江西、广东、广西、贵州、云南等省（自治区、直辖市）；国外，日本亦产。

黔西北地区的威宁等县（市、区）有大叶马兜铃野生资源分布。

5. 药材性状

本品根茎呈细长圆柱形，直径 1～3 mm。表面淡黄棕色，有纵向沟纹，节间长 3～5 cm。质柔韧。味辛凉。

6. 性味归经

性微寒，味苦、辛；归肝、胃、大肠经。

7. 功能主治

行气止痛，清热解毒，降压。用于气滞脘胀、胃痛、腹痛、风湿关节痛、暑湿下痢、痈疽疖肿、毒蛇咬伤、高血压病。

8. 用法用量

内服：煎汤，6～15 g；或研末，每次 0.3～0.5 g，每日 3 次。外用：鲜品适量，捣敷。

9. 使用注意

体虚者慎服。

二百一十一、檵木根

1. 别名

檵花根、土降香。

2. 来源

本品为金缕梅科植物檵木 *Loropetalum chinense*（R. Br.）Oliver 的根。全年均可采收，挖取根部，洗净，切块，晒干或鲜用。

3. 植物形态

常绿灌木或小乔木。树高 1～4 m。树皮深灰色；嫩枝、新叶、花序、花萼背面和蒴果均被黄色星状毛。叶互生，有叶柄；托叶早落；叶片革质，卵形或卵状椭圆形，长 1.5～6.0 cm，宽 0.8～2.0 cm，先端短尖头，基部钝，不对称，全缘。花 6～8 朵簇生小枝端，无柄；花萼短，

4裂；花瓣4枚，条形，淡黄白色；雄蕊4枚，花丝极短，花药裂瓣内卷，药隔伸出成刺状；子房半下位，2室，花柱2枚，极短。木质蒴果球形，长约1 cm，褐色，先端2裂。种子2粒，长卵形。花期2—4月，果期10月。

4. 生境分布

檵木常生于向阳山坡、路边、灌木林、丘陵地及郊野溪沟边，是一种常见的灌木或小乔木，惟在北回归线以南则未见其踪迹，分布于中国中部、南部及西南各地区；国外，日本、印度亦产。

黔西北地区的七星关、赫章等县（市、区）有檵木栽培。

5. 药材性状

本品根呈圆柱形、拐状不规则弯曲或不规则分枝状，长短粗细不一。一般切成块状。表面灰褐色或黑褐色，具浅纵纹，有圆形的茎痕及支根痕；栓皮易呈片状剥落而露出棕红色的皮部。体重，质坚硬，不易折断，断面灰黄色或棕红色，纤维性。气微，味淡、微苦涩。

6. 性味归经

性微温，味苦、涩；归肝、脾、大肠经。

7. 功能主治

止血，活血，收敛固涩。用于咯血、吐血、便血、外伤出血、崩漏、产后恶露不尽、风湿关节疼痛、跌打损伤、泄泻、痢疾、带下、脱肛。

8. 用法用量

内服：煎汤，15～30 g。外用：适量，研末敷。

9. 使用注意

本品剧毒，应在医师指导下服用；孕妇、小儿心脏病患者和溃疡病患者忌用。

二百一十二、紫金沙

1. 别名

踵瓣芹。

2. 来源

本品为伞形科植物五匹青 *Pternopetalum vulgare*（Dunn）Hand. -Mazz. 的干燥根。夏、秋季，采挖根部，除去茎叶，洗净，晒干。本品种的全草亦供药用。

3. 植物形态

多年生草本。株高20～50 cm。根茎粗糙，有节；根肉质，粗线形。茎生1～3个，中空，多数只有1个分枝。基生叶通常2～5片，有长柄，基部有宽膜质叶鞘，叶片一至二回三出分裂，裂片纸质，卵形；长卵形或菱形，常2～3裂，基部楔形或截形，全缘，中部以上有锯齿，顶端短尖，沿叶脉和叶缘有粗伏毛；茎生叶和基生叶同形，无柄或有短柄。复伞形花序无总苞；伞辐15～30，长3～6 cm；小总苞片1～4枚，线状披针形，大小不等；小伞形花序有花2～5朵，萼齿大小不等；花瓣白色至浅紫色，倒卵形至长圆形。双悬果长卵形，基部宽而钝圆，成熟后长4～5 mm，宽2～3 mm，果棱微粗糙或有丝状细齿，每棱槽内有油管1～3。花、果期4—7月。

4. 生境分布

五匹青野生于海拔1 400～3 500 m的山谷、沟边或林下荫蔽湿润处，产于中国四川、云南、贵州、湖南、湖北等省（自治区、直辖市）。

黔西北地区的纳雍、黔西、金沙等县（市、区）有五匹青野生资源分布。

5. 药材性状

本品根呈近圆柱形，长 10～25 cm，下部有多条支根。根头类球形，直径 1.5～5.0 cm，有紫褐色或黄绿色茎、叶残基。表面黄褐色至棕黑色，具多数纵皱纹及横长皮孔。主根多扭曲，表面纵皱纹密集，纵沟较深；支根 3～10 条，上粗下细，多弯曲。质较硬，微木质化。断面黄白色至黄棕色，有裂隙，形成层明显，皮部有棕色油点。气香特异，辛香清凉。味甘、辛辣，微苦。

6. 性味归经

性微温，味辛、微苦；归经不详。

7. 功能主治

散寒理气，通络止痛，止咳安神。用于胃脘冷痛、胸胁痛、风湿痹痛、头痛、咳嗽、失眠。

8. 用法用量

内服：煎汤，3～9 g；或泡酒、研末。

9. 注意事项

忌生冷食物。

二百一十三、石防风

1. 别名

前胡、山葵、珊瑚菜、山芹、山葵、射香草、山胡芹、小芹菜、山香菜、山胡萝卜。

2. 来源

本品为伞形科植物石防风 *Peucedanum terebinthaceum* (Fisch.) Fisch. ex Turcz. 的干燥根。秋季，采挖根，洗净，晒干。

3. 植物形态

多年生草本。株高 30～120 cm。根颈稍粗，其上存留棕色叶鞘纤维；根长圆锥形，直生，老株常多根，坚硬，木质化，表皮灰褐色。茎单生，直立，圆柱形，具纵条纹，稍突起，下部光滑无毛，上部有时有极短柔毛，从基部开始分枝。基生叶有长柄，叶柄长 8～20 cm；叶片椭圆形至三角状卵形，长 6～18 cm，宽 5～15 cm，二回羽状全裂，第一回羽片 3～5 对，下部羽片具短柄，上部羽片无柄，末回裂片披针形或卵状披针形，基部楔形，边缘浅裂或具 2～3 锯齿，通常两面无毛，有时仅叶脉基部有糙毛；茎生叶与基生叶同形，较小，无叶柄，有宽阔叶鞘抱茎，边缘膜质。复伞形花序多分枝，花序梗顶端有短绒毛或糙毛，花序直径 3～10 cm，伞辐 8～20 个，不等长，带棱角近方形，内侧多有糙毛；总苞片 0～2 枚，线状披针形，先端尾尖状；小总苞片 6～10 枚，线形，比花柄长或稍短；花瓣白色，具淡黄色中脉，倒心形；萼齿细长锥形，很显著；花柱基圆锥形，花柱向下弯曲，比花柱基长。分生果椭圆形或卵状椭圆形，背部扁压，背棱和中棱线形突起，侧棱翅状，厚实；每棱槽内有油管 1 枚，合生面有油管 2 枚。花期 7—9 月，果期 9—10 月。

4. 生境分布

石防风野生于山坡草地、林下及林缘，产于中国黑龙江、吉林、辽宁、内蒙古、河北、贵州等省（自治区、直辖市）；国外，俄罗斯亦产。

黔西北地区的金沙、织金等县（市、区）有石防风野生资源分布。

5. 药材性状

本品根呈圆柱状或类纺锤形，有的分枝。外表灰黄色或黑褐色，接近根头部有环状横纹，以下具纵纹及横裂皮孔；顶部有茎基残留。断面类白色，纤维性强，有放射状的轮层。气味微香。以干燥、质实、气香者为佳。

6. 性味归经

性微寒，味苦、辛；归肺、肝经。

7. 功能主治

散风清热，降气祛痰。用于感冒、咳嗽、痰喘、头风眩痛。

8. 用法用量

内服：煎汤，3～9 g；或研末。

二百一十四、阴石蕨

1. 别名

石蚕、岩蚕、墙蛇、草石蚕、石奇蛇、石祁蛇、白伸筋、石伸筋、老鼠尾、土知母、石蚯蚓、上核树、骨蛇药、马骝尾、筋碎补、白毛蛇、石岩蚕、毛石蚕、白毛岩蚕、飞线蜈蚣、白花石蚕、白毛骨碎补。

2. 来源

本品为骨碎补科植物阴石蕨 *Humata repens*（L. F.）Didls. 的根茎。全年均可采收，挖取根部，除去须根、杂质，晒干或鲜用。该品种的全草亦供药用。

3. 植物形态

多年生草本。植株高 10～20 cm。根状茎长而横走，密被鳞片；鳞片披针形，红棕色，伏生，盾状着生。叶远生；柄长 5～12 cm，棕色或棕禾秆色，疏被鳞片，老则近光滑；叶片三角状卵形，长 5～10 cm，基部宽 3～5 cm，上部伸长，向先端渐尖，二回羽状深裂；羽片 6～10 对，无柄，以狭翅相连，基部一对最大，近三角形或三角状披针形，钝头，基部楔形，两侧不对称，下延，常略向上弯弓，上部常为钝齿状，下部深裂，裂片 3～5 对，基部下侧一片最长，椭圆形，圆钝头，略斜向下，全缘或浅裂；从第二对羽片向上渐缩短，椭圆披针形，斜展或斜向上，边缘浅裂或具不明显的疏缺裂；叶脉上面不见，下面粗而明显，褐棕色或深棕色，羽状；叶革质，干后褐色，两面均光滑或下面沿叶轴偶有少数棕色鳞片。孢子囊群沿叶缘着生，通常仅于羽片上部有 3～5 对；囊群盖半圆形，棕色，全缘，质厚，基部着生。孢子期 5—11 月。

4. 生境分布

阴石蕨野生于海拔 500～1 900 m 的溪边树上或阴处石上，产于中国浙江、江西、福建、台湾、广东、海南、广西、四川、贵州、云南等省（自治区、直辖市）；国外，日本、印度、斯里兰卡、东南亚、波利尼西亚、澳大利亚及南部非洲的马达加斯加亦产。

黔西北地区的大方、七星关等县（市、区）有阴石蕨野生资源分布。

5. 药材性状

本品根茎呈长条状，扭曲，有时分枝，长 5～25 cm，直径 3～9 mm。表面密被膜质鳞片，灰白色至灰褐色，散生深棕色须状根，并具少数除去叶柄及须根后的痕迹。质脆，易折断，断面棕色或绿色，可见点状维管束排列成一环。气微，味淡。

6. 性味归经

性凉，味甘、淡；归经不详。

7. 功能主治

祛风除湿，清热解毒。用于风湿痹痛、湿热黄疸、咳嗽、哮喘、肺痈、乳痈、牙龈肿痛、白喉、淋病、带下、蛇咬伤。

8. 用法用量

内服：煎汤，12～20 g；研末或浸酒。外用：鲜品适量，捣敷患处。

9. 使用注意

因虚劳引致瘫痪者不可用；脏寒者忌用，多服令人泻。

二百一十五、银线草

1. 别名

四块瓦、四叶草、天王七、四代草、四叶七、白毛七、灯笼花、大四块瓦、四大天王、拐拐细辛。

2. 来源

本品为金粟兰科植物银线草 *Chloranthus japonicus* Sieb. 的根及根茎。该品种的全草亦供药用。7—9 月，采挖全草及根，晒干或鲜用。

3. 植物形态

多年生草本。株高 20～50 cm。根茎横走，有节，生多数细长须根，具特殊气味。茎直立，通常不分枝，下部节上对生 2 片鳞状叶。叶对生，通常 4 片生于茎顶，成假轮生；叶柄长 0.8～1.8 cm；叶片宽椭圆形或倒卵形，长 8～14 cm，宽 5～8 cm，先端急尖，基部宽楔形，边缘具锐锯齿，齿尖有一腺体，上面深绿色，下面色淡，网脉明显。穗状花序顶生，单一，连总花梗长 3～5 cm；苞片三角形或近半圆形；花小，白色；雄蕊 3 枚，药隔着生于子房上部外侧，基部连合，中央药隔无花药，两侧药隔各有 1 个 1 室的花药；子房卵形，无花柱，柱头截平。核果梨形。花期 4—5 月，果期 5—7 月。

4. 生境分布

银线草野生于海拔 500～2 300 m 的沟边草丛、山谷林下阴湿处，产于中国吉林、辽宁、河北、山西、山东、陕西、甘肃、贵州等省（自治区、直辖市）；国外，朝鲜、日本也有分布。

黔西北地区的黔西等县（市、区）有银线草野生资源分布。

5. 药材性状

本品根茎节间较疏，表面暗绿色。根须状，细长圆柱形，稍弯曲，长 5～20 cm，直径 0.1～1.5 mm；表面土黄色或灰白色，平滑。质脆易折断，断面较平整，皮部灰白色，木部黄白色，皮部发达，易与木部分离。气微香，味微苦。

6. 性味归经

性温，味辛、苦，有毒；归肺、心、肝经。

7. 功能主治

祛风散寒，活血解毒。用于风寒感冒、风湿痹痛、腰腿痛、跌打损伤、寒瘀经闭、无名肿毒、皮肤瘙痒、毒蛇咬伤。

8. 用法用量

内服：煎汤，3～6 g；或浸酒。外用：鲜品适量，捣敷患处。

9. 使用注意

孕妇忌服。

二百一十六、紫藤根

1. 别名

藤萝、朱藤、轿藤、黄环、招豆藤、藤花菜、小黄藤、紫金藤、黄纤藤、小黄草。

2．来源

本品为豆科植物紫藤 *Wisteria sinensis*（Sims）Sweet. 的干燥根。全年均可采收，挖取根，除去泥土，洗净，切片，晒干。

3．植物形态

又名藤萝树。落叶攀缘灌木。茎藤长达 10 m，茎粗壮，分枝多，茎皮灰黄褐色。奇数羽状复叶，互生，长 12～40 cm；有长柄，叶轴被疏毛；小叶 7～13 枚，叶片卵形或卵状披针形，长 4～11 cm，宽 2. 5 cm，先端渐尖，基部圆形或宽楔形，全缘，幼时两面有白色疏柔毛；小叶柄被短柔毛。总状花序侧生，下垂，长 15～30 cm；花大，长 2. 5～4. 0 cm，先于叶开花；花萼钟状，先端浅裂，萼齿 5 枚，上部萼齿不明显，疏生柔毛；花冠蝶形，紫色或深紫色，旗瓣大，外反，基部有 2 个附属体，翼瓣基部有耳，龙骨瓣钝，镰状，先端微弯；雄蕊 10 枚，二体；花柱内弯，柱头顶生，半球状。荚果长条形，扁平，长 10～20 cm，密生黄色绒毛。种子褐色，具光泽，扁圆形，1～3 颗。花期 3—5 月，果期 8—11 月。

4．生境分布

紫藤野生于山坡、疏林缘、溪谷两旁、空旷草地，也栽培于庭园内；分布于中国华北、华东、中南、西南及辽宁、陕西、甘肃等地，北方为栽培品，长江以南有野生品。

黔西北地区的金沙、黔西、七星关等县（市、区）有紫藤栽培。

5．药材性状

本品呈圆柱形、块片状，直径 2～5 cm。表面呈棕褐色，具不规则的细裂纹、纵皱纹和不明显的皮孔样突起。质硬，不易折断，断面黄白色，有明显密集的小孔。气微，味微苦。

6．性味归经

性温，味甘；归肝、肾、心经。

7．功能主治

祛风除湿，舒筋活络。用于痛风、痹症。

8．用法用量

内服：煎汤，9～15 g。

二百一十七、钻石风

1．别名

岩马桑、亨利茶藨子。

2．来源

本品为虎耳草科植物华中茶藨子 *Ribes henryi* Franch. 的干燥根。全年均可采根，洗净，切段，晒干。

3．植物形态

又名睫毛茶藨、亨利茶藨。常绿小灌木。高可达 1 m。小枝褐色或灰褐色，有腺体与刺毛。叶互生，具短柄；叶片革质，椭圆形或卵状椭圆形，长 5～10 cm，宽 2. 5～7. 0 cm，先端短尖，基部圆形，下面中脉上有长睫毛，边缘有长睫毛，上半部有浅齿。花单性，雌雄异株，数花集成总状花序，生于叶腋，花淡绿色；萼筒盆状，5 裂，裂片三角形；花冠 5 裂，较萼片为短，与萼片互生；雄蕊 5 枚；子房下位，柱头 2 枚。浆果，倒卵状长椭圆形，绿色，长约 2 cm，具腺毛。种子细小，多数。花期 4—6 月，果期 7—10 月。

4．生境分布

华中茶藨子野生于海拔 2 300 m 的山坡林中或岩石山，产于中国湖北、四川、贵州等地。

黔西北地区的大方等县（市、区）有华中茶藨子野生资源分布。

5. 性味归经

性温，味辛、涩；归肺经。

6. 功能主治

祛风湿，止血。用于风湿筋骨痛、痨伤吐血。

7. 用法用量

内服：煎汤，9～15 g；或泡酒。

二百一十八、紫薇根

1. 来源

本品为千屈菜科植物紫薇 *Lagerstroemia indica* L. 的根。全年均可采收，挖根，洗净，切片，晒干或鲜用。

2. 植物形态

落叶灌木或小乔木。树高可达 7 m。树皮平滑，灰色或灰褐色。枝干多扭曲，小枝纤细，具 4 棱，略成翅状。叶互生或有时对生，纸质，椭圆形、阔矩圆形或倒卵形，长 2.5～7.0 cm，宽 1.5～4.0 cm，顶端短尖或钝形，有时微凹，基部阔楔形或近圆形，无毛或下面沿中脉有微柔毛；侧脉 3～7 对，小脉不明显；无柄或叶柄很短。花淡红色或紫色、白色，直径 3～4 cm，常组成 7～20 cm 的顶生圆锥花序；花梗短，中轴及花梗均被柔毛；花萼长 7～10 mm，外面平滑无棱，但鲜时萼筒有微突起短棱，两面无毛，裂片 6 枚，三角形，直立，无附属体；花瓣 6 枚，皱缩，长 1.2～2.0 cm，具长爪；雄蕊 36～42 枚，外面 6 枚着生于花萼上，比其余的长得多；子房 3～6 室，无毛。蒴果椭圆状球形或阔椭圆形，长 1.0～1.3 cm，幼时绿色至黄色，成熟时或干燥时呈紫黑色，室背开裂。种子有翅，长约 8 mm。花期 6—9 月，果期 9—12 月。

3. 生境分布

紫薇喜生于肥沃湿润的土壤上，也能耐旱，不论在钙质土或酸性土都生长良好，中国广东、广西、湖南、福建、江西、浙江、江苏、湖北、河南、河北、山东、安徽、陕西、四川、云南、贵州、吉林等省（自治区、直辖市）均有野生或栽培。

黔西北地区的七星关、黔西等县（市、区）有紫薇人工栽培。

4. 药材性状

本品根呈圆柱形，有分枝，长短粗细不一。表面灰棕色，有细纵皱纹，栓皮薄，易剥落。质硬，不易折断，断面不整齐，淡黄白色。无臭，味淡、微涩。

5. 性味归经

性微寒，味微苦；归经不详。

6. 功能主治

清热利湿，活血止血，止痛。用于痢疾、水肿、烧烫伤、湿疹、痈肿疮毒、跌打损伤、血崩、偏头痛、牙痛、痛经、产后腹痛。

7. 用法用量

内服：煎汤，10～15 g。外用：适量，研末调敷；或煎水洗。

8. 使用注意

孕妇忌服。

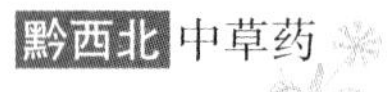

二百一十九、水半夏

1. 别名

半夏、山慈姑、土田七、土半夏、田三七、疯狗薯。

2. 来源

本品为天南星科植物鞭檐犁头尖 *Typhonium flagelliforme*（Lodd.）Blume 的块茎。11 月，采收块茎，放入石灰水中浸泡 24 h，用木棍搅拌去皮后，晒干或烘干，或鲜用。

3. 植物形态

多年生草本。块茎近圆形，直径 1～2 cm，上部周围密生长 2～4 cm 的肉质根。叶 3～4片，叶柄长 15～30 cm，中部以下具宽鞘，基部鞘宽达 1.5～2.0 cm；叶片戟状长圆形，基部心形或下延，前裂片长 5～14 cm，宽 2～4 cm，长圆形或长圆披针形，侧裂片向外水平伸展或下倾，长三角形；侧脉 4～5 对，其中 1 对基出，均上举，背面不明显，集合脉 2 条，外圈靠近边缘，内圈与边缘相距 3～5 mm。花序柄细，长 5～15 cm；佛焰苞管部绿色，卵圆形，长 1.5～2.5 cm，直径 1.2～2.0 cm，檐部绿色至绿白色，披针形，常伸长卷曲为长鞭状，长 7.5～25.0 cm，下部展平宽 5～8 cm；雌花序卵形，长 1.5～1.8 cm，下部粗 8～10 mm；中性花序长 1.7 mm；雄花序长 5～6 mm，黄色；附属器淡黄绿色，具柄，下部为长圆锥形，向上为细长的线形，共长 16～17 cm；雌花子房倒卵形或近球形，柱头小；中性花中部以下为棒状，长达 4 mm，上弯，黄色，先端紫色，上部的锥形，淡黄色，下倾并有时内弯；雄花的雄蕊 2 枚，药室近圆球形。浆果卵圆形。花期 4—5 月，果期 6—8 月。

4. 生境分布

鞭檐犁头尖野生于山溪浅水中、水田或田边及其他湿地，产于中国广东、广西、云南、贵州等地；国外，孟加拉国、印度东部、斯里兰卡、中南半岛、马来半岛、印度尼西亚（爪哇）、帝汶岛、菲律宾等地亦产。

黔西北地区的金沙、黔西、大方、七星关等县（市、区）有鞭檐犁头尖野生资源分布。

5. 药材性状

本品呈尖圆锥形或椭圆形。表面类白色或淡黄色，具细皱纹和隐约可见的须根痕。一端类圆形，常有偏斜而凸起的叶痕和芽痕，另一端略尖。质坚实，断面白色，粉性。气微，味辛辣、麻舌刺喉。

清水半夏，为白色类圆形厚片，味微辣而酸涩。

姜水半夏，为淡黄色棕色薄片，角质样，味辛辣。

法水半夏，形同法半夏，粉性，口尝微有麻舌感。

6. 性味归经

性温，味辛，有毒；归经不详。

7. 功能主治

燥湿化痰，解毒消肿，止血。用于咳嗽痰多、痈疮疖肿、无名肿毒、毒虫蜇伤、外伤出血。

8. 用法用量

内服：煎汤，3～9 g；或入丸、散。外用：适量，鲜品捣敷；或研末调敷。

9. 使用注意

阴虚燥咳者及孕妇慎用。

二百二十、花南星

1. 别名

虎芋、由拔、独脚莲、蛇磨芋、南星七、绿南星、半边莲、麻芋子、血理箭、黑南星、蛇杆棒、金半夏、花包谷、烂屁股、大叶半夏、虎爪南星、芋儿南星、狗爪半夏、大叶天南星。

2. 来源

本品为天南星科植物浅裂南星 *Arisaema lobatum* Engl. 的块茎。夏、秋季，采挖根部，除去须根，洗净，晒干或鲜用。

3. 植物形态

多年生草本。块茎近球形，大小不等，大者直径达 5 cm。鳞叶线状披针形，最上的长 12～15 cm，先端锐尖或钝。叶 1～2 片，叶柄长 17～35 cm，下部具鞘，黄绿色，有紫色斑块，形如花蛇；叶片 3 全裂，中裂片长圆形或椭圆形，基部狭楔形或钝，长 8～22 cm，宽 4～10 cm，具 1.5～5.0 cm 的长柄；侧裂片无柄，不对称，长圆形，外侧宽为内侧的 2 倍，下部 1/3 具宽耳，长 5～23 cm，宽 2～8 cm。花序柄长，短于叶柄；佛焰苞外面淡紫色，管部漏斗状，喉部无耳，斜截形，骤狭为檐部，檐部披针形，狭渐尖，有时具尾尖，深紫色或绿色，下弯或垂立。肉穗花序单性；雄花序花疏，雄花具短柄，花药 2～3 枚，药室青紫色，顶孔纵裂；雌花序圆柱形或近球形；各附属器具细柄，先端钝圆，直立。浆果，有种子 3 颗。花期 4—7 月，果期 8—9 月。

4. 生境分布

浅裂南星野生于海拔 600～3 300 m 的林下、草坡或荒地，分布于中国四川、贵州、云南、陕西、甘肃、安徽、浙江、江西、河南、湖北、湖南、广西等省（自治区、直辖市）。

黔西北地区的七星关等县（市、区）有浅裂南星野生资源分布。

5. 药材性状

本品块茎呈扁圆形，直径 2～5 cm，表面深棕色；幼时可见周围着生小块茎，长大后小块茎即脱落而留有瘢痕。气微，味辛、麻、刺舌。

6. 性味归经

性温，味苦、辛；归经不详。

7. 功能主治

燥湿，化痰，祛风，消肿，散结。用于咳嗽痰多、中风口眼㖞斜、半身不遂、小儿惊风痈肿、毒蛇咬伤。

8. 用法用量

内服：煎汤，3～6 g（须经炮制后用）。外用：鲜品适量，捣敷患处。

9. 使用注意

阴虚燥咳及孕妇忌服。

二百二十一、荆三棱

1. 别名

三棱、泡三棱、黑三棱、京三棱、草三棱、鸡爪棱、石三棱。

2. 来源

本品为莎草科植物荆三棱 *Bolboschoenus yagara*（Ohwi）Y. C. Yang & M. Zhan. 的干燥块茎。秋季，采挖根部，除去根茎及须根，洗净，或削去外皮，晒干。

3．植物形态

多年生草本。匍匐根茎粗而长，顶端生球状块茎。秆高 70～150 cm，锐三棱形，平滑，基部膨大。叶秆生；叶片线形，长 20～40 cm，宽 0.5～1.0 cm，稍坚挺，叶鞘长达 20 cm。叶状苞片 3～5 枚，长于花序；聚伞花序不分枝；小穗卵状长圆形，锈褐色，长 1.0～1.8 cm，宽 5～8 mm，密生多数花；鳞片长圆形，有 1 脉，背面上部有短柔毛，先端略有撕裂状缺刻，有短芒；下位刚毛 6 枚，几与小坚果等长，有倒刺；雄蕊 3 枚，花药线形，长约 4 mm；花柱细长，柱头 2～3 枚。小坚果三棱状倒卵形，熟时黄白色或黄褐色，表面有细网纹。花、果期 5—7 月。

4．生境分布

荆三棱野生于湖、河浅水中及山坡湿地，产于中国东北、华北、华东、西南及陕西、甘肃、青海、新疆、河南、湖北等地。

黔西北地区的威宁等县（市、区）有荆三棱野生资源分布。

5．药材性状

本品块茎呈近球形，长 2.0～3.5 cm，直径 2～3 cm。表面棕黑色，凹凸不平，有少数点状须根痕；去外皮者下端略呈锥形，黄白色或灰白色，有残存的根茎瘢痕及未去净的外皮黑斑，并有刀削痕。质轻而坚硬，难折断，入水中漂浮于水面，稀下沉。碎断面平坦，黄白色或棕黄色。气微，味淡，嚼之微辛、涩。

6．性味归经

性平，味辛、苦；归肝、脾经。

7．功能主治

祛瘀通经，破血消症，行气消积。用于血滞经闭、痛经、产后瘀阻腹痛、跌打瘀肿、腹中包块、食积腹痛。

8．用法用量

内服：煎汤，4.5～9.0 g。

9．使用注意

体虚、血枯经闭者及孕妇禁服。

二百二十二、象头花

1．别名

岩芋、南星、红半夏、山半夏、红南星、大半夏、岩半夏、野芋头、野磨芋、三不跳、母猪半夏、小独脚莲、独叶半夏、狗爪南星。

2．来源

本品为天南星科植物象头花 *Arisaema franchetianum* Engl. 的块茎。夏季，采挖块茎，洗净，切片，晒干或鲜用。

3．植物形态

块茎扁球形，周围有多数小球茎，肉红色（称红半夏、红南星）。鳞叶 2～3 片，披针形，膜质，最内的长 13～20 cm，淡褐色，带紫色斑润，包围叶柄及花序柄，上部分离。叶 1 片；幼株叶心状箭形，全缘，两侧基部近圆形；成年植株叶近革质，3 全裂，裂片近无柄，中裂片卵形、宽椭圆形或近倒卵形，长 7～23 cm，全缘；叶柄长 20～50 cm，肉红色，下部 1/4～1/5 鞘状。花序梗长 10～15 cm，肉红色，果期下弯；佛焰苞污紫色或深紫色，具白色或绿白色宽条纹，管部长 4～6 cm，圆筒形，喉部边缘反卷，檐部盔状，长 4.5～11.0 cm，有线状尾尖，下垂；雄肉穗花序紫色，长圆锥形，长 1.5～4.0 cm，花疏；雄花具粗短梗，花药 2～5 枚，药室球形，顶孔开裂；附属器绿紫色，圆锥状，长 3.5～6.0 cm，向下渐窄成短柄，中部以下弯曲，有时弯成圆圈，稀近直立；雌花序圆柱形，长 1.2～3.8 cm，花密；雌花子房绿紫色，顶部近五角形，柱头凸起，胚珠 2 枚，近纺锤形，白色。浆果红色，倒圆锥形，长约 1.2 cm。种子 1～2 粒，倒卵形或卵形，种皮淡褐色，骨质，表面泡沫状。花期 5—7 月，果期 9—10 月。

4. 生境分布

象头花为中国特有品种，野生于海拔 960～3 000 m 的林下、灌丛或草坡，产于四川、贵州、云南、广西等省（自治区、直辖市）。

黔西北地区的七星关、纳雍、赫章等县（市、区）有象头花野生资源分布。

5. 药材性状

本品块茎扁平，主块茎上周边着生数个突出的小侧芽，略似爪，直径 1～6 cm；表面深棕色；质坚硬，角质。气微，味微辛、麻。

6. 性味归经

性温，味辛，有大毒；归心、肾经。

7. 功能主治

散瘀解毒，消肿止痛。用于食积胃痛、乳痈、瘰疬、无名肿毒、毒蛇咬伤。

8. 用法用量

内服：浸酒 0.9～1.5 g。外用：适量，捣敷患处。

9. 使用注意

内服宜慎。

二百二十三、草泽泻

1. 来源

本品为泽泻科植物草泽泻 *Alisma gramineum* Lej. 的干燥块茎。秋后，挖块茎，洗净，晒干。

2. 植物形态

多年生沼生草本。叶多数，丛生；叶柄长 2～30 cm，粗壮，基部膨大呈鞘状；叶片披针形，长 2.7～12.4 cm，宽 6～19 mm，先端渐尖，基部楔形；叶脉 3～5 条，基出。花葶高 13～80 cm；花序长 6～56 cm，具 2～5 轮分枝，每轮分枝 3～9 枚或更多，分枝粗壮；花两性，花梗长 1.5～4.5 cm；外轮花被片广卵形，长 2.5～4.5 mm，宽 1.5～2.5 mm，内轮花被片白色，大于外轮花被片，近圆形；花药椭圆形；心皮轮生，排列整齐，花柱向背部反卷。瘦果两侧压扁，倒卵形，或近三角形；果喙极短，侧生。种子紫褐色，中部微凹。花、果期 6—9 月。

3. 生境分布

草泽泻野生于湖边、水塘、沼泽、沟边及湿地，产于中国黑龙江、吉林、辽宁、内蒙古、山西、宁夏、甘肃、青海、新疆、贵州等省（自治区、直辖市）；国外，俄罗斯、蒙古，以及亚洲、欧洲、非洲和北美亦产。

黔西北地区的威宁、金沙等县（市、区）有草泽泻野生资源分布。

4. 性味归经

性寒，味甘、淡；归经不详。

5. 功能主治

利水渗湿，泄热通淋。用于小便淋沥涩痛、水肿、泄泻。

6. 用法用量

内服：煎汤，3～15 g。

二百二十四、白独活

1. 别名

独活、朱噶尔、法洛海、白羌活、藏当归、香白芷。

2. 来源

本品为伞形科植物白亮独活 *Heracleum candicans* Wall. ex DC. 的干燥根。4—10 月，采挖根部，去净杂质，晒干。

3. 植物形态

多年生草本。株高达 1 m，全体被有白色柔毛或绒毛。根圆柱形，下部分枝。茎直立，圆筒形，中空、有棱槽，上部多分枝。茎下部叶的叶柄长 10～15 cm，叶片轮廓为宽卵形或长椭圆形，长 20～30 cm，羽状分裂，末回裂片长卵形，长 5～7 cm，呈不规则羽状浅裂，裂片先端钝圆，下表面密被灰白色软毛或绒毛；茎上部叶有宽展的叶鞘。复伞形花序顶生或侧生；花序梗长 15～30 cm，有柔毛；总苞片 1～3 枚，线形；伞辐 17～23 个，不等长，具有白色柔毛；小总苞片少数，线形；每小伞形花序有花约 25 朵，花白色；花瓣二型；萼齿线形细小；花柱基短圆锥形。果实倒卵形，背部极扁平，未成熟时被有柔毛，成熟时光滑；分生果的棱槽中各具 1 枚油管，其长度为分生果长度的 2/3，合生面有油管 2 枚；胚乳腹面平直。花期 5—6 月，果期 9—10 月。

4. 生境分布

白亮独活野生于海拔 2 000～2 400 m 的山坡林下及路旁，产于中国西藏、四川、贵州、云南等省（自治区、直辖市）；国外，尼泊尔、巴基斯坦等地亦产。

黔西北地区的纳雍等县（市、区）有白亮独活野生资源分布。

5. 性味归经

性温，味辛、苦；归经不详。

6. 功能主治

散风散寒，除湿止痛。用于感冒、头痛、牙痛、脘腹痛、风湿痹痛、麻风。

7. 用法用量

内服：煎汤，3～9 g；或入丸、散；或泡酒。

二百二十五、铜骨七

1. 别名

疔药、血乌、钻骨风、棉絮头、戛戛羊、饿老虎、白接骨连、红接骨连。

2. 来源

本品为毛茛科植物西南银莲花 *Anemone davidii* Franch. 的干燥根茎。夏、秋季，采收根部，去净杂质，晒干。

3. 植物形态

多年生草本。株高 10～55 cm。根状茎横走，节间缩短。基生叶 0～3 片；叶片心状五角形，长 2～10 cm，宽 4～18 cm，3 全裂，全裂片有短柄或无柄，中全裂片菱形，3 深裂，边缘有不规则小裂片或粗齿，侧全裂片不等 2 深裂，两面疏被短毛；叶柄长 13～37 cm，无毛或上部有疏毛。花葶直立；苞片 3 枚，似基生叶，长达 10 cm；花梗 1～3 条，长 2.5～17.0 cm，有短柔毛；萼片 5 枚，白色，倒卵形，长 1.0～3.8 cm，宽 0.6～2.1 cm，背面有疏柔毛；雄蕊长约为萼片长度的 1/4，花药狭椭圆形，花丝丝形；心皮 45～70 枚，无毛，有稍向外弯的短花柱，柱头小，近球形。瘦果卵球形，稍扁，顶端有不明显的短宿存花柱。花期5—6月。

4. 生境分布

西南银莲花野生于山地沟谷杂木林、竹林中或沟边较阴处，分布于中国西藏、云南、四川、贵州、湖南、湖北等省（自治区、直辖市）。

黔西北地区的黔西、大方等县（市、区）有西南银莲花野生资源分布。

5. 药材性状

本品根茎呈锥状椭圆形或近条形，少数呈团块状，稍弯曲，长3～10 cm，直径1.0～2.5 cm。表面棕褐色，有皱褶，环节较密集，有的不甚明显，周围着生多数细长须根或圆形根痕；顶端有干枯的叶基及茎基，其周围密生灰白色茸毛。质坚实，断面黄棕色，不甚平坦。气微，味苦。

6. 性味归经

性温，味微苦，有小毒；归肺、肝、脾、肾经。

7. 功能主治

活血，祛瘀，止痛。用于跌打损伤、风湿疼痛、腰肌劳损。

8. 用法用量

内服：煎汤，9～12 g。外用：适量，研末调敷。

9. 使用注意

孕妇忌服。

二百二十六、山莨菪

1. 别名

藏茄、七厘散、樟柳柽、樟柳参、唐传那保、唐古特东莨菪。

2. 来源

本品为茄科植物山莨菪 *Anisodus tanguticus*（Maxim.）Pascher. 的干燥根。秋、冬季，采根，洗净，去外皮切片，晒干。

3. 植物形态

多年生草本。株高达1 m。根肥大，长圆锥形，黄褐色。茎直立，多数丛生，稍有毛或无毛。单叶互生；叶柄粗壮；叶片长方卵形至窄椭圆形，长8～21 cm，宽4～13 cm，全缘，微波或有疏浅齿。花单生于叶腋，花梗粗壮，先端微弯；花萼广钟形，先端有5枚不整齐浅裂片，网脉明显；花冠钟形，与萼略等长，紫红棕色，先端有5枚浅圆裂片；雄蕊5枚，着生于花冠管基部，被长柔毛；子房上位，近球形，花柱长大，柱头大，圆头状。蒴果包围于膨大宿萼中，果梗粗壮，木质，宿萼长方钟形，先端有5枚浅裂片，萼棱凸起，脉网明显，盖裂，盖部1室，下部2室。种子多数，棕褐色，扁圆形。花期5—6月，果期7—8月。

4. 生境分布

山莨菪野生于高山疏林草丛中，分布于中国甘肃、青海、贵州等省（自治区、直辖市）。

黔西北地区的威宁、赫章等县（市、区）有山莨菪野生资源分布。

5. 药材性状

本品根圆柱形。商品多横切成圆片，直径6～10 cm，有的纵切成不等长的块片。表面黄褐色至灰棕色，粗糙，有不规则皱纹，皮孔明显，横向突起，皮部剥落后可见黄白色或淡棕黄色木部。横切面皱缩不平，皮部薄，木部占极大部分，有5～10或更多棕色同心环纹及放射状裂隙。质较硬，折断时有粉尘，断面不平，黄白色，有纵向裂隙。气微，味苦、涩。以条粗、色棕黄者为佳。

6. **性味归经**

性温，味苦、辛，有大毒；归经不详。

7. **功能主治**

镇痛解痉，活血化瘀，止血生肌。用于溃疡病，急、慢性胃肠炎，胃肠神经官能症，胆道蛔虫症，胆石症，跌打损伤，骨折，外伤出血。

8. **用法用量**

内服：0.3～0.6 g。外用：适量，研粉撒伤口或开水调敷患处。

9. **使用注意**

忌酸冷、豆类。本品有大毒，内服慎用。孕妇禁服。

二百二十七、白果根

1. **别名**

银杏根。

2. **来源**

本品为银杏科植物银杏 *Ginkgo biloba* L. 的根或根皮。全年均可采收，挖取根，切片，晒干。

3. **植物形态**

落叶乔木。树高可达 40 m。树干直立。树皮灰色。枝有长、短 2 种，叶在短枝上簇生，在长枝上互生。叶片扇形，先端中间 2 浅裂，基部楔形，叶脉平行，叉形分歧；叶柄长 2.5～7.0 cm。花单性，雌雄异株；雄花呈下垂的短葇荑花序，4～6 个生于短枝上的叶腋内，雄蕊多数，花药 2 室，生于短柄的顶端；雌花每 2～3 个聚生于短枝上，每花有一长柄，柄端两叉，各生心皮 1 枚，胚珠附生于上，通常只有 1 个胚珠发育成熟。种子核果状，倒卵形或椭圆形，淡黄色，被白粉状蜡质；外种皮肉质，有臭气；内种皮灰白色，骨质，两侧有棱边；胚乳丰富，子叶 2 枚。花期 4—5 月，果期 7—10 月。

4. **生境分布**

银杏为中国特产，全国大部分地区均有栽培。主要分布在温带和亚热带气候区内，边缘分布“北达辽宁省沈阳，南至广东省的广州，东南至台湾省的南投，西抵西藏自治区的昌都，东到浙江省的舟山普陀岛”，跨越北纬 21°30′～41°46′，东经 97°～125°，遍及 22 个省（自治区、直辖市）和 3 个直辖市；山东、江苏等省有大面积的人工栽培。国外，日本、韩国、法国等国家有引种栽培。

黔西北地区的金沙、黔西、威宁等县（市、区）有银杏野生资源分布。2019 年，毕节市七星关、金沙、织金、纳雍、赫章等县（市、区）栽培银杏 1.3 万亩，其他县（市、区）有零星栽培。

5. **药材性状**

本品根呈圆柱形，稍弯曲，有分枝，长可达 1 m，直径 0.5～3.0 cm。表面灰黄色，有纵皱纹、横向皮孔及侧根痕。质硬，断面黄白色，有菊花心，呈放射状环，皮部带纤维性。气微，味淡。

6. **性味归经**

性温，味甘；归经不详。

7. **功能主治**

益气，补虚。用于带下、遗精，并配合用于其他虚弱病症、劳伤等。

8. **用法用量**

内服：煎汤，15～60 g。

9. 使用注意

有实邪者禁服。

二百二十八、草玉梅

1. 别名

土黄芩、见风清。

2. 来源

本品为毛茛科植物二歧银莲花 *Anemone dichotoma* L. 的根状茎。秋季，挖根，去净杂质，晒干。

3. 植物形态

多年生草本。植株高 10～65 cm。根状茎木质，垂直或稍斜，粗 8～14 mm。基生叶 3～5 片，有长柄；叶片肾状五角形，长 1.6～7.5 cm，宽 2～14 cm，3 全裂，中全裂片宽菱形或菱状卵形，有时宽卵形，宽 0.7～7.0 cm，3 深裂，深裂片上部有少数小裂片和牙齿，侧全裂片不等 2 深裂，两面都有糙伏毛；叶柄长 3～22 cm，有白色柔毛，基部有短鞘。花葶 1～3 条，直立；聚伞花序长 4～30 cm，一至三回分枝；苞片 3～4 枚，有柄，近等大，长 2.2～9.0 cm，似基生叶，宽菱形，3 裂近基部，一回裂片细裂，柄扁平，膜质；花萼片 6～10 枚，白色，倒卵形或椭圆状倒卵形，外面有疏柔毛，顶端密被短柔毛；雄蕊长约为萼片之半，花药椭圆形，花丝丝形；心皮 30～60 枚，无毛，子房狭长圆形，有拳卷的花柱。瘦果狭卵球形，稍扁，宿存花柱钩状弯曲。花期 5—8 月。

4. 生境分布

二歧银莲花野生于山地草坡、小溪边或湖边，产于中国西藏、云南、广西、贵州、湖北、四川、甘肃、青海等省（自治区、直辖市）；国外，尼泊尔、不丹、印度、斯里兰卡亦产。

黔西北地区各县（市、区）均有二歧银莲花野生资源分布。

5. 性味归经

性凉，味苦；归经不详。

6. 功能主治

解毒止痢，舒筋活血。用于痢疾、疮疖痈毒、跌打损伤。

7. 用法用量

内服：煎汤，3～9 g。外用：鲜品适量，捣敷患处。

二百二十九、箭杆风

1. 别名

山姜、小发散、行杆、竹节风。

2. 来源

本品为姜科植物花叶山姜 *Alpinia pumila* Hook. f. 的根茎。全年均可采收，挖取根部，洗净，切片，晒干或鲜用。

3. 植物形态

多年生草本。根茎平卧，无地上茎。叶 2～3 片一丛自根茎生出；叶片椭圆形，长圆形或长圆状披针形，长达 15 cm，宽约 7 cm，顶端渐尖，基部急尖，叶面绿色，叶脉处颜色较深，余较浅，叶背浅绿色，两面均无毛；叶柄长约 2 cm；叶舌短，2 裂；叶鞘红褐色。总状花序自叶鞘间抽出，总花梗长约 3 cm；花成对生于长圆形、长约 2 cm 的苞片内，苞片迟落；花萼管状，顶端具 3 齿，紫红色，被短柔毛；花冠白色，裂片长圆形，稍较花冠管为长，侧生退化雄蕊钻状，长 3～4 mm；唇瓣卵形，顶端短 2 裂，反折，边缘具粗锯齿，白色，有红色脉纹；花药长 5～8 mm；花丝长 5～10 mm；腺体 2 枚，披针形，顶端急尖；子房被绢毛。果球形，顶端有花被残迹。花期 4—6 月，果期 6—11 月。

4. 生境分布

花叶山姜野生于山谷阴湿之处，产于中国广东、广西、湖南、贵州、云南等省（自治区、直辖市）。

黔西北地区的金沙等县（市、区）有花叶山姜野生资源分布。

5. 性味归经

性温，味辛、微苦；归脾、胃经。

6. 功能主治

祛风除湿，行气止痛。用于风湿骨痛、腹泻、胃痛、跌打损伤。

7. 用法用量

内服：煎汤，10～30 g。外用：适量，煎水熏洗；或鲜品捣敷。

二百三十、心不干

1. 别名

岩芪、岩花、大寒药、万年攀。

2. 来源

本品为百合科植物开口箭 *Rohdea chinesis*（Baker）N. Tanaka 的根茎。秋季，采挖根，去须根，洗净，切片，晒干或鲜用。

3. 植物形态

多年生宿根草本。根状茎长圆柱形，多节，绿色至黄色。叶基生，4～12 枚，近革质或纸质，倒披针形、条状披针形、条形或矩圆状披针形，长 15～65 cm，宽 1. 5～9. 5 cm，先端渐尖，基部渐狭；鞘叶 2 枚，披针形或矩圆形，长 2. 5～10. 0 cm。穗状花序直立，密生多花，总花梗长 1～6 cm；苞片绿色，卵状披针形至披针形，除每花有 1 枚苞片外，另有几枚无花的苞片在花序顶端聚生成丛；花短钟状，黄色或黄绿色；花丝基部扩大，上部分离，花药卵形；子房近球形，花柱不明显，柱头钝三棱形，顶端 3 裂。浆果球形，熟时紫红色，有种子 1 粒。花期 4—6 月，果期 9—11 月。

4. 生境分布

开口箭野生于疏林潮湿地，分布于中国云南、贵州等地。

黔西北地区的金沙等县（市、区）有开口箭野生资源分布。

5. 药材性状

本品根茎呈扁圆柱形，略扭曲；长 10～15 cm，直径约 1 cm；节明显，略膨大，节处有芽及膜质鳞片状叶，节间短；表面黄褐色至黄绿色，有皱纹。断面淡黄色，细颗粒状。气微，味苦、涩。

6. 性味归经

性温，味辛、苦，有毒；归脾、胃经。

7. 功能主治

温中散寒，行气止痛。用于脾胃虚寒、气滞胃痛、跌打损伤。

8. 用法用量

内服：研末为散，1.5～3.0 g；或浸酒。外用：鲜品适量，捣敷患处。

二百三十一、姜三七

1. 别名

石竹花、岩白姜、土山柰、水马鞭、岩笔叶。

2. 来源

本品为姜科植物苞叶姜 *Pyrgophyllum yunnanense*（Gagnepain）T. L. Wu & Z. Y. Chen 的根茎。全年均可采收，挖取根部，去净杂质，切片，晒干或鲜用。

3. 植物形态

又名大苞姜。多年生草本。株高 25～55 cm。根茎球形，须根粗壮。叶 3～4 片，叶柄长 5～7 mm；叶舌薄膜质，2 裂；叶片长圆形、长圆状披针形或卵形，长 8～20 cm，宽 4～5 cm，先端渐尖，基部急尖或近圆形，上面无毛，下面被短柔毛。花序顶生，叶状苞片 1～3 枚，长 7～13 cm，基部边缘与花序轴贴生成囊状，每一苞片内有花 1～2 朵；花黄色，极易凋谢；花萼一侧开裂，先端具 2 齿；花冠管长为萼管的 1 倍，裂片狭披针形，后方的一枚宽为两侧的 1 倍；侧生退化雄蕊近线形，与花冠裂片近等长；唇瓣深 2 裂，裂片卵形；花丝短，药隔先端附属体三角形，全缘；子房倒卵形。蒴果近圆形，直径约 1 cm，果皮上有细脉纹。种子卵形。花期 9—10 月。

4. 生境分布

苞叶姜野生于海拔 1 500～2 800 m 的高山密林中，分布于中国四川、云南、贵州等地。

黔西北地区的威宁等县（市、区）有苞叶姜野生资源分布。

5. 性味归经

性温，味辛；归心、肺经。

6. 功能主治

散瘀消肿，止痛，止血。用于跌打损伤、骨折、吐血、衄血、功能性子宫出血、外伤出血。

7. 用法用量

内服：煎汤，1.5～3.0 g。外用：适量，研末撒患处。

二百三十二、白头翁

1. 别名

老公花、白头公、野丈人、毛姑朵花、老婆子花、胡王使者。

2. 来源

本品为毛茛科植物白头翁 *Pulsatilla chinensis*（Bunge）Regel 的干燥根。秋、冬季，采挖根，除去泥沙，干燥。

3. 植物形态

多年生草本。株高 15～35 cm。基生叶 4～5 片，有长柄；叶片宽卵形，长 4.5～14.0 cm，宽 6.5～16.0 cm，3 全裂，中全裂片有柄或近无柄，宽卵形，3 深裂，中深裂片楔状倒卵形、狭楔形或倒梯形，全缘或有齿，侧深裂片不等 2 浅裂，侧全裂片无柄或近无柄，不等 3 深裂，表面变无毛，背面有长柔毛；叶柄长 7～15 cm，有密长柔毛。花葶 1～2 枚，有柔毛；苞片 3 枚，基部合生成筒，3 深裂，深裂片线形，不分裂或上部 3 浅裂，背面密被长柔毛；花萼片蓝紫色，长圆状卵形，背面有密柔毛；雄蕊长约为萼片 1/2。聚合果直径 9～12 cm；瘦果纺锤形，有长柔毛。花期 4—5 月。

4. 生境分布

白头翁野生于平原和低山山坡草丛中、林边或干旱多石的坡地，分布于中国四川、贵州、湖北、江苏、安徽、河南、甘肃、陕西、山西、山东、河北、内蒙古、辽宁、吉林、黑龙江等省（自治区、直辖市）；国外，朝鲜、俄罗斯远东地区亦产。

黔西北地区的大方、七星关等县（市、区）有白头翁野生资源分布。

5. 药材性状

本品呈类圆柱形或圆锥形，稍扭曲，长 6～20 cm，直径 0.5～2.0 cm。表面黄棕色或棕褐色，具不规则纵皱纹或纵沟，皮部易脱落，露出黄色的木部，有的有网状裂纹或裂隙，近根头处常有朽状凹洞。根头部稍膨大，有白色绒毛，有的可见鞘状叶柄残基。质硬而脆，断面皮部黄白色或淡黄棕色，木部淡黄色。气微，味微苦、涩。

一般干品含水分不超过 13.0%，总灰分不超过 11.0%，酸不溶性灰分不超过 6.0%，醇溶性浸出物不少于 17.0%，含白头翁皂苷 B_4（$C_{59}H_{96}O_{26}$）不少于 4.6%。

6. 性味归经

性寒，味苦；归胃、大肠经。

7. 功能主治

清热解毒，凉血止痢。用于热毒血痢、阴痒带下、阿米巴病。

8. 用法用量

内服：煎汤，9～15 g。

二百三十三、土茯苓

1. 别名

土苓、硬饭、山牛、白葜、连饭、冷饭团、禹余粮、白余粮、刺猪苓、过山龙等。

2. 来源

本品为百合科植物土茯苓 *Smilax glabra* Roxb. 的干燥根茎。夏、秋季，采挖根茎，除去须根，洗净，干燥；或趁鲜切成薄片，干燥。

3. 植物形态

攀缘灌木。根状茎粗厚，块状，常由匍匐茎相连接，直径 2～5 cm。茎长 1～4 m，枝条光滑，无刺。叶薄革质，狭椭圆状披针形至狭卵状披针形，长 6～15 cm，宽 1～7 cm，先端渐尖，下面通常绿色，有时带苍白色；叶柄长 0.5～2.0 cm，有卷须，脱落点位于近顶端。伞形花序，通常具花 10 余朵；总花梗短，通常明显短于叶柄，极少与叶柄近等长；在总花梗与叶柄之间有 1 芽；花序托膨大，连同多数宿存的小苞片呈莲座状；花绿白色，六棱状球形；雄花外花被片近扁圆形，兜状，背面中央具纵槽，内花被片近圆形，边缘有不规则的齿，雄蕊与内花被片近等长，花丝极短；雌花外形与雄花相似，但内花被片边缘无齿，具退化雄蕊 3 枚。浆果小，熟时紫黑色，具粉霜。花期 7—11 月，果期 11 月至次年 4 月。

4. 生境分布

土茯苓野生于海拔 1 800 m 以下的山坡林下、路旁丛林及山谷向阳处，分布于中国华东、中南、西南、华南及陕西、甘肃等地；国外，越南、泰国、印度亦产。

黔西北地区的大方、七星关、赫章等县（市、区）有土茯苓野生资源分布。

5．药材性状

本品略呈圆柱形，稍扁或呈不规则条块状，有结节状隆起，具短分枝，长 5～22 cm，直径 2～5 cm。表面黄棕色或灰褐色，凹凸不平，有坚硬的须根残基，分枝顶端有圆形芽痕，有的外皮现不规则裂纹，并有残留的鳞叶。质坚硬。切片呈长圆形或不规则，厚 1～5 mm，边缘不整齐；切面类白色至淡红棕色，粉性，可见点状维管束及多数小亮点。质略韧，折断时有粉尘飞扬，以水湿润后有黏滑感。气微，味微甘、涩。

干品含水分不超过 15.0%，总灰分不超过 5.0%，醇溶性浸出物不少于 15.0%，含落新妇苷（$C_{21}H_{22}O_{11}$）不少于 0.45%。

6．性味归经

性平，味甘、淡；归肝、胃经。

7．功能主治

解毒，除湿，通利关节。用于湿热淋浊、带下、痈肿、瘰疬、疥癣、梅毒及汞中毒所致的肢体拘挛、筋骨疼痛。

8．用法用量

内服：煎汤，15～60 g。

二百三十四、猫儿屎

1．别名

猫瓜、齿果、鬼指、鸡肠子、猫屎瓜、猫屎枫、水冬瓜、羊角立、羊角子、粘连子、猫屎包、鬼指梅、八月瓜、都哥杆（苗语）。

2．来源

本品为木通科植物猫儿屎 *Decaisnea insignis*（Griffith）J. D. Hooker et Thomson 的干燥根。全年均可采收，挖取根，洗净，晒干或鲜用。

3．植物形态

又名矮杞树。落叶灌木或小乔木。树高 2～7 m，树干直立，坚实，分枝少；树皮灰褐色；枝黄绿色至灰绿色，稍被白粉，枝具明显的纵向棕褐色皮孔，髓部松泡，约占直径的 1/2。冬芽倒卵形，长 1～2 cm，外面有 2 枚平滑的鳞片。叶着生茎顶，互生；奇数羽状复叶，长 60～70 cm；总叶柄长 20 cm，无托叶；小叶 13～25 枚，倒卵形至卵状椭圆形，先端渐尖或尾状渐尖，基部宽楔形或近圆形，偏斜，上面深绿色，无毛，下面淡绿色，微被细柔毛，全缘，中脉在下面凸起，在上面凹陷，侧脉 7～8 对；小叶柄长 1 cm，基部略带紫红色。圆锥花序顶生，杂性异株；萼片 6 枚，两轮排列，淡绿或黄绿色，披针形；花瓣缺；雄花有雄蕊 6 枚，合成单体，药隔角状突出，退化心皮残存；雌花具不育雄蕊 6 枚，心皮 3 枚，线状长圆形。蓇葖果，微弯曲，长 5～10 cm，幼时绿色或黄绿色，成熟后变蓝紫色，果皮变肉质，具白粉，富含白瓤。种子 30～40 粒，扁平，长圆形，长约 1 cm，黑色，有光泽。花期 4—7 月，果期 7—10 月。

4．生境分布

猫儿屎野生于海拔 900～3 600 m 的山坡灌丛或沟谷杂木林下阴湿处，产于中国陕西、甘肃、安徽、浙江、江西、湖北、湖南、广西、四川、贵州、云南等省（自治区、直辖市）。

黔西北地区的威宁等县（市、区）有猫儿屎野生资源分布。

5．性味归经

性平，味甘、辛；归肺、肝经。

6. 功能主治

祛风除湿，清肺止咳。用于风湿痹痛、肛门湿烂、阴痒、肺痨咳嗽。

7. 用法用量

内服：煎汤，15～30 g；或浸酒。外用：适量，煎水洗；或取浓汁搽患处。

二百三十五、地不容

1. 别名

地胆、山乌龟、金不换、地芙蓉、乌龟梢、地乌龟、抱母鸡、一文钱、金丝荷叶、荷叶暗消、乌龟抱蛋、金线吊乌龟。

2. 来源

本品为防己科植物地不容 *Stephania epigaea* Lo. 的干燥块根。秋、冬季，采挖块根，去除须根，洗净，切片，晒干或鲜用。

3. 植物形态

多年生草质落叶藤本。茎藤长达数米，全株无毛。块根硕大，扁球形，直径可达 30 cm，外皮暗灰褐色，通常露于地面。茎下部稍木质化，嫩枝稍肉质，常为紫红色，干时显直线纹。叶互生；叶柄长 4～11 cm，盾状着生于距叶片基部 1～2 cm 处；叶片扁圆形或近圆形，长 3.0～7.5 cm，宽 5～9 cm，先端圆或偶有小突尖，基部略圆，全缘，上面深绿色，略有光泽，下面呈白粉状；掌状脉向上的 5 条，向下的 5～6 条，纤细，纸质。花小，单性，雌雄异株。雄株为单伞形聚伞花序，总花序梗长 0.5～4.0 cm，簇生数个至 10 多个小聚伞花序，每个小聚伞花序有花 2～7 朵；雄花萼片 6 枚，排成 2 轮，卵形或椭圆形状卵形，先端短尖或短渐尖，花瓣 3 枚，紫色，稍肉质，阔楔形或近三角形，内面无腺体。雌株为单伞形聚伞花序，但较紧密，总花序梗长 1～3 cm；花被左右对称，萼片 1 枚，倒卵形或匙状倒卵形，生于花的一侧；花瓣 1～2 枚，倒卵状圆形或阔倒卵形；子房倒卵形。核果成熟时红色，倒卵形，果梗短，肉质。花期 5—6 月，果期 6—8 月。

4. 生境分布

地不容野生于山地灌木丛中、林缘或岩石缝等处，分布于中国四川、云南、贵州等地。

黔西北地区的黔西、大方、威宁等县（市、区）有地不容野生资源分布。

5. 药材性状

本品块根呈类球形或扁球形，直径 4～20 cm，表面棕褐色，有不规则皱纹，凹凸不平。商品多为横切或纵切片，一般直径 2～7 cm，厚 3～10 mm。质坚脆，易折断，断面灰黄色，隐约可见筋脉纹（三生维管束）环状排列，呈同心圆状。气微，味苦。

6. 性味归经

性寒，味苦，有毒；归肝、胃经。

7. 功能主治

涌吐痰食，截疟，解疮毒。用于疟疾、食积腹痛、痈肿疔毒。

8. 用法用量

内服：煎汤，1.5～3.0 g；研末，0.5～1.0 g。外用：适量，鲜品捣敷，或研末敷患处。

9. 使用注意

孕妇禁服，体弱者慎服。内服宜炮制。过量易致呕吐。

二百三十六、莽草根

1. 别名

老根、山八角、八角脚根、红茴香根、披针叶茴香根。

2. 来源

本品为木兰科植物红毒茴 *Illicium lanceolatum* A. C. Smith. 的干燥根或根皮。全年均可采收，挖取根，去净泥土、杂质，切片，晒干；或切成小段，晒至半干，剖开皮部，去木质部，取根皮，晒干。

3. 植物形态

又名莽草、红茴香、披针叶茴香、窄叶红茴香、披针叶八角。常绿灌木或小乔木。树高3～10 m。树皮、老枝灰褐色。单叶互生或集生；叶柄短，纤细；叶革质，披针形、倒披针形或椭圆形，长6～15 cm，宽1.5～4.5 cm，先端尾尖或渐尖，基部窄楔形，全缘，边缘稍反卷，无毛，上面绿色，有光泽，下面淡绿色。花腋生或近顶生，单生或2～3朵集生叶腋；花梗长1.5～5.0 cm；花被片10～15枚，红色至深红色；雄蕊6～11枚；心皮10～13枚，花柱直立，钻形。果柄长6～8 cm，蓇葖10～14枚，轮状排列，先端有长而弯曲的尖头。种子淡褐色，长7～8 mm。花期5—6月，果期8—10月。

4. 生境分布

红毒茴野生于混交林、疏林、灌丛中，产于中国江苏、安徽、浙江、江西、福建、湖北、湖南、贵州等省（自治区、直辖市）。

黔西北地区的纳雍、七星关、织金、威宁等县（市、区）有红毒茴野生资源分布。

5. 药材性状

根：圆柱形，常不规则弯曲，直径2～3 cm。表面粗糙，棕褐色，具明显的横裂纹和纵皱纹，有的栓皮易剥落现出红棕色皮部。质坚硬，不易折断。断面淡棕色，木质部占根的大部分，并可见年轮。气香，味辛、涩，有毒。

根皮：呈不规则块片，略卷曲，厚1～2 mm，外表棕褐色，具纵皱纹及少数横裂纹。内表面红棕色，光滑，有纵纹理。质坚脆，断面略整齐，气香，味辛、涩，有毒。

6. 性味归经

性温，味苦、辛，有毒；归经不详。

7. 功能主治

祛风除湿，散瘀止痛。用于风湿痹痛、关节肌肉疼痛、腰肌劳损、跌打损伤、痈疽肿毒。

8. 用法用量

内服：煎汤，3～6 g；研末，0.3～0.9 g。外用：适量，捣敷；或浸酒搽。

9. 使用注意

孕妇禁服。阴虚无瘀滞者慎服。

二百三十七、朱顶红

1. 别名

朱顶兰。

2. 来源

本品为石蒜科植物朱顶红 *Hippeastrum rutilum*（Ker-Gawl.）Herb. 的鳞茎。秋季，采挖鳞茎，

洗去泥沙，切片，晒干或鲜用。

3. 植物形态

又名对红、华胃兰、红花莲、百枝莲。多年生草本。鳞茎大，球形，直径 5.0～7.5 cm。叶 6～8 枚，通常花后抽出，带形，鲜绿色，长 30～40 cm，宽 2～6 cm。花茎中空，高 50～70 cm；花序伞形，常有花 3～6 朵，大形，长 12～18 cm；佛焰苞状总苞片 2 枚，披针形，长 5.0～7.5 cm；花梗与总苞片近等长；花被漏斗状，红色，中心及边缘有白色条纹；花被管喉部有小型不显著的鳞片，花被裂片 6 枚，倒卵形至长圆形，长 9～15 cm，宽 2.5～4.0 cm，先端急尖；雄蕊 6 枚，着生于花被管喉部，短于花被裂片，花丝丝状，花药线形或线状长圆形，"丁" 字形着生；子房下位，3 室，花柱与花被等长或稍长，柱头深 3 裂。蒴果球形，3 瓣开裂。种子扁平。花期春、夏季。

4. 生境分布

朱顶红原产于南美；中国引进栽培，南北各地庭园常见。

黔西北地区的七星关等县（市、区）有朱顶红栽培。

5. 性味归经

性温，味辛，有小毒；归经不详。

6. 功能主治

解毒消肿。用于痈疮肿毒。

7. 用法用量

外用：鲜品适量，捣敷患处。

二百三十八、雄黄兰

1. 别名

扭子药、搜山黄、土三七、搜山虎、山慈姑、黄大蒜。

2. 来源

本品为鸢尾科植物雄黄兰 *Crocosmia crocosmiflora*（Nichols.）N. E. Br. 的球茎。当年秋、冬季地上部分枯萎后或次年早春萌芽前，挖取球茎，洗净泥土，晒干或鲜用。

3. 植物形态

多年生草本。株高 50～100 cm。球茎扁圆球形，外包有棕褐色网状的膜质包被。叶多基生，剑形，长 40～60 cm，基部鞘状，顶端渐尖，中脉明显；茎生叶较短而狭，披针形。花茎常 2～4 分枝，由多花组成疏散的穗状花序；每朵花基部有 2 枚膜质的苞片；花两侧对称，橙黄色，直径 3.5～4.0 cm；花被管略弯曲，花被裂片 6 枚，2 轮排列，披针形或倒卵形，长约 20 mm，宽约 5 mm，内轮的花被裂片较外轮的略宽而长，外轮花被裂片顶端略尖；雄蕊 3 枚，长 15～18 mm，偏向花的一侧，花丝着生在花被管上，花药 "丁" 字形着生；花柱长 28～30 mm，顶端 3 裂，柱头略膨大。蒴果三棱状球形。花期 7—8 月，果期 8—10 月。

4. 生境分布

雄黄兰常为半野生，中国北方多为盆栽，南方则露地栽培。

黔西北地区的大方、七星关等县（市、区）有雄黄兰野生资源分布和人工栽培。

5. 性味归经

性平，味甘、辛，有小毒；归肝、肾、脾经。

6. 功能主治

解毒，消肿，止痛。用于蛊毒、脘痛、筋骨痛、痄腮、疮疡、跌打伤肿、外伤出血。

7. 用法用量

内服：煎汤，3～6 g；或入丸、散；或浸酒。外用：适量，鲜品捣敷，或研末撒患处。

二百三十九、红茴香根

1. 别名

本品为土大茴、山大茴、山八角、野茴香、八角脚根、红毒茴根。

2. 来源

本品为木兰科植物红茴香 *Illicium henryi* Diels. 的干燥根或根皮。全年均可采收，挖取根，去净杂质，晒干；或切成小段，晒至半干，剖开皮部，去木质部，取根皮，晒干。

3. 植物形态

常绿灌木或小乔木。树高3～7 m。树皮灰白色，幼枝褐色。单叶互生；叶柄短，近轴面有纵沟，上部有不明显的窄翅；叶片革质，长披针形、倒披针形或倒卵状椭圆形，长10～16 cm，宽2～4 cm，先端长渐尖，基部楔形，全缘，边缘稍反卷，上表面深绿色，有光泽及透明油点，下表面淡绿色。花红色，腋生或近顶生，单生或2～3朵集生；花梗长1～5 cm；花被片10～14枚，最大一片呈椭圆形或宽椭圆形；雄蕊11～14枚，排成1轮；心皮7～8枚，花柱钻形。聚合果直径1.5～3.0 cm，蓇葖果7～8枚，单一蓇葖果先端长尖，略弯曲，呈鸟喙状。种子扁卵形，棕黄色，平滑有光泽。花期4—5月，果期9—10月。

4. 生境分布

红茴香野生于海拔300～2 500 m的山地密林、疏林或山谷、溪边灌丛中，产于中国华东、中南及陕西、四川、贵州等地。

黔西北地区的大方、黔西等县（市、区）有红茴香野生资源分布。

5. 药材性状

根：圆柱形，常不规则弯曲，直径通常2～3 cm。表面粗糙，棕褐色，具明显的横向裂纹和因干缩所致的纵皱纹，少数栓皮易剥落现出棕色皮部。质坚硬，不易折断。断面淡棕色，外围红棕色，木质部占根的大部分，并可见同心环（年轮）。气香，味辛、涩。

根皮：呈不规则的块片，大小不一，略卷曲，厚1～2 mm。外表面棕褐色，具纵皱及少数横向裂纹。内表面红棕色，光滑，有纵向纹理。质坚脆，断面略整齐。气香，味辛、涩。

6. 性味归经

性温，味辛、甘，有大毒；归经不详。

7. 功能主治

活血止痛，祛风除湿。用于跌打损伤、风寒湿痹、腰腿痛。

8. 用法用量

内服：煎汤，根3～6 g，根皮1.5～4.5 g；或研末0.6～0.9 g。外用：适量，研末调敷。

9. 使用注意

孕妇忌服；阴虚无瘀滞者慎用。

二百四十、迎春花根

1. 别名

金腰带根。

2. 来源

本品为木樨科植物迎春花 *Jasminum nudiflorum* Lindl. 的干燥根。全年或秋季，采挖根，洗净泥土，切片或段，晒干。

3. 植物形态

落叶灌木。植株直立或匍匐，高 0.3～5.0 m，枝条下垂。枝稍扭曲，光滑无毛，小枝四棱形，棱上多少具狭翼。叶对生，三出复叶，小枝基部常具单叶；叶轴具狭翼，叶柄短，无毛；叶片和小叶片幼时两面稍被毛，老时仅叶缘具睫毛；小叶片卵形、长卵形或椭圆形，狭椭圆形，稀倒卵形，先端锐尖或钝，具短尖头，基部楔形，叶缘反卷，中脉在上面微凹入，下面凸起，侧脉不明显；顶生小叶片较大，无柄或基部延伸成短柄，侧生小叶无柄；单叶为卵形或椭圆形，有时近圆形。花单生于上年生小枝的叶腋，稀生于小枝顶端；苞片小叶状，披针形、卵形或椭圆形；花萼绿色，裂片 5～6 枚，窄披针形，先端锐尖；花冠黄色，花冠筒基部小，向上渐扩大，裂片 5～6 枚，长圆形或椭圆形，先端锐尖或圆钝；雄蕊 2 枚，着生于花冠筒内；子房 2 室。花期 4—6 月。

4. 生境分布

迎春花野生于海拔 800～2 000 m 的山坡灌丛中，产于中国陕西、甘肃、四川、贵州、云南、西藏等地。

黔西北地区的威宁、七星关等县（市、区）有迎春花人工栽培。

5. 性味归经

性平，味苦；归肺、肝经。

6. 功能主治

清热息风，活血调经。用于肺热咳嗽、小儿惊风、月经不调。

7. 用法用量

内服：煎汤，15～30 g。外用：适量，研末撒或调敷。

二百四十一、绣线菊根

1. 别名

火烧尖、土黄连。

2. 来源

本品为蔷薇科植物粉花绣线菊 *Spiraea japonica* L. f. 或光叶粉花绣线菊 *Spiraea japonica* var. *fortunei* (Planchon) Rehd. 的干燥根。7—8 月，挖根，除去泥土，洗净，晒干。

3. 植物形态

（1）粉花绣线菊。又名日本绣线菊、蚂蟥梢。直立灌木。株高达 1.5 m。枝条细长，开展，小枝近圆柱形；冬芽卵形，先端急尖，有数个鳞片。叶片卵形至卵状椭圆形，长 2～8 cm，宽 1～3 cm，先端急尖至短渐尖，基部楔形，边缘有缺刻状重锯齿或单锯齿，上面暗绿色，无毛或沿叶脉微具短柔毛，下面色浅或有白霜，通常沿叶脉有短柔毛；叶柄短，具短柔毛。复伞房花序生于当年生的直立新枝顶端，花朵密集，密被短柔毛；苞片披针形至线状披针形，下面微被柔毛；花萼外面有稀疏短柔毛，萼筒钟状，内面有短柔毛，萼片三角形，先端急尖，内面近先端有短柔毛；花瓣卵形至圆形，先端通常圆钝，粉红色；雄蕊 25～30 枚，远长于花瓣；花盘圆环形，约有 10 个不整齐的裂片。蓇葖果半开张，无毛或沿腹缝有稀疏柔毛，花柱顶生，稍倾斜开展，萼片常直立。花期 6—7 月，果期 8—9 月。

（2）光叶粉花绣线菊。又名大绣线菊、绣线菊。此变种较高大，叶片长圆披针形，先端短渐尖，基部楔形，边缘具尖锐重锯齿，长 5～10 cm，上面有皱纹，两面无毛，下面有白霜。复伞房花序，花粉红色，花盘不发达。

4. 生境分布

（1）粉花绣线菊。原产于日本、朝鲜，中国各地引进栽培供观赏用。

（2）光叶粉花绣线菊。野生于海拔 700～3 000 m 的山坡、田野或杂木林下，分布于中国陕西、江苏、安徽、浙江、江西、山东、湖北、四川、贵州、云南等省（自治区、直辖市）。

以上 2 种药用植物，黔西北地区的织金、七星关等县（市、区）均有分布。

5. 性味归经

性凉，味苦、微辛；归肺、肝经。

6. 功能主治

祛风清热，明目退翳。用于咳嗽、头痛、牙痛、目赤翳障。

7. 用法用量

内服：煎汤，9～15 g。外用：适量，煎水熏洗。

8. 使用注意

忌食酸辣食物。

二百四十二、鸭脚黄连

1. 别名

水八角、水黄连、鸡脚莲。

2. 来源

本品为毛茛科植物裂叶星果草 *Asteropyrum cavaleriei*（Lévl. et Vant.）Drumm. et Hutch. 的根及根茎。定植 3～4 年后，于冬初收获，挖取根部，洗净，晒干或烘干。

3. 植物形态

又名五角连、鸭脚黄连。多年生草本。根状茎短，密生多条黄褐色的细根。叶 2～7 片；叶片轮廓五角形，宽 4～14 cm，3～5 浅裂或近深裂，顶端急尖，基部近截形，并常在中央具一浅圆缺，裂片三角形，边缘具不规则的浅波状圆缺，表面绿色，背面淡绿色，无毛；叶柄长 6～13 cm，无毛，基部具膜质鞘。花葶 1～3 条，高 12～20 cm，无毛或疏被柔毛；苞片生于花下，卵形至宽卵形，近互生或轮生；花萼片椭圆形至倒卵形，顶端圆形；花瓣长约为萼片的 1/2，瓣片近圆形，下部具细爪；雄蕊比花瓣稍长，花药黄色；心皮 5～8 枚。蓇葖卵形，长达 8 mm。种子椭圆球形，棕黄色。花期 5—6 月，果期 6—7 月。

4. 生境分布

裂叶星果草野生于海拔 1 050～2 400 m 的山林地下、路旁或水旁阴处，分布于中国湖南、广西、四川、贵州、云南等省（自治区、直辖市）。

黔西北地区的织金等县（市、区）有裂叶星果草野生资源分布。

5. 药材性状

本品根茎极短，密生细长须根。须根长 5～20 cm，直径 1～2 mm；表面鲜时黄色，干后棕褐色，有毛状较短的支根。质柔脆，易折断，断面棕色，无明显木心。气微，味苦。

6. 性味归经

性寒，味苦；归脾、大肠、肝经。

7. 功能主治

清热解毒，利湿。用于湿热痢疾、泄泻、黄疸、水肿、火眼、目赤肿痛。

8. 用法用量

内服：煎汤，3～9 g。外用：适量，煎水外洗；或研粉撒患处。

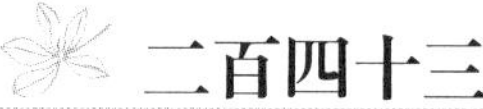

二百四十三、山白果根

1. 别名

水梨、水梨子、水冬瓜。

2. 来源

本品为珙桐科植物珙桐 *Davidia involucrata* Baill. 或光叶珙桐 *Davidia involucrata* var. *vilmoriniana*（Dode）Wanger. 的干燥根。全年均可采收，挖取根，洗净，切断，晒干。

3. 植物形态

（1）珙桐。又名空桐、鸽子树、柩梨子。落叶乔木。树高 15～25 m；胸高直径约 1 m；树皮深灰色或深褐色，常裂成不规则的薄片而脱落。幼枝圆柱形，当年生枝紫绿色，无毛，多年生枝深褐色或深灰色；冬芽锥形，具 4～5 对卵形鳞片，常成覆瓦状排列。叶纸质，互生，无托叶，常密集于幼枝顶端，阔卵形或近圆形，长 9～15 cm，宽 7～12 cm，顶端急尖或短急尖，具微弯曲的尖头，基部心脏形或深心脏形，边缘有三角形而尖端锐尖的粗锯齿，上面亮绿色，初被很稀疏的长柔毛，渐老时无毛，下面密被淡黄色或淡白色丝状粗毛，中脉和 8～9 对侧脉均在上面显著，在下面凸起；叶柄圆柱形，长 4～7 cm，幼时被稀疏的短柔毛。两性花与雄花同株，由多数的雄花与 1 枚雌花或两性花呈近球形的头状花序，直径约 2 cm，着生于幼枝的顶端，两性花位于花序的顶端，雄花环绕于其周围，基部具纸质、矩圆状卵形或矩圆状倒卵形花瓣状的苞片 2～3 枚，长 7～20 cm，宽 3～10 cm，初淡绿色，继变为乳白色，后变为棕黄色而脱落。雄花无花萼及花瓣，有雄蕊 1～7 枚，花丝纤细，无毛，花药椭圆形，紫色；雌花或两性花具下位子房，6～10 室，与花托合生，子房的顶端具退化的花被及短小的雄蕊，花柱粗壮，分成 6～10 枝，柱头向外平展，每室有 1 枚胚珠，常下垂。果实为长卵圆形核果，紫绿色具黄色斑点，外果皮很薄，中果皮肉质，内果皮骨质，具沟纹。种子 3～5 枚。花期 4 月，果期 10 月。

（2）光叶珙桐。本变种与原种珙桐的区别在于：本种的叶下面无毛，或嫩叶脉上被稀疏短柔毛及粗毛，有时下面被白粉霜。

4. 生境分布

（1）珙桐。野生于海拔 1 500～2 200 m 的常绿阔叶及落叶阔叶混交林中，产于中国湖北、湖南、四川、贵州、云南等地。

（2）光叶珙桐。本种常与珙桐混生。

以上 2 种药用植物，黔西北地区的纳雍、七星关、大方、织金等县（市、区）有珙桐野生资源分布；纳雍、大方、织金、金沙、黔西等县（市、区）光叶珙桐野生资源分布。

5. 功能主治

收敛止血，止泻。用于多种出血、泄泻。

6. 用法用量

内服：煎汤，3～9 g；或研末。外用：适量，研末敷。

二百四十四、刺瓜米草

1. 别名

刺梭罗、乌鱼刺。

2. 来源

本品为百合科植物小叶菝葜 *Smilax microphylla* C. H. Wright. 的干燥根。全年均可采收，挖取根，洗净，切片，晒干。

3. 植物形态

攀缘藤本状半灌木。茎长达 4 m。根状茎木质，结节状。茎枝具棱，有短硬刺。叶互生；叶柄长 3～5 mm，叶柄基部具不明显的狭鞘；叶片纸质或薄革质，叶形披针形、卵状披针形、卵形或近条状披针形，长 2.5～10.0 cm，宽 0.5～5.0 cm，先端短渐尖，基部钝、平截或圆，上面灰绿色。伞形花序单生叶腋；总花梗短，明显短于叶柄，少数与叶柄近等长；花序托膨大，并有多枚缩存的小苞片，使花序托呈莲座状；花淡绿色，雌雄异株；雄花花被片长椭圆形，内轮狭于外轮，花药长为花丝的 1/2～2/3；雌花小于雄花，具 3 枚退化雄蕊。浆果球形，成熟时紫黑色，直径 5～7 mm。

4. 生境分布

小叶菝葜野生于海拔 500～1 600 m 的石灰岩山的灌丛中或阴山岩缝，产于中国云南、贵州、四川、陕西、甘肃、湖北、湖南等省（自治区、直辖市）。

黔西北地区的金沙等县（市、区）有小叶菝葜野生资源分布。

5. 性味归经

性凉；味苦、辛；归经不详。

6. 功能主治

祛风，清热，利湿。用于风湿热痹、小便赤涩、带下、疮疖。

7. 用法用量

内服：煎汤，6～15 g。

二百四十五、灯心草根

1. 别名

灯草根。

2. 来源

本品为灯心草科植物灯心草 *Juncus effusus* L. 的干燥根及根茎。夏、秋季，采挖根部，除去茎部，洗净，晒干。

3. 植物形态

多年生草本。株高 35～100 cm。根茎横走，具多数须根。茎圆筒状，直径 1～2 mm，外具明显条纹，淡绿色。无茎生叶，基部具鞘状叶，长者呈淡赤褐色，短者呈褐色或黑褐色，有光泽。复聚伞花序，假侧生，由多数小花密聚成簇；花淡绿色，具短柄；花被 6 枚，2 轮，裂片披针形，背面被柔毛，边缘膜质，纵脉 2 条；雄蕊 3 枚，较花被短；子房 3 室，花柱不明显，柱头 3 枚。蒴果卵状三棱形或椭圆形，先端钝，淡黄褐色。种子多数，斜卵形。花期 5—7 月，果期 7—10 月。

4. 生境分布

灯心草野生于湿地或沼泽边缘，分布于全世界温暖地区，中国各地均有分布。

黔西北地区的威宁、赫章、黔西、金沙、七星关等县（市、区）有灯心草野生资源分布。

5. 性味归经

性寒，味甘；归心、膀胱经。

6. 功能主治

利水通淋，清心安神。用于淋病、小便不利、湿热黄疸、心悸不安。

7．用法用量

内服：煎汤，15～30 g。

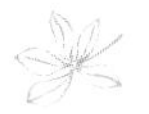 二百四十六、飞龙掌血

1．别名

黄椒、三百棒、见血飞、血棒头、飞见血、飞龙斩血、黄大金根。

2．来源

本品为芸香科植物飞龙掌血 *Toddalia asiatica*（L.）Lam. 的干燥根。全年均可采收，挖取根，洗净，晒干或鲜用。

3．植物形态

木质蔓生藤本。老茎干有较厚的木栓层及黄灰色、纵向细裂且凸起的皮孔，三、四年生枝上的皮孔圆形而细小，茎枝及叶轴有较多向下弯钩的锐刺，当年生嫩枝的顶部有褐色或红锈色的短细毛，或密被灰白色短毛。小叶无柄，对光透视可见密生的透明油点，揉之有类似柑橘叶的香气；叶片卵形、倒卵形、椭圆形或倒卵状椭圆形，顶部尾状长尖或急尖而钝头，叶缘有细裂齿，侧脉甚多而纤细。花梗甚短，基部有极小的鳞片状苞片；花淡黄白色；萼片长不及 1 mm，边缘被短毛；花瓣长 2.0～3.5 mm；雄花序为伞房状圆锥花序；雌花序呈聚伞圆锥花序。果橙红或朱红色，直径 8～10 mm 或稍较大，有 4～8 条纵向浅沟纹。种子长 5～6 mm，种皮褐黑色，有极细小的窝点。花期 10—12 月，果期 12 月至翌年 2 月。

4．生境分布

飞龙掌血野生于山坡、路旁、灌丛中或疏林中，分布于中国陕西、湖北、湖南、浙江、福建、台湾、广东、广西、贵州、云南、四川等省（自治区、直辖市）。

黔西北地区的威宁、纳雍、赫章、七星关等县（市、区）有飞龙掌血野生资源分布。

5．药材性状

本品根呈圆柱形，略弯曲，长约 30 cm，直径 0.5～4.0 cm，有的根头部直径可达 8 cm。表面灰棕色至深黄棕色，粗糙，有细纵纹及稍凸起的白色类圆形或长椭圆形皮孔。栓皮易脱落，露出棕褐色或浅红棕色的皮部。质坚硬，不易折断，断面皮部与木部界线明显，木部淡黄色，年轮显著。气微，味辛、苦，有辛凉感。

6．性味归经

性温，味辛、微苦，有小毒；归肝经。

7．功能主治

散瘀止血，祛风除湿。用于治跌打损伤、劳伤吐血、衄血、子宫出血、痛经、闭经、风湿麻木、筋骨疼痛、肋间神经痛。

8．用法用量

内服：煎汤，6～12 g。外用：鲜品适量，捣敷患处，治外伤出血、疮疖肿毒。

9．使用注意

孕妇忌服。

二百四十七、牛尾独活

1．别名

西大活。

2. 来源

本品为伞形科植物牛尾独活 *Heracleum vicinum* Boiss. 的干燥根。秋季，采收根部，去除茎叶和细根，洗净，晒干或鲜用。

3. 植物形态

多年生草本。株高 1～2 m。全株被柔毛。根圆锥形，有分枝，灰黄色至灰棕色。茎直立，有棱槽，上部分枝开展。基生叶具叶柄，叶柄长 10～30 cm；叶片轮廓宽卵形，三出式分裂，裂片 5～7 枚，宽卵形至近圆形，不规则的 3～5 裂，长 5～16 cm，宽 7～14 cm，裂片边缘具粗大的尖锐锯齿；茎上部叶的叶形与基生叶的相同，有显著扩展的叶鞘。复伞形花序顶生和侧生，花序梗长 4～15 cm；总苞片 5 枚，线状披针形；伞辐 12～35 个，不等长；小总苞片 5～10 枚，披针形；花瓣白色，二型；花柱基短圆锥形，花柱叉开。分生果长圆状倒卵形，先端凹陷，背部扁平，有稀疏柔毛或近光滑，中棱线状突起，侧棱宽阔，每棱槽中有油管 1 枚，合生面有油管 2 枚，棒形。花期 7 月，果期 8—10 月。

4. 生境分布

牛尾独活野生于阴湿山坡、林下、沟旁、林缘或草甸子，分布于中国东北及内蒙古、河北、陕西、山东、江苏、安徽、浙江、江西、湖南、湖北、四川、贵州、云南等地。

黔西北地区的各县（市、区）均有牛尾独活野生资源分布。

5. 药材性状

本品根呈长圆锥形，长 30 cm 以上；根茎近圆柱形，顶端有残留棕黄色叶鞘，周围有密集而粗糙的环状叶痕及环纹，表面灰黄色至棕色。根多分支或单一，稍弯曲，直径可达 2 cm，表面灰白色、浅灰棕色或灰棕色，有时上端有密集的细环纹，中下部具不规则皱缩沟纹。质坚韧，折断面不平整，皮部黄白色，略显粉性，散在深黄色油点间，有裂隙，可见棕色环（形成层），内心淡黄色，显菊花纹理。香气特异，味微苦、麻。

6. 性味归经

性微温，味辛、苦；归肺、肝经。

7. 功能主治

祛风除湿，通痹止痛。用于风寒湿痹、腰膝疼痛、少阴伏风头痛。

8. 用法用量

内服：煎汤，9～12 g。外用：适量，鲜品捣敷。

9. 使用注意

阴虚火旺者慎服。

二百四十八、白云花根

1. 别名

羌活、岩川、白云花、羌活骨、土全归、法罗海、毛爪参、滇独活、香白芷、云南独活、鹤庆独活。

2. 来源

本品为伞形科植物白云花 *Heracleum rapula* Franch. 的干燥根。秋季，采挖根，洗净，切片，晒干。

3. 植物形态

多年生草本。株高 80～120 cm。茎圆筒形，有沟纹或棱，幼时疏生长硬毛。茎下部叶叶片长近 30 cm，宽约 25 cm，三出式羽状分裂，裂片有柄，宽卵形，上面疏生细刚毛，下面淡绿色，沿叶脉被较密的细刚毛，基部心形，边缘有不显著的细锯齿，5浅裂，裂片三角形；茎上部叶渐简化，有短柄或仅具叶鞘。复伞形花序顶生或侧生；无总苞片；伞辐20～25个；小总苞片4～6枚，线形；小伞形花序有花近20朵；萼齿不显著；花柱基呈扁圆锥形；子房疏被短毛。果实倒卵状圆形，无毛，每棱槽内有油管1枚，长度为果体长度的3/4，合生面有油管2枚，棒状，胚腹面平直。花期8—9月，果期10月。

4. 生境分布

白云花野生于高山林下或草丛中，分布于中国贵州、云南、西藏等省（自治区、直辖市）。

黔西北地区的威宁等县（市、区）有白云花野生资源分布。

5. 药材性状

本品完整者呈长圆柱形，多数已加工捶扁，不完整，有的有分枝；长短不一，长3～60 cm，直径1.0～3.5 cm。根头部膨大，顶端有残留茎基及细环形的叶鞘残痕，表面淡棕黄色或棕褐色，有细纵纹、皮孔及须根痕。质脆，易折断，断面皮部白色，有淡红色斑点，木部淡黄色。气浓香，味苦、辣。

6. 性味归经

性温，味苦、辛；归经不详。

7. 功能主治

祛风除湿，散瘀止痛，止咳平喘。用于风寒湿痹、腰痛、胃痛、腹痛、牙痛、疝气疼痛、跌打瘀肿、感冒咳喘、白带、经闭腹痛。

8. 用法用量

内服：煎汤，3～9 g；或研末，每次1.0～1.5 g。外用：适量，煎汤洗。

9. 使用注意

肺热咳喘者及孕妇慎服。

二百四十九、鸡脚草乌

1. 别名

惊药、小草乌、月下参、云南飞燕草。

2. 来源

本品为毛茛科植物云南翠雀花 *Delphinium yunnanense* Franch. 的干燥根。秋季，采挖根部，除去茎叶，取根放入石灰水中浸泡1～2天取出，洗净石灰，晒干。

3. 植物形态

多年生草本。茎高40～90 cm，下部被反曲的短柔毛，上部无毛，自中部或下部有少数分枝，疏生4～6叶。茎最下部叶在开花时枯萎，下部叶有长柄；叶片五角形，长3.6～5.8 cm，宽5.5～10 cm，3深裂至近基部，中央深裂片菱状楔形，3深裂，二回裂片狭三角形至狭披针形，全缘或有1～2个小裂片，侧深裂片不等2深裂，表面被贴伏的短柔毛，背面疏被糙毛；叶柄长8.8～13.0 cm。上部茎生叶变小，深裂片常全缘，披针状线形。总状花序狭长，疏生花3～10朵；基部苞片叶状，有时披针状线形，其他苞片小，钻形；花梗长1.2～5.5 cm，无毛或近无毛；小苞片生花梗上部，钻形；萼片蓝紫色，椭圆状倒卵形，外面疏被短柔毛，距钻形，直或稍向下弯曲；花瓣无毛；退化雄蕊紫色，瓣片倒卵形，2裂至中部，腹面有黄色髯毛，花丝无毛或疏被短毛；心皮3枚，子房密被短伏毛。蓇葖长约1.8 cm。种子小，金字塔形，沿棱有狭翅。花期8—10月，果期9—11月。

4. 生境分布

云南翠雀花野生于海拔 1 000～2 400 m 的山地草坡或灌丛边，产于中国云南、四川西南部、贵州西部等地。

黔西北地区的金沙、黔西、威宁等县（市、区）有云南翠雀花野生资源分布。

5. 药材性状

本品呈圆柱形，长 2～6 cm，直径 1～6 mm。表面棕褐色，具弯曲纵纹及须根痕；根头外残留叶柄残基及中空的茎基。质脆，易折断，断面黄白色，较平坦。气微，味辛、苦。

6. 性味归经

性温，味辛、苦，有毒；归经不详。

7. 功能主治

祛风湿，止痛，定惊。用于风寒湿痹、胃痛、癫痫、小儿惊风、跌打损伤。

8. 用法用量

内服：煎汤，3～6 g；或研末，0.3～0.6 g。外用：适量，研末调敷；或泡酒搽。

9. 使用注意

本品有毒，不可多服。若中毒，可用绿豆、芫荽、姜各适量，水煎，酌加猪油及红糖服；或用淡豆豉及黄豆煮汤服。

二百五十、对节叶根

1. 别名

阿上格（苗语）。

2. 来源

本品为爵床科植物翅柄马蓝 *Strobilanthes atropurpurea* Nees. 的干燥根。夏、秋季，采挖根，洗净，切段，晒干或鲜用。

3. 植物形态

多年生草本。具横走茎，节上生根，多分枝；茎纤细，4 棱形，无毛或在棱上被微柔毛。叶卵圆形，长 3.5～10.0 cm，先端长渐尖，基部楔形，渐狭，边缘具 4～7 枚圆锯齿，上面略被微柔毛或无毛，钟乳体细条状，侧脉 5～6 对；叶柄长约 1.5 cm。穗状花序偏向一侧，通常呈“之”字形曲折，花单生或成对；苞片叶状，卵圆形或近心形，具 3 脉或羽脉；小苞片线状长圆形；花萼长 1～2 cm，5 裂，裂片线形，无毛，细条状钟乳体纵列；花冠淡紫色或蓝紫色，近于直伸，长约 3.5 cm，冠管圆柱形，与膨胀部分等长，冠檐裂片 5 枚，圆形；花丝与花柱无毛。蒴果长 12～18 mm，无毛，具种子 4 粒。种子卵圆形，被微柔毛。

4. 生境分布

翅柄马蓝野生于水边或阴湿地，产于中国贵州、云南等省（自治区、直辖市）。

黔西北地区的黔西等县（市、区）有翅柄马蓝野生资源分布。

5. 性味归经

性寒，味辛、咸；归肝、脾经。

6. 功能主治

活血止痛。用于劳伤疼痛。

7. 用法用量

内服：煎汤，6～9 g。

该品种的叶亦供药用，具有清热解毒、活血止痛之功效，常用于痈肿疮毒、劳伤疼痛。

内服：煎汤，6～15 g；或泡酒。外用：适量，鲜品捣敷患处。

二百五十一、地红子根

1. 别名

地红子、矮红子、小叶平枝栒子。

2. 来源

本品为蔷薇科植物小叶平枝栒子 *Cotoneaster horizontalis* Decne. var. *perpusillus* Schneid. 的根。全年均可采收，除去茎枝及须根，洗净，切片，晒干或鲜用。

3. 植物形态

落叶或半常绿平铺灌木。株高不超过 50 cm。小枝圆柱形，黑褐色。叶互生；叶柄极短，被柔毛；托叶钻形，早落；叶片近圆形或宽楔椭圆形，较小，长 6～8 mm，先端急尖，基部楔形，全缘，上面无毛，下面被疏平贴柔毛。花 1～2 朵；萼筒钟状，内面无毛；萼片三角形，先端急尖，外面微具短柔毛；花瓣直立，倒卵形，先端圆钝，粉红色；雄蕊短于花瓣；花柱离生，短于雄蕊。果实椭圆形，长 5～6 mm。花期 5—6 月，果期 9—10 月。

4. 生境分布

小叶平枝栒子多野生于海拔 2 400 m 以下的山岩上或山坡多石地，分布于中国陕西、湖北、四川、贵州等省（自治区、直辖市）。

黔西北地区的金沙、黔西、大方、七星关等县（市、区）有小叶平枝栒子野生资源分布。

5. 性味归经

性凉，味酸、涩，有小毒；归肝、胃经。

6. 功能主治

清热，除湿，止血，止痛。用于痢疾、白带、吐血、痛经。

7. 用法用量

内服：煎汤，15～30 g。外用：鲜品适量，捣敷患处。

8. 使用注意

本品有小毒，内服不可过量，或严格遵医嘱服。

二百五十二、友水龙骨

1. 来源

本品为水龙骨科植物友水龙骨 *Goniophlebium amoenum* K. Schum. 的干燥根状茎。秋、冬季，采挖根茎，去杂物、须根、鳞片，洗净，刮去外皮，晒干；或切片，晒干。

2. 植物形态

附生植物。根状茎横走，密被鳞片；鳞片披针形，暗棕色，基部阔，盾状着生，上部渐尖，边缘有细齿。叶远生；叶柄长 30～40 cm，禾秆色，光滑无毛；叶片卵状披针形，长 40～50 cm，宽 20～25 cm，羽状深裂，基部略收缩，顶端羽裂渐尖；裂片 20～25 对，披针形，顶端渐尖，边缘有锯齿，基部 1～2 对裂片向后反折。叶脉极明显，网状，在叶轴两侧各具 1 行狭长网眼，在裂片中脉两侧各具 1～2 行网眼，内行网眼具内藏小脉，分离的小脉顶端具水囊，几达裂片边缘。叶厚纸质，干后黄绿色，两面无毛，背面叶轴及裂片中脉具有较多的披针形、褐色鳞片。孢子囊群圆形，在裂片中脉两侧各 1 行，着生于内藏小脉顶端，位于中脉与边缘之间，无盖。

3. 生境分布

友水龙骨附生于海拔 1 000～2 500 m 的石上或大树干基部，产于中国云南、贵州、四川、西藏、广西、广东、湖南、湖北、江西、浙江、安徽、台湾、山西等省（自治区、直辖市）；国外，越南、老挝、泰国、缅甸、印度、尼泊尔、不丹亦产。

黔西北地区的大方、七星关、纳雍、赫章等县（市、区）有友水龙骨野生资源分布。

4. 性味归经

性平，味甘、苦；归肾、肝经。

5. 功能主治

清热解毒，祛风除湿。用于风湿关节疼痛、咳嗽、小儿高烧。外用：背痈、无名肿毒、骨折。

6. 用法用量

内服：煎汤，3～9 g。外用：鲜品适量，捣敷患处。

二百五十三、硬飘拂草

1. 别名

毛蜂子、茅草箭、透骨风。

2. 来源

本品为莎草科植物硬飘拂草 *Fimbristylis rigidula* Nees. 的干燥根。春、夏季，采收根部，洗净，晒干。

3. 植物形态

又名结壮飘拂草。多年生草木。根状茎粗短，木质，横生。秆成横列，疏丛生，高 15～50 cm，扁圆柱形，基部粗大，常具残存的老叶鞘。叶短于秆，线形，长 5～13 cm，宽 2～3 mm，两面均被疏柔毛，呈灰绿色。叶状苞片 3～5 枚，短于花序；聚伞花序复出，小穗单生于辐射枝的顶端，卵形或椭圆形，顶端钝或急尖；鳞片排列紧密，红褐色，背面具多数脉，基部 2 片鳞片内无花，小于具花鳞片；雄蕊 3 枚，花药线形；花柱长而扁平，基部稍粗大，柱头 2 枚。小坚果宽倒卵形，乳白色，表面具细小的六角形网纹。花、果期 4—6 月。

4. 生境分布

硬飘拂草野生于山坡、路旁、草地、荒地或林下，分布于中国江苏、浙江、河南、湖北、江西、安徽、云南、四川、贵州、广东等地。

黔西北地区的威宁等县（市、区）有硬飘拂草野生资源分布。

5. 性味归经

性微寒，味甘；归肺、肾经。

6. 功能主治

滋阴润燥，补虚益损。用于久病或热后、肺肾亏虚、阴虚内热而致的头晕乏力、消疲盗汗及肺失润降之咳嗽少痰之症。

7. 用法用量

内服：煎汤，9～15 g；或炖肉。

二百五十四、蓝花扁竹

1. 别名

扁竹兰。

2. 来源

本品为鸢尾科植物扁竹兰 *Iris confusa* Sealy. 的干燥根茎。秋后，采收根部，去净杂质，切段，晒干。

3. 植物形态

多年生草本。根状茎横走，黄褐色，节明显，节间较长；须根多分枝，黄褐色或浅黄色。地上茎直立，高 80～120 cm，扁圆柱形，节明显，节上常残留有老叶的叶鞘。叶 10 余片，密集于茎顶，基部鞘状，互相嵌迭，排列成扇状，叶片宽剑形，长 28～80 cm，宽 3～6 cm，黄绿色，两面略带白粉，顶端渐尖，无明显的纵脉。花茎长 20～30 cm，总状分枝，每个分枝处着生 4～6 枚膜质的苞片；苞片卵形，钝头，其中包含有花 3～5 朵；花浅蓝色或白色，直径 5.0～5.5 cm；花梗与苞片等长或略长；花被管长约 1.5 cm，外花被裂片椭圆形，顶端微凹，边缘波状皱褶，有疏牙齿，爪部楔形，内花被裂片倒宽披针形，顶端微凹；雄蕊长约 1.5 cm，花药黄白色；花柱分枝淡蓝色，顶端裂片呈縫状，子房绿色，柱状纺锤形，长约 6 mm。蒴果椭圆形，长 2.5～3.5 cm，直径10～14 mm，表面有网状的脉纹及 6 条明显的肋。种子黑褐色。花期 4 月，果期 5—7 月。

4. 生境分布

扁竹兰野生于河边、沟旁或疏林边，分布于中国广西、四川、贵州、云南等省（自治区、直辖市）。

黔西北地区各县（市、区）均有扁竹兰野生资源分布。

5. 性味归经

性凉，味苦；归肺经。

6. 功能主治

清热解毒，利咽消肿。用于咽喉肿痛、肺热咳喘。

7. 用法用量

内服：煎汤，6～9 g。

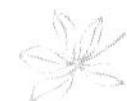二百五十五、杏叶防风

1. 别名

蜘蛛香、山当归、满身串、三足蝉、白花草、阳山臭、犁头尖、清当归、羊膻臭、马蹄叶、地胡椒、小羊膻、骚羊古、九牛燥、羊山臭、大寒药、消气草、小英雄、小菊花、兔耳防风、马蹄防风、九月白花草。

2. 来源

本品为伞形科植物杏叶茴芹 *Pimpinella candolleana* Wight et Arn. 的根。秋、冬季，采挖根部，洗净，晒干或鲜用。本品种的全草亦供药用。

3. 植物形态

多年生草本。株高 10～100 cm。根长圆锥形或圆柱形，长 5～15 cm，有少数支根或不分支。茎直立，被柔毛，上部有少数分枝。基生叶 4～10 片，有柄，包括叶鞘长 2～20 cm，有毛，叶片不分裂，心形，长 2～8 cm，宽 2～7 cm，稀为三出分裂，近革质；茎生叶少，中、下部叶有柄，单叶或三出分裂，稀为羽状分裂；上部叶较小，叶片一至三回羽状分裂，裂片披针形，所有的裂片两面均有柔毛，边缘有齿。复伞形花序，有长梗；通常无总苞片，偶有 1～7 枚，线形，顶端全缘或 3 裂；伞辐 6～25，长 1.5～4.0 cm，有毛，或稍粗糙；小总苞片 1～6 枚，线形，与花柄近等长；小伞形花序有花 10～20 朵，花柄不等长，小伞形花序的外缘花发育，中间的花近于无柄，有的不育；花瓣白色，间或微带红色，倒心形，基部楔形，顶端凹陷，有内折的小舌片，背

面有毛；花柱基圆锥形，花柱长约为花柱基的2～3倍，向两侧弯曲。果实卵球形，基部心形，有瘤状突起，果棱线形；每棱槽内有油管2～3枚，或单生，合生面有油管2～4枚；胚乳腹面平直。花、果期6—10月。

4. 生境分布

杏叶茴芹野生于海拔1 350～3 500 m的灌丛中、草坡上、沟边、路旁或林下，产于中国云南、贵州、四川、广西等省（自治区、直辖市）；国外，印度亦产。

黔西北地区的金沙、黔西、七星关、纳雍、威宁、赫章等县（市、区）有杏叶茴芹野生资源分布。

5. 药材性状

本品根呈细长圆锥形，稍弯曲或具分枝，表面黄棕色或红棕色，具多数横向皮孔样突起及侧根断痕，根头部无纤维状物。质坚硬不易折断，断面平坦，皮部白色，可见少数棕红色油点，木质部黄白色。气微，味淡而后略苦。

6. 性味归经

性温，味辛、微苦；归肺、脾、肝经。

7. 功能主治

温中散寒，行气止痛，祛风活血，解毒消肿。用于脘腹寒痛、消化不良、痢疾、感冒、咳嗽、惊风、带下、疝气、睾丸偏坠、瘰疬、跌打肿痛、痈肿疮毒、毒蛇咬伤。

8. 用法用量

内服：煎汤，6～15 g；研末或泡酒。外用：鲜品适量，捣敷或绞汁涂。

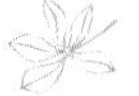

二百五十六、盾叶薯蓣

1. 别名

黄姜、枕头根、黄连参、地黄姜、野洋姜。

2. 来源

本品为薯蓣科植物盾叶薯蓣 *Dioscorea zingiberensis* C. H. Wright. 的干燥根茎。秋季，采挖根茎，去净泥土，晒干。

3. 植物形态

缠绕草质藤本。根状茎横生，近圆柱形，指状或不规则分枝，新鲜时外皮棕褐色，断面黄色，干后除去须根常留有白色点状痕迹。茎左旋，光滑无毛，有时在分枝或叶柄基部两侧微突起或有刺。单叶互生；叶片厚纸质，三角状卵形、心形或箭形，通常3浅裂至3深裂，中间裂片三角状卵形或披针形，两侧裂片圆耳状或长圆形，两面光滑无毛，表面绿色，常有不规则斑块，干时呈灰褐色；叶柄盾状着生。花单性，雌雄异株或同株。雄花无梗，常2～3朵簇生，再排列成穗状，花序单一或分枝，1～3个簇生叶腋，通常每簇花仅1～2朵发育，基部常有膜质苞片3～4枚；花被片6枚，开放时平展，紫红色，干后黑色；雄蕊6枚，着生于花托的边缘，花丝极短，与花药几等长。雌花序与雄花序几相似；雌花具花丝状退化雄蕊。蒴果三棱形，每棱翅状，干后蓝黑色，表面常有白粉。种子通常每室2枚，着生于中轴中部，四周有薄膜状翅。花期5—8月，果期9—10月。

4. 生境分布

盾叶薯蓣野生于海拔100～1 500 m的杂木林间或森林、沟谷边缘的路旁，常见于腐殖质深厚的土层中，有时也见于石隙中，平地和高山都有生长，分布于中国江西、安徽、浙江、湖北、四川、贵州等省（自治区、直辖市）。

黔西北地区的金沙等县（市、区）有盾叶薯蓣野生资源分布。

5. 药材性状

本品干燥根茎呈圆柱形，常具不规则分枝，分枝长短不一，直径 1.5～3.0 cm。表面为褐色，粗糙，有明显的纵皱纹和白色圆点状根痕。质较硬，粉质，断面呈枯黄色。味苦。

6. 性味归经

性凉，味辛；归心经。

7. 功能主治

清热解毒。用于痈疖早期未破溃、蜂蜇、阑尾炎。

8. 用法用量

外用：9～12 g，研末调敷。

9. 使用注意

皮肤已形成破、烂及脓者忌用。

二百五十七、旱麦瓶草

1. 别名

山蚂蚱、麦瓶草、山银柴胡、竹节防风。

2. 来源

本品为石竹科植物山蚂蚱草 *Silene jenisseensis* Willd. 的干燥根。秋、冬季，挖根，除去茎叶及须根，洗净泥土，切片，晒干。

3. 植物形态

多年生草本。株高 20～50 cm。根粗壮，木质。茎丛生，直立或近直立，不分枝，无毛，基部常具不育茎。基生叶叶片狭倒披针形或披针状线形，长 5～13 cm，宽 2～7 mm，基部渐狭成长柄状，顶端急尖或渐尖，边缘近基部具缘毛，余均无毛，中脉明显；茎生叶少数，较小，基部微抱茎。假轮伞状圆锥花序或总状花序，花梗无毛；苞片卵形或披针形，顶端渐尖，边缘膜质，具缘毛；花萼狭钟形，无毛，纵脉绿色，脉端连结，萼齿卵形或卵状三角形，无毛，顶端急尖或渐尖，边缘膜质，具缘毛；雌雄蕊柄被短毛，长约 2 mm；花瓣白色或淡绿色，长 1.2～1.8 cm，爪狭倒披针形，无毛，无明显耳，瓣片叉状 2 裂达瓣片的中部，裂片狭长圆形；副花冠长椭圆状，细小；雄蕊外露，花丝无毛；花柱外露。蒴果卵形，比宿存萼短。种子肾形，灰褐色。花期 7—8 月，果期 8—9 月。

4. 生境分布

山蚂蚱草生于草原、草坡、林缘或固定沙丘，产于中国黑龙江、吉林、辽宁、河北、内蒙古、山西、贵州等省（自治区、直辖市）；国外，朝鲜、蒙古和俄罗斯（西伯利亚和远东地区）亦产。

黔西北地区的威宁等县（市、区）有山蚂蚱草野生资源分布。

5. 药材性状

本品根呈圆柱形，直径 5～10 mm，根头部有小疣状突起，或有茎残基。表面深黄色或黄棕色，有细纵皱纹。体轻，质坚实，易折断，断面黄白色。气微弱，味微甜。

6. 性味归经

性凉，味甘、苦；归经不详。

7. 功能主治

清热凉血，除骨蒸。用于阴虚血热、虚劳骨蒸、阴虚久疟、小儿疳热、盗汗、羸瘦。

8. 用法用量

内服：煎汤，5～15 g。

9. 使用注意

外感风寒，血虚无热者忌用。

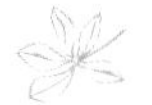

二百五十八、九节菖蒲

1. 别名

小菖蒲、节菖蒲、京玄参、京菖蒲、鸡爪莲、外菖蒲、鸡爪莲、九节离、穿骨七。

2. 来源

本品为毛茛科植物阿尔泰银莲花 *Anemone altaica* Fisch. ex C. A. Mey. 的干燥根茎。栽培5年以上采收，5—6月叶枯萎倒苗前采挖根部，除去泥沙，晒干，搓去须根和去净杂质。

3. 植物形态

多年生草本。株高10～25 cm。根茎横生，圆柱形，长约4 cm，直径2～4 mm，节间长3～5 mm，有许多须根。基生叶1枚，有时早枯，不存在；叶柄长4～10 cm，无毛；叶片薄草质，宽卵形，长2～4 cm，宽2.6～7.0 cm，3全裂，中全裂片有细柄，又三裂，边缘有缺刻状牙齿，侧全裂片不等2全裂，两面近无毛。花葶1枚，苞片3枚，轮生，叶状，中上部边缘有不整齐锯齿，具柄；花两性，单朵顶生；花梗被灰色柔毛；萼片7～10枚，花瓣状，白色，倒卵形或长圆形，先端圆，无毛；雄蕊多数，花药长约1 mm；心皮20～30枚，被白色短柔毛，花柱短，柱头小。瘦果卵球形，具白色柔毛。花期3—5月，果期4—7月。

4. 生境分布

阿尔泰银莲花生于山地谷中林下、灌木丛中或沟边，分布于中国湖北、河南、陕西、山西、贵州等省（自治区、直辖市）；国外，欧洲、亚洲北部亦产。

黔西北地区的大方、七星关等县（市、区）有阿尔泰银莲花野生资源分布。

5. 药材性状

本品根茎呈长纺锤形，稍弯曲，长1～4 cm，直径3～5 mm。表面棕黄色至暗棕色，具多数半环状突起的节，其上有鳞叶痕，斜向交互排列，节上有1～3个突起的根痕。质硬脆，易折断，断面平坦，色白，有粉性，可见淡黄色小点（维管束）6～12个，排列成环。气微，味微酸。以色棕黄、断面色白者为佳。

6. 性味归经

性温，味辛；归心、肝、脾经。

7. 功能主治

化痰开窍，安神，宣湿醒脾，解毒。用于热病神昏、癫痫、气闭耳聋、多梦健忘、胸闷腹胀、食欲不振、风湿痹痛、痈疽、疥癣。

8. 用法用量

内服：煎汤，1.5～6.0 g；或入丸、散；或鲜品捣汁服。外用：适量，煎水洗；或鲜品捣敷；或研末调敷。

9. 使用注意

阴虚阳亢、烦躁汗多、精滑者慎服。

二百五十九、算盘子根

1. 来源

本品为大戟科植物算盘子 *Glochidion puberum*（L.）Hutch. 的根。全年均可采收，挖取根，洗净，鲜用或晒干。

2．植物形态

直立多枝灌木。树高1～3 m。小枝灰褐色，密被锈色或黄褐色短柔毛。叶互生；叶有柄，被柔毛；托叶三角形至狭三角形，被柔毛；叶长圆形至长圆状卵形或披针形，稀卵形或倒卵形，先端钝至急尖，稀近圆形，常具小尖头，基部楔形至钝形，上面仅中脉被疏短柔毛或几无毛，下面粉绿色，密被短柔毛，侧脉5～8对，下面明显。花单性同株或异株；花小，2～5朵簇生于叶腋；无花瓣；萼片6枚，2轮；雄花花梗细，通常被柔毛，萼片质较厚，长圆形至狭长圆形或长圆状倒卵形，外被疏短柔毛，雄蕊3枚，合生成柱状，无退化子房；雌花花梗长1～3 mm，密被柔毛，花萼与雄花的近同形，但稍短而厚，两面均被毛，子房密被绒毛，8～10室，花柱合生成环状，长宽与子房几相等，先端不扩大，与子房连接处缢缩。蒴果扁球形，常具8～10条明显纵沟，先端具环状稍伸长的宿存花柱，密被短柔毛，成熟时带红色。种子近肾形，具三棱，红褐色。花期6—10月，果期7—12月。

3．生境分布

算盘子野生于山坡灌丛中，中国长江流域以南各省（自治区、直辖市）均有算盘子野生资源分布。

黔西北地区各县（市、区）均有算盘子野生资源分布。

4．药材性状

本品干燥根表面呈灰棕色，栓皮粗糙，极易剥落，有细纵纹和横裂。质坚硬，不易折断，断面浅棕色。

5．性味归经

性凉，味苦，有小毒；归肝、大肠经。

6．功能主治

清热，利湿，行气，活血，解毒消肿。用于感冒发热、咽喉肿痛、咳嗽、牙痛、湿热泻痰、黄疸、淋浊、带下、风湿痹痛、腰痛、疝气、痛经、闭经、跌打损伤、痈肿、瘰疬、蛇虫咬伤。

7．用法用量

内服：煎汤，15～30 g。外用：适量，煎水熏洗。

8．使用注意

孕妇忌服。

二百六十、南天竹根

1．别名

土黄连、土甘草、山黄芩、钻石黄、山黄连、鸡爪黄连。

2．来源

本品为小檗科植物南天竹 *Nandina domestica* Thunb. 的根。9—10月，采挖根，除净泥土、杂质，晒干或鲜用。

3．植物形态

常绿灌木。株高2 m左右。茎直立，圆柱形，丛生，分枝少，幼嫩部分红色。叶互生，革质，有光泽；叶柄基部膨大呈鞘状；叶通常3回羽状复叶，长30～50 cm，小叶3～5片，小叶片椭圆状披针形，先端渐尖，基部楔形，全缘，两面深绿色，冬季常变为红色。圆锥花序直立，长20～35 cm；花白色，具芳香；萼片多轮，外轮萼片卵状三角形，向内各轮渐大，最内轮萼片卵状长圆形；花瓣长圆形，先端圆钝；雄蕊6枚，花丝短，花药纵裂，药隔延伸；子房1室，具1～3枚胚珠。果有柄；浆果球形，熟时红色，稀黄色，内含种子2颗。种子扁圆形。花期

3—7 月，果期 5—11 月。

4．生境分布

南天竹野生于疏林及灌木丛中，也多栽于庭园。在中国，分布于山东、江苏、浙江、陕西、河南、河北、湖北、安徽、江西、广东、广西、云南、贵州、四川等省（自治区、直辖市）；国外，日本、印度也有种植。

黔西北地区的各县（市、区）均有南天竹野生资源分布；黔西、大方、七星关等县（市、区）有南天竹少量栽培。

5．性味归经

性寒，味苦，有小毒；归肺、肝经。

6．功能主治

止咳，除湿，祛风化痰，清热，解毒。用于肺热咳嗽、湿热黄疸、腹泻、风湿痹痛、疮疡、瘰疬。

7．用法用量

内服：煎汤，9～15 g，或鲜品 30～60 g；或浸酒。外用：适量，煎水洗或点眼。

8．使用注意

孕妇禁服。

二百六十一、枫香树根

1．别名

枫果根、杜东根。

2．来源

本品为金缕梅科植物枫香树 *Liquidambar formosana* Hance 的干燥根。秋、冬季，采挖根，洗净，去粗皮，晒干或鲜用。

3．植物形态

落叶乔木。树高 20～40 m。树皮灰褐色，方块状剥落。叶互生；具叶柄，托叶线形；叶片心形，常 3 裂，幼时及萌发枝上的叶多为掌状 5 裂，裂片卵状三角形或卵形，先端尾状渐尖，基部心形，边缘有细锯齿，齿尖有腺状突起。花单性，雌雄同株，无花被；雄花淡黄绿色，成葇荑花序再排成总状，生于枝顶，雄蕊多数，花丝不等长；雌花排成圆球形的头状花序，萼齿 5 枚，钻形，子房半下位，2 室，花柱 2 枚，柱头弯曲。头状果序圆球形，表面有刺，蒴果有宿存花萼和花柱，两瓣裂开，每瓣 2 浅裂。种子多数，细小，扁平。花期 3—4 月，果期 9—10 月。

4．生境分布

枫香树野生于山地常绿阔叶林中，中国秦岭及淮河以南各省（自治区、直辖市），北起河南、山东，东至台湾，西至四川、云南及西藏，南至广东等省（自治区、直辖市）均有分布；国外，越南、老挝、朝鲜亦产。

黔西北地区的金沙、织金等县（市、区）有枫香树野生资源分布。

5．药材性状

本品根呈圆锥形，稍弯曲，直径 2～6 cm，长 20～30 cm。表面灰黑色或灰棕色，外皮剥落处显黄白色。质坚硬，不易折断，断面纤维性，皮部黑棕色，木部黄白色。气清香，味辛、微苦涩。

6．性味归经

性平，味辛、苦；归脾、肾、肝经。

7．功能主治

解毒消肿，祛风止痛。用于痈疽疔疮、风湿痹痛、牙痛、湿热泄泻、痢疾、小儿消化不良。

8．用法用量

内服：煎汤，15～30 g。外用：鲜品适量，捣敷患处。

二百六十二、猕猴桃根

1．别名

洋桃根。

2．来源

本品为猕猴桃科植物中华猕猴桃 *Actinidia chinensis* Planch. 的干燥根。全年均可采收，挖取根部，洗净，切段，晒干。宜在栽种10年后轮流适当采挖。

3．植物形态

落叶木质藤本植物。雌雄异株。雄株多毛叶小，雄株花早出现于雌花；雌株少毛或无毛，花、叶均大于雄株。肉质根。幼枝及叶柄密被褐色毛或刺毛；老枝红褐色，光滑无毛；髓大，白色，片状。叶互生，营养枝上的叶呈阔卵圆形至椭圆形，先端极短，渐尖至突尖；花枝上的叶呈近圆形，先端短突尖，圆形或截形，基部圆形至多少心形，边缘有纤毛状细尖，上面常仅叶脉上被疏毛，下面灰白色，密被星状绒毛；叶柄长3.0～7.5 cm。花杂性，通常3～6朵成腋生聚伞花序，少为单生，初开时乳白色，后变为橙黄色，芳香；萼片5片，外被黄色绒毛；花瓣5枚，先端凹成缺刻，光滑无毛；雄蕊多数，花丝长短不等；子房上位，花柱丝状，多数。浆果卵状或近球形，密生棕黄色长硬毛，果皮黄褐绿色。种子细小多数，黑色。花期4—6月，果期8—10月。

4．生境分布

中华猕猴桃野生于山坡林缘或灌丛中，分布于中国河南、江苏、安徽、浙江、湖南、湖北、陕西、四川、甘肃、云南、贵州、福建、广东、广西等地；国外，智利、意大利、法国、日本等地亦产。

中国是中华猕猴桃的原生中心，世界猕猴桃原产地在湖北宜昌市夷陵区雾渡河镇。

黔西北地区各县（市、区）均有猕猴桃野生资源分布；黔西、大方、金海湖、钟山等县（市、区）有较大面积栽培。

5．药材性状

本品根粗长，有少数分枝。商品已切成段，长1～3 cm，直径3～5 cm。外皮厚2～5 mm，棕褐色或灰棕色，粗糙，具不规则纵沟纹。切面皮部暗红色，略呈颗粒性，易折碎成小块状，布有白色胶丝样物（黏液质），尤以皮部内侧为甚；木部淡棕色，质坚硬，强木化，密布小孔（导管）；髓较大，直径约4 mm，髓心呈膜质片层状，淡棕白色。气微，味淡、微涩。

6．性味归经

性凉，味甘、涩，有小毒；归心、肾、肝、脾经。

7．功能主治

清热，利尿，活血，消肿。用于肝炎、水肿、跌打损伤、风湿关节痛、淋浊、带下、疮疖、瘰疬。

8．用法用量

内服：煎汤，25～50 g。

9．使用注意

孕妇不宜服。

二百六十三、蜘蛛抱蛋

1. 别名

一帆青、竹叶盘、九龙盘、赶山鞭、斩龙剑、大伸筋、摇边竹、龙骨草、铁马鞭、竹根七、地蜈蚣、蜈蚣草、竹节伸筋、飞天蜈蚣、大九龙盘、蓼叶伸筋、大叶万年青、一寸十八节。

2. 来源

本品为百合科植物蜘蛛抱蛋 *Aspidistra elatior* Blume 的干燥根茎。全年均可采收，挖取根部，除去须根及叶，洗净，晒干。

3. 植物形态

多年生草本。株高 40～80 cm。根茎横生，粗硬，生有多数须根，近圆柱形，具节和鳞片。叶基生直立，矩圆状披针形、披针形至近椭圆形，先端尖，基部狭窄，叶面深绿色，光泽，背面绿色，革质；叶柄长 25～50 cm，有深沟纹。花茎短，紧靠地面，顶生 1 花，直径 3～4 cm，船状卵形；苞片 3 枚；花被 8 齿裂，杯状，合生，暗紫色；雄蕊 6～8 枚，生于花被筒近基部，低于柱头；花丝短，花药椭圆形；雌蕊 1 枚，高约 8 mm。浆果球形，直径约 1 cm，绿色，花柱宿存。种子卵圆形。花期夏季。

4. 生境分布

蜘蛛抱蛋适宜生于疏松、肥沃和排水良好的沙壤土，分布于中国长江以南各省（自治区、直辖市），许多公园有人工栽培；国外，日本亦产。

黔西北地区的七星关、黔西、金沙等县（市、区）有蜘蛛抱蛋野生资源分布。

5. 药材性状

本品根状茎粗壮，稍肉质。直径 5～10 mm，外表棕色，有明显节和鳞片。

6. 性味归经

性微寒，味辛、甘；归经不详。

7. 功能主治

活血止痛，清肺止咳，利尿通淋。用于跌打损伤、风湿痹痛、腰痛、经闭腹痛、肺热咳嗽、砂淋、小便不利。

8. 用法用量

内服：煎汤，9～15 g。外用：适量。

9. 使用注意

忌生冷食物。孕妇忌服。

二百六十四、八角枫根

1. 别名

白龙须、白金条、白筋条。

2. 来源

本品为八角枫科植物八角枫 *Alangium chinenese*（Lour.）Harms、或瓜木 *Alangium Platanifolium*（Sieb. et Zucc.）Harms. 的干燥根。全年均可采收，挖取根部，洗净，晒干。

3. 植物形态

（1）八角枫。又名木八角、五角枫、勾儿茶、包子树、水芒树、华瓜木、八角王、八角金盘、二珠葫芦。落叶小乔木或灌木。树高 4～5 m。树皮平滑，灰褐色。叶纸质，单叶互生，近圆形或椭圆形、卵形，顶端短锐尖或钝尖，基部两侧常不对称，一侧微向下扩张，另一侧向上倾斜，阔楔形、截形、稀近于心脏形，不分裂或3～9裂，裂片短锐尖或钝尖；基出脉3～7条，成掌状，侧脉3～5对；叶柄长2.5～3.5 cm，紫绿色或淡黄色，幼时有微柔毛，后无毛。聚伞花序腋生，被稀疏微柔毛，具花7～50朵；花梗长5～15 mm；小苞片线形或披针形；总花梗长1.0～1.5 cm，常分节；花冠圆筒形，花萼顶端分裂为5～8枚齿状萼片；花瓣6～8枚，线形，基部黏合，上部开花后反卷，外面有微柔毛；雄蕊6～8枚，和花瓣同数而近等长，花丝略扁，有短柔毛，花药药隔无毛，外面有时有褶皱；花盘近球形；雌蕊1枚，子房下位，2室，花柱细圆筒形，柱头头状，常2～4裂。核果卵圆形，幼时绿色，成熟后黑色，顶端有宿存的萼齿和花盘，种子1颗。花期5—7月，果期7—11月。

（2）瓜木。落叶灌木或小乔木。树高5～7 m。树皮平滑，灰色或深灰色。小枝纤细，近圆柱形，常稍弯曲，略呈“之”字形，当年生枝淡黄褐色或灰色，近无毛；冬芽圆锥状卵圆形，鳞片三角状卵形，覆瓦状排列，外面有灰色短柔毛。叶纸质，近圆形，稀阔卵形或倒卵形，顶端钝尖，基部近于心脏形或圆形，不分裂或稀分裂，分裂者裂片钝尖或锐尖至尾状锐尖，深仅达叶片长度1/2～1/4；主脉3～5条，由基部生出，常呈掌状，侧脉5～7对，和主脉相交成锐角；叶柄长3.5～10.0 cm，圆柱形，有稀疏的短柔毛或无毛。聚伞花序生叶腋，通常有花3～5朵；总花梗长1.2～2.0 cm，花梗长1.5～2.0 cm，几无毛，花梗上有线形小苞片1枚，外面有短柔毛；花萼近钟形，外面具稀疏短柔毛，裂片5片，三角形；花瓣6～7枚，线形，紫红色，外面有短柔毛，近基部较密，基部粘合，上部开花时反卷；雄蕊6～7枚，较花瓣短，花丝略扁，微有短柔毛，花药药隔内面无毛，外面无毛或有疏柔毛；花盘肥厚，近球形，无毛；子房1室，花柱粗壮，无毛，柱头扁平。核果长卵圆形或长椭圆形，顶端有宿存的花萼裂片，有短柔毛或无毛，有种子1颗。花期3—7月，果期7—9月。

4. 生境分布

（1）八角枫。野生于海拔1 800 m以下的山地或疏林中，分布于中国河南、陕西、甘肃、江苏、浙江、安徽、福建、台湾、江西、湖北、湖南、四川 、贵州、云南、广东、广西、西藏南部等地；国外，东南亚及非洲东部各国亦产。

（2）瓜木。野生于海拔2 000 m以下土质比较疏松而肥沃的向阳山坡或疏林中，产于中国吉林、辽宁、河北、山西、河南、陕西、甘肃、山东、浙江、台湾、江西、湖北、四川、贵州、云南等省（自治区、直辖市）；国外，朝鲜和日本亦产。

黔西北地区的金沙、黔西、七星关等县（市、区）有八角枫野生资源分布；赫章等县（市、区）有瓜木野生资源分布。

5. 药材性状

本品干燥支根粗约5 mm，略弯曲，根皮浅黄棕色，尚平滑，栓皮常有纵纹或剥脱。须根众多，直径约1 mm，黄白色。质坚脆，断面纤维性，淡黄色。气微，味微甘而辛。以干燥、无杂质、须根多者为佳。

6. 性味归经

性温，味辛，有毒；归肝、肾、心经。

7. 功能主治

祛风，通络，散瘀，镇痛，并有麻醉及松弛肌肉作用。用于风湿疼痛、麻木瘫痪、心力衰竭、劳伤腰痛、跌打损伤。

8. 用法用量

内服：煎汤，须根1～3 g，根3～6 g。外用：适量。

9. 使用注意

孕妇、小儿及年老体弱的病人均不宜服用。服此药后应忌鱼腥。本药有剧毒和麻痹作用，服药后可出现麻痹萎软。孕妇忌服。

二百六十五、小青藤香

1. 别名

青藤、滚天龙、青藤香、良藤、山豆根、毛青藤、土广藤、青藤细辛。

2. 来源

本品为防己科植物轮环藤 *Cyclea racemosa* Oliv. 的根。秋季，采挖根部，除去须根，洗净，切段，晒干或鲜用。

3. 植物形态

多年生缠绕藤本。老茎木质化，枝稍纤细，有条纹，被柔毛或近无毛。叶盾状或近盾状，纸质，卵状三角形或三角状近圆形，顶端短尖至尾状渐尖，基部近截平至心形，全缘，上面被疏柔毛或近无毛，下面通常密被柔毛，有时被疏柔毛；掌状脉 9～11 条，向下的 4～5 条很纤细，有时不明显；叶柄较纤细，比叶片短或与之近等长，被柔毛。聚伞圆锥花序狭窄，总状花序状，密花；花序轴较纤细，密被柔毛，分枝长通常不超过 1 cm，斜升；苞片卵状披针形，顶端尾状渐尖，背面被柔毛。雄花：萼钟形，4 深裂几达基部，2 片阔卵形，2 片近长圆形，均顶部反折；花冠碟状或浅杯状，全缘或 2～6 深裂几达基部；聚药雄蕊长约 1.5 mm，花药 4 枚。雌花：萼片 1～2 片，基部囊状，中部缢缩，上部稍扩大而反折；花瓣 1～2 枚，微小，常近圆形；子房密被刚毛，柱头 3 裂。核果扁球形，疏被刚毛，背部中肋两侧各有 3 行圆锥状小凸体，胎座迹明显球形。花期 4—5 月，果期 8 月。

4. 生境分布

轮环藤野生于山地林中、山坡灌丛中或沟边、路旁，分布于中国陕西、湖北、湖南、广东、广西、四川、贵州等省（自治区、直辖市）。

黔西北地区的大方、七星关、赫章等县（市、区）有轮环藤野生资源分布。

5. 药材性状

本品呈长条状，略弯曲，直径 5～30 mm。表面淡棕色至棕色，有纵向沟纹及突起的支根痕，弯曲处有横向裂纹。质坚，断面有放射状纹理。气微，味苦。

6. 性味归经

性微温，味辛、苦；归心、肺、胃经。

7. 功能主治

理气止痛，除湿解毒。用于脘腹胀痛、腹痛吐泻、风湿疼痛、咽喉肿痛、毒蛇咬伤、狗咬伤、痈疽肿毒、外伤出血。

8. 用法用量

内服：煎汤，6～15 g。外用：鲜品适量，捣敷患处。

9. 使用注意

忌生冷食物及硬物。

二百六十六、大火草根

1. 别名

大头翁、野棉花根、土白头翁。

2. 来源

本品为毛茛科植物大火草 *Anemone tomentosa*（Maxim.）Pei 的干燥根。秋、冬季，挖取根部，去净泥土、杂质，晒干。

3. 植物形态

多年生草木。株高 40～150 cm。根茎粗 0.5～2.0 cm。基生叶 3～4 片；叶柄长 16～48 cm，密被白色短绒毛；三出复叶，间或有 1～2 叶为单叶；小叶卵形，基部心形或圆形，3 裂，边缘有不规则小裂片和锯齿，上面有糙伏毛，下面密被白色绒毛，中央小叶柄长 5.2～7.5 cm。侧生小叶稍斜，形状似中央小叶，但叶柄较短。聚伞花序二至三回分枝，密被白色短绒毛；苞片 3 片，轮生，叶状，不等大，有时为 1 片，3 深裂；花梗长 3.5～6.8 cm，有短绒毛；花两性，萼片 5 片，花瓣状，粉红色或白色，倒卵形或宽倒卵形，下面被短绒毛；花瓣无；雄蕊多数，长约为萼片长的 1/4；心皮 400～500 枚，密被绒毛。花期 7—10 月，果期 8—11 月。

4. 生境分布

大火草野生于海拔 700～3 400 m 的山地草坡或路边阳处，分布于中国河北、山西、陕西、甘肃、青海、河南、湖北、四川、贵州等省（自治区、直辖市）。

黔西北地区各县（市、区）均有大火草野生资源分布。

5. 药材性状

根茎较粗短，直径达 2 cm；上端可见茎基、干枯的叶基或棕褐色毛状物。根呈不规则锥形或条形，稍弯曲，长 10～20 cm，直径 8～12 mm；表面棕褐色，粗糙，可见不规则的纵直皱纹及少数须根痕；根端常分为数股。质坚脆，易折断，断面棕色。气微，味苦、辛，有毒。

6. 性味归经

性温，味苦；归肺、大肠经。

7. 功能主治

化痰，散瘀，消食化积，截疟，解毒，杀虫。用于劳伤咳喘、跌打损伤、小儿疳积、疟疾、疮疖痈肿、顽癣。

8. 用法用量

内服：煎汤，3～9 g。外用：适量。

9. 使用注意

孕妇慎服。

二百六十七、岩白菜根

1. 别名

岩七、呆白菜、矮白菜、岩壁菜、石白菜、红岩七、亮叶子、雪头开花。

2. 来源

本品为虎耳草科植物岩白菜 *Bergenia purpurascens*（Hook. f. et Thoms.）Engl. 的干燥根茎。秋、冬二季，采挖根茎，除去叶鞘和杂质，晒干。

3. 植物形态

多年生常绿草本。植株高 30 cm 左右。根茎粗而长，紫红色，节间短。叶基生，肉质而厚，倒卵形或长椭圆形，先端钝圆，基部楔形，全缘或有细齿，上面红绿色，有光泽，下面淡绿色；叶柄长 2～8 cm，基部扩大成鞘状。花茎长 25 cm 左右，带红色；蝎尾状聚伞花序；花梗有褐色绵毛；花萼钟状，先端 5 裂，裂片长椭圆形；花瓣 5 枚，白色，宽阔卵形；雄蕊 10 枚；雌蕊由 2 枚心皮组成，离生，花柱长，柱头头状，2 浅裂。果实为蒴果。种子多数。花期 3—4 月，果期 5 月。

4. 生境分布

岩白菜野生于高山阴湿石缝中，产于中国云南、四川、贵州、西藏等省（自治区、直辖市）；国外，缅甸、印度、不丹、尼泊尔也有分布。

黔西北地区的金沙、七星关、大方等县（市、区）有岩白菜野生资源分布；大方县有少量岩白菜栽培。

5. 药材性状

本品根茎呈圆柱形，略弯曲，直径0.6～2.0 cm，长3～10 cm。表面灰棕色至黑褐色，具密集或疏而隆起的环节，节上有棕黑色叶基残存，有皱缩条纹和须状根痕。质坚实而脆，易折断。断面类白色或粉红色，略显粉质，部分断面有网状裂隙，近边缘处有点状维管束环列。气微，味苦、涩。

一般干品含水分不超过12.5%，总灰分不超过7.5%，醇溶性浸出物不少于36.0%，岩白菜素（$C_{14}H_{16}O_9$）不少于8.2%。

6. 性味归经

性平，味苦、涩；归肺、肝、脾经。

7. 功能主治

收敛止泻，止血止咳，舒筋活络。用于腹泻、痢疾、食欲不振、内外伤出血、肺结核咳嗽、气管炎咳嗽、风湿疼痛、跌打损伤。

8. 用法用量

内服：煎汤，6～12 g。外用：适量。

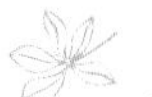

二百六十八、南蛇藤根

1. 别名

吊杆麻。

2. 来源

本品为卫矛科植物南蛇藤 *Celastrus orbiculatus* Thunb. 的干燥根。8—10月，挖取根部，除净泥土、杂质，晒干。

3. 植物形态

落叶攀缘灌木。株高3～8 m。小枝圆柱形，灰褐色或暗褐色，有多数皮孔。单叶互生；具叶柄；叶片近圆形、宽倒卵形或长椭圆状倒卵形，先端渐尖或短尖，基部楔形，偶为截形，边缘具钝锯齿。聚伞花序腋生，间有顶生，有花5～7朵，花淡黄绿色，雌雄异株；花萼裂片5枚，卵形；花瓣5枚，卵状长椭圆形；雄花具5枚雄蕊；雌蕊1枚，子房上位，近球形，柱头3裂；雄花的雄蕊稍长，雌蕊退化。蒴果近球形。种子卵形至椭圆形，有红色肉质假种皮。花期4—6月，果熟期7—10月。

4. 生境分布

南蛇藤野生于海拔450～2 200 m山坡灌丛，分布于中国黑龙江、吉林、辽宁、内蒙古、河北、山东、山西、河南、陕西、甘肃、江苏、安徽、浙江、江西、湖北、四川、贵州等省（自治区、直辖市）；国外，俄罗斯、朝鲜、日本等亦产。

黔西北地区的七星关等县（市、区）有南蛇藤野生资源分布。

5. 药材性状

本品干燥根呈圆柱形，细长而弯曲，有少数须根，外表棕褐色，具不规则的纵皱纹。主根坚韧，不易折断，断面黄白色，纤维性；须根较细，亦呈圆柱形，质较脆，有香气。以质干、栓皮厚者为佳。

6. 性味归经

性平，味辛、苦；归肾、膀胱、肝经。

7. 功能主治

祛风除湿，活血通经，消肿解毒。用于风湿痹痛、跌打肿痛、闭经、头痛、腰痛、疝气痛、痢疾、肠风下血、痈疽肿毒、水火烫伤、毒蛇咬伤。

8. 用法用量

内服：煎汤，15～30 g；或浸酒。外用：适量，研末调敷或捣敷。

二百六十九、三白草根

1. 别名

地藕、三白根、百节藕、九节藕、塘边藕、过塘藕、水莲藕、白莲藕、天性草根。

2. 来源

本品为三白草科植物三白草 *Saururus chinensis*（Lour.）Baill. 的根茎。秋季，采挖根茎，除去残茎及须根，洗净，鲜用或晒干。

3. 植物形态

多年生湿生草本。株高达 1 m 左右。地下茎有须状小根。茎直立，粗壮，无毛。单叶互生，纸质，密生腺点；叶柄基部与托叶合生成鞘状，略抱茎；叶片阔卵状披针形，先端尖或渐尖，基部心形，略成耳状或稍偏斜，全缘，两面无毛；花序下的 2～3 片叶常于夏初变为白色，呈花瓣状。总状花序生于茎上端与叶对生，白色；总状花梗及花柄被毛；苞片近匙形或倒披针形；花两性，无共被；雄蕊 6 枚，花药长圆形，略短于花丝；雌蕊 1 枚，由 4 枚心皮组成，子房圆形，柱头 4 枚，向外反曲。蒴果近球形，表面多疣状凸起，熟后顶端开裂。种子多数，圆形。花期 5—8 月，果期 6—9 月。

4. 生境分布

三白草野生于低湿沟边、塘边或溪旁等近水处，分布于中国河北、山东、河南和长江流域及其以南各省（自治区、直辖市）；国外，日本、菲律宾、越南亦产。

黔西北地区的各县（市、区）均有三白草野生资源分布。

5. 药材性状

本品根茎呈圆柱形，稍弯曲有分枝，长短不等。表面灰褐色，粗糙，有纵皱纹及环状节，节上有须根，节间长约 2 cm。质硬而脆，易折断，断面类白色，粉性。气微，味淡。

6. 性味归经

性寒，味甘、辛；归脾、大肠、膀胱经。

7. 功能主治

利水除湿，清热解毒。用于脚气、水肿、淋浊、带下、痈肿、流火、疔疮疥癣，亦治风湿热痹。

8. 用法用量

内服：煎汤，9～15 g，或鲜品 30～90 g。外用：适量，煎水洗，或研末调敷，或鲜品捣烂外敷。

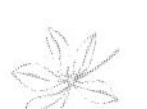

二百七十、紫茉莉根

1. 别名

白粉根、花粉头、白花参、粉果根、水粉头、粉子头、白粉角、入地老鼠、胭脂花头。

2. 来源

本品为紫茉莉科植物紫茉莉 *Mirabilis jalapa* L. 的根。在播种当年10—11月，挖取全根，洗净泥沙，鲜用；或去尽芦头及须根，刮去粗皮，去尽黑色斑点，切片，立即干燥，以免变黑而影响品质。

3. 植物形态

一年生或多年生草本。株高50～100 cm。根粗壮，圆锥形或纺锤形，肉质，表面棕褐色，里面白色，粉质。茎直立，多分枝，无毛或疏生细柔毛，圆柱形，节膨大。叶对生；有长柄，下部叶柄超过叶片的一半，上部叶近无柄；叶片纸质，卵形或卵状三角形，先端锐尖，基部截形或稍心形，全缘。花1至数朵，顶生，集成聚伞花序；每花基部有一萼状总苞，绿色，5裂；花两性；单被，花被红色、粉红色、白色或黄色，花被筒圆柱状，上部扩大呈喇叭形，5浅裂，平展；雄蕊5枚，花丝细长，与花被等长或稍长；雌蕊1枚，子房上位，卵圆形，花柱1枚，细长线形，柱头头状，微裂。瘦果近球形，熟时黑色，有细棱，为宿存苞片所包。种子胚乳白粉质。花期7—9月，果期9—10月。

4. 生境分布

紫茉莉原产于热带美洲地区，世界温带至热带地区广泛引种，中国南北各地常作为观赏花卉栽培。

黔西北地区的大方、七星关、赫章、威宁等县（市、区）均有紫茉莉栽培。

5. 药材性状

本品根呈长圆锥形或圆柱形，有的压扁，有的可见支根，长5～10 cm，直径1.5～5.0 cm。表面灰黄色，有纵皱纹及须根痕。顶端有茎基痕。质坚硬，不易折断，断面不整齐，可见环纹。经蒸煮者，断面角质样。无臭，味淡，有刺喉感。

6. 性味归经

性微寒，味甘、淡；归经不详。

7. 功能主治

清热利湿，解毒活血。用于热淋、白浊、水肿、赤白带下、关节肿痛、痈疮肿毒、乳痈、跌打损伤。

8. 用法用量

内服：煎汤，15～30 g，或鲜品30～60 g。外用：鲜品适量，捣敷患处。

二百七十一、血水草根

1. 别名

捆仙绳、广扁线。

2. 来源

本品为罂粟科植物血水草 *Eomecon chionantha* Hance 的根及根茎。9—10月，采挖根部，晒干或鲜用。

3. 植物形态

多年生草本。株高30～60 cm。植株具红橙色汁液。根和根茎匍匐，黄色。茎紫绿色，有光泽。叶基生；叶柄细长，基部具窄鞘；叶片卵圆状心形或圆心形，先端急尖，基部耳垂状，表面绿色，背面灰绿色，有白粉，掌状脉5～7条，细脉网状，明显，边缘呈波状。花葶灰绿色而略带紫红色，高20～40 cm，有花3～5朵，排列成伞房状聚伞花序；苞片和小苞片卵状披针形，先端渐尖；花萼2枚，盔状，无毛，先端渐尖，基部合生，早落；花瓣4枚，白色，倒卵形；雄蕊多数，花丝长5～7 mm，花药长圆形，黄色；子房卵形或窄卵形，无毛，花柱长3～5 mm，柱头2裂。蒴果长椭圆形，先端稍细小。花期3—6月，果期5—7月。

4. 生境分布

血水草野生于海拔700～2 200 m的山谷、溪边、林下阴湿肥沃地，常成片生长，分布于中国浙江、江西、安徽、福建、河南、湖南、湖北、广东、广西、四川、贵州、云南等省（自治区、直辖市）。

黔西北地区的金沙、织金、纳雍、大方等县（市、区）有血水草野生资源分布。

5. 药材性状

本品根茎呈细圆柱形，弯曲或扭曲，长可至50 cm，直径1.5～5.0 mm。表面红棕色或灰棕色，平滑，有细纵纹，节间长2～5 cm，节上着生纤细的须状根。质脆，易折断，折断面不平坦，皮部红棕色，中柱淡棕色，有棕色小点（维管束）。气微，味微苦。

6. 性味归经

性凉，味苦、辛，有小毒；归经不详。

7. 功能主治

清热解毒，散瘀止痛。用于风热目赤肿痛、咽喉疼痛、尿路感染、疮疡疖肿、毒蛇咬伤、产后小腹瘀痛、跌打损伤、湿疹、疥癣等。

8. 用法用量

内服：煎汤，5～15 g；或浸酒。外用：适量，鲜品捣敷；或研末调敷。

二百七十二、胡颓子根

1. 别名

牛奶根、叶刺头、贯榨根。

2. 来源

本品为胡颓子科植物胡颓子 *Elaeagnus pungens* Thunb. 的干燥根。夏、秋季，采挖根，洗净，切片，晒干。

3. 植物形态

常绿直立灌木。树高3～4 m。具刺，刺长2～4 cm，深褐色。小枝密被锈色鳞片，老枝鳞片脱落后显黑色，具光泽。叶互生；叶具柄；叶片革质，椭圆形或阔椭圆形，两端钝或基部圆形，边缘微反卷或微波状，上面绿色，有光泽，下面银白色，密被银白色和少数褐色鳞片；侧脉7～9对，与中脉开展成50°～60°，网状脉在上面明显。花白色或银白色，下垂，被鳞片，1～3朵生于叶腋；花有梗，萼筒圆形或漏斗形，先端4裂，裂片内面被短柔毛；雄蕊4枚，花丝极短；子房上位，花柱直立，无毛。果实椭圆形，幼时被褐色鳞片，成熟时红色；果核内面具白色丝状棉毛。花期9—12月，果期翌年4—6月。

4. 生境分布

胡颓子野生于向阳山坡或路旁，分布于中国江苏、浙江、福建、安徽、江西、湖北、湖南、贵州、广东、广西等省（自治区、直辖市）；国外，日本亦产。

黔西北地区的织金、大方等县（市、区）有胡颓子野生资源分布。

5. 药材性状

本品根呈圆柱形，弯曲，多截成30～35 cm长的段，粗细不一，粗根约3 cm，细根为1 cm。表面土黄色，根皮易落，露出黄白色的木部。质坚硬，横断面纤维性强，中心色较深。气微，味淡。

6. 性味归经

性平，味苦、酸；归肺、脾经。

7. 功能主治

活血止血，祛风利湿，止咳平喘，解毒敛疮。用于吐血、咯血、便血、月经过多、风湿关节痛、黄疸、水肿、泻痢、小儿疳积、咳喘、咽喉肿痛、疮疥、跌打损伤。

8. 用法用量

内服：煎汤，15～30 g；或浸酒。外用：适量，煎汤洗；或鲜品捣敷。

二百七十三、海金沙根

1. 别名

铁丝草、铁蜈蚣、铁脚蜈蚣根。

2. 来源

本品为海金沙科植物海金沙 *Lygodium japonicum*（Thunb.）Sw. 的干燥根及根茎。8—9月，采收根部，洗净，晒干。

3. 植物形态

多年生攀缘草本。茎长1～4 m。根茎细而匍匐，被细柔毛。茎细弱，呈干草色，有白色微毛。叶为一至二回羽状复叶，纸质，两面均被细柔毛。不育羽片尖三角形，长宽几相等，柄、羽轴均被短灰毛，两侧并有狭边，二回羽状；一回羽片2～4对，互生，柄和小羽轴均有狭翅及短毛，基部一对卵圆形；二回小羽片2～3对，卵状三角形，具短柄或无柄，互生，掌状3裂；末回裂片短阔，基部楔形或心脏形，先端钝，顶端的二回羽片波状浅裂；向上的一回小羽片近掌状分裂或不分裂，叶缘有不规则的浅圆锯齿。能育羽片卵状三角形，长宽几相等，二回羽状；一回小羽片4～5对，互生，长圆披针形；二回小羽片3～4对，卵状三角形，羽状深裂。孢子囊生于能育羽片的背面，在二回小叶的齿及裂片顶端成穗状排列，穗长2～4 mm，孢子囊盖鳞片状，卵形，每盖下生一横卵形的孢子囊，环带侧生，聚集一处，暗褐色。孢子囊多在夏、秋季产生。

4. 生境分布

海金沙野生于阴湿山坡灌丛中或路边林缘，分布于中国江苏、浙江、安徽、福建、台湾、广东、香港、广西、湖南、贵州、四川、云南、陕西等省（自治区、直辖市）；国外，日本、菲律宾、印度等亦产。

黔西北地区各县（市、区）均有海金沙野生资源分布。

5. 药材性状

本品根茎细长，不规则分枝状，茶褐色，常残留有禾秆色细茎干。根须状，众多，黑褐色细长，弯曲不直，具细密的纤维根。质硬而韧，略有弹性，较难折断，断面淡黄棕色。气微，味淡。

6. 性味归经

性寒，味甘、淡；归肺、肝、膀胱经。

7. 功能主治

清热解毒，利湿消肿。用于肺炎、感冒高热、乙脑、急性胃肠炎、痢疾、急性传染性黄疸型肝炎、尿路感染、膀胱结石、风湿腰腿痛、乳腺炎、腮腺炎、睾丸炎、蛇咬伤、月经不调。

8. 用法用量

内服：煎汤，15～30 g，或鲜品 30～60 g。外用：适量，研末调敷。

二百七十四、绵马贯众

1. 别名

贯众、贯仲、绵马、牛毛黄、野鸡膀子。

2. 来源

本品为鳞毛蕨科植物粗茎鳞毛蕨 *Dryopteris crassirhizoma* Nakai. 的干燥根茎和叶柄残基。秋季，连根挖取，削去叶柄、须根，除去泥沙，保留根茎、叶柄残基，晒干。

3. 植物形态

多年生草本。植株高达 1 m。根状茎粗大，直立或斜升。叶簇生；叶柄连同根状茎密生鳞片，鳞片膜质或厚膜质，淡褐色至栗棕色，具光泽，下部鳞片较宽大，卵状披针形或狭披针形，边缘疏生刺突，向上渐变成线形至钻形而扭曲的狭鳞片；叶轴上的鳞片明显扭卷，线形至披针形，红棕色；叶柄深麦秆色，显著短于叶片；叶片长圆形至倒披针形，长 50～120 cm，宽 15～30 cm，基部狭缩，先端短渐尖，二回羽状深裂；羽片 30 对以上，无柄，线状披针形，下部羽片明显缩短，中部稍上羽片最大，向两端羽片依次缩短，羽状深裂；裂片密接，长圆形，基部与羽轴广合生，先端圆或钝圆，浅钝锯齿缘或近全缘；叶脉羽状，侧脉分叉，偶单一；叶厚草质至纸质，背面淡绿色，沿羽轴生有具长缘毛的卵状披针形鳞片，裂片两面及边缘散生扭卷的窄鳞片和鳞毛。孢子囊群圆形，通常孢生于叶片背面上部 1/3～1/2 处，背生于小脉中下部，每裂片 1～4 对；囊群盖圆肾形或马蹄形，几乎全缘，棕色，稀带淡绿色或灰绿色，膜质，成熟时不完全覆盖孢子囊群。孢子具周壁。

4. 生境分布

粗茎鳞毛蕨野生于山地林下，分布于中国东北、华北、西南地区；国外，俄罗斯、朝鲜、日本亦产。

黔西北地区的黔西、七星关等县（市、区）有粗茎鳞毛蕨野生资源分布。

5. 药材性状

本品呈长倒卵形，略弯曲，上端钝圆或截形，下端较尖，有的纵剖为两半，长 7～20 cm，直径 4～8 cm。表面黄棕色至黑褐色，密被排列整齐的叶柄残基及鳞片，并有弯曲的须根。叶柄残基呈扁圆形，长 3～5 cm，直径 0.5～1.0 cm，表面有纵棱线，质硬而脆，断面略平坦，棕色，有黄白色维管束 5～13 个，环列；每个叶柄残基的外侧常有 3 条须根，鳞片条状披针形，全缘，常脱落。质坚硬，断面略平坦，深绿色至棕色，有黄白色维管束 5～13 个，环列，其外散有较多的叶迹维管束。气特异，味初淡而微涩，后渐苦、辛。

一般干品水分不超过 12.0%，总灰分不超过 7.0%，酸不溶性灰分不超过 3.0%，醇溶性浸出物不少于 25.0%。

6. 性味归经

性微寒，味苦，有小毒；归肝、胃经。

7. 功能主治

清热解毒，驱虫。用于虫积腹痛、疮疡。

8. 用法用量

内服：煎汤，4.5～9.0 g。

二百七十五、紫萁贯众

1. 别名

紫綦、贯众、綦蕨、毖萁、紫蕨、迷蕨、蕨基、小贯众、大贯从、薇贯众、毛老鼠、毛狗子、大叶狼衣。

2. 来源

本品为紫萁科植物紫萁 *Osmunda japonice* Thunb. 的干燥根茎及叶柄基部。全年均可采收，挖取全株，削去地上部分，保留根茎、叶柄残基，晒干。

3. 植物形态

多年生草本。株高 30～100 cm。根茎粗壮，横卧或斜升，无鳞片。叶二型，幼时密被绒毛；营养叶有长柄，叶片三角状阔卵形，长 30～50 cm，宽 25～40 cm，顶部以下二回羽状，小羽片长圆形或长圆状披针形，先端钝或尖，基部圆形或宽楔形，边缘有匀密的细钝锯齿。孢子叶同营养叶等高，或经常稍高，羽片和小羽片均短缩，小羽片变成线形，长 1.5～2.0 cm，沿中肋两侧背面密生孢子囊，形成长大深棕色的孢子囊穗，成熟后枯萎。

4. 生境分布

紫萁野生于林下、山脚或溪边的酸性土上，为中国暖温带、亚热带最常见的一种蕨类植物，分布于山东、江苏、安徽、浙江、江西、福建、河南、湖北、湖南、广东、广西、甘肃、四川、贵州、云南等省（自治区、直辖市）；国外，日本、朝鲜、印度北部亦产。

黔西北地区的金沙、织金、七星关、纳雍、威宁等县（市、区）均有紫萁野生资源分布。

5. 药材性状

本品略呈圆柱形，稍弯曲，长 10～17 cm，直径 3～6 cm。根茎无鳞片，上侧密生叶柄残基，下侧着生多数棕黑色弯曲的细根。叶柄基部呈扁圆柱形，弯曲，长 4～6 cm，直径 3～5 mm，具托叶翅，但翅多已脱落；表面棕色或棕黑色，横断面呈新月形或扁圆形，维管束组织呈“U”形，且常与外层组织分离。味微涩。

6. 性味归经

性微寒，味苦，有小毒；归脾、胃经。

7. 功能主治

清热解毒，祛瘀止血。用于防治感冒、鼻衄、头晕、痢疾、崩漏。

8. 用法用量

内服：煎汤，3～15 g；或捣汁；或入丸、散。外用：适量，鲜品捣敷；或研末调敷。

9. 使用注意

脾胃虚寒者慎服。

二百七十六、芒萁骨根

1. 别名

铁狼萁。

2. 来源

本品为里白科植物芒萁 *Dicranopteris dichotoma*（Thunb.）Berhn. 的根茎。全年均可采收，挖

取根茎，洗净，晒干或鲜用。该品种的幼叶或叶柄亦供药用。

3. 植物形态

多年生草本。植株高 30～120 cm。根状茎横走，密被暗锈色长毛。叶远生；叶柄褐棕色，光滑，基部以上无毛；叶片重复假两歧分叉，在每一交叉处均有羽片（托叶）着生，在最后一分叉处有羽片两歧着生；羽片披针形或宽披针形，长 20～30 cm，先端渐尖，羽片深裂；裂片长线形，长 3.5～5.0 cm，先端渐尖，钝头，边缘干后稍反卷；叶为纸质，上面黄绿色或绿色，沿羽轴被锈色毛，后变无毛，下面灰白色，沿中脉及侧脉疏被锈色毛；细脉 2～3 次叉分，每组 3～4 条。孢子囊群着生细脉中段，有孢子囊 6～8 个。

4. 生境分布

芒萁野生于强酸性的红壤丘陵、荒坡林缘或马尾松林下，分布于中国浙江、江苏、江西、安徽、湖北、湖南、贵州、四川、福建、台湾、广东、香港、广西、云南等省（自治区、直辖市）；国外，日本、印度、越南亦产。

黔西北地区的织金等县（市、区）有芒萁野生资源分布。

5. 药材性状

本品根状茎细长，有分枝；粗 2.2～5.0 mm；褐棕色，坚硬，木质，被棕黄色毛，具短须根；易折断，断面明显分为二层，外层为棕色皮层，中央为淡黄色中柱。

6. 性味归经

性凉，味苦；归膀胱经。

7. 功能主治

清热利湿，化瘀止血，止咳。用于湿热膨胀、小便涩痛、阴部湿痒、带下、跌打损伤、外伤出血、血崩、鼻衄、肺热咳嗽。

8. 用法用量

内服：煎汤，15～30 g；或研末。外用：鲜品适量，捣敷患处。

二百七十七、黄锁梅根

1. 别名

乌泡、黄泡、锁梅根、三月泡、雀不钻、倒竹伞、钻地风、红锁梅、黄茨果、黄泡刺根。

2. 来源

本品为蔷薇科植物栽秧泡 *Rubus ellipticus* Smith var. *obcordatus*（Franch）Focke. 的干燥根。秋季，挖取根部，洗净，切片，晒干。

3. 植物形态

小灌木。株高 1.5～3.0 m。茎、叶柄和叶轴均被红棕色柔毛，并有倒钩刺和较密的褐色刚毛。小叶 3 枚，小叶片阔倒卵形或倒心形，中央小叶较大，长 2.0～5.5 cm，宽 1.5～5.0 cm，先端浅心形或近截形，通常凹入，基部宽楔形，边缘有锯齿，上面绿色，沿叶脉具细柔毛，下面粉绿色，密被白色细绒毛；总叶柄长 1.6～2.5 cm，托叶针形。花为密集成顶生短总状花序，或腋生成束，稀单生，白色或淡红色；花梗和花萼上几无刺毛；萼片 5 枚；花瓣 5 枚，倒卵形；雄蕊多数，分离；雌蕊多数，花托几顶生。聚合果球形，橘黄色，小核果具 1 颗种子。花期 3—4 月，果期 4—5 月。

4. 生境分布

栽秧泡野生于海拔 300～2 000 m 的山坡、路旁或灌木丛中，产于中国广西、四川、云南、贵州等省（自治区、直辖市）；国外，印度、老挝、泰国、越南亦产。

黔西北地区的纳雍、大方、七星关等县（市、区）有栽秧泡野生资源分布。

5. 药材性状

本品呈圆柱形，较粗。表面黄褐色，有部分灰褐色残留栓皮。质坚硬，不易折断，断面皮部棕色，木部黄白色，有排列紧密的放射状条纹理，髓部褐色。气微，味涩、微酸。

6. 性味归经

性平，味酸、苦；归肝、大肠经。

7. 功能主治

舒筋活络，清热利湿，消肿解毒。用于筋骨疼痛、肢体痿软麻木、赤白外痢、黄疸型肝炎、扁桃体炎、无名肿毒。

8. 用法用量

内服：煎汤，10～15 g；或浸酒。

二百七十八、白牛胆根

1. 别名

土白芷、山白芷、小茅香、铁杆香、黑骨风、寻骨风、白面风根。

2. 来源

本品为菊科植物羊耳菊 *Inula cappa*（Buch. -Ham.）DC. 的干燥根。立夏后，采挖根部，洗净，晒干。

3. 植物形态

亚灌木。株高 70～200 cm。根茎粗壮，多分枝。茎直立，粗壮，全株被污白色或浅褐色绢状或棉状密茸毛。叶互生；中部叶有长约 5 mm 的柄，上部叶无柄；叶片长圆形或长圆状披针形，中部叶长 10～16 cm，先端钝或急尖，基部圆形或近楔形，边缘有小尖头细齿或浅齿，上面被基部疣状的密糙毛。头状花序倒卵形，多数密集于茎和枝端成聚伞圆锥状；总苞片 5 层，外层较内层短 3～4 倍，被白色或带褐色茸毛；小花黄色，外围花舌片短小或无舌片；中央筒状花狭漏斗状。瘦果长圆柱形，被白色长绢毛，冠毛褐黄色，约与筒状花等长，有 50 余条糙毛。花期 6—10 月，果期 8—12 月。

4. 生境分布

羊耳菊生于 500～3 200 m 的亚热带和热带的低山和亚高山的湿润或干燥丘陵地、荒地、灌丛或草地，在酸性土、砂土和黏土上均常见，分布于中国四川、云南、贵州、广西、广东、江西、福建、浙江等省（自治区、直辖市）；国外，越南、缅甸、泰国、马来西亚、印度等地亦产。

黔西北地区的七星关、大方等县（市、区）有羊耳菊野生资源分布。

5. 药材性状

本品根头部常残留短小地上茎。根呈圆柱形，有分枝，长 2～5 cm，直径 3～15 mm。表面灰黑色或黑褐色，有稀疏须根或须根脱落残痕。根皮薄，刮去表皮则呈灰褐色而有油性。质坚硬，切断面木质部灰黄色，有黄色油点散在，根头部中央有髓，呈海绵状。有特殊香气，用物刮擦根部嗅之气更香。味辛、微苦。以根条粗壮、残茎短小、气芳香者为佳。

6. 性味归经

性温，味辛、甘；归经不详。

7. 功能主治

祛风散寒，止咳定喘，行气止痛。用于风寒感冒、咳嗽、哮喘、头痛、牙痛、胃痛、疝气、风湿痹痛、跌打损伤、月经不调、带下、肾炎水肿。

8. 用法用量

内服：煎汤，15～30 g。外用：适量，研末撒敷。

9. 使用注意

禁食酸、辣食物。

二百七十九、爬山豆根

1. 别名

大发表、见水消、松漏争、野蚕虫根、三楞金刚。

2. 来源

本品为豆科植物三棱枝杭子梢 *Campylotropis trigonoclada*（Franch.）Schindl. 的干燥根。秋季，采挖根部，洗净，切片，晒干或鲜用。

3. 植物形态

小灌木。株高 60～120 cm。小枝三棱形，无毛。托叶宿存，膜质，无毛，斜披针形；三出复叶，互生；叶柄有翅，长 1.5～4.5 cm，宽 1～3 cm；小叶坚纸质，长椭圆形、卵状椭圆形、卵状椭圆形或长圆状披针形，先端圆形或微缺有细尖，基部近圆形，下面被白色长硬毛，侧面小叶长 3.0～8.5 cm，宽 8～25 mm，顶端小叶稍大。圆锥花序顶生或腋生，总花梗细长，有棱，被短柔毛；花梗细长；苞片宿存，线状披针形；花萼宽钟形，被黄色长硬毛，萼齿 5 枚，披针形，急尖，下方一个较长；花冠蝶形，黄色，旗瓣卵圆形，较翼瓣稍短，龙骨瓣急尖，弯曲。荚果斜椭圆形，被毛。花期 8—9 月，果期 10—11 月。

4. 生境分布

三棱枝杭子梢生于海拔 300～2 000 m 的山坡林下或草丛中，分布于中国四川、贵州、云南等省（自治区、直辖市）。

黔西北地区的大方、七星关等县（市、区）有三棱枝杭子梢野生资源分布。

5. 药材性状

本品根呈圆柱形，有少数侧根及须根。外皮棕褐色，具多数皮孔及横纹。质硬，不易折断，断面黄白色。皮层较窄，木部宽广，占整个切面的 4/5，木部纤维性强。气微，味微涩。

6. 性味归经

性平，味辛、涩、微甘；归肝、大肠、心经。

7. 功能主治

清热利湿，活血解毒。用于感冒发热、湿热痢疾、黄疸、肠风下血、风湿痹痛、水肿、跌打损伤、乳痈。

8. 用法用量

内服：煎汤，15～30 g。外用：鲜品适量，捣敷患处。

二百八十、野绿麻根

1. 别名

铁秤铊、红火麻、牡丹三七、华艾麻草、红禾麻根。

2. 来源

本品为荨麻科植物珠芽艾麻 *Laportea bulbifera*（Sieb. et Zucc.）Wedd. 的干燥根。秋季，采挖根部，除去茎、叶及泥土，晒干或鲜用。

3. 植物形态

又名零余子荨麻、华中艾麻、麻风草。多年生草本。根数条，丛生，纺锤状，红褐色。茎下部多少木质化，高50～150 cm，不分枝或少分枝，在上部常呈“之”字形弯曲，具5条纵棱，有短柔毛和稀疏的刺毛，以后渐脱落；珠芽1～3个，常生于不生长花序的叶腋，木质化，球形，直径3～6 mm，多数植株无珠芽。叶卵形至披针形，有时宽卵形，长6～16 cm，宽2～8 cm，先端渐尖，基部宽楔形或圆形，稀浅心形，边缘自基部以上有牙齿或锯齿，上面生糙伏毛和稀疏的刺毛，下面脉上生短柔毛和稀疏的刺毛，尤其主脉上的刺毛较长，钟乳体细点状，上面明显，基出脉3条，其侧出的一对稍弧曲，伸达中部边缘，侧脉4～6对，伸向齿尖；叶柄长1.5～10.0 cm，毛被同茎上部；托叶长圆状披针形，先端2浅裂，背面肋上生糙毛。花序雌雄同株，稀异株，圆锥状，序轴上生短柔毛和稀疏的刺毛；雄花序生茎顶部以下的叶腋，具短梗，分枝多，开展；雌花序生茎顶部或近顶部叶腋，分枝较短，常着生于序轴的一侧。雄花具短梗或无梗，在芽时扁圆球形；花被片5枚，长圆状卵形，内凹，外面近先端无角状突起物，外面有微毛；雄蕊5枚；退化雌蕊倒梨形；小苞片三角状卵形。雌花具梗，花被片4枚，不等大，分生，侧生的2枚较大，紧包被着子房，长圆状卵形或狭倒卵形，外面被短糙毛，背生的1枚圆卵形，兜状，腹生的1枚最短，三角状卵形；子房具雌蕊柄，直立，后弯曲；柱头丝形，周围密生短毛。瘦果圆状倒卵形或近半圆形，偏斜，扁平，光滑，有紫褐色细斑点；宿存花被片侧生的2枚，伸达果的近中部，外面生短糙毛，有时近光滑；花梗在两侧面扁化成膜质翅，有时果序枝也扁化成翅，匙形，顶端有深的凹缺。花期6—8月，果期8—12月。

4. 生境分布

珠芽艾麻野生于海拔1 000～2 400 m的山坡林下或林缘路边半阴坡湿润处，分布于中国黑龙江、吉林、辽宁、山东、河北、山西、河南、安徽、陕西、甘肃、四川、西藏、云南、贵州、广西、广东、湖南、湖北、江西、浙江、福建等省（自治区、直辖市）；国外，日本、朝鲜、俄罗斯、印度、斯里兰卡、印度尼西亚（爪哇）等地亦产。

黔西北地区的织金等县（市、区）有珠芽艾麻野生资源分布。

5. 药材性状

本品根茎连接成团块状，大小不等，灰棕色或棕褐色，上面有多数茎的残基和孔洞。根簇生于根茎周围，呈长圆锥形或细长纺锤形，扭曲。表面灰棕色至红棕色，具细纵皱纹，有纤细的须根或须根痕。质坚硬，不易折断，断面纤维性，浅红棕色。气微，味微苦、涩。

6. 性味归经

性温，味辛，有小毒；归肝、肾经。

7. 功能主治

祛风除湿，活血止痛。用于风湿痹痛、肢体麻木、跌打损伤、骨折疼痛、月经不调、劳伤乏力、肾炎水肿。

8. 用法用量

内服：煎汤，9～15 g，或鲜品30 g；或浸酒。外用：适量，煎水洗。

二百八十一、冬里麻根

1. 别名

水麻柳根。

2. 来源

本品为荨麻科植物水麻 *Debregeasia orientalis* C. J. Chen 的根或根皮。夏、秋季，采收根部，洗净，晒干或鲜用。

3. 植物形态

落叶灌木。株高1～4 m。小枝纤细，暗红色，常被贴生的白色短柔毛，以后渐变无毛。叶纸质或薄纸质，干时硬膜质，长圆状狭披针形或条状披针形，先端渐尖或短渐尖，基部圆形或宽楔形，长5～25 cm，宽10～35 mm，边缘有不等的细锯齿或细牙齿，上面暗绿色，常有泡状隆起，疏生短糙毛，钟乳体点状，背面被白色或灰绿色毡毛，在脉上疏生短柔毛，基出脉3条，其侧出2条达中部边缘，近直伸，二级脉3～5对，细脉结成细网，各级脉在背面突起；叶柄短，毛被同幼枝；托叶披针形，顶端浅2裂，背面纵肋上疏生短柔毛。花序雌雄异株，稀同株，生上年生枝和老枝的叶腋，二回二歧分枝或二叉分枝，具短梗或无梗，每分枝的顶端各生一球状团伞花簇；苞片宽倒卵形，长约2 mm。雄花：在芽时扁球形；花被片3～4枚，在下部合生，裂片三角状卵形，背面疏生微柔毛；雄蕊4枚；退化雌蕊倒卵形，在基部密生雪白色绵毛。雌花：几无梗，倒卵形；花被薄膜质紧贴于子房，倒卵形，顶端有4齿，外面近无毛；柱头画笔头状，从一小圆锥体上生出一束柱头毛。瘦果小浆果状，倒卵形，鲜时橙黄色，宿存花被肉质紧贴生于果实。花期3—4月，果期5—7月。

4. 生境分布

水麻常生于海拔300～2 800 m的溪谷河流两岸潮湿处，产于中国西藏东南部、云南、广西、贵州、四川、甘肃南部、陕西南部、湖北、湖南、台湾等地；国外，日本亦产。

黔西北地区的金沙、织金、赫章、威宁等县（市、区）有水麻野生资源分布。

5. 性味归经

性平，味微苦、辛；归经不详。

6. 功能主治

祛风除湿，活血止痛，解毒消肿。用于风湿痹痛、跌打伤肿、骨折、外伤出血、疮痈肿毒。

7. 用法用量

内服：煎汤，9～15 g。外用：适量，研末撒敷；或鲜品捣敷。

二百八十二、吴茱萸根

1. 别名

茱萸根。

2. 来源

本品为芸香科植物吴茱萸 *Euodia rutaecarpa*（Juss.）Benth. 的根或根皮。夏、秋季，采挖根部，洗净，切片，晒干。

3. 植物形态

小乔木或灌木。树高3～5 m。树皮青灰褐色，幼枝紫褐色，有细小圆形的皮孔；幼技、叶轴及花轴均被锈色绒毛。奇数羽状复叶对生，叶有柄；小叶5～9片，椭圆形至卵形，先端骤狭成短尖，基部楔形至广楔形或圆形，全缘或有不明显的钝锯齿，侧脉不明显，两面均被淡黄褐色长柔毛，脉上尤多，有明显的油点，厚纸质或纸质。雌雄异株；聚伞圆锥花序，顶生；花轴粗壮，密被黄褐色长柔毛，花轴基部有小叶片状的狭小对生苞片2枚；萼片5枚，广卵形，被短柔毛；花瓣5枚，白色，长圆形；雄花具5枚雄蕊，插生在极小的花盘上，花药基着，椭圆形，花丝粗短，被毛，退化子房先端4～5裂；雌花的花瓣较雄花花瓣大，退化雄蕊鳞片状，子房上位，长圆形，心皮5枚，花后增宽成扁圆形，有粗大的腺点，花柱粗短，柱头先端4～5浅裂。果实扁球形，成熟时裂开成5个果瓣，呈蓇葖果状，紫红色，表面有粗大油腺点，每分果瓣有种子

1 个。种子黑色，有光泽。花期 6—8 月，果期 9—10 月。

4. 生境分布

吴茱萸野生于低海拔向阳的疏林下或林缘旷地，分布于中国陕西、甘肃、安徽、浙江、福建、台湾、湖北、湖南、广东、广西、四川、贵州、云南等省（自治区、直辖市）；国外，日本亦产。

黔西北地区的七星关、大方、黔西、金沙等县（市、区）有吴茱萸野生资源分布。截至 2019 年，毕节市金沙、纳雍、百里杜鹃、赫章、织金等县（市、区）栽培吴茱萸 2 050 亩。

5. 性味归经

性热，味辛、苦；归脾、胃、肾经。

6. 功能主治

温中行气，杀虫。用于脘腹冷痛、泄泻、痢疾、风寒头痛、经闭腹痛、寒湿腰痛、疝气、蛲虫病、小儿疳积疮疡。

7. 用法用量

内服：煎汤，9～15 g；或浸酒；或入丸、散。

8. 使用注意

胃肠有热者慎服。

二百八十三、摇钱树根

1. 别名

灯笼花根、马鞍树根。

2. 来源

本品为无患子科植物复羽叶栾树 *Koelreuteria bipinnata* Franch. 的根、根皮。常年均可采挖根部，剥皮或切片，洗净，晒干。

3. 植物形态

乔木。树高可达 20 m 以上；皮孔圆形至椭圆形；枝具小疣点。叶平展，二回羽状复叶，长 45～70 cm；叶轴和叶柄向轴面常有一纵行皱曲的短柔毛；小叶 9～17 片，互生，极少对生，纸质或近革质，斜卵形，长 3.5～7.0 cm，宽 20～35 mm，顶端短尖至短渐尖，基部阔楔形或圆形，略偏斜，边缘有内弯的小锯齿，两面无毛或上面中脉上被微柔毛，下面密被短柔毛，有时杂以皱曲的毛；小叶柄长约 3 mm 或近无柄。圆锥花序大型，长 35～70 cm，分枝广展，与花梗同被短柔毛；萼 5 裂达中部，裂片阔卵状三角形或长圆形，有短而硬的缘毛及流苏状腺体，边缘呈啮蚀状；花瓣 4 枚，长圆状披针形，瓣片长 6～9 mm，宽 1.5～3.0 mm，顶端钝或短尖，瓣爪短，被长柔毛，鳞片深 2 裂；雄蕊 8 枚，长 4～7 mm，花丝被白色、开展的长柔毛，下半部毛较多，花药有短疏毛；子房三棱状长圆形，被柔毛。蒴果椭圆形或近球形，具 3 棱，淡紫红色，老熟时褐色，长 4～7 cm，宽 3.5～5.0 cm，顶端钝或圆；有小凸尖，果瓣椭圆形至近圆形，外面具网状脉纹，内面有光泽。种子近球形，直径 5～6 mm。花期 7—9 月，果期 8—10 月。

4. 生境分布

复羽叶栾树野生于海拔 400～2 500 m 的山地疏林中，产于中国云南、贵州、四川、湖北、湖南、广西、广东等省（自治区、直辖市）。

黔西北地区的黔西、金沙、织金等县（市、区）有复羽叶栾树野生资源分布；织金、纳雍、七星关、黔西等县（市、区）有复羽叶栾树人工栽培。

5. 性味归经

性平，味微苦；归经不详。

6. 功能主治

祛风清热，止咳，散瘀，杀虫。用于风热咳嗽、风湿热痹、跌打肿痛、蛔虫病。

7. 用法用量

内服：煎汤，6～5 g。

二百八十四、桐叶千金藤

1. 别名

桐叶金藤、毛千金藤。

2. 来源

本品为防己科植物桐叶千金藤 *Stephania japonica* var. *discolor*（Blume）Forman 的干燥根。秋、冬季，采挖根，洗净，切段，晒干。

3. 植物形态

多年生藤本。根条状，木质。老茎稍木质，枝很长，卧地时在节上生不定根，被柔毛。叶纸质，三角状近圆形或近三角形，长4～15 cm，宽4～14 cm，顶端钝而具小凸尖或有时短尖，基部圆或近截平，上面无毛或近无毛，稍有光泽，下面粉白，被丛卷毛状柔毛；掌状脉9～12条，向上的粗大，连同网脉两面均凸起，但下面更明显；叶柄长3 cm以上，明显盾状着生。复伞形聚伞花序通常单生叶腋，很少生于腋生短枝上，总梗长1.5～5.5 cm，有二至三回伞形分枝，小聚伞花序多个在末回分枝顶端密集呈头状，小聚伞花序梗和花梗均极短。雄花：萼片6～8枚，排成2轮，倒披针形至匙形，有时狭椭圆形，黄绿色，被短毛；花瓣3～4枚，阔倒卵形至近圆形，稍肉质，无毛；聚药雄蕊长可达1 mm。雌花：萼片3～4枚，花瓣3～4枚，形状和大小与雄花相似或稍小；柱头撕裂状。核果倒卵状近球形，成熟时红色。花期夏季，果期秋、冬季。

4. 生境分布

桐叶千金藤野生于疏林或灌丛和石山等处，分布于亚洲南部及东南部，南至澳大利亚东部；在中国，产于云南、贵州、广西、四川等地。

黔西北地区的七星关、大方等县（市、区）有桐叶千金藤野生资源分布。

5. 性味归经

性寒，味辛、苦，微毒；归肺、胃、大肠、膀胱经。

6. 功能主治

清热解毒，祛风湿，止痛。用于痈疖疮毒、咽喉肿痛、痄腮、风湿痹痛、痢疾、头痛、胃痛、劳伤疼痛。

7. 用法用量

内服：煎汤，3～6 g。外用：适量，研末调敷，或煎水外洗。

二百八十五、红色新月蕨

1. 来源

本品为金星蕨科植物红色新月蕨 *Pronephrium lakhimpurense*（Rosenst.）Holtt. 的根茎。夏、秋季，采收根茎，去净杂质，晒干或鲜用。

2. 植物形态

植株高达 1.5 m 以上。根状茎长而横走，粗约 2 mm。叶远生；叶柄长 80～90 cm，基部偶有 1～2 鳞片，深禾秆色；叶片长 60～85 cm，长圆披针形或卵状长圆形，渐尖头，奇数一回羽状，侧生羽片 8～12 对，近斜展，互生，中部以下的有短柄，彼此远离，长 24～32 cm，中部宽 4～6 cm，阔披针形，短尾尖，基部近圆形，全缘或浅波状，顶生羽片与其下的同形。叶脉纤细，下面较显，侧脉近斜展，并行，小脉 13～17 对，近斜展，基部一对顶端连结成一个三角形网眼，其上各对小脉和相交点的外行小脉形成 2 列斜方形网眼，外行小脉达到或几达到上一对小脉联结点。孢子囊群圆形，生于小脉中部或稍上处，在侧脉间排成 2 行，成熟时偶有汇合，无盖。

3. 生境分布

红色新月蕨野生于海拔 300～1 550 m 的林下或沟溪边湿地，产于中国福建、广东、广西、四川、重庆、云南、贵州等省（自治区、直辖市）；国外，印度、越南、泰国等地亦产。

黔西北地区各县（市、区）均有红色新月蕨野生资源分布。

4. 性味归经

性寒，味苦；归经不详。

5. 功能主治

清热解毒，祛瘀止血。用于疔疮疖肿、跌打损伤、外伤出血。

6. 用法用量

内服：煎汤，9～15 g。外用：鲜品适量，捣敷患处。

二百八十六、海南崖豆藤

1. 别名

苦蚕子、毛瓣鸡血藤。

2. 来源

本品为豆科植物海南崖豆藤 *Millettia pachyloba* Drake. 的根。夏、秋季，采挖根，洗净，鲜用或切片晒干。

3. 植物形态

巨大藤本。茎藤长达 20 m。树皮黄色，粗糙，纵裂。小枝挺直，密被黄褐色绢毛，渐脱落，皮孔大，散布，茎中空。羽状复叶长 25～35 cm；叶柄长 6～8 cm；托叶三角形，宿存；小叶 4 对，厚纸质，倒卵状长圆形或长圆状椭圆形，长 7～17 cm，宽 3.0～5.5 cm，先端短渐尖或钝，有时呈浅凹缺，基部圆钝，上面光亮无毛，下面密被黄色平伏绢毛，渐脱落，侧脉 13～17 对，平行直达叶缘，细脉在侧脉间垂直连结，上面微凹，下面明显隆起；小托叶针刺状，被毛。总状圆锥花序顶生，或 2～3 枝近枝梢腋生，长 20～30 cm，密被黄褐色绢毛，渐脱落，生花节长 4～5 mm；花 3～7 朵着生节上；苞片和小苞片均小，三角状线形，密被黄色绢毛，脱落；花萼杯状，密被绢毛，萼齿尖三角形，短于萼筒，上方 2 齿几全合生；花冠淡紫色，花瓣近等长，旗瓣密被黄褐色绢毛，扁圆形，先端圆形，基部截形，无胼胝体，瓣柄短，翼瓣长圆形，具 1 耳，龙骨瓣阔长圆形，先端粘连，翼瓣和龙骨瓣的外露部分均密被绢毛；雄蕊二体，离生的 1 枚花丝上有稀疏柔毛；无花盘；子房密被绢毛，花柱成直角上弯，柱头点状，胚珠 4～6 粒。荚果菱状长圆形，肿胀，先端喙尖，基部圆钝，密被黄色绒毛，后渐脱落，木质，瓣裂，有种子 1～4 粒。种子黑褐色，具光泽，挤压成棋子形。花期 4—6 月，果期 7—11 月。

4. 生境分布

海南崖豆藤野生于海拔 1 500 m 以下的沟谷常绿阔叶林中，分布于中国广东、海南、广西、贵州、云南等省（自治区、直辖市）；国外，越南北部亦产。

黔西北地区的织金、七星关等县（市、区）有海南崖豆藤野生资源分布。

5．性味归经

性温，味辛、苦；归肝、肾、大肠经。

6．功能主治

祛风除湿，杀虫消肿。用于风湿痹症，筋骨、关节疼痛，麻痹。

7．用法用量

内服：煎汤，6～12 g。

海南崖豆藤的种子亦供药用。种子适量，捣敷患处，具有祛风除湿、消肿杀虫之功效。

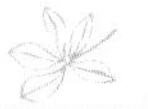

二百八十七、凤尾搜山虎

1．别名

毛虫、毛消、搜山虎、地蜈蚣、爬山虎、过山龙、石连姜、钻地风、凤尾草、钻地蜈蚣。

2．来源

本品为水龙骨科植物多羽节肢蕨 *Arthromeris mairei*（Brause）Ching. 的干燥根茎。秋、冬季，采挖根茎，洗净，去须根，放火上燎去毛，刮去外皮，晒干；或切片，晒干。

3．植物形态

植株高 50～70 cm。根茎长而横生，密被淡棕色、渐尖头狭披针形鳞片，全缘。叶远生；叶柄长约 18 cm，禾秆色；叶片一回羽状；侧生羽片 6 对以上，长达 14 cm，宽 2.0～2.5 cm，先端长渐尖，基部圆楔形，边缘波状，有狭的软骨质边，顶生羽片常与其下侧羽片相连，无柄；末端一对羽片最大，其基部外侧有一长耳状裂片，羽片线状披针形，先端尾尖，基部微狭，无柄，叶片两面光滑；侧脉羽状，在背面隆起。孢子囊群小，圆形，棕色，在侧脉之间有 2 行，常彼此成对汇合。

4．生境分布

多羽节肢蕨野生于海拔 1 000～2 700 m 的山坡林下，产于中国云南、西藏、四川、贵州、广西、湖北、江西、陕西等省（自治区、直辖市）；国外，缅甸、印度北部也有。

黔西北地区的威宁等县（市、区）有多羽节肢蕨野生资源分布。

5．药材性状

本品呈长圆柱形，一端钻形，稍弯曲，长 6～11 cm。表面暗棕褐色，具凹陷的叶痕、残留鳞片及点状根痕。质坚，味苦、涩。

6．性味归经

性微寒，味苦、微涩，有小毒；归经不详。

7．功能主治

祛风活络，消积通便，降火，止痛，利尿。用于风湿骨痛、坐骨神经痛、骨折、食积腹胀、便秘、目赤、牙痛、头痛、小便不利、淋浊。

8．用法用量

内服：煎汤，3～6 g；或泡酒；或配蜂蜜。

二百八十八、星毛羊奶子

1．别名

羊奶、马奶、马奶子。

2. 来源

本品为胡颓子科植物星毛羊奶子 *Elaeagnus stellipila* Rehd. 的干燥根。夏、秋季，采挖根，洗净，切片，晒干或鲜用。该品种的叶、果亦供药用。

3. 植物形态

落叶或半落叶灌木。树高达 2 m。幼枝密被褐色星状绒毛，老枝灰黑色、具刺；芽深黄色，具星状绒毛。单叶互生，叶柄具星状柔毛；叶厚纸质，宽卵形或卵状椭圆形，长 2.0～5.5 cm，先端尖，基部圆形或近心形，上面幼时被白色星状毛，下面密被淡白色星状毛，有时具鳞片或鳞毛，侧脉 4～5 对；叶柄具星状绒毛，长 2～4 mm。花淡白色，被银白色和散生褐色星状绒毛，1～3 朵生于新枝基部叶腋；花梗极短；萼筒圆筒形，微具 4 棱，在子房之上缢缩，裂片卵状三角形或披针形，长 3.0～4.5 mm；雄蕊 4 枚；花柱直立，几无毛或疏被星状毛，不超过雄蕊。果长椭圆形或圆柱形，长 1.0～1.6 cm，被褐色鳞片，成熟时红色，果梗极短。花期 3—4 月，果期 7—8 月。

4. 生境分布

星毛羊奶子野生于向阳丘陵地区、溪边矮林中或路边、田边，产于中国江西、湖北、湖南、四川、贵州、云南等省（自治区、直辖市）。

黔西北地区的威宁等县（市、区）有星毛羊奶子野生资源分布。

5. 性味归经

性凉，味辛、苦；归肝、大肠、小肠经。

6. 功能主治

散瘀止痛，清热利湿。用于跌打肿痛、痢疾。

7. 用法用量

内服：煎汤，15～30 g。外用：鲜品适量，捣敷患处。

二百八十九、蜀葵叶薯蓣

1. 别名

穿地龙、龙骨七、细山药。

2. 来源

本品为薯蓣科植物蜀葵叶薯蓣 *Dioscorea althaeoides* R. Knuth. 的干燥根茎。秋、冬季，采挖根茎，除去泥土，洗净，切片，晒干。

3. 植物形态

多年生缠绕草质藤本。根茎横生，细长条形，分枝纤细。茎幼嫩时具稀疏的长硬毛，开花结实后近于无毛。单叶互生，叶柄通常比叶片长；叶片宽卵状心形，长 10～13 cm，宽 10～13 cm，先端渐尖，边缘浅波状或 4～5 浅裂，表面有时有毛，背面脉上密被白色短柔毛。花小，单性，雌雄异株。雄花：有梗，常由 2～5 朵集成小聚伞花序再组成总状花序，有时花序轴分枝形成圆锥花序；花被碟形，基部连合成管，先端 6 裂，开花时裂片平展；雄蕊 6 枚，花丝较短，有时弯曲。雌花：花序穗状，有花 40 朵左右，单生或 2～3 个簇生叶腋；苞片披针形；退化雄蕊丝状或无。蒴果三棱形，长约 2.5 cm，基部渐狭，先端稍宽大，表面草黄色，有光泽。种子着生于每室中轴基部，向先端有斧头状的宽翅。花期 6—8 月，果期 7—9 月。

4. 生境分布

蜀葵叶薯蓣野生于海拔 1 000～2 000 m 的山坡、沟旁或路边的杂木林下或林缘，分布于中国四川、贵州、云南、西藏等省（自治区、直辖市）。

黔西北地区的纳雍等县（市、区）有蜀葵叶薯蓣野生资源分布。

5. 药材性状

本品根茎呈长条状圆柱形，弯曲不直，有的具分枝，直径1～2 cm。表面黄色或灰棕色，具须状根或点状根痕。质坚硬，断面类白色。气微，味苦。

6. 性味归经

性温，味辛、苦；归经不详。

7. 功能主治

疏风祛湿，健脾消食，活血消肿。用于感冒头痛、风湿痹证、食积饱胀、消化不良、跌打损伤。

8. 用法用量

内服：煎汤，6～15 g；或泡酒。

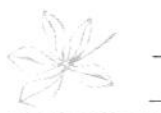

二百九十、九子不离母

1. 别名

黄姜、萆薢、黄山药、蛇头草、白山药、黄姑里、饭沙子、川萆薢、次黄山药、兴元府萆薢。

2. 来源

本品为薯蓣科植物叉蕊薯蓣 *Dioscorea collettii* Hook. f. 的干燥根茎。秋、冬季，采挖根部，洗净，切片，晒干。

3. 植物形态

叉名蛇头草。缠绕草质藤本。根状茎横生，竹节状，长短不一，直径约2 cm，表面着生细长弯曲的须根，断面黄色。茎左旋，长圆柱形，有时密生黄色短毛。单叶互生，三角状心形或卵状披针形，顶端渐尖，基部心形、宽心形或有时近截形，边缘波状或近全缘，干后黑色，有时背面灰褐色有白色刺毛，沿叶脉较密。花单性，雌雄异株。雄花序单生或2～3个簇生于叶腋；雄花无梗，在花序基部由2～3朵簇生，至顶部常单生；苞片卵状披针形，顶端渐尖；小苞片卵形，顶端有时2浅裂；花被碟形，顶端6裂，裂片新鲜时黄色，干后黑色，有时少数不变黑；雄蕊3枚，着生于花被管上，花丝较短，花药卵圆形，花开放后药隔变宽，常为花药的1～2倍，呈短叉状，退化雄蕊与3个发育雄蕊互生。雌花序穗状；雌花的退化雄蕊呈花丝状；子房长圆柱形，柱头3裂。蒴果三棱形，顶端稍宽，基部稍狭，表面栗褐色，富有光泽，成熟后反曲下垂。种子2枚，着生于中轴中部，成熟时四周有薄膜状翅。花期5—8月，果期6—10月。

4. 生境分布

叉蕊薯蓣野生于海拔1 500～3 200 m的河谷、山坡和沟谷的次生栎树林和灌丛中，分布于中国四川西部、贵州、陕西、广西、湖南、湖北、江西、安徽、浙江、河南、台湾、福建等省（自治区、直辖市）；国外，印度、缅甸亦产。

黔西北地区的威宁等县（市、区）有叉蕊薯蓣野生资源分布。

5. 药材性状

本品根茎呈竹节状，类圆柱形，有分枝，表面皱缩，常残留有茎枯萎瘢痕及未除尽的细长须根。商品多为纵向或斜切圆片，大小不等，厚2～3 mm。外皮灰黄色，较厚，周边多卷曲。切片表面浅黄白色，粗糙，有筋脉。质柔软，易折断。无臭，味微苦。以身干、色白、片子厚薄均匀者为佳。

6. 性味归经

性微寒，味苦、微辛；归经不详。

7. 功能主治

祛风利湿，通络止痛，清热解毒。用于风湿痹痛、拘挛麻木、胃气痛、湿热黄疸、白浊、淋痛、带下、跌打伤痛、湿疮肿毒、风疹、湿疹、毒蛇咬伤。

8. 用法用量

内服：煎汤，9～15 g；浸酒或入丸、散。外用：鲜品适量，捣敷患处。

二百九十一、矮茎朱砂根

1. 别名

血党、八爪龙、开喉箭、猪总管、矮陀陀、地柑子、大郎伞、八爪金龙、矮八爪金龙、团叶八爪金龙。

2. 来源

本品为紫金牛科植物九管血 *Ardisia brevicaulis* Diels. 的干燥根。秋、冬季，采挖根，洗净，晒干或鲜用。

3. 植物形态

常绿小灌木。株高 10～40 cm。具匍匐生根的根茎；直立茎幼嫩时被微柔毛，除侧生特殊花枝外，无分枝。叶片坚纸质，狭卵形或卵状披针形，或椭圆形至近长圆形，顶端急尖且钝，或渐尖，基部楔形或近圆形，长 7～18 cm，宽 2.5～6.0 cm，近全缘，具不明显的边缘腺点，叶面无毛，背面被细微柔毛，具疏腺点，侧脉 7～13 对，与中脉几成直角，至近边缘上弯，连成远离边缘的不规则的边缘脉；叶柄被细微柔毛。伞形花序，着生于侧生花枝顶端，除近顶端有 1～2 片叶外，其余无叶或全部无叶；花梗长 1.0～1.5 cm；花萼片披针形或卵形，具腺点；花瓣粉红色，卵形，顶端急尖，外面无毛，里面被疏细微柔毛，具腺点；雄蕊较花瓣短，花药披针形，背部具腺点；雌蕊与花瓣等长，具腺点；胚珠 6 枚，1 轮。核果球形，熟时鲜红色，具腺点，宿存萼与果梗通常为紫红色。花期 6—7 月，果期 10—12 月。

4. 生境分布

九管血多生于山坡阴湿处，分布于中国湖北、四川、贵州、江西、广西等省（自治区、直辖市）。黔西北地区的七星关、黔西等县（市、区）有九管血野生资源分布。

5. 药材性状

本品根状茎匍匐略膨大，或呈不规则块状，簇生多数肉质的根；表面紫棕色，有纵皱纹及环状断裂痕；皮与木部易分离，切面皮部厚，类白色，散有多数红棕色朱砂点，木心细，淡黄色。气微香，味淡、微辛。

6. 性味归经

性寒，味苦、涩；归经不详。

7. 功能主治

清热利咽，活血消肿。用于咽喉肿痛、痈疮肿毒、蛇咬伤、风湿关节疼痛、跌打损伤。

8. 用法用量

内服：煎汤，9～15 g；或浸酒。外用：适量，鲜品捣敷；或研末调敷。

二百九十二、大叶千斤拔

1. 别名

千金红、大猪尾、千斤力、红药头、白马屎、天根不倒。

2. 来源

本品为豆科植物大叶千斤拔 *Flemingia macrophylla*（Willd.）Prain. 的干燥根。秋季，采挖根，抖净泥土，晒干或鲜用。

3. 植物形态

直立半灌木。株高1～3 m。嫩枝密生黄色短柔毛。叶柄有狭翅，被短柔毛；三出复叶，顶生小叶宽披针形，长6～20 cm，宽2.5～9.0 cm，先端渐尖，具短尖，基部圆楔形，上面几无毛，下面沿叶脉有黄色柔毛，基出脉3条；侧生小叶较小，偏斜，基出脉2条。总状花序腋生，花多而密，花序轴及花梗均密生淡黄色短柔毛；花萼钟状，萼齿5枚，披针形，最下面1齿较长，外面有毛；花冠紫红色，稍长于萼，旗瓣长椭圆形，具短瓣柄及2耳，翼瓣狭椭圆形，一侧略具耳，瓣柄纤细，龙骨瓣长椭圆形，先端微弯，基部具长瓣柄和一侧具耳；雄蕊10枚，二体；子房椭圆形，被丝状毛，花柱纤细。荚果椭圆形，长1.0～1.6 cm，宽7～9 mm，褐色，略被短柔毛，先端具小尖喙。种子1～2颗，球形，黑色。花期6—8月，果期7—9月。

4. 生境分布

大叶千斤拔野生于海拔200～1 800 m的旷野草地上、灌丛中、山谷路旁和疏林阳处，产于中国云南、贵州、四川、江西、福建、台湾、广东、海南、广西等省（自治区、直辖市）；国外，印度、孟加拉国、缅甸、老挝、越南、柬埔寨、马来西亚、印度尼西亚亦产。

黔西北地区的黔西等县（市、区）有大叶千斤拔野生资源分布。

5. 药材性状

本品根较粗壮，多有分枝，表面深红棕色，香气较浓厚，余与千斤拔相同。

6. 性味归经

性平，味甘、淡；归经不详。

7. 功能主治

祛风湿，益脾肾，强筋骨。用于风湿骨痛、腰肌劳损、四肢痿软、偏瘫、阳痿、月经不调、带下、腹胀、食少、气虚足肿。

8. 用法用量

内服：煎汤，10～30 g；或浸酒。外用：适量，研末撒；或鲜品捣敷患处。

二百九十三、细锥香茶菜

1. 别名

六棱麻、碎兰花根、野苏麻、癞克巴草根。

2. 来源

本品为唇形科植物细锥香茶菜 *Rabdosia coetsa*（Buch. -Ham. ex D. Don）Hara. 的干燥根。夏、秋季，采挖根部，洗净，切段，晒干。

3. 植物形态

多年生草本或半灌木。株高50～200 cm。根茎木质，向下密生纤维状的须根。茎直立，多分枝，钝四棱形，具四槽。叶对生，卵圆形，先端渐尖，基部宽楔形渐狭，边缘在基部以上具圆齿，上面绿色，沿脉密被短硬毛，余部散生糙伏毛及腺点，下面淡绿色，沿脉密被短硬毛，余部近于无毛，散布腺点；叶柄长1.0～5.5 cm，上部具宽翅，下部具极狭翅，被微柔毛。狭圆锥花序长5～15 cm，顶生或腋生，由3～5花的聚伞花序组成，聚伞花序具梗，花梗与总梗及序轴被微柔毛；最下一对苞叶叶状，卵圆形，无柄，苞片卵圆状披针形，短于花梗；小苞片微小，钻形；花萼钟形，外被微柔毛及腺点，内面无毛，萼齿5枚，卵圆状三角形，锐尖，略呈“3/2”式二唇形，果时花萼增大，管状钟形，稍弯曲，明显10脉，上半部横纹明显；花冠紫色、紫蓝色，外被微柔毛，基部上方明显囊状增大，冠檐二唇形，上唇反折，先端4圆裂，下唇宽卵圆形，远长于冠筒，内凹，舟形；雄蕊4枚，均内藏，花丝扁平，下部微具缘毛；花柱丝状，内藏或微露出，先端相等2浅裂；花盘环状。成熟小坚果倒卵球形，褐色，无毛。花、果期10月至翌年2月。

4．生境分布

细锥香茶菜野生于海拔650～2 700 m的草坡、灌丛、林中旷地、路边、溪边、河岸、林缘及常绿阔叶林中，分布于中国江苏、浙江、湖南、广东、广西、四川、贵州、云南等省（自治区、直辖市）；国外，尼泊尔、印度、缅甸、老挝、越南亦产。

黔西北地区的大方、黔西等县（市、区）有细锥香茶菜野生资源分布。

5．药材性状

本品呈不规则结节状拳形团块，大小不一，大者直径可达10～15 cm。表面灰褐色，有不规则的瘤状突起，顶端有多个稍下陷的茎基，四周具坚韧的须根。质坚硬，柴性难折断，切面皮部极薄，棕褐色，木部淡黄棕色或绿褐色，具细密的放射状纹理与年轮，中央可见不规则的空洞。气微香，味微苦。

6．性味归经

性温，味苦；归肝经。

7．功能主治

清热利湿，行血止痛。用于湿热黄疸、胁肋疼痛、跌打伤痛。

8．用法用量

内服：煎汤，6～15 g。

二百九十四、长叶竹根七

1．别名

假黄精、三子果、长叶假万寿竹。

2．来源

本品为百合科植物长叶竹根七 *Disporopsis longifolia* Craib. 的干燥根茎。秋、冬季，挖取根部，除去须根，洗净，蒸后晒干。

3．植物形态

多年生直立草本。根茎连珠状，粗1～2 cm。株高60～100 cm，无毛。叶互生，具短柄；叶片椭圆形或椭圆状披针形，先端长渐尖或稍尾状，两面无毛。具花5～10朵，簇生于叶腋，白色，近直立；花梗长12～15 mm，无毛；花被长8～10 mm，由于花被筒口部缢缩而略带葫芦形，裂片6片，狭椭圆形；副花冠裂片肉质；花药线形，基部叉开，花丝极短，着生于副花冠裂片先端凹缺处；雌蕊长约4 mm，花柱短，子房锥形。浆果三角状球形，熟时白色，具2～5颗种子。花期5—6月，果期10—11月。

4．生境分布

长叶竹根七野生于海拔160～1 760 m的林下、灌丛下或林缘，主产于中国广西、云南、贵州等省（自治区、直辖市）；国外，越南、泰国、老挝亦产。

黔西北地区的金沙等县（市、区）有长叶竹根七野生资源分布。

5．药材性状

本品呈连珠状，直径1～2 cm，节间较密集，外表面深黄色，有时带绿色。质坚硬，未干者较柔韧。折断面淡棕色，角质样。气微，味微甜，有黏性。

6．性味归经

性平，味甘、微辛；归经不详。

7．功能主治

益气养阴润肺，活血。用于病后体虚、阴虚肺燥、咳嗽痰黏、咽干口渴、跌打损伤。

8．用法用量

内服：煎汤，9～15 g。外用：鲜品适量，捣敷患处。

二百九十五、峨眉紫金牛

1．别名

平喉箭、红豆子、八爪金龙、点抵改房、高脚凉伞、尾叶紫金牛。

2．来源

本品为紫金牛科植物尾叶紫金牛 *Ardisia caudata* Hemsl. 的根。夏、秋季，采挖根，洗净，晒干或鲜用。

3．植物形态

多枝小灌木。株高0.5～1.0 m。枝条纤细，被微柔毛，以后无毛，除侧生特殊花枝外，无分枝或仅从基部分枝。叶片膜质，长圆状或椭圆状披针形，顶端长而细渐尖或尾状渐尖，基部楔形或钝，近圆形，边缘具皱波状浅圆齿或圆齿，具边缘腺点，两面无毛，背面被不甚明显的疏鳞片，无腺点；叶柄长5～8 mm。复亚聚伞花序或伞形花序，着生于侧生特殊花枝顶端，被微柔毛；花枝长5～20 cm，近顶端具叶3～4片；花梗长7～12 mm，被微柔毛；花长6～8 mm；花萼仅基部连合，仅连合部分被微柔毛，萼片卵形，顶端钝或急尖，无毛，具腺点；花瓣粉红色，广卵形，顶端急尖，有腺点，外面无毛，里面近基部被微柔毛或无毛；雄蕊为花瓣长的2/3，花药卵形，背部具疏腺点；雌蕊与花瓣等长或略长，子房卵珠形，无毛；胚珠5枚，1轮。果球形，红色，具腺点。花期5—7月，果期11—12月或翌年5—6月。

4．生境分布

尾叶紫金牛野生于海拔1 000～2 200 m的山谷、山坡疏密林下阴湿处，分布于中国西南及广东、广西等地区。

黔西北地区的黔西等县（市、区）有尾叶紫金牛野生资源分布。

5．药材性状

本品呈圆柱形，常粗短，于2～5 cm处有肉质根2～4条作爪状分生。根圆柱形，长5～10 cm，直径2～5 mm，表面黄棕色或黄棕红色，具皱缩横纹和纵沟纹。质脆易折断，断面类白色，皮部占1/2～2/3，有少量朱砂点散在，木部淡黄色，皮部于木部易分离。气微，味辛、涩。

6．性味归经

性寒，味苦、辛；归经不详。

7．功能主治

祛风湿，解热毒，止痛。用于风湿痹痛、咽喉肿痛、牙痛、胃痛、跌打骨折、淋巴结肿大。

8．用法用量

内服：煎汤，9～20 g。外用：鲜品适量，捣敷患处。

二百九十六、光叶海桐根

1．别名

山枝根、山栀茶根、钻山虎、皮子药。

2. 来源

本品为海桐科植物光叶海桐 *Pittosporum glabratum* Lindl. 的干燥根或根皮。全年或秋季采集，挖取根部或剥取根皮，除去泥土，切段，晒干。

3. 植物形态

又名山枝、山枝茶、山栀茶、山饭树、山海桐、七姐妹、一朵云、火泡树、四骨猴王、长果满天香。常绿灌木，树高 2～3 m。上部枝条有时轮生，全株无毛。单叶互生；叶柄长 0.5～1.0 cm；叶片薄革质，倒卵状椭圆形或倒披针形，长 6～10 cm，宽 1.0～3.5 cm，先端短尖或渐尖，基部呈楔形，上面绿色，下面淡绿色，边缘略呈波状；中脉突出明显。伞形花序 1～4 枝，生于小枝顶端，通常具花 6～13 朵，花黄色；花梗长 1.0～1.5 cm，光滑；花萼基部联合，5 裂，裂片短，广卵形，光滑，边缘有毛；花瓣短，5 枚，分离，倒披针形；雄蕊 5 枚，与花瓣互生；子房长卵形，无毛，花柱短，柱头略增大。蒴果卵形或椭圆形，长 2.0～2.5 cm，3 瓣裂，每瓣有种子约 6 颗，果皮薄，革质。种子近圆形，成熟时红色。花期 4 月，果期 9 月。

4. 生境分布

光叶海桐野生于林间阴湿地、山坡、溪边，主产于中国湖南、广东、海南、广西、四川、贵州等省（自治区、直辖市）。

黔西北地区的金沙、织金、黔西、百里杜鹃、大方、七星关、纳雍等县（市、区）有光叶海桐分布。

5. 性味归经

性微温，味甘、苦、辛；归经不详。

6. 功能主治

祛风除湿，活血通络，止咳涩精。用于风湿痹痛、腰腿疼痛、跌打骨折、头晕失眠、虚劳咳喘、遗精。

7. 用法用量

内服：煎汤，9～15 g；或浸酒。外用：适量，捣敷；或研末敷；或煎水洗；或浸酒搽。

8. 使用注意

孕妇禁用。

二百九十七、卵叶蜘蛛抱蛋

1. 别名

粽巴叶、大棕色脚、蜘蛛抱蛋。

2. 来源

本品为百合科植物卵叶蜘蛛抱蛋 *Aspidistra typica* Baill. 的根茎。全年均可采收，挖取根部，洗净，鲜用或切片晒干。

3. 植物形态

多年生宿根草本。根茎粗壮，近圆柱形，伏地横走，有多数须根，具节和鳞片。叶 2～3 枚成簇根生；叶柄长 12～21 cm，坚硬，上面具槽；叶片宽，卵圆状披针形至卵形，先端渐尖，基部圆形或近圆形，两侧近不等，嫩时卷曲。花褐色或淡红色，单生，花茎短；花被钟状，外面有紫色细点，内面深紫色；雄蕊 6～8 枚，生于花被筒基部，低于柱头；子房短，花柱粗短，柱头阔大而呈盾状。浆果球形。花期 8—9 月。

4. 生境分布

卵叶蜘蛛抱蛋野生于深山密林中、山谷、溪边湿润处，中国广西、云南、贵州等地有野生资源分布；国外，越南亦产。

黔西北地区的黔西等县（市、区）有卵叶蜘蛛抱蛋野生资源分布。

5．药材性状

根茎近圆柱形，直径约7 mm，带有细长须状根。外表黄棕色，有节及鳞片。

6．性味归经

性微温，味苦、辛；归经不详。

7．功能主治

活血散瘀，接骨止痛，解蛇毒。用于风湿痹痛、肾亏腰痛、跌打损伤、毒蛇咬伤。

8．用法用量

内服：煎汤，15～30 g。外用：鲜品适量，捣敷患处。

9．使用注意

孕妇慎服。

二百九十八、小叶金鸡尾巴草

1．别名

金鸡蛋、猪棕草、细凤尾草、延羽针毛蕨、狭叶金星蕨、短柄卵果蕨、翅轴假金星蕨。

2．来源

本品为金星蕨科植物延羽卵果蕨 *Phegopteris decursive-pinnata*（van Hall.）Fée 的根茎。夏、秋季，采收根茎，洗净，晒干或鲜用。

3．植物形态

株高30～60 cm。根状茎短而直立，连同叶柄基部被红棕色、具长缘毛的狭披针形鳞片。叶簇生；叶柄长10～25 cm，淡禾秆色；叶片长20～50 cm，中部宽5～12 cm，披针形，先端渐尖并羽裂，向基部渐变狭，二回羽裂，或一回羽状而边缘具粗齿；羽片20～30对，互生，斜展，中部的最大，狭披针形，先端渐尖，基部阔而下延，在羽片间彼此以圆耳状或三角形的翅相连，羽裂达1/3～1/2；裂片斜展，卵状三角形，钝头，全缘，向两端的羽片逐渐缩短，基部一对羽片常缩小成耳片；叶脉羽状，侧脉单一，伸达叶边；叶草质，沿叶轴、羽轴和叶脉两面被灰白色的单细胞针状短毛，下面并混生顶端分叉或呈星状的毛，在叶轴和羽轴下面还疏生淡棕色、毛状的或披针形而具缘毛的鳞片。孢子囊群近圆形，背生于侧脉的近顶端，每裂片2～3对，幼时中央有成束的、具柄的分叉毛，无盖；孢子囊体顶部近环带处有时有一二短刚毛或具柄的头状毛；孢子外壁光滑，周壁表面具颗粒状纹饰。

4．生境分布

延羽卵果蕨野生于海拔50～2 000 m的低山、林缘河谷两旁或路边，主产于中国华东、中南、西南及陕西等地；国外，韩国、越南亦产。

黔西北地区的织金等县（市、区）有延羽卵果蕨野生资源分布。

5．性味归经

性平，味微苦；归肾、肝、胃经。

6．功能主治

利水消肿，解毒敛疮。用于水肿、腹水、疮毒溃烂久不收口、外伤出血。

7．用法用量

内服：煎汤，15～30 g。

第三章　茎木类

茎木类中草药包括药用木本植物的茎或供药用的木材部分，以及少数草本植物的茎藤。药用部位包括茎藤、茎枝、茎刺或其翅状附属物，或仅用茎的髓部等，这类中药被称为茎类中草药。药用部位主要采用木本植物茎的形成层以内的各部分，这类中药被称为木类中草药。本章共介绍茎木类中草药35种。这些中草药分属27科、35属、45种药用植物（表3－1）。

表3－1　茎木类中草药分属植物科、属、种名

序号	药名	科名	属名	种名
1	钩藤	茜草科	钩藤属	钩藤
				华钩藤
2	山蒟	胡椒科	胡椒属	山蒟
3	桑枝	桑科	桑属	桑
4	木通	木通科	木通属	木通
				三叶木通
				白木通
5	通草	五加科	通脱木属	通脱木
6	桃枝	蔷薇科	桃属	桃
				山桃
7	柳枝	杨柳科	柳属	垂柳
8	柘木	桑科	柘属	柘树
9	槐枝	豆科	槐属	槐
10	竹茹	禾本科	刚竹属	淡竹
			簕竹属	青竿竹
			绿竹属	大头典竹
11	樟木	樟科	樟属	樟
12	紫藤	豆科	紫藤属	紫藤
13	青风藤	防己科	风龙属	青藤
				毛青藤
14	清风藤	清风藤科	清风藤属	清风藤
15	皂角刺	豆科	皂荚属	皂荚

续表 3－1

序号	药名	科名	属名	种名
16	功劳木	小檗科	十大功劳属	阔叶十大功劳
				细叶十大功劳
17	小血藤	木兰科	五味子属	铁箍散
18	大血藤	木通科	大血藤属	大血藤
19	桑寄生	桑寄生科	钝果寄生属	桑寄生
20	鬼箭羽	卫矛科	卫矛属	卫矛
21	小通草	旌节花科	旌节花属	喜马山旌节花
				中国旌节花
		山茱萸科	青荚叶属	青荚叶
22	灯心草	灯心草科	灯心草属	灯心草
23	黄杨木	黄杨科	黄杨属	黄杨
24	接骨木	忍冬科	接骨木属	接骨木
25	西河柳	柽柳科	柽柳属	柽柳
26	地瓜藤	桑科	榕属	地瓜
27	紫苏梗	唇形科	紫苏属	紫苏
28	首乌藤	蓼科	何首乌属	何首乌
29	文冠果	无患子科	文冠果属	文冠果
30	扶芳藤	卫矛科	卫矛属	扶芳藤
31	络石藤	夹竹桃科	络石属	络石
32	黄鳝藤	鼠李科	勾儿茶属	多花勾儿茶
33	海风藤	胡椒科	胡椒属	风藤
34	五香血藤	木兰科	南五味子属	南五味子
35	昆明鸡血藤	豆科	崖豆藤属	香花鸡血藤

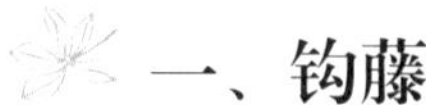

一、钩藤

1．别名

钓藤、吊藤、双钩藤、鹰爪风、吊风根、金钩草、倒挂刺、钩藤钩子、钓钩藤、莺爪风、嫩钩钩、金钩藤、挂钩藤、钩丁、倒挂金钩、钩耳。

2．来源

茜草科植物钩藤 *Uncaria rhynchophylla*（Miq.）Miq. ex Havil、华钩藤 *Uncaria sinensis*（Oliv.）Havil. 的干燥带钩茎枝。秋、冬二季，采收带钩茎枝，去叶，切段，晒干。

3．植物形态

（1）钩藤。藤本。嫩枝较纤细，方柱形或略有四棱角，无毛。叶纸质，椭圆形或椭圆状长圆形，两面均无毛，干时褐色或红褐色，下面有时有白粉，顶端短尖或骤尖，基部楔形至截形；侧脉4～8对，脉腋窝陷有黏液毛；叶柄长5～15 mm，无毛；托叶狭三角形，深2裂达全长2/3，裂片线形至三角状披针形。头状花序单生叶腋，总花梗具一节，苞片微小，或成单聚伞状排列，总花梗腋生，长5 cm；小苞片线形或线状匙形；花近无梗；花萼管疏被毛，萼裂片近三角形，疏被短柔毛，顶端锐尖；花冠管外面无毛，或具疏散的毛，花冠裂片卵圆形，外面无毛或略被粉状短柔毛；花柱伸出冠喉外，柱头棒形。小蒴果长5～6 mm，被短柔毛，宿存萼裂片近三角形，星状辐射。花、果期5—12月。

（2）华钩藤。藤本。嫩枝较纤细，方柱形或有4棱角，无毛。叶薄纸质，椭圆形，顶端渐尖，基部圆或钝，两面均无毛；侧脉6～8对，脉腋窝陷有黏液毛；叶柄长6～10 mm，无毛；托叶阔三角形至半圆形，有时顶端微缺，外面无毛，内面基部有腺毛。头状花序单生叶腋，总花梗具一节，节上苞片微小，或成单聚伞状排列，总花梗腋生，长3～6 cm，花序轴有稠密短柔毛；小苞片线形或近匙形；花近无梗；花萼管外面有苍白色毛，萼裂片线状长圆形，有短柔毛；花冠管无毛或有稀少微柔毛，花冠裂片外面有短柔毛；花柱伸出冠喉外，柱头棒状。小蒴果长8～10 mm，有短柔毛。花、果期6—10月。

4．生境分布

（1）钩藤。野生于山谷溪边的疏林或灌丛中，主产于中国广东、广西、云南、贵州、福建、湖南、湖北、江西等省（自治区、直辖市）；国外，日本亦产。

（2）华钩藤。野生于海拔300～2 000 m的山地疏林中或湿润次生林下，为中国特有品种，分布于四川、广西、云南、湖北、贵州、湖南、陕西、甘肃等省（自治区、直辖市）。

以上2种药用植物，黔西北地区的七星关、大方、织金、黔西、纳雍等县（市、区）有钩藤野生资源分布，2019年，七星关区栽培钩藤800亩；黔西、织金、七星关等县（市、区）有华钩藤野生资源分布。

5．药材性状

本品茎枝呈圆柱形或类方柱形，长2～3 cm，直径0.2～0.5 cm。表面红棕色至紫红色者具细纵纹，光滑无毛，黄绿色至灰褐色者有时可见白色点状皮孔，被黄褐色柔毛。多数枝节上对生两个向下弯曲的钩（不育花序梗），或仅一侧有钩，另一侧为凸起的瘢痕；钩略扁或稍圆，先端细尖，基部较阔；钩基部的枝上可见叶柄脱落后的窝点状痕迹和环状的托叶痕。质坚韧，断面黄棕色，皮部纤维性，髓部黄白色或中空。无臭，味淡。

一般干品含水分不超过10.0%，总灰分不超过3.0%，醇溶性浸出物不少于6.0%。

6．性味归经

性凉，味甘；归肝、心包经。

7．功能主治

息风定惊，清热平肝。用于肝风内动、惊痫抽搐、高热惊厥、感冒夹惊、小儿惊啼、妊娠子痫、头痛眩晕。

8．用法用量

内服：煎汤，3～12 g，后下。

二、山蒟

1．别名

石蒟、香藤、爬岩香、石楠藤、小风藤、酒饼藤、上树风、穿壁风、满天香、钻骨风、臭茎藤、辣椒姜、见风追、过节风。

2．来源

本品为胡椒科植物山蒟 *Piper hancei* Maxim. 的干燥茎藤。秋季，采收茎藤，除去叶及节上须根，晒干或鲜用。

3．植物形态

攀缘藤本。茎藤长10余米，除花序轴和苞片柄外均光滑无毛。茎、枝具细纵纹，节上生不定根。叶互生，纸质或近革质，卵状披针形或椭圆形，少披针形，先端短尖或渐尖，基部渐狭或楔形，有时明显不对称，叶脉5～7条；叶柄长5～12 mm，叶鞘长约为叶柄之半。花单性，雌雄异株，聚集成与叶对生的穗状花序。雄花序长6～10 cm；总花梗与叶柄等长或略长，花序轴被毛；苞片近圆形，近无柄或具短柄，盾状，向轴面和柄上被柔毛；雄蕊2枚，花丝短。雌花序长约3 cm，果期延长；苞片与雄花序的相同，但柄略长；子房近球形，离生，柱头3～4枚。浆果球形，黄色。花期3—8月。

4．生境分布

山蒟野生于山地溪涧边、密林或疏林中，攀缘于树上或岩石上，分布于中国浙江、江西、福建、湖南、广东、海南、广西、贵州及云南等省（自治区、直辖市）。

黔西北地区的大方、金沙、织金等县（市、区）有山蒟野生资源分布。

5．药材性状

本品茎呈圆柱形，细长，直径1～3 mm；表面灰褐色，有纵纹，节膨大，有不定根，节间长2～10 cm；质脆易断，断面皮部灰褐色，较薄，木部灰白色，有许多小孔。叶多皱缩，有的破碎，完整叶片展平后呈狭椭圆形或卵状披针形，长4～12 cm，宽2～5 cm；先端渐尖，基部近楔形，常偏斜；上表面墨绿色，下表面灰绿色；质脆。气清香，味辛辣。

6．性味归经

性温，味辛；归肝、肺经。

7．功能主治

祛风除湿，活血消肿，行气止痛，化痰止咳。用于风湿痹痛、胃痛、痛经、跌打损伤、风寒咳喘、疝气痛。

8．用法用量

内服：煎汤，9～15 g。外用：适量，煎水洗或鲜品捣敷。

9．使用注意

孕妇及阴虚火旺者禁服。

三、桑枝

1．别名

桑条。

2．来源

本品为桑科植物桑 *Morus alba* L. 的干燥嫩枝。春末夏初，采收嫩枝，去叶，晒干；或趁鲜切片，晒干。

3．植物形态

落叶灌木或小乔木。树高3～15 m。树皮灰白色，有条状浅裂。根皮黄棕色或红黄色，纤维性强。单叶互生，叶柄长1.0～2.5 cm；叶片卵形或宽卵形，先端锐尖或渐尖，基部圆形或近心形，边缘有粗锯齿或圆齿，有时有不规则的分裂，上面无毛，有光泽，下面脉上有短毛，腋间有毛，基出脉3条与细脉交织成网状，背面较明显；托叶披针形，早落。花单性，雌雄异株；雌、雄花序均排列成穗状葇荑花序，腋生；雌花序长1～2 cm，被毛；雄花序长1.0～2.5 cm，下垂，略被细毛；雄花具花被片4枚，雄蕊4枚，中央有不育的雌蕊；雌花具花被片4枚，基部合生，柱头2裂。瘦果，多数密集成一卵圆形或长圆形的聚合果，长1.0～2.5 cm，初时绿色，成熟后变肉质、黑紫色或红色。种子小。花期4—5月，果期5—8月。

4. 生境分布

桑原产于中国中部和北部，现自东北至西南各省（自治区、直辖市）、西北至新疆均有栽培；国外，朝鲜、日本、蒙古、中亚各国、俄罗斯、印度、越南亦产。

黔西北地区的金沙、织金、黔西、大方、七星关等县（市、区）有桑野生资源分布；七星关、赫章、纳雍、威宁等县（市、区）有较大面积的桑栽培。

5. 药材性状

本品呈长圆柱形，少有分枝，长短不一，直径5～15 mm。表面灰黄色或黄褐色，有多数黄褐色点状皮孔及细纵纹，并有灰白色略呈半圆形的叶痕和黄棕色的腋芽。质坚韧，不易折断，断面纤维性。切片厚2～5 mm，皮部较薄，木部黄白色，射线放射状，髓部白色或黄白色。气微，味淡。

一般干品含水分不超过11.0%，总灰分不超过4.0%，醇溶性浸出物不少于3.0%。

6. 性味归经

性平，味微苦；归肝经。

7. 功能主治

祛风湿，利关节。用于风湿痹病，肩臂、关节酸痛麻木。

8. 用法用量

内服：煎汤，9～15 g。

四、木通

1. 别名

通草、附支、丁翁、丁父、葍藤、王翁、万年、燕覆、乌覆、活血藤、万年藤。

2. 来源

本品为木通科植物木通 *Akebia quinata*（Thunb.）Decne.、三叶木通 *Akebia trifoliata*（Thunb.）Koidz. 或白木通 *Akebia trifoliata*（Thunb.）Koidz. var. *australis*（Diels）Rehd. 的干燥藤茎。秋季，采收藤茎，截取茎部，除去细枝，阴干。

3. 植物形态

（1）木通。落叶木质藤本。茎藤长3 m以上。茎纤细，圆柱形，缠绕，茎皮灰褐色，有圆形、小而凸起的皮孔；芽鳞片覆瓦状排列，淡红褐色。掌状复叶互生或在短枝上簇生，有小叶3～7片；叶柄纤细，长4.5～10.0 cm；小叶纸质，倒卵形或倒卵状椭圆形，先端圆或凹入，具小凸尖，基部圆形或阔楔形，上面深绿色，下面青白色；中脉在上面凹入，下面凸起，侧脉每边5～7条，与网脉均在两面凸起；小叶柄纤细，中间1枚长可达18 mm。总状花序腋生，疏花，基部有雌花1～2朵，以上4～10朵为雄花；总花梗长2～5 cm，着生于缩短的侧枝上，基部为芽鳞片所包托。雄花：花梗纤细，长7～10 mm；萼片3～5片，淡紫色，偶有淡绿色或白色，兜状阔卵形，顶端圆形；雄蕊6～7枚，离生，初时直立，后内弯，花丝极短，花药长圆形，钝头；退化心皮3～6枚。雌花：花梗细长，长2～5 cm；萼片暗紫色，偶有绿色或白色，阔椭圆形至近圆形；心皮3～9枚，离生，圆柱形，柱头盾状，顶生；退化雄蕊6～9枚。果孪生或单生，长圆形或椭圆形，成熟时紫色，腹缝开裂。种子多数，卵状长圆形，略扁平，不规则的多行排列，着生于白色、多汁的果肉中，种皮褐色或黑色，有光泽。花期4—5月，果期6—8月。

（2）三叶木通。落叶木质藤本。茎皮灰褐色，有稀疏的皮孔及小疣点。掌状复叶互生或在短枝上簇生；叶柄直，长7～11 cm；小叶3片，纸质或薄革质，卵形至阔卵形，先端通常钝或略凹入，具小凸尖，基部截平或圆形，边缘具波状齿或浅裂，上面深绿色，下面浅绿色；侧脉每边5～6条，与网脉同在两面略凸起；中央小叶柄长2～4 cm。总状花序自短枝上簇生叶中抽出，下部有1～2朵雌花，以上有15～30朵雄花；总花梗纤细，长约5 cm。雄花：花梗丝状，长2～5 mm；萼片3枚，淡紫色，阔椭圆形或椭圆形；雄蕊6枚，离生，排列为杯状，花丝极短，药室在开花时内弯；退化心皮3，长圆状锥形。雌花：花梗稍较雄花的粗，长1.5～3.0 cm；萼片3枚，紫褐色，近圆形，先端圆而略凹入，开花时广展反折；退化雄蕊不少于6枚，长圆形，无花丝；心皮3～9枚，离生，圆柱形，柱头头状，具乳凸，橙黄色。果长圆形，直或稍弯，成熟时灰白略带淡紫色。种子多数，扁卵形，种皮红褐色或黑褐色，稍有光泽。花期4—5月，果期7—8月。

（3）白木通。落叶木质藤本。小叶革质，卵状长圆形或卵形，先端狭圆，顶微凹入而具小凸尖，基部圆形、阔楔形、截平或心形，边通常全缘；有时略具少数不规则的浅缺刻。总状花序，腋生或生于短枝上。雄花：萼片长2～3 mm，紫色；雄蕊6枚，离生，红色或紫红色，干后褐色或淡褐色。雌花：直径约2 cm，萼片暗紫色；心皮5～7枚，紫色。果长圆形，熟时黄褐色。种子卵形，黑褐色。花期4—5月，果期6—9月。

4. 生境分布

（1）木通。野生于海拔300～1 500 m的山地灌木丛、林缘和沟谷中，分布于中国陕西、山东、江苏、安徽、江西、河南、湖北、湖南、广东、四川、贵州等省（自治区、直辖市）；国外，日本、朝鲜亦产。

（2）三叶木通。野生于海拔250～2 000 m的山地沟谷边疏林或丘陵灌丛中，分布于中国河北、山西、山东、河南、陕西南部、甘肃东南部至长江流域各省（自治区、直辖市）；国外，日本也有分布。

（3）白木通。野生于海拔300～2 100 m的山坡灌丛或沟谷疏林中，分布于中国长江流域各省（区），向北分布至河南、山西和陕西。

以上3种药用植物，黔西北地区的七星关、金沙、纳雍等县（市、区）有木通野生资源分布；金沙等县（市、区）有三叶木通野生资源分布；威宁、大方、金沙等县（市、区）有白木通野生资源分布。

5. 药材性状

本品呈圆柱形，常稍扭曲，长30～70 cm，直径5～20 mm。表面灰棕色至灰褐色，外皮粗糙而有许多不规则的裂纹或纵沟纹，具突起的皮孔。节部膨大或不明显，具侧枝断痕。体轻，质坚实，不易折断，断面不整齐，皮部较厚，黄棕色，可见淡黄色颗粒状小点，木部黄白色，射线呈放射状排列，髓小或有时中空，黄白色或黄棕色。气微，味微苦而涩。

一般干品含水分不超过10.0%，总灰分不超过6.5%，木通苯乙醇苷B（$C_{23}H_{26}O_{11}$）不少于0.15%。

6. 性味归经

性寒，味苦；归心、小肠、膀胱经。

7. 功能主治

利尿通淋，清心除烦，通经下乳。用于淋证、水肿、心烦尿赤、口舌生疮、经闭乳少、湿热痹痛。

8. 用法用量

内服：煎汤，3～6 g。

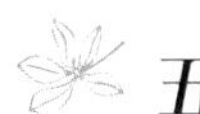

五、通草

1. 别名

泡通、方通、通花根、大通草、白通草、通大海、五加风、大通塔、大木通、五角加皮、通花五加。

2. 来源

本品为五加科植物通脱木 *Tetrapanax papyrifer*（Hook.）K. Koch 的干燥茎髓。秋季，割取茎，截成段，趁鲜取出髓部，理直，晒干。

3. 植物形态

灌木。树高可达 6 m。茎木质而不坚，中有白色的髓，幼时呈片状，老则渐次充实，幼枝密被星状毛，或稍具脱落性灰黄色绒毛。叶通常聚生于茎的上部，掌状分裂，长可达 1 m，基部心脏形，叶片 5～7 裂，裂片达于中部或仅为边裂，头锐尖，边缘有细锯齿，上面无毛，下面有白色星状绒毛；叶柄粗壮，长 30～50 cm；托叶 2 枚，膜质，披针状凿形，基部鞘状抱茎。花小，有柄，多数球状伞形花序排列成大圆锥花丛；苞片披针形，萼不明显；花瓣 4 枚，白色，卵形，头锐尖；雄蕊 4 枚，花盘微凸；子房下位，2 室，花柱 2 枚，离生，柱头头状。核果状浆果，近球形而扁，外果皮肉质，硬而脆。花期 8 月，果期 9 月。

4. 生境分布

通脱木野生于海拔 2 800 m 以下的向阳肥沃土壤，分布于中国福建、台湾、广西、湖南、湖北、云南、贵州、四川等省（自治区、直辖市）；国外，日本亦产。

黔西北地区的威宁、金沙、黔西、大方等县（市、区）有通脱木野生资源分布。

5. 药材性状

本品呈圆柱形，长 20～40 cm，直径 1.0～2.5 cm。表面白色或淡黄色，有浅纵沟纹。体轻，质松软，稍有弹性，易折断，断面平坦，显银白色光泽，中部有直径 0.3～1.5 cm的空心或半透明的薄膜，纵剖面呈梯状排列，实心者少见。气微，无味。

一般干品含水分不超过 16.0%，总灰分不超过 8.0%。

6. 性味归经

性微寒，味甘、淡；归肺、胃经。

7. 功能主治

清热利尿，通气下乳。用于湿热淋证、水肿尿少、乳汁不下。

8. 用法用量

内服：煎汤，3～5 g。

9. 使用注意

孕妇慎用。

六、桃枝

1. 别名

桃树枝。

2. 来源

本品为蔷薇科植物桃 *Prunus persica*（L.）Batsch 或山桃 *Prunus davidiana*（Carr.）Franch. 的干燥枝条。夏季，采收枝条，切段，晒干。

3．植物形态

（1）桃。落叶小乔木。树高可达 8 m。小枝绿色或半边红褐色，无毛，冬芽有细柔毛。叶互生，在短枝上呈簇生状；叶片椭圆状披针形至倒卵状披针形，中部最宽，先端长尖，基部阔楔形，边缘具细锯齿，两面无毛；叶有柄，具腺点。花通常单生；具短梗；萼片 5 枚，基部合生成短萼筒，红色，外面有绒毛；花瓣 5 枚，倒卵形，粉红色；雄蕊多数，着生于萼筒边缘；子房 1 室，花柱细长，柱头小，圆头状。核果近球形，有短绒毛；果肉白色或黄色；核极硬，有不规则的凹点及深沟。种子 1 枚，扁卵状心形。花期 4 月，先于叶开放；果期 6—7 月。

（2）山桃。落叶小乔木。树高 5～9 m。叶互生；托叶早落；叶具柄；叶片卵状披针形，中部以上渐尖，近基部最宽，基部呈广楔形或圆形，边缘具细锯齿。花单生；萼片 5 枚，多无毛；花瓣 5 枚，阔倒卵形，粉红色至白色。核果近圆形；黄绿色，表面被黄褐色柔毛，果肉离核；核小，坚硬，表面有网状的凹纹。种子 1 枚，棕红色。花期 3—4 月，果期 6—7 月。

4．生境分布

（1）桃。原产于中国，现世界各地均有栽培。

（2）山桃。多野生于石灰岩的山谷中，产于中国辽宁、河北、河南、山东、山西、四川、云南、贵州、陕西等地。

黔西北地区各县（市、区）均有桃、山桃野生资源分布；有较大面积的桃栽培。

5．药材性状

本品呈圆柱形，长短不一，直径 2～10 mm，表面红褐色，较光滑，有类白色点状皮孔。质脆，易折断，切面黄白色，木部占大部分，髓部白色。气微，叶微苦、涩。

一般干品含水分不超过 15.0%，总灰分不超过 2.0%，醇溶性浸出物不少于 5.0%。

6．性味归经

性平，味苦；归心、肝经。

7．功能主治

活血通络，解毒杀虫。用于心腹刺痛、风湿痹痛、跌打损伤、疮癣。

8．用法用量

内服：煎汤，9～15 g。外用：适量，煎汤洗浴。

9．使用注意

孕妇忌服。

七、柳枝

1．别名

柳条、杨柳条。

2．来源

杨柳科植物垂柳 *Salix babylonica* L. 的枝条。春季，摘取嫩树枝条，晒干或鲜用。

3．植物形态

见第 95 页，“柳根”部分。

4．生境分布

见第 95 页，“柳根”部分。

5．药材性状

本品嫩枝圆柱形，直径 5～10 mm，表面微有纵皱纹，黄色。节间长 0.5～5.0 cm，上有交叉排列的芽或残留的三角形瘢痕。质脆易断，断面不平坦，皮部薄而浅棕色，木部宽而黄白色，中央有黄白色髓部。气微，味微苦、涩。

6. 性味归经

性寒，味苦；归胃、肝经。

7. 功能主治

祛风利湿，解毒消肿。用于风湿痹痛、小便淋浊、黄疸、风疹瘙痒、疔疮、丹毒、龋齿、龈肿。

8. 用法用量

内服：煎汤，15～30 g。外用：适量，煎水含漱；或熏洗。

八、柘木

1. 来源

本品为桑科植物柘树 *Cudrania tricuspidata*（Carr.）Bur. 的干燥木材。全年均可采收，砍取树干及粗枝，趁鲜剥去树皮，切段或切片，晒干。

2. 植物形态

落叶灌木或小乔木。树高达约 8 m。小枝暗绿褐色，具坚硬棘刺，刺长 5～35 mm。单叶互生；具叶柄；托叶侧生，分离；叶片近革质，卵圆形或倒卵形，先端钝或渐尖，基部楔形或圆形，全缘或 3 裂，上面暗绿色，下面淡绿色，幼时两面均有毛，成长后下面主脉略有毛，余均光滑无毛；基出脉 3 条，侧脉 4～5 对。花单性，雌雄异株；均为球形头状花序，具短梗，单个或成对着生于叶腋；雄花花被片 4 枚，长圆形，基部有苞片 2～4 枚，雄蕊 4 枚，花丝直立；雌花花被片 4 枚，花柱 1 枚，线状。聚花果球形，肉质，橘红色或橙黄色，表面呈微皱缩，瘦果包裹在肉质的花被里。花期 5—6 月，果期 9—10 月。

3. 生境分布

柘树生于海拔 500～2 200 m 阳光充足的荒坡、山地、林缘和溪旁，中国华东、中南、西南各省（区）及华北等大部分地区均有分布；国外，朝鲜有野生资源分布，日本有栽培。

黔西北地区的威宁、大方等县（市、区）有柘树野生资源分布。

4. 药材性状

本品木材圆柱形，较粗壮。全体黄色或淡黄棕色。表面较光滑。质地硬，难折断，断面不平坦，黄色至黄棕色，中央可见小髓。气微，味淡。

5. 性味归经

性温，味甘；归肝、脾经。

6. 功能主治

滋养血脉，调益脾胃。用于虚损、妇女崩中血结、疟疾。

7. 用法用量

内服：煎汤，15～60 g。外用：适量，煎水洗。

九、槐枝

1. 别名

槐嫩蘖。

2. 来源

本品为豆科植物槐 *Sophora japonica* L. 的嫩枝。春季，采收嫩枝，晒干或鲜用。

3．植物形态

落叶乔木。树高可达 25 m 左右。树皮灰色或深灰色，粗糙纵裂；内皮鲜黄色，有臭味；枝棕色，幼时绿色，具毛，皮孔明显。单数羽状复叶互生，叶柄基部膨大；小叶 7～15，卵状长圆形或卵状披针形，先端尖，基部圆形或阔楔形，全缘，上面绿色，微亮，下面伏生白色短毛；托叶镰刀状，早落。圆锥花序顶生；花乳白色；花萼钟形，5 浅裂；花冠蝶形，旗瓣同心形，有短爪，脉微紫；雄蕊 10 枚，分离，不等长；子房筒状，有细长毛，花柱弯曲。荚果有节，呈连珠状，无毛，绿色，肉质，不开裂，种子间极细缩。种子 1～6 粒，深棕色，肾形。花期 7—8 月，果期 10—11 月。

4．生境分布

槐野生于山坡、平原或种植于庭园，中国大部分地区均有分布，河北、山东、河南、江苏、广东、广西、辽宁等省（自治区、直辖市）广泛栽培。

黔西北地区各县（市、区）均有槐野生资源分布和栽培。

5．药材性状

本品为类圆形小段状，长短不一，外表灰棕色或暗绿色，质坚硬，不易折断，切断面纤维性，浅黄色或黄白色，皮部较薄。气臭，味微苦。

6．性味归经

性平，味苦；归心、肝经。

7．功能主治

散瘀止血，清热燥湿，祛风杀虫。用于崩漏、赤白带下、痔疮、阴囊湿痒、心痛、目赤、疥癣。

8．用法用量

内服：煎汤，15～30 g；浸酒或研末。外用：适量，煎水熏洗；或烧沥涂。

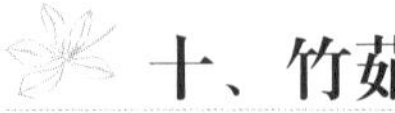

十、竹茹

1．别名

竹皮、麻巴、青竹茹、淡竹茹、竹二青、竹子青、淡竹皮茹。

2．来源

本品为禾本科植物淡竹 *Phyllostachys glauca* McClure、青竿竹 *Bambusa tuldoides* Munro、大头典竹 *Bambusa beecheyana* var. *pubescens*（P. F. Li）W. C. Lin 的茎秆的干燥中间层。全年均可采制，取新鲜茎，除去外皮，将稍带绿色的中间层刮成丝条，或削成薄片，捆扎成束，阴干。前者称“散竹茹”，后者称“齐竹茹”。

3．植物形态

（1）淡竹。又名水竹、甘竹、荆竹、金竹花、光苦竹、钓鱼竹、白夹竹、如金竹、杜圆竹、斑真竹、罗汉竹等，多年生常绿乔木或灌木。秆高 7～18 m，直径 3～10 cm，圆筒形，绿色，无毛，分枝之一侧节间有纵槽，秆环及箨环均甚隆起。秆箨长于节间，硬纸质，背面无毛或具微毛，稻草色有灰黑色之斑点及条纹；箨耳显著；箨舌发达；箨叶长披针形，鲜绿色，先端渐尖，基部收缩。主枝三棱形或微作四方形，具白色蜡粉；小枝上端有叶 1～3 枚。叶鞘淡绿色或稻草色，通常无毛；叶舌短，棕色；叶片质薄，狭披针形，先端渐尖，基部收缩为叶柄，边缘一侧平滑，一侧具小锯齿；表面深绿色，无毛，背面较淡，基部具微毛。穗状花序小枝排列成覆瓦状的圆锥花序；花枝有叶；顶生小穗丛 1～3 枚，基部托以 4～6 枚佛焰苞；小穗含 2～3 朵花，顶端花退化；颖果 1～2 枚，披针形，具微毛；外稃锐尖，表面有微毛；内稃先端有 2 齿，生微毛；鳞被 1～3 枚，披针形；雄蕊 3 枚，花丝甚长，悬垂于花外；子房尖卵形，花柱丝状，柱头 3 枚。笋期 4—5 月，花期 10 月至翌年 2 月。

（2）青竿竹。又名水竹、硬生桃竹、硬散桃竹、硬头黄竹。竿高 6～10 m，直径 3～5 cm，尾梢略下弯；节间长，幼时薄被白蜡粉，无毛，竿壁厚；节处微隆起，基部第 1 至第 2 节于箨环之上下方各环生一圈灰白色绢毛；分枝常自竿基第 1 节或第 2 节开始，以数枝乃至多枝簇生，主枝较粗长。箨鞘早落；背面无毛，干时纵肋稍隆起，常于靠近外侧的一边有 1～3 条黄白色纵条纹，先端向外侧一边稍向下倾斜，呈不对称的宽弧拱形；箨耳不相等，靠外侧的箨耳较大，卵形至卵状椭圆形，略有皱褶，边缘具波曲状细弱繸毛，靠内侧的箨耳较小，斜升，卵圆形至椭圆形，约为大耳的一半，边缘具波曲状细弱繸毛；箨舌条裂，边缘密生短流苏状毛；箨片直立，易脱落，呈不对称的卵状三角形至狭三角形，背面疏生脱落性棕色贴生小刺毛，腹面脉间被棕色或淡棕色小刺毛，先端渐尖具锐利硬尖头，基部稍做圆形收窄后便向两侧外延而与箨耳相连，箨片基部宽度约为箨鞘先端宽的 2/3～3/4，其两侧边缘近基部略有皱褶，并被波曲状繸毛。叶鞘背面无毛，边缘仅一侧被短纤毛；叶耳无或存在，当存在时则为狭卵形至镰刀形，边缘具直或曲的繸毛；叶舌极低矮，近截形，全缘，被极短的纤毛；叶片披针形至狭披针形，上表面无毛或近基部疏生柔毛，下表面密被短柔毛，先端渐尖而具粗糙钻状细尖头，基部近圆形或宽楔形。假小穗以数枚簇生于花枝各节，簇丛基部托以鞘状苞片，淡绿色，稍扁，线状披针形；先出叶具 2 脊，脊上被纤毛；具芽苞片 2 片，无毛，先端钝；小穗含小花 6～7 朵，位于上下两端者不孕，中间的小花为两性；小穗轴节间扁平，顶端膨大呈杯状而被微毛；颖常 1 片，卵状长圆形，无毛，先端急尖；外稃卵状长圆形，具 19 脉，无毛，先端钝并具短尖头；内稃与其外稃近等长或稍较短，两脊的上部疏生极短白色纤毛，近顶端的毛较长，脊间和脊外的每边均具 4 脉，并生有小横脉，先端略钝，并有一簇画笔状白毛；鳞被 3 枚，倒卵形，边缘被长纤毛，前方 2 片偏斜，宽短，后方一片狭长；花药长 3 mm，先端微凹；子房倒卵形，具柄，顶部增厚并被长硬毛，花柱被长硬毛，柱头 3 枚，羽毛状。颖果圆柱形，稍弯，顶端钝圆而增厚，并被硬毛和残留的花柱覆盖。

（3）大头典竹。别名新竹、荣竹、大头竹、马尾竹、大头甜竹、朱村甜竹。竿高达 15 m，直径可粗至 11 cm，幼时被白粉，成长后呈深绿色而常有橘红色，下部的节间较短，幼时密生柔毛；节处稍隆起，在第 10 节以下各节的节内常密生一圈白色或棕色的柔毛环。箨鞘顶端深下凹，两肩较圆而宽广，背面被刺毛；箨耳极小，其上生有不甚显著的繸毛数条；箨舌上缘有锯齿细裂；箨片明显短于箨鞘，基部向内收窄以致颇为甚窄。分枝习性较低，常在竿第 3 节以上就开始发枝。末级小枝具 8～16 叶；叶片呈长圆状披针形，上表面在中脉和诸次脉上均生小刺毛，余处无毛。假小穗黄绿色或枯草色，仅在外稃的顶端及边缘镶有枣红色；颖及外稃均无小横脉；内稃顶端具显著的裂口，背面的上方 2/3 处起向上密生长纤毛；鳞被 3 枚，倒卵形；柱头 2 枚。果实未见。笋期 6—7 月，花期 3—5 月。

4．生境分布

（1）淡竹。生于丘陵及平原，主要分布于黄河流域至长江流域间及陕西秦岭等地，尤以江苏、浙江、安徽、河南、山东等省（自治区、直辖市）分布较多。

（2）青竿竹。生于低丘陵地或溪河两岸，也常栽培于村落附近。

（3）大头典竹。生于平地、山坡，或河岸，分布于华南至西南地区。

以上 3 种药用植物，黔西北地区的金沙、黔西、七星关等县（市、区）有栽培。

5．药材性状

本品为卷曲成团的不规则丝条或呈长条形薄片状。宽窄厚薄不等，浅绿色或黄绿色。体轻松，质柔韧，有弹性。气微，味淡。

一般干品含水分不超过 7.0%，水溶性浸出物不少于 4.0%。

6. 性味归经

性微寒，味甘；归肺、胃、心、胆经。

7. 功能主治

清热化痰，除烦，止呕。用于痰热咳嗽、胆火挟痰、惊悸不宁、心烦失眠、中风痰迷、舌强不语、胃热呕吐、妊娠恶阻、胎动不安。

8. 用法用量

内服：煎汤，5～10 g。

十一、樟木

1. 别名

樟材、香樟木、吹风散。

2. 来源

本品为樟科植物樟 *Cinnamomum camphora*（L.）Presel 的干燥木材。樟树定植 5～6 年成材后，通常于冬季砍取树干，锯段，劈成小块，晒干。

3. 植物形态

见第 183 页，“香樟根”部分。

4. 生境分布

见第 183 页，“香樟根”部分。

5. 药材性状

本品为形状不规则的木块。外表呈赤棕色至暗棕色，纹理顺直，横断面可见年轮。质地重而硬，有强烈的樟脑香气，味辛，有清凉感。以块大、完整、香气浓郁者为佳。

6. 性味归经

性温，味辛；归肝、脾经。

7. 功能主治

祛风散寒，温中理气，活血通络。用于风寒感冒、胃寒胀痛、寒湿吐泻、风湿痹痛、脚气、跌打伤痛、疥癣风痒。

8. 用法用量

内服：煎汤，10～20 g；研末，3～6 g；或泡酒饮。外用：适量，煎水洗。

9. 使用注意

孕妇忌服。

十二、紫藤

1. 来源

本品为豆科植物紫藤 *Wisteria sinensis*（Sims）Sweet. 的干燥茎。夏季，采收茎，切短，晒干。该品种的茎皮亦供药用。

2. 植物形态

见第 210 页，“紫藤根”部分。

3. 生境分布

见第 210 页，“紫藤根”部分。

4. 药材性状

本品茎粗壮，多分枝，茎皮灰黄褐色。

5. 性味归经

性微温，味甘、苦，有小毒；归肾经。

6. 功能主治

利水，除痹，杀虫。用于水癥病、浮肿、关节疼痛、肠寄生虫病。

7. 用法用量

内服：煎汤，9～15 g。

8. 使用注意

茎皮中含有紫藤苷，紫藤苷有毒，易引起呕吐、腹泻乃至虚脱。

十三、青风藤

1. 别名

苦藤、风龙、寻风藤、滇防己、大青藤、排风藤、过山龙、追骨风、爬地枫、毛防己、青防己、大青木香。

2. 来源

本品为防己科植物青藤 *Sinomenium acutum*（Thunb.）Rehd. et Wils. 或毛青藤 *Sinomenium acutum*（Thunb.）Rehd. et Wils. var. *cinereum* Rehd. et Wils. 的干燥藤茎。6—7 月，割取藤茎，除去细茎枝和叶，晒干，或用水润透，切段，晒干。

3. 植物形态

（1）青藤。木质大藤本，长可达 20 m 以上。茎灰褐色，有不规则裂纹；小枝圆柱状，有直线纹，被柔毛或近无毛。叶纸质至革质，心状圆形或卵圆形，长 7～15 cm，宽 5～10 cm，先端渐尖或急尖，基部心形或近截形，全缘或 3～7 角状浅裂，上面绿色，下面灰绿色，嫩叶被绒毛，老叶无毛或仅下面被柔毛，掌状脉通常 5 条；叶柄长 5～15 cm。圆锥花序腋生，大型，有毛；花小，淡黄绿色，单性异株；萼片 6 枚，2 轮，背面被柔毛；花瓣 6 枚；雄花有雄蕊 9～12 枚；雌花的不育雄蕊丝状，心皮 3 枚。核果扁球形，红色至暗红色。花期夏季，果期秋季。

（2）毛青藤。本变种与正种青藤形态极相似。主要区别在于：毛青藤的叶表面被短绒毛，下表面灰白色，绒毛更密；花序及幼茎也具短绒毛。

4. 生境分布

青藤、毛青藤野生于林中、林缘、沟边或灌丛中，攀缘于树上或石山上，分布于长江流域及其以南各地，南至广东北部。

黔西北地区的金沙、大方等县（市、区）有青藤、毛青藤野生资源分布。

5. 药材性状

本品茎圆柱形，稍弯曲，细茎弯绕成束，直径 0.5～2.0 cm，表面绿棕色至灰棕色，具纵皱纹、细横裂纹和皮孔，节处稍膨大，有突起的分枝痕或叶痕。细茎质脆稍硬，较易折断，断面木部灰棕色，呈裂片状。粗茎质硬，断面棕色，木部具放射状纹理，习称车轮纹，并可见多数小孔，中心有髓细小，黄白色。气微，味微苦。

一般干品含水分不超过 13.0%，总灰分不超过 60%，青藤碱（$C_{19}H_{23}NO_4$）不少于 0.50%。

6. 性味归经

性平，味苦、辛，有毒；归肝、脾经。

7. 功能主治

祛风湿，通经络，利小便。用于风湿痹痛、关节肿胀、麻痹瘙痒。

8. 用法用量

内服：煎汤，9～15 g；或泡酒；或熬膏。外用：适量，煎水洗。

9. 使用注意

可出现瘙痒、皮疹、头昏头痛、皮肤发红、腹痛、畏寒发热、过敏性紫癜、血小板减少、白细胞减少等副作用，使用时应予注意。

十四、清风藤

1. 别名

寻风藤、过山龙、牢钩刺、一口两嘴。

2. 来源

本品为清风藤科植物清风藤 *Sabia japonica* Maxim. 的干燥茎藤。该品种的根、叶亦供药用。5—7 月，割取藤茎，切段后，晒干。9—11 月，挖取根部，切片，晒干或鲜用。7—10 月，采叶，鲜用。

3. 植物形态

落叶攀缘木质藤本。老枝紫褐色，常留有木质化成单刺状或双刺状的叶柄基部。单叶互生；叶柄短，被柔毛；叶片近纸质，卵状椭圆形、卵形或阔卵形，长 3.5～9.0 cm，宽 2.0～4.5 cm，叶面中脉有稀疏毛，叶背带白色，脉上被稀疏柔毛。花先叶开放，单生于叶腋，花小，两性；苞片 4 枚，倒卵形；萼片 5 枚，近圆形或阔卵形，具缘毛；花瓣 5 枚，淡黄绿色，倒卵形或长圆状倒卵形，具脉纹；雄蕊 5 枚；花盘杯状，有 5 裂齿；子房卵形，被细毛。分果爿近圆形或肾形，直径约 5 mm；核有明显的中肋，两侧面具蜂窝状凹穴。花期 2—3 月，果期 4—7 月。

4. 生境分布

清风藤野生于山谷、林缘灌木林中，主产于中国江苏、安徽、浙江、福建、江西、广东、广西、贵州等省（自治区、直辖市）；国外，日本亦产。

黔西北地区的大方等县（市、区）有清风藤野生资源分布。

5. 药材性状

本品茎呈圆柱形，灰黑色，光滑，外表有纵皱纹及叶柄残基，呈短刺状。断面皮部较薄，灰黑色，木部黄白色。气微，味微苦。

6. 性味归经

性温，味苦、辛；归肝经。

7. 功能主治

祛风利湿，活血解毒。用于风湿痹痛、鹤膝风、水肿、脚气、跌打肿痛、骨折、深部脓肿、骨髓炎、化脓性关节炎、脊椎炎、疮疡肿毒、皮肤瘙痒。

8. 用法用量

内服：煎汤，9～15 g，大剂量 30～60 g；或浸酒。外用：适量，鲜品捣敷；或煎水熏洗。

十五、皂角刺

1. 别名

皂刺、天丁、皂针、皂荚刺、皂角针。

2. 来源

本品为豆科植物皂荚 *Gleditsia sinensis* Lam. 的干燥棘刺。全年均可采收，摘取棘刺，干燥；或趁鲜切片，干燥。

3. 植物形态

落叶乔木或小乔木。树高可达 30 m 左右。枝灰色至深褐色；刺粗壮，圆柱形，常分枝，多呈圆锥状，长达 16 cm。叶为一回羽状复叶；小叶 2～9 对，纸质，卵状披针形至长圆形，先端急尖或渐尖，顶端圆钝，基部圆形或楔形，边缘具细锯齿，上面被短柔毛，下面中脉上稍被柔毛；小叶柄被短柔毛。花杂性，黄白色，组成总状花序；花序腋生或顶生，被短柔毛。雄花：直径 9～10 mm，花梗长 2～10 mm；花托深棕色，外面被柔毛；萼片 4 枚，三角状披针形，两面被柔毛；花瓣 4 枚，长圆形，被微柔毛；雄蕊 6～8 枚，退化雌蕊长 2.5 mm。两性花：直径 10～12 mm，花梗长 2～5 mm，萼、花瓣与雄花的相似；雄蕊 8 枚；子房缝线上及基部被毛，柱头浅 2 裂；胚珠多数。荚果带状，长 12～37 cm，宽 2～4 cm，直或扭曲，果肉稍厚，两面臌起；或荚果短小，多少呈柱形，弯曲作新月形，通常称猪牙皂，果瓣革质，褐棕色或红褐色，常被白色粉霜。种子多颗，长圆形或椭圆形，棕色，光亮。花期 3—5 月，果期 5—12 月。

4. 生境分布

皂荚野生于海拔 2 500 m 以下的山坡林中或谷地、路旁，分布于中国河北、山东、河南、山西、陕西、甘肃、江苏、安徽、浙江、江西、湖南、湖北、福建、广东、广西、四川、贵州、云南等省（自治区、直辖市）。

黔西北各县（市、区）均有皂荚野生资源分布。毕节市织金、黔西、纳雍、七星关等县（市、区）有皂荚大面积人工栽培，其中以织金县种植规模最大，栽培面积 50 万亩左右。

5. 药材性状

本品为主刺和 1～2 次分枝的棘刺。主刺长圆锥形，长 3～15 cm 或更长，直径 3～10 mm；分枝刺长 1～6 cm，刺端锐尖。表面紫棕色或棕褐色。体轻，质坚硬，不易折断。切片厚 0.1～0.3 cm，常带有尖细的刺端；木部黄白色，髓部疏松，淡红棕色；质脆，易折断。气微，味淡。

6. 性味归经

性温，味辛；归肝、胃经。

7. 功能主治

消肿托毒，排脓，杀虫。用于痈疽初起或脓成不溃，外治疥癣麻风。

8. 用法用量

内服：煎汤，3～10 g。外用：适量，醋蒸取汁涂患处。

十六、功劳木

1. 别名

刺黄连、土黄柏、山黄柏、大叶黄连、十大功劳、伞把黄连、老鼠刺、土黄芩、羊角黄连、土黄连。

2. 来源

本品为小檗科植物阔叶十大功劳 *Mahonia bealei*（Fort.）Carr. 或细叶十大功劳 *Mahonia fortunei*（Lindl.）Fedde. 的干燥茎。全年均可采收，割取茎，切块片，干燥。

3. 植物形态

（1）阔叶十大功劳。常绿灌木。树高 1～4 m。茎表面土黄色或褐色，粗糙，断面黄色。叶互生，厚革质，具柄，基部扩大抱茎；奇数羽状复叶，小叶 7～15 片，侧生小叶无柄，阔卵形，大小不等，顶生小叶较大，有柄，先端渐尖，基部阔楔形或近圆形，边缘反卷，每边有 2～8 枚刺状锯齿，上面深绿色，有光泽，下面黄绿色。总状花序生于茎顶，直立，6～9 个簇生，小苞片 1 枚；萼片 9 枚，排成 3 轮；花黄褐色，花瓣 6 枚，长圆形，先端 2 浅裂，基部有 2 蜜腺；雄蕊 6 枚，雌蕊 1 枚。浆果卵圆形，成熟时蓝黑色，被白粉。花期 8—10 月，果期 10—12 月。

（2）细叶十大功劳。常绿灌木。树高 1～2 m。茎直立，树皮灰色，多分枝。叶互生，奇数羽状复叶，叶柄基部膨大；叶革质，小叶 5～13 片，狭披针形至披针形，宽 0.7～1.5 cm，先端长尖而具锐刺，基部楔形，边缘每边有刺状锯齿 6～13 个，上面深绿色，有光泽，叶脉不明显，下面黄绿色。总状花序自枝顶牙鳞腋间抽出，花梗基部具总苞，苞片卵状三角形；萼片 9 枚，花瓣状；花瓣 6 枚，黄色，长圆形，全缘；雄蕊 6 枚，花丝线形，花药瓣裂；子房卵圆形，无花柱，柱头头状。浆果卵圆形，成熟时蓝黑色，外被白粉。花期 7—8 月，果期 8—10 月。

4. 生境分布

（1）阔叶十大功劳。野生于向阳山坡的灌丛中，分布于中国陕西、安徽、浙江、江西、福建、河南、湖北、湖南、四川、贵州等省（自治区、直辖市）。

（2）细叶十大功劳。野生于山坡灌丛、路边，产于中国江苏、浙江、江西、福建、湖北、湖南、广东、广西、贵州等省（自治区、直辖市）。

以上 2 种药用植物，黔西北地区的织金、大方、七星关、纳雍等县（市、区）有阔叶十大功劳野生资源分布；七星关等县（市、区）有细叶十大功劳野生资源分布。

5. 药材性状

本品为不规则的块片，大小不等。外表面灰黄色至棕褐色，有明显的纵沟纹和横向细裂纹，有的外皮较光滑，有光泽，或有叶柄残基。质硬，切面皮部薄，棕褐色，木部黄色，可见数个同心性环纹及排列紧密的放射状纹理，髓部色较深。气微，味苦。

一般干品含水分不超过 9.0%，总灰分不超过 2.0%，醇溶性浸出物不少于 3.0%，非洲防己碱（$C_{20}H_{20}NO_4$）、药根碱（$C_{20}H_{20}NO_4$）、巴马汀（$C_{21}H_{21}NO_4$）、小檗碱（$C_{20}H_{17}NO_4$）的总量不少于 1.5%。

6. 性味归经

性寒，味苦；归肝、胃、大肠经。

7. 功能主治

清热燥湿，泻火解毒。用于湿热泻痢、黄疸尿赤、目赤肿痛、胃火牙痛、疮疖痈肿。

8. 用法用量

内服：煎汤，9～15 g。外用：适量。

十七、小血藤

1. 别名

铁箍散、香血藤、血糊藤、钻骨风、八仙草、钻石风、天青地红、五香血藤、滑藤、爬岩香、满山香、钻岩尖、香巴戟、川巴戟、秤砣根、老蛇斑、野五味子、狭叶五味子、土巴戟等。

2. 来源

本品为木兰科植物铁箍散 *Schisandra propinqua*（Wall.）Baill. var. *sinensis* Oliv. 的干燥茎藤或根。10—11 月，采收茎藤或根，截段，晒干。

3. 植物形态

落叶木质藤本。全株无毛，当年生枝褐色或变灰褐色，有银白色角质层。叶坚纸质，卵形、长圆状卵形或狭长圆状卵形，先端渐尖或长渐尖，基部圆形或阔楔形，下延至叶柄，上面干时褐色，下面带苍白色，具疏离的胼胝质齿，有时近全缘。花橙黄色，常单生或2～3朵聚生于叶腋，或1花梗具数花的总状花序；花梗长6～16 mm，具小苞片2枚。雄花：花被片9～15枚，外轮3片绿色，最小的椭圆形或卵形，中轮的最大1片近圆形、倒卵形或宽椭圆形，最内轮的较小；雄蕊群黄色，肉质花托近球形，雄蕊12～16枚，每雄蕊嵌入横列的凹穴内，花丝甚短，药室内向纵裂。雌花：花被片与雄花的相似，雌蕊群卵球形，心皮25～45枚，倒卵圆形，密生腺点，花柱长约1 mm。聚合果，果托干时黑色，成熟心皮10～45枚，近球形或椭圆体形，具短柄。种子近球形或椭圆体形，种皮浅灰褐色，光滑，种脐狭长，长约为宽的1/3。花期6—7月。

4. 生境分布

铁箍散野生于1 300～1 500 m的向阳低山坡或山沟灌丛中，分布于中国陕西、甘肃、湖北、湖南、四川、云南、贵州等省（自治区、直辖市）。

黔西北地区各县（市、区）均有铁箍散野生资源分布。

5. 药材性状

（1）根。圆柱形，常弯曲，长20～40 cm，直3～12 mm。表面红褐色或棕红色，常有环状裂缝，多露出木部而呈结节状。质坚，难折断。断面皮部厚，整齐，显灰绿色；木部呈刺片状，黄白色。气香，味辛凉，微苦涩，嚼之有黏性。

（2）根茎。圆柱形，直径4～12 mm。表面有细长须根和须根痕。皮部薄，断面棕褐色；髓中空。

（3）藤茎。细长圆柱形，直径2～6 mm，有的略弯曲。表面红棕色或棕褐色，有纵皱纹及红棕色皮孔。分枝断痕较硬。质坚韧，难折断，折断面呈刺片状，皮部易与木部分离，皮部棕褐色，木部粉白色，髓部中央有空心。气香，味微辛凉，嚼之有黏性。

6. 性味归经

性温，味辛；归肝、膀胱经。

7. 功能主治

祛风活血，解毒消肿，止血。用于风湿麻木、筋骨疼痛、跌打损伤、月经不调、胃痛、腹胀、痈肿疮毒、劳伤吐血。

8. 用法用量

内服：煎汤，10～15 g。外用：适量。

十八、大血藤

1. 别名

血藤、过山龙、红藤、千年健、血竭、见血飞、血通、大活血、血木通、五花血藤、血灌肠、花血藤、活血藤。

2. 来源

本品为木通科植物大血藤 *Sargentodoxa cuneata*（Oliv.）Rehd. et Wils. 的干燥藤茎。秋、冬二季，采收藤茎，除去侧枝，截段，干燥。

3. 植物形态

多年生落叶木质藤本，长10余米。藤茎圆柱形，褐色扭曲，砍断时有红色液汁渗出；径粗达9 cm，全株无毛；当年枝条暗红色，老树皮有时纵裂。三出复叶互生，有长柄；中间小叶倒卵形，侧生小叶较大，斜卵形，先端尖，基部两侧不对称。花单性，雌雄异株，总状花序出自上年生叶腋基部，长达12 cm，下垂；萼片6枚；花瓣6枚，黄色；雄花有雄蕊6枚，花瓣对生；雌花有退化雄蕊6枚，心皮多数，离生，螺旋排列，胚珠1粒。浆果肉质，具果柄，多数着生于一球形花托上。种子卵形，黑色，有光泽。花期3—5月，果期6—10月。

4．生境分布

大血藤野生于深山疏林、大山沟畔肥沃土壤的灌木丛中，分布于中南半岛北部和中国；在中国，分布于陕西、四川、贵州、湖北、湖南、云南、广西、广东、海南、江西、浙江和安徽等省（自治区、直辖市）。

黔西北地区的金沙、黔西、大方、纳雍等县（市、区）有大血藤野生资源分布。

5．药材性状

本品呈圆柱形，略弯曲，长6～30 cm，直径1～3 cm。表面灰棕色，粗糙，外皮常呈鳞片状剥落，剥落处显暗红棕色，有的可见膨大的节及略凹陷的枝痕或叶痕。质硬，断面皮部红棕色，有数处向内嵌入木部，木部黄白色，有多数细孔状导管，射线呈放射状排列。气微，味微涩。

一般干品含水分不超过12.0%，总灰分不超过4.0%，醇溶性浸出物不少于8.0%，含总酚以没食子酸（$C_7H_8O_6$）计不少于6.8%，红景天苷（$C_{14}H_{20}O_7$）不少于0.040%，绿原酸（$C_{16}H_{18}O_9$）不少于0.20%。

6．性味归经

性平，味苦；归大肠、肝经。

7．功能主治

清热解毒，活血，祛风止痛。用于肠痈腹痛、热毒疮疡、经闭、痛经、跌扑肿痛、风湿痹痛。

8．用法用量

内服：煎汤，9～15 g。

十九、桑寄生

1．别名

桃木寄生、沙梨寄生、枇杷寄生、油茶寄生。

2．来源

本品为桑寄生科植物桑寄生 *Taxillus chinensis*（DC.）Danser 的干燥带叶茎枝。冬季至翌年春，采割茎枝，除去粗茎，切段，干燥或蒸后干燥。

3．植物形态

常绿寄生小灌木。老枝无毛，具凸起的灰黄色皮孔，小枝梢被暗灰色短毛。单叶互生或近对生，革质，卵圆形或长卵形，先端钝圆，基部圆形或阔楔形，全缘；叶柄长1.0～1.5 cm，光滑，或幼时被极短的星状毛。花两性，1～3朵，形成腋生的聚伞花序，总花梗长4～10 mm，被红褐色星状毛，小花梗较短；小苞片1枚，卵形，极小；花萼近球形，与子房合生，外被红褐色的星状毛；花管狭管状，顶端4裂，裂片紫红色，柔弱，稍弯曲，外被红褐色星状毛；雄蕊4枚，雌蕊1枚，花柱细长，柱头扁头状，子房下位。浆果椭圆形，有小疣状突起。花期8—10月，果期9—10月。

4．生境分布

常寄生于桑科、茶科、山毛榉科、芸香科、蔷薇科、豆科等29科50余种植物上，分布于中国福建、台湾、广东、广西、云南、贵州、四川、江西等地。因两广地区为其主产地，故又名广寄生。

黔西北地区各县（市、区）均有桑寄生野生资源分布。

5. 药材性状

本品茎枝呈圆柱形，长3～4 cm，直径2～10 mm；表面红褐色或灰褐色，细纵纹，并有多数细小凸起的棕色皮孔，嫩枝有的可见棕褐色茸毛；质坚硬，断面不整齐，皮部红棕色，木部色较浅。叶多卷曲，具短柄；叶片展平后呈卵形或椭圆形，长3～8 cm，宽2～5 cm；表面黄褐色，幼叶被细茸毛，先端钝圆，基部圆形或宽楔形，全缘；革质。气微，味涩。

6. 性味归经

性平，味苦、甘；归肝、肾经。

7. 功能主治

祛风湿，补肝肾，强筋骨，安胎元。用于风湿痹痛、腰膝酸软、筋骨无力、崩漏经多、妊娠漏血、胎动不安、头晕目眩。

8. 用法用量

内服：煎汤，9～15 g。

二十、鬼箭羽

1. 别名

卫矛、鬼箭、神箭、六月凌、四棱锋、鬼见愁、四面锋、篦箕柴、风枪林、四面戟、千层皮、刀尖茶、雁翎茶、四棱茶、山鸡条子。

2. 来源

本品为卫矛科植物卫矛 *Euonymus alatus*（Thunb.）Sieb. 的具翅状物的枝条或翅状附属物。全年可采收，割取枝条，除去嫩枝及叶，晒干；或收集其翅状物，晒干。

3. 植物形态

落叶灌木。树高可达3 m，全体光滑无毛，多分枝。小枝常呈四棱形，带绿色，健壮的枝上常生有扁条状木栓翅，翅宽达1 cm，棕褐色。单叶对生，倒卵形至椭圆形或广披针形，稍膜质，先端短尖或渐尖，边缘锯齿细锐而密，基部锐形或楔形；上面光泽，深绿色，下面淡绿色，秋时呈红色，主脉在叶的两面均稍隆起；叶柄长约2 mm。花小，两性，淡黄绿色，通常3朵着生成聚伞花序；萼4浅裂；花瓣4枚，近圆状，边缘有时呈微波状；雄蕊4枚，花丝短，着生在花盘上；子房与花盘合生。蒴果，1～3室，分离，椭圆形，表面光滑，绿色或紫绿色。种子淡褐色，椭圆形或卵形，外被橘红色假种皮。花期5—6月，果期7—10月。

4. 生境分布

卫矛野生于山坡、沟地边沿，中国除东北、新疆、青海、西藏、广东及海南外的其他省（自治区、直辖市）均产；国外，日本、朝鲜亦产。

黔西北地区的七星关、大方、黔西等县（市、区）均有卫矛野生资源分布；大方县有卫矛零星栽培。

5. 药材性状

本品干燥枝条呈细长圆柱形，多分枝，长40～50 cm，直径4～10 mm。表面灰绿色，有纵皱纹，四面生有灰褐色片状翅，形似箭羽。枝坚硬而韧，难折断，断面淡黄白色，粗纤维性。翅质轻而脆，易折断，断面较平坦，暗红棕色，细颗粒性。气微，味微苦、涩。以枝条均匀、翅状物齐全者为佳。

6. 性味归经

性寒，味苦、辛；归肝经。

7. 功能主治

破血，通经，杀虫。用于经闭、癥瘕、产后瘀滞腹痛、虫积腹痛。

8. 用法用量

内服：煎汤，4～9 g。外用：适量，捣敷或煎汤洗；或研末调敷患处。

9. 使用注意

孕妇、气虚崩漏者禁服。

二十一、小通草

1. 别名

小通草、小通花、鱼泡通、通草树、通条树、喜马拉雅旌节花。

2. 来源

本品为旌节花科植物喜马山旌节花 *Stachyurus himalaicus* Hook. f. et Thoms.、中国旌节花 *Stachyurus chinensis* Franch. 或山茱萸科植物青荚叶 *Helwingia japonica*（Thunb.）Dietr. 的干燥茎髓。秋季，割取茎，截成段，趁鲜取出髓部，理直，晒干。

3. 植物形态

（1）喜马山旌节花。落叶灌木或小乔木。树高 3～5 m。树皮平滑，棕色或深棕色。小枝褐色，具浅色皮孔。叶片坚纸质至薄革质，披针形至长圆状披针形，先端渐尖至长渐尖，基部钝圆，边缘具细而密的锐锯齿，齿尖骨质并加粗，侧脉 5～7 对，两面均凸起，细脉网状；叶柄紫红色，长 0.5～1.5 cm。穗状花序腋生，无总梗，通常下垂，基部无叶；花黄色，近无梗；苞片 1 枚，三角形；小苞片 2 枚，宽卵形，顶端急尖，基部连合；萼片 4 枚，宽卵形，顶端钝；花瓣 4 枚，倒卵形；雄蕊 8 枚，通常短于花瓣，花药黄色，2 室，纵裂；子房卵状长圆形，柱头头状。浆果近球形，黑棕色，上有圆孔形的网纹。花期 3—4 月，果期 4—8 月。

（2）中国旌节花。落叶灌木。树高 2～4 m。树皮光滑紫褐色或深褐色。小枝粗壮，圆柱形，具淡色椭圆形皮孔。叶于花后发出，互生，纸质至膜质，卵形、长圆状卵形至长圆状椭圆形，先端渐尖至短尾状渐尖，基部钝圆至近心形，边缘为圆齿状锯齿，侧脉 5～6 对，在两面均凸起，细脉网状，上面亮绿色，无毛，下面灰绿色，无毛或仅沿主脉和侧脉疏被短柔毛，后很快脱落；叶柄长 1～2 cm，通常暗紫色。穗状花序腋生，先叶开放，无梗；花黄色，近无梗或有短梗；苞片 1 枚，三角状卵形，顶端急尖；小苞片 2 枚，卵形；萼片 4 枚，黄绿色，卵形，顶端钝；花瓣 4 枚，卵形，顶端圆形；雄蕊 8 枚，与花瓣等长，花药长圆形，纵裂，2 室；子房瓶状，被微柔毛，柱头头状，不裂。果实圆球形，无毛，近无梗，基部具花被的残留物。花粉粒球形或近球形，赤道面观为近圆形或圆形，极面观为三裂圆形或近圆形，具三孔沟。花期 3—4 月，果期 5—7 月。

（3）青荚叶。落叶灌木。树高 1～2 m。幼枝绿色，无毛，叶痕显著。叶纸质，卵形、卵圆形，稀椭圆形，先端渐尖，基部阔楔形或近于圆形，边缘具刺状细锯齿，叶上面亮绿色，下面淡绿色，中脉及侧脉在上面微凹陷，下面微突出；叶柄长 1～6 cm；托叶线状分裂。花淡绿色，3～5 数，花萼小，花瓣镊合状排列；雄花 4～12 朵，呈伞形或密伞花序，常着生于叶上面中脉的 1/3～1/2 处，花梗长 1.0～2.5 mm，雄蕊 3～5 枚，生于花盘内侧；雌花 1～3 朵，着生于叶上面中脉的 1/3～1/2 处，花梗长 1～5 mm，子房卵圆形或球形，柱头 3～5 裂。浆果，幼时绿色，成熟后黑色，分核 3～5 枚。花期 4—5 月，果期 8—9 月。

4. 生境分布

（1）喜马山旌节花。野生于海拔 400～3 000 m 的山坡阔叶林下或灌丛中，中国陕西、浙江、湖南、湖北、四川、贵州、台湾、广东、广西、云南、西藏等省（自治区、直辖市）有野生资源分布；国外，印度北部、尼泊尔、不丹及缅甸北部亦产。

（2）中国旌节花。野生于海拔400～3 000 m的山坡谷地林中或林缘，分布于中国河南、陕西、西藏、浙江、安徽、江西、湖南、湖北、四川、贵州、福建、广东、广西、云南等省（自治区、直辖市）；国外，越南北部亦产。

（3）青荚叶。常野生于海拔3 300 m以下的林中，喜阴湿及肥沃的土壤，分布于中国黄河流域以南各省（自治区、直辖市）；国外，日本、缅甸北部、印度北部亦产。

以上3种药用植物，黔西北地区各县（市、区）均有喜马山旌节花、中国旌节花野生资源分布；威宁等县（市、区）有青荚叶野生资源分布。

5．药材性状

（1）旌节花。呈圆柱形，长30～50 cm，直径5～10 mm。表面白色或淡黄色，无纹理。体轻，质松软，捏之能变形，有弹性，易折断，断面平坦，无空心，显银白色光泽。水浸后有黏滑感。气微，味淡。

（2）青荚叶。表面有浅纵条纹。质较硬，捏之不易变形。水浸后无黏滑感。

6．性味归经

性寒，味甘、淡；归肺、胃经。

7．功能主治

清热，利尿，下乳。用于小便不利、淋证、乳汁不下。

8．用法用量

内服：煎汤，3～6 g。

二十二、灯心草

1．别名

灯心、灯草、水葱、灯芯草、水灯心、野席草、龙须草、虎须草、铁灯心、曲屎草、老虎须等。

2．来源

本品为灯心草科植物灯心草 *Juncus effusus* L. 的干燥茎髓。夏末至秋季，割取茎，晒干，取出茎髓，理直，扎成小把。

3．植物形态

见第231页，“灯心草根”部分。

4．生境分布

见第231页，“灯心草根”部分。

5．药材性状

本品呈细圆柱形，长达90 cm，直径1～3 mm。表面白色或淡黄白色，有细纵纹。体轻，质软，略有弹性，易拉断，断面白色。气微，味淡。

一般干品含水分不超过11.0%，总灰分不超过5.0%，醇溶性浸出物不少于5.0%。

6．性味归经

性微寒，味甘、淡；归心、肺、小肠经。

7．功能主治

清心火，利小便。用于心烦失眠、尿少涩痛、口舌生疮。

8. 用法用量

内服：煎汤，1～3 g。

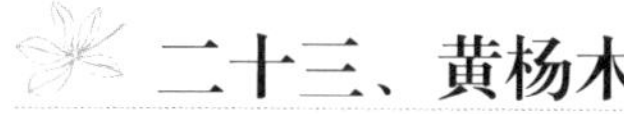

二十三、黄杨木

1. 别名

黄杨、山黄杨、乌龙木、千年矮、小黄杨、细叶黄杨、瓜子黄杨。

2. 来源

本品为黄杨科植物黄杨 *Buxus sinica*（Rehd. et wils.）M. Cheng. 的干燥茎枝。全年均可采收，割取茎枝，晒干。该品种的叶亦供药用。

3. 植物形态

常绿灌木或小乔木。树高1～6 m。树皮灰色，栓皮成有规则的剥裂。枝圆柱形，有纵棱，灰白色，小枝四棱形，被短柔毛或外方相对两侧面无毛，节间长0.5～2.0 cm。叶对生，叶柄长1～2 mm，被毛；叶片革质，阔椭圆形、阔倒卵形、卵状椭圆形或长圆形，通常中部以上较宽，先端圆或钝，常有小凹口，基部圆形或楔形，叶面光滑，中脉凸出，下半段常有微细毛，中脉上常密被白色短线状钟乳体。穗状花序腋生，单性，雌雄同株，花密集，花序轴被毛；苞片阔卵形，背部多少有毛；雄花约10朵，无花梗，外萼片卵状椭圆形，内萼片近圆形，无毛，不育雌蕊有棒状柄，末端膨大；雌花多存于花序上部，萼片6枚，排成2列，花柱3枚，子房3室，子房较花柱稍长，无毛，柱头粗厚，倒心形，下延达花柱中部。蒴果近球形，宿存花柱长2～3 mm，由3枚心皮组成，沿室背3瓣裂，成熟时黑色。花期3—4月，果期5—7月。

4. 生境分布

黄杨多生于海拔1 200～2 600 m的山谷、溪边、林下，分布于中国陕西、甘肃、湖北、四川、贵州、广西、广东、江西、浙江、安徽、江苏、山东等省（自治区、直辖市），并有人工栽培。

黔西北地区各县（市、区）均有黄杨野生资源分布和栽培。

5. 药材性状

本品茎圆柱形，有纵棱，小棱四棱形，全面被短柔毛或外方相对两侧面无毛。所带叶片阔椭圆形、阔倒卵形、卵状椭圆形或长圆形。气微，味苦，无毒。

6. 性味归经

性平，味苦；归心、肝、肾经。

7. 功能主治

祛风除湿，理气止痛。用于风湿痹痛、胸腹气胀、疝气疼痛、牙痛、跌打伤痛。

8. 用法用量

内服：煎汤，9～15 g。外用：适量。

二十四、接骨木

1. 别名

接骨草、续骨木、木蒴藋、扦扦活、放棍行、珊瑚配、铁骨散、接骨丹、七叶金、透骨草、接骨风、马尿骚、臭芥棵、插地活、舒筋树、七叶黄荆、大接骨丹、木本接骨丹。

2. 来源

本品为忍冬科植物接骨木 *Sambucus williamsii* Hance. 的干燥茎枝。全年均可采收，割取茎枝，切段，晒干。

3. 植物形态

落叶灌木或乔木。树高4～8 m。茎无棱，多分枝；枝灰褐色，无毛。单数羽状复叶对生；通常具小叶7枚，长卵圆形或椭圆形至卵状披针形，先端渐尖，基部偏斜阔楔形，边缘具锯齿，两面无毛。顶生卵圆形至长椭圆状卵形的圆锥花序，直径6～9 cm；花白色至淡黄色；花萼钟形，裂片5片，舌形；花冠合瓣，裂片5片，倒卵形；雄蕊5枚，着生于花冠上，与裂片互生，短于花冠。浆果状核果近球形，黑紫色或红色，具核3～5粒。花期4—5月，果期7—9月。

4. 生境分布

接骨木野生于林下、灌丛或平原路旁，主产于中国东北、华北、华中、华东，西至甘肃、四川、贵州、云南等省（自治区、直辖市）；国外，欧洲亦产。

黔西北地区的黔西、七星关、威宁等县（市、区）有接骨木野生资源分布。

5. 药材性状

本品干燥茎枝，多加工为斜向横切的薄片，呈长椭圆状，长2～6 cm，厚约3 mm。皮部完整或剥落，外表绿褐色，有纵行条纹及棕黑点状突起的皮孔；木部黄白色，年轮呈环状，极明显，且有细密的白色髓线，向外射出，质地细致；髓部通常褐色，完整或枯心成空洞，海绵状，容易开裂。质轻，气味均弱。以片完整、黄白色、无杂质者为佳。

6. 性味归经

性平，味甘、苦；归肝经。

7. 功能主治

祛风，利湿，活血，止痛。用于风湿筋骨疼痛、腰痛、水肿、风痒、瘾疹、产后血晕、跌打肿痛、骨折、创伤出血。

8. 用法用量

内服：煎汤，15～30 g。外用：适量。

9. 使用注意

孕妇忌服。

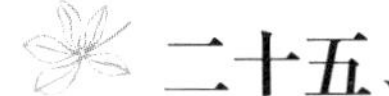

二十五、西河柳

1. 别名

柽、河柳、殷柽、雨师、人柳、雨丝、蜀柳、红柳、春柳、赤柽木、三春柳、三眠柳、观音柳、垂丝柳、赤树柳、山柽柳、山川柳、长寿仙人柳。

2. 来源

本品为柽柳科植物柽柳 *Tamarix chinensis* Lour. 的干燥细嫩枝。夏季，花未开时采收细嫩枝，阴干。该品种的叶亦供药用。

3. 植物形态

灌木或小乔木。树高3～8 m。老枝直立，暗褐红色，光亮，幼枝稠密细弱，常开展而下垂，红紫色或暗紫红色，有光泽；嫩枝繁密纤细，悬垂。叶鲜绿色，从生木质化生长枝上生出的绿色营养枝上的叶长圆状披针形或长卵形，先端尖，基部背面有龙骨状隆起，常呈薄膜质；上部绿色营养枝上的叶钻形或卵状披针形，半贴生，先端渐尖而内弯，基部变窄，背面有龙骨状突起。每年开花2～3次，春季开花，在上年生小枝节上侧生总状花序，花稍大而稀疏；夏、秋季，在当年生幼枝顶端形成总状花序组成顶生大型圆锥花序，常下弯，花小而密生，粉红色；苞片线状锥形，先端尖，基部扩大，较花梗长；萼片及花瓣均为5片；雄蕊5枚，伸出花瓣外，花药卵圆形，紫红色，花丝细长；雌蕊1枚，柱头3裂；花盘褐色，5深裂，每裂片先端再分裂至中部成10裂片状。蒴果狭小，3瓣裂，先端具毛。花期4—9月，果期6—10月。

4．生境分布

柽柳野生于河流冲积平原，海滨、滩头、潮湿盐碱地和沙荒地，中国辽宁、河北、河南、山东、江苏（北部）、安徽（北部）等地有野生资源分布，东部至西南部各地均有栽培；国外，日本、美国也有栽培。

黔西北地区各县（市、区）均有柽柳栽培。

5．药材性状

本品茎枝呈细圆柱形，直径0.5～1.5 mm。表面灰绿色，有多数互生的鳞片状小叶。质脆，易折断。稍粗的枝表面红褐色，叶片常脱落而残留突起的叶基，断面黄白色，中心有髓。气微，味淡。

一般干品含水分不超过15.0%，总灰分不超过15.0%，水溶性浸出物不少于25.0%。

6．性味归经

性平，味甘、辛；归心、肺、胃经。

7．功能主治

发表透疹，祛风除湿。用于麻疹不透、风湿痹痛。

8．用法用量

内服：煎汤，3～6 g。外用：适量，煎汤搽洗患处。

9．使用注意

麻疹已透及体虚多汗者禁服。

二十六、地瓜藤

1．别名

地果、地枇杷、满地青、地石榴、地瓜藤、地胆紫、牛马藤、地蜈蚣、过山龙、万年扒、匍地龙、铺地蜈蚣、野地瓜藤、匐地蜈蚣。

2．来源

本品为桑科植物地瓜 *Ficus tikoua* Bur. 的干燥茎。9—10月，采收茎，洗净，晒干。

3．植物形态

多年生落叶匍匐灌木。全株有乳汁。茎圆柱形或略扁，棕褐色，分枝多，节略膨大，触地生细长不定根。单叶互生，叶柄长1～2 cm；叶片坚纸质，卵形或倒卵状椭圆形，先端钝尖，基部近圆形或浅心形，边缘有疏浅波状锯齿，上面绿色，被短刺毛，下面浅绿色，沿脉被短毛；具三出脉，侧脉3～4对。隐头花序，成对或簇生于无叶的短枝上，常埋于土内，球形或卵圆形，直径1～2 cm，成熟时淡红色；基生苞片3枚；雄花及瘿花生于同一花序托内，花被片2～6枚，雄蕊1～6枚；雌花生于另一花序托内。瘦果。花期4—6月，果期6—9月。

4．生境分布

地瓜野生于山区的山坡、田地边、路旁、沟边、林边、灌丛边开阔地，分布于中国湖南、湖北、贵州、四川、云南等省（自治区、直辖市）；国外，印度、越南、老挝亦产。

黔西北地区各县（市、区）均有地瓜野生资源分布。

5．药材性状

本品茎圆柱形，直径4～6 mm，常附有须状不定根。表面棕红色至暗棕色，具纵皱纹，幼枝有明显的环状托叶痕。质稍硬，断面中央有髓。叶多皱折，破碎；完整叶呈倒卵状椭圆形，先端急尖，基部圆形或近心形，纸质易碎。气微，味淡。

6. 性味归经

性寒，味苦；归经不详。

7. 功能主治

清热利湿，活血通络，解毒消肿。用于肺热咳嗽、痢疾、水肿、黄疸、小儿消化不良、风湿疼痛、经闭、带下、跌打损伤、痔疮出血、无名肿毒。

8. 用法用量

内服：煎汤，15～30 g。外用：适量。

二十七、紫苏梗

1. 别名

苏梗、紫苏茎、紫苏杆。

2. 来源

本品为唇形科植物紫苏 *Perilla frutescens*（L.）Britt. 的干燥茎。秋季，果实成熟后采割，除去杂质，晒干；或趁鲜切片，晒干。

3. 植物形态

一年生草本。株高 30～200 cm，具有特殊芳香。茎直立，多分枝，紫色、绿紫色或绿色，钝四棱形，密被长柔毛。叶对生；叶柄紫红色或绿色，被长节毛；叶片阔卵形、卵状圆形或卵状三角形，先端渐尖或突尖，有时呈短尾状，基部圆形或阔楔形，边缘具粗锯齿，两面紫色或仅下面紫色，上下两面均疏生柔毛，沿叶脉处较密，叶下面有细油腺点。轮伞花序，由 2 花组成，偏向一侧成假总状花序，顶生和腋生，花序密被长柔毛；苞片卵形、卵状三角形或披针形；花梗密被柔毛；花萼钟状，外面密被长柔毛和有黄色腺点，顶端 5 齿，2 唇，上唇宽大，有 3 齿，下唇有 2 齿；花冠唇形，白色或紫红色，花冠筒内有毛环，外面被柔毛，上唇微凹，下唇 3 裂，裂片近圆形，中裂片较大；雄蕊 4 枚，二强，着生于花冠筒内中部，几不伸出花冠外，花药 2 室；花盘在前边膨大；雌蕊 1 枚，子房 4 裂，花柱基底着生，柱头 2 室；花盘在前边膨大；雌蕊 1 枚，子房 4 裂，花柱基底着生，柱头 2 裂。小坚果近球形，灰棕色或褐色，有网纹。花期 6—8 月，果期 7—9 月。

4. 生境分布

紫苏野生于山地、路旁、村边或荒地，亦有栽培，分布于中国华东、华南、西南及河北、山西、陕西、台湾等地。

黔西北地区各县（市、区）均有紫苏野生资源分布和零星栽培。

5. 药材性状

本品呈方柱形，四棱钝圆，长短不一，直径 5～15 mm。表面紫棕色或暗紫色，四面有纵沟及细纵纹，节部稍膨大，有对生的枝痕和叶痕。体轻，质硬，断面裂片状。切片厚 2～5 mm，常呈斜长方形，木部黄白色，射线细密，呈放射状，髓部白色，疏松或脱落。气微香，味淡。

干品含水分不超过 9.0%，总灰分不超过 5.0%，迷迭香酸（$C_{18}H_{16}O_8$）不少于 0.10%。

6. 性味归经

性温，味辛；归肺、脾经。

7. 功能主治

理气宽中，止痛，安胎。用于胸膈痞闷、胃脘疼痛、嗳气呕吐、胎动不安。

8. 用法用量

内服：煎汤，5～10 g。

二十八、首乌藤

1. 别名

夜交藤。

2. 来源

本品为蓼科植物何首乌 *Polygonum multiflorum* Thunb. 的干燥藤茎。秋、冬二季，采割藤茎，除去残叶，捆成把或趁鲜切段，干燥。

3. 植物形态

见第 134 页，“何首乌”部分。

4. 生境分布

见第 134 页，“何首乌”部分。

5. 药材性状

本品呈长圆柱形，稍扭曲，具分枝，长短不一，直径 4～7 mm。表面紫红色或紫褐色，粗糙，具扭曲的纵皱纹，节部略膨大，有侧枝痕，外皮菲薄，可剥离。质脆，易折断，断面皮部紫红色，木部黄白色或淡棕色，导管孔明显，髓部疏松，类白色。切段者呈圆柱形的段。外表面紫红色或紫褐色，切面皮部紫红色，木部黄白色或淡棕色，导管孔明显，髓部疏松，类白色。气微，味微苦涩。

一般干品含水分不超过 12.0%，总灰分不超过 10.0%，醇溶性浸出物不少于 12.0%；含 2，3，5，4′－四羟基二苯乙烯－2－O－β－D－葡萄糖苷（$C_{20}H_{22}O_9$）不少于 0.20%。

6. 性味归经

性平、味甘；归心、肝经。

7. 功能主治

养血安神，祛风通络。用于失眠多梦、血虚身痛、风湿痹痛、皮肤瘙痒。

8. 用法用量

内服：煎汤，9～15 g。外用：适量，煎水洗患处。

二十九、文冠果

1. 别名

木瓜、文冠木、文官果、土木瓜、文冠花、崖木瓜、文光果、温旦革子。

2. 来源

本品为无患子科植物文冠果 *Xanthoceras sorbifolium* Bunge. 的木材。春、夏季，割取茎干，剥去外皮，取木材晒干；或取鲜枝、叶切碎，熬膏用。该品种的枝、叶亦供药用。

3. 植物形态

灌木或乔木。树高可达 8 m。树皮灰褐色；嫩枝紫褐色，被短茸毛。单数羽状复叶，互生，具柄；小叶 9～19 片，具短柄或无柄，长圆形至披针形，基部楔形，先端锐尖，边缘具尖锐锯齿；主脉明显。花杂性；总状花序，顶生或腋生，长达 14～25 cm；萼片 5 枚，椭圆形，有短柔毛；花瓣 5 枚，白色，基部内面有紫红色斑点，倒卵形，长约为萼的 3 倍；花盘薄而 5 裂，每裂的背部有一角状的附属物；雄蕊 8 枚，花丝长而分离；子房长圆形，3 室，花柱短肥，柱头 3 裂。

蒴果绿色，分裂为3果瓣。种子扁球状，黑色而有光泽。花期4—5月，果期7—8月。

4．生境分布

文冠果野生于丘陵山坡等处，分布于中国北部和东北部，西至宁夏、甘肃，东北至辽宁，北至内蒙古，南至河南。

黔西北地区的纳雍等县（市、区）有文冠果野生资源分布。

5．药材性状

本品茎干木部呈不规则的块状，表面红棕色或黄褐色，横断面红棕色，有同心性环纹，纵剖面有细皱纹。枝条多为细圆柱形，表面黄白色或黄绿色，断面有年轮环纹，外侧黄白色，内部红棕色。质坚硬。气微，味甘、涩、苦。以质坚实、身干、色匀、无皮、色红棕者为佳。

6．性味归经

性平，味甘、微苦；归肝经。

7．功能主治

祛风除湿，消肿止痛。用于风湿热痹、筋骨疼痛。

8．用法用量

内服：煎汤，3～9 g；或熬膏，每次3 g。外用：适量，熬膏敷。

三十、扶芳藤

1．别名

滂藤、岩青杠、岩青藤、万年青、卫生草、千斤藤、山百足、抬络藤、对叶肾、土杜仲、藤卫矛、过墙风、坐转藤、小藤仲、爬墙虎、铁草鞋、换骨筋、惊风草、绿皮杜仲、棉花杜仲、攀缘丝棉木、尖叶爬行卫矛。

2．来源

本品为卫矛科植物扶芳藤 *Euonymus fortunei*（Turcz.）Hand. – Mazz. 的干燥带叶茎枝。全年均可采收，割取茎、叶，清除杂质，切碎，晒干。

3．植物形态

常绿或半常绿灌木，匍匐或攀缘，高约1.5 m。枝上通常生长细根并具小瘤状突起。叶对生，广椭圆形、椭圆状卵形、长椭圆状倒卵形，先端尖或短锐尖，基部阔楔形，边缘具细锯齿，质厚或稍带革质，上面叶脉稍突起，下面叶脉极明显；叶柄短。聚伞花序腋生；萼片4枚；花瓣4枚，绿白色，近圆形；雄蕊4枚，着生于花盘边缘；子房上位，与花盘连生。蒴果近球形，成熟时黄红色，稍有4凹线。种子外被橘红色假种皮。花期6—7月，果期9—10月。

4．生境分布

扶芳藤野生于山坡丛林、林缘或攀缘于树上、墙壁上。在中国，分布于山西、陕西、山东、江苏、安徽、浙江、江西、河南、湖北、湖南、广西、贵州、云南等省（自治区、直辖市）。

黔西北地区的威宁等县（市、区）有扶芳藤野生资源分布。

5．药材性状

本品茎枝呈圆柱形。表面灰绿色，多生细根，并具小瘤状突起。质脆易折，断面黄白色，中空。叶对生，椭圆形，长2～8 cm，宽1～4 cm，先端尖或短锐尖，基部宽楔形，边缘有细锯齿，质较厚或稍带革质，上面叶脉稍突起。气微弱，味辛。

6．性味归经

性微温，味苦、甘、微辛；归肝、脾、肾经。

7. 功能主治

舒筋活络，益肾壮腰，止血消瘀。用于肾虚腰膝酸痛、半身不遂、风湿痹痛、小儿惊风、咯血、吐血、血崩、月经不调、子宫脱垂、跌打骨折、创伤出血。

8. 用法用量

内服：煎汤，15～30 g；或浸酒；或入丸、散。外用：适量，研粉调敷；或捣敷；或煎水熏洗。

9. 使用注意

孕妇忌服。

三十一、络石藤

1. 别名

藤络、云花、络石、络石草、石龙藤、爬墙虎、软筋藤、石龙藤。

2. 来源

本品为夹竹桃科植物络石 *Trachelospermum jasminoides*（Lindl.）Lem. 的干燥带叶藤茎。冬季至翌年春，采割茎叶，除去杂质，晒干或鲜用。

3. 植物形态

常绿木质藤本。藤茎长达 10 m，具乳汁。茎褐色，多分枝，嫩枝被柔毛。叶对生，具短柄，幼时被灰褐色柔毛，后脱落，叶片卵状披针形或椭圆形，先端短尖或钝圆，基部宽楔形或圆形，全缘，表面深绿色，背面淡绿色，被细柔毛。聚伞花序腋生或顶生，花白色，高脚碟状；萼小，5 深裂；花管外被细柔毛，管中部膨大；花冠反卷，5 裂，右身旋转排列，花冠外面和喉部均有柔毛；雄蕊 5 枚，着生在花冠筒中部，花药顶端不伸出花冠喉部外；花盘环状 5 裂，与子房等长；心皮 2 枚，胚珠多数。蓇葖果长圆形，近于水平展开。种子线形而扁，褐色，顶端具种毛。花期 4—5 月，果熟期 10 月。

4. 生境分布

络石野生于山野、溪边、路旁、林缘或杂木林中，常缠绕于树上或攀附于墙壁上、岩石上，主产于中国山东、安徽、江苏、浙江、福建、台湾、江西、河北、河南、湖北、湖南、广东、广西、云南、贵州、四川、陕西等省（自治区、直辖市）；国外，日本、朝鲜、越南亦产。

黔西北地区的黔西、大方、七星关等县（市、区）有络石栽培。

5. 药材性状

本品茎呈圆柱形，弯曲，长短不一，直径 1～5 mm；表面红褐色，有点状皮孔和不定根；质硬，断面淡黄白色，常中空。叶对生，有短柄；展平后叶片呈椭圆形或卵状披针形，长 1～8 cm，宽 7～35 mm；全缘，略反卷，上表面暗绿色或棕绿色，下表面色较淡，革质。气微，味微苦。

6. 性味归经

性微寒，味苦；归心、肝、肾经。

7. 功能主治

祛风通络，凉血消肿。用于风湿热痹、筋脉拘挛、腰膝酸痛、喉痹、跌扑损伤。

8. 用法用量

内服：煎汤，6～12 g。外用：适量，研末调敷或取鲜品捣烂敷伤处。

9. 使用注意

阳虚畏寒、大便溏泻者禁服。

三十二、黄鳝藤

1. 别名

勾儿茶、老鼠藤、熊柳藤、铳子藤、皱皮草、羊母锁、鼻朴子、厝箕藤、花眉跳架。

2. 来源

本品为鼠李科植物多花勾儿茶 *Berchemia floribunda*（Wall.）Brongn. 的茎、叶。该品种的根亦供药用。7—10 月，采收茎、叶，切段，晒干或鲜用。秋后，采挖根部，切片，晒干或鲜用。

3. 植物形态

蔓性落叶灌木。株高达 1.5 m 左右。树皮黄绿色，略光滑，有黑色块状斑。叶互生，卵形至卵状椭圆形，基部圆形，先端钝或渐尖，全缘，上面淡绿色，下面灰白色，具 7～12 对侧脉；有叶柄。圆锥花序顶生，花小，粉绿色；花萼 5 裂；花瓣 5 枚；雄蕊 5 枚；子房藏于花盘内，但彼此分离，2 室，花柱 2 深裂。核果卵圆形至铡卵形，基部为萼管所包围，初绿色，后变红色，最后为紫黑色。花期 7—8 月，果期 9 月。

4. 生境分布

多花勾儿茶野生于海拔 2 600 m 以下的山坡、沟谷、林缘、林下或灌丛中，分布于中国山西、陕西、甘肃、河南、安徽、江苏、浙江、江西、福建、广东、广西、湖南、湖北、四川、贵州、云南、西藏等省（自治区、直辖市）；国外，印度、尼泊尔、不丹、越南、日本亦产。

黔西北地区的纳雍、威宁等县（市、区）有多花勾儿茶野生资源分布。

5. 药材性状

本品茎圆柱形，黄绿色，略光滑，有黑色小斑。叶互生，多卷曲，展平后呈狭卵形至卵状椭圆形，长 3～8 cm，宽 1～4 cm，顶端尖，基本圆形或近心形，全缘。气微，味淡、微涩。

6. 性味归经

性微温，味甘、微涩；归经不详。

7. 功能主治

祛风除湿，活血止痛。用于风湿痹痛、胃痛、痛经、产后腹痛、跌打损伤、小儿疳积。

8. 用法用量

内服：煎汤，15～30 g。外用：鲜品适量，捣敷患处。

三十三、海风藤

1. 别名

老藤、巴岩香、满坑香、大风藤、岩胡椒。

2. 来源

本品为胡椒科植物风藤 *Piper kadsura*（Choisy）Ohwi 的干燥藤茎。秋季，采割全株，除去根及叶，洗净，晒干。

3. 植物形态

常绿攀缘木质藤本，全株有特殊香气。茎灰色，略扁，有关节，表面具纵沟；枝通常两分歧，关节处常生不定根。叶互生，有长柄；叶片狭卵形至卵形，长 5.0～8.5 cm，宽 2.8～4.5 cm，先端长锐尖或骤尖，基部圆形，全缘，质稍厚，上面暗绿色，下面淡绿色，常散生白色软毛，叶脉 5～7 条。穗状花序生于枝梢，与叶对生，长 2～8 cm，直径 2.5～3.0 mm，下垂；花单性，雌雄异株；无花被；苞片盾状；雄蕊2～3枚，花药2室；雌蕊1枚，子房上位，1室。浆果近球形，熟时红色，直径3～4 mm。花期5—6月，果期8—9月。

4．生境分布

风藤野生于低海拔林中，常攀附于树上或岩石上，主产于中国浙江、福建、台湾、广东、贵州等省（自治区、直辖市）。

黔西北地区的金沙、黔西、大方等县（市、区）有风藤野生资源分布。

5．药材性状

本品干燥藤茎呈长圆柱形而扁，微弯曲，长15～60 cm，直径3～7 mm。表面粗糙，灰褐色或褐色，有纵向纹理。节膨大，节间长4.5～9.0 cm，节上不定根长短不等。横断面韧皮部窄，木质部与射线相间放射状排列，木部灰黄色，有许多小孔，射线灰白色，木质部与韧皮部交界处有小洞，横切面边缘可见小洞成环状，中央有灰褐色髓。质轻而脆，折断时纤维状。气清香，味辛。以茎条粗壮、均匀、气香者为佳。

6．性味归经

性微温，味辛、苦；归心、肾经。

7．功能主治

祛风湿，通经络，理气。用于风寒湿痹、关节疼痛、筋脉拘挛、跌打损伤、哮喘、久咳。

8．用法用量

内服：煎汤，6～15 g；或浸酒。

三十四、五香血藤

1．别名

血藤、大活血、紫金藤、钻骨风。

2．来源

本品为木兰科植物南五味子 *Kadsura longipedunculata* Finet et Gagnep. 的干燥茎藤。全年均可采收，割取茎藤，修除细枝残叶，截成小段，晒干。

3．植物形态

见第120页，“红木香”部分。

4．生境分布

见第120页，“红木香”部分。

5．药材性状

本品干燥茎藤呈圆柱形，条状垂直或微弯曲，长10～15 cm。表面淡褐色或淡紫褐色，有少数纵皱纹，稍光滑，有时剥裂，并附带纤细的气根。质坚实，不易折断。断面纤维性，外层皮部薄，褐色，内层木质部灰白色，中央髓部紫褐色。

6．性味归经

性温，味甘；归经不详。

7．功能主治

活血祛风，消肿镇痛。用于风湿疼痛、骨折、胃痛、月经不调。

8．用法用量

内服：煎汤，15～30 g；研末服，1.5～3.0 g。

三十五、昆明鸡血藤

1. 别名

血藤、鸡血藤、岩豆藤、血见愁、火麻藤、大血藤、崖豆藤、山鸡血藤、五叶鸡血藤、香花崖豆藤。

2. 来源

本品为豆科植物香花鸡血藤 *Callerya dielsiana*（Harms）P. K. Loc ex Z. Wei & Pedley. 的干燥茎藤。夏、秋季，采收茎藤，切片，晒干。

3. 植物形态

木质藤本。茎藤长 2～5 m。枝被褐色短毛。叶互生，奇数羽状复叶，长 15～30 cm；叶柄长 5～12 cm；托叶线形，长约 3 mm；小叶片 5 枚，革质，具短柄；叶片长椭圆形至披针形，有时为卵形，长 4～15 cm，宽 2～3 cm，先端钝渐尖，基部钝或圆形，上面无毛，下面略被短柔毛或无毛，网脉密集而明显。总状花序顶生或腋生，组成圆锥花序，长达 15 cm，密被黄褐色茸毛；苞片小，卵形；小花梗长约 5 mm，被绒毛；花密集；萼钟状，5 裂，密被锈色茸毛；花外面白色，密被锈色茸毛，内面深紫色，花冠蝶形；雄蕊 10 枚，二体；子房线形，花柱内弯。荚果狭长椭圆形，略扁平，长 7～12 cm，宽 1. 4～2. 5 cm，近木质，密被锈色茸毛。种子 1～5 颗，扁长圆形。花期 5—9 月，果期 6—11 月。

4. 生境分布

香花鸡血藤野生于海拔 2 500 m 以下的山坡杂木林与灌丛中，或阴处岩边，主产于中国陕西、甘肃、安徽、浙江、江西、福建、湖北、湖南、广东、海南、广西、四川、贵州、云南等省（自治区、直辖市）；国外，越南、老挝亦产。

黔西北地区的大方、七星关、威宁等县（市、区）均有香花鸡血藤野生资源分布。该物种在贵州分布较广，产量及蕴藏量较大，可大量开发利用。

5. 药材性状

本品茎呈圆柱形，直径 15～20 mm。表面灰褐色，粗糙，栓皮鳞片状，皮孔椭圆形，纵向开裂。商品呈长椭圆形斜切片，皮部约占横切面半径 1/4～1/3，外侧淡黄色，内侧分泌物呈黑褐色；木部淡黄色，导管孔洞状，放射状排列呈轮状；髓小居中。气微，味微涩。

6. 性味归经

性温，味苦、涩、微甘；归经不详。

7. 功能主治

补血止血，活血调经络。用于血虚体弱、劳伤筋骨、月经不调、闭经、产后腹痛、恶露不尽、各种出血、风湿痹痛、跌打损伤。

8. 用法用量

内服：煎汤，9～30 g；或浸酒；或熬膏。外用：适量，煎水洗；或鲜根、叶捣烂敷。

第四章　皮类

药用部位为裸子植物或被子植物（主要是双子叶植物）的茎干、枝和根形成层以外部位的中草药被称为皮类中草药，皮由外向内包括周皮、皮层、初生韧皮部和次生韧皮部等。本章共介绍皮类中草药37种。这些中草药分属26科、33属、41种药用植物（表4－1）。

表4－1　皮类中草药分属植物科、属、种名

序号	药名	科名	属名	种名
1	杜仲	杜仲科	杜仲属	杜仲
2	黄柏	芸香科	黄柏属	黄皮树
3	厚朴	木兰科	木兰属	厚朴
				凹叶厚朴
4	楤木	五加科	楤木属	楤木
5	肉桂	樟科	樟属	肉桂
6	杉皮	杉科	杉木属	杉木
7	椿皮	苦木科	臭椿属	臭椿
8	牡丹皮	毛茛科	芍药属	牡丹
9	合欢皮	豆科	合欢属	合欢
10	白癣皮	豆科	锦鸡儿属	锦鸡儿
11	桑白皮	桑科	桑属	桑
12	土荆皮	松科	金钱松属	金钱松
13	五加皮	五加科	五加属	细柱五加
14	苦楝皮	楝科	楝属	楝
				川楝
15	毛白杨	杨柳科	杨属	毛白杨
16	栗树皮	壳斗科	栗属	栗
17	榆白皮	榆科	榆属	榆树
18	阴香皮	樟科	樟属	阴香
19	樟树皮	樟科	樟属	樟
20	杜仲藤	夹竹桃科	杜仲藤属	毛杜仲藤
21	梓白皮	紫葳科	梓属	梓

续表 4－1

序号	药名	科名	属名	种名
22	白鲜皮	芸香科	白鲜属	白鲜
23	珍珠梅	蔷薇科	珍珠梅属	高丛珍珠梅
24	救必应	冬青科	冬青属	铁冬青
25	钻地风	虎耳草科	钻地风属	钻地风
26	紫薇皮	千屈菜科	紫薇属	紫薇
27	冬青皮	冬青科	冬青属	冬青
28	旱冬瓜	桦木科	桤木属	尼泊尔桤木
29	川滇桤木	桦木科	桤木属	川滇桤木
30	小白蜡条	木樨科	女贞属	小叶女贞
31	白蜡树皮	木樨科	梣属	白蜡树
32	柘木白皮	桑科	柘属	柘树
33	泡桐树皮	玄参科	泡桐属	白花泡桐
				毛泡桐
34	鹿梨根皮	蔷薇科	梨属	豆梨
35	桃茎白皮	蔷薇科	桃属	桃
				山桃
36	枫香树皮	金缕梅科	枫香树属	枫香树
37	乌桕木根皮	大戟科	乌桕属	乌桕

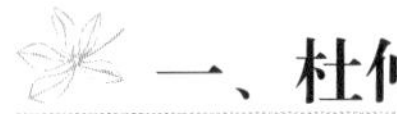

一、杜仲

1. 别名

思仲、思仙、木绵、扯丝皮、丝棉皮、玉丝皮、石思仙、丝连皮、丝楝树皮。

2. 来源

本品为杜仲科植物杜仲 *Eucommia ulmoides* Oliv. 的干燥树皮。4—6 月，剥取树皮，刮去粗皮，堆置“发汗”至内皮呈紫褐色，晒干。该品种的干燥叶也作为中药使用，其功能与杜仲皮相似。

3. 植物形态

落叶乔木。树高达 20 m。小枝光滑，黄褐色或较淡，具片状髓。皮、枝及叶均含胶质。单叶互生，椭圆形或卵形，先端渐尖，基部广楔形，边缘有锯齿，幼叶上面疏被柔毛，下面毛较密，老叶上面光滑，下面叶脉处疏被毛；叶柄长 1～2 cm。花单性，雌雄异株，与叶同时开放，或先叶开放，生于一年生枝基部苞片的腋内，有花柄，无花被；雄花有雄蕊 6～10 枚；雌花有一裸露而延长的子房，子房 1 室，顶端有二叉状花柱。翅果卵状长椭圆形而扁，先端下凹，内有种子 1 粒。花期 4—5 月，果期 9 月。

4. 生境分布

杜仲一般野生于海拔 700～1 500 m 山地林中，在贵州省威宁县海拔 2 000 m 环境栽培，生长良好。在中国，杜仲分布于陕西、甘肃、河南、湖北、四川、云南、贵州、湖南、安徽、江西、广西及浙江等省（自治区、直辖市），各地广泛栽种。

黔西北地区的七星关、大方、黔西、金沙、织金、纳雍等县（市、区）有杜仲野生资源分布；2019 年，毕节市黔西、织金、百里杜鹃等县（市、区）栽培杜仲近 700 亩。

5. 药材性状

本品呈板片状或两边稍向内卷，大小不一，厚 3～7 mm。外表面淡棕色或灰褐色，有明显的皱纹或纵裂槽纹，有的树皮较薄，未去粗皮，可见明显的皮孔；内表面暗紫色，光滑。质脆，易折断，断面有细密、银白色、富弹性的橡胶丝相连。气微，味稍苦。

一般干品含醇溶性浸出物不少于 11.0%；松脂醇二葡萄糖苷（$C_{32}H_{42}O_{16}$）不少于 0.10%。

6. 性味归经

性温，味甘；归肝、肾经。

7. 功能主治

补肝肾，强筋骨，安胎。用于肝肾不足、腰膝酸痛、筋骨无力、头晕目眩、妊娠漏血、胎动不安。

8. 用法用量

内服：煎汤，6～10 g。

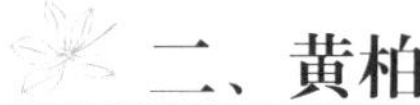

二、黄柏

1. 别名

灰皮柏、华黄柏。

2. 来源

本品为芸香科植物黄皮树 *Phellodendron chinense* Schneid. 的干燥树皮。因其主产于四川，又被称为“川黄柏”。剥取树皮后，除去粗皮，晒干。

3. 植物形态

落叶乔木。树高 10～12 m。树皮外观棕褐色，可见唇形皮孔，外层木栓较薄。奇数羽状复叶对生；小叶 7～15 片，长圆状披针形至长圆状卵形，先端长渐尖，基部宽楔形或圆形，不对称，近全缘，上面中脉上具有锈色短毛，下面密被锈色长柔毛，小叶厚纸质。花单性，雌雄异株；排成顶生圆锥花序，花序轴密被短毛；花紫色；雄花有雄蕊 5～6 枚，长于花瓣，退化雌蕊钻形；雌花有退化雄蕊 5～6 枚，子房上位，有短柄，5 室，花柱短，柱头 5 浅裂。果轴及果皮粗大，常密被短毛。浆果状核果近球形，密集成团，熟后黑色，内有种子 5～6 颗。花期 5—6 月，果期 10—11 月。

4. 生境分布

黄皮树生于杂木林中，分布于中国陕西、浙江、江西、湖北、四川、贵州、云南、广西等省（自治区、直辖市）。

2019 年，黔西北地区的织金、纳雍、七星关、大方、金沙、百里杜鹃、赫章等县（市、区）栽培黄皮树近 18 000 亩。

5. 药材性状

本品呈板片状或浅槽状，长宽不一，厚 1～6 mm。外表面黄褐色或黄棕色，平坦或具纵沟纹，有的可见皮孔痕及残存的灰褐色粗皮；内表面暗黄色或淡棕色，具细密的纵棱纹。体轻，质硬，断面纤维性，呈裂片状分层，深黄色。气微，味极苦，嚼之有黏性。

一般干品含水分不超过 12.0%；总灰分不超过 8.0%；醇溶性浸出物不少于 14.0%；小檗碱以盐酸小檗碱（$C_{20}H_{17}NO_4 \cdot HCl$）计，不少于 3.0%；黄柏碱以盐酸黄柏碱（$C_{20}H_{23}NO_4 \cdot HCl$）

计，不少于0.34%。

6. 性味归经

性寒，味苦；归肾、膀胱经。

7. 功能主治

清热燥湿，泻火除蒸，解毒疗疮。用于湿热泻痢、黄疸尿赤、带下阴痒、热淋涩痛、脚气痿躄、骨蒸劳热、盗汗、遗精、疮疡肿毒、湿疹湿疮。盐黄柏滋阴降火，用于阴虚火旺、盗汗骨蒸。

8. 用法用量

内服：煎汤，3～12 g。外用：适量。

三、厚朴

1. 别名

川朴、紫油厚朴、厚皮、重皮、赤朴、烈朴。

2. 来源

本品为木兰科植物厚朴 *Magnolia officinalis* Rehd. et Wils. 或凹叶厚朴 *Magnolia officinalis* Rehd. et Wils. var. *biloba* Rehd. et Wils. 的干燥干皮、根皮及枝皮。4—6 月，剥取根皮和枝皮，直接阴干；干皮置沸水中微煮后，堆置阴湿处，“发汗”至内表面变紫褐色或棕褐色时，蒸软，取出，卷成筒状，干燥。

3. 植物形态

（1）厚朴。落叶乔木。树高 5～15 m。树皮紫褐色。小枝幼时有细毛，老时无毛，冬芽粗大，圆锥状，芽鳞密被淡黄褐色绒毛。叶互生，椭圆状倒卵形，先端圆而有短急尖头，基部渐狭成楔形，有时圆形，全缘，上面淡黄绿色，无毛，幼叶下面有密生灰色毛；叶柄长 3～4 cm。花与叶同时开放，单生枝顶，杯状，白色，芳香；花梗粗短，密生丝状白毛；萼片与花瓣共 9～12 枚，或更多，肉质，几等长；萼片长圆状倒卵形，淡绿白色，常带紫红色；花瓣匙形，白色；雄蕊多数，螺旋状排列；雌蕊心皮多数，分离，子房长圆形。聚合果长椭圆状卵形，心皮排列紧密，成熟时木质，顶端有弯尖头。种子三角状倒卵形，外种皮红色。花期 4—5 月，果期 9—10 月。

（2）凹叶厚朴。又名庐山厚朴。与厚朴的主要不同点在于：叶片先端凹陷成 2 钝圆浅裂片，裂深 2.0～3.5 cm。

4. 生境分布

（1）厚朴。野生于海拔 300～1 500 m 的山地林间，主要分布于中国陕西南部、甘肃东南部、河南东南部（商城县、新县）、湖北西部、湖南西南部、四川（中部、东部）、贵州东北部等地。

（2）凹叶厚朴。野生于海拔 300～1 400 m 的林中，产于中国安徽、浙江西部、江西（庐山）、福建、湖南南部、广东北部、广西北部和东北部。

以上 2 种药用植物，黔西北地区各县（市、区）均有厚朴野生资源分布；威宁、黔西、金沙等县（市、区）有凹叶厚朴野生资源分布。2019 年，黔西县、赫章县分别种植厚朴 5 000 亩、600 亩。

5. 药材性状

（1）干皮。呈卷筒状或双卷筒状，长 30～35 cm，厚 2～7 mm，习称“筒朴”；近根部的干皮一端展开如喇叭口，长 13～25 cm，厚 3～8 mm，习称“靴筒朴”。外表面灰棕色或灰褐色，粗糙，有时呈鳞片状，较易剥落，有明显椭圆形皮孔和纵皱纹，刮去粗皮者显黄棕色。内表面紫棕色或深紫褐色，较平滑，具细密纵纹，划之显油痕。质坚硬，不易折断，断面颗粒性，外层灰棕色，内层紫褐色或棕色，有油性，有的可见多数小亮星。气香，味辛辣、微苦。

（2）根皮（根朴）。呈单筒状或不规则块片；有的弯曲似鸡肠，习称“鸡肠朴”。质硬，较易折断，断面纤维性。

（3）枝皮（枝朴）。呈单筒状，长 10～20 cm，厚 1～2 mm。质脆，易折断，断面纤维性。

一般干品含水分不超过 15.0%，总灰分不超过 7.0%，酸不溶性灰分不超过 3.0%，厚朴酚（$C_{18}H_{18}O_2$）与和厚朴酚（$C_{18}H_{18}O_2$）的总量不少于 2.0%。

根皮中厚朴酚与和厚朴酚的总含量一般高于干皮的或枝皮的，常用作厚朴酚提取物的原料。

6. 性味归经

性温，味苦、辛；归脾、胃、肺、大肠经。

7. 功能主治

燥湿消痰，下气除满。用于湿滞伤中、脘痞吐泻、食积气滞、腹胀便秘、痰饮喘咳。

8. 用法用量

内服：煎汤，3～10 g。

四、楤木

1. 别名

通刺、刺老包、刺龙包、雀不站、鸟不宿、鹊不踏、虎阳刺、黄龙苞、刺龙柏、刺树椿、飞天蜈蚣。

2. 来源

本品为五加科楤木属植物楤木 *Aralia chinensis* L. 的干燥根皮和茎皮。全年可采收，切段，晒干。

3. 植物形态

落叶灌木或乔木。树高 2～5 m，胸径达 10～15 cm。树皮灰色，疏生粗壮直刺。小枝通常淡灰棕色，有黄棕色绒毛，疏生细刺。二至三回羽状复叶，长 60～110 cm；叶柄粗壮，长可达 50 cm；托叶与叶柄基部合生，纸质，耳郭形，叶轴无刺或有细刺；羽片有小叶 5～13 片，基部有小叶 1 对；小叶片纸质至薄革质，卵形、阔卵形或长卵形，先端渐尖或短渐尖，基部圆形，上面粗糙，疏生糙毛，下面有淡黄色或灰色短柔毛，脉上更密，边缘有锯齿，侧脉 7～10 对，两面均明显；小叶无柄或有长 3 mm 柄，顶生小叶柄长 2～3 cm。整体圆锥花序，长 30～60 cm；分枝长 20～35 cm，密生淡黄棕色或灰色短柔毛，伞形花序，有花多数；总花梗长 1～4 cm，密生短柔毛；苞片锥形，膜质，外面有毛；小花梗长 4～6 mm，密生短柔毛，稀为疏毛；花白色，芳香；萼无毛，边缘有 5 个三角形小齿；花瓣 5 枚，卵状三角形；雄蕊 5 枚，花丝长约 3 mm；子房 5 室，花柱 5 枚，离生或基部合生。果实球形，黑色，有 5 棱；宿存花柱离生或合生至中部。花期 7—9 月，果期 9—12 月。

4. 生境分布

楤木野生于海拔 400～2 700 m 的杂木林中，分布于中国各省（自治区、直辖市）。

黔西北地区的威宁、赫章、七星关、大方、织金等县（市、区）有楤木野生资源分布；织金县化起镇有栽培。

5. 药材性状

本品根皮呈筒状或片状。栓皮薄，灰褐色粗糙呈多片状翘裂，有时有横向皮孔，栓皮易剥脱，剥脱后皮呈淡黄白色，内面白色，光滑。质脆，易折断，断面不平坦。气微，味苦。

茎皮剥落状，粗糙不平，有纵皱纹及横纹，并散生坚硬的刺。外面灰白色至灰褐色，内面黄白色而光滑。断面呈纤维性。气微香，嚼之带黏液性。

6．性味归经

性平，味甘、微苦；归肝、胃、肾经。

7．功能主治

祛风除湿，利尿消肿，活血止痛。用于肝炎、淋巴结肿大、肾炎水肿、糖尿病、带下、胃痛、风湿关节痛、腰腿痛、跌打损伤。

8．用法用量

内服：煎汤，15～30 g。外用：适量。

9．使用注意

孕妇忌服。

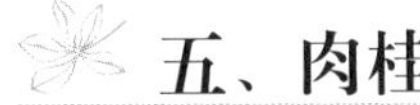

五、肉桂

1．别名

牡桂、紫桂、大桂、辣桂、桂皮、玉桂、桂木、木桂、桂桐。

2．来源

本品为樟科植物肉桂 *Cinnamomum cassia* Presl 的干燥树皮。秋季，剥取树皮，阴干。

3．植物形态

常绿乔木。树高 12～17 m。树皮灰褐色，芳香，幼枝略呈四棱形。叶互生，革质，长椭圆形至近披针形，先端尖，基部钝，全缘，上面绿色，有光泽，下面灰绿色，被细柔毛；离基三出脉，于下面明显隆起，细脉横向平行；叶柄粗壮，长 1～2 cm。圆锥花序腋生或近顶生，被短柔毛；花小，直径约 3 cm；花梗长约 5 mm；花被管裂片 6 枚，黄绿色，椭圆形，内外密生短柔毛；发育雄蕊 9 枚，3 轮，花药矩圆形，4 室，瓣裂，外面 2 轮花丝上无腺体，花药内向，第 3 轮雄蕊外向，花丝基部有 2 腺体，最内尚有 1 轮退化雄蕊，花药心脏形；雌蕊稍短于雄蕊，子房椭圆形，1 室，胚珠 1 枚，花柱细，与子房几等长。浆果椭圆形或倒卵形，先端稍平截，暗紫色，外有宿存花被。种子长卵形，紫色。花期 5—7 月，果期至翌年 2—3 月。

4．生境分布

肉桂野生于常绿阔叶林中，分布于中国福建、台湾、海南、广东、广西、云南、贵州等省（自治区、直辖市），其中尤以广西、广东罗定栽培最多，大多为人工造林。

黔西北地区各县（市、区）均有肉桂野生资源分布。

5．药材性状

本品呈槽状或卷筒状，长 30～40 cm，宽或直径 3～10 cm，厚 2～8 mm。外表面灰棕色，稍粗糙，有不规则的细皱纹及横向突起的皮孔，有的可见灰白色的斑纹；内表面红棕色，略平坦，有细纵纹，划之显油痕。质硬而脆，易折断，断面不平坦，外层棕色而较粗糙，内层红棕色而油润，两层间有 1 条黄棕色的线纹。气香浓烈，味甜、辣。

一般干品含水分不超过 15.0%，总灰分不超过 5.0%，挥发油不少于 1.2%（单位：mL/g），桂皮醛（C_9H_8O）不少于 1.5%。

6．性味归经

性大热，味辛、甘；归肾、脾、心、肝经。

7．功能主治

补火助阳，引火归元，散寒止痛，温通经脉。用于阳痿宫冷、腰膝冷痛、肾虚作喘、虚阳上浮、眩晕目赤、心腹冷痛、虚寒吐泻、寒疝腹痛、痛经、经闭。

8．用法用量

内服：煎汤，1～5 g。

9．使用注意

有出血倾向者及孕妇慎用；不宜与赤石脂同用。

六、杉皮

1．别名

杉木皮。

2．来源

本品为杉科植物杉木 *Cunninghamia lanceolata*（Lamb.）Hook. 的树皮。全年均可采收，剥取树皮，晒干或鲜用。

3．植物形态

常绿乔木。树高达 30 m，胸径达 2.5～3.0 m。幼树树冠尖塔形，大树树冠圆锥形。树皮灰褐色，裂成长条片脱落。大枝平展，小枝近对生或轮生。叶在主枝上辐射伸展，在侧枝上排成二列状，条状披针形，革质，微弯，坚硬，边缘有细齿，上面中脉两侧有窄气孔带，下面沿中脉两侧各有 1 条白粉气孔带。雌雄同株；雄球花圆锥状，簇生枝顶；雌球花单生或 2～4 个集生于枝顶，卵圆形，苞鳞与珠鳞结合而生，珠鳞先端 3 裂，腹面具 3 胚珠。球果近球形或卵圆形，苞鳞三角状宽卵形，宿存。种子长卵形，扁平，暗褐色，两侧有窄翅。花期 4 月，球果 10 月下旬成熟。

4．生境分布

杉木在中国，北起秦岭南坡、河南桐柏山、安徽大别山、江苏句容、宜兴，南至广东信宜、广西玉林、龙津、云南广南、麻栗坡、屏边、昆明、会泽、大理，东自江苏南部、浙江、福建北部、西部山区，西至四川大渡河流域（泸定磨西面以东地区）及西南部安宁河流域，均有杉木栽培；国外，越南亦产。其垂直分布的海拔，大别山区为 700 m 以下，福建戴云山区为 1 000 m 以下，四川峨眉山为 1 800 m 以下，云南大理为 2 500 m 以下。

黔西北地区的威宁等县（市、区）有杉木野生资源分布；七星关、大方、纳雍等县（市、区）有杉木零星栽培。

5．药材性状

本品呈板片状或扭曲的卷状，大小不一。外表面灰褐色或淡褐色，具粗糙的裂纹；内表面棕红色，稍光滑。干皮较厚，枝皮较薄。气微，味涩。

6．性味归经

性微温，味辛；归经不详。

7．功能主治

利湿，消肿解毒。用于水肿、脚气、漆疮、流火、烫伤、金疮出血、毒虫咬伤。

8．用法用量

内服：煎汤，10～30 g。外用：适量，煎水熏洗或烧存性，研末调敷。

七、椿皮

1．别名

臭椿、椿根皮、樗白皮、樗根皮。

2. 来源

本品为苦木科植物臭椿 *Ailanthus altissima*（Mill.）Swingle 的干燥根皮或干皮。全年均可剥取，晒干，或刮去粗皮晒干。

3. 植物形态

落叶乔木。树高可达 20 m 左右。树皮平滑而有直纹。嫩枝有髓，幼时被黄色或黄褐色柔毛，后脱落。奇数羽状复叶，具叶柄，有小叶 13～27 片；小叶对生或近对生，纸质，卵状披针形，先端长渐尖，基部偏斜，截形或稍圆，两侧各具 1～2 个粗锯齿，齿背有腺体 1 个，叶表面深绿色，背面灰绿色，揉碎后具臭味。圆锥花序；花淡绿色，具花梗；萼片 5 枚，覆瓦状排列；花瓣 5 枚，基部两侧被硬粗毛；雄蕊 10 枚，花丝基部密被硬粗毛，雄花中的花丝长于花瓣，雌花中的花丝短于花瓣，花药长圆形；心皮 5 枚，花柱黏合，柱头 5 裂。翅果长椭圆形。种子位于翅的中间，扁圆形。花期 4—5 月，果期 8—10 月。

4. 生境分布

臭椿原产于中国东北部、中部和台湾地区，分布于中国北部、东部及西南部，东南至台湾地区，除黑龙江、吉林、新疆、青海、宁夏、甘肃和海南外的各省（自治区、直辖市）均有分布；国外，北美洲、欧洲、亚洲的一些地区亦产。

黔西北地区各县（市、区）均有臭椿野生资源分布。

5. 药材性状

（1）根皮。呈不整齐的片状或卷片状，长宽不一，厚 3～10 mm。外表面灰黄色或黄褐色，粗糙，有多数突起的纵向皮孔及不规则纵、横裂纹，除去粗皮者显黄白色；内表面淡黄色，较平坦，密布梭形小孔或小点。质硬而脆，断面外层颗粒性，内层纤维性。气微，味苦。

（2）干皮。呈不规则板片状，大小不一，厚 0.5～2.0 cm。外表面灰黑色，极粗糙，有深裂。

一般干品含水分不超过 13.0%；总灰分不超过 11.0%；酸不溶性灰分不超过 2.0%；醇溶性浸出物不少于 5.0%。

6. 性味归经

性寒，味苦、涩；归大肠、胃、肝经。

7. 功能主治

清热燥湿，收涩止带，止泻，止血。用于赤白带下、湿热泻痢、久泻久痢、便血、崩漏。

8. 用法用量

内服：煎汤，6～9 g。

八、牡丹皮

1. 别名

丹皮、丹根、粉丹皮、木芍药、条丹皮、洛阳花、牡丹根皮。

2. 来源

本品为毛茛科植物牡丹 *Paeonia suffruticosa* Andr. 的干燥根皮。秋季，采挖根部，除去细根和泥沙，剥取根皮，晒干；或刮去粗皮，除去木心，晒干。前者习称连丹皮，后者习称刮丹皮。

3. 植物形态

多年生落叶灌木。株高达 2 m。分枝短而粗。叶通常为二回三出复叶；顶生小叶宽卵形，3 裂至中部，裂片不裂或 2～3 浅裂，表面绿色，无毛，背面淡绿色，有时具白粉，沿叶脉疏生短柔毛或近无毛，小叶柄长 1.2～3.0 cm；侧生小叶狭卵形或长圆状卵形，不等 2 裂至 3 浅裂或不裂，近无柄；总叶柄长5～11 cm，和叶轴均无毛。花单生枝顶，直径10～17 cm，花梗长4～6 cm；苞片5枚，长椭圆形；萼片5枚，绿色，宽卵形；花瓣5枚，或为重瓣，玫瑰色、红紫色、粉红色至白色，花色变异很大，倒卵形，顶端呈不规则的波状；雄蕊长1.0～1.7 cm，花丝紫红色、粉红色，上部白色，花药长圆形；花盘革质，杯状，紫红色；心皮5枚，密生柔毛。蓇葖果长圆形，密生黄褐色硬毛。花期5—7月，果期7—8月。

4. 生境分布

牡丹野生于向阳及土壤肥沃处，中国各省（自治区、直辖市）均有栽培。

黔西北地区各县（市、区）均有牡丹野生资源分布和人工栽培；截至2019年，金沙、织金、七星关、威宁、纳雍等县（市、区）栽培牡丹近2.3万亩。

5. 药材性状

（1）连丹皮。呈筒状或半筒状，有纵剖开的裂缝，略向内卷曲或张开，长5～20 cm，直径0.5～1.2 cm，厚0.1～0.4 cm。外表面灰褐色或黄褐色，有多数横长皮孔样突起和细根痕，栓皮脱落处粉红色；内表面淡灰黄色或浅棕色，有明显的细纵纹，常见发亮的结晶。质硬而脆，易折断，断面较平坦，淡粉红色，粉性。气芳香，味微苦而涩。

（2）刮丹皮。外表面有刮刀削痕，外表面红棕色或淡灰黄色，有时可见灰褐色斑点状残存外皮。

一般干品含水分不超过13.0%，总灰分不超过5.0%，醇溶性浸出物不少于15.0%，丹皮酚（$C_9H_{10}O_3$）不少于1.2%。

6. 性味归经

性微寒，味苦、辛；归心、肝、肾经。

7. 功能主治

清热凉血，活血化瘀。用于热入营血、温毒发斑、吐血衄血、夜热早凉、无汗骨蒸、经闭痛经、跌扑伤痛、痈肿疮毒。

8. 用法用量

内服：煎汤，6～12 g。

9. 使用注意

孕妇慎用。

九、合欢皮

1. 别名

合昏皮、夜合皮、合欢木皮。

2. 来源

本品为豆科植物合欢 *Albizia julibrissin* Durazz. 的干燥树皮。夏、秋二季，剥取树皮，晒干。

3. 植物形态

落叶乔木。树高10 m以上。树干灰黑色；小枝无毛，有棱角。二回双数羽状复叶，互生，总叶柄长3～5 cm；叶长9～23 cm，羽片5～15对；羽片上小叶11～30对，无柄，镰状长方形，先端短尖，基部截形，不对称，全缘，有缘毛，下面中脉具短柔毛，小叶夜间闭合；托叶线状披针形。头状花序生于枝端，总花梗被柔毛，花淡红色；花萼筒状，先端5齿裂，外被柔毛；花冠漏斗状，外被柔毛，先端5裂，裂片三角状卵形；雄蕊多数，基部结合，花丝细长，上部淡红色，长为花冠管的3倍以上；子房上位，花柱几与花丝等长，柱头圆柱状。荚果扁平，黄褐色，嫩时有柔毛，后渐脱落，通常不开裂。种子椭圆形而扁，褐色。花期6—8月，果期8—10月。

4. 生境分布

合欢原产于美洲南部，中国黄河流域至珠江流域各地亦有分布，主要分布于华东、华南、西南及辽宁、河北、河南、陕西等地；国外，朝鲜、日本、越南、泰国、缅甸、印度、伊朗及非洲、美洲亦产。

黔西北地区的七星关、大方、黔西、金沙、纳雍、赫章等县（市、区）有合欢野生资源分布。

5. 药材性状

本品呈卷曲筒状或半筒状，长40～80 cm，厚0.1～0.3 cm。外表面灰棕色至灰褐色，稍有纵皱纹，有的成浅裂纹，密生明显的椭圆形横向皮孔，棕色或棕红色，偶有突起的横棱或较大的圆形枝痕，常附有地衣斑；内表面淡黄棕色或黄白色，平滑，有细密纵纹。质硬而脆，易折断，断面呈纤维性片状，淡黄棕色或黄白色。气微香，味淡、微涩、稍刺舌，而后喉头有不适感。

一般干品含水分不超过10.0%，总灰分不超过6.0%，醇溶性浸出物不少于12.0%，含（－）－丁香树脂酚－4－O－β－D－呋喃芹糖基－（1→2）－β－D－吡喃葡萄糖苷（$C_{33}H_{44}O_{17}$）不少于0.030%。

6. 性味归经

性平，味甘；归心、肝、肺经。

7. 功能主治

解郁安神，活血消肿。用于心神不安、忧郁失眠、肺痈、疮肿、跌扑伤痛。合欢干燥的花或花蕾也作为中药使用，具有与合欢皮相似的解郁安神功能。

8. 用法用量

内服：煎汤，6～12 g。外用：适量，研末调敷。

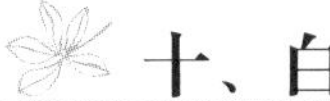

十、白癣皮

1. 别名

黄棘、阳雀花、黄雀花、土黄豆、粘粘袜、酱瓣子。

2. 来源

本品为豆科植物锦鸡儿 *Caragana sinica*（Buc'hoz）Rehd. 的干燥根皮。栽植4～5年后，于秋季采挖根部，除去粗皮，剥取根皮，干燥。

3. 植物形态

灌木。株高1～2 m。树皮深褐色。小枝有棱，无毛。托叶三角形，硬化成针刺，长5～7 mm；叶轴脱落或硬化成针刺，针刺长7～25 mm；小叶2对，羽状，有时假掌状，上部1对常较下部大，厚革质或硬纸质，倒卵形或长圆状倒卵形，先端圆形或微缺，具刺尖或无刺尖，基部楔形或宽楔形，上面深绿色，下面淡绿色。花单生，花梗长约1 cm，中部有关节；花萼钟状，基部偏斜；花冠黄色，常带红色，旗瓣狭倒卵形，具短瓣柄，翼瓣稍长于旗瓣，瓣柄与瓣片近等长，耳短小，龙骨瓣宽钝；子房无毛。荚果圆筒状，长3.0～3.5 cm，宽约5 mm。花期4—5月，果期7月。

4. 生境分布

锦鸡儿野生于山坡和灌丛，分布于中国河北、陕西、江苏、江西、浙江、福建、河南、湖北、湖南、广西、四川、贵州、云南、新疆、西藏等省（自治区、直辖市）。

黔西北地区各县（市、区）均有锦鸡儿野生资源分布。

5．药材性状

本品呈卷筒状或半卷筒状，长 12～20 cm，厚 3～7 mm。外表面淡黄色，有不规则的细纹和棕褐色的横长皮孔样瘢痕；内表面淡棕色，有细纵纹。质坚脆，不易折断，断面淡黄色或棕黄色，略显粉性。气微香，味苦，嚼之微有豆腥味。

6．性味归经

性平，味苦、辛；归肺、脾经。

7．功能主治

补肺健脾，活血祛风。用于虚劳倦怠、肺虚久咳、妇女血崩、带下、乳少、风湿骨痛、痛风、半身不遂、跌打损伤。

8．用法用量

内服：煎汤，15～30 g。外用：适量。

十一、桑白皮

1．别名

桑皮、桑根皮、白桑皮、桑根白皮。

2．来源

本品为桑科植物桑 *Morus alba* L. 的干燥根皮。秋末叶落时至次春发芽前，采挖根部，刮去黄棕色粗皮，纵向剖开，剥取根皮，晒干。该品种的叶、枝也可供药用，具有较好的降糖效果。

3．植物形态

落叶灌木或小乔木。树高可达 15 m 左右。树皮灰白色，有条状浅裂。根皮黄棕色或红黄色，纤维性强。单叶互生，具叶柄；叶片卵形或宽卵形，先端锐尖或渐尖，基部圆形或近心形，边缘有粗锯齿或圆齿，有时有不规则的分裂，上面无毛，有光泽，下面脉上有短毛，腋间有毛；基出脉 3 条，与细脉交织成网状，背面较明显；托叶披针形，早落。花单性，雌雄异株，雌、雄花序均排列成穗状，柔荑花序腋生；雌花序被毛，具总花梗；雄花序下垂，略被细毛，雄花具花被片 4 枚，雄蕊 4 枚；中央有不育的雌蕊，雌花具花被 4 片，基部合生，柱头 2 裂。核果多数，密集成一卵圆形或长圆形的聚花果，初时绿色，成熟后变肉质，黑紫色或红色。种子小。花期 4—5 月，果期 5—6 月。

4．生境分布

桑野生于丘陵、山坡、村旁、田野等处，世界各地均有栽培。中国东北自哈尔滨以南，西北从内蒙古南部至新疆、青海、甘肃、陕西，南至广东、广西，东至台湾，西至四川、云南、贵州均产，以长江中下游各地栽培最多。

黔西北地区的七星关、大方、黔西、金沙、织金等县（市、区）有桑野生资源分布；毕节市的赫章县威奢乡、纳雍县昆寨乡、威宁县金斗镇和秀水镇有较大面积的桑栽培，其余县（市、区）有零星种植。

5．药材性状

本品呈扭曲的卷筒状、槽状或板片状，长短宽窄不一，厚 1～4 mm。外表面白色或淡黄白色，较平坦，有的残留橙黄色或棕黄色鳞片状粗皮；内表面黄白色或灰黄色，有细纵纹。体轻，质韧，纤维性强，难折断，易纵向撕裂，撕裂时有粉尘飞扬。气微，味微甘。

6．性味归经

性寒，味甘；归肺经。

7. 功能主治

泻肺平喘，利水消肿。用于肺热喘咳、水肿胀满尿少、面目肌肤浮肿。

8. 用法用量

内服：煎汤，6～12 g。

十二、土荆皮

1. 别名

土槿皮、荆树皮、罗汉松皮、金钱松皮。

2. 来源

本品为松科植物金钱松 *Pseudolarix amabilis*（Nelson）Rehd. 的干燥根皮或近根树皮。夏季，剥取根皮或近根树皮，晒干。

3. 植物形态

乔木。树高达 40 m，胸径达 1.5 m。树干通直。树皮粗糙，灰褐色，裂成不规则的鳞片状块片。枝平展，树冠宽塔形；一年生长枝淡红褐色或淡红黄色，无毛，有光泽，二、三年生枝淡黄灰色或淡褐灰色，老枝及短枝呈灰色、暗灰色或淡褐灰色。叶条形，柔软，镰状或直，上部稍宽，先端锐尖或尖，上面绿色，下面蓝绿色；长枝之叶辐射伸展，短枝之叶簇状密生，平展成圆盘形，秋后叶呈金黄色。雄球花黄色，圆柱状，下垂；雌球花紫红色，直立，椭圆形，有短梗。球果卵圆形或倒卵圆形，长 6.0～7.5 cm，直径 4～5 cm，成熟前绿色或淡黄绿色，熟时淡红褐色，有短梗；中部的种鳞卵状披针形，长 28～35 mm；苞鳞长为种鳞的 1/4～1/3，卵状披针形。种子卵圆形，白色，种翅三角状披针形，淡黄色或淡褐黄色，上面有光泽，连同种子几乎与种鳞等长。花期 4 月，球果 10 月成熟。

4. 生境分布

金钱松野生于海拔 100～1 500 m 的针叶树林、阔叶树林中。中国江苏南部（宜兴）、浙江、安徽南部、福建北部、江西、湖南、湖北利川至四川万县交界地区等地有金钱松野生资源分布。

2018—2019 年，黔西北地区的百里杜鹃管理区引进金钱松栽培 1 万亩。

5. 药材性状

（1）根皮。呈不规则的长条状，扭曲而稍卷，大小不一，厚 2～5 mm。外表面灰黄色，粗糙，有皱纹和灰白色横向皮孔样突起，粗皮常呈鳞片状剥落，剥落处红棕色；内表面黄棕色至红棕色，平坦，有细致的纵向纹理。质韧，折断面呈裂片状，可层层剥离。气微，味苦而涩。

（2）树皮。呈板片状，厚约 8 mm，粗皮较厚。外表面龟裂状，内表面较粗糙。

一般干品含水分不超过 13.0%，总灰分不超过 6.0%，酸不溶性灰分不超过 2.0%，醇溶性浸出物不少于 15.0%，土荆皮乙酸（$C_{23}H_{28}O_8$）不少于 0.25%。

6. 性味归经

性温，味辛，有毒；归肺、脾经。

7. 功能主治

杀虫，疗癣，止痒。用于疥癣瘙痒。

8. 用法用量

外用：适量，醋或酒浸涂擦，或研末调涂患处。

9. 使用注意

只供外用，不宜内服。

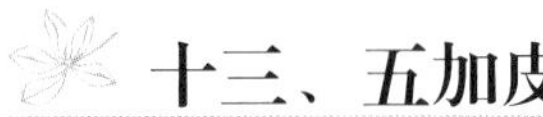十三、五加皮

1．别名

刺五加、刺五甲、南五加皮。

2．来源

本品为五加科植物细柱五加 *Acanthopanax gracilistylus* W. W. Smith 的干燥根皮。夏、秋二季，采挖根部，洗净，剥取根皮，晒干。

3．植物形态

落叶灌木，有时蔓生状。株高 2～3 m。茎直立或攀缘，枝无刺或在叶柄基部单生扁平的刺。叶互生或簇生于短枝上；叶柄长 4～9 cm，光滑或疏生有小刺，小叶无柄；掌状复叶，小叶 3～5 片，中央 1 枚较大，两侧小叶渐次较小，倒卵形至披针形，先端尖或短渐尖，基部楔形，边缘有钝细锯齿，两面无毛或仅沿脉上有锈色绒毛。伞形花序，腋生或单生于短枝末梢，花序柄长 1～3 cm，果时伸长；花多数，黄绿色，直径约 2 cm，花柄柔细，光滑；萼边缘有 5 齿，裂片三角形，直立或平展；花瓣 5 枚，着生于肉质花盘的周围，卵状三角形，顶端尖，开放后反卷；雄蕊 5 枚；子房下位，2～3 室；花柱 2～3 枚，丝状。核果浆果状，扁球形，侧向压扁，成熟时黑色。种子 2 粒，半圆形，扁平细小，淡褐色。花期 5—7 月，果期 7—10 月。

4．生境分布

细柱五加野生于林缘、路边或灌丛中，分布于中国陕西、河南、山东、安徽、江苏、浙江、江西、湖北、湖南、四川、云南、贵州、广西和广东等省（自治区、直辖市）。

黔西北地区各县（市、区）均有细柱五加野生资源分布。

5．药材性状

本品呈不规则卷筒状，长 5～15 cm，直径 4～14 mm，厚约 2 mm。外表面灰褐色，有稍扭曲的纵皱纹及横长皮孔；内表面淡黄色或灰黄色，有细纵纹。体轻，质脆，易折断，断面不整齐，灰白色。气微香，味微辣而苦。

一般干品含水分不超过 12.0%，总灰分不超过 11.5%，醇溶性酸不溶性灰分不超过 3.5%，浸出物不少于 10.5%。

6．性味归经

性温，味辛、苦；归肝、肾经。

7．功能主治

祛风除湿，补益肝肾，强筋壮骨，利水消肿。用于风湿痹病、筋骨痿软、小儿行迟、体虚乏力、水肿、脚气。

8．用法用量

内服：煎汤，5～10 g。

9．使用注意

阴虚火旺者慎服。

十四、苦楝皮

1．别名

楝皮、双白皮、楝根木皮。

2. 来源

本品为楝科植物楝 *Melia azedarach* L. 或川楝 *Melia toosendan* Sieb. et Zucc. 的干燥树皮和根皮。于春、秋二季剥取，晒干；或除去粗皮，晒干。

3. 植物形态

（1）楝。落叶乔木。树高 15～20 m。树皮暗褐色，纵裂；老枝紫色，有多数细小皮孔。二至三回奇数羽状复叶互生；小叶卵形至椭圆形，先端长尖，基部宽楔形或圆形，边缘有钝尖锯齿，上面深绿色，下面淡绿色，幼时有星状毛，稍后除叶脉上有白毛外，余均无毛。圆锥花序腋生或顶生；花淡紫色；花萼 5 裂，裂片披针形，两面均有毛；花瓣 5 枚，平展或反曲，倒披针形；雄蕊管通常暗紫色；子房上位。核果圆卵形或近球形，淡黄色，4～5 室，每室具 1 颗种子。花期 4—5 月，果熟期 10—11 月。

（2）川楝。乔木。树高可达 10 m。树皮灰褐色；幼嫩部分密被星状鳞片。二至三回奇数羽状复叶；羽片 4～5 对；小叶卵形或窄卵形，全缘或少有疏锯齿。圆锥花序腋生；花萼灰绿色，萼片 5～6 枚；花瓣 5～6 枚，淡紫色；雄蕊 10～12 枚，花丝合生成筒。核果椭圆形或近球形，长约 3 cm，黄色或粟棕色，果皮为坚硬木质，有棱，6～8 室。种子长椭圆形，扁平。花期 3—4 月，果期 9—11 月。

4. 生境分布

（1）楝野生于旷野或路旁，在中国分布很广，黄河流域以南、华东及华南等地皆有栽培；北至河北，南至江西、云南、广西，西至四川，都有楝野生资源分布。

黔西北地区各县（市、区）均有楝野生资源分布。

（2）川楝野生于海拔 500～2 100 m 的杂木林和疏林内或平坝、丘陵地带湿润处，常栽培于村旁附近或公路边，分布于中国甘肃、河南、湖北、湖南、广西、四川、贵州、云南等省（自治区、直辖市）。

黔西北地区的金沙、黔西、大方、七星关等县（市、区）有川楝野生资源分布。

5. 药材性状

本品呈不规则板片状、槽状或半卷筒状，长宽不一，厚 2～6 mm。外表面灰棕色或灰褐色，粗糙，有交织的纵皱纹和点状灰棕色皮孔，除去粗皮者淡黄色；内表面类白色或淡黄色。质韧，不易折断，断面纤维性，呈层片状，易剥离。气微，味苦。

一般干品含水分不超过 12.0%，总灰分不超过 10.0%，川楝素（$C_{30}H_{38}O_{11}$）应为 0.010%～0.200%。

6. 性味归经

性寒，味苦，有毒；归肝、脾、胃经。

7. 功能主治

杀虫，疗癣。用于蛔虫病、蛲虫病、虫积腹痛，外治疥癣瘙痒。

8. 用法用量

内服：煎汤，3～6 g。外用：适量，研末，用猪脂调敷患处。

9. 使用注意

孕妇及肝肾功能不全者慎用。

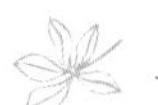

十五、毛白杨

1. 别名

白杨、独摇、响杨、笨白杨、大叶杨。

2. 来源

本品为杨柳科植物毛白杨 *Populus tomentosa* Carr. 的树皮。秋、冬季或结合伐木采剥树皮，刮去粗皮，晒干或鲜用。

3. 植物形态

落叶乔木。树高达 30 m。树皮幼时暗灰色，壮时灰绿色，渐变为灰白色，老时基部黑灰色，纵裂，粗糙，干直或微弯，皮孔菱形散生，或 2～4 连生；树冠圆锥形至卵圆形或圆形。侧枝开展，雄株斜上，老树枝下垂；小枝（嫩枝）初被灰毡毛，后光滑。芽卵形，花芽卵圆形或近球形，微被毡毛。长枝叶阔卵形或三角状卵形，先端短渐尖，基部心形或截形，边缘深齿牙缘或波状齿牙缘，上面暗绿色，光滑，下面密生毡毛，后渐脱落；叶柄上部侧扁，顶端具 2～4 腺点；短枝叶通常较小，卵形或三角状卵形，先端渐尖，上面暗绿色有金属光泽，下面光滑，具深波状齿牙缘；叶柄稍短于叶片，侧扁，先端无腺点。雄花序长 10～20 cm，雄花苞片约具 10 个尖头，密生长毛，雄蕊 6～12 枚，花药红色；雌花序长 4～7 cm，苞片褐色，尖裂，沿边缘有长毛；子房长椭圆形，柱头 2 裂，粉红色。果序长达 14 cm；蒴果圆锥形或长卵形，2 瓣裂。花期 3—4 月，果期 4—5 月。

4. 生境分布

毛白杨野生于海拔 1 500 m 以下的温和平原地区，亦有栽培，中国辽宁、河北、山东、山西、陕西、甘肃、河南、安徽、江苏、浙江等省（自治区、直辖市）均有分布，以黄河流域中、下游为中心分布区。

黔西北地区的黔西等县（市、区）有毛白杨野生资源分布。

5. 药材性状

本品树皮呈板片状或卷筒状，厚 2～4 mm。外表面鲜时暗绿色，干后棕黑色，常残存银灰色的栓皮，皮孔明显，菱形，长 2.0～14.5 mm，宽 3～13 mm；内表面灰棕色，有细纵条纹理。质地坚韧，不易折断。断面显纤维性及颗粒性。气微，味微。

6. 性味归经

性寒，味苦、甘；归经不详。

7. 功能主治

清热利湿，止咳化痰。用于肝炎、痢疾、淋浊、咳嗽痰喘。

8. 用法用量

内服：煎汤，10～15 g。外用：鲜品适量，捣敷患处。

十六、栗树皮

1. 别名

栗树白皮。

2. 来源

本品为壳斗科植物栗 *Castanea mollissima* Bl. 的树皮。全年均可采收，剥取树皮，晒干或鲜用。

3. 植物形态

落叶乔木。树高 15～20 m。树皮暗灰色，不规则深裂，枝条灰褐色，有纵沟，皮上有许多黄灰色的圆形皮孔。冬芽短，阔卵形，被茸毛。单叶互生，具叶柄，被细绒毛或近无毛；叶长椭圆形或长椭圆状披针形，先端渐尖或短尖，基部圆形或宽楔形，两侧不相等，叶缘有锯齿，齿端具芒状尖头，上面深绿色，有光泽，羽状侧脉 10～17 对，中脉上有毛，下面淡绿色，有白色绒毛。

花雌雄同株；雄花序穗状，生于新枝下部的叶腋，被绒毛，淡黄褐色，雄花着生于花序上、中部，每簇具花3～5朵，雄蕊8～10枚；雌花无梗，常生于雄花序下部，外有壳斗状总苞，2～5朵生于总苞内，子房下位，花柱5～9枚，花柱下部被毛。壳斗边刺直径4.0～6.5 cm，密被紧贴星状柔毛，刺密生，每壳斗有2～3枚坚果，成熟时裂为4瓣。坚果深褐色，顶端被绒毛。花期4—6月，果期9—10月。

4. 生境分布

栗常栽培于海拔100～2 500 m的低山丘陵、缓坡及河滩等地带，中国除青海、宁夏、新疆、海南等少数省（自治区、直辖市）外均有分布，其中，以华北、西南和长江流域各地栽培最为集中，产量最大；国外，越南亦产。

黔西北地区的黔西、大方、七星关、威宁等县（市、区）有栗野生资源分布和人工栽培。

5. 药材性状

本品树皮外表面暗灰色，不规则深纵裂；内表面黄白色或类白色。气微，味微苦、涩。

6. 性味归经

性平，味微苦、涩；归经不详。

7. 功能主治

解毒消肿，收敛止血。用于癞疮、丹毒、口疳、漆疮、便血、鼻衄、创伤出血、跌扑伤痛。

8. 用法用量

内服：煎汤，5～10 g。外用：适量，煎水洗；或烧灰调敷。

十七、榆白皮

1. 别名

榆皮、榆树皮、榆根白皮。

2. 来源

本品为榆科植物榆树 *Ulmus pumila* L. 的干燥树皮、根皮。春、秋季，采收根皮；于春季或8—9月割下老枝条，立即剥取内皮，晒干。

3. 植物形态

落叶乔木。树干端直，高可达25 m，胸径1 m。树皮暗灰褐色，粗糙，有纵沟裂；小枝柔软，有毛，浅灰黄色。叶互生，纸质；具叶柄，有毛；托叶早落；叶片倒卵形、椭圆状卵形或椭圆状披针形，先端锐尖或渐尖，基部圆形或楔形，上面暗绿色，无毛，下面幼时有短毛，老时仅脉腋有毛，边缘具单锯齿；侧脉明显，9～18对。花先于叶开放，簇生成聚伞花序，生于去年枝的叶腋；花披针形，4～5裂；雄蕊与花被同数，4～5枚，花药紫色；子房扁平，1室，花柱2枚。翅果近圆形或倒卵形，光滑，先端有缺口；具果柄。种子位于翅果中央，与缺口相接。花期3—4月，果期4—6月。

4. 生境分布

榆树野生于海拔1 000～2 500 m的山坡、山谷、川地、丘陵及沙岗等处，分布于中国东北、华北、西北、华东、中南、西南及西藏等地，长江以南多为栽培；国外，朝鲜、俄罗斯、蒙古亦产。

黔西北地区的赫章等县（市、区）有榆树野生资源分布。

5. 药材性状

本品呈板片状或浅槽状，长短不一，厚3～7 mm。外表面浅黄白色或灰白色，较平坦，皮孔横生，嫩皮较明显，有不规则的纵向浅裂纹，偶有残存的灰褐色粗皮；内表面黄棕色，具细密的

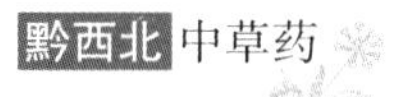

纵棱纹。质柔韧，纤维性。气微，味稍淡，有黏性。

6．性味归经

性微寒，味甘；归肺、脾、膀胱经。

7．功能主治

利水通淋，祛痰，消肿解毒。用于小便不利、淋浊、带下、咳喘痰多、失眠、内外出血、难产胎死不下、痈疬、秃疮、疥癣。

8．用法用量

内服：煎汤，9～15 g；或研末。外用：适量，煎水洗；或捣敷；或研末调敷。

9．使用注意

脾胃虚寒者慎服。

十八、阴香皮

1．别名

小桂皮、山肉桂、山玉桂、广东桂皮。

2．来源

本品为樟科植物阴香 *Cinnamomum burmannii*（C. G. et Th. Ness）Bl. 的干燥树皮。夏季，剥取茎皮，晒干。

3．植物形态

见第 173 页，“阴香根”部分。

4．生境分布

见第 173 页，“阴香根”部分。

5．药材性状

本品茎皮呈槽状或片状，厚约 3 mm。外表面棕灰色，粗糙，有圆形突起的皮孔和灰白色地衣斑块，有时外皮部分刮去而现凹下的皮孔痕；内表面棕色，平滑。质坚，断面内层呈裂片状。气香，味微甘、涩。

6．性味归经

性温，味辛、甘；归胃、大肠、肝、肾经。

7．功能主治

温中止痛，祛风散寒，解毒消肿，止血。用于寒性胃痛、腹痛、泄泻、食欲不振、风寒湿痹、腰腿疼痛、跌打损伤、创伤出血、疮疖肿毒。

8．用法用量

内服：煎汤，用量 6～9 g；或研末服，每次 1. 5～3. 0 g。外用：研末，用酒调敷；或浸酒搽。

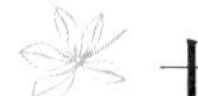

十九、樟树皮

1．别名

樟皮、樟木皮、香樟树皮。

2．来源

本品为樟科植物樟 *Cinnamomum camphora*（L.）Presel 的树皮。全年均可采集，剥取树皮，切段，晒干或鲜用。

3. 植物形态

见第 183 页，“香樟根”部分。

4. 生境分布

见第 183 页，“香樟根”部分。

5. 药材性状

本品树皮表面光滑，黄褐色、灰褐色或褐色，有纵裂沟缝。有樟脑气，味辛、苦。

6. 性味归经

性温，味苦、辛；归脾、胃、肺经。

7. 功能主治

祛风除湿，暖胃和中，杀虫疗疮。用于风湿痹痛、胃脘疼痛、呕吐泄泻、脚气肿痛、跌打损伤、疥癣疮毒、毒虫蜇伤。

8. 用法用量

内服：煎汤或浸酒，10～15 g。外用：适量，煎水洗。

二十、杜仲藤

1. 别名

藤杜仲、九牛藤、白杜仲、红杜仲、土杜仲、软羌藤、鸡嘴藤、老鸦嘴、松筋藤、白胶藤、土续断、结衣藤、白皮胶藤、小白皮芯、大种笔须藤。

2. 来源

本品为夹竹桃科植物毛杜仲藤 *parabarium huaitingii* Chun et Tsiang. 的干燥茎皮和根皮。秋季，采收茎、根，剥取茎皮和根皮，切片，晒干。

3. 植物形态

攀缘多枝灌木。茎藤长达 13 m，具乳汁，除花冠裂片外，都具有灰色或红色短绒毛。枝与小枝圆柱状，具不规律的纵长细条纹，有皮孔；节间长 2～5 cm；叶腋间及腋内腺体众多，易落，黑色，线状钻形。叶生于枝顶端，薄纸质或老叶略厚，两面被有柔毛，卵圆状或长圆状椭圆形，顶端锐尖或短渐尖，基部狭圆形或宽楔形，叶表面深绿色，叶背面淡绿色；中脉与侧脉在叶面平坦，在叶背明显凸起，侧脉每边 10 条；叶有柄，被绒毛。花序近顶生或稀腋生，伞房状，多花；苞片叶状；花梗丝状；花蕾顶端钝；花香；花萼近钟状，外面有绒毛，内面腺体 5 枚；花冠黄色，坛状辐形，花冠筒喉部胀大，基部缩小，裂片在花蕾内顶端钝头而内褶，开花后开展，镊合状排列；雄蕊着生于花冠筒的基部，花丝极短，花药披针状箭头形；花盘 5 裂；子房有心皮 2 枚，具疏柔毛，每心皮有胚珠约 10 枚，花柱极短，花柱头陀螺状，顶端不明显 2 裂。蓇葖双生或 1 个不发育，卵圆状披针形，基部胀大，外果皮基部多皱纹，中部以上有细条纹。种子线状长圆形，暗黄色，有柔毛；种毛白色绢质，轮生。花期 4—6 月，果期 7 月至翌年 6 月。

4. 生境分布

毛杜仲藤野生于山谷疏林下或林缘、山间溪旁的灌木丛中，分布于中国广东、广西、云南、贵州等省（自治区、直辖市）。

黔西北地区的黔西等县（市、区）有毛杜仲藤野生资源分布。

5. 药材性状

本品呈卷筒状或槽状，厚 2～5 mm。外表面灰棕色，稍粗糙，无横向裂纹，皮孔稀疏细小，灰白色，刮去栓皮呈棕红色或黄棕色。折断面有白色胶丝相连，稍有弹性。

6. 性味归经

性微温，味苦、微辛，有小毒；归肝、肾经。

7. 功能主治

祛风湿，强筋骨。用于风湿痹痛、腰膝酸软、跌打损伤。

8. 用法用量

内服：煎汤，6～9 g；或浸酒。外用：适量，捣敷或研末撒。

9. 使用注意

内服过量，有头晕、呕吐等中毒症状。解毒，可用甘草 60 g，水煎服；或用红糖 60 g，生姜 15 g，水煎服。本品不可混作杜仲使用。

二十一、梓白皮

1. 别名

梓皮、梓树皮、土杜促、梓木白皮、梓根白皮。

2. 来源

本品为紫葳科植物梓 *Catalpa ouata* G. Don 的根皮或树的韧皮部。全年均可采收，采集根皮或树的韧皮，晒干。

3. 植物形态

落叶乔木。树高达 15 m。树冠伞形，主干通直。树皮灰褐色，纵裂。幼枝常带紫色，具稀疏柔毛。叶对生或近于对生，有时轮生；叶具柄；叶片阔卵形，长宽近相等，先端渐尖，基部心形，全缘或浅波状，常 3 浅裂，两面均粗糙，微被柔毛或近无毛，侧脉 4～6 对，基部掌状脉 5～7 条。圆锥花序顶生，花序梗微被疏毛，长 12～30 cm；花萼 2 唇开裂，绿色或紫色；花冠钟状，淡黄色，内面具 2 黄色条纹及紫色斑点；雄蕊 5 枚，能育 2 枚，退化 3 枚，花丝插生于花冠筒上；子房上位，棒形，柱头 2 裂。蒴果长圆柱形，长 20～30 cm，熟时深褐色。种子扁平，长椭圆形，两端簇生白色长软毛。花期 5—6 月，果期 7—8 月。

4. 生境分布

梓原产于东亚、北美东部和西印度群岛；中国长江流域、南岭以北各地区均有野生资源分布，多生长于海拔 500～2 500 m 的低洼山沟或河谷。

黔西北地区的黔西、大方、七星关等县（市、区）有梓零星栽培。

5. 药材性状

本品根白皮呈块片状、卷曲状，大小不等，长 20～30 cm，宽 2～3 cm，厚 3～5 mm。皮片多呈卷曲状。外表栓皮棕褐色，皱缩，有小支根脱落的痕迹，但不具明显的皮孔，栓皮易脱落；内表面黄白色，平滑细致，有细小的网状纹理；断面不平整，有纤维（即皮层及韧皮部纤维），撕之不易成薄片。气微，味淡。以皮块大、厚实、内色黄者为佳。

6. 性味归经

性寒，味苦；归胆、胃经。

7. 功能主治

清热利湿，降逆止吐，杀虫止痒。用于湿热黄疸、胃逆呕吐、疮疥、湿疹、皮肤瘙痒。

8. 用法用量

内服：煎汤，5～9 g。外用：适量，研末调敷或煎水洗浴。

二十二、白鲜皮

1. 别名

藓皮、白藓皮、八股牛、山牡丹、羊鲜草、北鲜皮、臭根皮、野花椒根皮。

2. 来源

本品为芸香科植物白鲜 *Dictamnus dasycarpus* Turcz. 的干燥根皮。春、秋二季，采挖根部，除去泥沙及粗皮，剥取根皮，干燥。

3. 植物形态

多年生草本。全株有特异的刺激味。根木质化，数条丛生，外皮淡黄白色。茎直立，高 50～70 cm。单数羽状复叶互生；有叶柄；叶轴有狭翼，小叶通常 9～11 片，无柄，卵形至长圆状椭圆形，先端锐尖，边缘具细锯齿，表面密布腺点，叶两面沿脉有柔毛，尤以背面较多，至果期脱落，近光滑。总状花序；花轴及花梗混生白色柔毛及黑色腺毛；花梗基部有线状苞片 1 枚；花淡红色而有紫红色线条；萼片 5 枚，长约为花瓣的 1/5；花瓣 5 枚，倒披针形或长圆形，基部渐细呈柄状；雄蕊 10 枚；子房 5 室。蒴果，密被腺毛，成熟时 5 裂，每瓣片先端有一针尖。种子 2～3 枚，黑色，近圆形。花期 4—5 月，果期 5—6 月。

4. 生境分布

白鲜野生于丘陵土坡或平地灌木丛中，或草地或疏林下，石灰岩山地亦常见，分布于中国吉林、辽宁、黑龙江、内蒙古、河北、山东、河南、山西、宁夏、甘肃、陕西、新疆、安徽、江苏、江西、四川、贵州等省（自治区、直辖市）；国外，朝鲜、蒙古、俄罗斯（远东地区）亦产。

黔西北地区的赫章等县（市、区）有白鲜野生资源分布。

5. 药材性状

本品呈卷筒状，长 5～15 cm，直径 1～2 cm，厚 0. 2～0. 5 cm。外表面灰白色或淡灰黄色，具细纵皱纹及细根痕，常有突起的颗粒状小点；内表面类白色，有细纵纹。质脆，折断时有粉尘飞扬，断面不平坦，略呈层片状，剥去外层，迎光可见闪烁的小亮点。有羊膻气，味微苦。

一般干品含水分不超过 14. 0%；水溶性浸出物不少于 20. 0%；含梣酮（$C_{14}H_{16}O_3$）不少于 0. 050%，黄柏酮（$C_{26}H_{34}O_7$）不少于 0. 15%。

6. 性味归经

性寒，味苦；归脾、胃、膀胱经。

7. 功能主治

清热燥湿，祛风解毒。用于湿热疮毒、黄水淋漓、湿疹、风疹、疥癣疮癞、风湿热痹、黄疸尿赤。

8. 用法用量

内服：煎汤 5～10 g。外用：适量，煎汤洗或研粉敷。

二十三、珍珠梅

1. 别名

珍珠杆、山高梁、八木条、花儿杆、高楷子。

2. 来源

本品为蔷薇科植物高丛珍珠梅 *Sorbaria arborea* Schneid. 的干燥茎皮。秋、冬季，采收茎皮，晒干。该品种的枝条、果穗亦供药用。

3．植物形态

落叶灌木。树高达 6 m。枝条开展；小枝圆柱形，稍有棱角，幼时黄绿色，微被星状毛或柔毛，老时暗红褐色，无毛。冬芽卵形或近长圆形，先端圆钝，紫褐色，具数枚外露鳞片，外被绒毛。羽状复叶；小叶片 13～17 枚，微被短柔毛或无毛；托叶三角状卵形，先端渐尖，基部宽楔形，两面无毛或近于无毛；小叶片对生，披针形至长圆披针形，先端渐尖，基部宽楔形或圆形，边缘有重锯齿，上下两面无毛或微具星状绒毛，羽状网脉，侧脉 20～25 对。顶生大型圆锥花序，分枝开展，直径 15～25 cm，长 20～30 cm；花梗长 2～3 mm，总花梗与花梗微具星状柔毛；苞片线状披针形；花白色，直径 6～7 mm；萼筒浅钟状，萼片长圆形；花瓣近圆形；雄蕊 20～30 枚，着生在花盘边缘，长于花瓣；心皮 5 枚，无毛，花柱侧生。蓇葖果圆柱形，无毛，果梗弯曲，果实下垂。花期 6—7 月，果期 9—10 月。

4．生境分布

高丛珍珠梅野生于山坡林缘、溪边，分布于中国云南、贵州、四川、江西、湖北、甘肃、宁夏、陕西、新疆、西藏等地等省（自治区、直辖市）。

黔西北地区的威宁等县（市、区）有高丛珍珠梅野生资源分布。

5．药材性状

本品茎皮呈条状或片状，长宽不一，厚约 3 mm。外表面棕褐色，有多数淡黄棕色疣状突起；内表面淡黄棕色。质脆，断面略平坦。气微，味苦。

6．性味归经

性寒，味苦，有毒；归肝、肾经。

7．功能主治

活血祛瘀，消肿止痛。用于跌打损伤、骨折、风湿痹痛。

8．用法用量

内服：研末，0. 6～1. 2 g；煎汤，9～15 g。外用：适量，研末调敷。

二十四、救必应

1．别名

羊不吃、白木香、矮四陀、观音柴、消癀药、白银香、白银树、山熊胆、红子儿、冬青柴、白山叶、白沉香、白兰香、狗屎木、冬青仔、白凡木、九层皮、红熊胆、山冬青、白银木、过山风、米碎木、土千年健、白皮冬青。

2．来源

本品为冬青科植物铁冬青 *Ilex rotunda* Thunb. 的干燥树皮。夏、秋二季，剥取树皮，晒干或鲜用。

3．植物形态

常绿灌木或乔木。树高达 20 m，胸径近 1 m。树皮灰色至灰黑色。小枝圆柱形，挺直，较老枝具纵裂缝，叶痕倒卵形或三角形，当年生幼枝具纵棱。叶片薄革质或纸质，卵形、倒卵形或椭圆形，先端短渐尖，基部楔形或钝，表面绿色，背面淡绿色，主脉在叶面凹陷，背面隆起，侧脉 6～9 对；叶柄短，上面具狭沟，顶端具叶片下延的狭翅；托叶钻状线形，早落。聚伞花序或伞形状花序，具花 2～13 朵，单生于当年生枝的叶腋内。雄花序：总花梗较短，无毛，花梗无毛或被微柔毛，基部卵状三角形；小苞片 0～2 枚；花白色，4 基数；花萼盘状，被微柔毛，4 浅裂，裂片阔卵状三角形；花冠辐状，花瓣长圆形，开放时反折；雄蕊长于花瓣，花药卵状椭圆形，纵裂；退化子房垫状，中央具短喙，喙顶端具5～6细裂片。雌花序：具花3～7朵，总花梗较短，无毛，花梗无毛或被微柔毛；花白色，5～7基数；花萼浅杯状，无毛，5浅裂，裂片三角形，啮齿状；花冠辐状，花瓣倒卵状长圆形，基部稍合生；退化雄蕊长约为花瓣的1/2，败育花药卵形；子房卵形，柱头头状。果近球形或稀椭圆形，成熟时红色，宿存花萼平展，浅裂片三角形，宿存柱头厚盘状，凸起，5～6浅裂。花期4—6月，果期8—12月。

4. 生境分布

铁冬青野生于山坡疏林或沟边、溪边，分布于中国江苏、安徽、浙江、江西、福建、台湾、湖北、湖南、广东、香港、广西、海南、贵州、云南等省（自治区、直辖市）；国外，朝鲜、日本、越南亦产。

黔西北地区的金沙等县（市、区）有铁冬青野生资源分布。

5. 药材性状

本品呈卷筒状、半卷筒状或略卷曲的板状，长短不一，厚1～15 mm。外表面灰白色至浅褐色，较粗糙，有皱纹。内表面黄绿色、黄棕色或黑褐色，有细纵纹。质硬而脆，断面略平坦。气微香，味苦、微涩。

6. 性味归经

性寒，味苦；归肺、胃、大肠、肝经。

7. 功能主治

清热解毒，利湿止痛。用于暑湿发热、咽喉肿痛、湿热泻痢、脘腹胀痛、风湿痹痛、湿疹、疮疖、跌打损伤。

8. 用法用量

内服：煎汤，9～15 g。外用：适量，鲜品捣敷；或熬膏涂患处。

二十五、钻地风

1. 别名

桐叶藤、追地枫、利筋藤、全叶钻地风。

2. 来源

本品为虎耳草科植物钻地风 *Schizophragma integrifolium* Oliv. 的干燥根皮。全年可采收，挖取根部，剥取根皮，晒干。

3. 植物形态

落叶木质藤本。以气根攀缘，藤茎长至4 m以上。叶对生；叶柄长达8 cm；叶片卵圆形至阔卵圆形，长8～15 cm，宽5～10 cm，先端渐尖，基部楔形或圆形至心形，全缘或上半部疏生小齿，质厚，下面叶脉有细毛或近无毛。伞房式聚伞花序顶生；花二型；周边为不育花，仅具1片大型叶状萼片，狭卵形至椭圆状披针形，长4～6 cm，宽约3 cm，先端短尖，乳白色，老时棕色，萼片柄细弱；能育花小，萼片4～5枚；花瓣4～5枚，白色；雄蕊10枚；花柱1枚。蒴果陀螺状，长约6 mm，有10肋。种子多数，线形，浅褐色。花期6—7月，果期10—11月。

4. 生境分布

钻地风野生于海拔200～2 000 m的山谷、山坡密林或疏林中，常攀附于岩石或乔木上，分布于中国四川、贵州、云南、广西、广东、海南、湖南、湖北、江西、福建、江苏、浙江、安徽等省（自治区、直辖市）。

黔西北地区的七星关等县（市、区）有钻地风野生资源分布。

5. 药材性状

本品干燥的根皮呈半卷筒状，厚而宽阔，内层有网纹。以皮质松脆、不含木心、色红棕、味清香微带樟脑气者为佳。

6. 性味归经

性凉，味淡；归脾经。

7. 功能主治

舒筋活络，祛风活血。用于风湿痹痛、四肢关节酸痛。

8. 用法用量

内服：煎汤，9～15 g；或浸酒。外用：适量，煎水洗。

二十六、紫薇皮

1. 别名

紫荆皮、怕痒树树皮、怕痒树根皮。

2. 来源

本品为千屈菜科植物紫薇 *Lagerstroemia indica* L. 的干燥茎皮和根皮。5—6 月，剥取茎皮；秋、冬季，挖根，剥取根皮，洗净，切片，晒干。

3. 植物形态

见第 211 页，“紫薇根”部分。

4. 生境分布

见第 211 页，“紫薇根”部分。

5. 药材性状

本品树皮呈不规则的卷筒状或半卷筒状，长 4～20 cm，宽 5～20 mm，厚约 1 mm。外表面为灰棕色，具有细微的纵皱纹，可见因外皮脱落而留下的压痕。内表面灰棕色，较平坦，质地轻、松脆，易破碎。无臭，味淡、微涩。

6. 性味归经

性寒，味苦；归肝、胃经。

7. 功能主治

清热解毒，利湿祛风，散瘀止血。用于无名肿毒、丹毒、乳痈、咽喉肿痛、肝炎、疥癣、鹤膝风、跌打损伤、内外伤出血、崩漏带下。

8. 用法用量

内服：煎汤，10～15 g；或浸酒；或研末。外用：适量，研末调敷；或煎水洗。

二十七、冬青皮

1. 别名

冬青木皮。

2. 来源

本品为冬青科植物冬青 *Ilex chinensis* Sims 的树皮及根皮。全年均可采收，剥取树皮及根皮，晒干或鲜用。

3. 植物形态

常绿乔木。树高达 13 m。树皮灰黑色。当年生小枝浅灰色，圆柱形，具细棱；多年生枝具不明显的小皮孔，叶痕新月形，凸起。叶片薄革质至革质，椭圆形、披针形、卵形，长5～11 cm，宽2～4 cm，先端渐尖，基部楔形或钝，边缘具圆齿，或有时在幼叶为锯齿，叶表面绿色，有光泽，干时深褐色，背面淡绿色，主脉在叶表面平，背面隆起，侧脉6～9对，在叶表面不明显，叶背面明显，无毛，或有时在雄株幼枝顶芽、幼叶叶柄及主脉上有长柔毛；叶柄短，上面平或有时具窄沟。雄花：花序具三至四回分枝，每分枝具花7～24朵；花淡紫色或紫红色；花萼浅杯状，裂片阔卵状三角形，具缘毛；花冠辐状，花瓣卵形，开放时反折，基部稍合生；雄蕊短于花瓣，花药椭圆形；退化子房圆锥状，长不足1 mm。雌花：花序具一至二回分枝，具花3～7朵；花萼和花瓣同雄花，退化雄蕊长约为花瓣的1/2，败育花药心形；子房卵球形，柱头具不明显的4～5裂，厚盘形。果长球形，成熟时红色。花期4—6月，果期7—12月。

4. 生境分布

冬青野生于山坡常绿阔叶林中、林缘，产于中国江苏、安徽、浙江、江西、福建、台湾、河南、湖北、湖南、广东、广西、云南、贵州等省（自治区、直辖市）。

黔西北地区各县（市、区）均有冬青野生资源分布。

5. 性味归经

性凉，味甘、苦；归肝、脾经。

6. 功能主治

凉血解毒，止血止带。用于烫伤、月经过多、带下。

7. 用法用量

内服：煎汤，15～30 g。外用：鲜品适量，捣敷患处。

二十八、旱冬瓜

1. 别名

水冬瓜、桤木树、水冬瓜树、冬瓜树皮、蒙自赤杨、蒙自桤木。

2. 来源

本品为桦木科植物尼泊尔桤木 *Alnus nepalensis* D. Don. 的树皮。全年均可采收，剥树皮，切片，晒干或鲜用。

3. 植物形态

乔木。树高达15 m。树皮灰色或暗灰色，平滑。枝条紫褐色，无毛，有棱；小枝疏生短柔毛；芽有柄，卵形，芽鳞2枚。叶柄长1.0～2.5 cm；叶片近革质，宽卵形、卵形或倒卵圆形，长4～16 cm，宽2.5～10.0 cm，先端骤尖或锐尖，基部楔形或宽楔形，边缘全缘或具疏细锯齿，上面无毛，下面粉绿色，密生腺点，沿脉生黄色短柔毛，脉腋簇生髯毛，侧脉8～16对。雄花序多数，排成圆锥状，下垂。果序多数，呈圆锥状排列；果苞短，木质，宿存，有浅裂片5枚。小坚果宽卵圆形，长约2 mm。花期6—10月，果于翌年3—5月成熟。

4. 生境分布

尼泊尔桤木野生于海拔700～3 600 m的山坡林中、河岸阶地及村落中，分布于云南、贵州、四川、西藏、广西等省（自治区、直辖市）；国外，印度、不丹、尼泊尔亦产。

黔西北地区的纳雍、威宁、赫章、七星关、大方、织金等县（市、区）有尼泊尔桤木野生资源分布。

5. 药材性状

本品树皮呈单卷状向内弯曲，筒直径2～7 cm。皮厚3～7 mm，外表面粗糙，灰白色，有较深横向皱纹；内表面灰白色，光滑而坚硬，断面灰白色，层带明显，粗糙；质地坚硬，不易折断，体沉。味淡、涩。

6. 性味归经

性平，味苦、涩；归经不详。

7. 功能主治

清热解毒，利湿止泻，接骨续筋。用于腹泻、痢疾、水肿、疮毒、鼻衄、骨折、跌打损伤。

8. 用法用量

内服：煎汤，30 g。外用：骨折，用鲜品适量，捣敷患处。

二十九、川滇桤木

1. 别名

滇赤杨。

2. 来源

本品为桦木科植物川滇桤木 *Alnus ferdinandi-coburgii* Schneid. 的树皮。该品种的嫩枝叶亦供药用。夏、秋季，剥取树皮，或采摘嫩枝叶，晒干或鲜用。

3. 植物形态

乔木。树高达20 m。树皮暗灰色。芽有柄，芽鳞2枚。幼枝密被黄色绒毛，后渐脱落；小枝具棱，微被毛。单叶互生，叶柄长1～2 cm；叶片宽椭圆形、长圆形或倒卵形，长5～14 cm，先端钝尖，基部楔形或圆形，上面中脉凹下，下面沿中脉、侧脉及近脉腋处被须毛或微被毛，密被树脂点，侧脉12～17对，粗锯齿具小尖头。花单性，雌雄同株，雄花序葇荑状，单生叶腋，下垂。果序单生叶腋或小枝近基部，长圆形，长15～25 mm。小坚果长圆形，翅极窄。

4. 生境分布

川滇桤木野生于海拔1 500～3 000 m的山坡、岸边的林中或潮湿地，分布于中国四川、贵州、云南等地。

黔西北地区的纳雍、威宁、赫章、七星关等县（市、区）有川滇桤木野生资源分布。

5. 性味归经

性凉，味苦、涩；归经不详。

6. 功能主治

凉血解毒。用于吐血、衄血、腹泻、痢疾、疮疡。

7. 用法用量

内服：煎汤，10～15 g。外用：鲜品适量，捣敷患处。

三十、小白蜡条

1. 别名

栋青、小白蜡。

2. 来源

本品为木樨科植物小叶女贞 *Ligustrum quihoui* Carr. 的根皮。该品种的叶、果亦供药用。根皮，全年采收；叶，夏、秋采摘；果，秋、冬季采收，去净杂质，晒干或鲜用。

3. 植物形态

落叶灌木。树高1～3 m。小枝淡棕色，圆柱形，密被微柔毛，后脱落。叶片薄革质，披针形、长圆状椭圆形、椭圆形、倒卵状长圆形至倒披针形或倒卵形，长1.0～5.5 cm，宽0.5～3.0 cm，先端锐尖、钝或微凹，基部狭楔形至楔形，叶缘反卷，上面深绿色，下面淡绿色，常具腺点，两面无毛，稀沿中脉被微柔毛，中脉在上面凹入、下面凸起，侧脉2～6对，不明显；叶柄短，无毛或被微柔毛。圆锥花序顶生，近圆柱形，长4～22 cm，宽2～4 cm，分枝处常有1对叶状苞片；小苞片卵形，具睫毛；花萼无毛，萼齿宽卵形或钝三角形；花冠短，花冠裂片卵形或椭圆形，先端钝；雄蕊伸出裂片外，花丝与花冠裂片近等长或稍长。果倒卵形、宽椭圆形或近球形，成熟时呈紫黑色。花期5—7月，果期8—11月。

4. 生境分布

小叶女贞野生于海拔100～2 500 m的沟边、路旁、河边灌丛或山坡，分布于中国陕西、山东、江苏、安徽、浙江、江西、河南、湖北、四川、贵州、云南、西藏等省（自治区、直辖市）。

黔西北地区的威宁等县（市、区）有小叶女贞野生资源分布；各县（市、区）均有小叶女贞人工栽培。

5. 性味归经

性凉，味苦；归经不详。

6. 功能主治

清热解毒。用于小儿口腔炎、烧烫伤、黄水疮。

7. 用法用量

内服：煎汤，9～18 g。外用：适量，研粉香油调敷或鲜品捣汁涂患处。

三十一、白蜡树皮

1. 别名

青榔木、白荆树、小叶梣。

2. 来源

本品为木樨科植物白蜡树 *Fraxinus chinensis* Roxb. 的干燥树皮。春、秋季，剥取树皮，晒干。

3. 植物形态

落叶乔木。树高10～12 m。树皮灰褐色，纵裂。芽阔卵形或圆锥形，被棕色柔毛或腺毛。小枝黄褐色，粗糙，无毛或疏被长柔毛，旋即秃净，皮孔小，不明显。羽状复叶长15～25 cm；叶柄长4～6 cm，基部不增厚；叶轴挺直，上面具浅沟，初时疏被柔毛，旋即秃净；小叶5～7片，硬纸质，卵形、倒卵状长圆形至披针形。圆锥花序顶生或腋生枝梢，长8～10 cm；花序梗无毛或被细柔毛，光滑，无皮孔；花雌雄异株；雄花密集，花萼小，钟状，无花冠，花药与花丝近等长；雌花疏离，花萼大，桶状，4浅裂，花柱细长，柱头2裂。翅果匙形，长3～4 cm，宽4～6 mm，上中部最宽，先端锐尖，常呈犁头状，基部渐狭，翅平展，下延至坚果中部，坚果圆柱形；宿存萼紧贴于坚果基部，常在一侧开口深裂。花期4—5月，果期7—9月。

4. 生境分布

白蜡树野生于山坡、山谷、山沟、林下，分布于中国各省（自治区、直辖市）；国外，越南、朝鲜亦产。

黔西北地区的大方、金沙等县（市、区）有白蜡树野生资源分布。

5. 性味归经

性微温，味辛；归脾、肾经。

6. 功能主治

调经，解毒。用于疟疾、月经不调、小儿头疮。

7．用法用量

内服：煎汤，9～15 g；或研末。外用：适量，研末调敷。

三十二、柘木白皮

1．来源

本品为桑科植物柘树 *Cudrania tricuspidata*（Carr.）Bur. 除去栓皮的树皮或根皮。全年均可采收，剥取根皮和树皮，刮去栓皮，晒干或鲜用。

2．植物形态

见第 281 页，“柘木”部分。

3．生境分布

见第 281 页，“柘木”部分。

4．药材性状

本品根皮为扭曲的卷筒状，外表面淡黄白色，偶有残留未除净的橙黄色栓皮，内表面黄白色，有细纵纹。树皮为扭曲的条片，常纵向裂开，露出纤维，全体淡黄白色，体轻质韧，纤维性强。气微，味淡。

5．性味归经

性平，味甘、微苦；归经不详。

6．功能主治

补肾固精，利湿解毒，止血，化瘀。用于肾虚耳鸣、腰膝冷痛、遗精、带下、黄疸、疮疖、呕血、咯血、崩漏、跌打损伤。

7．用法用量

内服：煎汤，15～30 g。外用：鲜品适量，捣敷患处。

三十三、泡桐树皮

1．别名

桐皮、白桐皮、水桐树皮、桐木皮。

2．来源

本品为玄参科植物白花泡桐 *Paulownia fortunei*（Seem.）Hemsl. 或毛泡桐 *Paulownia tomentosa*（Thunb.）Steud. 的树皮。全年均可采收，剥取树皮，晒干或鲜用。

3．植物形态

见第 171—第 172 页，“泡桐根”部分。

4．生境分布

见第 172 页，“泡桐根”部分。

5．药材性状

本品表面灰褐色，有不规则纵裂；小枝有明显的皮孔，常具黏质短腺毛。味淡、微甜。

6．性味归经

性寒，味苦；归经不详。

7．功能主治

祛风除湿，消肿解毒。用于风湿热痹、淋病、丹毒、痔疮肿毒、肠风下血、外伤肿痛、骨折。

8. 用法用量

内服：煎汤，15～30 g。外用：鲜品适量，捣敷；或煎汁涂。

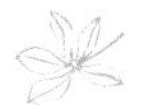

三十四、鹿梨根皮

1. 别名

鹿梨、棠梨、野梨、鸟梨、酱梨。

2. 来源

本品为蔷薇科植物豆梨 *Pyrus calleryana* Decne. 的根皮。全年均可采收，挖出侧根，剥取根皮，鲜用。

3. 植物形态

落叶乔木，树高5～8 m。小枝粗壮，圆柱形，幼嫩时有绒毛，二年生枝条灰褐色。单叶互生；叶有柄，无毛；托叶纸质，线状披针形，无毛；叶片宽卵形至卵形，稀长椭卵形，先端渐尖，稀短尖，基部圆形至宽楔形，边缘有钝锯齿，两面无毛。花两性；伞房总状花序，具花6～12朵，花有梗，总花梗和花梗均无毛；苞片膜质，线状披针形，内面具绒毛；花萼筒无毛；萼片5枚，披针形，先端渐尖，全缘，外面无毛，内面具绒毛，边缘较密；花瓣5枚，卵形，基部具短爪，白色；雄蕊20枚，稍短于花瓣；花柱2～3枚，基部无毛。梨果球形，成熟时黑褐色，有斑点，有细长果梗。花期4月，果期8—9月。

4. 生境分布

豆梨原产于中国华东、华南地区，常野生于温暖潮湿的山坡、沼地、杂木林中，海拔80～1 800 m，有若干变种，分布于山东、河南、江苏、浙江、江西、安徽、湖北、湖南、福建、广东、广西等省（自治区、直辖市）；国外，越南亦产。

黔西北地区的大方等县（市、区）有豆梨野生资源分布。

5. 性味归经

性寒，味酸、涩，无毒；归肝经。

6. 功能主治

清热解毒，敛疮。用于疮疡、疥癣。

7. 用法用量

外用：适量，捣敷；或煎水熏洗。

三十五、桃茎白皮

1. 别名

桃皮、桃白皮、桃树皮。

2. 来源

本品为蔷薇科植物桃 *Prunus persica*（L.）Batsch 或山桃 *Prunus davidiana*（Carr.）Franch. 去掉栓皮的树皮。夏、秋季，剥取树皮，除去栓皮，切碎，晒干或鲜用。

3. 植物形态

见第280页，“桃枝”部分。

4. 生境分布

见第280页，“桃枝”部分。

5. 性味归经

性平，味苦；归肺、脾经。

6. 功能主治

清热利水，解毒，杀虫。用于水肿、痧气腹痛、肺热喘闷、痈疽、瘰疬、湿疮、风湿关节痛、牙痛、疮痈肿毒、湿癣。

7. 用法用量

内服：煎汤，9～15 g。外用：适量，研末调敷、煎水洗或含漱。

三十六、枫香树皮

1. 别名

枫皮、枫香木皮。

2. 来源

本品为金缕梅科植物枫香树 *Liquidambar formosana* Hance. 的干燥树皮。全年均可采收，剥取树皮，洗净，晒干或烘干。

3. 植物形态

见第 243 页，“枫香树根”部分。

4. 生境分布

见第 243 页，“枫香树根”部分。

5. 药材性状

本品干皮呈板片状，长 20～40 cm，厚 3～10 mm。外表面灰黑色，栓皮易呈长方块状剥落，有纵槽及横裂纹；内表面浅黄棕色，较平滑。质硬脆，易折断，断面纤维性。气清香，味辛、微苦涩。

6. 性味归经

性平，味辛、微苦、涩；归大肠经。

7. 功能主治

除湿止泻，祛风止痒。用于泄泻、痢疾、大风癞疮、痒疹。

8. 用法用量

内服：煎汤，鲜品 30～60 g。外用：适量，煎水洗；或研末调敷。

三十七、乌桕木根皮

1. 别名

乌臼、卷子根、卷根白皮、乌桕木根白皮。

2. 来源

本品为大戟科植物乌桕 *Sapium sebiferm*（L.）Roxb. 的干燥根皮。全年均可采收，挖取根部，将皮剥下，除去栓皮，洗净，晒干。

3. 植物形态

落叶乔木。树高达 15 m，具乳汁。树皮暗灰色，有纵裂纹。叶互生；叶柄长 2.5～6.0 cm，顶端有 2 腺体；叶片纸质，菱形至宽菱状卵形，长和宽均为 3～9 cm，先端微凸尖到渐尖，基部宽楔形；侧脉 5～10 对。穗状花序顶生，长 6～12 cm；花单性，雌雄同序，无花瓣及花盘；最初全为雄花，随后有 1～4 朵雌花生于花序基部；雄花小，10～15 朵簇生一苞片腋内，苞片菱状卵形，先端渐尖，近基部两侧各有 1 枚腺体，萼杯状，3 浅裂，雄蕊 2～3 枚，花丝分裂；雌花具梗，着生处两侧各有近肾形腺体 1 枚，苞片 3 枚，菱状卵形，花萼 3 深裂，子房光滑，3 室，花柱基部合生，柱头外卷。蒴果椭圆状球形，成熟时褐色，室背开裂为 3 瓣，每瓣有种子 1 颗。种子近球形，黑色，外被白蜡。花期 4—7 月，果期 10—12 月。

4．生境分布

乌桕生于旷野、塘边或疏林中，分布于中国黄河以南各省（自治区、直辖市），北达陕西、甘肃；国外，日本、越南、印度有分布，欧洲、美洲和非洲有栽培。

黔西北地区的金沙等县（市、区）有乌桕野生资源分布。

5．药材性状

本品呈不规则块片或卷成半筒状。外表面土黄色，有纵横纹理，并有横长皮孔；内表面较平滑，淡黄色，微有纵纹。折断面粗糙。气微，微苦，有毒。

6．性味归经

性微温，味苦，有毒；归肺、肾、胃、大肠经。

7．功能主治

泻下逐水，消肿散结，解蛇虫毒。用于水肿，癥瘕积聚，脚胀，大、小便不通，疔毒痈肿，湿疹，疥癣，毒蛇咬伤。

8．用法用量

内服：煎汤，9～12 g；或入丸、散。外用：适量，煎水洗或研末调敷。

9．使用注意

体虚者、孕妇及溃疡病患者禁服。

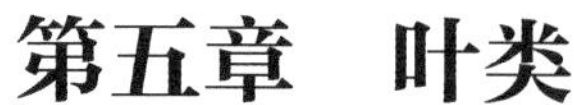

第五章　叶类

药用部位为完整且已长成的叶或叶的某一部分，少数为带有嫩枝的叶，这类中草药被称为叶类中草药。本章共介绍叶类中草药54种。这些中草药分属37科、51属、70种药用植物（表5-1）。

表5-1　叶类中草药分属植物科、属、种名

序号	药名	科名	属名	种名
1	艾叶	菊科	蒿属	艾
2	石韦	水龙骨科	石韦属	石韦
				庐山石韦
				有柄石韦
3	紫珠	马鞭草科	紫珠属	白棠子树
				华紫珠
4	桑叶	桑科	桑属	桑
5	棕榈	棕榈科	棕榈属	棕榈
6	杉叶	杉科	杉木属	杉木
7	柳叶	杨柳科	柳属	垂柳
8	梨叶	蔷薇科	梨属	豆梨
				沙梨
				威宁大黄梨
9	大青	马鞭草科	大青属	大青
10	桃叶	蔷薇科	桃属	桃
				山桃
11	荷叶	睡莲科	莲属	莲
12	松叶	松科	松属	油松
				红松
				华山松
				马尾松
				云南松
13	箬叶	禾本科	箬竹属	箬竹
				阔叶箬竹

续表 5－1

序号	药名	科名	属名	种名
14	紫苏叶	唇形科	紫苏属	紫苏
15	淫羊藿	小檗科	淫羊藿属	淫羊藿
				箭叶淫羊藿
				柔毛淫羊藿
16	枇杷叶	蔷薇科	枇杷属	枇杷
17	枸骨叶	冬青科	冬青属	枸骨
18	侧柏叶	柏科	侧柏属	侧柏
19	山楂叶	蔷薇科	山楂属	山里红
				山楂
20	杜仲叶	杜仲科	杜仲属	杜仲
21	银杏叶	银杏科	银杏属	银杏
22	三尖杉	三尖杉科	三尖杉属	三尖杉
23	苦竹叶	禾本科	大明竹属	苦竹
24	樟树叶	樟科	樟属	樟
25	油桐叶	大戟科	油桐属	油桐
26	苏铁叶	苏铁科	苏铁属	苏铁
27	夹竹桃	夹竹桃科	夹竹桃属	夹竹桃
28	芙蓉叶	锦葵科	木槿属	木芙蓉
29	草乌叶	毛茛科	乌头属	北乌头
30	大青叶	十字花科	菘蓝属	菘蓝
31	翅子木	梧桐科	翅子树属	翅子树
32	乌桕叶	大戟科	乌桕属	乌桕
33	吉笼草	唇形科	香薷属	吉笼草
34	白绿叶	胡颓子科	胡颓子属	白绿叶
35	紫薇叶	千屈菜科	紫薇属	紫薇
36	泽泻叶	泽泻科	泽泻属	泽泻
37	女贞叶	木樨科	女贞属	女贞
38	四季青	冬青科	冬青属	冬青
39	红茴香叶	木兰科	八角属	红茴香
40	迎春花叶	木樨科	素馨属	迎春花
41	南天竹叶	小檗科	南天竹属	南天竹
42	救军粮叶	蔷薇科	火棘属	火棘
43	算盘子叶	大戟科	算盘子属	算盘子

续表 5－1

序号	药名	科名	属名	种名
44	罗汉松叶	罗汉松科	罗汉松属	短叶罗汉松
				罗汉松
45	化香树叶	胡桃科	化香树属	化香树
				圆果化香树
46	紫茉莉叶	紫茉莉科	紫茉莉属	紫茉莉
47	胡颓子叶	胡颓子科	胡颓子属	胡颓子
48	枫香树叶	金缕梅科	枫香树属	枫香树
49	黄锁梅叶	蔷薇科	悬钩子属	栽秧泡
50	亮叶茉莉	木樨科	素馨属	亮叶素馨
51	月季花叶	蔷薇科	蔷薇属	月季花
52	青钱柳叶	胡桃科	青钱柳属	青钱柳
53	金边龙舌兰	龙舌兰科	龙舌兰属	金边龙舌兰
54	光叶海桐叶	海桐花科	海桐花属	光叶海桐

一、艾叶

1. 别名

艾、艾蒿、家艾、医草、灸草、香艾、蕲艾、黄草、甜艾、草蓬、艾蓬、野莲头、狼尾蒿子。

2. 来源

本品为菊科植物艾 *Artemisia argyi* Lévl. et Vant. 的干燥叶。夏季花未开时采摘，除去杂质，晒干。

3. 植物形态

多年生草本。株高 40～120 cm。茎直立，圆形，质硬，基部木质化，被灰白色软毛，从中部以上分枝。单叶，互生；茎下部的叶在开花时即枯萎；中部叶具短柄，叶片卵状椭圆形，羽状深裂，裂片椭圆状披针形，边缘具粗锯齿，上面暗绿色，稀被白色软毛，并密布腺点，下面灰绿色，密被灰白色绒毛；近茎顶端的叶无柄，叶片有时全缘完全不分裂，披针形或线状披针形。总状花序顶生，由多数头状花序集合而成；总苞苞片 4～5 层，外层较小，卵状披针形，中层及内层较大，广椭圆形，边缘膜质，密被绵毛；花托扁平，半球形，上生雌花及两性花 10 余朵；雌花不甚发育，无明显的花冠；两性花与雌花等长，花冠筒状，红色，顶端 5 裂；雄蕊 5 枚，聚药，花丝短，着生于花冠基部；花柱细长，顶端 2 分叉，子房下位，1 室。瘦果长圆形。花期 7—10 月。

4. 生境分布

艾野生于路旁、草地、荒野等处，分布于中国黑龙江、吉林、辽宁、河北、山东、安徽、江苏、浙江、广东、广西、江西、湖南、湖北、四川、贵州、云南、陕西、甘肃等省（自治区、直辖市）；国外，朝鲜半岛、日本、蒙古亦产。

黔西北地区的黔西、大方、七星关等县（市、区）有艾野生资源分布；2019 年，赫章县、纳雍县栽培 4 060 亩。

5. 药材性状

本品多皱缩、破碎，有短柄。完整叶片展平后呈卵状椭圆形，羽状深裂，裂片椭圆状披针形，边缘有不规则的粗锯齿；上表面灰绿色或深黄绿色，有稀疏的柔毛和腺点；下表面密生灰白色绒毛。质柔软。气清香，味苦。

一般干品含水分不超过 15.0%，总灰分不超过 12.0%，酸不溶性灰分不超过 3.0%，桉油精（$C_{10}H_8O$）不少于 0.050%，龙脑（$C_{10}H_{18}O$）不少于 0.02%。

6. 性味归经

性温，味辛、苦，有小毒；归肝、脾、肾经。

7. 功能主治

温经止血，散寒止痛；外用祛湿止痒。用于吐血、衄血、崩漏、月经过多、胎漏下血、少腹冷痛、经寒不调、宫冷不孕；外治皮肤瘙痒。醋艾炭温经止血，用于虚寒性出血。

8. 用法用量

内服：煎汤，3～9 g。外用：适量，供灸治或熏洗用。

二、石韦

1. 别名

石皮、石剑、石兰、石樜、石苇、小石韦、飞刀剑、生扯拢、金茶匙、金星草、石背柳、虹霓剑草。

2. 来源

本品为水龙骨科植物石韦 *Pyrrosia lingua*（Thunb.）Farwell.、庐山石韦 *Pyrrosia sheareri*（Bak.）Ching或有柄石韦 *Pyrrosia petiolosa*（Christ）Ching 的干燥叶。全年均可采收叶，晒干或阴干。

3. 植物形态

（1）石韦。株高 30 cm 左右。根状茎细长，横生，与叶柄密被棕色披针形鳞片，顶端渐尖，盾状着生，中央深褐色，边缘淡棕色，有睫毛。叶远生，近二型；叶柄深棕色，有浅沟，幼时被星芒状毛，以关节着生于根状茎上；叶片革质，披针形至长圆状披针形，先端渐尖，基部渐狭并不延于叶柄，全缘，上面绿色，偶有星状毛和凹点，下面密被灰棕色的星芒状毛；不育叶和能育叶同型或略短而阔；中脉上面稍凹，下面隆起，侧脉多少可见，小脉网状。孢子囊群满布于叶背面或上部，幼时密被星芒状毛，成熟时露出；无囊群盖。

（2）庐山石韦。株高 20～60 cm。根状茎横生，密被披针形鳞片，边缘有锯齿。叶簇生；叶柄粗壮，以关节着生于根状茎上；叶片坚革质，阔披针形，向顶部渐狭，锐尖头，基部稍变宽，为不等圆耳形或心形，不下延；侧脉两面略下凹。孢子囊群小，在侧脉间排成多行；无囊群盖。

（3）有柄石韦。株高 20 cm 左右。根状茎长而横生，密被褐棕色的卵状披针形鳞片，边缘有锯齿。叶远生，二型，厚革质，上面无毛，有排列整齐的小凹点，下面密被灰棕色的星芒状毛；孢子叶柄远长于叶片，长 3～12 cm，营养叶柄与叶等长；叶片长圆形或卵状长圆形，先端锐尖或钝头，基部略下延，孢子叶干后通常内卷，几乎成筒状；叶脉不明显。孢子囊群成熟时融合，满布于叶片背面，深褐色，无囊群盖，隐没于星状毛中。

4. 生境分布

（1）石韦。附生于海拔 100～1 800 m 的林中树干或溪边石上。在中国，分布于安徽、江苏、浙江、福建、台湾、广东、广西、江西、湖北、四川、贵州、云南等省（自治区、直辖市）。

（2）庐山石韦。生于海拔 500～2 200 m 的林中树干或石上。在中国，分布于安徽、浙江、福建、台湾、广东、广西、江西、湖南、湖北、四川、贵州、云南等省（自治区、直辖市）。

（3）有柄石韦。生于海拔200～2 200 m的山地干旱岩石上。在中国，分布于黑龙江、吉林、辽宁、河北、河南、山东、安徽、江苏、四川、贵州、云南、陕西等省（自治区、直辖市）。

以上3种药用植物，黔西北地区的黔西、大方、七星关等县（市、区）有石韦野生资源分布；各县（市、区）均有庐山石韦野生资源分布；金沙、黔西、大方等县（市、区）有有柄石韦野生资源分布。

5. 药材性状

（1）石韦。叶片披针形或长圆状披针形，长8～12 cm，宽1～3 cm。基部楔形，对称。孢子囊群在侧脉间，排列紧密而整齐。叶柄长5～10 cm，直径约1.5 mm。

（2）庐山石韦。叶片略皱缩，展平后呈披针形，长10～25 cm，宽3～5 cm。先端渐尖，基部耳状偏斜，全缘，边缘常向内卷曲；上表面黄绿色或灰绿色，散布有黑色圆形小凹点；下表面密生红棕色星状毛，有的侧脉间布满棕色圆点状的孢子囊群。叶柄具四棱，长10～20 cm，直径1.5～3.0 mm，略扭曲，有纵槽。叶片革质。气微，味微涩、苦。

（3）有柄石韦。叶片多卷曲呈筒状，展平后呈长圆形或卵状长圆形，长3～8 cm，宽10～25 mm。基部楔形，对称；下表面侧脉不明显，布满孢子囊群。叶柄长3～12 cm，直径约1 mm。

一般干品含杂质不超过3%，水分不超过13.0%，总灰分不超过7.0%，醇溶性浸出物不少于18.0%，含绿原酸（$C_{16}H_{18}O_9$）不少于0.20%。

6. 性味归经

性微寒，味甘、苦；归肺、膀胱经。

7. 功能主治

利尿通淋，清肺止咳，凉血止血。用于热淋、血淋、石淋、小便不通、淋沥涩痛、肺热喘咳、吐血、衄血、尿血、崩漏。

8. 用法用量

内服：煎汤，6～12 g。

三、紫珠

1. 别名

紫荆、止血草、粗糠仔、鸦鹊板、螃蟹目、雅目草、白毛柴、白奶雪草。

2. 来源

本品为马鞭草科植物白棠子树 *Callicarpa dichotoma*（Lour.）K. Koch.、华紫珠 *Callicarpa cathayana* H. T. Chang 的干燥叶。7—8月，采收叶，晒干或鲜用。

3. 植物形态

（1）白棠子树。小灌木。株高1～3 m。多分枝。小枝纤细，带紫红色，幼时略被星状毛。单叶对生；叶倒卵形或披针形，顶端急尖或尾状尖，基部楔形，边缘仅上半部具数个粗锯齿，表面稍粗糙，背面无毛，密生细小黄色腺点；侧脉5～6对；具叶柄。聚伞花序腋生，细弱，2～3次分歧；花序梗略被星状毛，结果时无毛；具线形苞片；花萼杯状，先端具不明显的4齿或近截头状；花冠紫色，先端4裂，钝圆；雄蕊4枚，花丝长约为花冠的2倍，花药卵形，细小；子房无毛，具黄色腺点。果实球形，紫色。花期5—6月。果期7—11月。

（2）华紫珠。灌木。株高1.5～3.0 m。小枝纤细，幼时略被星状毛，老时脱落。单叶对生；有叶柄；叶片椭圆形至卵状披针形，先端渐尖，基部楔形，边缘密生细锯齿，两面近无毛，有显著的红色腺点；侧脉5～7对。聚伞花序细弱，生于叶腋，3～4次分歧，微被星状毛；总花梗稍长于叶柄或近等长；苞片细小；花萼杯状，具星状毛和红色腺点，萼齿明显或钝三角形；花冠淡紫色，疏被星状毛，有红色腺点；雄蕊 4 枚，花丝与花冠近等长；子房无毛。果实紫色，球形。花期 5—7 月，果期 8—11 月。

4. 生境分布

（1）白棠子树。野生于低山丘陵灌丛中。在中国，分布于山东、河北、河南、江苏、安徽、浙江、江西、湖北、湖南、福建、台湾、广东、广西、贵州等省（自治区、直辖市）；国外，日本、越南亦产。

（2）华紫珠。野生于山坡、谷地、溪旁及灌丛中。中国江苏、安徽、浙江、江西、福建、河南、广东、广西、贵州、云南等地有野生资源分布。

以上 2 种药用植物，黔西北地区各县（市、区）均有华紫珠野生资源分布；黔西等县（市、区）有白棠子树野生资源分布。

5. 药材性状

（1）白棠子树叶。多皱缩卷曲，有的破碎。完整叶片展平后呈倒卵形或披针形，长 2 cm 以上，宽 1～3 cm；先端急尖或尾状尖，基部楔形，边缘中部以下具数个粗锯齿，上表面粗糙，下表面无毛，密生细小腺点，侧脉 5～6 对；叶柄较短。气微，味微苦、涩。

（3）华紫珠叶。多皱缩卷曲，有的破碎。完整叶片展平后呈椭圆形或卵形，长4 cm 以上，宽 1.5 cm 以上；先端渐尖，基部楔形，边缘密生细锯齿，两面近于无毛，有明显腺点，侧脉 5～7 对，在两面均稍隆起，细脉和网脉下陷；叶柄短。气微，味微苦、涩。

6. 性味归经

性平，味苦、涩；归经不详。

7. 功能主治

活血，止血，除热，解毒。用于吐血、咯血、衄血、便血、崩漏、创伤出血、痈疽肿毒、喉痹。

8. 用法用量

内服：煎汤，10～15 g；或研末，1.5～3.0 g。外用：适量，鲜品捣敷；或研末撒。

四、桑叶

1. 别名

蚕叶、铁扇子。

2. 来源

本品为桑科植物桑 *Morus alba* L. 的干燥叶。初霜后，采收叶，除去杂质，晒干。

3. 植物形态

见第 314 页，“桑白皮”部分。

4. 生境分布

见第 314 页，“桑白皮”部分。

5. 药材性状

本品多皱缩、破碎。完整者有柄，叶片展平后呈卵形或宽卵形，长 8～15 cm，宽 7～13 cm；先端渐尖，基部截形、圆形或心形，边缘有锯齿或钝锯齿，有的不规则分裂。上表面黄绿色或浅黄棕色，有的有小疣状突起；下表面颜色稍浅，叶脉突出，小脉网状，脉上被疏毛，脉基具簇毛。质脆。气微，味淡、微苦涩。

一般干品含水分不超过 15.0%，总灰分不超过 13.0%，酸不溶性灰分不超过 4.5%，醇溶性浸出物不少于5.0%，芦丁（$C_{27}H_{30}O_{16}$）不少于0.10%。

6. 性味归经

性寒，味甘、苦；归肺、肝经。

7. 功能主治

疏散风热，清肺润燥，清肝明目。用于风热感冒、肺热燥咳、头晕头痛、目赤昏花。

8. 用法用量

内服：煎汤，5～10 g。

近年来，研究者发现，桑叶、桑枝含具有较好降糖效果的生物碱类成分。于糖尿病类中药及健康产品的开发应用而言，其中的生物碱类成分含量越高越好。

五、棕榈

1. 来源

本品为棕榈科植物棕榈 *Trachycarpus fortunei*（Hook. f.）H. Wendl. 的干燥叶柄。采棕时，割取旧叶柄下延部分和鞘片，除去纤维状的棕毛、杂质，洗净，干燥。

2. 植物形态

常绿乔木。树高达10 m。茎秆圆柱形，粗壮挺立，不分枝，残留的褐色纤维状老叶鞘层层包被于茎秆上，脱落后呈环状的节。叶簇生于茎顶，向外展开；叶柄坚硬，长约1 m，横切面近三角形，边缘有小齿，基部具褐色叶鞘，新叶柄直立，老叶柄常下垂；叶片近圆扇状，直径60～100 cm，具多数皱褶，掌状分裂至中部，有裂片30～50枚，各裂片先端浅2裂，上面绿色，下面具蜡粉，革质。肉穗花序，自茎顶叶腋抽出，基部具多数大型鞘状苞片，淡黄色，具柔毛；雌雄异株；雄花小，多数，淡黄色，花被6枚，2轮，宽卵形，雄蕊6枚，花丝短，分离；雌花花被同雄花，子房上位，密被白柔毛，花柱3裂。核果球形或近肾形，熟时外果皮灰蓝色，被蜡粉。花期4—5月，果期10—12月。

3. 生境分布

棕榈原产于中国，长江以南各省（自治区、直辖市）均有分布，通常仅见栽于路旁、沟旁、渠旁和宅旁，罕见野生于疏林中，海拔上限达2 000 m；国外，日本、印度、缅甸亦产。

黔西北地区的金沙、黔西、大方、七星关等县（市、区）有棕榈野生资源分布和人工栽培。

4. 药材性状

本品呈长条板状，一端较窄而厚，另端较宽而稍薄，大小不等。表面红棕色，粗糙，有纵直皱纹；一面有明显的凸出纤维，纤维的两侧着生多数棕色茸毛。质硬而韧，不易折断，断面纤维性。气微，味淡。

5. 性味归经

性平，味苦、涩；归肺、肝、大肠经。

6. 功能主治

收敛止血。用于吐血、衄血、尿血、便血、崩漏。

7. 用法用量

内服：煎汤，3～9 g。

六、杉叶

1. 别名

杉木叶。

2. 来源

本品为杉科植物杉木 *Cunninghamia lanceolata*（Lamb.）Hook. 的叶。全年均可采收叶，鲜用或晒干。

3. 植物形态

见第 310 页，“杉皮”部分。

4. 生境分布

见第 310 页，“杉皮”部分。

5. 药材性状

本品呈叶条状披针形，长 2.5～6.0 cm，先端锐渐尖，基部下延而扭转，边缘有细齿，表面墨绿色或黄绿色，主脉 1 条，上表面主脉两侧的气孔线较下表面为少，下表面可见白色粉带 2 条。质坚硬。气微香，味涩。

6. 性味归经

性微温，味辛；归经不详。

7. 功能主治

化痰，活血，解毒。用于半身不遂初起、风疹、咳嗽、牙痛、天疱疮、脓疱疮、鹅掌风、跌打损伤、毒虫咬伤。

8. 用法用量

内服：煎汤，15～30 g。外用：煎水含漱；或捣汁搽；或研末调敷。

七、柳叶

1. 来源

本品为杨柳科植物垂柳 *Salix babylonica* L. 的叶。春、夏季，采摘叶，晒干或鲜用。

2. 植物形态

见第 95 页，“柳根”部分。

3. 生境分布

见第 95 页，“柳根”部分。

4. 药材性状

本品叶狭披针形，长 9～16 cm，宽 5～15 mm，先端长渐尖，基部楔形，两面无毛，边缘有锯齿，全体灰绿色或淡绿棕色。有叶柄，长 0.5～1.0 cm。质地柔软。气微，味微苦、涩。

5. 性味归经

性寒，味苦；归肺、肾、心经。

6. 功能主治

清热，解毒，利尿，平肝，止痛，透疹。用于慢性气管炎、尿道炎、膀胱炎、膀胱结石、白浊、高血压、痈疽肿毒、烫火伤、关节肿痛、牙痛、痧疹、皮肤瘙痒。

7. 用法用量

内服：煎汤，15～30 g，或鲜品 30～60 g。外用：适量，煎水洗；或捣敷；或研末调敷；或熬膏涂。

八、梨叶

1. 来源

本品为蔷薇科植物豆梨 *Pyrus calleryana* Decne.、沙梨 *Pyrus pyrifolia*（Burm. f.）Nakai、威宁

大黄梨 *Pyrus pyrifolia.* 等的叶。夏、秋季，采叶，晒干或鲜用。

2. 植物形态

（1）豆梨。见第331页，“鹿梨根皮”部分。

（2）沙梨。别名雪梨、麻安梨。落叶乔木。树高7～15 m。小枝嫩时具黄褐色长柔毛或绒毛，不久脱落，二年生枝紫褐色或暗褐色，具稀疏皮孔；冬芽长卵形，先端圆钝，鳞片边缘和先端稍具长绒毛。叶片卵状椭圆形或卵形，先端长尖，基部圆形或近心形，稀宽楔形，边缘有刺芒锯齿，微向内合拢，上下两面无毛或嫩时有褐色绵毛；叶有柄，嫩时被绒毛，不久脱落；托叶膜质，线状披针形，先端渐尖，全缘，边缘具有长柔毛，早落。伞形总状花序，具花6～9朵；花具梗，总花梗和花梗幼时微具柔毛；苞片膜质，线形，边缘有长柔毛；花萼片三角状卵形，先端渐尖，边缘有腺齿。外面无毛，内面密被褐色绒毛；花瓣卵形，先端啮齿状，基部具短爪，白色；雄蕊20枚，长约等于花瓣之半；花柱4～5枚，光滑无毛，约与雄蕊等长。果实近球形，浅褐色，有浅色斑点，先端微向下陷，萼片脱落。种子卵形，微扁，深褐色。花期4月，果期8月。

（3）威宁大黄梨。落叶乔木。幼树圆锥形，成年树为圆头形或扁圆形。树冠开张，枝短而粗壮，新梢褐色，绒毛多，芽苞大而皱起。叶片椭圆形，基部尖或圆，先端渐尖。伞形总状花序，每花序常具花7朵，花梗密被白色茸毛，柱头高于或略高于雄蕊，雄蕊20～30枚。果实长卵圆形，一般平均单果重330 g，纵径8.67 cm，横径8.68 cm；果皮黄褐色，光滑而薄；果梗长约3 cm，梗洼中而深；萼片全脱；果心小，横径2.3 cm左右；果肉白色微黄，肉质细致，石细胞少，水分多，甜酸适度，品质优；含总糖1.5%、还原糖8.5%、酸0.26%、可溶性固形物15.5%。果实耐贮，贮后风味更佳，可贮至翌年4—5月，唯果皮擦伤后易发黑。2月下旬花芽萌动，3月下旬开花，3月初叶芽萌动，3月下旬展叶，4月中旬新梢停止生长，9月中下旬果实成熟，10月底开始落叶，年生长期250天左右，物候期因地区条件不同，提早或延迟。

3. 生境分布

（1）豆梨。见第331页，“鹿梨根皮”部分。

（2）沙梨。主产于中国陕西、安徽、江苏、浙江、江西、湖北、湖南、贵州、四川、云南、广东、广西、福建等省（自治区、直辖市）；适宜生长在温暖而多雨的地区，海拔100～1 400 m。

黔西北地区的大方、七星关、百里杜鹃等县（市、区）有沙梨资源分布。

（3）威宁大黄梨。威宁大黄梨因原产于威宁而得名，迄今有近300年的栽培历史，是国内沙梨系统中鲜食与加工兼用的著名品种；在威宁县，分布于海拔1 500～2 300 m地区，海拔1 800～2 200 m的结果良好。该品种于2017年获得国家地理标志保护产品认证。

4. 药材性状

本品叶多皱缩，破碎，完整叶片呈卵形或卵状椭圆形，长5～10 cm，宽3～6 cm，先端锐尖，基部宽楔形，或近圆形，叶缘锯齿成刺芒状，叶柄长2.5～7.0 cm。表面灰褐色，两面被绒毛或光滑无毛。质脆，易碎。气微，味淡、微涩。

5. 性味归经

性凉，味苦、涩、辛；归肺、脾、膀胱经。

6. 功能主治

舒肝和胃，利水解毒。用于霍乱吐泻腹痛、水肿、小便不利、小儿疝气、菌菇中毒。

7. 用法用量

内服：煎汤，干品9～15 g；或鲜用捣汁服。外用：适量，捣敷或捣汁涂。

九、大青

1. 别名

大青叶、臭大青。

2. 来源

本品为马鞭草科植物大青 *Clerodendrum cyrtophyllum* Turcz. 的叶。夏、秋季，采收叶，洗净，鲜用或切段晒干。

3. 植物形态

见第 179 页，“大青根” 部分。

4. 生境分布

见第 179 页，“大青根” 部分。

5. 药材性状

本品叶微皱折，有的将叶及幼枝切成小段。完整叶片展平后呈长椭圆形至细长卵圆形，长 5～20 cm，宽 3～9 cm，全缘，先端渐尖，基部钝圆，上面棕黄色、棕黄绿色至暗棕红色，下面色较浅；叶柄长 1.5～8.0 cm；纸质而脆。气微臭，味稍苦而涩。以叶大、无柄者为佳。

6. 性味归经

性寒，味苦；归胃、心经。

7. 功能主治

清热解毒，凉血止血。用于外感热病热盛烦渴、咽喉肿痛、口疮、黄疸、热毒痢、急性肠炎、痈疽肿毒、衄血、血淋、外伤出血。

8. 用法用量

内服：煎汤，15～30 g，鲜品加倍。外用：适量，捣敷；或煎水洗。

9. 使用注意

脾胃虚寒者慎服。

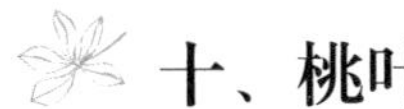

十、桃叶

1. 来源

本品为蔷薇科植物桃 *Prunus persica* L. 或山桃 *Prunus davidiana*（Carr.）Franch. 的叶。夏季，采收叶，鲜用，或晒干。

2. 植物形态

见第 280 页，“桃枝” 部分。

3. 生境分布

见第 280 页，“桃枝” 部分。

4. 药材性状

本品叶片多卷缩成条状，湿润展平后呈长圆状披针形，长 6～15 cm，宽 2.0～3.5 cm。先端渐尖，基部宽楔形，边缘具细锯齿或粗锯齿。上面深绿色，较光亮，下面色较淡。质脆。气微，味微苦。

5. 性味归经

性平，味苦、辛；归脾、肾经。

6. 功能主治

祛风清热，杀虫。用于头风、头痛、风痹、疟疾、湿疹、疮疡、癣疮。

7. 用法用量

内服：煎汤，3～6 g。外用：适量，煎水洗或捣敷。

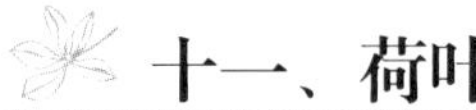

十一、荷叶

1. 别名

莲叶、藕叶。

2. 来源

本品为睡莲科植物莲 *Nelumbo nucifera* Gaertn. 的干燥叶。夏、秋二季，采收叶，晒至七八成干时，除去叶柄，折成半圆形或折扇形，干燥或鲜用。

3. 植物形态

见 101 页，“藕节”部分。

4. 生境分布

见 101 页，“藕节”部分。

5. 药材性状

本品叶呈半圆形或折扇形，展开后呈类圆形，全缘或稍呈波状，直径 20～50 cm。上表面深绿色或黄绿色，较粗糙，下表面淡灰棕色，较光滑，有粗脉 21～22 条，自中心向四周射出，中心有突起的叶柄残基。质脆，易破碎。稍有清香气，味微苦。

一般干品含水分不超过 15.0%，总灰分不超过 12.0%，醇溶性浸出物不得少 10.0%，荷叶碱（$C_{19}H_{21}NO_2$）不少于 0.10%。

6. 性味归经

性平，味苦；归肝、脾、胃经。

7. 功能主治

清暑化湿，升发清阳，凉血止血。用于暑热烦渴、暑湿泄泻、脾虚泄泻、血热吐衄、便血崩漏；荷叶炭收涩化瘀止血，用于出血症和产后血晕。

8. 用法用量

内服：煎汤，3～10 g，或鲜品 15～30 g；荷叶炭 3～6 g。外用：适量，捣敷或煎水洗。

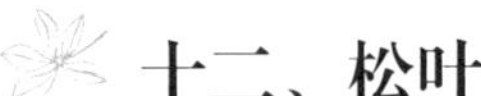

十二、松叶

1. 别名

松针、松毛、山松须、猪鬃松叶。

2. 来源

本品为松科植物油松 *Pinus tabulaeformis* Carr.、红松 *Pinus koraiensis* Sied. et. Zucc.、华山松 *Pinus armandii* Franch.、马尾松 *Pinus massoniana* Lamb.、云南松 *Pinus yunnanensis* Franch. 等的干燥针叶。全年均可采叶，以腊月采者极佳，叶采收后除去杂物，晒干或鲜用。

3. 植物形态

（1）油松。又名红皮松、短叶松、巨果油松、紫翅油松、东北黑松、短叶马尾松。常绿乔木。树高达 25 m，胸径可达 1 m 以上。树皮灰褐色或褐灰色，裂成不规则的鳞状块片，裂缝及上部树皮红褐色。枝平展或向下斜展，老树树冠平顶，小枝褐黄色，无毛，幼时微被白粉；冬芽矩圆形，顶端尖，微具树脂，芽鳞红褐色，边缘有丝状缺裂。叶针形，2 针并成 1 束，深绿色，边缘有细锯齿，两面具气孔线；叶鞘初呈淡褐色，后呈淡黑褐色。雄球花呈圆柱形，在新枝上聚生成穗状；雌球花序呈阔卵形，紫色，着生于当年新枝上。球果卵形或圆卵形，长 4～9 cm，有短梗，向下弯垂，成熟前绿色，熟时淡黄色或淡褐黄色，常宿存树上近数年之久；中部种鳞近矩圆状倒卵形，鳞盾肥厚、隆起或微隆起，扁菱形或菱状多角形，横脊显著，鳞脐凸起有尖刺。种子卵圆形或长卵圆形，淡褐色有斑纹，连翅长 1.5～1.8 cm。花期 4—5 月，果熟期翌年 10 月。

（2）红松。又名朝鲜松、红果松、韩松、果松、海松。常绿乔木。树高达 50 m，胸径达 1 m 左右。幼树树皮灰褐色，近平滑，大树树皮灰褐色或灰色，纵裂成不规则的长方形鳞状块片，裂片脱落后露出红褐色的内皮。树干上部分叉，枝近平展，树冠圆锥形；一年生枝密被黄褐色或红褐色柔毛；冬芽淡红褐色，矩圆状卵圆形，先端尖，微被树脂，芽鳞排列较疏松。叶针形，5 针并成 1 束，深绿色，边缘具细锯齿，背面通常无气孔线，腹面每侧具 6～8 条淡蓝灰色的气孔线；叶鞘早落。雄球花椭圆状圆柱形，红黄色，多数密集于新枝下部成穗状；雌球花绿褐色，圆柱状卵圆形，直立，单生或数个集生于新枝近顶端，具粗长的梗。球果圆锥状卵圆形、圆锥状长卵圆形或卵状矩圆形，成熟后种鳞不张开，或稍微张开而露出种子，但种子不脱落；种鳞菱形，上部渐窄而开展，先端钝，向外反曲，鳞盾黄褐色或微带灰绿色，三角形或斜方状三角形，下部底边截形或微成宽楔形，表面有皱纹，鳞脐不显著。种子着生于种鳞腹（上）面下部的凹槽中，无翅或顶端及上部两侧微具棱脊，暗紫褐色或褐色，倒卵状三角形。花期 6 月，球果成熟期翌年 9—10 月。

（3）华山松。又名青松、果松、白松、五叶松、五须松。常绿乔木。树高达 35 m，胸径 1 m 左右。幼树树皮灰绿色或淡灰色，平滑，老则呈灰色，裂成方形或长方形厚块片固着于树干上，或脱落。枝条平展，形成圆锥形或柱状塔形树冠；一年生枝绿色或灰绿色（干后褐色），无毛，微被白粉；冬芽近圆柱形，褐色，微具树脂，芽鳞排列疏松。叶针形，5～7 针并成 1 束，边缘具细锯齿，仅腹面两侧各具 4～8 条白色气孔线；叶鞘早落。雄球花黄色，卵状圆柱形，基部围有近 10 枚卵状匙形的鳞片，多数集生于新枝下部成穗状，排列较疏松。球果圆锥状长卵圆形，长 10～20 cm，幼时绿色，成熟时黄色或褐黄色，种鳞张开，种子脱落，具果梗；中部种鳞近斜方状倒卵形，鳞盾近斜方形或宽三角状斜方形，不具纵脊，先端钝圆或微尖，不反曲或微反曲，鳞脐不明显。种子倒卵圆形，黄褐色、暗褐色或黑色，无翅或两侧及顶端具棱脊，稀具极短的木质翅。花期 4—5 月，球果翌年 9—10 月成熟。

（4）马尾松。又名山松、青松、枞松。常绿乔木。树高达 45 m，胸径达 1.5 m 左右。树皮红褐色，下部灰褐色，裂成不规则的鳞状块片。枝平展或斜展，树冠宽塔形或伞形，枝条每年生长 1 轮，但在广东南部则通常生长 2 轮，淡黄褐色，稀有白粉，无毛；冬芽卵状圆柱形或圆柱形，褐色，顶端尖，芽鳞边缘丝状，先端尖或成渐尖的长尖头，微反曲。叶针形，2～3 针并成 1 束，细柔，微扭曲，两面有气孔线，边缘有细锯齿；叶鞘初呈褐色，后渐变成灰黑色，宿存。雄球花淡红褐色，圆柱形，弯垂，聚生于新枝下部苞腋，穗状；雌球花单生或 2～4 个聚生于新枝近顶端，淡紫红色，小球果圆球形或卵圆形，褐色或紫褐色，上部珠鳞的鳞脐具向上直立的短刺，下部珠鳞的鳞脐平钝无刺。球果卵圆形或圆锥状卵圆形，长 4～7 cm，有短梗，下垂，幼时绿色，熟时栗褐色，陆续脱落；中部种鳞近矩圆状倒卵形，或近长方形；鳞盾菱形，微隆起或平，横脊微明显，鳞脐微凹，无刺，生于干燥环境者常具极短的刺。种子长卵圆形。花期 4—5 月，果熟期于翌年 10—12 月。

（5）云南松。又名飞松、青松、长毛松。常绿乔木。树高达 30 m，胸径 1 m 左右。树皮褐灰色，深纵裂，裂片厚或裂成不规则的鳞状块片脱落。枝开展，稍下垂；1 年生枝粗壮，淡红褐色，无毛，2～3 年生枝上苞片状的鳞叶脱落露出红褐色内皮；冬芽圆锥状卵圆形，粗大，红褐色，无树脂，芽鳞披针形，先端渐尖，散开或部分反曲，边缘有白色丝状毛齿。叶针形，2～3针并成1束，常在枝上宿存3年，长10～30 cm，先端尖，背腹面均有气孔线，边缘有细锯齿；叶鞘宿存。雄球花圆柱状，生于新枝下部的苞腋内，聚集成穗状。球果幼时绿色，熟时褐色或栗褐色，圆锥状卵圆形；中部种鳞矩圆状椭圆形，鳞盾肥厚、隆起，有横脊，鳞脐微凹或微隆起，有短刺。种子褐色，近卵圆形或倒卵形。花期4—5月，果成熟期翌年10月。

4．生境分布

（1）油松。野生于海拔100～2 600 m的地带，多组成单纯林，系中国特有树种，产于吉林、辽宁、河北、河南、山东、山西、内蒙古、陕西、甘肃、宁夏、青海、四川、贵州等省（自治区、直辖市），其垂直分布由东到西、由北到南逐渐增高。

（2）红松。野生于中国东北长白山区、吉林山区及小兴安岭爱辉以南海拔150～1 800 m、气候温寒、湿润、棕色森林土地带的针阔叶混交林中；国外，俄罗斯、朝鲜、日本亦产。

（3）华山松。野生于中国山西南部中条山（北至沁源，海拔1 200～1 800 m）、河南西南部及嵩山、陕西南部秦岭（东起华山，西至辛家山，海拔1 500～2 000 m）、甘肃南部（洮河及白龙江流域）、四川、湖北西部、贵州中部及西北部、云南及西藏雅鲁藏布江下游海拔1 000～3 300 m地带。

（4）马尾松。野生于海拔1 500 m以下的地带，分布于中国陕西、四川、贵州、云南、江苏、安徽、浙江、江西、福建、台湾、河南、湖北、湖南、广东、广西等省（自治区、直辖市）；国外，越南、非洲南部有栽培。

（5）云南松。野生于1 000～3 100 m的地带，多组成单纯林，或与华山松、云南油杉、旱冬瓜、栎类等树种组成混交林，分布于中国云南、西藏、四川、贵州、广西等省（自治区、直辖市）。

以上5种药用植物，黔西北地区的黔西等县（市、区）有油松野生资源分布；大方等县（市、区）有红松野生资源分布；威宁等县（市、区）有华山松野生资源分布；金沙、织金、威宁等县（市、区）有马尾松野生资源分布和栽培；黔西、威宁等县（市、区）有云南松野生资源分布。

5．药材性状

本品干燥松叶呈针状，长12～18 cm，粗约0.1 cm，2叶并成1束，外包有长约0.5 cm的叶鞘，呈黑褐色。中央有一长细沟，表面光滑，灰暗绿色，质脆。气微香，味微苦、涩。

6．性味归经

性温，味苦；归心、脾经。

7．功能主治

祛风燥湿，杀虫止痒，活血安神。用于风湿痿痹、脚气、湿疮、癣、风疹瘙痒、跌打损伤、神经衰弱、慢性肾炎、高血压病、乙脑预防、流感。

8．用法用量

内服：煎汤，6～15 g，或鲜品30～60 g；或浸酒。外用：适量，鲜品捣敷或煎水洗。

十三、箬叶

1．别名

辽叶、茶篰箬叶。

2．来源

本品为禾本科植物箬竹 *Indocalamus tessellatus*（munro）Keng f. 或阔叶箬竹 *Indocalamus latifolius*（Keng）McClure. 的干燥叶。一年四季均可采叶，晒干。

3. 植物形态

（1）箬竹。又名篃竹。竿高 75～200 cm，直径 4.0～7.5 mm；节间长 25～32 cm，圆筒形，在分枝一侧的基部微扁，一般为绿色，竿壁厚 2.5～4.0 mm；节较平坦；竿环较箨环略隆起，节下方有红棕色贴竿的毛环。箨鞘长于节间，上部宽松抱竿，无毛，下部紧密抱竿，密被紫褐色伏贴疣基刺毛，具纵肋；箨耳无；箨舌厚膜质，截形，高 1～2 mm，背部有棕色伏贴微毛；箨片大小多变化，窄披针形，竿下部者较窄，竿上部者稍宽，易落。小枝具叶 2～4 片；叶鞘紧密抱竿，有纵肋，背面无毛或被微毛；无叶耳；叶舌高 1～4 mm，截形；叶片在成长植株上稍下弯，宽披针形或长圆状披针形，长 20～46 cm，宽 4.0～10.8 cm，先端长尖，基部楔形，下表面灰绿色，密被贴伏的短柔毛或无毛，中脉两侧或仅一侧生有一条毡毛，次脉 8～16 对，小横脉明显，形成方格状，叶缘生有细锯齿。圆锥花序长 10 cm 以上，花序主轴和分枝均密被棕色短柔毛；小穗绿色带紫色，长 2.3～2.5 cm，几呈圆柱形，含小花 5～6 朵；小穗柄短，小穗轴节间短且被白色绒毛；颖 3 片，纸质，脉上具微毛，第 1 颖长短，先端钝，有 5 脉，第 2、第 3 颖稍长，分别具 7 脉、9 脉；第一外稃长 11～13 mm，背部具微毛，有 11～13 脉，基盘短，其上具白色髯毛；第一内稃长约为外稃的 1/3，背部有 2 脊，脊间生有白色微毛，先端有 2 齿和白色柔毛；花药短，黄色。笋期 4—5 月，花期 6—7 月。

（2）阔叶箬竹。又名寮竹、箬竹、壳箬竹、棕巴叶竹、庐山茶竿竹、截平茶竿竹。竿高可达 2 m，直径 5～15 mm；节间长 5～22 cm，被微毛，尤以节下方为多；竿环略高，箨环平；竿每节为 1 枝，惟竿上部稀为 2～3 枝，枝直立或微上举。箨鞘硬纸质或纸质，下部竿箨者紧抱竿，而上部者则较疏松抱竿，背部常具棕色疣基小刺毛或白色的细柔毛，以后毛易脱落，边缘具棕色纤毛；箨耳无或稀可不明显，疏生粗糙短繸毛；箨舌截形，高 0.5～2.0 mm，先端无毛或有时具短繸毛而呈流苏状；箨片直立，线形或狭披针形。叶鞘无毛，先端稀具极小微毛，质厚，坚硬，边缘无纤毛；叶舌截形，高 1～3 mm，先端无毛或稀具繸毛；叶耳无；叶片长圆状披针形，先端渐尖，长 10～45 cm，宽 2～9 cm，下表面灰白色或灰白绿色，多少生有微毛，次脉 6～13 对，小横脉明显，形成近方格形，叶缘生有小刺毛。圆锥花序长 6～20 cm，其基部为叶鞘所包裹，花序分枝上升或直立；小穗常带紫色，几呈圆柱形，长 2.5～7.0 cm，含小花 5～9 朵；小穗轴节间短，密被白色柔毛；颖通常质薄，具微毛或无毛，但上部和边缘生有绒毛，第 1 颖短，具不明显的 5～7 脉，第 2 颖稍长，具 7～9 脉；外稃先端渐尖呈芒状，具 11～13 脉，脉间小横脉明显，具微毛或近于无毛，第 1 外稃较长，基盘密生白色柔毛；内稃稍短于外稃，稀有等长或较长于外稃，通常先端有 2 齿或有 1 凹头，背部有 2 脊，脊或脊间向上生稀疏的微毛，鳞被 3 枚；雄蕊 3 枚，花药紫色或黄带紫色。颖果成熟后古铜色，状如麦穗，长约 1 cm。笋期 4—5 月，花、果期 1—8 月。

4. 生境分布

（1）箬竹。野生于海拔 300～1 400 m 的山坡路旁，分布于中国浙江、湖南、贵州等地。

（2）阔叶箬竹。野生于林下或山坡，产于中国华东及湖北、湖南、广东、四川、贵州等地。

以上 2 种药用植物，黔西北地区的金沙、黔西、织金、纳雍、七星关等县（市、区）均有野生资源分布和人工栽培。

5. 性味归经

性寒，味甘；归肺、肝经。

6. 功能主治

清热止血，解毒消肿。用于吐血、衄血、便血、崩漏、小便不利、喉痹、痈肿。

7. 用法用量

内服：煎汤，9～15 g；或炒存性，入散剂。外用：适量，炒炭存性，研末吹喉。

8．使用注意

箬叶大凉，脾胃虚寒者及素有胃寒病者勿食为妥。

十四、紫苏叶

1．别名

苏叶、紫菜。

2．来源

本品为唇形科植物紫苏 *Perilla frutescens*（L.）Britt. 的干燥叶（或带嫩枝）。夏季，枝叶茂盛时采收，除去杂质，晒干。

3．植物形态

见第297页，“紫苏梗”部分。

4．生境分布

见第297页，“紫苏梗”部分。

5．药材性状

本品叶片多皱缩卷曲、破碎，完整者展平后呈卵圆形，长4～11 cm，宽2.5～9.0 cm。先端长尖或急尖，基部圆形或宽楔形，边缘具圆锯齿。两面紫色，或上表面绿色，下表面紫色，疏生灰白色毛，下表面有多数凹点状的腺鳞。叶柄长2～7 cm，紫色或紫绿色。质脆。带嫩枝者，枝的直径2～5 mm，紫绿色，断面中部有髓。气清香，味微辛。

一般干品含水分不超过12.0%，挥发油不少于0.40%（单位：mL/g）。

6．性味归经

性温，味辛；归肺、脾经。

7．功能主治

解表散寒，行气和胃。用于风寒感冒、咳嗽呕恶、妊娠呕吐、鱼蟹中毒。

8．用法用量

内服：煎汤，5～10 g。

十五、淫羊藿

1．别名

仙灵脾、牛角花、三叉风、羊角风、三角莲、三枝九叶草等。

2．来源

本品为小檗科植物淫羊藿 *Epimedium brevicornum* Maxim.、箭叶淫羊藿 *Epimedium sagittatum*（Sieb. et Zucc.）Maxim.、柔毛淫羊藿 *Epimedium pubescens* Maxim. 的干燥叶。夏、秋季，茎叶茂盛时采收，晒干或阴干。

3．植物形态

（1）淫羊藿。多年生草本。株高30～40 cm。根茎横走，质硬，生多数须根。茎直立，有棱，无毛，通常无基生叶。茎生叶2片，生于茎顶；有长柄；二回三出复叶，小叶9片，宽卵形或近圆形，先端急尖或短渐尖，基部深心形，边缘有刺齿，下面绿色，有光泽，无毛，下苍白色，疏生少数柔毛，两面网脉明显；顶生小叶基部裂片圆形，均等，两侧小叶基部裂片不对称，内侧圆形，外侧急尖。圆锥花序顶生，较狭；花序轴及花梗有腺毛；花梗基部苞片卵状披针形，膜质；花白色，20～50朵，具花便；外萼片4枚，狭卵形，带暗绿色，内萼片4枚，披针形，白色或淡黄色，花瓣小，4 枚，具距；雄蕊 4 枚；雌蕊 1 枚，花柱长。蓇葖果，先端有喙。种子 1～2 颗，褐色。花期 5—6 月，果期 6—8 月。

（2）箭叶淫羊藿。多年生常绿草本。株高 25～50 cm。根茎短粗，略呈结节状，坚硬，外皮褐色，断面白色。茎有条棱，无毛。叶基生，一回三出复叶，具叶柄；茎生叶 2 片，常生于茎顶，与基生叶同型，小叶革质，狭卵至披针形，先端急尖或渐尖，基部心形，箭镞形，两侧小叶基部呈不对称心形，浅裂，边缘生细刺毛，下面初无毛，后疏生单细胞短硬毛；顶生小叶基部裂片近圆形，均等；侧生小叶基部裂片不对称，内侧裂片较小，圆形，外侧裂片较大，三角形，急尖。圆锥花序顶生，挺直，花序轴及花梗通常无毛，有时被少数腺毛；花白色，20～60 朵，具花梗；外轮萼片 4 枚，长圆状卵形，带紫色，内轮萼片 4 枚，卵形或卵状三角形，先端急尖，白色；花瓣与内萼片近等长，棕黄色，有短距；雄蕊 4 枚。蓇葖果，有喙。种子肾状长圆形，深褐色。花期 2—3 月，果期 5—6 月。

（3）柔毛淫羊藿。多年生草本。株高 20～60 cm。根茎短粗，结节状。茎微具条棱，无毛或与叶柄相交接部有细柔毛。一回三出复叶，茎叶 2 片对生；小叶革质，卵形至披针形，先端短渐尖或渐尖，基部深或浅心形，裂片常圆形，边缘有刺齿，上面有光泽，下面密被灰色柔毛或卷柔毛，沿叶脉及叶柄处尤多。圆锥花序顶生或腋生，花序轴及花梗有腺毛；花白色；具花梗；外萼片 4 枚，宽卵形，带紫色，内萼片披针形，白色，有数脉；花瓣小，短于内萼，束状。蓇葖果长圆形，先端有长喙。花期 4—5 月，果期 5—7 月。

4. 生境分布

（1）淫羊藿。野生于海拔 650～3 500 m 的林下、沟边灌丛中或山坡阴湿处，分布于中国黑龙江、吉林、辽宁、山东、江苏、江西、湖南、广西、四川、贵州、陕西、甘肃等省（自治区、直辖市）。

（2）箭叶淫羊藿。野生于山地、密林、岩石缝中、溪旁或荫处潮湿地，分布于中国陕西、甘肃、江苏、安徽、浙江、江西、福建、台湾、湖北、湖南、广东、广西、四川、贵州等地。

（3）柔毛淫羊藿。野生于海拔 300～2 000 m 的林下、灌丛中、山坡地边或山沟阴湿处，分布于中国内蒙古、河北、陕西、甘肃、安徽、浙江、江西、河南、湖北、四川、贵州等地。

上述 3 种药用植物，黔西北地区的金沙等县（市、区）有淫羊藿野生资源分布；威宁、赫章、金沙等县（市、区）有箭叶淫羊藿野生资源分布；大方、黔西、七星关等县（市、区）有柔毛淫羊藿野生资源分布。

5. 药材性状

（1）淫羊藿。三出复叶；小叶片卵圆形，长 3～8 cm，宽 2～6 cm；先端微尖，顶生小叶基部心形，两侧小叶较小，偏心形，外侧较大，呈耳状，边缘具黄色刺毛状细锯齿；上表面黄绿色，下表面灰绿色，主脉 7～9 条，基部有稀疏细长毛，细脉两面突起，网脉明显；小叶柄长 1～5 cm。叶片近革质。气微，味微苦。

（2）箭叶淫羊藿。三出复叶；小叶片长卵形至卵状披针形，长 4～12 cm，宽 2.5～5.0 cm，先端渐尖；两侧小叶基部明显偏斜，外侧呈箭形；下表面疏被粗短伏毛或近无毛。叶片革质。

（3）柔毛淫羊藿。叶下表面及叶柄密被绒毛状柔毛。

一般干品含杂质不超过 3.0%；水分不超过 12.0%；总灰分不超过 8.0%；醇溶性浸出物不少于 15.0%；总黄酮以淫羊藿苷（$C_{33}H_{40}O_{15}$）计，不少于 5.0%；淫羊藿苷（$C_{33}H_{40}O_{15}$）不少于 0.5%；总黄酮醇苷以朝藿定 A（$C_{39}H_{50}O_{20}$）、朝藿定 B（$C_{38}H_{48}O_{19}$）、朝藿定 C（$C_{39}H_{50}O_{19}$）和淫羊藿苷（$C_{33}H_{40}O_{15}$）的总量计，不少于 1.5%。

6. 性味归经

性温，味辛、甘；归肝、肾经。

7．功能主治

补肾阳，强筋骨，祛风湿。用于肾阳虚衰、阳痿遗精、筋骨痿软、风湿痹痛、麻木拘挛。

8．用法用量

内服：煎汤，6～10 g。

十六、枇杷叶

1．别名

巴叶、枇杷、蜜枇杷叶、炙枇杷叶、芦橘叶。

2．来源

本品为蔷薇科植物枇杷 *Eriobotrya japonica*（Thunb.）Lindl. 的干燥叶。全年均可采收叶，晒至七八成干时，扎成小把，再晒干。

2．植物形态

见第 182 页，“枇杷根”部分。

3．生境分布

见第 182 页，“枇杷根”部分。

5．药材性状

本品呈长圆形或倒卵形，长 12～30 cm，宽 4～9 cm。先端尖，基部楔形，边缘有疏锯齿，近基部全缘。上表面灰绿色、黄棕色或红棕色，较光滑；下表面密被黄色绒毛，主脉于下表面显著突起，侧脉羽状。叶柄极短，被棕黄色绒毛。革质而脆，易折断。无臭，味微苦。

一般干品含水分不超过 13.0%，总灰分不超过 9.0%，醇溶性浸出物不少于 18.0%，齐墩果酸（$C_{30}H_{48}O_3$）和熊果酸（$C_{30}H_{48}O_3$）的总量不少于 0.70%。

6．性味归经

性微寒，味苦；归肺、胃经。

7．功能主治

清肺止咳，降逆止呕。用于肺热咳嗽、气逆喘急、胃热呕逆、烦热口渴。

8．用法用量

内服：煎汤，6～10 g。

十七、枸骨叶

1．别名

功劳叶、羊角刺、老鼠刺、猫儿刺、六角茶、六角刺、八角刺、鸟不宿、鹅掌簕、苦丁茶。

2．来源

本品为冬青科植物枸骨 *Ilex cornuta* Lindl. ex Paxt. 的干燥叶。秋季，采收叶，除去杂质，晒干。

3．植物形态

常绿乔木，通常呈灌木状。树皮灰白色，平滑。单叶互生，硬革质，长椭圆状直方形，先端具 3 个硬刺，中央的刺尖向下反曲，基部两侧各边具有 1 刺，有时中间左右各生 1 刺，老树上叶基部呈圆形，无刺，叶上面绿色，有光泽，下面黄绿色；具叶柄。花白色，腋生，多数，排列成伞形；雄花与两性花同株；花萼杯状，4 裂，裂片三角形，外面有短柔毛；花瓣 4 枚，倒卵形，基部愈合；雄蕊 4 枚，着生在花冠裂片基部，与花瓣互生，花药纵裂；雌蕊 1 枚。核果椭圆形，鲜红色。种子4颗。花期4—5月，果期9—10月。

4. 生境分布

枸骨野生于海拔150～1 900 m的山坡、丘陵等的灌丛、疏林，以及路边、溪旁，分布于中国浙江、江苏、安徽、江西、湖北、湖南、河南、广西、贵州等地；国外，朝鲜及欧美一些国家亦产。

黔西北地区的威宁等县（市、区）有枸骨野生资源分布。

5. 药材性状

本品呈类长方形或矩圆状长方形，偶有长卵圆形，长3～8 cm，宽1.5～4.0 cm。先端具3枚较大的硬刺齿，顶端1枚常反曲，基部平截或宽楔形，两侧有时各具刺齿1～3枚，边缘稍反卷；长卵圆形叶常无刺齿。上表面黄绿色或绿褐色，有光泽；下表面灰黄色或灰绿色。叶脉羽状。叶柄较短。革质，硬而厚。气微，味微苦。

一般干品含水分不超过8.0%，总灰分不超过6.0%。

6. 性味归经

性凉，味苦；归肝、肾经。

7. 功能主治

清热养阴，益肾，平肝。用于肺痨咯血、骨蒸潮热、头晕目眩。

8. 用法用量

内服：煎汤，9～15 g。

 十八、侧柏叶

1. 别名

柏叶、扁柏、香柏、柏树、柏子树、扁柏叶、丛柏叶。

2. 来源

本品为柏科植物侧柏 *Platycladus orientalis*（L.）Franco. 的干燥枝梢及叶。夏、秋二季，采收叶，阴干。

3. 植物形态

常绿乔木。树高达20 m左右，胸径可达1 m。树冠圆锥形，分枝多；树皮红褐色，呈鳞片状剥落。小枝扁平，呈羽状排列。叶十字对生，细小鳞片状，紧贴于小枝上，亮绿色，先端尖，背有凹陷的腺体1个。雌雄同株，雄球花多生在下部的小枝上，呈卵圆形，具短柄，有雄蕊5～10对；雌球花生于上部的小枝上，球形，无柄，有鳞片3～4对，下面2对下半部肉质突起，基部各生有2枚直立胚珠。球果卵圆形，肉质，浅蓝色，后变为木质，深褐色而硬，裂开，果鳞的顶端有一钩状刺，向外方卷曲。种子椭圆形，无刺，淡黄色，质柔软。花期4月，果期9—10月。

4. 生境分布

侧柏喜生于湿润肥沃地，石灰岩石地也有生长。中国内蒙古南部、吉林、辽宁、河北、山西、山东、江苏、浙江、福建、安徽、江西、河南、陕西、甘肃、四川、云南、贵州、湖北、湖南、广东北部及广西北部等省（自治区、直辖市）有野生资源分布；国外，朝鲜亦产。

黔西北各县（市、区）均有侧柏野生资源分布和零星栽培。

5. 药材性状

本品多分枝，小枝扁平。叶细小鳞片状，交互对生，贴伏于枝上，深绿色或黄绿色。质脆，易折断。气清香，味苦涩、微辛。

一般干品含杂质不超过6%，水分不超过11.0%，总灰分不超过10.0%，酸不溶性灰分不超过3.0%，醇溶性浸出物不少于15.0%，槲皮苷（$C_{21}H_{20}O_{11}$）不少于0.10%。

6．性味归经

性寒，味苦、涩；归肺、肝、脾经。

7．功能主治

凉血止血，化痰止咳，生发乌发。用于吐血、衄血、咯血、便血、崩漏下血、肺热咳嗽、血热脱发、须发早白。

8．用法用量

内服：煎汤，6～12 g。外用：适量，煎水洗、捣敷或研末调敷患处。

十九、山楂叶

1．别名

赤枣子叶。

2．来源

本品为蔷薇科植物山里红 *Crataegus pinnatifida* Bge. var. *major* N. E. Br. 或山楂 *Crataegus pinnatifida* Bge. 的干燥叶。夏、秋二季，采收叶，晒干。

3．植物形态

（1）山里红。落叶乔木。树高可达6 m。枝有刺或无刺。单叶互生；具叶柄；叶片阔卵形或三角卵形，稀菱状卵形，有2～4对羽状裂片，先端渐尖，基部宽楔形，上面有光泽，下面沿叶脉被短柔毛，边缘有不规则重锯齿。伞房花序；萼筒钟状，5齿裂；花冠白色，花瓣5枚，倒卵形或近圆形；雄蕊近20枚，花药粉红色；雌蕊1枚，子房下位，5室，花柱5枚。梨果近球形，深红色，有黄白色小斑点，萼片脱落很迟，先端留下一圆形深洼；小核3～5粒，外表面稍具棱，内表面两侧平滑。花期5—6月，果期8—10月。

（2）山楂。本种与山里红极为相似，仅果形较小；叶片亦较小，且分裂较深。

4．生境分布

（1）山里红。野生于山坡砂地、河边杂林，分布于中国东北、华北、西北和山东、江苏、河南等地，北方常有栽培。

（2）山楂。野生于山坡林缘、河岸灌丛，产于中国东北、华北及陕西、江苏、河南等地。

威宁等县（市、区）有山里红野生资源分布；黔西北地区各县（市、区）均有山楂野生资源，2019年织金县栽培山楂4 000亩。

5．药材性状

本品多已破碎，完整者展开后呈宽卵形，长6～12 cm，宽5～8 cm，绿色至棕黄色，先端渐尖，基部宽楔形，具2～6羽状裂片，边缘具尖锐重锯齿。叶柄长2～6 cm。托叶卵圆形至卵状披针形。气微，味涩、微苦。

一般干品含水分不超过12.0%；酸不溶灰分不超过3.0%；醇溶性浸出物不少于20.0%；总黄酮以无水芦丁（$C_{27}H_{30}O_{16}$）计，不少于7.0%；金丝桃苷（$C_{21}H_{20}O_{12}$）不少于0.050%。

6．性味归经

性平，味酸；归肝经。

7．功能主治

活血化瘀，理气通脉，化浊降脂。用于气滞血瘀、胸痹心痛、胸闷憋气、心悸健忘、眩晕耳鸣、高脂血症。

8．用法用量

内服：煎汤，3～10 g；或泡茶饮。外用：适量，煎汤洗。

二十、杜仲叶

1．别名

思仲叶。

2．来源

本品为杜仲科植物杜仲 *Eucommia ulmoides* Oliv. 的干燥叶。秋末，采收叶，除去杂质，洗净，晒干。

3．植物形态

见第 305 页，“杜仲”部分。

4．生境分布

见第 305—第 306 页，“杜仲”部分。

5．药材性状

本品多皱缩，破碎，完整叶片展平后呈椭圆形或卵圆形，长 6～14 cm，宽 3～7 cm，暗黄绿色，先端渐尖，基部圆形或广楔形，边缘具锯齿，下表面脉上有柔毛；叶柄长 1.0～1.5 cm。质脆，折断可见有弹性银白色的橡胶丝相连。气微，味微苦。以完整、色黄绿、无杂质者为佳。

6．性味归经

性温，味微辛；归肝、肾经。

7．功能主治

补肝肾，强筋骨，降血压。用于肝肾不足、头晕目眩、腰膝酸痛、筋骨痿软、高血压病。

8．用法用量

内服：煎汤，15～30 g。

二十一、银杏叶

1．别名

飞蛾叶、鸭脚子。

2．来源

本品为银杏科植物银杏 *Ginkgo biloba* L. 的干燥叶。秋季，叶尚绿时采收，及时干燥。

3．植物形态

见第 218 页，“白果根”部分。

4．生境分布

见第 218 页，“白果根”部分。

5．药材性状

本品多皱折或破碎，完整者呈扇形，长 3～12 cm，宽 5～15 cm。黄绿色或浅棕黄色，上缘呈不规则的波状弯曲，有的中间凹入，深者可达叶长的 4/5。具二叉状平行叶脉，细而密，光滑无毛，易纵向撕裂。叶基楔形，叶柄长 2～8 cm。体轻。气微，味微苦。

一般干品含杂质不超过 2%；水分不超过 12.0%；总灰分不超过 10.0%；酸不溶性灰分不超过 2.0%；醇溶性浸出物不少于 25.0%；总黄酮醇苷不少于 0.40%；含萜类内酯以银杏内酯 A（$C_{20}H_{24}O_9$）、银杏内酯 B（$C_{20}H_{24}O_{10}$）、银杏内酯 C（$C_{20}H_{24}O_{11}$）和白果内酯（$C_{15}H_{18}O_8$）的总量计，不少于0.25%。

6．性味归经

性平，味甘、苦、涩；归心、肺经。

7．功能主治

活血化瘀，通络止痛，敛肺平喘，化浊降脂。用于瘀血阻络、胸痹心痛、中风偏瘫、肺虚咳喘、高脂血症。

8．用法用量

内服：煎汤，9～12 g。

9．使用注意

有实邪者忌用。

二十二、三尖杉

1．别名

榧子、尖松、血榧、岩杉、石榧、水柏子、藏杉、桃松、狗尾松、山榧树、白头杉、崖头杉。

2．来源

本品为三尖杉科植物三尖杉 *Cephalotaxus fortunei* Hook. f. 的小枝叶。全年均可采收叶，干燥。以秋季采收者质量较好。

3．植物形态

常绿乔木。树高10～20 m，胸径达40 cm。树皮灰褐色至红褐色，老时成不规则片状剥落。小枝对生，基部有宿存芽鳞。冬芽顶生，常3个并列。叶螺旋状排成2列，较疏，常水平展开，线状披针形，微弯，上部渐狭，先端有渐尖的长尖头，基部渐狭，楔形或宽楔形，下面气孔带白色，比绿色边带宽3～5倍。花单性异株；雄球花生于枝上端叶腋，球形，具短柄，每个雄球花有雄蕊6～16枚，基部具1苞片；雌球花具长梗，生于枝下部叶腋，由9对交互对生的苞片组成，每苞有直立胚球2枚。种子椭圆状卵形或近圆球形，假种皮成熟时紫色或红紫色，顶端有小尖头；子叶2枚，条形，先端钝圆或微凹，下面中脉隆起，无气孔线，上面有凹槽，内有一窄的白粉带。花期4月，种子8—10月成熟。

4．生境分布

三尖杉野生于针、阔叶树混交林中，为中国特有树种，分布于中南及陕西、甘肃、安徽、浙江、四川、贵州、云南等地。

黔西北地区的七星关等县（市、区）有三尖杉野生资源分布。

5．药材性状

本品小枝对生，圆柱形，棕色。叶线状披针形，螺旋状排列，基部扭曲成2行状，长1.0～1.8 cm，宽2～4 mm，顶端有渐尖的长尖头，上表面灰棕色，具光泽，下表面黄棕色，主脉两侧各有1条棕红色条纹。气微，味微苦。

6．性味归经

性寒，味苦、涩；归经不详。

7．功能主治

抗癌。用于恶性淋巴瘤、白血病、肺癌、胃癌、食道癌、直肠癌等。

8. 用法用量

一般提取其中生物碱，制成注射剂使用，成人每天（2.0±0.5）mg/kg体重，分2次肌内注射。

二十三、苦竹叶

1. 来源

本品为禾本科植物苦竹 *Pleioblastus amarus*（Keng）Keng f. 的干燥嫩叶。夏、秋季，采摘叶，晒干。

2. 植物形态

小乔木或灌木。竿直立，高3～5 m，粗1.5～2 cm，竿壁厚约6 mm；幼竿淡绿色，具白粉，老时绿黄色，被灰白色粉斑；竿散生或丛生，圆筒形，竿环极隆起；每节有3～7分枝，但在每分枝一侧的节间下部1/4处稍平；箨环有1圈褐色箨鞘基部残留物，箨鞘厚纸质和革质，绿色，无或有细小的紫色斑点，有棕色或白色小刺毛，基部与竿相连处较密，内面光滑而有光泽，边缘密被金黄色的纤毛；箨耳很小，深褐色，有直立棕色纤毛；箨舌截平，边缘密生纤毛；箨叶细长披针形，幼时绿色，多脉，无显著的中脉；叶鞘无毛，有横脉；叶舌质坚硬，截平；叶片披针形，质坚韧，表面深绿色，背面淡绿色，有微毛，尤以基部为甚；具叶柄。花枝基部有苞片，花序分枝与小穗柄略扁平，常呈波状曲折，小穗绿色，每小穗有小花8～12朵，绿色或淡紫色，在杯状顶端有纤毛；颖3～5枚，有锐尖头，边缘有纤毛；外稃披针形，近革质，有横脉，边缘粗糙，内稃背部2脊间有沟纹，鳞被3枚，后方1片长于前方2片；雄蕊3枚，有细长而互相分离的花丝，花药黄色，药隔不伸出；花柱1枚，柱头3枚，羽毛状。颖果长圆形。花期4—5月。

3. 生境分布

苦竹生于向阳山坡或平原，多为栽培。中国江苏、安徽、浙江、江西、福建、湖北、湖南、四川、贵州、云南等省（自治区、直辖市）有分布。

黔西北地区的大方、七星关区等县（市、区）有苦竹野生资源分布。

4. 药材性状

本品干燥叶多呈细长卷筒状，展开后叶片为披针形，长6～12 cm，宽10～15 mm。先端尖锐，基部圆形，叶柄长6～10 mm，上面灰绿色，光滑，下面粗糙有毛，主脉较粗，两侧脉8～16条。边缘的一侧有细锯齿。质脆而有弹性。气弱，味微苦。

5. 性味归经

性寒，味苦；归心、肝经。

6. 功能主治

清心，利尿，明目，解毒。用于热病烦渴、失眠、小便短赤、口疮、目痛、失音、烫火伤。

7. 用法用量

内服：煎汤，6～12 g。外用：适量，烧存性研末调敷。

二十四、樟树叶

1. 别名

樟叶。

2. 来源

本品为樟科植物樟 *Cinnamomum camphora*（L.）Presel 的叶。3月下旬以前及5月上旬后，树

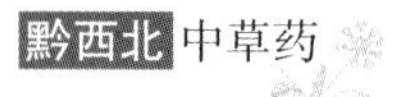

叶含油多时采收，鲜用或晾干。

3. 植物形态

见第 183 页，“香樟根”部分。

4. 生境分布

见第 184 页，“香樟根”部分。

5. 性味归经

性温，味辛；归心、脾、肺经。

6. 功能主治

祛风，除湿，解毒，杀虫。用于风湿痹痛、胃痛、水火烫伤、疮疡肿毒、慢性下肢溃疡、疥癣、皮肤瘙痒、毒虫咬伤。

7. 用法用量

内服：煎汤，3～10 g；或捣汁、研末。外用：适量，煎水洗或捣敷。

8. 使用注意

孕妇忌服。

二十五、油桐叶

1. 别名

桐子树叶。

2. 来源

本品为大戟科植物油桐 *Vernicia fordii*（Hemsl.）Airy Shaw 的叶。秋季，采集叶，晒干或鲜用。

3. 植物形态

见第 173 页，“油桐根”部分。

4. 生境分布

见第 174 页，“油桐根”部分。

5. 药材性状

本品单叶互生，具长柄，初被毛，后渐脱落；叶片卵形至心形，长 8～20 cm，宽 6～15 cm，先端尖，基部心形或楔形，不裂或有时 3 浅裂，全缘，上面深绿色，有光泽，初时疏生微毛，沿脉较密，后渐脱落，下面有紧贴密生的细毛。气微，味苦、涩。

6. 性味归经

性寒，味苦、微辛，有毒；归肝、大肠经。

7. 功能主治

消热消肿，解毒杀虫。用于肠炎、痢疾、痈肿、臁疮、疥癣、漆疮、烫伤。

8. 用法用量

内服：煎汤，15～30 g。外用：适量，捣敷；或烧灰研末撒。

二十六、苏铁叶

1. 别名

铁树叶、番蕉叶。

2．来源

本品为苏铁科植物苏铁 *Cycas revoluta* Thunb. 的叶。全年均可采收，摘取叶，晒干或鲜用。

3．植物形态

见第 178 页，“苏铁根”部分。

4．生境分布

见第 178 页，“苏铁根”部分。

5．药材性状

本品叶大型，一回羽状，叶轴扁圆柱形，叶柄基部两侧具刺，黄褐色。质硬，断面纤维性。羽片线状披针形，长 9～18 cm，宽 4～6 mm，黄色或黄褐色，边缘向背面反卷，背面疏生褐色柔毛。质脆，易折断，断面平坦。气微，味淡。

6．性味归经

性平，味甘、淡，有小毒；归肝、胃经。

7．功能主治

理气止痛，散瘀止血，消肿解毒。用于肝胃气滞疼痛、经闭、吐血、便血、痢疾、肿毒、外伤出血、跌打损伤。

8．用法用量

内服：煎汤，9～15 g；或烧存性，研末。外用：适量，烧灰；或煅存性研末敷。

二十七、夹竹桃

1．别名

洋桃、柳叶桃、柳叶树、拘那夷、拘拏儿、棋那卫、枸那、桃叶桃、叫出冬、枸那异、水甘草、大节肿、九节肿、白羊桃、状元竹、柳竹桃、柳条花、三李白、四季红、洋桃梅、红羊皮、红花夹竹桃。

2．来源

本品为夹竹桃科植物夹竹桃 *Nerium oleander* L. 的叶。全年均可采集，摘取叶片，晒干或炕干。

3．植物形态

常绿灌木。树高 2～5 m。全株无毛，枝条灰绿色，含水液。叶 3～4 枚轮生，下枝为对生，叶柄扁平，基部稍宽；叶片长披针形，先端急尖，基部楔形，叶缘反卷，上面深绿色，下面淡绿色，平行羽状脉。聚伞花序顶生，具花数朵；苞片披针形，花萼 5 深裂，红色，内面基部具腺体；花芳香；花冠裂片 5 枚，倒卵形，深红色或粉红色，单瓣或重瓣，花冠筒内被长柔毛；副花冠鳞片状，先端撕裂；雄蕊 5 枚，着生于花冠筒中部以上，花丝短，被长柔毛，花药箭头状，与柱头连生，基部具耳，药隔延长呈丝状；无花盘；心皮 2 枚，离生，柱头近圆球形。长蓇葖果 2 枚，离生，平行或并连，圆形，两端较窄，无毛，具细纵条纹。种子长圆形，先端钝，基部窄，褐色，种皮被锈色短柔毛，末端具黄褐色绢质种毛。花期 8—10 月，果期一般在冬、春季。栽培种几乎全年有花，以夏、秋为最盛，很少结果。

4．生境分布

夹竹桃原产于印度、伊朗和尼泊尔；现广泛种植于世界热带地区；中国各省（自治区、直辖市）均有栽培，尤以南方居多，常植于公园、风景区、道路旁或河旁、湖旁周围。

黔西北地区的黔西、大方、七星关、织金、纳雍等县（市、区）有夹竹桃零星栽培。

5. 药材性状

本品叶窄披针形，长可达 15 cm，宽约 2 cm，先端渐尖，基部楔形，全缘稍反卷，上面深绿色，下面淡绿色，主脉于下面凸起，侧脉细密而平行；叶柄长约 5 mm。厚革质而硬。气特异，味苦，有毒。

6. 性味归经

性寒，味苦，有大毒；归心经。

7. 功能主治

强心利尿，祛痰定喘，镇痛，祛瘀。用于心力衰竭、喘咳、癫痫、跌打肿痛、血瘀经闭。

8. 用法用量

内服：煎汤，0.3～0.9 g；研末，0.05～0.10 g。外用：适量，捣敷或制成酊剂外涂。

9. 使用注意

孕妇忌服。不宜多服久服，过量则中毒。

中毒症状：先出现头痛、头晕、恶心、呕吐、腹痛、腹泻、烦躁、谵妄，其后四肢冰冷而有汗、脸色苍白、脉搏不规则、瞳孔散大、对光不敏感，继而痉挛、昏迷，最后心脏停搏而死亡。

解救方法：若毒物未吐出时可催吐、洗胃，中晚期可导泻，服蛋清、维生素 C；大量饮浓茶；肌内注射阿托品；静脉注射葡萄糖液；保温。

二十八、芙蓉叶

1. 别名

芙蓉、木棉、地芙蓉、山芙蓉、胡李花、三变花、拒霜叶、铁箍散、芙蓉花叶。

2. 来源

本品为锦葵科植物木芙蓉 *Hibiscus mutabilis* L. 的干燥叶。夏、秋季，采摘叶，晒干。

3. 植物形态

落叶灌木或小乔木。树高 2～5 m。小枝、叶柄、花梗和花萼均密被星状毛与直毛相混的细绵毛。叶互生；叶柄长 5～20 cm；托叶披针形，常早落；叶宽卵形至卵圆形或心形，常 5～7 裂，裂片三角形，先端渐尖，具钝圆锯齿，上面疏被星状细毛和点，下面密披星状细绒毛；主脉 7～11 条。花单生于枝端叶腋间，花有梗，近端具节；小苞片 8 枚，线形，密被星状绵毛，基部合生；萼钟形，裂片 5 枚，卵形，渐尖头；花初开时白色或淡红色，后变深红色，花瓣近圆形，外面被毛，基部具髯毛；雄蕊柱长 2.5～3.0 cm，无毛；花柱 5 枚，疏被毛。蒴果扁球形，被淡黄色刚毛和绵毛，果爿 5 枚。种子肾形，背面被长柔毛。花期 8—10 月，果期 9—11 月。

4. 生境分布

木芙蓉在中国辽宁、河北、山东、陕西、安徽、江苏、浙江、江西、福建、台湾、广东、广西、湖南、湖北、四川、贵州、云南等省（自治区、直辖市）均有木芙蓉栽培；国外，日本、东南亚各国亦产。

黔西北地区各县（市、区）均有木芙蓉栽培。

5. 药材性状

本品全体被灰白色星状毛。叶片大，多皱缩破碎，完整者展平后呈卵圆状心形，直径 10～20 cm，掌状 3～7 裂，裂片三角形，先端渐尖，基部心形，边缘有钝齿，叶面深绿色，叶背灰绿色，叶脉 7～11 条，两面突起。叶柄圆柱形，长 5～20 cm，直径约 0.3 mm，黄褐色。质脆易碎。气微，味微辛。

6. 性味归经

性凉，味辛、苦；归肺、肝经。

7. 功能主治

清肺凉血，解毒消肿。用于肺热咳嗽、目赤肿痛、痈疽肿毒、恶疮、缠身蛇丹、脓疱疮、肾盂肾炎、水火烫伤、毒蛇咬伤、跌打损伤。

8. 用法用量

内服：煎汤，10～30 g。外用：适量，研末调敷或捣敷。

9. 使用注意

孕妇禁服。

二十九、草乌叶

1. 来源

本品为毛茛科植物北乌头 *Aconitum kusnezoffii* Reichb. 的干燥叶。夏季，叶茂盛花未开时采收，除去杂质，及时干燥。

2. 植物形态

见第 98 页，“草乌” 部分。

3. 生境分布

见第 98 页，“草乌” 部分。

4. 药材性状

本品多皱缩卷曲、破碎。完整叶片展平后呈卵圆形，3 全裂，长 5～12 cm，宽 10～17 cm；灰绿色或黄绿色；中间裂片菱形，渐尖，近羽状深裂；侧裂片 2 深裂；小裂片披针形或卵状披针形。上表面微被柔毛，下表面无毛；叶柄长 2～6 cm。质脆。气微，味微咸、辛。

5. 性味归经

性平，味辛、涩，有小毒；归经不详。

6. 功能主治

清热，解毒，止痛。用于热病发热、泄泻腹痛、头痛、牙痛。

7. 用法用量

内服：1.0～1.2 g，多入丸、散。

8. 使用注意

孕妇慎用。

三十、大青叶

1. 别名

蓝菜、蓝叶。

2. 来源

本品为十字花科植物菘蓝 *Isatis indigotica* Fort. 的干燥叶。夏、秋二季，分 2～3 次采收叶，除去杂质，晒干。

3. 植物形态

见第 136 页，“板蓝根” 部分。

4. 生境分布

见第 136 页，“板蓝根”部分。

5. 药材性状

本品多皱缩卷曲，有的破碎。完整叶片展平后呈长椭圆形至长圆状倒披针形，长 5～20 cm，宽 2～6 cm；上表面暗灰绿色，有的可见色较深稍突起的小点；先端钝，全缘或微波状，基部狭窄下延至叶柄呈翼状。叶柄长 4～10 cm，淡棕黄色。质脆。气微，味微酸、苦、涩。

一般干品含水分不超过 13.0%，醇溶性浸出物不少于 16.0%，靛玉红（$C_{16}H_{10}N_2O_2$）不少于 0.020%。

6. 性味归经

性寒，味苦；归心、胃经。

7. 功能主治

清热解毒，凉血消斑。用于温病高热、神昏、发斑发疹、痄腮、喉痹、丹毒、痈肿。

8. 用法用量

内服：煎汤，9～15 g。

三十一、翅子木

1. 来源

本品为梧桐科植物翅子树 *Pterospermum acerifolium* Willd. 的叶。夏、秋季，采收叶，晒干或鲜用。

2. 植物形态

大乔木。树皮光滑，幼枝密被茸毛。叶互生；叶柄粗壮，具条纹；托叶条裂，早落；小苞片条裂或掌状深裂；叶片革质，近圆形或长圆形，全缘、浅裂或有粗齿，先端截形或近圆形，并有浅裂或突尖，基部心形，上面被稀疏毛或几无毛，下面密被淡黄色或带灰色的星状茸毛；基生脉 7～12 条，叶脉在叶背凸出。花单生，白色，芳香；萼片 5 枚，条状长圆形，外面密被黄褐色茸毛，内面被白色长柔毛；花瓣 5 枚，条状长圆形，略成楔形，无毛；退化雄蕊棒状，有毛；雄蕊 15 枚，每 3 个集合成群与退化雄蕊互生；子房长圆形，具 5 个棱角，5 室。蒴果木质，长圆状圆筒形，具柄，有 5 个不明显的凹陷面或浅沟，初被淡红褐色茸毛，后无毛，先端钝，基部渐狭，每室有种子多颗。种子斜卵形，压扁状，具翅，翅大而薄，褐色，光滑。

3. 生境分布

翅子树野生于海拔 1 200～1 780 m 的山坡上，中国云南、福建、台湾等省（自治区、直辖市）有栽培。

黔西北地区的七星关等县（市、区）引种栽培，并获成功。

4. 药材性状

本品叶片近圆形或长圆形；长 24～34 cm，宽 14～29 cm；顶端截形或近圆形，并有浅裂或突尖；全缘，浅裂或有粗齿；基部心形；叶面被稀疏的毛或几无毛，叶背密被淡黄色或带灰色的星状茸毛；基生脉 7～12 条，叶脉在叶背凸出；革质。叶柄粗壮，有条纹。气微，味微苦。

5. 性味归经

性平，味微苦；归经不详。

6. 功能主治

散瘀止血。用于跌打肿痛、创伤出血。

7. 用法用量

内服：煎汤，6～15 g。外用：鲜品适量，捣敷患处。

三十二、乌桕叶

1. 别名

虹叶、卷子叶、油子叶。

2. 来源

本品为大戟科植物乌桕 *Sapium sebiferum*（L.）Roxb. 的干燥叶。全年均可采叶，除去杂质，晒干或鲜用。

3. 植物形态

见第 332—第 333 页，“乌桕木根皮”部分。

4. 生境分布

见第 333 页，“乌桕木根皮”部分。

5. 药材性状

本品干燥叶多破碎或皱缩。完整叶片为卵状菱形，长、宽均为 3～8 cm。先端长渐尖，基部阔楔形，全缘。表面茶绿色或茶褐色。叶柄长，顶端有干缩的小腺体 2 枚。叶片纸质，易碎。气微，味微苦。

6. 性味归经

性微温，味苦；归肺、肾、胃、大肠经。

7. 功能主治

泻下逐水，消肿散瘀，解毒杀虫。用于水肿，大、小便不利，腹水，湿疹，疥癣，痈疮肿毒，跌打损伤，毒蛇咬伤。

8. 用法用量

内服：煎汤，6～12 g。外用：适量，鲜品捣敷；或煎水洗。

9. 使用注意

体虚者、孕妇及溃疡病患者禁服。

三十三、吉笼草

1. 别名

鱼香菜、木姜花。

2. 来源

本品为唇形科植物吉笼草 *Elsholtzia communis*（Coll. et Hemsl.）Diels. 的叶。本品多用鲜品，随用随采；或秋季采收，阴干。

3. 植物形态

一年生草本。株高 50～80 cm，全株有浓烈的柠檬醛香气。茎基部木质化，四棱形，具膨大的节，被白色短柔毛。叶对生，具叶柄，被柔毛；叶片卵状长圆形，顶端钝，基部宽楔形，边缘具浅锯齿，两面被柔毛，下面有腺点。轮伞花序多花密集，被疏柔毛；花萼管状，外面被绵状长柔毛，萼齿 5 枚，偏向一侧；花冠唇形，外面有柔毛及腺点，上唇先端微缺，具缘毛，下唇 3 裂，中裂片短而宽，侧裂片小；雄蕊 4 枚，前对较长，均伸出，花丝无毛，花药 2 室；子房 4 裂，花柱伸出，柱头 2 裂。小坚果长圆形，具棕色毛。花期 9—10 月，果期 10—12 月。

4．生境分布

吉笼草生于宅旁或阳坡次生林边，有野生或栽培的，分布于中国贵州、云南等省（自治区、直辖市）。

黔西北地区的七星关、纳雍、赫章等县（市、区）有吉笼草野生资源分布和零星栽培。

5．药材性状

本品茎多分枝，长约60 cm，小枝紫红色，密被弯卷白色短柔毛，质脆。叶多卷曲皱缩，展平后呈卵形或长圆形，先端钝，基部的圆形或宽楔形，边缘具锯齿，上面被白色柔毛，下面被短柔毛及淡黄色细小腺点；叶柄长2～5 mm，被短白色柔毛。茎、叶揉之，有柠檬香气，味辛凉。

6．性味归经

性凉，味辛；归经不详。

7．功能主治

清热，解表，消食。用于风热感冒、高热、抽搐、消化不良。

8．用法用量

内服：煎汤，9～15 g。

三十四、白绿叶

1．别名

羊奶果、羊奶奶、羊肋树、小羊奶果。

2．来源

本品为胡颓子科植物白绿叶 *Elaeagnus viridis* Serv. 的干燥叶。全年均可采收，采摘叶，晒干。该品种的根皮亦供药用。

3．植物形态

常绿直立灌木。树高2～3 m。根木质，外皮灰褐色，内部白色。幼枝密被锈色鳞片，老枝鳞片脱落，灰褐色或黑色。叶互生，叶柄锈色；叶薄革质或纸质，宽椭圆形，长2.5～6.5 cm，宽1.2～3.5 cm，先端钝圆形或渐尖，基部圆形或稍窄狭，全缘，上面幼时被褐色鳞片，成熟后脱落，深绿色，下面淡白色，密被银白色和散生少数褐色鳞片，侧脉上面显著，6～7对，与中脉开展呈45°。花白色，下垂，密被银白色和散生少数褐色鳞片，常1～3朵花簇生于叶腋短小枝上；花梗长达1 cm；花被筒短圆筒形，裂片4枚，宽卵形或卵状三角形，内面疏生白色星状短柔毛；雄蕊4枚，花丝极短；花柱直立，微被星状短柔毛。果长椭圆形，长约1 cm，被锈色鳞片，熟时淡红色。花期10—11月，果期翌年4—5月。

4．生境分布

白绿叶野生于山坡、路旁、灌木丛中，分布于中国云南、贵州等地。

黔西北地区的七星关等县（市、区）有白绿叶野生资源分布。

5．性味归经

性平，味酸；归经不详。

6．功能主治

利尿排石，止咳定喘，行气止痛。用于慢性肾炎、肾结石、胃痛、慢性支气管炎、支气管哮喘。

7．用法用量

内服：煎汤，6～9 g。

三十五、紫薇叶

1. 来源

本品为千屈菜科植物紫薇 *Lagerstroemia indica* L. 的叶。春、夏季，采收叶，洗净，晒干或鲜用。

2. 植物形态

见第 211 页，“紫薇根”部分。

3. 生境分布

见第 211 页，“紫薇根”部分。

4. 性味归经

性寒，味微苦、涩。

5. 功能主治

清热解毒，利湿止血。用于痈疮肿毒、乳痈、痢疾、湿疹、外伤出血。

6. 用法用量

内服：煎汤，10～15 g；或研末。外用：适量，鲜品捣敷；或研末敷；或煎水洗。

三十六、泽泻叶

1. 来源

本品为泽泻科植物泽泻 *Alisma orieutale-aquatica* Linn. 的叶。夏季，采叶，晒干或鲜用。

2. 植物形态

见第 66 页，“泽泻”部分。

3. 生境分布

见第 66 页，“泽泻”部分。

4. 药材性状

本品叶皱缩卷曲，展平后完整者呈椭圆形、长椭圆形或宽卵形，长 6～12 cm，宽 4～8 cm。两面均为绿色或黄绿色，先端锐尖或钝尖，基部圆形或心形，全缘；叶柄长 20～30 cm，呈细长圆柱状，基部稍膨大成鞘状。质脆，易破碎。气微，味微酸、涩。

5. 性味归经

性平，味微咸；归肺、肝、肾经。

6. 功能主治

益肾，止咳，通脉，下乳。用于虚劳、咳喘、乳汁不下、疮肿。

7. 用法用量

内服：煎汤，15～30 g。外用：鲜品适量，捣敷患处。

三十七、女贞叶

1. 别名

冬青叶、爆竹叶、白蜡叶、鱼蜡叶、惜莲叶、土金刚叶、水蜡树叶。

2. 来源

本品为木樨科植物女贞 *Ligustrum lucidum* Ait. 的叶。7—9 月，采叶，晒干或鲜用。

3．植物形态

常绿灌木或乔木。树高可达25 m。树皮灰褐色。枝黄褐色、灰色或紫红色，圆柱形，疏生圆形或长圆形皮孔。单叶对生；叶有柄，上面具沟；叶片革质，卵形、长卵形或椭圆形至宽椭圆形，先端锐尖至渐尖或钝，基部圆形，有时宽楔形或渐狭。圆锥花序顶生；花序具梗；花序基部苞片常与叶同型，小苞片披针形或线形，凋落；花无梗或近无梗；花萼无毛，齿不明显或近截形；花冠有裂片，反折；花丝长1.5～3.0 mm，花药长圆形；花柱柱头棒状。果肾形或近肾形，深蓝黑色，成熟时呈红黑色，被白粉。花期5—7月，果期7月至翌年5月。

4．生境分布

女贞野生于海拔2 900 m以下的疏林或密林中，分布于中国陕西、甘肃及长江以南各地。

黔西北地区各县（市、区）均有女贞野生资源分布，许多地方常将其用于环境绿化。

5．性味归经

性凉，味苦；归肝经。

6．功能主治

明目解毒，消肿止咳。用于头目昏痛、风热赤痛、口舌生疮、牙龈肿痛、疮肿溃烂、水火烫伤、肺热咳嗽。

7．用法用量

内服：煎汤，10～15 g。外用：捣敷；或绞汁含漱；或熬膏涂或点眼。

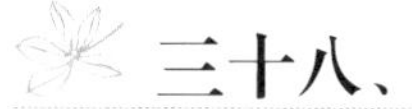

三十八、四季青

1．别名

红冬青、油叶树、树顶子、大叶冬青。

2．来源

本品为冬青科植物冬青 *Ilex chinensis* Sims 的干燥叶。秋、冬季，采收叶，除去枝梗、杂质，干燥。

3．植物形态

见第326—第327页，“冬青皮”部分。

4．生境分布

见第327页，“冬青皮”部分。

5．药材性状

本品叶呈长椭圆形或披针形，少卵形，长5～11 cm，宽2～4 cm，先端短渐尖，基部楔形，边缘有疏生的浅圆锯齿，上表面黄绿色至绿褐色，有光泽，下表面灰绿色至黄绿色，两面均无毛，中脉在叶下面隆起，侧脉每边8～9条。叶革质。气微，味苦、涩。以身干、色绿、无枝梗者为佳。

6．性味归经

性寒，味苦、涩；归肺、心经。

7．功能主治

清热解毒，凉血止血，敛疮。用于水火烫伤、湿疹、疮疡、肺热咳嗽、咽喉肿痛、热淋、泻痢、外伤出血。

8．用法用量

内服：煎服，15～30 g。外用：适量，研末敷患处。

9．使用注意

脾胃虚寒者、肠滑泄泻者慎用。

三十九、红茴香叶

1．来源

本品为木兰科植物红茴香 *Illicium henryi* Diels. 的叶。春、夏季，采摘叶，晒干或鲜用。

2．植物形态

见第 227 页，“红茴香根”部分。

3．生境分布

见第 227 页，“红茴香根”部分。

4．性味归经

性平，味苦；归肝经。

5．功能主治

止血消肿。用于跌打损伤、肿毒。

6．用法用量

外用：适量，研末，调敷患处。

四十、迎春花叶

1．别名

金腰带根。

2．来源

本品为木樨科植物迎春花 *Jasminum nudiflorum* Lindl. 的叶。夏、秋季，采收叶，去净杂质，晒干或鲜用。

3．植物形态

见第 228 页，“迎春花根”部分。

4．生境分布

见第 228 页，“迎春花根”部分。

5．药材性状

本品叶多卷曲皱缩，小叶展平后呈卵形或矩圆状卵形，长 1～3 cm，先端凸尖，边缘有短睫毛，下面无毛，灰绿色。气微香，味微苦、涩。

6．性味归经

性寒，味苦；归肺、肝、胃、膀胱经。

7．功能主治

清热，利湿，解毒。用于感冒发热、小便淋痛、外阴瘙痒、肿毒恶疮、跌打损伤、刀伤出血。

8．用法用量

内服：煎汤，10～20 g。外用：适量，煎水洗；或鲜品捣敷患处。

四十一、南天竹叶

1．别名

天竹叶、南竹叶。

2. 来源

本品为小檗科植物南天竹 *Nandina domestica* Thunb. 的干燥叶。四季均可采收，摘取叶，洗净，除去枝梗、杂质，晒干。

3. 植物形态

见第 242—第 243 页，“南天竹根” 部分。

4. 生境分布

见第 243 页，“南天竹根” 部分。

5. 药材性状

本品为二至三回羽状复叶，最末的小羽片有小叶 3～5 枚；小叶椭圆状披针形，长 3～10 cm，宽 5～10 mm，先端渐尖，基部楔形，全缘，表面深绿色或红色。革质。气微，味苦。

6. 性味归经

性寒，味苦；归肺、膀胱经。

7. 功能主治

清热利湿，泻火，解毒。用于肺热咳嗽、百日咳、热淋、尿血、目赤肿痛、疮痈、瘰疬。

8. 用法用量

内服：煎汤，9～15 g。外用：适量，捣烂涂敷。

四十二、救军粮叶

1. 别名

红子叶、火把果叶。

2. 来源

本品为蔷薇科植物火棘 *Pyracantha fortuneana*（Maxim.）Li 的叶。全年均可采叶，鲜用，随采随用。

3. 植物形态

见第 178—第 179 页，“红子根” 部分。

4. 生境分布

见第 179 页，“红子根” 部分。

5. 性味归经

性凉，味微苦；归肝经。

6. 功能主治

清热解毒，止血。用于疮疡肿痛、目赤、痢疾、便血、外伤出血。

7. 用法用量

内服：煎汤，10～30 g。外用：适量，捣敷。

四十三、算盘子叶

1. 别名

野南瓜叶。

2. 来源

本品为大戟科植物算盘子 *Glochidion puberum*（L.）Hutch. 的叶。夏、秋季，采收叶，鲜用或晒干。

3．植物形态

见第 242 页，“算盘子根”部分。

4．生境分布

见第 242 页，“算盘子根”部分。

5．药材性状

本品具短柄。叶片长圆形、长圆状卵形或披针形。长 3～8 cm，宽 1.0～2.5 cm。先端尖或钝，基部宽楔形。全缘，上面仅脉上被疏短柔毛或几无毛，下面粉绿色，密被短柔毛。叶片较厚，纸质或革质。气微，味苦涩。

6．性味归经

性凉，味苦、涩，有小毒；归大肠经。

7．功能主治

清热利湿，解毒消肿。用于湿热泻痢、黄疸、淋浊、带下、发热、咽喉肿痛、痈疮疖肿、漆疮、湿疹、虫蛇咬伤。

8．用法用量

内服：煎汤，6～9 g，或鲜品 30～60 g；或焙干研末；或绞汁。外用：适量，煎水熏洗；或鲜品捣敷。

9．使用注意

孕妇忌服。

四十四、罗汉松叶

1．别名

江南柏叶、江南侧柏叶。

2．来源

本品为罗汉松科植物短叶罗汉松 *Podocarpus macrophyllus*（Thunb.）D. Don var. maki Endl.、罗汉松 *Podocarpus macrophyllus*（Thunb.）D. Don. 的枝叶。全年或夏、秋季采收叶，洗净，晒干或鲜用。

3．植物形态

（1）短叶罗汉松。又名短叶土杉、小罗汉松，常绿针叶乔木。树高可达 15 m，胸径 30 cm。树皮有明显不规则纵裂，赭黄带白色或褐色。枝条密生，小枝向上伸展，淡褐色，无毛，有棱状隆起的叶枕。叶常密生枝条的上部，叶间距极短，革质或薄革质，斜展，窄椭圆形、窄矩圆形或披针状椭圆形，上面绿色，有光泽，中脉隆起，下面色淡，干后淡褐色，中脉微隆起，伸至叶尖，边缘微向下卷曲，先端微尖或钝，基部楔形，叶柄极短。雄球花穗状，单生或 2～3 个簇生叶腋，近于无梗，基部苞片约 6 枚，花药卵圆形，几乎无花丝；雌球花单生叶腋，具短梗。种子椭圆状球形或卵圆形，先端钝圆，有突起的小尖头，种托肉质，熟时鲜红色。

（2）罗汉松。又名土杉、仙柏、金钱松、罗汉柏、江南柏、长青罗汉杉，常绿针叶乔木。树高达 20 m，胸径达 60 cm。树皮灰色或灰褐色，浅纵裂，成薄片状脱落。枝开展或斜展，较密。叶螺旋状着生，条状披针形，微弯，先端尖，基部楔形，上面深绿色，有光泽，中脉显著隆起，下面带白色、灰绿色或淡绿色，中脉微隆起。雄球花穗状、腋生，常 3～5 个簇生于极短的总梗上，基部有数枚三角状苞片；雌球花单生叶腋，有梗，基部有少数苞片。种子卵圆形，先端圆，熟时肉质假种皮紫黑色，有白粉，种托肉质圆柱形，红色或紫红色。花期 4—5 月，种子 8—9 月成熟。

4．生境分布

（1）短叶罗汉松。原产于日本，中国西南及陕西、江苏、浙江、江西、福建、湖北、湖南、广东、广西等地均有栽培。

（2）罗汉松。产于中国江苏、浙江、福建、安徽、江西、湖南、四川、云南、贵州、广西、广东等省（自治区、直辖市），多栽培于庭园观赏；国外，日本亦产。

5. 药材性状

（1）短叶罗汉松。本品为干燥枝叶，枝条粗 2～5 mm，外表淡黄褐色，粗糙，密被三角形的叶枕。叶互生，螺旋状排列，甚密，狭披针形，长 5～7 cm，先端短尖或钝，上面灰绿色至暗褐色，下面淡黄绿色至淡棕色。气微，味淡。

（2）罗汉松。本品为干燥枝叶，叶片较长大，长 7～13 cm，排列较疏。其他与短叶罗汉松的叶相同。

其以色青绿、少梗、无老茎者为佳。

6. 性味归经

性平，味淡；归经不详。

7. 功能主治

止血。用于吐血、咳血。

8. 用法用量

内服：煎汤，10～30 g。

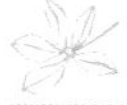

四十五、化香树叶

1. 别名

山柳叶、小化香叶。

2. 来源

本品为胡桃科植物化香树 *Platycarya strobilacea* Sieb. et Zucc.、圆果化香树 *Platycarya longipes* Wu. 的叶。夏、秋季，采收叶，晒干或鲜用。

3. 植物形态

（1）化香树。落叶小乔木。树高 2～6 m。树皮灰褐色，不规则纵裂；枝条暗褐色，有小皮孔；冬季被芽鳞，髓部实心。奇数羽状复叶，互生，长 15～30 cm，小叶 7～23 片，无柄，卵状披针形至长椭圆状披针形，薄革质，不等边，稍呈镰状弯曲，基部近圆形，一边略偏斜，先端长渐尖，边缘有重锯齿。花单性或两性，雌雄同株；两性花序和雄花序着生于小枝顶端或叶腋，排列成伞房状花序束，中央的一条常为两性花序，雄花序在上，雌花序在下；位于两性花序的四周为雄花序，通常 3～8 条；雄花苞片阔卵形，顶端渐尖，向外弯曲，无小苞片及花被，有雄蕊 6～8 枚，花丝长短不等；雌花序球状卵形或长圆形，雌花苞片卵状披针形，先端长渐尖，硬而不外曲，无小苞片，有花被片 2 枚，贴生于子房两侧，与子房一起增大。果序球果状，卵状椭圆形至长椭圆状圆柱形，苞片宿存，木质，褐色。小坚果扁平，两侧具狭翅。种子卵形，种皮膜质。花期 5—6 月，果期 7—10 月。

（2）圆果化香树。其与化香树的区别在于：叶总柄与叶轴近等长或较长；小叶 3～7 片；果序球状，直径 1. 2～2. 0 cm。花期 5 月，果期 6—7 月。

4. 生境分布

（1）化香树。常生于海拔 600～1 300 m，有时生长于 2 200 多 m 的向阳山坡及杂木林中，分布于中国甘肃、陕西、河南、山东、安徽、江苏、浙江、江西、福建、台湾、广东、广西、湖南、湖北、四川、贵州、云南等省（自治区、直辖市）；国外，朝鲜、日本亦产。

（2）圆果化香树。生于海拔 450～800 m 的向阳山坡及杂木林中，产于中国广东、广西、贵州等地。

以上2种药用植物，黔西北地区的织金、黔西、威宁等县（市、区）有化香树野生资源分布；黔西等县（市、区）有圆果化香树野生资源分布。

5. 药材性状

本品奇数羽状复叶多不完整，叶柄及叶轴较粗，淡黄色棕色。小叶片多皱缩破碎，完整者宽披针形，不等边，略呈镰状弯曲。长4～11 cm，宽2～4 cm。上表面灰绿色，下表面黄绿色。边缘有重锯齿，薄革质。气微清香，味淡。以叶多、色绿、气清香者为佳。

6. 性味归经

性温，味辛；有毒；归经不详。

7. 功能主治

解毒疗疮，杀虫止痒。用于疮痈肿毒、骨痈流脓、顽癣、阴囊湿疹、癞头疮。

8. 用法用量

外用：适量，捣烂敷；或浸水洗。

9. 使用注意

不可内服。

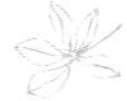

四十六、紫茉莉叶

1. 来源

本品为紫茉莉科植物紫茉莉 *Mirabilis jalapa* L. 的叶。叶生长茂盛、花未开时采摘叶，洗净，鲜用。

2. 植物形态

见第251页，“紫茉莉根”部分。

3. 生境分布

见第251页，“紫茉莉根”部分。

4. 药材性状

本品叶片多卷缩，完整者展平后呈卵状或三角形，长4～10 cm，宽约4 cm，先端长尖，基部楔形或心形，边缘微波状，上表面暗绿色，下表面灰绿色，叶柄较长，具毛茸。气微，味甘平。

5. 性味归经

性微寒，味甘、淡；归经不详。

6. 功能主治

清热解毒，祛风渗湿，活血。用于痈肿疮毒、疥癣、跌打损伤。

7. 用法用量

内服：适量，鲜品捣敷或取汁外搽。

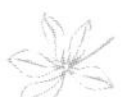

四十七、胡颓子叶

1. 别名

胡颓叶、蒲颓叶、牛奶子叶。

2. 来源

本品为胡颓子科植物胡颓子 *Elaeagnus pungens* Thunb. 的干燥叶。秋季，采收叶，除去杂质，晒干。该品种的果实亦供药用。

3．植物形态

见第252页，“胡颓子根”部分。

4．生境分布

见第252—第253页，“胡颓子根”部分。

5．药材性状

本品呈椭圆形或长圆形。长4～9 cm，宽2～4 cm。先端钝尖，基部圆形，全缘或微波状缘，革质。叶表面浅绿色或黄绿色，具光泽，散生少数黑褐色鳞片；叶背面被银白色星状毛，并散有多数黑褐色或浅棕色鳞片。主脉在叶背面突出，密生黑褐色鳞片。叶片常向背面反卷，有时呈筒状。叶柄粗短，长0.5～1.0 cm，灰黑色。质稍硬脆。气微，味微涩。

6．性味归经

性平，味酸；归肺经。

7．功能主治

敛肺，平喘，止咳。用于咳嗽气喘、咯血。

8．用法用量

内服：煎汤，9～15 g。

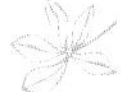四十八、枫香树叶

1．来源

本品为金缕梅科植物枫香树 *Liquidambar formosana* Hance. 的叶。春、夏季，采摘叶，洗净，晒干或鲜用。

2．植物形态

见第243页，“枫香树根”部分。

3．生境分布

见第243页，“枫香树根”部分。

4．药材性状

本品叶多破碎，完整叶片阔卵形，掌状3裂，长5～12 cm，宽7～17 cm；中央裂片较长且先端尾状渐尖，基部心形，边缘有细锯齿；上面灰绿色，下面浅棕色，掌状脉3～5条，在叶下面明显突起；叶柄长7～11 cm，基部鞘状。质脆，易破碎，揉之有清香气。味辛、微苦涩。

5．性味归经

性平，味辛、苦；归脾、肾、肝经。

6．功能主治

行气止痛，解毒，止血。用于胃脘疼痛、伤暑腹痛、痢疾、泄泻、痈肿疮疡、湿疹、吐血、咳血、创伤出血。

7．用法用量

内服：煎汤，15～30 g；或鲜品捣汁。外用：鲜品适量，捣敷患处。

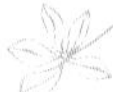四十九、黄锁梅叶

1．来源

本品为蔷薇科植物栽秧泡 *Rubus ellipticus* Smith var. *obcordatus*（Franch）Focke. 的干燥叶。夏、秋季，采收叶，洗净，晒干。

2. 植物形态

见第256页，“黄锁梅根”部分。

3. 生境分布

见第256—第257页，“黄锁梅根”部分。

4. 药材性状

本品鲜叶片倒卵形，顶端浅心形或近截形，长2.0～5.5 cm，宽1.5～5.0 cm，边缘有锯齿，下表面毛茸较上表面多。干叶皱缩，深绿色或枯绿色，质脆易碎。气微，味微涩。

5. 性味归经

性平，味苦、涩；归肝、脾经。

6. 功能主治

止血，敛疮。用于外伤出血、湿疹、黄水疮。

7. 用法用量

外用：研末撒；或调敷。

五十、亮叶茉莉

1. 别名

鸡屎藤、四季素馨。

2. 来源

本品为木樨科植物亮叶素馨 *Jasminum seguinii* Lévl. 的叶。夏、秋季，采收叶，切碎，晒干或鲜用。本品种的根亦供药用，全年均可采挖。

3. 植物形态

缠绕木质藤本。茎蔓长1～7 m。小枝淡褐色，圆柱形或压扁状，节处稍压扁，当年生小枝紫色或淡褐色，无毛。叶对生，单叶，叶片革质，卵形、椭圆形或狭椭圆形，稀披针形，先端锐尖、渐尖或骤突尖，基部楔形或圆形，上面深绿色，光亮，下面淡绿色，除下面脉腋间具簇毛外，两面均光滑，主脉在上面凹入呈浅沟，下面凸起，侧脉4～7对，在两面微凸起；叶柄中部具明显关节。总状或圆锥状聚伞花序，开展，顶生或腋生；具花序梗；苞片对生，花序上部的呈锥形或披针形，花序基部的呈披针形；花梗无毛，向上微增粗；花芳香；花萼杯状，无毛，裂片4片，钝三角形或尖三角形，稀宽线形；花冠白色，高脚碟状，裂片6～8片，窄披针形；花柱异长。果近球形，呈黑色。花期5—10月，果期8月至翌年4月。

4. 生境分布

亮叶素馨野生于丛林中较干燥处或山坡路旁，分布于中国四川、贵州、云南、海南、广西、广东等地省（自治区、直辖市）。

黔西北地区的赫章等县（市、区）有亮叶素馨野生资源分布。

5. 药材性状

本品叶多卷曲皱缩，展平后呈卵形或椭圆形，长4～10 cm，宽2～6 cm，先端尖，基部楔形或圆形，上面暗绿色，下面淡绿色，脉腋间有黄色簇生毛；叶柄长0.4～1.2 cm，质脆易碎。气微香，味微涩。

6. 性味归经

性凉，味涩；归心、肝、肾经。

7. 功能主治

散瘀，止痛，止血。用于跌打损伤、外伤出血、疮疖。

8．用法用量

外用：适量，鲜品捣敷；或研末调敷。

五十一、月季花叶

1．别名

月季叶。

2．来源

本品为蔷薇科植物月季花 *Rosa chinensis* Jacq. 的叶。春、夏、秋季，枝叶茂盛时采收，晒干或鲜用。

3．植物形态

常绿矮小灌木。枝圆柱形，有三棱形钩状皮刺。单数羽状复叶互生；小叶 3～5 片，稀为 7 片；小叶有柄，柄上有腺毛及刺；小叶片阔卵形至卵状长椭圆形，先端渐尖或急尖，基部阔楔形或圆形，边缘有尖锯齿；总叶柄基部有托叶，边缘具腺毛。花通常数朵簇生，稀单生，红色或玫瑰色，重瓣；总苞 2 枚，披针形，先端长尾状，表面有毛，边缘有腺毛；花萼 5 枚，向下反卷，有长尾状锐尖头，常羽状裂，外面光滑，内面密被白色绵毛；花瓣倒卵形，先端圆形，脉纹明显，呈覆瓦状排列；雄蕊多数，着生于花萼筒边缘的花盘上；雌蕊多数，包于壶状花托的底部，子房有毛。果卵圆形或梨形，红色。萼片宿存。花期 4—9 月，果期 6—11 月。

4．生境分布

月季野生于山坡或路旁，中国各省（自治区、直辖市）均有栽培。

黔西北地区各县（市、区）均有月季野生资源分布和零星栽培。

5．药材性状

本品叶为羽状复叶，小叶 3～5 片，有的仅小叶入药。叶片宽卵形或卵状长圆形，长 2～6 cm，宽 1.5～3.0 cm，先端渐尖，基部宽楔形或近圆形，边缘有锐锯齿，两面光滑无毛，质较硬，不皱缩。叶柄和叶轴散生小皮刺。气微，味微涩。

6．性味归经

性平，味微苦；归肝经。

7．功能主治

活血消肿，解毒，止血。用于疮疡肿毒、瘰疬、跌打损伤、腰膝肿痛、外伤出血。

8．用法用量

内服：煎汤，3～9 g。外用：适量，嫩叶捣敷。

五十二、青钱柳叶

1．来源

本品为胡桃科植物青钱柳 *Cyclocarya paliurus*（Batal.）Iljinsk. 的叶。春、夏季，采收叶，洗净，干燥或鲜用。

2．植物形态

落叶乔木，又名山沟树、摇钱树、甜叶树、甜茶树、山化树、青钱李、山麻柳。树高 10～30 m。树皮厚，灰色，深纵裂。枝条黑褐色，具灰黄色皮孔；髓心薄片状；冬芽裸露，密生褐色鳞片。奇数羽状复叶，长 15～30 cm，小叶 5～11 片；叶片革质，长椭圆状卵形至阔披针形，长 5～14 cm，宽 2～6 cm，先端急尖或渐尖，基部偏斜，边缘有锐锯齿，上面有盾状腺体，下面网状脉明显，有灰色细小的鳞片及盾状腺体。花单性，雌雄异株；雄性葇荑花序2～4条成1束，长7～18 cm，簇生于短花梗上，雄花苞片小不明显，2枚小苞片与2～3枚花被片形状相似，雄蕊12～30枚；雌性葇荑花序单独顶生，雌花7～10朵，雌花苞片与2枚小苞片贴生至子房中部，花被片4枚，生于子房上端，子房下位，花柱短，柱头2裂，裂片羽毛状。果序长20～30 cm，坚果，扁球形，直径约7 mm，在中部四周由苞片及小苞片形成革质圆盘状翅，先端有4枚宿存的花被片及花柱。花期4—5月，果期7—9月。

3. 生境分布

青钱柳生于海拔500～2 500 m的山谷河岸或湿润的森林中，产于中国陕西、安徽、江苏、浙江、江西、福建、台湾、湖北、湖南、四川、贵州、广西、广东、云南等省（自治区、直辖市）。

黔西北地区的织金、纳雍、七星关等县（市、区）有青钱柳野生资源分布。

4. 药材性状

本品小叶片多破碎，完整者宽披针形，长5～14 cm，宽2～6 cm，先端渐尖，基部偏斜，边缘有锯齿，上面灰绿色，下面黄绿色或褐色，有盾状腺体，革质。气清香，味淡。以叶多、色绿、气清香者为佳。

5. 性味归经

性平，味辛、微苦；归经不详。

6. 功能主治

祛风，消炎止痛，杀虫，止痒。可用于扩张血管，改善心脏血流循环，降血压，抑制血糖升高，治皮肤癣疾。

7. 用法用量

外用：鲜品适量，捣烂取汁，涂搽患处。

五十三、金边龙舌兰

1. 别名

金边莲、龙舌兰、金边假菠萝、黄边龙舌兰。

2. 来源

本品为龙舌兰科植物金边龙舌兰 *Agave americana* L. var. *marginata* Trel. 的叶。全年均可采收，采摘叶，烫后，晒干或鲜用。

3. 植物形态

多年生常绿草本。茎短，稍木质。叶丛生，呈莲座状排列；叶片肉质，长椭圆形，质厚，绿色，边缘有黄白色条带，并有紫褐色刺状锯齿。花葶粗壮，多分枝；圆锥花序；花黄绿色；花被裂片6片；雄蕊6枚，着生于花被管上，伸出，长约为花被裂片的2倍，花药丁字形着生；子房3室，花柱线形，柱头头状，3裂。蒴果长圆形，胞间开裂。种子多数，扁平，黑色。花期夏季。

4. 生境分布

金边龙舌兰原产于美国西南部和墨西哥，中国西南、华南地区有分布。

黔西北地区的威宁等县（市、区）有金边龙舌兰野生资源分布。

5. 药材性状

本品叶片皱缩折曲，展平后完整者呈剑形或长带状。最宽处在中段，长20～40 cm，宽1.5～5.0 cm。从基部到顶端两面边缘金黄色，约为叶片宽的1/3；中间暗绿色，具密集的细小纵纹及大小不等长的折断痕，有的断痕处可见黄棕色胶状物。先端细刺尖，两侧边缘显浅波状，其突起处均具极细小的硬刺。质坚韧，难折断。气稍臭，味酸、涩。

6. 性味归经

性平，味甘、微辛；归经不详。

7. 功能主治

润肺，化痰，止咳。用于虚劳咳嗽、吐血、哮喘。

8. 用法用量

内服：煎汤，10～15 g。外用：鲜品适量，捣敷患处。

五十四、光叶海桐叶

1. 别名

一朵云叶。

2. 来源

本品为海桐花科植物光叶海桐 *Pittosporum glabratum* Lindl. 的叶。全年均可采收，采摘叶，晒干，研粉，或鲜用。该品种的根亦供药用，具有祛风除湿、活血通络、止咳涩精之功效，用于风湿痹痛、腰腿疼痛、跌打骨折、头晕失眠、虚劳咳喘、遗精。

3. 植物形态

见第 271 页，“光叶海桐根”。

4. 生境分布

见第 271 页，“光叶海桐根”。

5. 性味归经

性微温，味苦、辛；归经不详。

6. 功能主治

消肿解毒，止血。用于毒蛇咬伤、痈肿疮疖、水火烫伤、外伤出血。

7. 用法用量

外用：适量，鲜品捣敷；或煎水洗；或干品研末，撒敷患处。

第六章　花类

药用部位为完整的花、花序、花蕾或花的某一部分，这类中草药被称为花类中草药。本章共介绍花类中草药46种。这些中草药分属28科、40属、62种药用植物（表6－1）。

表6－1　花类中草药分属植物科、属、种名

序号	药名	科名	属名	种名
1	菊花	菊科	菊属	菊
2	辛夷	木兰科	木兰属	望春花
				玉兰
				武当玉兰
3	红花	菊科	红花属	红花
4	槐花	豆科	槐属	槐
5	柿蒂	柿科	柿属	柿
6	睡莲	睡莲科	睡莲属	睡莲
7	桃花	蔷薇科	桃属	桃
				山桃
8	栗花	壳斗科	栗属	栗
9	桂花	木樨科	木樨属	木樨
10	莲须	睡莲科	莲属	莲
11	蒲黄	香蒲科	香蒲属	水烛香蒲
				东方香蒲
				长苞香蒲
12	金银花	忍冬科	忍冬属	忍冬
13	山银花	忍冬科	忍冬属	灰毡毛忍冬
				菰腺忍冬
				华南忍冬
				黄褐毛忍冬
14	玫瑰花	蔷薇科	蔷薇属	玫瑰
15	旋覆花	菊科	旋覆花属	旋覆花
				欧亚旋覆花

续表 6－1

序号	药名	科名	属名	种名
16	月季花	蔷薇科	蔷薇属	月季
17	厚朴花	木兰科	木兰属	厚朴
				凹叶厚朴
18	款冬花	菊科	款冬属	款冬
19	棣棠花	蔷薇科	棣棠花属	棣棠花
20	合欢花	豆科	合欢属	合欢
21	谷精草	谷精草科	谷精草属	谷精草
22	鸡冠花	苋科	青葙属	鸡冠花
23	结香花	瑞香科	结香属	结香
24	闹羊花	杜鹃花科	杜鹃花属	羊踯躅
25	迎春花	木樨科	素馨属	迎春花
26	洋金花	茄科	曼陀罗属	白花曼陀罗
				毛曼陀罗
27	荆芥穗	唇形科	荆芥属	荆芥
28	松花粉	松科	松属	油松
				红松
				马尾松
				云南松
				华山松
29	杨树花	杨柳科	杨属	毛白杨
30	千日红	苋科	千日红属	千日红
31	泡桐花	玄参科	泡桐属	白花泡桐
				毛泡桐
32	刺玫花	蔷薇科	蔷薇属	山刺玫
33	桐子花	大戟科	油桐属	油桐
34	凌霄花	紫葳科	紫葳属	凌霄
35	苏铁花	苏铁科	苏铁属	苏铁
36	芙蓉花	锦葵科	木槿属	木芙蓉
37	叶子花	紫茉莉科	叶子花属	光叶子花
38	玉米须	禾本科	玉蜀黍属	玉蜀黍
39	枇杷花	蔷薇科	枇杷属	枇杷
40	野菊花	菊科	菊属	野菊
41	紫薇花	千屈菜科	紫薇属	紫薇
42	蜡梅花	蜡梅科	蜡梅属	蜡梅

续表 6-1

序号	药名	科名	属名	种名
43	小谷精草	谷精草科	谷精草属	白药谷精草
44	黄蜀葵花	锦葵科	秋葵属	黄蜀葵
45	垂丝海棠	蔷薇科	苹果属	垂丝海棠
46	醉鱼草花	醉鱼草科	醉鱼草属	醉鱼草

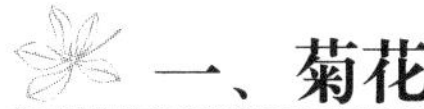

一、菊花

1. 别名

药菊、茶菊、滁菊、亳菊、杭菊、贡菊、甘菊花、白菊花、黄甘菊、白茶菊、怀菊花。

2. 来源

本品为菊科植物菊 *Chrysanthemum morifolium* Ramat. 的干燥头状花序。9—11 月，花盛开时分批采收，阴干或烘干，或熏、蒸后晒干。药材按产地和加工方法不同，分为“亳菊”“滁菊”“贡菊”“杭菊”“怀菊”。

3. 植物形态

多年生草本。株高可达 150 cm。全体密被白色绒毛。茎基部稍木质化，略带紫红色，幼枝略具棱。叶互生，卵形或卵状披针形，先端钝，基部近心形或阔楔形，边缘通常羽状深裂，裂片具粗锯齿或重锯齿，两面密被白绒毛；叶柄有浅槽。头状花序顶生或腋生；总苞半球形，苞片 3～4 层，绿色，被毛，边缘膜质透明，淡棕色，外层苞片较小，卵形或卵状披针形，第二层苞片阔卵形，内层苞片长椭圆形；花托小，凸出，半球形；舌状花雌性，位于边缘，舌片线状长圆形，长可至 3 cm，先端钝圆，白色、黄色、淡红色或淡紫色，无雄蕊，雌蕊 1 枚，花柱短，柱头 2 裂；管状花两性，位于中央，黄色，每花外具 1 片卵状膜质鳞片，花冠管先端 5 裂，裂片三角状卵形，雄蕊 5 枚，聚药，花丝极短，分离，雌蕊 1 枚，子房下位，矩圆形，花柱线形，柱头 2 裂。瘦果矩圆形，具 4 棱，顶端平截，光滑无毛。花期 9—11 月，果期 10—11 月。

4. 生境分布

中国大部分地区均有菊栽培。

黔西北地区的大方、赫章等县（市、区）于 2011 年引进杭白菊栽培，并获成功。2019 年，赫章、纳雍、金沙、百里杜鹃等县（市、区）栽培菊 9 600 多亩。

5. 药材性状

（1）亳菊。呈倒圆锥形或圆筒形，有时稍压扁呈扇形，直径 1.5～3.0 cm，离散。总苞碟状；总苞片 3～4 层，卵形或椭圆形，草质，黄绿色或褐绿色，外面被柔毛，边缘膜质。花托半球形，无托片或托毛。舌状花数层，雌性，位于外围，类白色，劲直，上举，纵向折缩，散生金黄色腺点；管状花多数，两性，位于中央，为舌状花所隐藏，黄色，顶端 5 齿裂。瘦果不发育，无冠毛。体轻，质柔润，干时松脆。气清香，味甘、微苦。

（2）滁菊。呈不规则球形或扁球形，直径 1.5～2.5 cm。舌状花类白色，不规则扭曲，内卷，边缘皱缩，有时可见淡褐色腺点；管状花大多隐藏。

（3）贡菊。呈扁球形或不规则球形，直径 1.5～2.5 cm。舌状花白色或类白色，斜升，上部反折，边缘稍内卷而皱缩，通常无腺点；管状花少，外露。

（4）杭菊。呈碟形或扁球形，直径 2.5～4.0 cm，常数个相连成片。舌状花类白色或黄色，平展或微折叠，彼此粘连，通常无腺点；管状花多数，外露。

（5）怀菊。呈不规则球形或扁球形，直径1.5～2.5 cm。多数为舌状花，舌状花类白色或黄色，不规则扭曲，内卷，边缘皱缩，有时可见腺点；管状花大多隐藏。

一般干品含水分不超过15.0%；绿原酸（$C_{16}H_{18}O_9$）不少于0.2%；木樨草苷（$C_{21}H_{20}O_{11}$）不少于0.080%；3，5-*O*-二咖啡酰基奎宁酸（$C_{25}H_{24}O_{12}$）不少于0.70%。

6. 性味归经

性微寒，味甘、苦；归肺、肝经。

7. 功能主治

散风清热，平肝明目，清热解毒。用于风热感冒、头痛眩晕、目赤肿痛、眼目昏花、疮痈肿毒。

8. 用法用量

内服：煎汤，5～10 g。

二、辛夷

1. 别名

木笔花、春花、木兰、紫玉兰、白玉兰、二月花、广玉兰。

2. 来源

本品为木兰科植物望春花 *Magnolia biondii* Pamp.、玉兰 *Magnolia denudata* Desr. 或武当玉兰 *Magnolia sprengeri* Pamp. 的干燥花蕾。冬末春初，花未开放时采收，除去枝梗，阴干。

3. 植物形态

（1）望春玉兰。落叶乔木。树高可达12 m。树皮淡灰色，光滑；小枝细长，灰绿色，无毛；顶芽卵圆形或宽卵圆形，密被淡黄色展开长柔毛。叶椭圆状披针形、卵状披针形、狭倒卵形或卵形，先端急尖，或短渐尖，基部阔楔形，或圆钝，边缘干膜质，下延至叶柄，上面暗绿色，下面浅绿色，初被平伏棉毛，后无毛；侧脉每边10～15条；具叶柄，托叶痕为叶柄长的1/5～1/3。花先于叶开放，芳香；花梗顶端膨大，具3苞片脱落痕；花被9片，外轮3片紫红色，近狭倒卵状条形，中、内两轮近匙形，白色，外面基部常紫红色，内轮的较狭小；雄蕊多数，在伸长的花托下部螺旋状排列，花丝紫色；雌蕊多数，排列在花托上部。聚合果圆柱形，扭曲；果梗长约1 cm，残留长绢毛；蓇葖浅褐色，近圆形，侧扁，具凸起瘤点。种子心形，外种皮鲜红色，内种皮深黑色，顶端凹陷，具“V”形槽，中部凸起，腹部具深沟，末端短尖不明显。花期2—3月，果期9月。

（2）玉兰。本种与望春玉兰的区别在于：本种小枝粗壮，被柔毛。叶片通常倒卵形、宽倒卵形，先端宽圆、平截或稍凹缺，常具急短尖，基部楔形，叶柄及叶下面有白色细柔毛。花被9片，白色，有时外面基部红色，倒卵状长圆形。花期2—3月，果期8—9月。

（3）武当玉兰。本种与以上两种的区别在于：本品的叶先端急尖、急渐尖或具突起的小尖头。花被片12～14枚，外面玫瑰红色，里面较淡，有深紫色纵纹。花期3月，果期6—7月。

4. 生境分布

（1）望春花。野生于海拔400～2 400 m的山坡林间，分布于中国河南、湖北、四川、陕西、山东、甘肃、青岛等省（自治区、直辖市）。

（2）玉兰。野生于海拔1 200 m以下的常绿阔叶树和落叶阔叶树混交林中，分布于中国安徽、浙江、江西、湖南、广东等省（自治区、直辖市）。

（3）武当玉兰。野生于海拔1 300～2 400 m的常绿阔叶、落叶阔叶混交林中。分布于中国陕西、湖北、甘肃、湖南、河南、四川等省（自治区、直辖市）。

以上 3 种药用植物，黔西北地区各县（市、区）均有零星栽培。

5. 药材性状

（1）望春花。呈长卵形，似毛笔头，长 1.2～2.5 cm，直径 0.8～1.5 cm。基部常具短梗，长约 5 mm，梗上有类白色点状皮孔。苞片 2～3 层，每层 2 片，两层苞片间有小鳞芽，苞片外表面密被灰白色或灰绿色茸毛，内表面类棕色，无毛。花被片 9 枚，棕色，外轮花被片 3 枚，条形，约为内两轮花被片长的 1/4，呈萼片状，内两轮花被片 6 枚，每轮 3 枚，轮状排列。雄蕊和雌蕊多数，螺旋状排列。体轻，质脆。气芳香，味辛凉而稍苦。

（2）玉兰。长 1.5～3.0 cm，直径 1.0～1.5 cm。基部枝梗较粗壮，皮孔浅棕色。苞片外表面密被灰白色或灰绿色茸毛。花被片 9 枚，内外轮同型。

（3）武当玉兰。长 2～4 cm，直径 1～2 cm。基部枝梗粗壮，皮孔红棕色。苞片外表面密被淡黄色或淡黄绿色茸毛，有的最外层苞片茸毛已脱落而呈黑褐色。花被片 10～15 枚，内外轮无显著差异。

一般干品含水分不超过 18.0%，挥发油不少于 1.0%（单位：mL/g），木兰脂素（$C_{23}H_{28}O_7$）不少于 0.40%。

6. 性味归经

性温，味辛；归肺、胃经。

7. 功能主治

散风寒，通鼻窍。用于风寒头痛、鼻塞流涕、鼻鼽、鼻渊。

8. 用法用量

内服：煎汤，3～10 g，包煎。外用：适量。

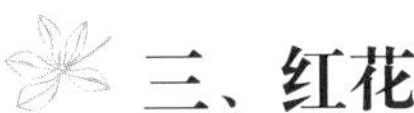

三、红花

1. 别名

红蓝花、刺红花、草红花。

2. 来源

本品为菊科植物红花 *Carthamus tinctorius* L. 的干燥花。夏季，花由黄变红时采摘，阴干或晒干。

3. 植物形态

一年生草本。株高可达 150 cm 左右，全体光滑无毛。茎直立，基部木质化，上部多分枝。叶互生，质硬，近于无柄而抱茎；卵形或卵状披针形，基部渐狭，先端尖锐，边缘具刺齿；上部叶逐渐变小，成苞片状，围绕头状花序。花序大，顶生，总苞片多列，外面 2～3 列呈叶状，披针形，边缘有针刺，内列呈卵形，边缘无刺而呈白色膜质；花托扁平；管状花多数，通常两性，橘红色，先端 5 裂，裂片线形；雄蕊 5 枚，花药聚合；雌蕊 1 枚，花柱细长，伸出花药管外面，柱头 2 裂，裂片短，舌状。瘦果椭圆形或倒卵形，基部稍歪斜，白色，具 4 棱。花期 5—7 月，果期 8—9 月。

4. 生境分布

中国东北、华北、西北及山东、浙江、贵州、四川、西藏等地均有红花栽培；国外，日本、朝鲜亦产。

20 世纪 80 年代中期，黔西北地区的金沙、赫章、威宁、七星关等县（市、区）引种红花栽培并获成功。2019 年，水城、赫章、威宁等县（市、区）有较大面积红花栽培。

5. 药材性状

本品为不带子房的管状花，长1～2 cm。表面红黄色或红色。花冠筒细长，先端5裂，裂片呈狭条形，长5～8 mm；雄蕊5枚，花药聚合成筒状，黄白色；柱头长圆柱形，顶端微分叉。质柔软。气微香，味微苦。

一般干品含杂质不超过2%，水分不超过13.0%，总灰分不超过15.0%，酸不溶性灰分不超过5.0%，红色素吸光度不得低于0.20，水溶性浸出物不少于30.0%，羟基红花黄色素A（$C_{27}H_{32}O_{16}$）不少于1.0%，含山柰酚（$C_{15}H_{10}O_{6}$）不少于0.050%。

6. 性味归经

性温，味辛；归心、肝经。

7. 功能主治

活血通经，散瘀止痛。用于经闭、痛经、恶露不行、癥瘕痞块、胸痹心痛、瘀滞腹痛、胸胁刺痛、跌扑损伤、疮疡肿痛。

8. 用法用量

内服：煎汤，3～10 g。

9. 使用注意

孕妇慎用。

四、槐花

1. 别名

豆槐、槐米、金药树、护房树。

2. 来源

本品为豆科植物槐 *Sophora japonica* L. 的干燥花及花蕾。夏季，花开放或花蕾形成时采收，及时干燥，除去枝、梗及杂质。前者习称“槐花”，后者习称“槐米”。

3. 植物形态

见第282页，“槐枝”部分。

4. 生境分布

见第282页，“槐枝”部分。

5. 药材性状

（1）槐花。本品皱缩而卷曲，花瓣多散落。完整者花萼钟状，黄绿色，先端5浅裂；花瓣5，黄色或黄白色，1片较大，近圆形，先端微凹，其余4片长圆形。雄蕊10枚，其中9枚基部连合，花丝细长。雌蕊圆柱形，弯曲。体轻。气微，味微苦。

（2）槐米。呈卵形或椭圆形，长2～6 mm，直径约2 mm。花萼下部有数条纵纹。萼的上方为黄白色未开放的花瓣。花梗细小。体轻，手捻即碎。气微，味微苦、涩。

一般干品含水分不超过11.0%；总灰分，槐花不超过14.0%，槐米不超过9.0%；酸不溶性灰分，槐花不超过8.0%，槐米不超过3.0%；醇溶性浸出物，槐花不少于37.0%，槐米不少于43.0%；总黄酮，以芦丁（$C_{27}H_{30}O_{16}$）计，槐花不少于8.0%，槐米不少于20.0%；芦丁（$C_{27}H_{30}O_{16}$），槐花不少于6.0%，槐米不少于15.0%。

6. 性味归经

性微寒，味苦；归肝、大肠经。

7. 功能主治

凉血止血，清肝泻火。用于便血、痔血、血痢、崩漏、吐血、衄血、肝热目赤、头痛眩晕。

8. 用法用量

内服：煎汤，5～10 g。

五、柿蒂

1. 别名

柿萼、柿丁、柿钱、柿子把。

2. 来源

本品为柿科植物柿 *Diospyros kaki* Thunb. 的干燥宿萼。冬季，果实成熟时采摘，食用时收集宿萼，洗净，晒干。

3. 植物形态

落叶乔木。树高可达15 m。树皮鳞片状开裂，灰黑色；枝深棕色，具棕色皮孔，微有毛，嫩枝有柔毛。叶互生；叶柄有柔毛；叶片椭圆形至倒卵形，先端渐尖，基部阔楔形，全缘，革质，上面深绿色，主脉疏生柔毛，下面淡绿色，有短柔毛，沿叶脉密生淡褐色绒毛。花杂性，雄花成聚伞花序，雌花单生叶腋；花黄白色；花萼下部短筒状，4 裂，内面有毛；花冠钟形，4 裂；雄蕊在雄花中16 枚，在两性花中8～16 枚；雌花有8 枚退化雄蕊，子房上位，8 室，花柱自基部分离。浆果卵圆球形，橙黄色或鲜黄色，基部有宿存萼片。花期5 月，果期9—10 月。

4. 生境分布

柿原产于中国长江流域，现多栽培，分布于中国辽宁、河北、河南、山东、安徽、江苏、浙江、福建、广东、江西、湖南、湖北、山西、陕西、甘肃、贵州等省（自治区、直辖市）；国外，朝鲜、日本、东南亚、大洋洲、北非的阿尔及利亚、法国、俄罗斯、美国等地亦产。

黔西北地区各县（市、区）均有柿栽培。

5. 药材性状

本品呈扁圆形，直径1.5～2.5 cm。中央较厚，微隆起，有果实脱落后的圆形瘢痕，边缘较薄，4 裂，裂片多反卷，易碎；基部有果梗或圆孔状的果梗痕。外表面黄褐色或红棕色，内表面黄棕色，密被细绒毛。质硬而脆。气微，味涩。

一般干品含水分不超过14.0%，总灰分不超过8.0%。

6. 性味归经

性平，味苦、涩；归胃经。

7. 功能主治

降逆止呃。用于呃逆。

8. 用法用量

内服：煎汤，5～10 g。

六、睡莲

1. 别名

睡莲菜、瑞莲、子午莲、茈碧花。

2. 来源

本品为睡莲科植物睡莲 *Nymphaea tetragona* Georgi 的干燥花。夏季，采收花，除去杂质，洗净，晒干。

3. 植物形态

多年生水生草本。根茎具线状黑毛。叶丛生，浮于水面；圆心脏形或肾圆形，先端圆钝；基部的心耳尖锐或钝圆，全缘；上面绿色，幼时有红褐色斑，下面带红色或暗紫色；叶柄细长。花梗细长，花浮于水面，白色，午刻开花，午后五时收敛；花萼的基部呈四方形，萼片 4 枚；花瓣 8～17 枚，多层；雄蕊多数，3～4 层，花药黄色；柱头具 4～8 条辐射线，广卵形，呈匙状。浆果球形，包藏于宿存花萼中，松软。有多数细小种子。种子椭圆形，黑色。花期 6—8 月，果期 8—10 月。

4. 生境分布

睡莲生于池沼、湖泊等静水水体中，中国从东北至云南、西至新疆均有分布；国外，朝鲜、日本、印度、俄罗斯及北美等地亦产。

黔西北地区的金沙、黔西、大方等县（市、区）有睡莲零星栽培。

5. 药材性状

本品花较大，直径 4～5 cm，白色。萼片 4 枚，基部呈四方形。花瓣 8～17 枚。雄蕊多数，花药黄色。花柱 4～8 裂，柱头广卵形，呈匙状，作放射状排列。

6. 性味归经

性平，味甘、苦；归肝、脾经。

7. 功能主治

消暑，解酒，定惊。用于中暑、醉酒烦渴、小儿惊风。

8. 用法用量

内服：煎汤，6～9 g。

七、桃花

1. 来源

本品为蔷薇科植物桃 *Prunus persica* L. 或山桃 *Prunus davidiana*（Carr.）Franch. 的干燥花。3—4 月，桃花将开放时采收，阴干。

2. 植物形态

见第 280 页，“桃枝”部分。

3. 生境分布

见第 280 页，“桃枝”部分。

4. 药材性状

本品呈卵圆形，有短梗或无。苞片鳞片状，棕褐色。萼片 5 枚，灰绿色；花瓣 5 枚，淡紫色或黄白色；雄蕊多数，花丝棕黄色卷曲；子房卵圆形，着生在杯状花萼的基部。质轻。气清香，味淡而后微苦。

5. 性味归经

性平，味苦；归心、肝、大肠经。

6. 功能主治

利水通便，活血化瘀。用于小便不利、水肿、痰饮、脚气、砂石淋、便秘、癥瘕、闭经、癫狂、疮疹、面鼾。

7. 用法用量

内服：煎汤，3～6 g。外用：捣敷；或研末调敷。

8. 使用注意

不宜久服，孕妇禁服。

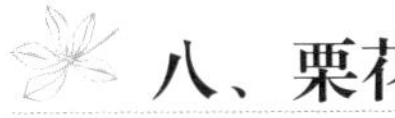

八、栗花

1. 别名

板栗花。

2. 来源

本品为壳斗科植物栗 *Castanea mollissima* Bl. 的花或花序。春季，采集花或花序，鲜用或阴干。

3. 植物形态

见第318—第319页，“栗树皮”部分。

4. 生境分布

见第319页，“栗树皮”部分。

5. 药材性状

本品雄花序穗状，平直，长9～20 cm；花被片6枚，圆形或倒卵圆形，淡黄褐色；雄蕊8～10枚，花丝长约为花被的3倍。雌花无梗，生于雄花序下部，每2～5朵聚生于有刺的总苞内；花被6裂；子房下位，花柱5～9枚。气微，味微涩。

6. 性味归经

性平，味苦、涩；归经不详。

7. 功能主治

清热燥湿，止血，散结。用于泄泻、痢疾、带下、便血、瘰疬、瘿瘤。

8. 用法用量

内服：煎汤，9～15 g。外用：适量，捣敷。

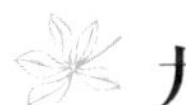

九、桂花

1. 别名

木樨花。

2. 来源

本品为木樨科植物木樨 *Osmanthus fragrans*（Thunb.）Lour. 的干燥花。9—10月，开花时采收，拣去杂质，阴干，密闭贮藏。本品种的果实、根亦供药用。

3. 植物形态

见第184页，“桂树根”部分。

4. 生境分布

见第184页，“桂树根”部分。

5. 药材性状

本品花小，具细柄；花棒细小，浅4裂，膜质；花冠4裂，裂片矩圆形，多皱缩，长3～4 mm，淡黄色至黄棕色。气芳香，味淡。以身干、色淡黄、有香气者为佳。

6. 性味归经

性温，味辛；归肺、脾、肾经。

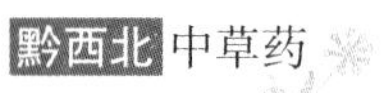

7．功能主治

温肺化饮，散寒止痛。用于痰饮咳喘、脘腹冷痛、肠风血痢、经闭痛经、寒疝腹痛、牙痛、口臭。

8．用法用量

内服：煎汤，3～9 g；或泡茶。外用：适量，煎汤含漱或蒸热外熨。

十、莲须

1．别名

莲花须、莲花蕊、莲蕊须、佛座须、金樱草。

2．来源

本品为睡莲科植物莲 *Nelumbo nucifera* Gaertn. 的干燥雄蕊。夏季，花开时选择晴天采收雄蕊，盖纸晒干或阴干。

3．植物形态

见第101页，“藕节”部分。

4．生境分布

见第101页，“藕节”部分。

5．药材性状

本品呈线形。花药扭转，纵裂，长1.2～1.5 cm，直径约1 mm，淡黄色或棕黄色。花丝纤细，稍弯曲，长1.5～1.8 cm，淡紫色。气微香，味涩。

6．性味归经

性平，味甘、涩；归心、肾经。

7．功能主治

固肾涩精。用于遗精滑精、带下、尿频。

8．用法用量

内服：煎汤，3～5 g。

十一、蒲黄

1．别名

香蒲、蒲草、蒲花、水蜡烛、蒲草黄、蒲厘花粉、蒲棒花粉。

2．来源

本品为香蒲科植物水烛香蒲 *Typha angustifolia* L.、东方香蒲 *Typha orientalis* Presl、长苞香蒲 *Typha domingensis* Persoon 的干燥花粉。夏季，采收蒲棒上部的黄色雄花序，晒干后碾轧，筛取花粉。剪取雄花后，晒干，成为带有雄花的花粉，即为草蒲黄。

3．植物形态

（1）水烛香蒲。别称水烛、蒲草、水蜡烛、水蒲草、水菖蒲、狭叶香蒲，多年生水生或沼生草本。根状茎乳黄色、灰黄色，先端白色。地上茎直立，粗壮，高1.5～3.0 m。叶片长54～120 cm，宽4～9 mm，上部扁平，中部以下腹面微凹，背面向下逐渐隆起呈凸形，下部横切面呈半圆形，细胞间隙大，呈海绵状；叶鞘抱茎。雌雄花序相距2.5～6.9 cm；雄花序轴具褐色扁柔毛，单出，或分叉；叶状苞片1～3枚，花后脱落；雌花序长15～30 cm，基部具1枚叶状苞片，通常比叶片宽，花后脱落；雄花由2～4枚雄蕊合生，花药长矩圆形，花粉粒单体，近球形、卵形或三角形，纹饰网状，花丝短，细弱，下部合生成柄，向下渐宽；雌花具小苞片；孕性雌花柱头窄条形或披针形，子房纺锤形，具褐色斑点，子房柄纤细；不孕雌花子房倒圆锥形，具褐色斑点，先端黄褐色，不育柱头短尖；白色丝状毛着生于子房柄基部，并向上延伸，与小苞片近等长，均短于柱头。小坚果长椭圆形，具褐色斑点，纵裂。种子深褐色。花、果期6—9月。

（2）东方香蒲。别称菖蒲、长苞香蒲，多年生水生或沼生草本。根状茎乳白色。地上茎粗壮，向上渐细，高1.3～2.0 m。叶片条形，长40～70 cm，光滑无毛，上部扁平，下部腹面微凹，背面逐渐隆起呈凸形，横切面呈半圆形，细胞间隙大，海绵状；叶鞘抱茎。雌雄花序紧密连接；雄花序轴具白色弯曲柔毛，自基部向上具1～3枚叶状苞片，花后脱落；雌花序长4.5～15.2 cm，基部具1枚叶状苞片，花后脱落；雄花由2～4枚雄蕊组成，花药2室，条形，花粉粒单体，花丝极短，基部合生成短柄；雌花无小苞片；孕性雌花柱头匙形，外弯，子房纺锤形至披针形，子房柄细弱；不孕雌花子房近于圆锥形，先端呈圆形，不发育柱头宿存；白色丝状毛通常单生，有时几枚基部合生，稍长于花柱，短于柱头。小坚果椭圆形至长椭圆形，果皮具长形褐色斑点。种子褐色，微弯。花、果期5—8月。

（3）长苞香蒲。多年生水生或沼生草本。根状茎粗壮，乳黄色，先端白色。地上茎直立，高0.7～2.5 m，粗壮。叶片长40～150 cm，上部扁平，中部以下背面逐渐隆起，下部横切面呈半圆形，细胞间隙大，海绵状；叶鞘很长，抱茎。雌雄花序远离；雄花序长7～30 cm，花序轴具弯曲柔毛，先端齿裂或否，叶状苞片1～2枚，长约32 cm，宽约8 mm，与雄花先后脱落；雌花序位于下部，长4.7～23.0 cm，叶状苞片比叶宽，花后脱落；雄花通常由2～3枚雄蕊组成，花药矩圆形，花粉粒单体，球形、卵形或钝三角形，花丝细弱，下部合生成短柄；雌花具小苞片；孕性雌花柱头宽条形至披针形，比花柱宽，子房披针形，子房柄细弱；不孕雌花子房近于倒圆锥形，具褐色斑点，先端呈凹形，不发育柱头陷于凹处；白色丝状毛极多数，生于子房柄基部，或向上延伸，短于柱头。小坚果纺锤形，纵裂，果皮具褐色斑点。种子黄褐色。花、果期6—8月。

4. 生境分布

（1）水烛香蒲。野生于湖泊、河流、池塘浅水处，水深稀达1 m或更深，沼泽、沟渠亦常见，当水体干枯时可生于湿地及地表龟裂环境中。分布于中国黑龙江、吉林、辽宁、内蒙古、河北、山东、河南、陕西、甘肃、新疆、江苏、湖北、贵州、云南、台湾等省（自治区、直辖市）；国外，尼泊尔、印度、巴基斯坦、日本、俄罗斯，以及欧洲、美洲及大洋洲等地亦产。

（2）东方香蒲。野生于湖泊、池塘、沟渠、沼泽及河流缓流带，产于中国黑龙江、吉林、辽宁、内蒙古、河北、山西、河南、陕西、安徽、江苏、浙江、江西、贵州、云南、广东、台湾等省（自治区、直辖市）；国外，日本、菲律宾、俄罗斯及大洋洲等地均有分布。

（3）长苞香蒲。野生于湖泊、河流、池塘浅水处，沼泽、沟渠亦常见，分布于中国黑龙江、吉林、辽宁、内蒙古、河北、河南、山东、山西、陕西、甘肃、新疆、江苏、江西、贵州、云南等省（自治区、直辖市）；国外，印度、日本、俄罗斯及亚洲其他地区亦产。

以上3种药用植物，黔西北地区的赫章等县（市、区）有水烛香蒲野生资源分布；威宁等县（市、区）有东方香蒲野生资源分布；金沙、大方等县（市、区）有长苞香蒲野生资源分布。

5. 药材性状

本品为黄色粉末。体轻，放水中则飘浮水面。手捻有滑腻感，易附着手指上。气微，味淡。

一般干品含杂质不超过10.0%，水分不超过13.0%，总灰分不超过10.0%，酸不溶性灰分不超过4.0%，醇溶性浸出物不少于15.0%，含异鼠李素－3－*O*－新橙皮苷（$C_{28}H_{32}O_{16}$）和香蒲新苷（$C_{34}H_{42}O_{20}$）的总量不少于0.5%。

6. 性味归经

性平，味甘；归肝、心包经。

7. 功能主治

止血，化瘀，通淋。用于吐血、衄血、咯血、崩漏、外伤出血、经闭痛经、脘腹刺痛、跌扑肿痛、血淋涩痛。

8. 用法用量

内服：煎汤，5～10 g，包煎。外用：适量，敷患处。

9. 使用注意

孕妇慎用。

十二、金银花

1. 别名

银花、双花、二花、二宝花。

2. 来源

忍冬科植物忍冬 *Lonicera japonica* Thunb. 的干燥花蕾或带初开的花。夏初，花开放前采收，干燥。

3. 植物形态

多年生半常绿缠绕木质藤本。茎藤长达 9 m。茎中空，多分枝，幼枝密被短柔毛和腺毛。叶对生；叶柄密被短柔毛；叶纸质，叶片卵形、长圆卵形或卵状披针形，先端短尖、渐尖或钝圆，基部圆形或近心形，全缘，两面和边缘均被短柔毛。花成对腋生，花梗密被短柔毛和腺毛；总花梗通常单生于小枝上部叶腋，与对柄等长或稍短，密被短柔毛和腺毛；苞片 2 枚，叶状，广卵形或椭圆形，被毛或近无毛；小苞片被短毛及腺毛；花萼短小，萼筒无毛，5 齿裂，裂片卵状三角形或长三角形，先端尖，外面和边缘密被毛；花冠唇形，上唇 4 浅裂，花冠筒细长，外面被短毛和腺毛，上唇四裂片先端钝形，下唇带状而反曲，花初开时为白色，2～3 天后变金黄色；雄蕊 5 枚，着生于花冠内面筒口附近，伸出花冠外；雌蕊 1 枚，子房下位，花柱细长，伸出。浆果球形，成熟时蓝黑色，有光泽。花期 4—7 月，果期 6—11 月。

4. 生境分布

忍冬野生于山坡疏林、灌木丛、村寨旁、路边等处，中国各省（自治区、直辖市）均有分布，主产于山东、河南、河北、陕西等地；国外，朝鲜、日本亦产。

黔西北地区各县（市、区）均有忍冬野生资源分布，七星关、大方、织金、纳雍、百里杜鹃等县（市、区）从山东、河南引种栽培成功。2018—2019 年，百里杜鹃管理区栽培金银花 1 000 余亩。

5. 药材性状

本品呈棒状，上粗下细，略弯曲，长 2～3 cm，上部直径约 3 mm，下部直径约 1.5 mm。表面黄白色或绿白色（贮久色渐深），密被短柔毛。偶见叶状苞片。花萼绿色，先端 5 裂，裂片有毛，长约 2 mm。开放者花冠筒状，先端二唇形；雄蕊 5 枚，附于筒壁，黄色；雌蕊 1 枚，子房无毛。气清香，味淡、微苦。

一般干品含水分不超过 12.0%；总灰分不超过 10.0%；酸不溶性灰分不超过 3.0%；绿原酸（$C_{16}H_{18}O_9$）不少于 1.5%；含酚酸类以绿原酸（$C_{16}H_{18}O_9$）、3，5 - 二 - *O* - 咖啡酰奎宁酸（$C_{25}H_{24}O_{12}$）和 4，5 - 二 - *O* - 咖啡酰奎宁酸（$C_{25}H_{24}O_{12}$）总量计，不少于 3.8%；木樨草苷（$C_{21}H_{20}O_{11}$）不少于 0.050%。

重金属及有害元素：铅不超过 5 mg/kg，镉不超过 1 mg/kg，砷不超过 2 mg/kg，汞不超过 0.2 mg/kg，铜不超过 20 mg/kg。

6. 性味归经

性寒，味甘；归肺、心、胃经。

7. 功能主治

清热解毒，疏散风热。用于痈肿疔疮、喉痹、丹毒、热毒血痢、风热感冒、温病发热。

8. 用法用量

内服：煎汤，6～15 g。

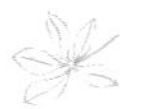

十三、山银花

1. 别名

山花、南银花、土忍冬、土银花、山金银花。

2. 来源

本品为忍冬科植物灰毡毛忍冬 *Lonicera macranthoides* Hand. -Mazz. 、菰腺忍冬 *Lonicera hypoglauca* Miq. 、华南忍冬 *Lonicera confusa* DC. 或黄褐毛忍冬 *Lonicera fulvotomentosa* Hsu et S. C. Cheng 的干燥花蕾或带初开的花。夏初，花开放前采收，干燥。

3. 植物形态

（1）灰毡毛忍冬。落叶藤本。幼枝或其顶梢及总花梗有薄绒状短糙伏毛，有时兼具微腺毛，后变栗褐色有光泽而近无毛，很少在幼枝下部有开展长刚毛。叶革质，卵形、卵状披针形、矩圆形至宽披针形等，顶端尖或渐尖，基部圆形、微心形或渐狭，上面无毛，下面被由短糙毛组成的灰白色或有时带灰黄色毡毛，并散生暗橘黄色微腺毛，网脉凸起而呈明显蜂窝状；叶柄有薄绒状短糙毛，有时具开展长糙毛。花有香味，双花常密集于小枝梢成圆锥状花序；具总花梗；苞片披针形或条状披针形，连同萼齿外面均有细毡毛和短缘毛；小苞片圆卵形或倒卵形，长约为萼筒之半，有短糙缘毛；萼筒常有蓝白色粉，无毛或有时上半部或全部有毛，萼齿三角形，比萼筒稍短；花冠白色，后变黄色，外被倒短糙伏毛及橘黄色腺毛，唇形，筒纤细，内面密生短柔毛，与唇瓣等长或略较长，上唇裂片卵形，基部具耳，两侧裂片裂隙深达1/2，中裂片长为侧裂片之半，下唇条状倒披针形，反卷；雄蕊生于花冠筒顶端，连同花柱均伸出而无毛。果实圆形，熟时黑色，常有蓝白色粉。花期6月中旬至7月上旬，果熟期10—11月。

（2）菰腺忍冬（红腺忍冬）。落叶藤本。幼枝、叶柄、叶下面和上面中脉及总花梗均密被上端弯曲的淡黄褐色短柔毛，有时还有糙毛。叶纸质，卵形至卵状矩圆形，顶端渐尖或尖，基部近圆形或带心形，下面有时粉绿色，有无柄或具极短柄的黄色至橘红色蘑菇形腺。双花单生至多朵集生于侧生短枝上，或于小枝顶集合成总状，总花梗比叶柄短或有时较长；苞片条状披针形，与萼筒几等长，外面有短糙毛和缘毛；小苞片圆卵形或卵形，顶端钝，很少卵状披针形而顶析尖，长约为萼筒的1/3，有缘毛；萼筒无毛或有时略有毛，萼齿三角状披针形，长为筒的1/2～2/3，有缘毛；花冠白色，有时有淡红晕，后变黄色，唇形，筒比唇瓣稍长，外面疏生倒微伏毛，并常具无柄或有短柄的腺；雄蕊与花柱均稍伸出，无毛。果实近圆形，熟时黑色，有时具白粉。种子淡黑褐色，椭圆形，中部有凹槽及脊状凸起，两侧有横沟纹。花期4—6月，果熟期10—11月。

（3）华南忍冬。半常绿藤本。叶纸质，卵形至卵状矩圆形，顶端尖或稍钝而具小短尖头，基部圆形、截形或带心形，幼时两面有短糙毛，老时上面变无毛；叶柄长5～10 mm。花有香味，双花腋生或于小枝或侧生短枝顶集合成具2～4节的短总状花序，有明显的总苞叶；具总花梗；苞片披针形；小苞片圆卵形或卵形，顶端钝，有缘毛；萼筒被短糙毛；萼齿披针形或卵状三角形，外密被短柔毛；花冠白色，后变黄色，唇形，筒直或有时稍弯曲，外面被多少开展的倒糙毛和长、短两种腺毛，内面有柔毛，唇瓣略短于筒；雄蕊和花柱均伸出，比唇瓣稍长，花丝无毛。

果实黑色，椭圆形或近圆形。花期4—5月，有时9—10月开第二次花；果熟期10月。

（4）黄褐毛忍冬。落叶藤本。幼枝、叶柄、叶下面、总花梗、苞片、小苞片和萼齿均密被开展或弯伏的黄褐色毡毛状糙毛，幼枝和叶两面还散生橘红色短腺毛。冬芽约具4对鳞片。叶纸质，卵状矩圆形至矩圆状披针形，顶端渐尖，基部圆形、浅心形或近截形，上面疏生短糙伏毛，中脉毛较密。双花排列成腋生或顶生的短总状花序，花序有梗；总花梗下托以小型叶1对；苞片钻形；小苞片卵形至条状披针形，长为萼筒的1/2至略较长；萼筒倒卵状椭圆形，无毛，萼齿条状披针形；花冠先白色后变黄色，唇形，筒略短于唇瓣，外面密被黄褐色倒伏毛和开展的短腺毛，上唇裂片长圆形；雄蕊和花柱均高出花冠，无毛；柱头近圆形。花期6—7月。

4. 生境分布

（1）灰毡毛忍冬。野生于山谷溪流旁、山坡或山顶混交林内或灌丛中，分布于中国安徽南部、浙江、江西、福建西北部、湖北西南部、湖南南部至西部、广东、广西东北部、四川东南部及贵州东部和西北部。

（2）菰腺忍冬。野生于海拔200～1 500 m的灌丛或疏林中，产于中国安徽南部、浙江、江西、福建、台湾北部和中部、湖北西南部、湖南西部至南部、广东（南部除外）、广西、四川东部和东南部、贵州北部及东南部至西南部、云南西北部至南部等地；国外，日本亦产。在重庆、贵州、湖南等地有大面积的人工栽培。

（3）华南忍冬。野生于海拔高达800 m的丘陵地的山坡、杂木林和灌丛中及平原旷野路旁或河边，分布于中国浙江、广东、海南和广西等省（自治区、直辖市）；国外，越南北部、尼泊尔亦产。

（4）黄褐毛忍冬。野生于海拔850～1 300 m山坡岩旁灌木林或林中，产于中国广西西北部、贵州西南部和云南等地。

以上4种药用植物，黔西北地区的黔西等县（市、区）有灰毡毛忍冬野生资源分布和栽培；金沙等县（市、区）有红腺忍冬野生资源分布；百里杜鹃管理区引进黄褐毛忍冬、华南忍冬栽培。

2018—2019年，百里杜鹃、纳雍、黔西等县（市、区）栽培灰毡毛忍冬、红腺忍冬、黄褐毛忍冬、华南忍冬等1万余亩。

5. 药材性状

（1）灰毡毛忍冬。呈棒状而稍弯曲，长3.0～4.5 cm，上部直径约2 mm，下部直径约1 mm。表面黄色或黄绿色。总花梗集结成簇，开放者花冠裂片不及全长之半。质稍硬，手捏之稍有弹性。气清香，味微苦甘。

（2）菰腺忍冬。长2.5～4.5 cm，直径0.8～2.0 mm。表面黄白至黄棕色，无毛或疏被毛，萼筒无毛，先端5裂，裂片长三角形，被毛，开放者花冠下唇反转，花柱无毛。

（3）华南忍冬。长1.6～3.5 cm，直径0.5～2.0 mm。萼筒和花冠密被灰白色毛。

（4）黄褐毛忍冬。长1.0～3.4 cm，直径1.5～2.0 mm。花冠表面淡黄棕色或黄棕色，密被黄色茸毛。

一般干品含水分不超过15.0%，总灰分不超过10.0%，酸不溶性灰分不超过3.0%，含绿原酸（$C_{16}H_{18}O_9$）不少于2.0%，灰毡毛忍冬皂苷乙（$C_{65}H_{106}O_{32}$）和川续断皂苷乙（$C_{53}H_{86}O_{22}$）的总量不少于5.0%。

6. 性味归经

性寒，味甘；归肺、心、胃经。

7. 功能主治

清热解毒，疏散风热。用于痈肿疔疮、喉痹、丹毒、热毒血痢、风热感冒、温病发热。

8. 用法用量

内服：煎汤，6～15 g。

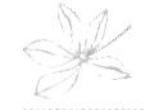

十四、玫瑰花

1. 别名

徘徊花、笔头花、湖花、刺玫花、刺玫菊。

2. 来源

本品为蔷薇科植物玫瑰 *Rosa rugosa* Thunb. 的干燥花蕾。春末夏初，花将开放时分批采摘，及时低温干燥。

3. 植物形态

直立落叶灌木。株高达 2 m 左右。茎粗壮，枝丛生，密生绒毛、腺毛及刺。单数羽状复叶互生；小叶 5～9 片，椭圆形至椭圆状倒卵形，先端尖或钝，基部圆形或阔楔形，边缘有细锯齿，上面暗绿色，无毛而起皱，下面苍白色，被柔毛；叶柄生柔毛及刺；托叶附着于总叶柄，无锯齿，边缘有腺点。花单生或数朵簇生，单瓣或重瓣，紫色或白色；花梗短，有绒毛、腺毛及刺；花托及花萼具腺毛；萼片 5 枚，具长尾状尖，直立，内面及边缘有线状毛；花瓣 5 枚；雄蕊多数，着生在萼筒边缘的长盘上；雌蕊多数，包于壶状花托底部。瘦果骨质，扁球形，暗橙红色。花期 5—6 月，果期 8—9 月。

4. 生境分布

玫瑰原产于中国华北，常野生于中部至北部的低山丛林中，各省（区）均有栽培；国外，日本、朝鲜、保加利亚、印度、俄罗斯、美国等地亦产。现各地栽培的玫瑰花除供药用外，还可用作提取香精的原料。

黔西北地区各县（市、区）均有玫瑰野生资源分布和栽培；七星关、大方、黔西、纳雍等县（市、区）引进蜂花玫瑰品种栽培，并获得成功；2019 年，赫章县、纳雍县种植玫瑰 2 800 亩。

5. 药材性状

本品略呈半球形或不规则团状，直径 7～15 mm。残留花梗上被细柔毛，花托半球形，与花萼基部合生；萼片 5，披针形，黄绿色或棕绿色，被有细柔毛；花瓣多皱缩，展平后宽卵形，呈覆瓦状排列，紫红色，有的黄棕色；雄蕊多数，黄褐色；花柱多数，柱头在花托口集成头状，略突出，短于雄蕊。体轻，质脆。气芳香浓郁，味微苦、涩。

一般干品含水分不超过 12.0%，总灰分不超过 7.0%，醇溶性浸出物不少于 28.0%。

6. 性味归经

性温，味甘、微苦；归肝、脾经。

7. 功能主治

行气解郁，和血，止痛。用于肝胃气痛、食少呕恶、月经不调、跌扑伤痛。

8. 用法用量

内服：煎汤，3～6 g。

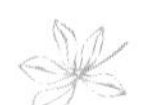

十五、旋覆花

1. 别名

六月菊、鼓子花、滴滴金、小黄花子、金钱花、金沸草、驴儿菜。

2. 来源

本品为菊科植物旋覆花 *Inula japonica* Thunb. 或欧亚旋覆花 *Inula britannica* L. 的干燥头状花序。夏、秋二季，花开放时采收，除去杂质，阴干或晒干。

3. 植物形态

（1）旋覆花。多年生草本。株高 30～80 cm。根茎短，横走或斜升，具须根。茎单生或簇生，绿色或紫色，有细纵沟，被长伏毛。基部叶花期枯萎；中部叶长圆形或长圆状披针形，先端尖，基部渐狭。常有圆形半抱茎的小耳，无柄，全缘或有疏齿，上面具疏毛或近无毛，下面具疏伏毛和腺点，中脉和侧脉有较密的长毛；上部叶渐小，线状披针形。头状花序，多数或少数排列成疏散的伞房花序；花序梗细长；总苞半球形，总苞片约 5 层，线状披针形，最外层带叶质而较长，外层基部革质，上部叶质，内层干膜质；舌状花黄色，较总苞长 2.0～2.5 倍；舌片线形；管状花花冠，有三角披针形裂片；冠毛白色，1 轮，有 20 余个粗糙毛。瘦果圆柱形，有 10 条纵沟，被疏短毛。花期 6—10 月，果期 9—11 月。

（2）欧亚旋覆花。与旋覆花不同点在于，叶片长圆或椭圆状披针形，基部宽大，心形，有耳，半抱茎。头状花序。瘦果圆柱形，有浅沟，被短毛。

4. 生境分布

（1）旋覆花。生于海拔 150～2 400 m 的山坡路旁、湿润草地、河岸和田埂上。在中国，分布于北部、东北部、中部、东部各省（自治区、直辖市）及四川、贵州、福建、广东等地；国外，蒙古、朝鲜、俄罗斯西伯利亚、日本亦产。

（2）欧亚旋覆花。生于河流沿岸、湿润坡地、田埂和路旁。在中国，分布于新疆北部至南部、黑龙江（黑河、克山等）、内蒙古东部和南部，河北北部、华北的一些地区也见其分布；国外，俄罗斯、朝鲜、日本，以及欧洲等地亦产。

黔西北地区各县（市、区）均有旋覆花、欧亚旋覆花野生资源分布；2019 年，纳雍县羊场乡栽培旋覆花 300 余亩。

5. 药材性状

本品呈扁球形或类球形，直径 1～2 cm。总苞由多数苞片组成，呈覆瓦状排列；苞片披针形或条形，灰黄色，长 4～11 mm；总苞基部有时残留花梗，苞片及花梗表面被白色茸毛；舌状花 1 列，黄色，长约 1 cm，多卷曲，常脱落，先端 3 齿裂；管状花多数，棕黄色，长约 5 mm，先端 5 齿裂；子房顶端有多数白色冠毛，长 5～6 mm。有的可见椭圆形小瘦果。体轻，易散碎。气微，味微苦。

6. 性味归经

性微温，味苦、辛、咸；归肺、脾、胃、大肠经。

7. 功能主治

降气，消痰，行水，止呕。用于风寒咳嗽、痰饮蓄结、胸膈痞闷、喘咳痰多、呕吐噫气、心下痞硬。

8. 用法用量

内服：煎汤，3～9 g，包煎。

十六、月季花

1. 别名

四季花、月月红、胜春、斗雪红、月贵花、月月花、艳雪红、月季红、月光花、铜棰子、四季春。

2. 来源

本品为蔷薇科植物月季 *Rosa chinensis* Jacq. 的干燥花。全年均可采收，花微开时采摘，阴干或低温干燥。

3. 植物形态

见第 372 页，“月季花叶”部分。

4. 生境分布

见第 372 页，“月季花叶”部分。

5. 药材性状

本品呈类球形，直径 1.5～2.5 cm。花托长圆形；萼片 5 枚，暗绿色，先端尾尖；花瓣呈覆瓦状排列，有的散落，长圆形，紫红色或淡紫红色；雄蕊多数，黄色。体轻，质脆。气清香，味淡、微苦。

一般干品含水分不超过 12.0%，总灰分不超过 5.0%，金丝桃苷（$C_{21}H_{20}O_{12}$）和异槲皮苷（$C_{21}H_{20}O_{12}$）的总量不少于 0.38%。

6. 性味归经

性温，味甘；归肝经。

7. 功能主治

活血调经，疏肝解郁。用于气滞血瘀、月经不调、痛经、闭经、胸胁胀痛。

8. 用法用量

内服：煎汤，3～6 g。

十七、厚朴花

1. 别名

调羹花。

2. 来源

本品为木兰科植物厚朴 *Magnolia officinalis* Rehd. et Wils. 或凹叶厚朴 *Magnolia officinalis* Rehd. et Wils. var. *biloba* Rehd. et Wils. 的干燥花蕾。春季，花未开放时采摘，稍蒸后，晒干或低温干燥。

3. 植物形态

见第 307 页，“厚朴”部分。

4. 生境分布

见第 307 页，“厚朴”部分。

5. 药材性状

本品呈长圆锥形，长 4～7 cm，基部直径 1.5～2.5 cm。红棕色至棕褐色。花被多为 12 片，肉质，外层的呈长方倒卵形，内层的呈匙形。雄蕊多数，花药条形，淡黄棕色，花丝宽而短。心皮多数，分离，螺旋状排列于圆锥形的花托上。花梗长 0.5～2.0 cm，密被灰黄色绒毛，偶无毛。质脆，易破碎。气香，味淡。

一般干品含水分不超过 10.0%，总灰分不超过 7.0%，厚朴酚（$C_{18}H_{18}O_2$）与和厚朴酚（$C_{18}H_{18}O_2$）的总量不少于 0.2%。

6. 性味归经

性微温，味苦；归脾、胃经。

7. 功能主治

芳香化湿，理气宽中。用于脾胃湿阻气滞、胸脘痞闷胀满、纳谷不香。

8. 用法用量

内服：煎汤，3～9 g。

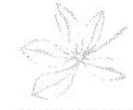

十八、款冬花

1. 别名

款冬、菟奚、颗冻、橐吾、虎须、款冻、苦萃、氐冬、钻冻、八角乌。

2. 来源

本品为菊科植物款冬 *Tussilago farfara* L. 的干燥花蕾。12 月或地冻前，当花尚未出土时挖取花蕾，除去花梗及泥沙，阴干。

3. 植物形态

多年生草本。株高 10～25 cm。基生叶广心脏形或卵形，先端钝，边缘呈波状疏锯齿，锯齿先端往往带红色；基部心形或圆形，质较厚，上面平滑，暗绿色，下面密生白色毛；掌状网脉，主脉 5～9 条；叶柄长 8～20 cm，半圆形；近基部的叶脉和叶柄带红色，并有毛茸。花茎具毛茸，小叶 10 余片，互生，叶片长椭圆形至三角形。头状花序顶生；总苞片 1～2 层，苞片 20～30 枚，质薄，呈椭圆形，具毛茸；舌状花在周围一轮，鲜黄色，单性，花冠先端凹，雌蕊 1 枚，子房下位，花柱长，柱头 2 裂；筒状花两性，先端 5 裂，裂片披针状，雄蕊 5 枚，花药连合，雌蕊 1 枚，花柱细长，柱头球状。瘦果长椭圆形，具纵棱，冠毛淡黄色。花期 2—3 月，果期 4 月。

4. 生境分布

款冬野生于河边、沙地，分布于中国河北、河南、湖北、四川、山西、陕西、甘肃、内蒙古、新疆、青海、西藏等省（自治区、直辖市），主产于陕西、山西、河南、甘肃、青海、四川、内蒙古等地。

20 世纪 80 年代，黔西北地区的七星关区引进款冬并栽培成功。

5. 药材性状

本品呈长圆棒状。单生或 2～3 个基部连生，长 1.0～2.5 cm，直径 0.5～1.0 cm。上端较粗，下端渐细或带有短梗，外面被有多数鱼鳞状苞片。苞片外表面紫红色或淡红色，内表面密被白色絮状茸毛。体轻，撕开后可见白色茸毛。气香，味微苦而辛。

一般干品含浸出物不少于 20.0%，款冬酮（$C_{23}H_{34}O_5$）不少于 0.070%。

6. 性味归经

性温，味辛、微苦；归肺经。

7. 功能主治

润肺下气，止咳化痰。用于新久咳嗽、喘咳痰多、劳嗽咳血。

8. 用法用量

内服：煎汤，5～9 g。

十九、棣棠花

1. 别名

地棠、画眉杠、鸡蛋花、金棣棠、三月花、小通花、黄度梅、地园花、蜂棠花、清明花、黄榆叶梅、麻叶棣棠、金旦子花。

2. 来源

本品为蔷薇科植物棣棠花 *Kerria japonica* （L.） DC. 的干燥花。夏季，采收花，去净杂质，晒干。

3. 植物形态

落叶灌木。树高可达 3 m 左右。小枝绿色，圆柱形，无毛，常拱垂，嫩枝有棱角。叶互生，三角状卵形或卵圆形，顶端长渐尖，基部圆形、截形或微心形，边缘有尖锐重锯齿，两面绿色，上面无毛或有稀疏柔毛，下面沿脉或脉腋有柔毛；叶柄无毛；托叶膜质，带状披针形，有缘毛，早落。单花，着生于当年生侧枝顶端，花梗无毛；萼片卵状椭圆形，顶端急尖，有小尖头，全缘，无毛，果时宿存；花瓣黄色，宽椭圆形，顶端下凹，比萼片长 1～4 倍。瘦果倒卵形至半球形，褐色或黑褐色，表面无毛，有皱褶。花期 4—6 月，果期 6—8 月。

4. 生境分布

棣棠花原产于中国华北至华南，分布于安徽、浙江、江西、福建、河南、湖南、湖北、广东、甘肃、陕西、四川、云南、贵州、北京、天津等省（自治区、直辖市）。

黔西北地区各县（市、区）均有棣棠花野生资源分布。

5. 药材性状

本品花呈扁球形，直径 5～10 mm，黄色；萼片先端 5 枚，深裂，裂片卵形，筒部短广；花瓣金黄色，5 片，广椭圆形，钝头；萼筒内有环状花盘；雄蕊多数；雌蕊 5 枚。气微，味苦、涩。

6. 性味归经

性平，味苦、涩；归肺、胃、脾经。

7. 功能主治

化痰止咳。用于肺结核咳嗽。

8. 用法用量

内服：煎汤，6～15 g。

二十、合欢花

1. 别名

乌绒、夜合花。

2. 来源

本品为豆科植物合欢 *Albizia julibrissin* Durazz. 的干燥花序或花蕾。夏季，花开放时择晴天采收或花蕾形成时采收，及时晒干。前者习称“合欢花”，后者习称“合欢米”。

3. 植物形态

见第 312 页，“合欢皮”部分。

4. 生境分布

见第 313 页，“合欢皮”部分。

5. 药材性状

（1）合欢花。头状花序，皱缩成团。总花梗长 3～4 cm，有时与花序脱离，黄绿色，有纵纹，被稀疏毛茸。花全体密被毛茸，细长而弯曲，长 0.7～1.0 cm，淡黄色或黄褐色，无花梗或几无花梗。花萼筒状，先端有 5 小齿。花冠筒长约为萼筒的 2 倍，先端 5 裂，裂片披针形。雄蕊多数，花丝细长，黄棕色至黄褐色，下部合生，上部分离，伸出花冠筒外。气微香，味淡。

（2）合欢米。呈棒槌状，长 2～6 mm，膨大部分直径约 2 mm。淡黄色至黄褐色，全体被毛茸。花梗极短或无。花萼筒状，先端有 5 小齿。花冠未开放。雄蕊多数，细长并弯曲．基部连合，包于花冠内。气微香，味淡。

一般干品含杂质不超过2%，水分不超过15.0%，总灰分不超过10.0%，酸不溶性灰分不超过3.0%，醇溶性浸出物不少于25.0%，含槲皮苷（$C_{21}H_{20}O_{11}$）不少于1.0%。

6. 性味归经

性平，味甘；归心、肝经。

7. 功能主治

解郁安神。用于心神不安、忧郁失眠。

8. 用法用量

内服：煎汤，5～10 g。

二十一、谷精草

1. 别名

天星草、珍珠草、衣钮草、鼓槌草、谷精珠、戴星草、文星草、流星草、移星草、鱼眼草、佛顶珠、灌耳草、耳朵刷子、挖耳朵草。

2. 来源

本品为谷精草科植物谷精草 *Eriocaulon buergerianum* Koern. 的干燥带花茎的头状花序。秋季，将花序连同花茎拔出，晒干。

3. 植物形态

一年生草本。叶线形，丛生，半透明，具横格，长4～20 cm，脉7～18条。花葶多数，长达25～30 cm，扭转，具4～5棱；鞘状苞片，口部斜裂；花序熟时近球形；总苞片倒卵形至近圆形，下半部较硬，上半部纸质，不反折，无毛或边缘有少数毛，下部的毛较长；总花托常有密柔毛；苞片倒卵形至长倒卵形，背面上部及顶端有白短毛。雄花：花萼佛焰苞状，外侧裂开，3浅裂，背面及顶端多少有毛；花冠裂片3枚，近锥形，几等大，近顶处各有1个黑色腺体，端部常有白短毛；雄蕊6枚，花药黑色。雌花：萼合生，外侧开裂，顶端3浅裂，背面及顶端有短毛，外侧裂口边缘有毛，下长上短；花瓣3枚，离生，扁棒形，肉质，顶端各具1黑色腺体及若干白短毛，果成熟时毛易落，内面常有长柔毛；子房3室，各室具1胚珠，柱头3裂。蒴果3裂。种子矩圆状，表面具横格及“T”字形突起。花、果期6—12月。

4. 生境分布

谷精草野生于池沼、溪沟边、水田边等潮湿处，分布于中国江苏、安徽、浙江、江西、福建、台湾、湖北、湖南、广东、广西、四川、贵州、云南、陕西等省（自治区、直辖市）；国外，日本亦产。

黔西北地区的大方、威宁等县（市、区）有谷精草野生资源分布。

5. 药材性状

本品头状花序呈半球形，直径4～5 mm。底部有苞片层层紧密排列，苞片淡黄绿色，有光泽，上部边缘密生白色短毛；花序顶部灰白色。揉碎花序，可见多数黑色花药和细小黄绿色未成熟的果实。花茎纤细，长短不一，直径不及1 mm，淡黄绿色，有数条扭曲的棱线。质柔软。气微，味淡。

6. 性味归经

性平，味辛、甘；归肝、肺经。

7. 功能主治

疏散风热，明目退翳。用于风热目赤、肿痛羞明、眼生翳膜、风热头痛。

8. 用法用量

内服：煎汤，5～10 g。

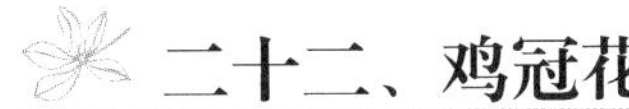

二十二、鸡冠花

1. 别名

鸡髻花、鸡公花、鸡角枪、鸡冠头、老来少、鸡骨子花。

2. 来源

苋科植物鸡冠花 *Celosia cristata* L. 的干燥花序。秋季，花盛开时采收，晒干。

3. 植物形态

一年生草本。株高可达 100 cm，全体无毛。茎直立，粗壮。单叶互生；长椭圆形至卵状披针形，先端渐尖，全缘，基部渐狭而成叶柄。穗状花序多变异，生于茎的先端或分枝的末端，常呈鸡冠状，色有紫、红、淡红、黄或杂色；花密生，每花有 3 苞片；花被 5 枚，广披针形，干膜质，透明；雄蕊 5 枚，花丝下部合生成环状；雌蕊 1 枚，柱头 2 浅裂。胞果卵形，熟时盖裂，包于宿存花被内。种子肾形，2 至数粒，黑色，有光泽。花期 5—9 月，果期 8—11 月。

4. 生境分布

鸡冠花原产于非洲、美洲热带地区和印度，现世界各地均有栽培；中国各省（自治区、直辖市）亦产。

黔西北地区各县（市、区）有鸡冠花零星栽培。

5. 药材性状

本品为穗状花序，多扁平而肥厚，呈鸡冠状，长 8～25 cm，宽 5～20 cm，上缘宽，具皱褶，密生线状鳞片，下端渐窄，常残留扁平的茎。表面红色、紫红色或黄白色。中部以下密生多数小花，每花宿存的苞片和花被片均呈膜质。果实盖裂。种子扁圆肾形，黑色，有光泽。体轻，质柔韧。气微，味淡。

一般干品含水分不超过 13.0%，总灰分不超过 13.0%，酸不溶性灰分不超过 3.0%，水溶性浸出物不少于 17.0%。

6. 性味归经

性凉，味甘、涩；归肝、大肠经。

7. 功能主治

收敛止血，止带，止痛。用于吐血、崩漏、便血、痔血、赤白带下、久痢不止。

8. 用法用量

内服：煎汤，6～12 g。

二十三、结香花

1. 别名

喜花、打结花、金腰袋、梦冬花。

2. 来源

本品为瑞香科植物结香 *Edgeworthia chrysantha* Lindl. 的干燥花蕾。冬末春初，花开放时采摘花序，晒干。

3. 植物形态

落叶灌木。树高达 2 m。全株被绢状长柔毛或长硬毛，幼嫩时更密。枝条棕红色，常呈三叉状分枝，有皮孔。单叶互生，通常簇生于枝端，纸质，椭圆状长圆形或椭圆状披针形，长8～16 cm，基部楔形，下延，先端急尖或钝，全缘，上面被疏长毛，后几无毛，下面粉绿色，被长硬毛，叶脉上尤密，叶脉隆起。花多数，黄色，芳香，顶生头状花序下垂；总花梗粗壮，密被长绢毛；总苞被柔毛；花梗无或极短；花萼圆筒形，外面被绢毛状长柔毛，裂片4枚，花瓣状，卵形，平展；雄蕊8枚，两轮，着生于萼筒上部，花丝极短，花药长椭圆形；子房上位，椭圆形，无柄，仅上部被柔毛，1室，胚珠1枚，花柱细长，柱头线状圆柱形，被柔毛。核果卵形，包于花被基部。花期3—4月，先于叶开花；果期8月。

4. 生境分布

结香野生于山坡、山谷林下，主产于中国河南、陕西及长江流域以南诸省（自治区、直辖市）；国外，日本、美国亦产。

黔西北地区的各县（市、区）均有结香野生资源分布。

5. 药材性状

本品为头状花序或单个花蕾。花序半球形，总苞片6～9枚，总花梗钩状弯曲，全体被淡黄色茸毛。单个花蕾呈棒状，稍弯曲，长6～8 mm，直径3～5 mm，表面被浅黄色或灰白色有光泽的绢丝状长茸毛。以干燥、无杂质者为佳。

6. 性味归经

性平，味淡；归肾、肝经。

7. 功能主治

养阴安神，明目，祛翳障。用于青盲、翳障、多泪、梦遗、虚淋、失音。

8. 用法用量

内服：煎汤，6～12 g；或研末。

二十四、闹羊花

1. 别名

黄杜鹃、三钱三、毛老虎、一杯倒、一杯醉、八里麻、踯躅花、惊羊花、老虎花、石棠花、水兰花、老鸦花、豹狗花、石菊花、石棠花、闷头花、羊踯躅花、羊不食草、黄杜鹃花、黄喇叭花、黄蛇豹花、黄牯牛花。

2. 来源

本品为杜鹃花科植物羊踯躅 *Rhododendron molle* G. Don. 的干燥花。4—5月，花初开时采收，阴干或晒干。

3. 植物形态

落叶灌木。树高0.5～2.0 m；分枝稀疏，枝条直立，幼时密被灰白色柔毛及疏刚毛。叶纸质，长圆形至长圆状披针形，先端钝，具短尖头，基部楔形，边缘具睫毛，幼时上面被微柔毛，下面密被灰白色柔毛，沿中脉被黄褐色刚毛，中脉和侧脉凸出；叶柄被柔毛和少数刚毛。总状伞形花序顶生，花多达13朵，先花后叶或花与叶同时开放；花梗被微柔毛及疏刚毛；花萼裂片小，圆齿状，被微柔毛和刚毛状睫毛；花冠阔漏斗形，黄色或金黄色，内有深红色斑点，花冠管向基部渐狭，圆筒状，外面被微柔毛，裂片5片，椭圆形或卵状长圆形，外面被微柔毛；雄蕊5枚，不等长，长不超过花冠，花丝扁平，中部以下被微柔毛；雌蕊1枚，子房上位，圆锥状，密被灰白色柔毛及疏刚毛，花柱无毛。蒴果圆锥状长圆形，熟时深褐色，具5条纵肋，被微柔毛和疏刚毛，胞间裂开。种子多数，细小。花期3—5月，果期6—8月。

4. 生境分布

羊踯躅常野生于山坡、石缝、灌木丛中，分布于中国江苏、浙江、江西、福建、湖南、湖北、河南、四川、贵州等省（自治区、直辖市），主产于江苏、浙江、安徽、湖南等省（自治区、直辖市）。

黔西北地区的赫章、七星关、大方、织金、纳雍等县（市、区）有羊踯躅野生资源分布。

5. 药材性状

本品数朵花簇生于一总柄上，多脱落为单朵，灰黄色至黄褐色，皱缩。萼片5裂，裂片半圆形至三角形，边缘有较长的细毛；花冠钟状，筒部较长，约至2.5 cm，顶端卷折，5裂；花瓣宽卵形，先端钝或微凹；雄蕊5枚，花丝卷曲，等长或略长于花冠，中部以下有茸毛，花药红棕色，顶孔裂；雌蕊1枚，柱头头状；花梗长1.0～2.8 cm，棕褐色，有短茸毛。气微，味微麻。

一般干品含水分不超过13.0%，总灰分不超过10.0%，酸不溶性灰分不超过4.0%。

6. 性味归经

性温，味辛，有大毒；归肝经。

7. 功能主治

祛风除湿，散瘀定痛。用于风湿痹痛、偏正头痛、跌扑肿痛、顽癣。

8. 用法用量

内服：煎汤，0.6～1.5 g；浸酒或入丸散。外用：适量，煎水洗患处。

9. 使用注意

不宜多服、久服；体虚者及孕妇禁用。

二十五、迎春花

1. 别名

金梅、黄梅、小黄花、金腰带、清明花、金梅花。

2. 来源

本品为木樨科植物迎春花 *Jasminum nudiflorum* Lindl. 的干燥花。2—4月，采收花，晾干或烘干。

3. 植物形态

落叶灌木。株高0.3～5.0 m，直立或匍匐，枝条下垂。枝稍扭曲，光滑无毛，小枝四棱形，棱上多少具狭翼。叶对生，三出复叶，小枝基部常具单叶；叶轴具狭翼，叶柄无毛；叶片和小叶片幼时两面稍被毛，老时仅叶缘具睫毛；小叶片卵形、长卵形或椭圆形、狭椭圆形、稀倒卵形，先端锐尖或钝，具短尖头，基部楔形，叶缘反卷，中脉在上面微凹入，下面凸起，侧脉不明显；顶生小叶片较大且无柄或基部延伸成短柄，侧生小叶片无柄；单叶为卵形或椭圆形，有时近圆形。花单生于上年生小枝的叶腋，稀生于小枝顶端，先于叶开放；苞片小叶状，披针形、卵形或椭圆形；花具梗；花萼绿色，裂片5～6枚，窄披针形，先端锐尖；花冠黄色，花冠管从基部向上逐渐扩大，裂片5～6枚，长圆形或椭圆形，先端锐尖或圆钝；雄蕊2枚，着生于花筒内；子房2室。花期2—4月。

4. 生境分布

迎春花野生于海拔800～2 000 m的山坡灌丛中，世界各地普遍栽培；在中国，分布于山东、辽宁、江苏、浙江、陕西、甘肃、四川、云南、贵州、西藏等省（自治区、直辖市）。

黔西北地区的威宁、七星关等县（市、区）有迎春花野生资源分布。

5. 药材性状

本品花皱缩成团，展开后，可见狭窄的黄绿色叶状苞片；萼片5～6枚，条形或长圆状披针形，与萼筒等长或较长；花冠棕黄色，直径约2 cm；花冠筒长1.0～1.5 cm，裂片通常6枚，倒卵形或椭圆形，约为冠筒长的1/2。气清香，味微涩。

6. 性味归经

性平，味苦、微辛；归肾、膀胱经。

7. 功能主治

清热解毒，活血消肿。用于发热头痛、咽喉肿痛、小便热痛、恶疮肿毒、跌打损伤。

8. 用法用量

内服：煎汤，10～15 g。外用：适量，捣敷或调麻油搽患处。

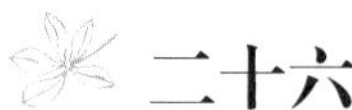

二十六、洋金花

1. 别名

佛花、山茄花、押不芦、胡茄花、风茄花、大闹杨花、虎茄花、风麻花、酒醉花、羊惊花、枫茄花、天茄弥陀花、洋大麻子花、广东闹羊花、大喇叭花、曼陀罗花、蔓陀罗花、千叶蔓陀罗花、层台蔓陀罗花、关东大麻子花。

2. 来源

茄科植物白花曼陀罗 *Datura metel* L.、毛曼陀罗 *Datura innoxia* Mill. 的干燥花。4—11月，花初开时采收，晒干或低温干燥。

3. 植物形态

（1）白花曼陀罗。又名风茄儿、山茄子、大颠茄、颠茄、闷陀罗、野蓖麻、猪颠茄、猪波罗、老鼠愁、白花曼陀罗、金盘托荔枝。一年生草本。株高可达100 cm左右。全株近无毛。茎直立，圆柱形，基部木质化，上部呈叉状分枝，绿色，表面有不规则皱纹，幼枝四棱形，略带紫色，被短柔毛。叶互生，上部叶近对生；叶具柄；叶片宽卵形、长卵形或心脏形，先端渐尖或锐尖，基部不对称，边缘具不规则短齿或全缘而波状，两面无毛或被疏短毛，叶背面脉隆起。花单生于枝杈间或叶腋；花梗直立或斜伸，被白色短柔毛；花萼筒状，淡黄绿色，先端5裂，裂片三角形，整齐或不整齐，先端尖，花后萼管自近基部处周裂而脱落，遗留的萼筒基部则宿存，果时增大呈盘状，边缘不反折；花冠管漏斗状，檐部下部直径渐小，向上扩大呈喇叭状，白色，具5棱，裂片5枚，三角形，先端长尖；雄蕊5枚，生于花冠管内，花药线形，扁平，基部着生；雌蕊1枚，子房球形，2室，疏生短刺毛，胚珠多数，花柱丝状，柱头盾形。蒴果圆球形或扁球状，外被疏短刺，熟时淡褐色，不规则4瓣裂。种子多数，扁平，略呈三角形，熟时褐色。花期3—11月，果期4—11月。

（2）毛曼陀罗。又名北洋金花、软刺曼陀罗、毛花曼陀罗。一年生草本。株高1～2 m。有恶臭，全株被白色细腺毛及短柔毛。茎粗壮，直立，圆柱形，基部木质化，上部多呈叉状分枝，灰绿色。叶互生或近对生；叶片广卵形，先端急尖，基部斜心形，全缘或呈微波状，背面叶脉隆起。花大，直立或斜升，花冠白色或淡紫色，具5棱；花萼筒部有5棱角，先端5浅裂，花后自近基部断裂，宿存部分随果实增大而增大并向外反折。蒴果生于下垂的果梗上，近圆形，密生柔韧针状刺并密被短柔毛，熟时先端不规则裂开。种子多数，肾形，淡褐色或黄褐色。花期5—9月，果期6—10月。

4. 生境分布

（1）白花曼陀罗。野生于荒地、旱地、向阳山坡、林缘、草地，分布于热带及亚热带地区，温带地区普遍栽培；中国海南、台湾、福建、广东、广西、云南、贵州等省（自治区、直辖市）有野生资源分布，江苏、浙江栽培较多，江南地区其他省和北方许多城市有栽培。

（2）毛曼陀罗。广泛分布于欧亚大陆及南北美洲；中国大连、北京、上海、南京等许多城市有栽培，新疆、河北、山东、河南、湖北、江苏、贵州等省（自治区、直辖市）有野生资源分布。

以上 2 种药用植物，黔西北地区的黔西、七星关、纳雍、威宁等县（市、区）有白曼陀罗野生资源分布；各县（市、区）均有毛曼陀罗野生资源分布。

5. 药材性状

（1）白花曼陀罗花。花萼已除去，花冠及附着的雄蕊皱缩成卷条状，长 9～16 cm，黄棕色。展平后，花冠上部呈喇叭状，先端 5 浅裂，裂片先端短尖，短尖下有 3 条明显的纵脉纹，裂片间微凹陷；雄蕊 5 枚，花丝下部紧贴花冠筒，花药扁平，长 1.0～1.5 cm。质脆易碎。气微臭，味辛、苦。

（2）毛曼陀罗花。带有花萼。萼筒长 4～9 cm，顶端 5 裂，裂片长约 1.5 cm，表面密生毛茸。花冠长 10～18 cm，先端裂片三角形，裂片间有短尖。花药长约 1 cm。

一般干品含水分不超过 11.0%，总灰分不超过 11.0%，酸不溶性灰分不超过 2.0%，醇溶性浸出物不少于 9.0%，东莨菪碱（$C_{17}H_{21}NO_4$）不少于 0.15%。

6. 性味归经

性温，味辛，有毒；归肺、肝经。

7. 功能主治

平喘止咳，麻醉止痛，解痉止搐。用于哮喘咳嗽、脘腹冷痛、风湿痹痛、癫痫、惊风，以及外科麻醉。

8. 用法用量

内服：0.3～0.6 g，宜入丸、散；亦可作卷烟分次燃吸（一日量不超过 1.5 g）。外用：适量。

9. 使用注意

孕妇、外感及痰热咳喘、青光眼、高血压及心动过速患者禁用。

二十七、荆芥穗

1. 来源

本品为唇形科植物荆芥 *Schizonepeta tenuifolia* Briq. 的干燥花穗。夏、秋二季，花开到顶、穗绿时采摘，除去杂质，晒干。

2. 植物形态

一年生草本。株高 60～100 cm。全株被灰白色短柔毛。茎直立，四棱形，上部多分枝，基部棕紫色。叶对生；茎基部的叶片无柄或近无柄，羽状深裂，裂片 5 枚；中部及上部叶无柄，羽状深裂，裂片 3～5 枚，先端锐尖，基部楔状渐狭并下延至叶柄，裂片披针形，全缘，上面暗绿色，下面灰绿色，两面均无毛，脉上及边缘较密，有腺点。轮伞花序，多轮密集于枝端，形成穗状；苞片叶状；小苞片线形，较小；花小，花萼漏斗状倒圆锥形，被灰色柔毛及黄绿色腺点，先端 5 齿裂，裂片卵状三角形；花冠浅红紫色，二唇形，上唇先端 2 浅裂，唇 3 裂，中裂片最大；雄蕊 4 枚，二强；子房 4 纵裂，花柱基生，柱头 2 裂。小坚果 4 枚，长圆状三棱形，棕褐色，表面光滑。花期 7—9 月，果期 9—11 月。

3. 生境分布

荆芥野生于海拔 540～2 700 m 的山坡路旁或山谷，中国黑龙江、辽宁、山西、陕西、甘肃、青海、河南、河南、四川、贵州等省（自治区、直辖市）有野生资源分布，江苏、浙江、福建、云南等地有人工栽培。

黔西北地区的七星关、大方、黔西等县（市、区）有荆芥野生资源分布。

4. 药材性状

本品穗状轮伞花序呈圆柱形，长3～15 cm，直径约7 mm。花冠多脱落，宿萼黄绿色，钟形，质脆易碎，内有棕黑色小坚果。气芳香，味微涩而辛凉。

一般干品含水分不超过12.0%，总灰分不超过12.0%，酸不溶性灰分不超过3.0%，醇溶性浸出物不少于8.0%，挥发油不少于0.40%（单位：mL/g），胡薄荷酮（$C_{10}H_{16}O$）不少于0.080%。

5. 性味归经

性微温，味辛；归肺、肝经。

6. 功能主治

解表散风，透疹，消疮。用于感冒、头痛、麻疹、风疹、疮疡初起。由荆芥穗炮制而成的荆芥穗炭也供药用，用于收敛止血。

7. 用法用量

内服：煎汤，5～10 g。

二十八、松花粉

1. 别名

松花、松黄。

2. 来源

本品为松科植物油松 *Pinus tabulieformis* Carr.、红松 *Pinus koraiensis* Sieb. et Zucc.、华山松 *Pinus armandii* Franch.、马尾松 *Pinus massoniana* Lamb.、云南松 *Pinus yunnanensis* Franch. 等的干燥花粉。春季，花刚开时采摘花穗，晒干，收集花粉，除去杂质。

3. 植物形态

见第344—第346页，“松叶”部分。

4. 生境分布

见第346页，“松叶”部分。

5. 药材性状

本品为淡黄色的细粉。体轻，易飞扬，手捻有滑润感。气微，味淡。

一般干品含水分不超过13.0%，总灰分不超过8.0%。

6. 性味归经

性温，味甘；归肝、脾经。

7. 功能主治

收敛止血，燥湿敛疮。用于外伤出血、湿疹、黄水疮、皮肤糜烂、脓水淋漓。

8. 用法用量

内服：煎汤，5～10 g；浸酒或调服。外用：适量，撒敷或调敷患处。

二十九、杨树花

1. 来源

本品为杨柳科植物毛白杨 *Populus tomentosa* Carr. 的雄花序。春季，现蕾开花时分批摘取雄花序，鲜用，或晒干。

2. 植物形态

见第 318 页，“毛白杨”部分。

3. 生境分布

见第 318 页，“毛白杨”部分。

4. 药材性状

本品雄花序长条状圆柱形，长 6～10 cm，直径 4～10 mm，多破碎，表面红棕色或深棕色。芽鳞多紧抱而成杯状，单个鳞片宽卵形，长 3～13 mm，边缘有细毛，表面略光滑。花序轴上具多数带雄蕊的花盘，花盘扁，半圆形或类圆形，深棕褐色；每雄花具雄蕊 6～12 枚，有的脱落，花丝短，花药 2 室，棕色。苞片卵圆形或宽卵圆形，边缘深尖裂，具长白柔毛。体轻。气微，味微苦、涩。

5. 性味归经

性寒，味苦；归大肠经。

6. 功能主治

清热解毒，化湿止痢。用于细菌性痢疾、肠炎。

7. 用法用量

内服：煎汤，9～15 g。外用：适量，热熨。

8. 使用注意

脾胃虚寒者慎服。

三十、千日红

1. 别名

百日红、千年红、千金红、百日白、千日白、千日娇、吕宋菊、淡水花、沸水菊、长生花、蜻蜓红、球形鸡冠花。

2. 来源

苋科植物千日红 *Gomphrena globosa* L. 的干燥花序。夏、秋季，采摘花序，晒干。

3. 植物形态

一年生草本。株高 30～80 cm，全株有白色长毛。茎近四棱形，节部膨大，带紫红色。叶对生，具短柄；叶片长椭圆形至椭圆状披针形，长 5～10 cm，宽 2～5 cm，两面均有较长的白柔毛，边缘有纤毛。花序球形或长圆形，通常单生于枝顶；总苞 2 枚，叶状；每花基部有干膜质卵形苞片 1 枚，三角状披针形小苞片 2 枚，紫红色或白色；花被片 5 枚，外被白柔毛；雄蕊 5 枚，花丝合生呈管状；子房卵圆形，柱头 2 裂。胞果近圆形，种子黑色。花期 7—10 月。

4. 生境分布

千日红原产于热带美洲，是热带和亚热带地区常见花卉；中国长江以南地区均有栽培。

黔西北地区的七星关等县（市、区）均有千日红栽培。

5. 药材性状

本品头状花序类球形或长圆球形，长 2.0～2.5 cm，宽 1.5～2.0 cm，由多数稠密覆瓦状排列的花集合而成；花序基部具 2 枚叶状圆三角形的总苞片，绿色，总苞片的背面密被细长的白柔毛，腹面的毛短而稀。每花有膜质苞片 3 枚，外片短小卵形，内轮 2 片，淡紫色或紫红色，长于花被；花被 5 片，贮久色淡。胞果类球形。气微弱，味淡。

6. 性味归经

性平，味甘；归肺、肝经。

7. 功能主治

止咳平喘，平肝明目。用于支气管哮喘，急、慢性支气管炎，百日咳，肺结核咯血，头晕，视物模糊，痢疾。

8. 用法用量

内服：煎汤，3～9 g。外用：适量，捣敷；或煎水洗。

三十一、泡桐花

1. 来源

玄参科植物白花泡桐 *Paulownia fortunei*（Seem.）Hemsl. 或毛泡桐 *Paulownia tomentosa*（Thunb.）Steud. 的花。春季，花开时采收，晒干或鲜用。

2. 植物形态

见第 171—第 172 页，“泡桐根”部分。

3. 生境分布

见第 172 页，“泡桐根”部分。

4. 药材性状

（1）白花泡桐。花长 7～12 cm；花萼灰褐色，长 2.0～2.5 cm，质厚，裂片被柔毛，内表面较密；花冠白色，干者外面灰黄色至灰棕色，密被毛茸，内面色浅，腹部具紫色斑点，筒部毛茸稀少。气微香，味微苦。

（2）毛泡桐。花长 4.0～7.5 cm；花萼较小，长约 12 mm；花冠紫红色，干者灰棕色，内面紫色斑点众鑫。

5. 性味归经

性寒，味苦；归经不详。

6. 功能主治

清肺利咽，解毒消肿。用于肺热咳嗽、急性扁桃体炎、菌痢、急性肠炎、急性结膜炎、腮腺炎、疖肿、疮癣。

7. 用法用量

内服：煎汤，10～25 g；外用：适量，鲜品捣敷；或制成膏剂搽。

三十二、刺玫花

1. 别名

舍生药。

2. 来源

本品为蔷薇科植物山刺玫 *Rosa davurica* Pall. 的干燥花。6—7 月，花将开放时采摘，晾干或晒干。

3. 植物形态

直立灌木。株高 1～2 m。枝无毛，小枝及叶柄基部有成对的黄色皮刺，刺弯曲，基部大。羽状复叶，小叶 7～9 片，连叶柄长 4～10 cm；叶柄和叶轴有柔毛、腺毛和稀疏皮刺；托叶大部贴生于叶柄，边缘有带腺锯齿，下面被柔毛；小叶片长圆形或宽披针形，先端急尖或圆钝，基部宽楔形，边缘近中部以上有锐锯齿，叶面无毛，叶背灰绿色，有白霜、柔毛或腺点。花单生或数朵簇生；花瓣粉红色；花柱离生，柱头稍伸出花托口部。果球形或卵球形，成熟时红色。萼片宿存，直立。花期 6—7 月，果期 8—9 月。

4. 生境分布

山刺玫生于海拔 430～2 500 m 的山坡阳处或杂木林边、丘陵草地，分布于中国东北、华北、西北的丘陵山区，以东北三省资源最为丰富，主产于大兴安岭、小兴安岭和长白山区；国外，朝鲜北部、俄罗斯西伯利亚地区、俄罗斯远东地区亦产。

黔西北地区的赫章等县（市、区）有山刺玫野生资源分布。

5. 药材性状

本品花蕾略呈类球形，直径 1～2 cm，偶有苞片 2 枚。花托类球形，与花萼合生；花梗具短腺毛；萼片 5 枚，卵状披针形，长 1.5～2.5 cm，边缘具短柔毛和腺毛，萼筒无毛；花瓣深玫瑰红色，久贮呈棕褐色，倒卵形；花柱短于雄蕊，柱头圆形密被绒毛。气微，味涩、微苦。

6. 性味归经

性平，味酸、甘；归肝、脾经。

7. 功能主治

理气和胃，止咳。用于月经不调、痛经、崩漏、吐血、肋间神经痛、肺痨咳嗽。

8. 用法用量

内服：煎汤，3～6 g。

三十三、桐子花

1. 来源

本品为大戟科植物油桐 *Vernicia fordii*（Hemsl.）Airy Shaw 的干燥花。4—5 月，收集凋落的花，晒干。

2. 植物形态

见第 173 页，“油桐根”部分。

3. 生境分布

见第 174 页，“油桐根”部分。

4. 药材性状

本品花白略带红色，聚伞花序；花单性，雌雄同株。萼不规则，2～3 裂，裂片镊合状；花瓣 5 枚；雄花有雄蕊 8～20 枚，花丝基部合生，上端分离，且在花芽中弯曲；雌花子房 3～5 室，每室具胚珠 1 枚，花柱 2 枚。气微香，味涩。

5. 性味归经

性寒，味苦、微辛，有毒；归肺、心经。

6. 功能主治

清热解毒，生肌。用于新生儿湿疹、秃疮、热毒疮、天沟疮、烧烫伤。

7. 用法用量

外用：适量，煎水洗；或浸植物油内，取油液涂搽。

三十四、凌霄花

1. 别名

紫葳、芰华、五爪龙、堕胎花、上树龙、白狗肠、吊墙花、藤罗花、倒挂金钟、上树蜈蚣、红花倒水莲。

2．来源

本品为紫葳科植物凌霄 *Campsis grandiflora*（Thunb.）K. Schum. 的干燥花。夏、秋二季，花盛开时采摘，干燥。

3．植物形态

见第 176 页，“紫葳根”部分。

4．生境分布

见第 176 页，“紫葳根”部分。

5．药材性状

本品多皱缩卷曲，黄褐色或棕褐色，完整花朵长 4～5 cm。萼筒钟状，长 2.0～2.5 cm，裂片 5 枚，裂至中部，萼筒基部至萼齿尖有 5 条纵棱。花冠先端 5 裂，裂片半圆形，下部联合呈漏斗状，表面可见细脉纹，内表面较明显。雄蕊 4 枚，着生在花冠上，2 长 2 短，花药个字形，花柱 1 枚，柱头扁平。气清香，味微苦、酸。

一般干品含水分不超过 16.0%，总灰分不超过 8.0%，酸不溶性灰分不超过 2.0%。

6．性味归经

性寒，味甘、酸；归肝、心包经。

7．功能主治

活血通经，凉血祛风。用于月经不调、经闭癥瘕、产后乳肿、风疹发红、皮肤瘙痒、痤疮。

8．用法用量

内服：煎汤，5～9 g。

9．使用注意

孕妇慎用。

三十五、苏铁花

1．别名

铁树花、梭罗花、凤尾蕉花。

2．来源

本品为苏铁科植物苏铁 *Cycas revoluta* Thunb. 的花（大孢子叶）。夏季，采摘花，鲜用，或阴干。

3．植物形态

见第 178 页，“苏铁根”部分。

4．生境分布

见第 178 页，“苏铁根”部分。

5．药材性状

本品大孢子叶略呈匙状，上部扁宽，下部圆柱形，长 10～20 cm，宽 5～8 cm。全体密被褐黄色绒毛，扁宽部分两侧羽状深裂为细条形，下部圆柱部分两侧各生 1～5 枚近球形的胚珠。气微，味淡。

6．性味归经

性平，味甘；归经不详。

7．功能主治

理气祛湿，活血止血，益肾固精。用于胃痛、慢性肝炎、风湿疼痛、跌打损伤、咳血、吐血、痛经、遗精、带下。

8. 用法用量

内服：煎汤，15～60 g。

三十六、芙蓉花

1. 别名

拒霜花、三变花、九头花、七星花、片掌花、四面花、转观花、文官花、富常花、霜降花、胡索花、山芙蓉、旱芙蓉、醉酒芙蓉。

2. 来源

本品为锦葵科植物木芙蓉 *Hibiscus mutabilis* L. 的干燥花。8—10 月，采摘初开放的花朵，晒干、烘干或鲜用。

3. 植物形态

见第 358 页，“芙蓉叶”部分。

4. 生境分布

见第 358 页，“芙蓉叶”部分。

5. 药材性状

本品花呈不规则圆柱形，具副萼，10 裂，裂片条形；花冠直径约 9 cm；花瓣 5 枚或为重瓣，为淡棕色至棕红色；花瓣呈倒卵圆形，边缘微弯曲，基部与雄蕊柱合生；花药多数，生于柱顶；雌蕊 1 枚，柱头 5 裂。气微香，味微辛。

6. 性味归经

性凉，味辛、微苦；归肺、心、肝经。

7. 功能主治

清热解毒，凉血止血，消肿排脓。用于肺热咳嗽、吐血、目赤肿痛、崩漏、带下、腹泻、腹痛、痈肿、疮疖、毒蛇咬伤、水火烫伤、跌打损伤。

8. 用法用量

内服：煎汤，9～15 g；或鲜品 30～60 g。外用：适量，研末调敷或捣敷。

9. 使用注意

虚寒患者及孕妇禁服。

三十七、叶子花

1. 别名

宝巾、紫三角、三角花、芳杜鹃、九重葛、紫亚兰。

2. 来源

本品为紫茉莉科植物光叶子花 *Bougainvillea glabra* Chioisy. 的干燥花。冬、春季，开花时采收，晒干。

3. 植物形态

攀缘灌木。茎粗壮，枝常下垂，有腋生直刺。叶互生；有柄；叶片纸质，卵形至卵状披针形，或阔卵形，长 5～10 cm，宽 3～6 cm，先端渐尖，基部圆形或阔楔形，全缘，表面无毛，背面初时有短柔毛。花顶生，常 3 朵簇生于苞片内，花梗与苞片的中脉合生；苞片 3 枚，叶状，暗红色或紫色，长圆形或椭圆形；花被筒淡绿色，有短柔毛，顶端 5 浅裂；雄蕊 6～8 枚，内藏；子房上位，1 心皮，1 室，花柱侧生，线状，柱头尖。瘦果具 5 棱。种子有胚乳。花期冬春之间

（广州、海南、昆明），北方地区温室栽培的叶子花 3—7 月开花。

4. 生境分布

光叶子花原产于巴西；在中国，分布于福建、广东、海南、广西、云南、贵州等省（自治区、直辖市），南方地区多栽植于庭园、公园，北方地区栽培于温室。

黔西北地区的黔西、七星关等县（市、区）有光叶子花栽培。

5. 药材性状

本品花常 3 朵簇生于苞片内，花柄与苞片的中脉合生。苞片叶状，暗红色或紫色，椭圆形，长 3.0～3.5 cm，纸质。花被管长 1.5～2.0 cm，淡绿色，疏生柔毛，有棱。雄蕊 6～8 枚，子房具 5 棱。

6. 性味归经

性温，味苦、涩；归肝经。

7. 功能主治

活血调经，化温止带。用于血瘀经闭、月经不调、赤白带下。

8. 用法用量

内服：煎汤，9～15 g。

三十八、玉米须

1. 别名

包谷须、蜀黍须、玉麦须、棒子毛、玉蜀黍蕊、玉蜀黍须。

2. 来源

本品为禾本科植物玉蜀黍 *Zea mays* L. 的干燥花柱和柱头。于玉蜀黍成熟时采收，收集花丝，晒干。

3. 植物形态

一年生高大草本。株高 1.5～4.0 m，秆粗壮，直立，常不分枝，节间较长，有髓，基部各节处常有气生根，入土后，形成支柱根。叶互生，叶片宽大，扁平，剑形或长披针形，先端渐尖，边缘有波状皱褶，具强壮的中脉，叶鞘包秆，叶舌紧贴茎。雄花聚成开展的圆锥花序，顶生，长达 40 cm，雄花序的分枝呈三棱状，每节有雄小穗 2 枚，每 1 枚雄小穗含 2 朵小花，两颖几等长，膜质，顶端尖，具纤毛，外稃均为膜质，透明；雌花序圆柱形，生于叶腋，外面包有多数鞘状苞片，雌小穗密集成纵行，排列于粗壮的穗轴上，颖阔，顶端圆形或微凹，外稃膜质，透明，子房具极长而细弱的花柱，顶端分叉，露出苞外。颖果略呈球形，成熟后超出颖片和稃片之外。花期 6—8 月，果期 7—9 月。

4. 生境分布

玉蜀黍原产于中南美洲，现在世界各地均有栽培；中国玉蜀黍主要产区在东北、华北和西南地区。

黔西北地区的各县（市、区）均有玉蜀黍栽培。

5. 药材性状

本品常集结成疏松团簇，花柱线状或须状，完整者长至 30 mm，直径约 0.5 mm，鲜时黄绿色、淡绿色至黄褐色，干后黄白色或浅棕色。气微，味淡。以柔软、有光泽者为佳。

6. 性味归经

性平，味甘；归肾、胃、肝、胆经。

7．功能主治

利尿消肿，清肝利胆。用于水肿、小便淋沥、黄疸、胆囊炎、胆结石、高血压、糖尿病、乳汁不通。

8．用法用量

内服：煎汤，15～30 g。外用：适量，烧烟吸入。

三十九、枇杷花

1．别名

土冬花。

2．来源

本品为蔷薇科植物枇杷 *Eriobotrya japonica*（Thunb.）Lindl. 的干燥花。冬、春季，采收花，晒干。

3．植物形态

见第 182 页，“枇杷根”部分。

4．生境分布

见第 182 页，“枇杷根”部分。

5．药材性状

本品圆锥花序，密被绒毛。苞片凿状，有褐色绒毛。花萼 5 浅裂，萼管短，密被绒毛。花瓣 5 枚，黄白色，倒卵形，内面近基部有毛。雄蕊 20～25 枚；子房下位，5 室，每室有胚珠 2 枚，花柱 5 枚，柱头头状。气微清香，味微甘、涩。

6．性味归经

性平，味淡；归肺经。

7．功能主治

疏风止咳，通鼻窍。用于感冒咳嗽、鼻塞流涕、虚劳久嗽、痰中带血、乳汁不通、风湿痹痛。

8．用法用量

内服：煎汤，6～12 g。外用：适量，捣敷。

四十、野菊花

1．别名

苦薏、山菊花、千层菊、野山菊、黄菊花。

2．来源

本品为菊科植物野菊 *Chrysanthemum indicum* L. 的干燥头状花序。秋、冬二季，花初开时采摘，干燥或蒸后干燥。

3．植物形态

多年生草本。株高 25～100 cm，有地下匍匐茎。茎直立或铺散，分枝或仅在茎顶有伞房状花序分枝。茎枝被稀疏的毛，上部及花序枝上的毛较多。基生叶和下部叶花期脱落。中部叶卵形或长卵形、椭圆状卵形，羽状半裂、浅裂或分裂不明显，边缘有浅锯齿。两面被稀疏短柔毛，或下面的毛稍多。头状花序小，多数在茎枝顶端排成疏松的伞房圆锥花序或少数在茎顶排成伞房花序。总苞片约 5 层，外层卵形或卵状三角形，中层卵形，内层长椭圆形，边缘白色或褐色宽膜质，舌状花黄色，顶端全缘或2～3齿。瘦果。花期6—11月。

4. 生境分布

野菊野生于山坡草地、灌丛、河边水湿地，海滨盐渍地及田边、路旁，分布于中国吉林、辽宁、山东、山西、河北、河南、陕西、甘肃、青海、新疆、江苏、浙江、安徽、福建、江西、湖北、广东、广西、四川、云南、贵州、湖南等省（自治区、直辖市）。

黔西北地区的金沙、黔西、大方、七星关、赫章、威宁等县（市、区）有野菊野生资源分布。

5. 药材性状

本品头状花序类球形，直径0.3～1.0 cm，棕黄色。总苞由4～5层苞片组成，外层苞片卵形或条形，外表面中部灰绿色或淡棕色，通常被有白毛，边缘膜质；内层苞片长椭圆形，膜质，外表面无毛。总苞基部有的具残留总花梗。舌状花1轮，黄色，皱缩卷曲；管状花多数，深黄色。体轻。气芳香，味苦。

6. 性味归经

性微寒，味苦、辛；归肝、心经。

7. 功能主治

清热解毒，消肿，凉肝明目。用于疔疮痈肿、目赤肿痛、头痛眩晕。

8. 用法用量

内服：煎汤，10～15 g。外用：适量，煎汤外洗或制膏外涂。

9. 使用注意

脾胃虚寒者慎服。

四十一、紫薇花

1. 别名

紫梢、鹭鸶花、五里香、红薇花、百日红、佛相花、满堂红、怕痒花、猴刺脱、痒痒花、宝幡花、狗骨头、紫金标、紫兰花、阿米茶、紫荆花、紫金花、蚊子花、五爪金龙。

2. 来源

本品为千屈菜科植物紫薇 *Lagerstroemia indica* L. 的干燥花。5—8月，采花，去净杂质，晒干。

3. 植物形态

见第211页，“紫薇根”部分。

4. 生境分布

见第211页，“紫薇根”部分。

5. 药材性状

本品花淡红紫色，直径约3 cm；花萼绿色，长约1 cm，先端6浅裂，宿存；花瓣6枚，下部有细长的爪，瓣面近圆球形而呈皱波状，边缘有不规则的缺刻；雄蕊多数，生于萼筒基部，外轮6枚，花丝较长。气微，味淡。

6. 性味归经

性寒，味苦、微酸；归经不详。

7. 功能主治

清热解毒，凉血止血。用于疮疖痈疽、小儿胎毒、疥癣、血崩、带下、肺痨咳血、小儿惊风。

8. 用法用量

内服：煎汤，10～15 g；或研末。外用：适量，研末调敷；或煎水洗。

9. 使用注意

孕妇忌服。

四十二、蜡梅花

1. 别名

蜡花、雪里花、黄梅花、腊梅花、巴豆花、铁筷子花。

2. 来源

本品为蜡梅科植物蜡梅 *Chimonanthus praecox*（L.）Link 的花蕾。人工栽植后 3～4 年开花，在花刚开放时采收，用无烟微火炕到表面显干燥时取出，等回潮后，再行复炕，这样反复 1～2 次，炕到金黄色全干即可。

3. 植物形态

见第 149 页，“铁筷子”部分。

4. 生境分布

见第 149 页，“铁筷子”部分。

5. 药材性状

本品花蕾圆形、短圆形或倒卵形，长 10～15 mm，宽 4～8 mm。花被片叠合，棕黄色，下半部被多数膜质鳞片，鳞片黄褐色，三角形，有微毛。气香，味微甜后苦，稍有油腻感。以花心黄色、完整饱满而未开放者为佳。

6. 性味归经

性凉，味辛、甘、微苦，有小毒；归肺、胃经。

7. 功能主治

解暑清热，理气开郁。用于暑热烦渴、头晕、胸闷脘痞、梅核气、咽喉肿痛、百日咳、小儿麻疹、烫火伤。

8. 用法用量

内服：煎汤，3～9 g。外用：适量，浸油涂或滴耳。

9. 使用注意

孕妇慎服。

四十三、小谷精草

1. 来源

本品为谷精草科植物白药谷精草 *Eriocaulon cinereum* R. Br. 的干燥带花茎的头状花序。秋季，将花茎拔出，除净杂质，晒干。

2. 植物形态

一年生矮小草本。茎极短。叶基生旋叠于茎的基部，狭线形，长 2～8 cm，中部宽 1.5～2.5 mm，边缘全缘，两面均无毛。头状花序卵圆球形，长 3～6 mm；花茎长 14～24 cm，无毛，具 5 棱；花极小，雄花和雌花着生于同一花序上；总苞片无毛；花托有柔毛；雄花的萼片 3 枚，合生成佛焰苞状，顶端 3 齿裂；花瓣合生成细管状，顶端微 3 裂，有睫毛，中央有 1 褐色腺体；雄蕊 6 枚，花药白色；雌花的萼片 2 枚，分离，狭线形，无花瓣，柱头 3 枚。蒴果球形，果皮膜质。种子卵圆形，有六边形横格。花期6—8月，果期9—10月。

3．生境分布

白药谷精草野生于水田、沟边，产于中国陕西、甘肃、江苏、安徽、浙江、江西、福建、台湾、河南、湖北、湖南、广东、海南、广西、四川、贵州、云南等省（自治区、直辖市）；国外，印度、斯里兰卡、泰国、越南、老挝、柬埔寨、菲律宾、日本、澳大利亚，以及非洲等地亦产。

黔西北地区的威宁等县（市、区）有白药谷精草野生资源分布。

4．药材性状

本品为带有花茎的头状花序，多扎成小把。全体呈淡棕色。花茎纤细，长14 cm以上，直径不及1 mm，表面淡黄绿色，有4～5条扭曲棱线，质柔软，不易折断。头状花序半球形，直径4～5 mm；底部有黄白色总苞，总苞片膜质，倒卵形，紧密排列成盘状。小花数十朵，灰白色，排列甚密，表面附有白粉。用手搓碎花序，可见多数黑色花药及细小灰绿色未成熟的果实。气微，味淡。以花序大而紧、色灰白，花茎短、色黄绿者为佳。

4．性味归经

性平，味辛、甘；归肝、胃经。

5．功能主治

祛风散热，明目退翳。用于目赤翳障、羞明流泪、雀目、头痛、鼻渊、喉痹、牙痛及风疹瘙痒。

6．用法用量

内服：煎汤，9～12 g；或入丸、散。外用：适量，煎汤外洗；或烧存性，研末外撒；或研末吹鼻，烧烟熏鼻。

7．使用注意

血虚目疾者慎服；忌用铁器煎药。

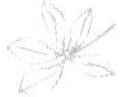四十四、黄蜀葵花

1．别名

侧金盏花。

2．来源

本品为锦葵科植物黄蜀葵 *Abelmoschus manihot*（L.）Medicus 的干燥花冠。夏、秋二季，花开时采摘，及时干燥。

3．植物形态

见第166页，“黄蜀葵”部分。

4．生境分布

见第166页，“黄蜀葵”部分。

5．药材性状

本品多皱缩破碎，完整的花瓣呈三角状阔倒卵形，长7～10 cm，宽7～12 cm，表面有纵向脉纹，呈放射状，淡棕色，边缘浅波状；内面基部紫褐色。雄蕊多数，联合成管状，长1.5～2.5 cm，花药近无柄。柱头紫黑色，匙状盘形，5裂。气微香，味甘、淡。

一般干品含水分不超过12.0%，总灰分不超过8.0%，酸不溶性灰分不超过2.0%，醇溶性不少于18.0%，金丝桃苷（$C_{21}H_{20}O_{12}$）不少于0.50%。

6．性味归经

性寒，味甘；归肾、膀胱经。

7. 功能主治

清利湿热，消肿解毒。用于湿热壅遏、淋浊水肿；外治痈疽肿毒、水火烫伤。

8. 用法用量

内服：煎汤，10～30 g；研末，3～5 g。外用：适量，研末调敷。

9. 使用注意

孕妇慎用。

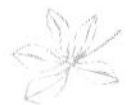

四十五、垂丝海棠

1. 来源

本品为蔷薇科植物垂丝海棠 *Malus halliana* Koehne 的干燥花。3—4 月，花盛开时采摘，去净杂质，晒干。

2. 植物形态

落叶乔木。树高达 5 m。树冠开展；小枝细弱，微弯曲，最初有毛，不久脱落，紫色或紫褐色。单叶互生；叶有柄；托叶小，膜质，披针形，早落；叶片卵形或椭圆形至长椭圆形，边缘有圆钝细锯齿，中脉有时具短柔毛，其余部分均无毛，上面深绿色，有光泽并常带紫晕。花两性；伞房花序，具花 4～6 朵；花梗细弱，下垂，有稀疏柔毛，紫色；花粉红色，直径 3.0～3.5 cm；萼筒外面无毛；萼裂片三角状卵形，内面密被绒毛；花瓣倒卵形，基部有短爪，常在 5 枚以上；雄蕊 20～25 枚，花丝长短不齐，约等于花瓣之半；花柱 4～5 枚，长于雄蕊，基部有长绒毛，顶花有时缺少雌蕊。果实梨形或倒卵形，略带紫色，成熟很迟。萼片脱落，果梗长 2～5 cm。花期 3—4 月，果期 9—10 月。

3. 生境分布

垂丝海棠野生于海拔 50～1 200 m 的山坡丛林中或山溪边；中国陕西、江苏、安徽、浙江、四川、云南、贵州等省（自治区、直辖市）有分布。

黔西北地区的黔西、七星关等县（市、区）有垂丝海棠栽培。

4. 药材性状

本品花暗红色，下垂。萼筒紫红色，5 裂，裂片卵形，边缘有毛，外表面无毛，内表面密生白色绒毛。花瓣 10 余枚，倒卵形，表面光滑无毛，内面疏生白色绒毛。雄蕊多数，花柱 5 枚，基部密生绒毛。花柄细长，紫色，长 2～4 cm，疏生绒毛。气微，味微苦、涩。

5. 性味归经

性平，味淡、苦；归肝经。

6. 功能主治

调经和血。用于血崩。

7. 用法用量

内服：煎汤，6～15 g。

8. 使用注意

孕妇忌服。

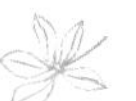

四十六、醉鱼草花

1. 来源

本品为醉鱼草科植物醉鱼草 *Buddleja lindleyana* Fort. 的干燥花。4—7 月，采收花，除去杂质，晒干或鲜用。

2．植物形态

落叶灌木。株高1.0～2.5 m。树皮茶褐色，多分枝，小枝四棱形，有窄翅。棱的两面被短白柔毛，老则脱落。单叶对生；具柄，柄上密生绒毛；叶片纸质，卵圆形至长圆状披针形，长3～8 cm，宽1.5～3.0 cm，先端尖，基部楔形，全缘或具稀疏锯齿；幼叶嫩时叶两面密被黄色绒毛，老时绒毛脱落。穗状花序顶生，长18～40 cm，花倾向一侧；花萼管状，4～5浅裂，有鳞片密生；花冠细长管状，微弯曲，紫色，外面具有白色光亮细鳞片，内面具有白色细柔毛，先端4裂，裂片卵圆形；雄蕊4枚，花丝短，贴生；雌蕊1枚，花柱线形，柱头2裂，子房上位。蒴果长圆形，长约5 mm，有鳞，熟后2裂，基部有宿萼。种子细小，褐色。花期4—7月，果期10—11月。

3．生境分布

醉鱼草野生于海拔200～2 700 m的山地路旁、河边灌木丛中或林缘，产于中国江苏、安徽、浙江、江西、福建、湖北、湖南、广东、广西、四川、贵州、云南等省（自治区、直辖市）区；国外，马来西亚、日本，以及美洲、非洲均有栽培。

黔西北地区的威宁、赫章、七星关、纳雍等县（市、区）有醉鱼草野生资源分布。

4．药材性状

本品花序穗状，花倾向一侧；花萼管状，4或5浅裂，有鳞状密生；花冠细长管状，微弯曲，紫色，外面具有白色光亮细鳞片，内面具有白色细柔毛，先端4裂，裂片卵圆形；雄蕊4枚，花丝短，贴生；雌蕊1枚，花柱线形，柱头2裂，子房上位。气微，味辛、涩。

5．性味归经

性温，味辛、苦，有小毒；归肺、脾、胃经。

6．功能主治

祛痰，截疟，解毒。用于痰饮喘促、疟疾、疳积、烫伤。

7．用法用量

内服：煎汤，9～15 g。外用：适量，鲜品捣敷；或研末调敷。

8．使用注意

孕妇禁服。

第七章　果实及种子类

果实及种子类中草药包括果实类中草药、种子类中草药。药用部位为果实或果实（除种子外）的某一部分，这类中药称为果实类中草药。药用部位为种子、种子的一部分或种子的加工品，这类中草药称为种子类中草药。本章共介绍果实及种子类中草药 141 种。这些中草药分属 62 科、119 属、156 种药用植物（表 7－1）。

表 7－1　果实及种子类中草药分属植物科、属、种名

序号	药名	科名	属名	种名
1	刺梨	蔷薇科	蔷薇属	缫丝花
				贵州缫丝花
				贵农 5 号刺梨
2	花椒	芸香科	花椒属	花椒
				青椒
3	白果	银杏科	银杏属	银杏
4	桑椹	桑科	桑属	桑
5	桃仁	蔷薇科	桃属	桃
				山桃
6	山楂	蔷薇科	山楂属	山里红
				山楂
7	乌梅	蔷薇科	杏属	梅
8	陈皮	芸香科	柑橘属	柑橘
				金柑
9	佛手	芸香科	柑橘属	佛手
10	木瓜	蔷薇科	木瓜属	贴梗海棠
11	枳壳	芸香科	柑橘属	酸橙
				黄皮酸橙
				甜橙
12	枳实	芸香科	柑橘属	酸橙
				黄皮酸橙
				甜橙

续表 7－1

序号	药名	科名	属名	种名
13	栀子	茜草科	栀子属	栀子
14	连翘	木樨科	连翘属	连翘
15	巴豆	大戟科	巴豆属	巴豆
16	榧子	红豆杉科	榧树属	榧
17	香橼	芸香科	柑橘属	枸橼
				香圆
18	枸橘	芸香科	枳属	枳
19	大枣	鼠李科	枣属	枣
20	蕤核	蔷薇科	扁核木属	蕤核
21	菰米	禾本科	菰属	菰
22	杏仁	蔷薇科	杏属	山杏
23	栗壳	壳斗科	栗属	栗
24	栗子	壳斗科	栗属	栗
25	葫芦	葫芦科	葫芦属	葫芦
26	槐角	豆科	槐属	槐
27	柚皮	芸香科	柑橘属	柚
28	鹿梨	蔷薇科	梨属	豆梨
29	苦瓜	葫芦科	苦瓜属	苦瓜
30	丝瓜	葫芦科	丝瓜属	丝瓜
31	茄子	茄科	茄属	茄
32	梓果	紫葳科	梓属	梓
33	辣椒	茄科	辣椒属	辣椒
34	草果	姜科	豆蔻属	草果
35	莲子	睡莲科	莲属	莲
36	莲房	睡莲科	莲属	莲
37	柚核	芸香科	柑橘属	柚
38	蠡实	鸢尾科	鸢尾属	马蔺
39	云实	豆科	云实属	云实
40	野菱	菱科	菱属	细果野菱
41	榛子	桦木科	榛属	川榛
				滇榛
				藏刺榛
42	白扁豆	豆科	扁豆属	扁豆
43	莲子心	睡莲科	莲属	莲

续表 7－1

序号	药名	科名	属名	种名
44	苦楝子	楝科	楝属	楝
45	冬瓜皮	葫芦科	冬瓜属	冬瓜
46	冬瓜子	葫芦科	冬瓜属	冬瓜
47	菟丝子	旋花科	菟丝子属	菟丝子
				南方菟丝子
48	火麻仁	桑科	大麻属	大麻
49	薏苡仁	禾本科	薏苡属	薏苡
50	无花果	桑科	榕属	无花果
51	山茱萸	山茱萸科	山茱萸属	山茱萸
52	覆盆子	蔷薇科	悬钩子属	掌叶覆盆子
				插田泡
53	牛蒡子	菊科	牛蒡属	牛蒡
54	苍耳子	菊科	苍耳属	苍耳
55	蓖麻子	大戟科	蓖麻属	蓖麻
56	荜澄茄	樟科	木姜子属	山鸡椒
57	吴茱萸	芸香科	吴茱萸属	吴茱萸
58	核桃仁	胡桃科	胡桃属	胡桃
59	枸杞子	茄科	枸杞属	枸杞
60	女贞子	木樨科	女贞属	女贞
61	枳椇子	鼠李科	枳椇属	枳椇
62	樟树子	樟科	樟属	樟
63	青葙子	苋科	青葙属	青葙
64	娑罗子	七叶树科	七叶树属	七叶树
				浙江七叶树
				天师栗
65	千金子	大戟科	大戟属	续随子
66	川楝子	楝科	楝属	川楝
67	算盘子	大戟科	算盘子属	算盘子
68	夏枯草	唇形科	夏枯草属	夏枯草
69	木蝴蝶	紫葳科	木蝴蝶属	木蝴蝶
70	急性子	凤仙花科	凤仙花属	凤仙花
71	无患子	无患子科	无患子属	无患子
72	喜树果	珙桐科	喜树属	喜树
73	木姜子	樟科	樟属	木姜子

续表 7－1

序号	药名	科名	属名	种名
74	路路通	金缕梅科	枫香树属	枫香树
75	使君子	使君子科	使君子属	使君子
76	牵牛子	旋花科	牵牛属	裂叶牵牛
				圆叶牵牛
77	土砂仁	姜科	山姜属	华山姜
78	决明子	豆科	决明属	决明
				小决明
79	蔓荆子	马鞭草科	牡荆属	单叶蔓荆
				蔓荆
80	韭菜子	百合科	葱属	韭菜
81	莱菔子	十字花科	萝卜属	萝卜
82	赤阳子	蔷薇科	火棘属	火棘
83	金樱子	蔷薇科	蔷薇属	金樱子
84	小茴香	伞形科	茴香属	茴香
85	马兜铃	马兜铃科	马兜铃属	北马兜铃
				马兜铃
86	八月札	木通科	木通属	木通
				三叶木通
				白木通
87	苘麻子	锦葵科	苘麻属	苘麻
88	猕猴桃	猕猴桃科	猕猴桃属	中华猕猴桃
89	蛇床子	伞形科	蛇床属	蛇床
90	香椿子	楝科	香椿属	香椿
91	葶苈子	十字花科	独行菜属	独行菜
92	地肤子	藜科	地肤属	地肤
93	胡荽子	伞形科	芫荽属	芫荽
94	黄荆子	马鞭草科	牡荆属	黄荆
95	山茶子	山茶科	山茶属	红山茶
96	油茶子	山茶科	山茶属	威宁短柱油茶
97	大皂角	豆科	皂荚属	皂荚
98	紫苏子	唇形科	紫苏属	紫苏
99	车前子	车前科	车前草属	车前
				平车前
100	猪牙皂	豆科	皂荚属	皂荚

续表 7-1

序号	药名	科名	属名	种名
101	郁李仁	蔷薇科	樱属	郁李
102	楮实子	桑科	构属	构树
103	棕榈子	棕榈科	棕榈属	棕榈
104	山枝仁	海桐花科	海桐花属	光叶海桐
105	臭辣树	芸香科	吴茱萸属	臭辣树
106	柏树果	柏科	柏属	柏木
107	柏子仁	柏科	侧柏属	侧柏
108	梧桐子	梧桐科	梧桐属	梧桐
109	刺玫果	蔷薇科	蔷薇属	山刺玫
110	油桐子	大戟科	油桐属	油桐
111	丝瓜络	葫芦科	丝瓜属	丝瓜
112	丝瓜子	葫芦科	丝瓜属	丝瓜
113	黄大豆	豆科	大豆属	大豆
114	苏铁果	苏铁科	苏铁属	苏铁
115	茺蔚子	唇形科	益母草属	益母草
116	黑大豆	豆科	大豆属	大豆
117	锦灯笼	茄科	酸浆属	酸浆
118	补骨脂	豆科	补骨脂属	补骨脂
119	蜀葵子	锦葵科	秋葵属	黄蜀葵
120	桂花子	木樨科	木樨属	木樨
121	荔枝核	无患子科	荔枝属	荔枝
122	松子仁	松科	松属	红松
				马尾松
				华山松
123	乌柏子	大戟科	乌柏属	乌柏
124	余甘子	大戟科	叶下珠属	余甘子
125	乌饭子	杜鹃花科	越橘属	乌鸦果
126	紫藤子	豆科	紫藤属	紫藤
127	苦檀子	豆科	崖豆藤属	厚果崖豆藤
128	石榴皮	石榴科	石榴属	石榴
129	南天竹子	小檗科	南天竹属	南天竹
130	石龙芮子	毛茛科	毛茛属	石龙芮
131	陈壶芦瓢	葫芦科	葫芦属	葫芦
				小葫芦

续表 7－1

序号	药名	科名	属名	种名
132	南蛇藤果	卫矛科	南蛇藤属	南蛇藤
133	罗汉松实	罗汉松科	罗汉松属	短叶罗汉松
				罗汉松
134	紫茉莉子	紫茉莉科	紫茉莉属	紫茉莉
135	南五味子	木兰科	五味子属	华中五味子
136	八角茴香	木兰科	八角属	八角茴香
137	王不留行	石竹科	麦蓝菜属	麦蓝菜
138	野鸦椿子	省沽油科	野鸦椿属	野鸦椿
139	化香树果	胡桃科	化香树属	化香树
140	猫儿屎果	木通科	猫儿屎属	猫儿屎
141	大叶酸藤子	紫金牛科	酸藤子属	大叶酸藤子

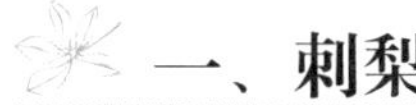

一、刺梨

1. 别名

茨梨、山王果、木梨子、刺菠萝、送春归、刺莓果、佛朗果、文光果、团糖二、刺酸梨子。

2. 来源

本品为蔷薇科植物缫丝花 *Rosa roxburghii* Tratt.、贵州缫丝花 *Rosa kweichowensis* Yu et Ku. 或贵农 5 号刺梨等的干燥成熟果实。秋、冬季，采收果实，晒干。

3. 植物形态

（1）缫丝花。灌木。树高 2～3 m。树皮灰褐色，成片状剥落；小枝常有成对皮刺。羽状复叶；小叶 9～15 片，连叶柄长 5～11 cm；叶柄和叶轴疏生小皮刺；托叶大部贴生于叶柄；小叶片椭圆形或长圆形，长 1～2 cm，宽 0.5～1.0 cm，先端急尖或钝，基部宽楔形，边缘有细锐锯齿，两面无毛。花两性；花 1～3 朵生于短枝顶端；萼裂片 5 枚，宽卵形，两面有绒毛，密生针刺；花直径 5～6 cm；花瓣重瓣至半重瓣，外轮花瓣大，内轮较小，淡红色或粉红色，微芳香；雄蕊多数，着生于杯状萼筒边缘；心皮多数，花柱离生。果扁球形，直径 3～4 cm，幼时绿色，成熟时黄色，外面密生针刺；宿存的萼裂片直立。花期 5—7 月，果期 8—10 月。

（2）贵州缫丝花。常绿或半常绿攀缘小灌木。小枝圆柱形，弯曲，无毛，有短扁皮刺。小叶 7～9 片，连叶柄长 5～10 cm；小叶片椭圆形、倒卵形或卵形，长 1.5～3.5 cm，宽 8～20 mm，先端渐尖或急尖，基部宽楔形或近圆形，边缘有锐锯齿，两面无毛，下面中脉和侧脉均突起；小叶柄和叶轴有散生小皮刺；托叶 1/3 部分贴生于叶柄，离生部分披针形，先端渐尖，边缘有带腺锯齿，最后脱落。花 7～17 朵，成复伞房状花序；花梗长 7～10 mm，总花梗和花梗外被柔毛；花直径 2.5～3.0 cm，萼筒扁圆形，萼筒和萼片外面近无毛，密被针刺；萼片有不规则羽状裂片，内面密被柔毛；花瓣白色，倒卵形，先端凹凸不平，基部楔形，比萼片稍长；雄蕊多数，花柱离生，稍伸出，有柔毛。

该种与缫丝花为近缘种，其区别在于：花瓣白色，花多朵排成复伞房花序；小叶 7～9 片，先端急尖至渐尖。

（3）贵农 5 号刺梨。贵州大学喀斯特山地果树资源研究所、贵州省果树工程技术研究中心于

1981年8月在贵州省铜仁地区德江县发现野生刺梨优良单株，挖取根，经无性系选育而成的新品种，于2007年12月通过贵州省农作物品种审定委员会审定。树高2 m左右，树冠较开张，枝粗健，有皮刺。奇数羽状复叶，长约10 cm，宽约5 cm；小叶7～15片，椭圆形；小叶柄和总叶柄基部两侧着生成对硬刺。花单生或2～4朵聚生；花梗短，不到1 cm；花瓣粉红色；花冠直径6～8 cm，花瓣与萼片均5枚；萼片宿存，微突或较高突。果实扁圆形，果皮上皮刺较稀、粗，果面金黄色；果实平均单果重18.5 g，最大果重25 g。种子20～35粒，种皮骨质化。果肉厚0.55 cm，纤维较少，汁较多，肉质脆，味酸甜，涩味少，清香，品质佳。果实出汁率68%，可食率87%。果实含可溶性固形物13%，维生素C 21.85～22.54 mg/g，总糖4.03%～6.17%，还原糖2.04%～3.27%，总酸1.20%～1.32%，单宁0.19%～0.22%。

在贵州中部地区，贵农5号刺梨于2月萌芽，3月初抽梢，4月上旬现蕾，5月初初花，5月中旬盛花，8月中下旬果实成熟，11月下旬开始落叶。盛果期，单株产鲜果5～10 kg，丰产性好。2000—2001年，平均亩产鲜果1 229.0 kg。

4. 生境分布

（1）缫丝花。多生于海拔500～2 500 m向阳山坡、沟谷、路旁及灌丛中。中国陕西、甘肃、江西、安徽、浙江、福建、湖南、湖北、四川、云南、贵州、西藏等省（自治区、直辖市）均有野生或栽培；国外，日本亦产。

（2）贵州缫丝花。贵州省贵阳市、毕节市等有野生资源分布。

（3）贵农5号刺梨。贵州省适宜区域种植（省内南部海拔700 m以下、西南部海拔700 m以下、西北部海拔1 700 m以上的区域除外）。

刺梨为贵州特色药食两用植物。黔西北地区的金沙、黔西、大方、七星关、水城等县（市、区）有缫丝花野生资源分布，各县（市、区）有贵州缫丝花野生资源分布，七星关、大方、黔西、水城等县（市、区）有贵农5号刺梨大面积种植。

5. 药材性状

本品果实呈扁球形或圆锥形，稀纺锤形，直径2～4 cm。表面黄褐色，密被针刺，有的并具褐色斑点；先端常有黄褐色宿存的花萼5枚，亦被披针刺。纵剖面观：果肉黄白色；种子多数，着生于萼筒基部凸起的花托上，卵圆形，浅黄色，直径1.5～3.0 mm，骨质。气微香，味酸、涩、微甜。

6. 性味归经

性平，味酸、涩；归脾、肾、胃经。

7. 功能主治

健胃，消食，止泻。用于食积饱胀、肠炎腹泻。

8. 用法用量

内服：煎汤，9～15 g。

二、花椒

1. 别名

香椒、椒目、大花椒。

2. 来源

本品为芸香科植物花椒 *Zanthoxylum bungeanum* Maxim. 或青椒 *Zanthoxylum schinifolium* Sieb. et Zucc. 的干燥成熟果皮。秋季，果实成熟时采收，晒干或低温干燥，除去种子和杂质。

3. 植物形态

（1）花椒。又名蜀椒、川椒、红椒、红花椒、大红袍。落叶灌木或小乔木。株高 3～7 m，具香气。茎干通常有增大的皮刺，当年生枝具短柔毛。奇数羽状复叶互生；叶轴腹面两侧有狭小的叶翼，背面散生向上弯的小皮刺；叶柄两侧常有 1 对扁平基部特宽的皮刺；小叶无柄；叶 5～11 片，卵形或卵状长圆形，先端急尖或短渐尖，通常微凹，基部楔尖，边缘具钝锯齿或为波状圆锯齿，齿缝处有大而透明的腺点，上面无刺毛，下面中脉常有斜向上生的小皮刺，基部两侧被一簇锈褐色长柔毛，纸质。聚伞圆锥花序顶生，花轴密被短毛，花枝扩展；苞片细小，早落；花单性，花被片黄绿色，4～8 枚，1 轮，狭三角形或披针形；雄蕊 4～8 枚；雌花心皮 3～6 枚，无子房柄，花柱外弯，柱头头状；成熟心皮通常 2～3 枚。蓇葖果球形，红色或紫红色，密生粗大而凸出的腺点。种子卵圆形，有光泽。花期 4—6 月，果期 9—10 月。

（2）青椒。又名香椒、青花椒、山椒、狗椒。本种与前种的区别在于：本种小叶 15～21 片，对生或近对生，呈不对称的卵形至椭圆状披针形；主脉下陷，侧脉不明显；伞房状圆锥花序顶生；花被明显分为花萼和花瓣，排成 2 轮；无子房柄，蓇葖果表面草绿色、黄绿色至暗绿色，表面有细皱纹，腺点色深，呈点状下陷，先端有极短的喙状尖；花期 8—9 月，果期 10—11 月。

4. 生境分布

（1）花椒。常见于平原至海拔较高的山地，在青海省见于海拔 2 500 m 的坡地。在中国，花椒分布于北起东北南部，南至五岭北坡，东南至江苏、浙江沿海地带，西南至西藏东南部等地，台湾、海南、广东省亦产。在陕西等省有大面积的栽培。

（2）青椒。常见于平原至海拔 800 m 的山地疏林、灌木丛或岩石旁等地，分布于中国五岭以北、辽宁以南大多数地区；国外，朝鲜、日本亦有分布。在重庆、贵州等地有大面积的栽培。

黔西北地区的纳雍等县（市、区）有花椒野生资源分布；威宁等县（市、区）有青椒野生资源分布。2019 年，毕节市种植花椒、青椒 16 万多亩。

5. 药材性状

（1）花椒。蓇葖果多单生，直径 4～5 mm。外表面紫红色或棕红色，散有多数疣状突起的油点，直径 0.5～1.0 mm，对光观察半透明；内表面淡黄色。香气浓，味麻辣而持久。

（2）青椒。多为 2～3 个上部离生的小蓇葖果，集生于小果梗上，蓇葖果球形，沿腹缝线开裂，直径 3～4 mm。外表面灰绿色或暗绿色，散有多数油点及细密的网状隆起皱纹；内表面类白色，光滑。内果皮常由基部与外果皮分离。残存种子呈卵形，长 3～4 mm，直径 2～3 mm，表面黑色，有光泽。气香，味微甜而辛。

一般干品含挥发油不少于 1.5%（单位：mL/g）。

6. 性味归经

性温，味辛；归脾、胃、肾经。

7. 功能主治

温中止痛，杀虫止痒。用于脘腹冷痛、呕吐泄泻、虫积腹痛；外治湿疹、阴痒。

8. 用法用量

内服：煎汤，3～6 g。外用：适量，煎汤熏洗。

三、白果

1. 别名

银杏子、佛指甲、白果仁、公孙树子等。

2. 来源

本品为银杏科植物银杏 *Ginkgo biloba* L. 的干燥成熟种子。秋季，种子成熟时采收，除去肉质外种皮，洗净，稍蒸或略煮后，烘干。

3. 植物形态

见第 218 页，“白果根”部分。

4. 生境分布

见第 218 页，“白果根”部分。

5. 药材性状

本品略呈椭圆形，一端稍尖，另一端钝，长 1.5～2.5 cm，宽 1～2 cm，厚约 1 cm。表面黄白色或淡棕黄色，平滑，具 2～3 条棱线。中种皮（壳）骨质，坚硬。内种皮膜质，种仁宽卵球形或椭圆形，一端淡棕色，另一端金黄色，横断面外层黄色，胶质样，内层淡黄色或淡绿色，粉性，中间有空隙。气微，味甘、微苦。

6. 性味归经

性平，味甘、苦、涩，有毒；归肺、肾经。

7. 功能主治

敛肺定喘，止带缩尿。用于痰多喘咳、带下白浊、遗尿尿频。

8. 用法用量

内服：煎汤，5～10 g。

9. 使用注意

生食有毒。

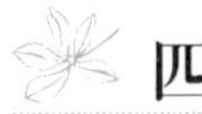

四、桑椹

1. 别名

桑蔗、桑枣、桑果、桑泡儿、乌椹、桑实、乌椹、黑椹、桑粒、桑葚子、桑椹子等。

2. 来源

桑科植物桑 *Morus alba* L. 的干燥果穗。4—6 月，果实变红时采收，晒干或低温干燥。

3. 植物形态

见第 314 页，“桑白皮”部分。

4. 生境分布

见第 314 页，“桑白皮”部分。

5. 药材性状

本品为聚花果，由多数小瘦果集合而成，呈长圆形，长 1～2 cm，直径 0.5～0.8 cm。黄棕色、棕红色至暗紫色，有短果序梗。小瘦果卵圆形，稍扁，长约 2 mm，宽约 1 mm，外具肉质花被片 4 枚。气微，味微酸而甜。

一般干品含水分不超过 18.0%，总灰分不超过 12.0%，醇溶性浸出物不少于 15.0%。

6. 性味归经

性寒，味甘、酸；归心、肝、肾经。

7. 功能主治

滋阴补血，生津润燥。用于肝肾阴虚、眩晕耳鸣、心悸失眠、须发早白、津伤口渴、内热消渴、肠燥便秘。

8. 用法用量

内服：煎汤，9～15 g。

五、桃仁

1. 别名

桃核仁。

2. 来源

本品为蔷薇科植物桃 *Prunus persica* L. 或山桃 *Prunus davidiana*（Carr.）Franch. 的干燥成熟种子。果实成熟后采收，除去果肉及核壳，取出种子，晒干。

3. 植物形态

见第 280 页，“桃枝”部分。

4. 生境分布

见第 280 页，“桃枝”部分。

5. 药材性状

（1）桃仁。呈扁长卵形，长 12～18 mm，宽 8～12 mm，厚 2～4 mm。表面黄棕色至红棕色，密布颗粒状突起。一端尖，中部膨大，另一端钝圆稍扁斜，边缘较薄。尖端一侧有短线形种脐，圆端有颜色略深不甚明显的合点，自合点处散出多数纵向维管束。种皮薄，子叶 2 片，类白色，富油性。气微，味微苦。

（2）山桃仁。呈类卵圆形，较小而肥厚，长约 9 mm，宽约 7 mm，厚约 5 mm。

一般干品水分不超过 7.0%；酸值不超过 10.0；羰基值不超过 11.0；每 1 000 g 含黄曲霉毒素 B_1 不超过5 μg，含黄曲霉毒素 G_2、黄曲霉毒素 G_1、黄曲霉毒素 B_2 和黄曲霉毒素 B_1 的总量不超过 10 μg；苦杏仁苷（$C_{20}H_{27}NO_{11}$）不少于 2.0%。含重金属及有害元素：铅不超过 5 mg/kg，镉不超过 1 mg/kg，砷不超过 2 mg/kg，汞不超过 0.2 mg/kg，铜不超过 20 mg/kg。

6. 性味归经

性平，味苦、甘；归心、肝、大肠经。

7. 功能主治

活血祛瘀，润肠通便。用于经闭、痛经、癥瘕痞块、跌扑损伤、肠燥便秘。

8. 用法用量

内服：煎汤，4.5～9.0 g。

9. 使用注意

孕妇慎用。

六、山楂

1. 别名

杭子、檕梅、鼠查、山梨、酸查、羊梂、赤爪实、棠梂子、山里果子、酸梅子、山果子、映山红果、山里红果、赤枣子酸枣等。

2. 来源

本品为蔷薇科植物山里红 *Crataegus pinnatifida* Bge. var. major N. E. Br. 或山楂 *Crataegus pinnatifida* Bge. 的干燥成熟果实。秋季果实成熟时采收，切片，干燥。

3. 植物形态

见第 352 页，“山楂叶”部分。

4. 生境分布

见第 352 页，“山楂叶”部分。

5. 药材性状

本品为圆形片，皱缩不平，直径 1.0～2.5 cm，厚 0.2～0.4 cm。外皮红色，具皱纹，有灰白小斑点。果肉深黄色至浅棕色。中部横切片具 5 粒浅黄色果核，但核多脱落而中空。有的片上可见短而细的果梗或花萼残迹。气微清香，味酸、微甜。

一般干品含水分不超过 12.0%；总灰分不超过 3.0%；醇溶性浸出物不少于 21.0%；有机酸以枸橼酸（$C_6H_8O_7$）计，不少于 5.0%。

重金属及有害元素：铅不超过 5 mg/kg，镉不超过 0.3 mg/kg，砷不超过 2 mg/kg，汞不超过 0.2 mg/kg，铜不超过 20 mg/kg。

6. 性味归经

性微温，味酸、甘；归脾、胃、肝经。

7. 功能主治

消食健胃，行气散瘀。用于肉食积滞、胃脘胀满、泻痢腹痛、瘀血经闭、产后瘀阻、心腹刺痛、胸痹心痛、疝气疼痛、高脂血症。

焦山楂：消食导滞作用增强，用于肉食积滞、泻痢不爽。

8. 用法用量

内服：煎汤，9～12 g。

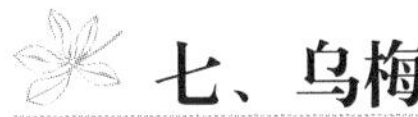

七、乌梅

1. 别名

梅、梅实、春梅、熏梅、桔梅肉。

2. 来源

本品为蔷薇科植物梅 *Prunus mume*（Sieb.）Sieb. et Zucc. 的干燥近成熟果实。夏季，果实近成熟时采收，低温烘干后闷至色变黑。

3. 植物形态

落叶小乔木。树高可达 10 m。树皮淡灰色或淡绿色，多分枝。单叶互生；有叶柄，叶柄通常有腺体；嫩枝上叶柄基部有线形托叶 2 片，托叶边缘具不整齐细锐锯齿；叶片卵形至长圆状卵形，先端长尾尖，基部阔楔形，边缘具细锐锯齿，沿脉背有黄褐色毛。花单生或 2 朵簇生，白色或粉红色，芳香，通常先叶开放，有短梗；苞片鳞片状，褐色；萼筒钟状，裂片 5 片，基部与花托合生；花瓣单瓣或重瓣，5 枚，阔倒卵形；雄蕊多数，生于花托边缘；雌蕊 1 枚，子房密被毛，花柱细长，弯曲。核果球形，一侧有浅槽，被毛，绿色，熟时黄色，核硬，有槽纹。花期 1—2 月，果期 5 月。

4. 生境分布

中国各地均有梅栽培，主产于四川、浙江、福建、湖南、贵州等省（自治区、直辖市），广东、湖北、云南、陕西、安徽、江苏、广西、江西、河南等省（自治区、直辖市）亦产。

黔西北地区各县（市、区）均有梅野生资源分布。其中，七星关、大方、赫章、威宁等县（市、区）主产，其余县（市、区）亦产。

5. 药材性状

本品呈类环形或扁球形，直径 1.5～3.0 cm。表面乌黑色或棕黑色，皱缩不平，基部有圆形果梗痕。果核坚硬，椭圆形，棕黄色，表面有凹点；种子扁卵形，淡黄色。气微，味极酸。

一般干品含水分不超过 16.0%，总灰分不超过 5.0%，水溶性浸出物不少于 24.0%，枸橼酸（$C_6H_8O_7$）不少于 12.0%。

6. 性味归经

性平，味酸、涩；归肝、脾、肺、大肠经。

7. 功能主治

敛肺，涩肠，生津，安蛔。用于肺虚久咳、久泻久痢、虚热消渴、蛔厥呕吐腹痛。

8. 用法用量

内服：煎汤，6～12 g。

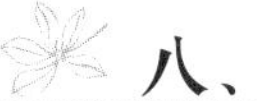

八、陈皮

1. 别名

橘皮。

2. 来源

芸香科植物柑橘 *Citrus reticulata* Blanco 或金柑 *Citrus japonica* Thunb. 的干燥成熟果皮。药材分为“陈皮”和“广陈皮”。果实成熟时采摘，剥取果皮，晒干或低温干燥。

3. 植物形态

（1）柑橘。又名桔子、橘子、番橘、橘仔、立花橘。小乔木。树高可达 3 m。分枝多，枝扩展或略下垂，刺较少。单身复叶，翼叶通常狭窄，或仅有痕迹；叶片披针形、椭圆形或阔卵形，大小变异较大，顶端常有凹口，中脉由基部至凹口附近成叉状分枝，叶缘至少上半段通常有钝或圆裂齿，很少全缘。花单生或 2～3 朵簇生；花萼不规则 3～5 浅裂；花瓣长 15 mm 以下；雄蕊 20～25枚，花柱细长，柱头头状。果形通常扁圆形至近圆球形，果皮薄而光滑，或厚而粗糙，淡黄色、朱红色或深红色，甚易或稍易剥离，橘络甚多或较少，呈网状，易分离，通常柔嫩，中心柱大而常空，稀充实，瓢囊 7～14 瓣，稀较多，囊壁薄或略厚，柔嫩或颇韧，汁胞通常纺锤形，短而膨大，稀细长，果肉酸或甜，或有苦味，或另有特异气味。种子或多或少数，稀无籽，通常卵形，顶部狭尖，基部浑圆，子叶深绿、淡绿或间有近于乳白色，合点紫色。花期 4—5 月，果期 10—12 月。

（2）金柑。又名金橘、金桔、公孙橘、牛奶柑、山金橘、长寿金柑等。常绿灌木。树高 2～5 m。枝有刺。单叶；叶片椭圆形，稀倒卵状椭圆形，长 1～4 cm，宽 4～15 mm，顶端圆或钝，稀短尖，基部短尖，全缘，中脉在叶面稍隆起；叶柄长 1～5 mm。单花腋生，常位于叶柄与刺之间；花萼杯状，裂片三角形，3～5 裂，淡绿色；花瓣白色，长 3～5 mm，卵形，顶端尖，扩展；雄蕊数为花瓣数的 2～3 倍，花丝合生呈筒状，少数为两两合生，白色，花药淡黄色，花盘短小，花柱短，柱头不增粗。果圆形或椭圆形，横径 6～8 mm，果顶稍浑圆，有短凸柱（柱头及花柱），果皮熟透时橙红色，厚 0.5～1.0 mm，瓢囊 3～4 瓣，味淡或略带苦味，果肉味酸，有种子 2～4 粒。种子阔卵形或扁圆形，平滑无棱，端尖或钝，子叶及胚均绿色，胚可多达 8 枚。花期 4—5 月，果期 11 月至翌年 1 月。

4. 生境分布

（1）柑橘。中国的柑橘分布在北纬 16°～37°，海拔最高达 2 600 m（在四川巴塘），南起海南省的三亚市，北至陕西、甘肃、河南，东起台湾，西到西藏的雅鲁藏布江河谷，主产于浙江、福建、湖南、四川、广西、湖北、广东、江西、重庆和台湾等省（自治区、直辖市），其次是上海、贵州、云南、江苏等省（自治区、直辖市）；国外，墨西哥、西班牙、伊朗、印度、意大利等国亦产。

（2）金柑。野生于海拔600～1 000 m的疏林中，主产于福建、江西、湖南等省（自治区、直辖市）。

黔西北地区的金沙、黔西、七星关等县（市、区）有柑橘、金柑栽培。

5. 药材性状

（1）陈皮。常剥成数瓣，基部相连，有的呈不规则的片状，厚1～4 mm。外表面橙红色或红棕色，有细皱纹和凹下的点状油室；内表面浅黄白色，粗糙，附黄白色或黄棕色筋络状维管束。质稍硬而脆。气香，味辛、苦。

（2）广陈皮。常三瓣相连，形状整齐，厚度均匀，约1 mm。点状油室较大，对光照视，透明清晰。质较柔软。

一般干品含水分不超过13.0%；陈皮含橙皮苷（$C_{28}H_{34}O_{15}$）不少于3.5%；广陈皮含橙皮苷（$C_{28}H_{34}O_{15}$）不少于2.0%，含川陈皮素（$C_{21}H_{22}O_8$）和橘皮素（$C_{20}H_{20}O_7$）总量不少于0.42%；每1 000 g含黄曲霉毒素B_1不超过5 μg，含黄曲霉毒素G_2、黄曲霉毒素G_1、黄曲霉毒素B_2和黄曲霉毒素B_1的总量不超过10 μg。

6. 性味归经

性温，味苦、辛；归肺、脾经。

7. 功能主治

理气健脾，燥湿化痰。用于胸脘胀满、食少吐泻、咳嗽痰多。

8. 用法用量

内服：煎汤，3～10 g。

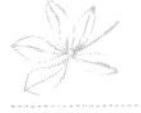

九、佛手

1. 别名

手柑、飞穰、佛手柑、五指橘、蜜罗柑、五指柑、五指香橼。

2. 来源

本品为芸香科植物佛手 *Citrus medica* L. var. *sarcodactylis* Swingle 的干燥果实。秋季，果实尚未变黄或变黄时采收，纵切成薄片，晒干或低温干燥。

3. 植物形态

佛手为香橼的变种之一，是不规则分枝的灌木或小乔木。新生嫩枝、芽及花蕾均暗紫红色，茎枝多刺，刺长达4 cm。单叶互生，革质，无关节，无翼叶；叶柄短，叶片椭圆形或卵状椭圆形，顶部圆或钝，稀短尖，叶缘有浅钝裂齿。总状花序，有花达12朵，有时兼有腋生单花；花两性，有单性花趋向，则雌蕊退化；花瓣5枚；雄蕊30～50枚；花柱粗长，柱头头状。子房在花柱脱落后即行分裂，在果的发育过程中成为手指状肉条。果实手指状肉条形，重可达2 000 g，果皮淡黄色，粗糙，果皮甚厚，难剥离，内皮白色或略淡黄色，棉质，松软，瓤囊10～15瓣，果肉无色，近于透明或淡乳黄色，爽脆，味酸或略甜，有香气。种子数粒，小卵形，先端尖，有时不完全发育。花期4—5月，果期10—11月。

4. 生境分布

佛手分布于中国长江以南各地，广西、安徽、云南、贵州、福建等省（自治区、直辖市）亦产。

黔西北地区的金沙、黔西、七星关等县（市、区）有佛手野生资源分布和零星栽培。

5. 药材性状

本品为类椭圆形或卵圆形的薄片，常皱缩或卷曲。长 6～10 cm，宽 3～7 cm，厚 2～4 mm。顶端稍宽，常有 3～5 个手指状的裂瓣，基部略窄，有的可见果梗痕。外皮黄绿色或橙黄色，有皱纹及油点。果肉浅黄白色，散有凹凸不平的线状或点状维管束。质硬而脆，受潮后柔韧。气香，味微甜后苦。

一般干品含水分不超过 15.0%，醇溶性浸出物不少于 10.0%，橙皮苷（$C_{28}H_{34}O_{15}$）不少于 0.030%。

6. 性味归经

性温，味辛、苦、酸；归肝、脾、胃、肺经。

7. 功能主治

疏肝理气，和胃止痛，燥湿化痰。用于肝胃气滞、胸胁胀痛、胃脘痞满、食少呕吐、咳嗽痰多。

8. 用法用量

内服：煎汤，3～10 g。

十、木瓜

1. 别名

铁脚梨、宣木瓜、木瓜实、秋木瓜、酸木瓜、贴梗海棠、皱皮木瓜。

2. 来源

本品为蔷薇科植物贴梗海棠 *Chaenomeles speciosa*（Sweet）Nakai 的干燥近成熟果实。夏、秋二季，果实绿黄时采收，置沸水中烫至外皮灰白色，对半纵剖，晒干。

3. 植物形态

灌木。树高 2～3 m。枝棕褐色，有刺，皮孔明显。叶有柄，托叶近半圆形，变化较大，往往脱落；叶片卵形至椭圆状披针形，先端尖或钝圆形，基部宽楔形至近圆形，边缘有尖锐锯齿，有时有不整齐的重锯齿，上面绿色，下面淡绿色，两面均无毛，或幼时在下面中肋上有淡棕色柔毛。花数朵簇生，绯红色，也有白色或粉红色，花梗极短；萼片 5 枚，直立，紫红色，近于长圆形，长约 5 mm，边缘和内面有黄色柔毛；花瓣 5 枚，近圆形；雄蕊多数，约分 4 层，花药背着，长圆形，2 室；雌蕊 1 枚，子房下位，5 室，花柱 5 枚，下部稍连合。梨果卵形或球形，长约 8 cm，黄色或黄绿色，芳香。花期 3—4 月，果期 9—10 月。

4. 生境分布

贴梗海棠分布于中国华东、华中、华南及西南各地，其中，安徽、浙江、湖北、四川等地主产，以安徽宣城产者质佳，习称“宣木瓜”。

黔西北地区各县（市、区）均有贴梗海棠野生资源分布。

5. 药材性状

本品长圆形，多纵剖成两半，长 4～9 cm，宽 2～5 cm，厚 1.0～2.5 cm。外表面紫红色或红棕色，有不规则的深皱纹；剖面边缘向内卷曲，果肉红棕色，中心部分凹陷，棕黄色；种子扁长三角形，多脱落。质坚硬。气微清香，味酸。

一般干品含水分不超过 15.0%，总灰分不超过 5.0%，pH 3.0～4.0，醇溶性浸出物不少于 15.0%，齐墩果酸（$C_{30}H_{48}O_3$）和熊果酸（$C_{30}H_{48}O_3$）的总量不少于 0.50%。

6. 性味归经

性温，味酸；归肝、脾经。

7. 功能主治

舒筋活络，和胃化湿。用于湿痹拘挛、腰膝关节酸重疼痛、暑湿吐泻、转筋挛痛、脚气水肿。

8. 用法用量

内服：煎汤，6～9 g。

十一、枳壳

1. 别名

枸橘壳、枸枳壳、香橼枳壳、绿衣枳壳、香圆枳壳、酸橙枳壳、皮头橙枳壳、钩头橙枳壳、玳玳橼枳壳。

2. 来源

本品为芸香科植物酸橙 *Citrus aurantium* L. 、黄皮酸橙 *Citrus aurantium* Huangpi、甜橙 *Citrus sinensis*（L.）Osbeck 的干燥未成熟果实。7 月，果皮尚绿时采收，自中部横切为两半，晒干或低温干燥。

3. 植物形态

（1）酸橙。常绿小乔木。枝三棱形，有长刺。叶互生；叶柄有狭长形或狭长倒心形的叶翼；叶片革质，倒卵状椭圆形或卵状长圆形，先端短而钝，渐尖或微凹，基部楔形或圆形，全缘或微波状，具半透明油点。花单生或数朵簇生于叶腋及当年生枝条的顶端，白色，芳香；花萼杯状，5 裂；花瓣 5 枚，长圆形；雄蕊 20 枚以上；子房上位，雌蕊短于雄蕊，柱头头状。柑果近球形，熟时橙黄色，味酸。花期 4—5 月，果期 6—11 月。

（2）黄皮酸橙。常绿小乔木。枝叶茂密，刺多，徒长枝的刺长达 8 cm。叶色浓绿，质地颇厚，翼叶倒卵形，基部狭尖，或个别品种几无翼叶。总状花序有花少数，有时兼有腋生单花，有单性花倾向，即雄蕊发育，雌蕊退化；花蕾椭圆形或近圆球形；花萼 4～5 浅裂，有时花后增厚，无毛或个别品种被毛；花大小不等；雄蕊 20～25 枚，通常基部合生成多束。果圆球形或扁圆形，果皮稍厚至甚厚，难剥离，橙黄色至朱红色，油胞大小不均匀，凹凸不平，果心实或半充实，瓤囊 10～13 瓣，果肉味酸，有时有苦味或兼有特异气味。种子多且大，常有肋状棱，子叶乳白色，单或多胚。花期 4—5 月，果期 9—12 月。

（3）甜橙。常绿小乔木。树高 3～8 m。树冠圆形，分枝多，无毛，有刺或无刺，幼枝有棱角。叶互生，单身复叶；叶具柄，叶翼狭窄，顶端有关节；叶片质较厚，椭圆形或卵圆形，先端短尖或渐尖，微凹，基部阔楔形或圆形，波状全缘，或有不明显的波状锯齿，有半透明油腺点。花 1 至数朵簇生叶腋，白色，有柄；花萼 3～5 裂，裂片三角形；花瓣 5 枚，舌形，向外反卷；雄蕊 19～28 枚，花丝下部连合成 5～12 束；雌蕊 1 枚，子房近球形，10～13 室，柱头头状，花柱细，不脱落。柑果扁圆形或近球形，橙黄色或橙红色，果皮较厚，不易剥离，瓤囊 8～13 瓣，果汁黄色，味甜。种子楔状卵形，表面平滑。花期 4 月，果熟期 11—12 月。

4. 生境分布

（1）酸橙。分布于中国长江流域及其以南各省（自治区、直辖市）。

（2）黄皮酸橙。产于中国湖北西部、湖南、贵州东部等地。

（3）甜橙。分布于中国江苏、浙江、江西、福建、台湾、湖北、湖南、广东、广西、四川、贵州、云南等省（自治区、直辖市）。

黔西北地区的七星关、黔西、金沙等县（市、区）有酸橙、黄皮酸橙大面积种植。其中，七星关区还有甜橙大面积栽培。

5．药材性状

本品呈半球形，直径3～5 cm。外果皮棕褐色或褐色，有颗粒状突起，突起的顶端有凹点状油室；有明显的花柱残迹或果梗痕。切面中果皮黄白色，光滑而稍隆起，厚0.4～1.3 cm，边缘散有1～2列油室，瓤囊7～12瓣，少数至15瓣，汁囊干缩呈棕色至棕褐色，内藏种子。质坚硬，不易折断。气清香，味苦、微酸。

一般干品含水分不超过12.0%，总灰分不超过7.0%，柚皮苷（$C_{27}H_{32}O_{14}$）不少于4.0%，新橙皮苷（$C_{28}H_{34}O_{15}$）不少于3.0%。

6．性味归经

性微寒，味苦、辛、酸；归脾、胃经。

7．功能主治

理气宽中，行滞消胀。用于胸胁气滞、胀满疼痛、食积不化、痰饮内停、脏器下垂。

8．用法用量

内服：煎汤，3～10 g。

9．使用注意

孕妇慎用。

十二、枳实

1．别名

酸橙枳实、香橼枳实、绿衣枳实、香圆枳实、皮头橙枳实、钩头橙枳实、枸橘实、枸枳实、臭橘实等。

2．来源

本品为芸香科植物酸橙 *Citrus aurantium* L.、黄皮酸橙 *Citrus aurantium* Huangpi、甜橙 *Citrus sinensis*（L.）Osbeck 的干燥幼果。5—6月，收集自落的果实，除去杂质，自中部横切为两半，晒干或低温干燥，较小者直接晒干或低温干燥。

3．植物形态

见第427页，“枳壳”部分。

4．生境分布

见第427页，“枳壳”部分。

黔西北地区的七星关、大方、金沙、黔西等县（市、区）有较大面积酸橙栽培。

5．药材性状

本品呈半球形，少数为球形，直径5～25 mm。外果皮黑绿色或暗棕绿色，具颗粒状突起和皱纹，有明显的花柱残迹或果梗痕。切面中果皮略隆起，黄白色或黄褐色，厚0.3～1.2 cm，边缘有1～2列油室，瓤囊棕褐色。质坚硬。气清香，味苦、微酸。

一般干品含水分不超过15.0%，总灰分不超过7.0%，醇溶性浸出物不少于12.0%，辛弗林（$C_9H_{13}NO_2$）不少于0.30%。

6．性味归经

性微寒，味苦、辛、酸；归脾、胃经。

7．功能主治

破气消积，化痰散痞。用于积滞内停、痞满胀痛、泻痢后重、大便不通、痰滞气阻、胸痹、结胸、脏器下垂。

8．用法用量

内服：煎汤，3～10 g。

9．使用注意

孕妇慎用。

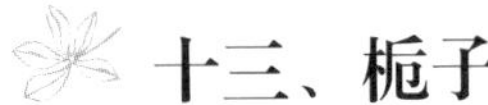

十三、栀子

1．别名

木丹、卮子、支子、枝子、红枝子、山栀子、黄栀子、黄果树、小卮子、黄鸡子、黄荑子。

2．来源

本品为茜草科植物栀子 *Gardenia jasminoides* Ellis 的干燥成熟果实。9—11 月，果实成熟呈红黄色时采收，除去果梗和杂质，蒸至上汽或置沸水中略烫，取出，干燥。该品种的根亦供药用，夏、秋季采挖，洗净，晒干。

3．植物形态

常绿灌木。株高可达 2 m。幼枝有细毛。叶对生或三叶轮生，革质，长圆状披针形或卵状披针形，先端渐尖或短渐尖，全缘，两面光滑，基部楔形；有短柄；托叶膜质，基部合成一鞘。花单生于枝端或叶腋，大形，白色，极香；花梗极短，常有棱；萼管卵形或倒卵形，上部膨大，先端 5～6 裂，裂片线形或线状披针形；花冠旋卷，高脚杯状，花冠管狭圆柱形，裂片 5 或更多，倒卵状长圆形；雄蕊 6 枚，着生于花冠喉部，花丝极短或缺，花药线形；子房下位，1 室，花柱厚，柱头棒状。果倒卵形或长椭圆形，有翅状纵棱 5～8 条，黄色，果顶端有宿存花萼。花期 5—7 月，果期 8—11 月。

4．生境分布

栀子常野生于低山温暖的疏林中或荒坡、沟旁、路边，分布于中国江苏、浙江、安徽、江西、广东、广西、云南、贵州、四川、湖北、福建、台湾等省（自治区、直辖市）。

黔西北地区的金沙、黔西、织金等县（市、区）有栀子野生资源分布和少量栽培。

5．药材性状

本品呈长卵圆形或椭圆形，长 1.5～3.5 cm，直径 1.0～1.5 cm。表面红黄色或棕红色，具 6 条翅状纵棱，棱间常有 1 条明显的纵脉纹，并有分枝。顶端残存萼片，基部稍尖，有残留果梗。果皮薄而脆，略有光泽；内表面色较浅，有光泽，具 2～3 条隆起的假隔膜。种子多数，扁卵圆形，集结成团，深红色或红黄色，表面密具细小疣状突起。气微，味微酸而苦。

一般干品含水分不超过 8.5%，总灰分不超过 6.0%，栀子苷（$C_{17}H_{24}O_{10}$）不少于 1.8%。

6．性味归经

性寒，味苦；归心、肺、三焦经。

7．功能主治

泻火除烦，清热利湿，凉血解毒；外用消肿止痛。用于热病心烦、湿热黄疸、淋证涩痛、血热吐衄、目赤肿痛、火毒疮疡；外治扭挫伤痛。

8．用法用量

内服：煎汤，6～10 g。外用：生品适量，研末调敷。

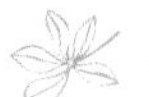

十四、连翘

1．别名

连壳、青翘、落翘、空翘、落翘、黄花条、黄奇丹、旱连子、大翘子、黄链条花等。

2. 来源

木樨科植物连翘 *Forsythia suspensa*（Thunb.）Vahl 的干燥果实。秋季，果实初熟尚带绿色时采收，除去杂质，蒸熟，晒干，习称“青翘”；果实熟透时采收，晒干，除去杂质，习称“老翘”。

3. 植物形态

落叶灌木。树高可达 4 m。枝开展或伸长，稍带蔓性，常着地生根，小枝梢呈四棱形，节间中空，仅在节部具有实髓。单叶对生，或成为 3 小叶，具叶柄；叶片卵形、长卵形、广卵形以至圆形，先端渐尖、急尖或钝；基部阔楔形或圆形，边缘有不整齐的锯齿；半革质。花先叶开放，腋生；花萼深裂，椭圆形；花冠基部管状，上部 4 裂，裂片卵圆形，金黄色，通常具橘红色条纹；雄蕊 2 枚，着生于花冠基部；雌蕊 1 枚，子房卵圆形，花柱细长。蒴果狭卵形略扁，先端有短喙，成熟时 2 瓣裂。种子多数，棕色，狭椭圆形，扁平，一侧有薄翅。花期 3—5 月，果期 7—8 月。

4. 生境分布

连翘野生于海拔 250～2 200 m 的山坡灌丛、林下或草丛中，或山谷、山沟疏林中，分布于中国河北、山西、陕西、山东、安徽西部、河南、湖北、四川等省（自治区、直辖市）；国外，日本亦产。

黔西北地区的大方、七星关、赫章等县（市、区）有连翘野生资源分布；2019 年，金沙县、黔西县栽培连翘 1 300 亩。

5. 药材性状

本品呈长卵形至卵形，稍扁，长 15～25 mm，直径 5～13 mm。表面有不规则的纵皱纹及多数凸起的小斑点，两面各有 1 条明显的纵沟。顶端锐尖，基部有小果梗或已脱落。青翘多不开裂，表面绿褐色，凸起的灰白色小斑点较少，质硬；种子多数，黄绿色，细长，一侧有翅。老翘自顶端开裂或裂成两瓣，表面黄棕色或红棕色，内表面多为浅黄棕色，平滑，具一纵隔，质脆；种子棕色，多已脱落。气微香，味苦。

一般干品含杂质，青翘不超过 3%，老翘不超过 9%；水分不超过 10.0%；总灰分不超过 4.0%；含醇溶性浸出物，青翘不少于 30.0%，老翘不少于 16.0%；青翘含挥发油不少于 2.0%（单位：mL/g）；连翘苷（$C_{27}H_{34}O_{11}$）不少于 0.15%；老翘含连翘酯苷 A（$C_{29}H_{36}O_{15}$）不少于 0.25%；青翘含连翘酯苷 A 不少于 3.5%。

6. 性味归经

性微寒，味苦；归肺、心、小肠经。

7. 功能主治

清热解毒，消肿散结，疏散风热。用于痈疽、瘰疬、乳痈、丹毒、风热感冒、温病初起、温热入营、高热烦渴、神昏发斑、热淋涩痛。

8. 用法用量

内服：煎汤，6～15 g。

十五、巴豆

1. 别名

江子、巴菽、芒子、刚子、巴果、巴米、双眼虾、双眼龙、猛子树、八百力、老阳子、猛子仁、红子仁、毒鱼子、大叶双眼龙等。

2. 来源

本品为大戟科植物巴豆 *Croton tiglium* L. 的干燥成熟果实。秋季，果实成熟时采收，堆置 2～

3 天，摊开，干燥。

3. 植物形态

常绿乔木。树高 6～10 m。幼枝绿色，被稀疏星状柔毛或几无毛；二年生枝灰绿色，有不明显黄色细纵裂纹。叶互生，有叶柄；叶片卵形或长圆状卵形，先端渐尖，基部圆形或阔楔形，近叶柄处有 2 个腺体，叶缘有疏浅锯齿，两面均有稀疏星状毛，主脉三出；托叶早落。花单性，雌雄同株；总状花序顶生，上部着生雄花，下部着生雌花，亦有全为雄花者；花梗细而短，有星状毛；雄花绿色，较小，花萼 5 裂，疏生细微的星状毛，萼片卵形，花瓣 5 枚，反卷，内面密生细的绵状毛，雄蕊 15～20 枚着生于花盘边缘上，花盘盘状；雌花花萼 5 裂，无花瓣，子房圆形，3 室，密被短粗的星状毛，花柱 3 枚，细长，每枚再 2 深裂。蒴果长圆形至倒卵形，有 3 钝角。种子长卵形，3 枚，淡黄褐色。花期 3—5 月，果期 6—7 月。

4. 生境分布

巴豆野生于山谷、溪边、旷野，有时亦见于密林中，分布于中国四川、湖南、湖北、云南、贵州、广西、广东、福建、台湾、浙江、江苏等省（自治区、直辖市）。

黔西北地区的金沙等县（市、区）有巴豆野生资源分布。

5. 药材性状

本品呈卵圆形，一般具三棱，长 18～22 mm，直径 14～20 mm。表面灰黄色或稍深，粗糙，有纵线 6 条，顶端平截，基部有果梗痕。破开果壳，可见 3 室，每室含种子 1 粒。种子呈略扁的椭圆形，长 12～15 mm，直径 7～9 mm，表面棕色或灰棕色，一端有小点状的种脐及种阜的瘢痕，另一端有微凹的合点，其间有隆起的种脊；外种皮薄而脆，内种皮为白色薄膜；种仁黄白色，油质。气微，味辛辣。

一般干品含水分不超过 12.0%，总灰分不超过 5.0%，脂肪油不少于 22.0%，巴豆苷（$C_{10}H_{13}N_5O_5$）不少于 0.80%。

6. 性味归经

性热，味辛，有大毒；归胃、大肠经。

7. 功能主治

外用蚀疮。用于恶疮疥癣、疣痣。

8. 用法用量

外用适量，研末涂患处，或捣烂以纱布包擦患处。

9. 使用注意

孕妇禁用；不宜与牵牛子同用。

十六、榧子

1. 别名

彼子、榧实、罴子、赤果、玉榧、玉山果。

2. 来源

本品为红豆杉科植物榧 *Torreya grandis* Fort. 的干燥成熟种子。秋季，种子成熟时采收，除去肉质假种皮，洗净，晒干。

3. 植物形态

常绿乔木。树高可达 25 m。树皮灰褐色。枝开张，小枝无毛。叶呈假二列状排列，线状披针形，愈向上部愈狭，先端突刺尖，基部几成圆形，全缘，质坚硬，上面暗黄绿色，有光泽，下面淡绿色，中肋明显，在其两侧各有 1 条凹下黄白色的气孔带。花单性，通常雌雄异株；雄花序椭圆形至矩圆形，具总花梗，雄蕊排成4～8轮，花药4室；雌花无梗，成对生，仅1花发育，基部具数对交互对生的苞片，胚珠1枚直生。种子核果状，矩状椭圆形或倒卵状长圆形，先端有小短尖，红褐色，有不规则的纵沟；胚乳内缩或微内缩。花期4月，种子成熟期为翌年10月。

4. 生境分布

榧多野生于海拔1 000～1 200 m以下的森林中，分布于中国安徽、江苏、浙江、福建、江西、湖南、湖北等省（自治区、直辖市）。

黔西北地区的织金、大方、威宁等县（市、区）有榧野生资源分布，七星关、金沙、织金、赫章等县（市、区）有零星栽培。

5. 药材性状

本品呈卵圆形或长卵圆形，长20～35 mm，直径13～20 mm。表面灰黄色或淡黄棕色，有纵皱纹，一端钝圆，可见椭圆形的种脐，另一端稍尖。种皮质硬，厚约1 mm。种仁表面皱缩，外胚乳灰褐色，膜质；内胚乳黄白色，肥大，富油性。气微，味微甜而涩。

一般干品含酸值不超过30.0，羰基值不超过20.0，过氧化值不超过0.50。

6. 性味归经

性平，味甘；归肺、胃、大肠经。

7. 功能主治

杀虫消积，润肺止咳，润燥通便。用于钩虫病、蛔虫病、绦虫病、虫积腹痛、小儿疳积、肺燥咳嗽、大便秘结。

8. 用法用量

内服：煎汤，9～15 g。

十七、香橼

1. 别名

枸橼、香圆、钩缘干、香泡树、柑枸橼。

2. 来源

本品为芸香科植物枸橼 *Citrus medica* L. 或香圆（西南香圆）*Citrus wilsonii* Tanaka. 的干燥成熟果实。秋季，果实成熟时采收，趁鲜切片，晒干或低温干燥。香圆亦可整个或对剖两半后，晒干或低温干燥。

3. 植物形态

（1）枸橼。常绿小乔木。树高2 m左右。枝具短而硬的刺，嫩枝幼时紫红色。叶大，互生，革质；叶片长圆形或长椭圆形，先端钝或钝短尖，基部阔楔形，边缘有锯齿；叶柄短而无翼，无节或节不明显。短总状花序，顶生及腋生，花3～10朵丛生，有两性花及雄花之分；萼片5枚，合生如浅杯状，上端5浅裂；花瓣5枚，肉质，白色，外面淡紫色；雄蕊30～60枚；雌蕊1枚，子房上部渐狭，花柱有时宿存。柑果长椭圆形或卵圆形，果顶有乳状突起，熟时柠檬黄色，果皮粗厚而芳香，瓤囊细小，12～16瓣，果汁黄色，味极酸而苦。种子10枚左右，卵圆形，子叶白色。花期4月，果期8—11月。

（2）香圆。常绿乔木。树高4～11 m。茎枝光滑无毛，无短刺。叶互生，革质，具腺点；叶片长椭圆形，两端渐尖，全缘或有波状锯齿，上面深绿色，下面淡绿色；叶柄具阔翼。花单生或簇生，有时成总状花序，芳香；花萼盆状，5裂，裂片三角形；花瓣5枚，白色，矩圆状倒卵形，表面有明显的脉纹；雄蕊25～36枚，着生于花盘的四周，花丝结合；子房上位，扁圆形，10～12室，每室有胚珠数枚，花柱圆柱形，柱头头状。柑果圆形，成熟时橙黄色，表面特别粗糙，果汁无色，味酸苦。种子多数。花期4—5月，果期10—11月。

4. 生境分布

（1）枸橼。生于海拔350～1 750 m的高温多湿环境，分布于中国长江流域及其以南地区，台湾、福建、广东、广西、云南等省（自治区、直辖市）有较多栽培；国外，越南、老挝、缅甸、印度等地亦产。

（2）香圆。分布于中国陕西、江苏、浙江、江西、安徽、湖北、四川、贵州等省（自治区、直辖市）。

以上2种药用植物，黔西北地区的七星关、大方、黔西、金沙等县（市、区）均有资源分布。

5. 药材性状

（1）枸橼。圆形或长圆形片，直径4～10 cm，厚0.2～0.5 cm。横切片外果皮黄色或黄绿色，边缘呈波状，散有凹入的油点；中果皮厚1～3 cm，黄白色，有不规则的网状突起的维管束；瓤囊10～17室。纵切片中心柱较粗壮。质柔韧。气清香，味微甜而苦辛。

（2）香圆。类球形，半球形或圆片，直径4～7 cm。表面黑绿色或黄棕色，密被凹陷的小油点及网状隆起的粗皱纹，顶端有花柱残痕及隆起的环圈，基部有果梗残基。质坚硬。剖面或横切薄片，边缘油点明显；中果皮厚约0.5 cm，瓤囊9～11室，棕色或淡红棕色，间或有黄白色种子。气香，味酸而苦。

一般干品含柚皮苷（$C_{27}H_{32}O_{14}$）不少于2.5%。

6. 性味归经

性温，味辛、苦、酸；归肝、脾、肺经。

7. 功能主治

疏肝理气，宽中，化痰。用于肝胃气滞、胸胁胀痛、脘腹痞满、呕吐嗳气、痰多咳嗽。

8. 用法用量

内服：煎汤，3～10 g。

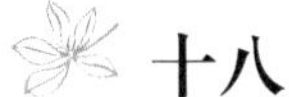

十八、枸橘

1. 别名

枳、臭橘、唐橘、臭杞、铁篱寨、枸橘李、枸棘子、野橙子、钢橘子、枸甏李、野梨子、苦桶子。

2. 来源

本品为芸香科枳属植物枳 *Poncirus trifoliata*（L.）Raf. 的干燥未成熟果实。7—9月，果实未成熟时采收，切成两半或切丝阴干。

3. 植物形态

小乔木。树高1～5 m。树冠伞形或圆头形。树枝绿色，嫩枝扁，有纵棱，有长刺，刺尖干枯状，红褐色，基部扁平。叶柄有狭长的翼叶，通常指状三出叶，很少4～5小叶，或杂交种的则除3小叶外尚有2小叶或单小叶同时存在，小叶等长或中间的一片较大，对称或两侧不对称，叶缘有细钝裂齿或全缘，嫩叶中脉上有细毛。花单朵或成对腋生，一般先叶开放，也有先叶后花的，有完全花及不完全花，后者雄蕊发育，雌蕊萎缩，花有大、小二型；具萼片；花瓣白色，匙形；雄蕊通常20枚，花丝不等长。果近圆球形或梨形，大小差异较大，果顶微凹，有环圈，果皮暗黄色，粗糙，也有无环圈、果皮平滑者，油胞小而密，果心充实，瓤囊6～8室，汁胞有短柄，果肉含黏液，微有香橼气味，甚酸且苦，带涩味，有种子20～50粒。种子阔卵形，乳白或乳黄色，有黏液，平滑或间有不明显的细脉纹。花期5—6月，果期10—11月。

4. 生境分布

枳喜生于有光、温暖环境，适生于光照充足处，分布于中国山东、河南、山西、陕西、甘肃、安徽、江苏、浙江、湖北、湖南、江西、广东、广西、贵州、云南等省（自治区、直辖市）。

黔西北地区的金沙、织金、黔西、大方、七星关等县（市、区）有枳野生资源分布。

5. 药材性状

干燥果实呈圆球形，直径2.0～3.5 cm，表面黄色或黄绿色，散有无数小油点及网状隆起的皱纹，密被短柔毛，顶端有显明的柱基痕，基部有短果柄或果柄痕存在，断面果皮厚2～3 mm，黄白色，沿外缘散有黄色油点，中间有6～8果瓤，每瓤内有黄白色长椭圆形的种子数粒。味苦、涩。

6. 性味归经

辛苦，性温，味辛、苦；归肝、胃经。

7. 功能主治

疏肝，和胃，理气，止痛。用于胸腹胀满、胃痛、疝气、睾丸肿胀、乳房结核、子宫下垂、跌打损伤，解酒毒。

8. 用法用量

内服：煎汤，9～15 g。外用：适量，煎水洗患处。

十九、大枣

1. 别名

干枣、美枣、良枣、红枣、刺枣、南枣、胶枣、干赤枣、白蒲枣、半官枣等。

2. 来源

鼠李科植物枣 *Ziziphus jujuba* Mill. 的干燥成熟果实。秋季，果实成熟时采收，晒干。

3. 植物形态

落叶灌木或小乔木。树高可达10 m左右。枝平滑无毛，具成对的针刺，直伸或钩曲，幼枝纤弱而簇生，颇似羽状复叶，呈“之”字形曲折。单叶互生；卵圆形至卵状披针形，少有卵形，先端短尖而钝，基部歪斜，边缘具细锯齿，三主脉自基部发出，侧脉明显。花小型，成短聚伞花序，丛生于叶腋，黄绿色；萼5裂，上部呈花瓣状，下部连成筒状，绿色；花瓣5片；雄蕊5枚，与花瓣对生；子房2室，花柱突出于花盘中央，先端2裂。核果卵形至长圆形，熟时深红色，果肉味甜，核两端锐尖。种子扁椭圆形。花期4—7月，果期7—9月。

4. 生境分布

枣野生于海拔1 700 m以下的山区、丘陵或平原，原产于中国，分布于吉林、辽宁、河北、山东、山西、陕西、河南、甘肃、新疆、安徽、江苏、浙江、江西、福建、广东、广西、湖南、湖北、四川、云南、贵州等省（自治区、直辖市）；亚洲其他国家及欧洲、美洲地区也有栽培。

黔西北地区各县（市、区）均有枣野生资源分布。

5. 药材性状

本品呈椭圆形或球形，长2.0～3.5 cm，直径1.5～2.5 cm。表面暗红色，略带光泽，有不规则皱纹。基部凹陷，有短果梗。外果皮薄，中果皮棕黄色或淡褐色，肉质，柔软，富糖性而油润。果核纺锤形，两端锐尖，质坚硬。气微香，味甜。

一般干品含总灰分不超过2.0%；每1 000 g含黄曲霉毒素 B_1 不超过5 μg，黄曲霉毒素 G_2、黄曲霉毒素 G_1、黄曲霉毒素 B_2 和黄曲霉毒素 B_1 的总量不超过10 μg。

6. **性味归经**

性温，味甘；归脾、胃、心经。

7. **功能主治**

补中益气，养血安神。用于脾虚食少、乏力便溏、妇人脏躁。

8. **用法用量**

内服：煎汤，6～15 g。

二十、蕤核

1. **别名**

蕤仁、马茹子。

2. **来源**

本品为蔷薇科植物蕤核 *Prinsepia uniflora* Batal. 的核仁。秋季，果实成熟后采收，除去果肉，晒干，用时打碎硬壳，取出种仁。

3. **植物形态**

灌木。树高可达 1.5 m。树皮红褐色。茎多分枝。幼枝灰白色，具较细短刺。单叶互生，在短枝上呈簇生状，具短柄；叶片窄长椭圆形至条状披针形，先端钝，基部楔形，边缘有细锯齿或近基部全缘。夏季开白色花，花单生或 3 朵簇生；萼筒杯状，五裂；花瓣 5 瓣；雄蕊 10 枚，2 轮，花丝很短；心皮 1 枚，子房上位，花柱由下侧伸出。核果球形，熟时紫黑色，被蜡质白粉，核扁卵形，有网状花纹。花期 4—6 月，果期 7—10 月。

4. **生境分布**

蕤核野生于山坡、河谷等处的稀疏灌丛中或干旱沙丘上，分布于中国山西、内蒙古、陕西、甘肃、宁夏、贵州等省（自治区、直辖市）。

黔西北地区的大方、威宁等县（市、区）有蕤核野生资源分布。

5. **药材性状**

蕤核果核呈扁心脏形或扁卵形，两侧略不对称，长 7～10 mm，宽 7～8 mm，厚 4～5 mm。表面淡棕色至暗棕色，有深色的网状沟纹，常有灰棕色果肉黏附。质坚硬，敲开果核（内果皮）后，可见种子为扁平的类圆形或心脏形，长 5～6 mm，宽约 5 mm，厚约 2 mm。种子皮红棕色，膜质，平滑而微有光泽，子叶白色肥厚，有油质。气微，味微苦。以淡棕色、颗粒饱满肥厚、表面纹理清楚者为佳。

一般干品含水分不超过 11.0%。

6. **性味归经**

性微寒，味甘；归肝经。

7. **功能主治**

清肝明目。用于眼结膜炎、睑缘炎、角膜薄翳。

8. **用法用量**

内服：煎汤，5～9 g。外用：适量。

二十一、菰米

1. **别名**

茭米、黑米、雁膳、安胡、菰粱、蒋实、雕胡米、雕菰、菰实、茭白子。

2. 来源

本品为禾本科植物菰 *Zizania latifolia*（Griseb.）Stapf 的干燥成熟果实。果实成熟后采收，搓去外皮，扬净，晒干。

3. 植物形态

见第 92 页，“菰根”部分。

4. 生境分布

见第 92 页，“菰根”部分。

5. 药材性状

本品干燥果实呈圆柱形，长 10～15 mm，直径 1～2 mm，两端渐尖。表面棕褐色，有 1 条因稃脉挤压而形成的沟纹，腹面从基部至中部有 1 条弧形的因胚体突出而形成的脊纹，脊纹二侧微凹下，长至 6 mm。折断面灰白色，富有油质，质坚硬而脆。气微弱，味微甘。以籽粒饱满、无蛀者为佳。

6. 性味归经

性寒，味甘；归胃、大肠经。

7. 功能主治

除烦止渴，和胃理肠。用于心烦、口渴、大便不通、小便不利、小儿泄泻。

8. 用法用量

内服：煎汤，9～15 g。

二十二、杏仁

1. 别名

杏子、杏核仁。

2. 来源

本品为蔷薇科植物山杏 *Armeniaca sibirica*（L.）Lam. 的干燥种子。夏季，果实成熟时采摘，除去果肉及核壳，取种仁，晾干。

3. 植物形态

落叶灌木或小乔木。树高 2～5 m。树皮暗灰色；小枝无毛，稀幼时疏生短柔毛，灰褐色或淡红褐色。叶片卵形或近圆形，先端长渐尖至尾尖，基部圆形至近心形，叶缘有细钝锯齿，两面无毛，稀下面脉腋间具短柔毛；叶柄无毛，有或无小腺体。花单生，先于叶开放，具花梗；花萼紫红色；萼筒钟形，基部微被短柔毛或无毛；萼片长圆状椭圆形，先端尖，花后反折；花瓣近圆形或倒卵形，白色或粉红色；雄蕊与花瓣近等长；子房被短柔毛。果实扁球形，黄色或橘红色，有时具红晕，被短柔毛；果肉较薄而干燥，成熟时开裂，味酸涩不可食，成熟时沿腹缝线开裂；核扁球形，易与果肉分离，两侧扁，顶端圆形，基部一侧偏斜，不对称，表面较平滑，腹面宽而锐利。种仁味苦。花期 3—4 月，果期 6—7 月。

4. 生境分布

山杏野生于海拔 700～2 000 m 干燥向阳山坡、丘陵草原，或与落叶乔灌木混生。分布于中国黑龙江、吉林、辽宁、河北、山西、内蒙古、甘肃等省（自治区、直辖市）；国外，蒙古东部和东南部、俄罗斯远东和西伯利亚等地区亦产。

黔西北地区各县（市、区）有山杏栽培。

5. 药材性状

本品干燥种子呈心脏形略扁，长 10～15 mm，宽 10 mm 左右，顶端渐尖，基部钝圆，左右不对称。种皮红棕色或暗棕色，自基部向上端散出褐色条纹，表面有细微纵皱；尖端有不明显的珠孔，其下方侧面脊棱上，有一浅色棱线状的种脐，合点位于底端凹入部，自合点至种脐，有一颜色较深的纵线，是为种脊，种皮菲薄，内有乳白色肥润的子叶 2 枚，富于油质，接合面中间常有空隙，胚根位于其尖端，味苦，有特殊的杏仁味。以颗粒均匀、饱满肥厚、味苦、不发油者为佳。

6. 性味归经

性温，味苦，有毒；归肺、脾、大肠经。

7. 功能主治

祛痰止咳，平喘，润肠，下气开痹。用于外感咳嗽、喘满、伤燥咳嗽、寒气奔豚、惊痫、胸痹、食滞脘痛、血崩、耳聋、疳肿胀、湿热淋证、疥疮、喉痹、肠燥便秘。

8. 用法用量

内服：煎汤，3～10 g。外用：捣敷。

二十三、栗壳

1. 来源

本品为壳斗科植物栗 *Castanea mollissima* Bl. 的干燥外果皮。剥取种仁时，收集外果皮，晒干。

2. 植物形态

见第 318—第 319 页，“栗树皮”部分。

3. 生境分布

见第 319 页，“栗树皮”部分。

4. 药材性状

本品外果皮破碎成大小不等的不规则块片，厚约 1 mm。外表面褐色，平滑无毛，内表面淡褐色，平坦。质坚韧，易折断，断面凹凸不平。气微，味微苦、涩。

5. 性味归经

性平，味甘；归经不详。

6. 功能主治

降逆生津，化痰止咳，清热散结，止血。用于反胃、呕哕、消渴、咳嗽痰多、百日咳、腮腺炎、瘰疬、衄血、便血。

7. 用法用量

内服：煎汤，30～60 g；煅炭研末，每次 3～6 g。外用：适量，研末调敷。

二十四、栗子

1. 别名

板栗、栗果、大栗。

2. 来源

本品为壳斗科植物栗 *Castanea mollissima* Bl. 的种仁。总苞由青色转黄色微裂时采收，剥出种子，晒干。

3. 植物形态

见第 318—第 319 页，“栗树皮”部分。

4．生境分布

见第 319 页，“栗树皮”部分。

5．药材性状

本品种仁呈半球形或扁圆形，先端短尖，直径 2～3 cm。外表面黄白色，光滑，有时具浅纵沟纹。质实稍重，碎断后内部富粉质。气微，味微甜。

6．性味归经

性平，味甘、微咸；归脾、肾经。

7．功能主治

益气健脾，补肾强筋，活血消肿，止血。用于脾虚泄泻、反胃呕吐、脚膝酸软、筋骨折伤肿痛、瘰疬、吐血、衄血、便血。

8．用法用量

内服：生食，或煮食，或炒存性研末服。外用：适量，捣敷。

二十五、葫芦

1．别名

壶芦、蒲芦、葫芦壳、抽葫芦。

2．来源

本品为葫芦科植物葫芦 *Lagenaria siceraria*（Molina）Standl. 的干燥成熟种子。立冬前后，摘下果实，取出种子，晒干。该品种的果实、果皮也供药用。

3．植物形态

一年生攀缘草本。茎、枝具沟纹，被黏质长柔毛，老后渐脱落。叶柄纤细，被毛；叶片卵状心形或肾状卵形，不分裂或 3～5 裂，具 5～7 掌状脉，先端锐尖，边缘有不规则的齿，基部心形。卷须纤细，初时有微柔毛；上部分 2 歧。雌雄同株，雌、雄花均单生。雄花：花梗细，较叶柄稍长，花梗、花萼、花冠均被微柔毛；花萼筒漏斗状，裂片披针形；花冠白色，裂片皱波状，先端微缺而顶端有小尖头，5 脉；雄蕊 3 枚，花丝长 3～4 mm，花药长 8～10 mm，长圆形，药室折曲。雌花：花梗比叶柄稍短或近等长；花萼和花冠似雄花；花萼筒长 2～3 mm；子房中间缢缩，密生黏质长柔毛，花柱粗短，柱头 3 枚，膨大，2 裂。果实哑铃状，中间缢细，下部和上部膨大，上部小于下部，初为绿色，后变白色至带黄色，成熟后果皮变木质。种子白色，倒卵形或三角形，先端截形或 2 齿裂，稀圆，长约 20 mm。花期夏季，果期秋季。

4．生境分布

葫芦分布于世界热带到温带地区，中国各省（自治区、直辖市）有栽培。

黔西北地区的纳雍、大方、七星关等县（市、区）有零星种植。

5．药材性状

本品呈扁长方形或卵圆形，长 1.2～1.8 cm，宽约 6 mm。表面浅棕色或淡白色，较光滑，并有两面对称的 4 条深色花纹，花纹上密被淡黄色绒毛，一端平截或心形凹入，一端渐尖或钝尖。种皮质硬而脆，子叶 2 枚，乳白色，富含油性。气微，味微甜。

6．性味归经

性平，味甘；归经不详。

7．功能主治

利尿，消肿，散结。用于水肿、腹水、颈淋巴结结核。

8. 用法用量

内服：煎汤，6～30 g。

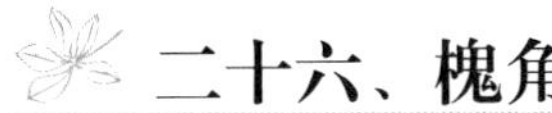

二十六、槐角

1. 别名

槐豆、槐实、槐子、槐荚。

2. 来源

本品为豆科植物槐 *Sophora japonica* L. 的干燥成熟果实。冬季，果实成熟时采收，除去杂质，干燥。

3. 植物形态

见第 282 页，“槐枝”部分。

4. 生境分布

见第 282 页，“槐枝”部分。

5. 药材性状

本品呈连珠状，长 1～6 cm，直径 6～10 mm。表面黄绿色或黄褐色，皱缩而粗糙，背缝线一侧呈黄色。质柔润，干燥皱缩，易在收缩处折断，断面黄绿色，有黏性。种子 1～6 粒，肾形，长约 8 mm，表面光滑，棕黑色，一侧有灰白色圆形种脐；质坚硬；子叶 2 枚，黄绿色。果肉气微，味苦，种子嚼之有豆腥气。

干品含槐角苷（$C_{21}H_{20}O_{10}$）不少于 4.0%。

6. 性味归经

性寒，味苦；归肝、大肠经。

7. 功能主治

清热泻火，凉血止血。用于肠热便血、痔肿出血、肝热头痛、眩晕目赤。

8. 用法用量

内服：煎汤，6～9 g。

二十七、柚皮

1. 别名

柚子皮、橙子皮、气柑皮、五爪红、化橘红。

2. 来源

本品为芸香科植物柚 *Citrus grandis*（L.）Osbeck. 的干燥果皮。秋末冬初，收集果皮，剖成 5～7 瓣，悬起晒干或阴干。

3. 植物形态

见第 95 页，“柚根”部分。

4. 生境分布

见第 96 页，“柚根”部分。

5. 药材性状

本品干燥果皮，多为 5～7 瓣，少有单瓣者。伸长后的皮片直径 25～32 cm，每单瓣长 10～13 cm，宽 5～7 cm，厚 0.5～1.0 cm。皮片边缘略向内卷曲；外表面黄棕色或枯黄色，有时呈微金黄色，极粗糙，有多数凹下的圆点及突起的油点；内表面白色，稍呈棉絮状。质柔软，有浓厚的柚子香气。

6. 性味归经

性温，味辛、苦、甘；归脾、肾、膀胱经。

7. 功能主治

宽中理气，消食，化痰，止咳平喘。用于气郁胸闷、脘腹冷痛、食积、泻痢、咳喘、疝气。

8. 用法用量

内服：煎汤，6～9 g。

9. 使用注意

孕妇及气虚者忌用。

二十八、鹿梨

1. 别名

檖、罗、赤罗、山梨、阳檖、鼠梨、赤萝、树梨、酸梨、野梨、糖梨、杜梨。

2. 来源

本品为蔷薇科植物豆梨 *Pyrus calleryana* Decne. 的干燥果实。8—9 月，果实成熟时采摘，晒干。

3. 植物形态

见第 331 页，“鹿梨根皮”部分。

4. 生境分布

见第 331 页，“鹿梨根皮”部分。

5. 药材性状

本品果实类球形，直径约 1 cm。表面黑褐色，光滑，少有皱缩纹，先端微凹，周边不突起，基部有长 2～4 cm 的果梗。质坚硬，果肉薄，褐色，横切面可见 2～3 室。气微，味酸、微甜。

6. 性味归经

性寒，味酸涩，无毒；归大肠经。

7. 功能主治

健脾消食，涩肠止痢。用于饮食积滞、泻痢。

8. 用法用量

内服：煎汤，15～30 g。

二十九、苦瓜

1. 别名

凉瓜、癞瓜、红羊、菩达、锦荔枝、癞葡萄、红姑娘。

2. 来源

本品为葫芦科植物苦瓜 *Momordica charantia* L. 的干燥成熟果实。秋季，果实成熟时采收，切片，晒干或鲜用。该品种的根、藤、叶、花、种子亦供药用。

3. 植物形态

一年生攀缘草本。多分枝，茎枝被细柔毛。卷须不分枝，纤细，长可达 20 cm，被微柔毛。叶柄细，初时被白色柔毛，后变近无毛；叶片轮廓为卵状、椭圆状肾形或近圆形，膜质，上面绿色，背面淡绿色，脉上被明显的微柔毛，5～7 深裂，裂片卵状长圆形，边缘具粗锯齿或者不规则的小裂片，先端多半钝圆形，基部弯曲成半圆形；叶脉掌状。雌雄同株；雄花单生，有柄，中部或基部有苞片，苞片肾状圆心形，萼筒钟形，5 裂，裂片卵状披针形，先端渐尖，花冠黄色，5 裂，先端钝圆或微凹，雄蕊 3 枚，贴生于萼筒之喉部；雌花单生，有柄，基部有苞片，子房纺锤形，具刺瘤，先端有喙，花柱细长，柱头 3 枚。果实长椭圆形、卵形或两端狭窄，全体具钝圆不整齐的瘤状突起，成熟时橘黄色，自先端 3 瓣开裂。种子椭圆形扁平，两端均有角状齿，两面均有凹凸不平的条纹，包于红色肉质的假种皮内。花期 6—7 月，果期 9—10 月。

4. 生境分布

苦瓜原产于东印度，世界热带到温带地区广泛种植，中国南北均普遍栽培。

黔西北地区的金沙等县（市、区）有苦瓜野生资源分布，各县（市、区）均有栽培。

5. 药材性状

本品干燥的苦瓜片呈椭圆形或矩圆形，厚 2～8 mm，长 3～15 cm，宽 0. 4～2. 0 cm，全体皱缩，弯曲。果皮浅灰棕色，粗糙，有纵皱或瘤状突起，中间有时夹有种子或种子脱落后留下的孔洞。质脆，易断。气微，味苦。

6. 性味归经

性寒，味苦；归心、脾、肺经。

7. 功能主治

消暑涤热，明目，解毒。用于暑热烦渴、消渴、赤眼疼痛、痢疾、疮痈肿毒。

8. 用法用量

内服：煎汤，6～15 g，或鲜品 30～60 g；或煅存性研末。外用：鲜品适量，捣敷；或取汁涂。

9. 使用注意

脾胃虚寒者慎服。

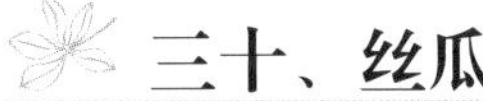

三十、丝瓜

1. 别名

天罗、蛮瓜、绵瓜、布瓜、鱼鲛、虞刺、纺线、菜瓜、水瓜、缣瓜、絮瓜、砌瓜。

2. 来源

本品为葫芦科植物丝瓜 *Luffa cylindrica*（L.）Roem. 的鲜嫩果实，或霜后干枯的老熟果实（天骷髅）。嫩丝瓜于夏、秋间采摘，鲜用。老丝瓜（天骷髅）于秋后采收，晒干或鲜用。本品种的根、藤、瓜络、种子亦供药用。

3. 植物形态

一年生攀缘草本。茎、枝粗糙，有棱沟，被微柔毛。卷须稍粗壮，被短柔毛，通常 2～4 歧。叶柄粗糙，具不明显的沟，近无毛；叶片三角形或近圆形，通常掌状 5～7 裂，裂片三角形，中间的较长，顶端急尖或渐尖，边缘有锯齿，基部深心形，上面深绿色，粗糙，有疣点，下面浅绿色，有短柔毛，脉掌状，具白色的短柔毛。雌雄同株。雄花：具花 15～20 朵，生于总状花序上部，花序梗稍粗壮，被柔毛；花有梗，花萼筒宽钟形，被短柔毛，裂片卵状披针形或近三角形，上端向外反折，里面密被短柔毛，边缘尤为明显，外面毛被较少，先端渐尖，具 3 脉；花冠黄色，辐状，开展时直径 5～9 cm，裂片长圆形，里面基部密被黄白色长柔毛，外面具 3～5 条凸起的脉，脉上密被短柔毛，顶端钝圆，基部狭窄；雄蕊 3～5 枚，花丝基部有白色短柔毛，花初开放时稍靠合，最后完全分离，药室多回折曲。雌花：单生，花梗长 2～10 cm；子房长圆柱状，有柔毛，柱头 3，膨大。果实圆柱状，直或稍弯，表面平滑，有深色纵条纹，未熟时肉质，成熟后干燥，里面呈网状纤维，由顶端盖裂。种子多数，黑色，卵形，扁，平滑，边缘狭翼状。花、果期夏、秋季。

4．生境分布

丝瓜广泛栽培于世界温带、热带地区。在中国，南、北各省（自治区、直辖市）均有丝瓜栽培；云南南部地区有野生丝瓜，但果较短小。

黔西北地区的金沙、七星关等县（市、区）有丝瓜栽培。

5．药材性状

本品果实（瓠果）呈长圆柱形，长 20～60 cm，肉质。绿而带粉白色或黄绿色，有不明显的纵向浅沟或条纹，成熟后内有坚韧的网状瓜络。

6．性味归经

性凉，味甘；归肺、肝、胃、大肠经。

7．功能主治

清热化痰，凉血解毒。用于热病身热烦渴、痰喘咳嗽、肠风下血、痔疮出血、血淋、崩漏、痈疽疮疡、乳汁不通、无名肿毒、水肿。

8．用法用量

内服：煎汤，9～15 g，或鲜品 60～120 g；或烧存性为散，每次 3～9 g。外用：适量，捣汁涂，或捣敷，或研末调敷。

三十一、茄子

1．别名

紫茄、黄茄、矮瓜、银茄、落苏、酱茄、糟茄、卵茄、白茄、酪酥、昆仑瓜、草鳖甲、表水茄、东风草、黄水茄、吊菜子、鸡蛋茄、昆仑紫瓜。

2．来源

本品为茄科植物茄 *Solanum melongena* L. 的果实。夏、秋季，果熟时采收。

3．植物形态

见第 97 页，“茄根”部分。

4．生境分布

见第 97 页，“茄根”部分。

5．药材性状

本品果实呈不规则圆形或长圆形，大小不等。表面棕黄色，极皱缩，先端略凹隐，基部有宿萼和果梗。宿萼灰黑色，具不明显的 5 齿，果梗具纵纹，果皮革质，有光泽。种子多数，近肾形，稍扁，淡棕色，长 2～4 mm，宽 2～3 mm。气微，味苦。

6．性味归经

性凉，味甘；归脾、胃、大肠经。

7．功能主治

清热，活血，消肿。用于肠风下血、热毒疮痈、皮肤溃疡。

8．用法用量

内服：煎汤，15～30 g。外用：适量，捣敷。

三十二、梓果

1．来源

本品为紫葳科植物梓 *Catalpa ovata* G. Don 的干燥成熟果实。秋、冬季，摘取成熟果实，晒干。

2. 植物形态

见第 322 页，“梓白皮”部分。

3. 生境分布

见第 322 页，“梓白皮”部分。

4. 药材性状

本品果实呈狭线形，鲜时具强黏性，熟时渐次消失，长 20～30 cm，直径 5～9 mm，微弯转，暗棕色或黑棕色，有细纵皱，并有光泽细点，粗糙而脆，先端常破裂，露出种子，基部有果柄。种子菲薄，淡褐色，长 5 mm，直径 2～3 mm，上下两端具白色光泽毛绒，长约 1 cm，中央内面有暗色脐点，除去种皮可见子叶 2 片。气微，味淡。

5. 性味归经

性平，味甘；归肾、膀胱经。

6. 功能主治

利水消肿。用于小便不利、浮肿、腹水。

7. 用法用量

内服：水煎，9～15 g。

三十三、辣椒

1. 别名

海椒、辣子、辣茄、腊茄、辣虎、大椒、番椒。

2. 来源

本品为茄科植物辣椒 *Capsicum annuum* L. 或其栽培变种的干燥成熟果实。夏、秋二季，果皮变红色时采收，除去枝梗，晒干。本品种的根、茎、叶亦供药用。

3. 植物形态

一年生或有限多年生植物。株高 40～80 cm。茎近无毛或微生柔毛，分枝稍呈“之”字形折曲。单叶互生，枝顶端节不伸长而成双生或簇生状，矩圆状卵形、卵形或卵状披针形，全缘，顶端短渐尖或急尖，基部狭楔形；叶具柄。花白色或淡黄绿色，1～3 朵腋生，花梗俯垂；花萼杯状，有 5～7 浅裂；花冠幅状，裂片 5～7 枚；雄蕊 5 枚；子房上位，2 室。果实长指状，顶端渐尖且常弯曲，未成熟时绿色，成熟后成红色、橙色或紫红色，味辣。种子扁肾形，淡黄色。花、果期 5—11 月。

4. 生境分布

辣椒原产于拉丁美洲的热带地区，分布于墨西哥至哥伦比亚；在中国，主要分布于四川、贵州、湖南、云南、陕西、河南（淅川）、河北（鸡泽）、内蒙古（托克托）等省（自治区、直辖市）。

黔西北地区各县（市、区）均有辣椒大面积栽培。

5. 药材性状

本品呈圆锥形、类圆锥形，略弯曲。表面橙红色、红色或深红色，光滑或较皱缩，显油性，基部微圆，常有绿棕色、具 5 裂齿的宿萼及果柄。果肉薄。质较脆，横切面可见中轴胎座，有菲薄的隔膜将果实分为 2～3 室，内含多数种子。气特异，味辛、辣。

本品按干燥品计算，一般含辣椒素（$C_{18}H_{27}NO_3$）和二氢辣椒素（$C_{18}H_{29}NO_3$）的总量不少于 0.16%。

6. 性味归经

性热，味辛；归心、脾经。

7. 功能主治

温中散寒，开胃消食。用于胃寒气滞、脘腹胀痛、呕吐、泻痢、风湿痛、冻疮。

8. 用法用量

内服：入丸、散，用量0.9～2.4 g，外用：适量，煎水熏洗或捣敷。

9. 使用注意

阴虚火旺及患咳嗽、目疾者忌服。

三十四、草果

1. 别名

草果子、草果仁。

2. 来源

本品为姜科植物草果 *Amomum tsaoko* Crevost et Lemaire. 的干燥成熟果实。秋季，果实成熟时采收，除去杂质，晒干或低温干燥。

3. 植物形态

多年生草本，丛生，高达3 m。根茎横走，粗壮有节。茎圆柱状，直立或稍倾斜。叶2列；具短柄或无柄；叶片长椭圆形或狭长圆形，长约55 cm，宽达20 cm，先端渐尖，基部渐狭，全缘，边缘干膜质，叶两面均光滑无毛；叶鞘开放，包茎，叶舌长8～12 mm。穗状花序从根茎生出，不分枝，每花序有花5～30朵；总花梗被密集的鳞片，鳞片长圆形或长椭圆形，顶端圆形，革质，干后褐色；苞片披针形，顶端渐尖；小苞片管状，一侧裂至中部，顶端2～3齿裂，萼管约与小苞片等长，顶端具钝三齿；花冠红色，裂片长圆形；唇瓣椭圆形，顶端微齿裂；花药隔附属体3裂，中间裂片四方形，两侧裂片稍狭。蒴果密集，长圆形或卵状椭圆形，长2.5～4.5 cm，直径约2 cm，顶端具宿存的花柱，呈短圆状突起，熟时红色，干后褐色，外表面呈不规则的纵皱纹，小果梗长2～5 mm，基部具宿存苞片。种子多角形，有浓郁香味。花期4—6月，果期9—12月。

4. 生境分布

草果栽培或野生于海拔1 000～2 000 m疏林下，分布于中国云南、广西、贵州等省（自治区、直辖市）。

黔西北地区的织金等县（市、区）有草果栽培。

5. 药材性状

本品呈长椭圆形，具三钝棱，长2～4 cm，直径10～25 mm。表面灰棕色至红棕色，具纵沟及棱线，顶端有圆形突起的柱基，基部有果梗或果梗痕。果皮质坚韧，易纵向撕裂。剥去外皮，中间有黄棕色隔膜，将种子团分成3瓣，每瓣有种子8～11粒。种子呈圆锥状多面体，直径约5 mm；表面红棕色，外被灰白色膜质的假种皮，种脊为一条纵沟，尖端有凹状的种脐；质硬；胚乳灰白色。有特异香气，味辛、微苦。

一般干品含水分不超过15.0%，总灰分不超过8.0%，种子团含挥发油不少于1.4%（单位：mL/g）。

6. 性味归经

性温，味辛；归脾、胃经。

7. 功能主治

燥湿温中，截疟除痰。用于寒湿内阻、脘腹胀痛、痞满呕吐、疟疾寒热、瘟疫发热。

8. 用法用量

内服：煎汤，3～6 g。

9. 使用注意

阴虚血少者禁服。

三十五、莲子

1. 别名

莲肉、莲米、藕实、莲实、泽芝、水芝丹、莲蓬子。

2. 来源

本品为睡莲科植物莲 *Nelumbo nucifera* Gaertn. 的干燥成熟种子。除去莲心者被称为莲肉。秋季，果实成熟时采割莲房，取出果实，除去果皮，干燥。

3. 植物形态

见第 101 页，“藕节”部分。

4. 生境分布

见第 101 页，“藕节”部分。

5. 药材性状

本品略呈椭圆形或类球形，长 1.2～1.8 cm，直径 8～14 mm。表面浅黄棕色至红棕色，有细纵纹和较宽的脉纹。一端中心呈乳头状突起，深棕色，多有裂口，其周边略下陷。质硬，种皮薄，不易剥离。子叶 2 枚，黄白色，肥厚，中有空隙，具绿色莲子心。气微，味甘、微涩；莲子心味苦。

一般干品含水分不超过 14.0%；总灰分不超过 5.0%；每 1 000 g 含黄曲霉毒素 B_1 不超过 5 μg，黄曲霉毒素 G_2、黄曲霉毒素 G_1、黄曲霉毒素 B_2 和黄曲霉毒素 B_1 总量不超过 10 μg。

6. 性味归经

性平，味甘、涩；归脾、肾、心经。

7. 功能主治

补脾止泻，止带，益肾涩精，养心安神。用于脾虚泄泻、带下、遗精、心悸失眠。

8. 用法用量

内服：煎汤，6～15 g。

9. 使用注意

中满痞胀及大便燥结者，忌服。

三十六、莲房

1. 别名

莲蓬、莲壳、莲蓬壳。

2. 来源

本品为睡莲科植物莲 *Nelumbo nucifera* Gaertn. 的干燥花托。秋季，果实成熟时采割莲房，除去果实，干燥。

3. 植物形态

见第 101 页，“藕节”部分。

4. 生境分布

见第101页，“藕节”部分。

5. 药材性状

本品呈倒圆锥状或漏斗状，多撕裂，直径5～8 cm，高4.5～6.0 cm。表面灰棕色至紫棕色，具细纵纹和皱纹，顶面有多数圆形孔穴，基部有花梗残基。质疏松，破碎面海绵样，棕色。气微，味微涩。

一般干品含水分不超过14.0%，总灰分不超过7.0%。

6. 性味归经

性温，味苦、涩；归肝经。

7. 功能主治

化瘀止血。用于崩漏、尿血、痔疮出血、产后瘀阻、恶露不尽。

8. 用法用量

内服：煎汤，5～10 g。

三十七、柚核

1. 来源

本品为芸香科植物柚 *Citrus maxima*（Burm.）Merr. 的干燥种子。秋、冬季，将成熟的果实剥开果皮，食果瓤，取出种子，洗净，晒干。

2. 植物形态

见第95页，“柚根”部分。

3. 生境分布

见第96页，“柚根”部分。

4. 药材性状

本品呈扁长条形，长1.4～1.7 cm，宽6～10 mm，厚2～5 mm。表面淡黄色或黄色，尖端较宽而薄，基部较窄而厚，具棱线数条，有的伸向尖端。质较硬，破开后内有一种仁，子叶乳白色，有油质。气微，味微苦。

5. 性味归经

性温，味苦、平；归肝经。

6. 功能主治

疏肝理气，宣肺止咳。用于疝气、肺寒咳嗽。

7. 用法用量

内服：煎汤，6～9 g。外用：适量，开水浸泡，涂擦。

8. 使用注意

孕妇慎用。

三十八、蠡实

1. 别名

荔实、马莲子、马楝子。

2. 来源

本品为鸢尾科植物马蔺 *Iris lactea* Pall. var. *chinensis*（Fisch.）Koidz. 的干燥成熟种子。8—

9 月，果实成熟时割下果穗，晒干，取出种子，除去杂质，再晒干。

3．植物形态

见第 195 页，“马蔺根”部分。

4．生境分布

见第 195 页，“马蔺根”部分。

5．药材性状

本品呈不规则多面形或扁卵形，长 3～5 mm，宽 3～4 mm。表面红棕色至深棕色，边缘稍隆起，基部有淡棕色种脐。质坚硬。胚乳肥厚，灰白色至灰色，角质样。气微，味微涩。

6．性味归经

性平，味甘；归脾、肺经。

7．功能主治

清热利湿，止血解毒。用于黄疸、泻痢、吐血、衄血、血崩、白带、喉痹、痈肿。

8．用法用量

内服：煎汤，3～9 g；或入丸、散。外用：适量，捣敷。

9．使用注意

多服令人溏泄，燥热者禁用。

三十九、云实

1．别名

天豆、员实、马豆、朝天子、药王子、云实子、云实籽、铁场豆。

2．来源

本品为豆科植物云实 *Caesalpinia decapetala*（Roth）Alston. 的干燥成熟种子。秋季，果实成熟时采收，剥取种子，晒干。

3．植物形态

见第 111 页，“云实根”部分。

4．生境分布

见第 111 页，“云实根”部分。

5．药材性状

本品种子呈长圆形，长约 1 cm，宽约 6 mm。外皮棕黑色，有纵向灰黄色纹理及横向裂缝状环圈。种皮坚硬，剥开后，内有棕黄色子叶 2 枚。气微，味苦。

6．性味归经

性温，味辛、苦；归肺、大肠经。

7．功能主治

解毒除湿，止咳化痰，杀虫。用于痢疾、疟疾、慢性气管炎、小儿疳积、虫积。

8．用法用量

内服：煎汤，9～15 g；或入丸、散。

四十、野菱

1．别名

刺菱、菱角。

2. 来源

本品为菱科植物细果野菱 *Trapa maximowiczii* Korsh. 的坚果。8—9 月，采收果实，晒干或鲜用。

3. 植物形态

一年生浮水水生草本。根二型：着泥根细铁丝状，生水底泥中；同化根羽状细裂，裂片丝状，深灰绿色。茎细，柔弱，分枝，长 80～150 cm。叶二型：浮水叶互生，聚生于主枝或分枝茎顶端，形成莲座状的菱盘，叶片三角状菱圆形，长 1.9～2.5 cm，宽 2～3 cm，表面深亮绿色，无毛或仅有少量短毛，叶背面绿色带紫色，主侧脉稍明显，疏被少量的黄褐色短毛，脉间有茶褐色斑块，边缘中上部有不整齐的浅圆齿或牙齿，边缘中下部全缘，基部广楔形；沉水叶小，早落。花小，单生于叶腋，花柄长 1～2 cm，疏被淡褐色短毛；萼筒 4 深裂，裂片长约 4 mm，基部密被短毛，其中 1 对萼筒沿脊被毛，其余无毛；花瓣 4 枚，白色，长约 7 mm；花盘全缘；雄蕊 4 枚，花丝纤细，花药"丁"字形着生，内向；子房半下位，子房基部膨大，2 室，每室具 1 倒生胚珠，仅 1 室胚珠发育，花柱钻状，柱头头状。果三角形，高 1.0～1.2 cm，表面平滑，具 4 刺角，2 肩角细刺状、斜向上，角间端宽 2.0～2.5 cm，2 腰角较细短，锐刺状，斜下伸；果喙尖头帽状或细圆锥状，果颈高约 3 mm，无果顶冠；果柄长约 2.5 cm，疏被褐色短毛。花期 6—7 月，果期 8—9 月。

4. 生境分布

细果野菱多生于边远湖沼中，产于中国黑龙江、吉林、辽宁、河北、河南、湖北、江西、贵州等省（自治区、直辖市）；国外，俄罗斯、朝鲜、日本亦产。

黔西北地区的威宁等县（市、区）有细果野菱野生资源分布。

5. 药材性状

本品果实呈扁三角状，四角，两侧两角斜向上开展，宽 2～3 cm，前后两角向下伸长，角较尖锐。表面黄绿色或微带紫色，果壳木化而坚硬。果肉类白色，富粉性。气微，味甜、微涩。

6. 性味归经

性平，味甘；归脾、胃经。

7. 功能主治

补脾健胃，解毒消肿。用于脾胃虚弱、泄泻、痢疾、酒精中毒、疮肿。

8. 用法用量

内服：煎汤，30～60 g。

9. 使用注意

不宜过食，以免腹胀。

四十一、榛子

1. 别名

槌子、山反栗。

2. 来源

本品为桦木科植物川榛 *Corylus heterophylla* var. *sutchuanensis* Franchet.、滇榛 *Corylus yunnanensis* (Franchet) A. Camus.、藏刺榛 *Corylus ferox* var. *thibetica* (Batal.) Franch. 的种仁。秋季，果实成熟后及时采摘，晒干后除去总苞及果壳。

3. 植物形态

（1）川榛。落叶大灌木或小乔木。树高 3～7 m。老枝灰褐色或黄褐色，小枝黄褐色或灰褐色，具稀疏柔毛和腺毛，皮孔大而突出。芽褐色，卵圆形，顶端稍尖。叶片近圆形、倒卵形、椭圆形，长 8～15 cm，宽 6.4～10.2 cm，先端渐尖或尾状，基部心形，边缘具不规则复式尖锯齿，中部以上具缺刻，叶面具稀疏长柔毛，叶背脉上具稀疏长柔毛；侧脉 6～9 对；叶柄长 1.4～3.0 cm，具稍稀的短柔毛。雄花序着生于小枝的上部叶腋，圆柱状直立或下垂，1～7 个总状着生；三角形的苞片小，其上的刺毛贴附；果苞钟状，苞叶 2 片开张，长于坚果或与坚果等长，其上密生腺毛和柔毛，上端具浅裂，有锯齿。坚果圆球形，红褐色或灰褐色，1～5 个簇生，果面具短绒毛，果仁实心。花期 3 月，坚果成熟期 9 月中下旬。

（2）滇榛。灌木或小乔木。树高 1～7 m。树皮暗灰色。枝条暗灰色或灰褐色，无毛；小枝褐色，密被黄色绒毛和具或疏或密的刺状腺体。叶厚纸质，圆形、宽卵形、倒卵形，长 4～12 cm，宽 3～9 cm，顶端骤尖或尾状，基部心形，边缘具不规则的锯齿，上面疏被短柔毛，幼时具刺状腺体，下面密被绒毛，幼时沿主脉的下部生刺状腺体；侧脉 5～7 对；叶柄短，粗壮，密被绒毛，幼时密生刺状腺体。雄花序 2～3 枚排成总状，下垂，苞鳞背面密被短柔毛。果单生或 2～3 枚簇生成头状，果苞钟状，外面密被黄色绒毛和刺状腺体，上部浅裂，裂片三角形，边缘具疏齿。坚果球形，长 1.5～2.0 cm，密被绒毛。

（3）藏刺榛。乔木或小乔木。树高 5～12 m。树皮灰黑色或灰色。枝条灰褐色或暗灰色，无毛；小枝褐色，疏被长柔毛，基部密生黄色长柔毛，有时具或疏或密的刺状腺体。叶厚纸质，宽椭圆形、宽倒卵形、矩圆形，长 5～15 cm，宽 3～9 cm，顶端尾状，基部近心形或近圆形，边缘具刺毛状重锯齿，上面仅幼时疏被长柔毛，后变无毛，下面沿脉密被淡黄色长柔毛，脉腋间有时具簇生的髯毛，侧脉 8～14 对；叶柄长 1.0～3.5 cm，密被长柔毛或疏被毛至近无毛。雄花序 1～5 枚排成总状；苞鳞背面密被长柔毛；花药紫红色。果 3～6 枚簇生，极少单生；果苞钟状，成熟时褐色，果苞背面具或疏或密刺状腺体，针刺状裂片疏被毛至近无毛；上部具分叉而锐利的针刺状裂片。坚果扁球形，上部裸露，顶端密被短柔毛。

4．生境分布

（1）川榛。野生于海拔 700～2 500 m 的山地林间，分布于中国贵州、四川、陕西、甘肃、湖北、河南、山东、江苏、安徽、浙江、江西等省（自治区、直辖市）。

（2）滇榛。野生于海拔 2 000～3 700 m 的山坡灌丛中，产于中国云南中部、西部及西北部，四川西部及西南部，贵州西部等地。

（3）藏刺榛。野生于海拔 1 500～3 000 m 的林中，产于中国甘肃、陕西、四川、贵州、湖北等省（自治区、直辖市）；国外，印度（锡金）、尼泊尔亦产。陡坡较低有利于其生长和结实，中国北方地区以海拔 750 m 以下地区栽培为宜，南方地区海拔 1 000 m 以下可以栽培。

以上 3 种药用植物，黔西北地区的各县（市、区）有川榛野生资源分布；纳雍、威宁、赫章等县（市、区）有滇榛野生资源分布；纳雍、威宁、赫章等县（市、区）有藏刺榛野生资源分布。

5．性味归经

性平，味甘；归经不详。

6．功能主治

健脾和胃，润肺止咳。用于病后体弱、脾虚泄泻、食欲不振、咳嗽。

7．用法用量

内服：煎汤，30～60 g；或研末。

四十二、白扁豆

1．来源

藊豆、眉豆、树豆、藤豆、茶豆、峨眉豆，扁豆子、白藊豆、南扁豆、沿篱豆、羊眼豆、凉衍豆、膨皮豆、小刀豆、火镰扁豆、白藊豆子。

2．来源

本品为豆科植物扁豆 *Dolichos lablab* L. 的干燥成熟种子。秋、冬二季，采收成熟果实，晒干，取出种子，再晒干。

3．植物形态

一年生缠绕草质藤本。茎长达 6 m，常呈淡紫色或淡绿色，无毛或疏被柔毛。三出复叶；叶柄长 4～14 cm；托叶披针形或三角状卵形，被白色柔毛；顶生小叶柄长 1.5～3.5 cm，两侧小叶柄较短，均被白色柔毛；顶生小叶宽三角状卵形，宽与长几乎相等，先端尖，基部广楔形或截形，全缘，两面均被短柔毛，沿叶脉处较多，基出 3 主脉，侧脉羽状；侧生小叶斜卵形，两边不均等。总状花序腋生，长 15～25 cm，直立，花序轴较粗壮；2～4 花或多花丛生于花序轴的节上，小苞片舌状，2 枚，早落；花萼宽钟状，先端 5 齿，上部 2 齿几乎完全合生，其余 3 齿近相等，边缘密被白色柔毛；花冠蝶形，白色或淡紫色，旗瓣广椭圆形，先端向内微凹，翼瓣斜椭圆形，近基部处一侧有耳状突起，龙骨瓣舟状，弯曲几成直角；雄蕊 10 枚，1 枚单生，其余 9 枚的花丝部分连合成管状，将雌蕊包被；子房线形，有绢毛，基部有腺体，花柱近先端有白色髯毛，柱头头状。荚果镰形或倒卵状长椭圆形，扁平，长 5～8 cm，宽 1～3 cm，先端较宽，顶上具一向下弯曲的喙，边缘粗糙。种子 2～5 颗，扁椭圆形，白色、红褐色或近黑色，长 8～13 mm，宽 6～9 mm，厚 4～7 mm，种脐与种脊长而隆起，一侧边缘有隆起的白色半月形种阜。花期 6—8 月，果期 9 月。

4．生境分布

扁豆为栽培品种，中国各地均有栽培，主要分布于辽宁、河北、山西、陕西、山东、江苏、安徽、浙江、江西、福建、台湾、河南、湖北、湖南、广东、海南、广西、四川、贵州、云南等省（自治区、直辖市）。

黔西北地区的大方、七星关、威宁等县（市、区）有扁豆栽培。

5．药材性状

本品呈扁椭圆形或扁卵圆形，长 8～13 mm，宽 6～9 mm，厚约 7 mm。表面淡黄白色或淡黄色，平滑，略有光泽，一侧边缘有隆起的白色眉状种阜。质坚硬。种皮薄而脆，子叶 2 枚，肥厚，黄白色。气微，味淡，嚼之有豆腥气。

一般干品含水分不超过 14.0%。

6．性味归经

性微温，味甘；归脾、胃经。

7．功能主治

健脾化湿，和中消暑。用于脾胃虚弱、食欲不振、大便溏泻、白带过多、暑湿吐泻、胸闷腹胀。

8．用法用量

内服：煎汤，9～15 g。

四十三、莲子心

1. 别名

薏、莲心、莲薏、苦薏。

2. 来源

本品为睡莲科植物莲 *Nelumbo nucifera* Gaertn. 的成熟种子中的干燥幼叶及胚根。秋季，采收莲子时从中取出，晒干。

3. 植物形态

见第 101 页，“藕节”部分。

4. 生境分布

见第 101 页，“藕节”部分。

5. 药材性状

本品略呈细圆柱形，长 1.0～1.4 cm，直径约 2 mm。幼叶绿色，一长一短，卷成箭形，先端向下反折，两幼叶间可见细小胚芽。胚根圆柱形，长约 3 mm，黄白色。质脆，易折断，断面有数个小孔。气微，味苦。

一般干品含水分不超过 12.0%，总灰分不超过 5.0%，含莲心碱（$C_{37}H_{42}N_2O_6$）不少于 0.20%。

6. 性味归经

性寒，味苦；归心、肾经。

7. 功能主治

清心安神，交通心肾，涩精止血。用于热入心包、神昏谵语，心肾不交、失眠遗精，血热吐血。

8. 用法用量

内服：煎汤，2～5 g。

四十四、苦楝子

1. 别名

苦心子、楝枣子、楝果子。

2. 来源

本品为楝科植物楝 *Melia azedarach* L. 的干燥成熟果实。秋、冬二季，果实成熟呈黄色时采收，或收集落下的果实，晒干、阴干或烘干。

3. 植物形态

见第 317 页，“苦楝皮”部分。

4. 生境分布

见第 317 页，“苦楝皮”部分。

5. 药材性状

本品核果长圆形至近球形，长 1.2～2.0 cm，直径 1.2～1.5 cm。外表面棕黄色至灰棕色，微有光泽，干皱，先端偶见花柱残痕，基部有果梗痕。果肉较松软，淡黄色，遇水浸润显黏性。果核卵圆形，坚硬，具 4～5 棱，内分 4～5 室，每室含种子 1 颗。气特异，味酸、苦。

6. 性味归经

性寒，味苦，有小毒；归肝、胃经。

7. 功能主治

行气止痛，杀虫。用于脘腹胁肋疼痛、疝痛、虫积腹痛、头癣、冻疮。

8. 用法用量

内服：煎汤，3～10 g。外用：适量，研末调涂。行气止痛炒用，杀虫生用。

9. 使用注意

脾胃虚寒者禁服。不宜过量及长期服用。内服量过大，可有恶心、呕吐等不良反应，甚至中毒死亡。

四十五、冬瓜皮

1. 别名

白瓜皮、白东瓜皮。

2. 来源

本品为葫芦科植物冬瓜 *Benincasa hispida*（Thunb.）Cogn. 的干燥外层果皮。食用冬瓜时，洗净，削取外层果皮，晒干。

3. 植物形态

一年生蔓生或人工架生草本。茎被黄褐色硬毛及长柔毛，有棱沟，长可达 6 m。单叶互生；叶柄粗壮，被黄褐色硬毛及长柔毛；叶片肾状近圆形，5～7 浅裂，有时中裂，裂片宽卵形，先端急尖，边缘有小齿，基部深心形，两面均被粗毛，叶脉网状，在叶背面稍隆起，密被毛。卷须生于叶腋，2～3 歧，被粗硬毛和长柔毛。花单性，雌雄同株；花单生于叶腋；花梗被硬毛；花萼筒较大，裂片三角状卵形，边缘有锯齿，反折；花冠黄色，5 裂至基部，外展；雄花有雄蕊 3 枚，花丝分生，花药卵形，药室呈“S”形折曲；雌花子房长圆筒形或长卵形，密被黄褐色长硬毛，柱头 3 枚，略扭曲。瓠果大型，肉质，长圆柱状或近球形，表面有硬毛和蜡质白粉。种子多数，卵形，白色或淡黄色，压扁。花期 5—6 月，果期 6—8 月。

4. 生境分布

冬瓜主要分布于亚洲热带、亚热带地区，中国各地均有栽培，云南南部（西双版纳）有野生；国外，澳大利亚东部及马达加斯加亦产。

黔西北地区的黔西、金沙、织金、七星关等县（市、区）有冬瓜栽培。

5. 药材性状

本品为不规则的碎片，常向内卷曲，大小不一。外表面灰绿色或黄白色，被有白霜，有的较光滑不被白霜；内表面较粗糙，有的可见筋脉状维管束。体轻，质脆。气微，味淡。

一般干品含水分不超过 12.0%，总灰分不超过 12.0%。

6. 性味归经

性凉，味甘；归脾、小肠经。

7. 功能主治

利尿消肿。用于水肿胀满、小便不利、暑热口渴、小便短赤。

8. 用法用量

内服：煎汤，9～30 g。

四十六、冬瓜子

1. 别名

瓜子、瓜瓣、瓜犀、白瓜子、冬瓜仁。

2. 来源

本品为葫芦科植物冬瓜 *Benincasa hispida*（Thunb.）Cogn. 的干燥成熟种子。秋、冬季，种子成熟时采收果实，将其剖开，取出种子，用清水搓洗，去瓤，晒干。

3. 植物形态

见第452页，“冬瓜皮”部分。

4. 生境分布

见第452页，“冬瓜皮”部分。

5. 药材性状

本品呈长椭圆形或卵圆形，扁平，长1.0～1.5 cm，宽5～10 mm，厚约2 mm。表面黄白色，略粗糙，边缘光滑（单边冬瓜子）或两面外缘各有1环纹（双边冬瓜子）。一端稍尖，有2个小突起，较大的突起上有珠孔，较小的为种脐，另一端圆钝。种皮稍硬而脆，剥去种皮，可见子叶2枚，白色，肥厚，胚根短小。体轻，富油性。气无，味微甜。以颗粒饱满、色白者为佳。

6. 性味归经

性微寒，味甘；归肺、大肠经。

7. 功能主治

润肺化痰，消痈利水。用于痰热咳嗽、肺痈、肠痈、白浊、带下、脚气、水肿、淋证。

8. 用法用量

内服：煎汤，10～15 g。

四十七、菟丝子

1. 别名

豆寄生、无根草、黄丝、黄丝藤、无娘藤、金黄丝子等。

2. 来源

本品为旋花科植物菟丝子 *Cuscuta chinensis* Lam. 或南方菟丝子 *Cuscuta australis* R. Br. 的干燥成熟种子。秋季，果实成熟时采收植株，晒干，打下种子，除去杂质。

3. 植物形态

（1）菟丝子。一年生寄生草本。茎缠绕，黄色，纤细，多分枝，随处可生出寄生根，伸入寄主体内。叶稀少，鳞片状，三角状卵形。花两性，少花或多花簇生成小伞形或小团伞花序；苞片小，鳞片状；花梗稍粗壮；花萼杯状，中部以下连合，裂片5片，三角状，先端钝；花冠白色，壶形，5浅裂，裂片三角状卵形，先端锐尖或钝，向外反折，花冠筒基部具鳞片5枚，长圆形，先端及边缘流苏状；雄蕊5枚，着生于花冠裂片弯缺微下处，花丝短，花药露于花冠裂片之外；雌蕊2枚，心皮合生，子房近球形，2室，花柱2枚，柱头头状。蒴果近球形，稍扁，几乎被宿存的花冠所包围，成熟时整齐地周裂。种子2～4颗，黄色或黄褐色卵形，表面粗糙。花期7—9月，果期8—10月。

（2）南方菟丝子。其与菟丝子形态相似，区别点在于：雄蕊着生于花冠裂片弯缺处，花丝较长，花冠基部的鳞片先端2裂；蒴果仅下半部被宿存花冠包围，成熟时不整齐地开裂；种子通常

4 颗，卵圆形，淡褐色。花、果期 6—8 月。

4. 生境分布

（1）菟丝子。野生于田边、路边荒地、灌木丛中、山坡向阳处，中国大部分地区均有分布，以北方地区为主。

（2）南方菟丝子。寄生于海拔 50～2 000 m 的田边、路旁的豆科菊科蒿属马鞭草科牡荆属等的草本或小灌木上，分布于中国吉林、辽宁、河北、山东、甘肃、宁夏、新疆、陕西、安徽、江苏、浙江、福建、江西、湖南、湖北、四川、贵州、云南、广东、台湾等省（自治区、直辖市）；国外，亚洲的中、南、东部，向南经马来西亚、印度尼西亚至大洋洲亦产。

黔西北地区各县（市、区）均有菟丝子、南方菟丝子野生资源分布。

5. 药材性状

本品呈类球形，直径 1～2 mm。表面灰棕色至棕褐色，粗糙，种脐线形或扁圆形。质坚实，不易以指甲压碎。气微，味淡。

一般干品含水分不超过 10.0%，总灰分不超过 10.0%，酸不溶性灰分不超过 4.0%，金丝桃苷（$C_{21}H_{20}O_{12}$）不少于 0.10%。

6. 性味归经

性平，味辛、甘；归肝、肾、脾经。

7. 功能主治

补益肝肾，固精缩尿，安胎，明目，止泻；外用消风祛斑。用于肝肾不足、腰膝酸软、阳痿遗精、遗尿尿频、肾虚胎漏、胎动不安、目昏耳鸣、脾肾虚泻，外治白癜风。

8. 用法用量

内服：煎汤，6～12 g。外用：适量。

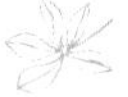

四十八、火麻仁

1. 别名

麻子、麻子仁、大麻子、大麻仁、白麻子、冬麻子、火麻子。

2. 来源

本品为桑科植物大麻 *Cannabis sativa* L. 的干燥成熟果实。秋季，果实成熟时采收，除去杂质，晒干。

3. 植物形态

一年生草本。株高 1～3 m。茎直立，分枝，表面有纵沟，密被短柔毛。掌状复叶互生，茎下部的叶对生；小叶 3～11 片，披针形至线状披针形，先端长尖，基部楔形，边缘有粗锯齿，上面深绿色，粗糙，下面密被灰白色毡毛；具柄，有短绵毛。花单性，雌雄异株；雄花呈疏生的圆锥花序，黄绿色，花被 5 枚，长卵形，覆瓦状排列，雄蕊 5 枚，花丝细长；雌花丛生于叶腋，绿色，每朵花外被 1 卵形苞片，花被 1 枚，膜质，雌蕊 1 枚，子房圆球状，花柱分为 2 枝。瘦果扁卵形，有细网纹，外围包有黄褐色的苞片。花期 5—6 月，果期 6—7 月。

4. 生境分布

大麻原产于中亚，中国各地均有引种栽培，主要分布于黑龙江、辽宁、吉林、四川、甘肃、云南、贵州、江苏、浙江等省（自治区、直辖市）。

黔西北地区各县（市、区）均有大麻野生资源分布和零星栽培。

5. 药材性状

本品呈卵圆形，长 4.0～5.5 mm，直径 2.5～4.0 mm。表面灰绿色或灰黄色，有微细的白色或棕色网纹，两边有棱，顶端略尖，基部有一圆形果梗痕。果皮薄而脆，易破碎。种皮绿色，子叶 2 枚，乳白色，富油性。气微，味淡。

6. 性味归经

性平，味甘；归脾、胃、大肠经。

7. 功能主治

润肠通便。用于血虚津亏、肠燥便秘。

8. 用法用量

内服：煎汤，10～15 g。

四十九、薏苡仁

1. 别名

薏苡、苡米、薏仁米、沟子米。

2. 来源

本品为禾本科植物薏苡 *Coix lacryma-jobi* L. var. *ma-yuen*（Roman.）Stapf. 的干燥成熟种仁。秋季，果实成熟时采割植株，晒干，打下果实，再晒干，除去外壳、黄褐色种皮及杂质，收集种仁。

3. 植物形态

一年生草本。须根较粗，直径可达 3 mm。茎秆直立，株高 1.0～1.5 m，具 6～10 节。叶鞘光滑，上部者短于节间；叶舌质硬；叶片线状披针形。总状花序，腋生成束，直立或下垂，具总柄。雌小穗位于花序的下部，外包以念珠状总苞，小穗和总苞等长，能育小穗。第 1 颖下部膜质，上部厚纸质，先端钝，具 10 余脉；第 2 颖船形，被包于第 1 颖内，前端厚纸质，渐尖；第 1 小花仅具外稃，较颖略短，前端质较厚而渐尖；第 2 外稃稍短于第一外稃，具 3 脉；内稃与外稃相似而较小；雄蕊 3 枚，退化，微小；雌蕊具长花柱，柱头分离，伸出总苞；退化雌小穗 2 个，圆柱状，并列于能育小穗的一侧，顶部突出于总苞。雄小穗常 3 个着生于一节，其中一个无柄，颖革质，第 1 颖扁平，两侧内折成脊，前端钝，具多条脉；第 2 颖船形，具多数脉；内含 2 朵小花，外稃和内稃均为薄膜质；每朵小花含雄蕊 3 枚；有柄小穗和无柄小穗相似，但较小或退化。果实成熟时，总苞坚硬具珐琅质，卵形或卵状球形，内包颖果。花期 7—9 月，果期 9—10 月。

4. 生境分布

薏苡主产于中国贵州、四川、云南、辽宁、河北、河南、陕西、江苏、安徽、浙江、江西、湖北、福建、台湾、广东、广西、等省（自治区、直辖市）；国外，印度、缅甸、泰国、越南、马来西亚、印度尼西亚（爪哇）、菲律宾等地亦产。

黔西北地区的金沙、织县、黔西、大方、威宁等县（市、区）有薏苡野生资源分布；织金、黔西等县（市、区）有零星栽培。

5. 药材性状

本品呈宽卵形或长椭圆形，长 4～8 mm，宽 3～6 mm。表面乳白色，光滑，偶有残存的黄褐色种皮；一端钝圆，另一端较宽而微凹，有一淡棕色点状种脐；背面圆凸，腹面有 1 条较宽而深的纵沟。质坚实，断面白色，粉性。气微，味微甜。

一般干品含杂质不超过 2%；水分不超过 15.0%；总灰分不超过 3.0%；每 1 000 g 含黄曲霉毒素 B_1 不超过 5 μg，含黄曲霉毒素 G_2、黄曲霉毒素 G_1、黄曲霉毒素 B_2 和黄曲霉毒素 B_1 的总量不超过 10 μg；醇溶性浸出物不少于 5.5%；甘油三油酸酯（$C_{57}H_{104}O_6$）不少于 0.50%。

6. 性味归经

性凉，味甘、淡；归脾、胃、肺经。

7. 功能主治

利水渗湿，健脾止泻，除痹，排脓，解毒散结。用于水肿、脚气、小便不利、脾虚泄泻、湿痹拘挛、肺痈、肠痈、赘疣、癌肿。

8. 用法用量

内服：煎汤，9～30 g。

9. 使用注意

孕妇慎用。

五十、无花果

1. 别名

文先果、奶浆果、树地瓜、映日果、明目果、密果。

2. 来源

本品为桑科植物无花果 *Ficus carica* L. 的干燥果实。秋季，果实呈绿色未成熟前分批采摘，晒干。

3. 植物形态

落叶灌木或小乔木。树高可达 10 m。全株具乳汁；多分枝，小枝粗壮，表面褐色，被稀短毛。叶互生，叶柄粗壮；托叶卵状披针形，红色；叶片厚膜质，宽卵形或卵圆形，3～5 裂，裂片卵形，边缘有不规则钝齿，上面深绿色，粗糙，下面密生细小钟乳体及黄褐色短柔毛，基部浅心形，基生脉 3～5 条，侧脉 5～7 对。雌雄异株；隐头花序，花序托单生于叶腋；雄花和瘿花生于同一花序托内；雄花生于内壁口部，雄蕊 2 枚，花被片 3～4 片；瘿花花柱短，侧生；雌花生在另一花序托内，花被片 3～4 枚，花柱侧生，柱头 2 裂。榕果（花序托）梨形，成熟时呈紫红色或黄绿色，肉质，顶部下陷，基部有 3 苞片。花、果期 8—11 月。

4. 生境分布

无花果原产于地中海沿岸；中国唐代即从波斯引入，现全国各地均有栽培，以新疆南部尤多。黔西北地区的各县（市、区）均有无花果资源分布。

5. 药材性状

本品的干燥花托呈倒圆锥形或类球形，长 2 cm，直径 1. 5～2. 5 cm。表面淡黄棕色至暗棕色、青黑色，有波状弯曲的纵棱线；顶端稍平截，中央有圆形突起，基部较狭，带有果柄及残存的苞片。质坚硬，横切面黄白色，内壁着生众多细小瘦果，有时上部尚见枯萎的雄花。瘦果卵形或三棱状卵形，长 1～2 mm，淡黄色，外有宿萼包被。气微，味甜。以干燥、青黑色或暗棕色，无霉蛀者为佳。

6. 性味归经

性平，味甘；归肺、胃、大肠经。

7. 功能主治

润肺止咳，清热润肠。用于咳喘、咽喉肿痛、便秘、痔疮。

8. 用法用量

内服：煎汤，25～50 g。

五十一、山茱萸

1. 别名

蜀枣、魃实、鼠矢、鸡足、山萸肉、实枣儿、肉枣、枣皮、药枣、红枣皮。

2. 来源

本品为山茱萸科植物山茱萸 *Cornus officinalis* Sieb. et Zucc. 的干燥成熟果肉。秋末冬初，果皮变红时采收果实，用文火烘或置沸水中略烫后，及时除去果核，干燥。

3. 植物形态

落叶小乔木。株高可达 4 m 左右。枝皮灰棕色，小枝无毛。单叶对生；叶片椭圆形或长椭圆形，先端窄，长锐尖形，基部圆形或阔楔形，全缘，上面近光滑，偶被极细毛，下面被白色伏毛，脉腋有黄褐色毛丛；侧脉 5～7 对，弧形平行排列；叶具柄。花先叶开放，成伞形花序，簇生于小枝顶端，其下具数片芽鳞状苞片；花小；花萼 4 枚；花瓣 4 枚，黄色；雄蕊 4 枚；子房下位。核果长椭圆形，无毛，成熟后红色，具果柄。种子长椭圆形，两端钝圆。花期 5—6 月，果期 8—10 月。

4. 生境分布

山茱萸野生于海拔 400～2 100 m 的林缘或林中，产于中国山西、陕西、甘肃、山东、江苏、浙江、安徽、江西、河南、湖南等省（自治区、直辖市）；国外，朝鲜、日本亦产。

20 世纪 80 年代，黔西北地区大方县引进山茱萸栽培，并获得成功。

5. 药材性状

本品呈不规则的片状或囊状，长 1.0～1.5 cm，宽 5～10 mm。表面紫红色至紫黑色，皱缩，有光泽；顶端有的有圆形宿萼痕，基部有果梗痕。质柔软。气微，味酸、涩、微苦。

一般干品含杂质（果核、果梗）不超过 3%；水分不超过 16.0%；总灰分不超过 6.0%；水溶性浸出物不少于 50.0%；莫诺苷（$C_{17}H_{26}O_{11}$）和马钱苷（$C_{17}H_{26}O_{10}$）的总量不少于 1.2%；重金属及有害元素方面，铅不超过 5 mg/kg，镉不超过 1 mg/kg，砷不超过 2 mg/kg，汞不超过 0.2 mg/kg，铜不超过 20 mg/kg。

6. 性味归经

性微温，味酸、涩；归肝、肾经。

7. 功能主治

补益肝肾，收涩固脱。用于眩晕耳鸣、腰膝酸痛、阳痿遗精、遗尿尿频、崩漏带下、大汗虚脱、内热消渴。

8. 用法用量

内服：煎汤，6～12 g。

五十二、覆盆子

1. 别名

覆盆、乌藨子、小托盘、山泡、竻藨子。

2. 来源

本品为蔷薇科植物掌叶覆盆子 *Rubus chingii* Hu、插田泡 *Rubus coreanus* Miq. 的干燥果实。夏初，果实由绿变绿黄时采收，除去梗、叶，置沸水中略烫或略蒸，取出，干燥。

3. 植物形态

（1）掌叶覆盆子。藤状灌木。株高1.5～3.0 m。枝细，具皮刺，无毛。单叶，近圆形，两面仅沿叶脉有柔毛或近无毛，基部心形，边缘掌状，3～7深裂，裂片椭圆形或菱状卵形，顶端渐尖，基部狭缩，顶生裂片与侧生裂片近等长或稍长，具重锯齿，有掌状5脉；叶柄微具柔毛或无毛，疏生小皮刺；托叶线状披针形。单花腋生，直径2.5～4.0 cm；花梗长2～4 cm，无毛；萼片卵形或卵状长圆形，顶端具凸尖头，外面密被短柔毛；花瓣椭圆形或卵状长圆形，白色，顶端圆钝；雄蕊多数，花丝宽扁；雌蕊多数，具柔毛。果实近球形，红色，密被灰白色柔毛；核有皱纹。花期3—4月，果期5—6月。

（2）插田泡。灌木。株高1～3 m。枝粗壮，红褐色，被白粉，具近直立或钩状扁平皮刺。小叶3～5枚，卵形、菱状卵形或宽卵形，顶端急尖，基部楔形至近圆形，边缘有不整齐粗锯齿或缺刻状粗锯齿；叶柄与叶轴均被短柔毛和疏生钩状小皮刺；托叶线状披针形，有柔毛。伞房花序生于侧枝顶端，具花数朵至30多朵，总花梗和花梗均被灰白色短柔毛；苞片线形，有短柔毛；花萼外面被灰白色短柔毛；萼片长卵形至卵状披针形，顶端渐尖，边缘具绒毛，花时开展，果时反折；花瓣倒卵形，淡红色至深红色，与萼片近等长或稍短；雄蕊比花瓣短或近等长，花丝带粉红色；雌蕊多数，花柱无毛，子房被稀疏短柔毛。果实近球形，深红色至紫黑色，无毛或近无毛；核具皱纹。花期4—6月，果期6—8月。

4. 生境分布

（1）掌叶覆盆子。野生于低海拔至中海拔地区，在山坡、路边阳处或阴处灌木丛中常见，产于中国江苏、安徽、浙江、江西、福建、广西等省（自治区、直辖市）；国外，日本也有分布。

（2）插田泡。野生于海拔100～1 700 m的山坡灌丛或山谷、河边、路旁，产于中国陕西、甘肃、河南、江西、湖北、湖南、江苏、浙江、福建、安徽、四川、贵州、新疆等省（自治区、直辖市）；国外，朝鲜、日本亦产。

以上2种药用植物，黔西北地区的大方、七星关等县（市、区）均有野生资源分布；截至2019年，金沙县、赫章县栽培掌叶覆盆子近9 000亩。

5. 药材性状

本品为聚合果，由多数小核果聚合而成，呈圆锥形或扁圆锥形，高0.6～1.3 cm，直径0.5～1.2 cm。表面黄绿色或淡棕色，顶端钝圆，基部中心凹入。宿萼棕褐色，下有果梗痕。小果易剥落，每个小果呈半月形，背面密被灰白色茸毛，两侧有明显的网纹，腹部有突起的棱线。体轻，质硬。气微，味微酸、涩。

一般干品含水分不超过12.0%，总灰分不超过9.0%，酸不溶性灰分不超过2.0%，水溶性浸出物不少于9.0%，鞣花酸（$C_{14}H_6O_8$）不少于0.20%，山柰酚-3-*O*-芸香糖苷（$C_{27}H_{30}O_{15}$）不少于0.03%。

6. 性味归经

性温，味甘、酸；归肝、肾、膀胱经。

7. 功能主治

益肾固精缩尿，养肝明目。用于遗精滑精、遗尿尿频、阳痿早泄、目暗昏花。

8. 用法用量

内服：煎汤，6～12 g。

五十三、牛蒡子

1. 别名

恶实、大力子、鼠粘子、蝙蝠刺、黑风子、毛锥子、粘苍子、鼠尖子、弯巴钩子、万把钩、大牛子、毛然然子。

2. 来源

本品为菊科植物牛蒡 *Arctium lappa* L. 的干燥成熟果实。秋季，果实成熟时采收果序，晒干，打下果实，除去杂质，再晒干。

3. 植物形态

二年生草本。株高1～2 m。根粗壮，肉质，圆锥形。茎直立，上部多分枝，带紫褐色，有纵条棱。基生叶大形，丛生，有长柄；茎生叶互生；叶片长卵形或广卵形，先端钝，具刺尖，基部常为心形，全缘或具不整齐波状微齿，上面绿色或暗绿色，具疏毛，下面密被灰白色短绒毛。头状花序簇生于茎顶或排列成伞房状，表面有浅沟，密被细毛；总苞球形，苞片多数，覆瓦状排列，披针形或线状披针形，先端钩曲；花小，红紫色，均为管状花，两性；花冠先端5浅裂；聚药雄蕊5枚，与花冠裂片互生，花药黄色；子房下位，1室，先端圆盘状，着生短刚毛状冠毛；花柱细长，柱头2裂。瘦果长圆形或长圆状倒卵形，灰褐色，具纵棱，冠毛短刺状，淡黄棕色。花期6—8月，果期7—10月。

4. 生境分布

牛蒡野生于山野路旁、沟边、荒地、山坡向阳草地、林边和庭院附近，分布于中国东北、西北、华中、华南、西南及河北、山西、山东、江苏、安徽、浙江、江西、广西等地。

黔西北地区各县（市、区）均有牛蒡野生资源分布；七星关区、威宁县有牛蒡零星栽培。

5. 药材性状

本品呈长倒卵形，略扁，微弯曲，长5～7 mm，宽2～3 mm。表面灰褐色，带紫黑色斑点，有数条纵棱，通常中间1～2条较明显；顶端钝圆，稍宽，顶面有圆环，中间具点状花柱残迹；基部略窄，着生面色较淡。果皮较硬，子叶2枚，淡黄白色，富油性。无臭，味苦后微辛而稍麻舌。

一般干品含水分不超过9.0%，总灰分不超过7.0%，牛蒡苷（$C_{27}H_{34}O_{11}$）不少于5.0%。

6. 性味归经

性寒，味辛、苦；归肺、胃经。

7. 功能主治

疏散风热，宣肺透疹，解毒利咽。用于风热感冒、咳嗽痰多、麻疹、风疹、咽喉肿痛、痄腮、丹毒、痈肿疮毒。

8. 用法用量

内服，煎汤，6～12 g。

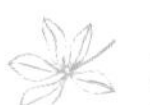

五十四、苍耳子

1. 别名

苍耳、苍子、菒耳、老苍子、苍刺头、毛苍子、痴头猛、羊带归等。

2. 来源

本品为菊科植物苍耳 *Xanthium sibiricum* Patr. 的干燥成熟带总苞的果实。秋季，果实成熟时采收果实，干燥，除去梗、叶等杂质。

3. 植物形态

一年生草本。株高20～100 cm。根纺锤状，分枝或不分枝。茎直立不分枝或少有分枝，下部圆柱形，上部有纵沟，被灰白色糙伏毛。叶互生；有长柄；叶片三角状卵形或心形，全缘，或有3～5不明显浅裂，先端尖或钝，基出3脉，上面绿色，下面苍白色，被粗糙或短白伏毛。头状花序近于无柄，聚生，单性同株；雄花序球形，总苞片1列，密生柔毛，花托柱状，托片倒披针形，小花管状，先端5齿裂，雄蕊5枚，花药长圆状线形；雌花序卵形，总苞片2～3列，外列苞片小，内列苞片大，结成囊状卵形、2室的硬体，外面有倒刺毛，顶有2圆锥状的尖端，小花2朵，无花冠，子房在总苞内，每室有1花，花柱线形，突出在总苞外。成熟具瘦果的总苞变坚硬，卵形或椭圆形，绿色、淡黄色或红褐色；瘦果2枚，倒卵形，瘦果内含种子1颗。花期7—8月，果期9—10月。

4. 生境分布

苍耳野生于平原、丘陵、低山、荒野、路边、沟旁、田边、草地、村旁等处，分布于中国安徽、黑龙江、辽宁、内蒙古、山东、江西、湖北、江苏、河北、河南等省（自治区、直辖市），主产于安徽、山东、江西、湖北、江苏等地。

黔西北地区各县（市、区）均有苍耳野生资源分布。

5. 药材性状

本品呈纺锤形或卵圆形，长1.0～1.5 cm，直径0.4～0.7 cm。表面黄棕色或黄绿色，全体有钩刺，顶端有2枚较粗的刺，分离或相连，基部有果梗痕。质硬而韧，横切面中央有纵隔膜，2室，各有1枚瘦果。瘦果略呈纺锤形，一面较平坦，顶端具一突起的花柱基，果皮薄，灰黑色，具纵纹。种皮膜质，浅灰色，子叶2枚，有油性。气微，味微苦。

一般干品含水分不超过12.0%，总灰分不超过5.0%，绿原酸（$C_{16}H_{18}O_9$）不少于0.25%。

6. 性味归经

性温，味辛、苦，有毒；归肺经。

7. 功能主治

散风寒，通鼻窍，祛风湿。用于风寒头痛、鼻塞流涕、鼻鼽、鼻渊、风疹瘙痒、湿痹拘挛。

8. 用法用量

内服：煎汤，3～10 g。

五十五、蓖麻子

1. 别名

勒菜、杜麻、草麻、萆麻子、蓖麻仁、大麻子、牛蓖子草、红蓖麻、红大麻子。

2. 来源

本品为大戟科植物蓖麻 *Ricinus communis* L. 的干燥成熟种子。秋季，采摘成熟果实，晒干，除去果壳，收集种子。

3. 植物形态

一年生粗壮草本或草质灌木。株高2～3 m。幼嫩部分被白粉，绿色或稍呈紫色，无毛。单叶互生，具长柄；叶片盾状圆形，掌状分裂至叶片的1/2以下，裂片5～11枚，卵状披针形至长圆形，先端渐尖，边缘有锯齿，主脉掌状。圆锥花序与叶对生及顶生，下部生雄花，上部生雌花。雄花：萼裂片卵状三角形，雄蕊多数，花丝多分枝。雌花：萼片卵状披针形，凋落，子房卵状、3室，每室1胚珠，密生软刺或无刺，花柱红色，顶部2裂，密生乳头状突起。蒴果球形，有软刺，成熟时开裂。种子长圆形，光滑有斑纹。花期 5—8 月，果期 7—10 月。

4. 生境分布

中国各省（自治区、直辖市）均有蓖麻栽培，从海南至黑龙江北纬 49°以南均有蓖麻分布，以华北、东北地区的最多，西北和华东地区的次之，其他地区零星栽培。

黔西北地区各县（市、区）均有蓖麻零星栽培。

5. 药材性状

本品呈椭圆形或卵形，稍扁，长 0.9～1.8 cm，宽 0.5～1.0 cm。表面光滑，有灰白色与黑褐色或黄棕色与红棕色相间的花斑纹。一面较平，一面较隆起，较平的一面有 1 条隆起的种脊；一端有灰白色或浅棕色突起的种阜。种皮薄而脆。胚乳肥厚，白色，富油性，子叶 2 枚，菲薄。气微，味微苦、辛。

一般干品含水分不超过 7.0%，酸值不超过 35.0，羰基值不超过 7.0，过氧化值不超过 0.20，蓖麻碱（$C_8H_8N_2O_2$）不超过 0.32%。

6. 性味归经

性平，味甘、辛，有毒；归大肠、肺经。

7. 功能主治

泻下通滞，消肿拔毒。用于大便燥结、痈疽肿毒、喉痹、瘰疬。

8. 用法用量

内服：煎汤，2～5 g。外用：适量。

五十六、荜澄茄

1. 别名

山鸡椒、山苍树、山番椒、山姜子、野胡椒、香柴子、香粉树、粉果木、过山香、土澄茄、满山香、木香子。

2. 来源

本品为樟科植物山鸡椒 *Litsea cubeba*（Lour.）Pers. 的干燥成熟果实。秋季，果实成熟时采收，除去杂质，晒干。

3. 植物形态

落叶灌木或小乔木。树高可达 5 m。除嫩枝、嫩叶有绢毛外，其他部分无毛。枝叶芳香。叶互生，纸质，披针形或长椭圆状披针形，先端渐尖，基部楔形，上面绿色，下面粉绿色；叶柄纤细。花先叶开放或同时开放，单性，雌雄异株；伞形花序单生或束生，总苞片 4 枚，黄白色，有缘毛；每一花序有花 4～6 朵；雄花花被裂片 6 枚，倒卵形，雄蕊 9 枚，排列成 3 轮，中央有小椭圆形的退化雌蕊；雌花子房卵形，花柱短，柱头头状。浆果状核果，球形，黑色。种子有脊棱。花期 2—3 月，果期 7—8 月。

4. 生境分布

山鸡椒野生于灌丛、疏林或林中路旁、水边，分布于中国长江流域以南各地；国外，东南亚地区亦产。

黔西北地区各县（市、区）均有山鸡椒野生资源分布。

5. 药材性状

本品呈类球形，直径 4～6 mm。表面棕褐色至黑褐色，有网状皱纹；基部偶有宿萼及细果梗。除去外皮可见硬脆的果核，种子 1 粒，子叶 2 枚，黄棕色，富油性。气芳香，味稍辣而微苦。

一般干品含水分不超过10.0%，总灰分不超过5.0%，醇溶性浸出物不少于28.0%。

6. 性味归经

性温，味辛；归脾、胃、肾、膀胱经。

7. 功能主治

温中散寒，行气止痛。用于胃寒呕逆、脘腹冷痛、寒疝腹痛、寒湿郁滞、小便浑浊。

8. 用法用量

内服：煎汤，1～3 g。

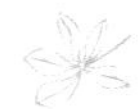

五十七、吴茱萸

1. 别名

吴萸、茶辣、辣子、臭辣子、吴椒、臭泡子。

2. 来源

本品为芸香科植物吴茱萸 *Euodia rutaecarpa*（Juss.）Benth. 的干燥近成熟果实。8—11月，果实尚未开裂时剪下果枝，晒干或低温干燥，除去枝、叶、果梗等杂质。

3. 植物形态

见第260—第261页，“吴茱萸根”部分。

4. 生境分布

见第261页，“吴茱萸根”部分。

5. 药材性状

本品呈球形或略呈五角状扁球形，直径2～5 mm。表面暗黄绿色至褐色，粗糙，有多数点状突起或凹下的油点。顶端有五角星状的裂隙，基部残留被有黄色茸毛的果梗。质硬而脆，横切面可见子房5室，每室有淡黄色种子1粒。气芳香浓郁，味辛辣而苦。

一般干品含杂质不超过7.0%，水分不超过15.0%，总灰分不超过10.0%，醇溶性浸出物不少于30.0%，吴茱萸碱（$C_{19}H_{17}N_3O$）和吴茱萸次碱（$C_{18}H_{13}N_3O$）的总量不少于0.15%，柠檬苦素（$C_{26}H_{30}O_8$）不少于0.20%。

6. 性味归经

性热，味辛、苦，有小毒；归肝、脾、胃、肾经。

7. 功能主治

散寒止痛，降逆止呕，助阳止泻。用于厥阴头痛、寒疝腹痛、寒湿脚气、经行腹痛、脘腹胀痛、呕吐吞酸、五更泄泻。

8. 用法用量

内服：煎汤，2～5 g。外用：适量。

五十八、核桃仁

1. 别名

核桃、胡桃、胡桃肉、万岁子。

2. 来源

本品为胡桃科植物胡桃 *Juglans regia* L. 的干燥成熟种仁。秋季，果实成熟时采收，除去肉质果皮，晒干，再除去核壳和木质隔膜。

3. 植物形态

乔木。树高20～25 m。树干较别的种类矮，树冠广阔；树皮幼时灰绿色，老时则灰白色而纵向浅裂；小枝无毛，具光泽，被盾状着生的腺体，灰绿色，后来带褐色。奇数羽状复叶，叶柄及叶轴幼时被有极短腺毛及腺体；小叶通常5～9枚，稀3枚，椭圆状卵形至长椭圆形，顶端钝圆或急尖、短渐尖，基部歪斜、近于圆形，边缘全缘或在幼树上者具稀疏细锯齿，上面深绿色，无毛，下面淡绿色，侧脉11～15对，腋内具簇短柔毛，侧生小叶具极短的小叶柄或近无柄，生于下端者较小，顶生小叶常具小叶柄。雄性葇荑花序下垂。雄花的苞片、小苞片及花被片均被腺毛；雄蕊6～30枚，花药黄色，无毛。雌性穗状花序通常具1～4朵雌花。雌花的总苞被极短腺毛，柱头浅绿色。果序短，杞俯垂，具1～3果实；果实近于球状，无毛；果核稍具皱曲，有2条纵棱，顶端具短尖头；隔膜较薄，内里无空隙；内果皮壁内具不规则的空隙或无空隙而仅具皱曲。花期5月，果期10月。

4. 生境分布

胡桃野生于海拔400～1 800 m的山坡及丘陵地带，我国平原及丘陵地区常见栽培，产于华北、西北、西南、华中、华南和华东等地区；国外，广泛分布于中亚、西亚、南亚和欧洲等地。

由于核桃仁含油量高、油品质好，云南滇西等地不断扩大种植面积，国家将其列为重点发展的木本油料作物之一。

黔西北地区的黔西、大方、威宁等县（市、区）有胡桃野生资源分布；黔西北地区各县（市、区）均有胡桃大面积栽培，其中以赫章县种植面积最大。“赫章核桃”于2013年获得国家地理标志保护产品认证。

5. 药材性状

本品多破碎，为不规则的块状，有皱曲的沟槽，大小不一；完整者类球形，直径2～3 cm。种皮淡黄色或黄褐色，膜状，维管束脉纹深棕色。子叶类白色。质脆，富油性。气微，味甘；种皮味涩、微苦。

一般干品含水分不超过7.0%，酸值不超过10.0，羰基值不超过10.0，过氧化值不超过0.10。

6. 性味归经

性温，味甘；归肾、肺、大肠经。

7. 功能主治

补肾，温肺，润肠。用于肾阳不足、腰膝酸软、阳痿遗精、虚寒喘嗽、肠燥便秘。

8. 用法用量

内服：煎汤，6～9 g。

五十九、枸杞子

1. 别名

杞子、苟起子、红青椒、构蹄子、狗奶子、枸杞果、地骨子、枸茄茄、红耳坠、血枸子、枸杞豆、血杞子、枸地芽子。

2. 来源

本品为茄科植物枸杞 *Lycium chinense* Mill. 的干燥成熟果实。夏、秋二季，果实呈红色时采收，热风烘干，除去果梗，或晾至皮皱后，晒干，除去果梗。

3. 植物形态

蔓生灌木。株高1 m左右。枝条细长，幼枝有棱角，外皮灰色，无毛，通常具短棘，生于叶腋。叶互生或数片丛生；叶片卵状菱形至卵状披针形，先端尖或钝，基部狭楔形，全缘，两面均无毛。花腋生，通常单生或数花簇生；花萼钟状；花冠漏斗状，管之下部明显细缩，向上逐渐扩大，先端5裂，裂片长卵形，与管部几等长，紫色，边缘具疏纤毛，管内雄蕊着生处稍上方具柔毛一轮；雄蕊5枚，着生花冠内，花药"丁"字形着生，2室，花丝通常伸出；雌蕊1枚，子房长圆形，花柱细，柱头头状。浆果卵形或长圆形，深红色或橘红色。种子多数，肾形而扁，棕黄色。花期6—9月，果期7—10月。

4. 生境分布

枸杞野生于山坡、田埂或丘陵地带，中国大部分地区有分布。

黔西北地区各县（市、区）均有枸杞野生资源分布；七星关、大方、黔西、威宁等县（市、区）有枸杞零星栽培。

5. 药材性状

本品呈类纺锤形或椭圆形，长6～20 mm，直径3～10 mm。表面红色或暗红色，顶端有小凸起状的花柱痕，基部有白色的果梗痕。果皮柔韧，皱缩；果肉肉质，柔润。种子20～50粒，类肾形，扁而翘，长1.5～1.9 mm，宽1.0～1.7 mm，表面浅黄色或棕黄色。气微，味甜。

一般干品含水分不超过13.0%；总灰分不超过5.0%；水溶性浸出物不少于55.0%；枸杞多糖以葡萄糖（$C_6H_{12}O_6$）计，不少于1.8%；甜菜碱（$C_5H_{11}NO_2$）不少于0.50%。

重金属及有害元素含量：铅不超过5 mg/kg，镉不超过1 mg/kg，砷不超过2 mg/kg，汞不超过0.2 mg/kg，铜不超过20 mg/kg。

6. 性味归经

性平，味甘；归肝、肾经。

7. 功能主治

滋补肝肾，益精明目。用于虚劳精亏、腰膝酸痛、眩晕耳鸣、阳痿遗精、内热消渴、血虚萎黄、目昏不明。

8. 用法用量

内服：煎汤，6～12 g。

六十、女贞子

1. 别名

女贞实、冬青子、爆格蚤、白蜡树子、鼠梓子。

2. 来源

本品为木樨科植物女贞 *Ligustrum lucidum* Ait. 的干燥成熟果实。冬季，果实成熟时采收，除去枝叶，稍蒸或置沸水中略烫后干燥或直接干燥。

3. 植物形态

见第364页，"女贞叶"部分。

4. 生境分布

见第364页，"女贞叶"部分。

5. 药材性状

本品呈卵形、椭圆形或肾形，长6.0～8.5 mm，直径3.5～5.5 mm。表面黑紫色或灰黑色，皱缩不平，基部有果梗痕或具宿萼及短梗。体轻。外果皮薄，中果皮较松软，易剥离，内果皮木质，黄棕色，具纵棱，破开后种子通常为1粒，肾形，紫黑色，油性。无臭，味甘、微苦涩。

一般干品含杂质不超过3%，水分不超过8.0%，总灰分不超过5.5%，醇溶性浸出物不少于

25.0%，特女贞苷（$C_{31}H_{42}O_{17}$）不少于0.70%。

6. 性味归经

性凉，味甘、苦；归肝、肾经。

7. 功能主治

滋补肝肾，明目乌发。用于肝肾阴虚、眩晕耳鸣、腰膝酸软、须发早白、目暗不明、内热消渴、骨蒸潮热。

8. 用法用量

内服：煎汤，6～12 g。

六十一、枳椇子

1. 别名

拐枣、木蜜、树蜜、棘枸、蜜屈律、鸡距子、背洪子、木珊瑚、鸡爪子、鸡橘子、结留子、鸡爪梨、癞汉指头。

2. 来源

本品为鼠李科植物枳椇 *Hovenia acerba* Lindl. 的成熟种子。10—11月，果实成熟时采收，脱去果壳，筛出种子，晒干。

3. 植物形态

落叶乔木。树高达10 m。树皮灰褐色，浅纵裂，不剥落。小枝红褐色，幼时被锈色细毛；冬芽卵圆形，芽鳞2枚，大而早落。叶互生；叶柄红褐色，具细腺点；叶片卵形或卵圆形，先端渐尖，基部圆形或心形，边缘具细尖锯齿，叶面无毛，叶面脉上及脉腋有细毛；三出脉，淡红色，侧脉3～5对。二歧式聚伞花序顶生或腋生，对称；花杂性；萼片5枚，卵状三角形；花瓣5枚，倒卵形，黄绿色；雄花有雄蕊5枚，中央有退化的雌蕊；两性花具雄蕊5枚，子房上位，埋于花盘中，圆锥形，3室，每室具1颗胚珠，柱头半裂或深裂。果实近球形，灰褐色，无毛；果柄肉质肥大，扭曲，红褐色，上具黄色皮孔，成熟后味甜可食。种子扁圆形，暗褐色，有光泽。花期5—6月，果期9—10月。

4. 生境分布

枳椇野生于海拔2 100 m以下阳光充足的山坡、沟谷及路边，也常栽培于庭园内；在中国，分布于华北、华东、中南、西南及陕西、甘肃等地。

黔西北地区各县（市、区）均有枳椇的野生资源分布。

5. 药材性状

本品呈扁平圆形，背面稍隆起，腹面较平，直径3～5 mm，厚约2 mm。表面红棕色至红褐色，平滑，有光泽，基部有椭圆形点状的种脐，顶端有微凸的合点，腹面有一条纵行而隆起的种脊。种皮坚硬，厚约1 mm，胚乳乳白色，油质，其内包围有2片肥厚的子叶，呈淡黄色至草绿色，亦油质。气微弱，味苦而涩。

6. 性味归经

性平，味甘；归胃经。

7. 功能主治

解酒毒，止渴除烦，止呕，利大小便。用于醉酒、烦渴、呕吐、二便不利。

8. 用法用量

内服：煎汤，6～15 g。

9．使用注意

脾胃虚寒者禁服；多食发蛔虫；多食损齿。

六十二、樟树子

1．别名

樟梨、樟扣、樟子、樟木蔻、香樟子、樟木子、樟太蔻、樟树果、大木姜子。

2．来源

本品为樟科植物樟 *Cinnamomum camphora*（L.）Presel 的成熟干燥果实。秋、冬季，采集成熟果实，晒干。

3．植物形态

见第 183 页，“香樟根”部分。

4．生境分布

见第 183 页，“香樟根”部分。

5．药材性状

本品呈圆球形，棕黑色至紫黑色，表面皱缩不平，或有光泽，直径 5～8 mm，有的基部尚包有宿存的花被。果皮肉质而薄，内含种子 1 枚，黑色。气香，味辛辣。以个大、饱满、干燥、无杂质者为佳。

6．性味归经

性温，味辛；归经不详。

7．功能主治

散寒祛湿，行气止痛。用于治胃寒腹痛、肿毒、祛风散寒、消肿、祛湿。

8．用法用量

内服：煎汤，15～25 g。外用：适量，煎水洗。

六十三、青葙子

1．别名

草决明、牛尾花子、狗尾巴子、野鸡冠花子、牛尾巴花子。

2．来源

本品为苋科植物青葙 *Celosia argentea* L. 的干燥成熟种子。秋季，果实成熟时采割植株或摘取果穗，晒干，收集种子，除去杂质。

3．植物形态

一年生草本。株高 30～90 cm。全株无毛。茎直立，通常上部分枝，绿色或红紫色，具条纹。单叶互生；叶具柄或无柄；叶片纸质，披针形或长圆状披针形，先端尖或长尖，基部渐狭且稍下延，全缘。花着生极密，初为淡红色，后变为银白色，穗状花序单生于茎顶或分枝顶，呈圆柱形或圆锥形；苞片、小苞片和花被片均膜质，白色光亮；花被片 5 枚，白色或粉红色，披针形；雄蕊 5 枚，下部合生成杯状，花药紫色。胞果卵状椭圆形，盖裂，上部作帽状脱落，顶端有宿存花柱，包在宿存花被片内。种子扁圆形，黑色，光亮。花期 5—8 月，果期 6—10 月。

4．生境分布

青葙野生于坡地、路边、平原较干燥的向阳处，分布于中国各省（自治区、直辖市）；国外，朝鲜、日本、俄罗斯、菲律宾等地亦产。

黔西北地区各县（市、区）均有青葙野生资源分布。

5. 药材性状

本品呈扁圆形，少数呈圆肾形，直径1.0～1.5 mm。表面黑色或红黑色，光亮，中间微隆起，侧边微凹处有种脐。种皮薄而脆。气微，味淡。

一般干品含水分不超过12.0%，总灰分不超过13.0%，酸不溶性灰分不超过9.0%。

6. 性味归经

性微寒，味苦；归肝经。

7. 功能主治

清肝泻火，明目退翳。用于肝热目赤、目生翳膜、视物昏花、肝火眩晕。

8. 用法用量

内服：煎汤，10～15 g。

六十四、娑罗子

1. 别名

仙栗、武吉、梭罗子、莎婆子、苏罗子、娑婆子、天师栗、开心果、索罗果、梭椤子。

2. 来源

本品为七叶树科植物七叶树 *Aesculus chinensis* Bge.、浙江七叶树 *Aesculus chinensis* Bge. var. *chekiangensis*（Hu et Fang）Fang. 或天师栗 *Aesculus wilsonii* Rehd. 的干燥成熟种子。秋季，果实成熟时采收，除去果皮，晒干或低温干燥。

3. 植物形态

（1）七叶树。又名娑罗树。落叶乔木。树高可达20 m，树冠宽广。掌状复叶对生，具叶柄；小叶片5～7枚，长椭圆形或卵状披针形，先端窄尖，基部楔形，边缘有细锯齿，上面无毛，下面疏生细柔毛或无毛，小叶柄疏生细柔毛。圆锥花序顶生，尖塔形；总花梗长6～10 cm，花梗疏生细柔毛；雄花和两性花同株而密生，花小，白色；花萼筒形，不整齐地5浅裂，外被短柔毛；花瓣4枚，椭圆形，上2瓣较下2瓣窄长；雄蕊6～8枚；两性花的子房上位，有细柔毛。蒴果近于圆球形，顶端扁平或微尖突，密生黄褐色的斑点，3瓣裂。种子1枚，圆球形，种脐阔大，占底部的1/2左右。花期5—7月，果期8—9月。

（2）浙江七叶树。落叶乔木。树高可达25 m。树皮深褐色或灰褐色。掌状复叶，由5～7枚小叶组成，有叶柄；小叶纸质，长圆状披针形至长圆状倒披针形，稀长椭圆形，先端短锐尖，基部楔形或阔楔形，边缘有钝尖形的细锯齿，上面深绿色，无毛，下面绿色，微有白粉，除中肋及侧脉的基部嫩时有疏生柔毛外，其余部分无毛；中肋在上面显著，在下面凸起，侧脉18～22对。花序圆筒形；花杂性，雄花和两性花同株；花萼管状钟形，无白色短柔毛，不等地5裂；花瓣4枚，白色，长圆状倒卵形至长圆状倒披针形；雄蕊6枚，花丝线状，无毛；子房在雄花中不发育，在两性花中发育良好，卵圆形，花柱无毛。果实球形或倒卵圆形。花期6月，果期10月。

（3）天师栗。又名猴板栗、刺五加。落叶乔木。树高可达25 m。掌状复叶对生；叶具柄，被短柔毛；小叶5～7片，倒卵状长椭圆形或卵状披针形，先端窄尖，基部宽楔形或近圆形，边缘有细锯齿，上面主脉上疏生细柔毛，下面密生细柔毛，小叶柄有短柔毛。圆锥花序顶生；总花梗长达10 cm，花梗被有细柔毛；雄花和两性花同株而疏生；花白色；花萼筒形，不整齐地5浅裂，裂片近圆形，外面密生细柔毛；花瓣4枚，椭圆形，上2瓣较窄长，外面和边缘密生细柔毛；雄蕊6～8枚；两性花的子房上位，卵形。蒴果卵形或倒卵形，顶端突起而尖，外表密生黄褐色斑点。种子1～2枚，圆球状，种脐约为底部的1/3。花期5—7月，果期7—9月。

4．生境分布

（1）七叶树。中国黄河流域及东部各省（自治区、直辖市）均有栽培。

（2）浙江七叶树。野生于低海拔的丛林中，主产于中国浙江、江苏。

（3）天师栗。野生于海拔 1 000～1 800 m 的阔叶林中，分布于中国河南西南部、湖北西部、湖南、江西西部、广东北部、四川、贵州、云南东北部等地。目前，在湖北开始规模化种植天师栗。

以上 3 种药用植物，黔西北地区的黔西等县（市、区）有七叶树、浙江七叶树野生资源分布；威宁、七星关、大方、纳雍、赫章等县（市、区）有天师栗野生资源分布。

5．药材性状

本品呈扁球形或类球形，似板栗，直径 1.5～4.0 cm。表面棕色或棕褐色，多皱缩，凹凸不平，略具光泽。种脐色较浅，近圆形，占种子面积的 1/4～1/2；其一侧有 1 条突起的种脊，有的不甚明显。种皮硬而脆，子叶 2，肥厚，坚硬，形似栗仁，黄白色或淡棕色，粉性。气微，味先苦后甜。

一般干品含水分不超过 13.0%，总灰分不超过 5.0%，七叶皂苷 A（$C_{55}H_{86}O_{24}$）不少于 0.70%。

6．性味归经

性温，味甘；归肝、胃经。

7．功能主治

疏肝理气，和胃止痛。用于肝胃气滞、胸腹胀闷、胃脘疼痛。

8．用法用量

内服：煎汤，3～9 g。

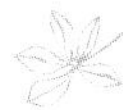

六十五、千金子

1．别名

续随子、打鼓子、一把伞、小巴豆、看园老、千两金、菩萨豆、半枝莲、千层楼、铁蜈蚣、滩板救。

2．来源

本品为大戟科植物续随子 *Euphorbia lathyris* L. 的干燥成熟种子。夏、秋二季，果实成熟时采收，除去杂质，干燥。

3．植物形态

二年生草本。全株微被白霜，内含乳汁。株高 1 m 左右。茎直立，分枝多。单叶交互对生；具短柄或近无柄；茎下部的叶较密，由下而上叶渐增大，线状披针形至阔披针形，基部近截形，先端渐尖，全缘。杯状聚伞花序，通常 4 枝排成伞状，基部轮生叶状苞 4 片，每枝再叉状分枝，分枝处对生卵形或卵状披针形的苞叶 2 片；花单性，无花被；雄花多数和雌花 1 枚同生于萼状总苞内，总苞 4～5 裂；雄花仅具雄蕊 1 枚；雌花生于花序中央，雌蕊 1 枚，子房 3 室，花柱 3 枚，先端 2 歧。蒴果近球形，表面有褐黑两色相杂斑纹。花期 4—7 月，果期 7—8 月。

4．生境分布

续随子野生于向阳山坡，产于中国黑龙江、吉林、辽宁、河北、山西、江苏、浙江、福建、台湾、河南、湖南、广西、四川、贵州、云南等省（自治区、直辖市）。

黔西北地区的黔西、大方、七星关、威宁等县（市、区）有续随子野生资源分布和少量栽培。

5. 药材性状

本品呈椭圆形或倒卵形，长约5 mm，直径约4 mm。表面灰棕色或灰褐色，具不规则网状皱纹，网孔凹陷处灰黑色，形成细斑点。一侧有纵沟状种脊，顶端为突起的合点，下端为线形种脊，基部有类白色突起的种阜或具脱落后的瘢痕。种皮薄脆，种仁白色或黄白色，富油质。气微，味辛。

一般干品含脂肪油不少于35.0%，千金子甾醇（$C_{32}H_{40}O_8$）不少于0.35%。

6. 性味归经

性温，味辛，有毒；归肝、肾、大肠经。

7. 功能主治

逐水消肿，破血消癥。用于水肿、痰饮、积滞胀满、二便不通、血瘀经闭，外治顽癣、疣赘。

8. 用法用量

内服：1～2 g，去壳，去油用，多入丸、散。外用：适量，捣烂敷患处。

9. 使用注意

孕妇禁用，以免中毒。

六十六、川楝子

1. 别名

楝子、楝实、练实、仁枣、金铃子、苦楝子、石茱萸、楝树果、川楝实、川楝树子。

2. 来源

本品为楝科植物川楝 *Melia toosendan* Sieb. et Zucc. 的干燥成熟果实。冬季，果实成熟时采收，除去杂质，干燥。

3. 植物形态

见第317页，“苦楝皮”部分。

4. 生境分布

见第317页，“苦楝皮”部分。

5. 药材性状

本品呈类球形，直径2.0～3.2 cm。表面金黄色至棕黄色，微有光泽，少数凹陷或皱缩，具深棕色小点。顶端有花柱残痕，基部凹陷，有果梗痕。外果皮革质，与果肉间常成空隙，果肉松软，淡黄色，遇水润湿显黏性。果核球形或卵圆形，质坚硬，两端平截，有6～8条纵棱，内分6～8室，每室含黑棕色长圆形的种子1粒。气特异，味酸、苦。

一般干品含水分不超过12.0%，总灰分不超过5.0%，水溶性浸出物不少于32.0%，含川楝素（$C_{30}H_{38}O_{11}$）应为0.060%～0.200%。

6. 性味归经

性寒，味苦，有小毒；归肝、小肠、膀胱经。

7. 功能主治

疏肝泄热，行气止痛，杀虫。用于肝郁化火，胸胁、脘腹胀痛，疝气疼痛，虫积腹痛。

8. 用法用量

内服：煎汤，5～10 g；或入丸、散。外用：适量，研末调涂。行气止痛炒用，杀虫生用。

9. 使用注意

脾胃虚寒者禁服。

六十七、算盘子

1．别名

盘珠、野南瓜、果盒仔、金骨风、山金瓜、臭山橘、馒头果、柿子椒、算盘珠、八瓣橘、水金瓜、红橘仔、地金瓜、血木瓜、狮子滚球。

2．来源

本品为大戟科植物算盘子 *Glochidion puberum*（L.）Hutch. 的干燥成熟果实。秋季，采摘成熟果实，拣净杂质，晒干。

3．植物形态

见第 242 页，“算盘子根”部分。

4．生境分布

见第 242 页，“算盘子根”部分。

5．药材性状

本品蒴果扁球形，形如算盘珠，常具 8～10 条纵沟。红色或红棕色，被短绒毛，先端具环状稍伸长的宿存花柱。内有数颗种子，种子近肾形，具纵棱，表面红褐色。气微，味苦、涩。

6．性味归经

性凉，味苦，有小毒；归肾经。

7．功能主治

清热除湿，解毒利咽，行气活血。用于痢疾、泄泻、黄疸、疟疾、淋浊、带下、咽喉肿痛、牙痛、疝痛、产后腹痛。

8．用法用量

内服：煎汤，9～15 g。

9．使用注意

有小毒，不可过量服用。

六十八、夏枯草

1．别名

榔头草、棒槌草、铁色草、大头花、夏枯头、灯笼头、胀饱草、锣锤草、牛枯草、地枯牛、棒头柱。

2．来源

本品为唇形科植物夏枯草 *Prunella vulgaris* L. 的干燥果穗。夏季，果穗呈棕红色时采收，除去杂质，晒干。

3．植物形态

多年生草本。茎方形，基部匍匐，高约 30 cm。全株密生细毛。叶对生；近基部的叶有柄，上部叶无柄；叶片椭圆状披针形，全缘，或略有锯齿。轮伞花序顶生，呈穗状；苞片肾形，基部截形或略呈心脏形，顶端突成长尾状渐尖形，背面有粗毛；花萼唇形，前方有粗毛，后方光滑，上唇长椭圆形，3 裂，两侧扩展成半披针形，下唇 2 裂，裂片三角形，先端渐尖；花冠紫色或白色，唇形，下部管状，上唇作风帽状，2 裂，下唇平展，3 裂；雄蕊 4 枚，二强，花丝顶端分叉，其中一端着生花药；子房 4 裂，花柱丝状。小坚果褐色，长椭圆形，具 3 棱。花期 5—6 月，果期 6—7 月。

4. 生境分布

夏枯草野生于荒地、路旁及山坡草丛中，分布于中国陕西、甘肃、新疆、河南、湖北、湖南、江西、浙江、福建、台湾、广东、广西、贵州、四川及云南等省（自治区、直辖市）；国外，俄罗斯、印度、巴基斯坦、尼泊尔、日本等地亦产。

黔西北地区各县（市、区）均有夏枯草野生资源分布。

5. 药材性状

本品呈棒状，略扁，长 1.5～8.0 cm，直径 0.8～1.5 cm；淡棕色至棕红色。全穗由数轮至十数轮宿萼与苞片组成，每轮有对生苞片 2 片，呈扇形，先端尖尾状，脉纹明显，外表面有白毛。每一苞片内有花 3 朵，花冠多已脱落，宿萼二唇形，内有小坚果 4 枚，卵圆形，棕色，尖端有白色突起。体轻。气微，味淡。

一般干品含水分不超过 14.0%，总灰分不超过 12.0%，酸不溶性灰分不超过 4.0%，水溶性浸出物不少于 10.0%，含迷迭香酸（$C_{18}H_{16}O_8$）不少于 0.20%。

6. 性味归经

性寒，味辛、苦；归肝、胆经。

7. 功能主治

清肝泻火，明目，散结消肿。用于目赤肿痛、目珠夜痛、头痛眩晕、瘰疬、瘿瘤、乳痈、乳癖、乳房胀痛。

8. 用法用量

内服：煎汤，9～15 g。

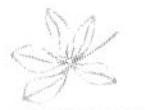

六十九、木蝴蝶

1. 别名

千张纸、玉蝴蝶、云故纸、破布子、白故子、白玉纸、白千层、海船皮、千纸肉、海船果心、三百两银药。

2. 来源

本品为紫葳科植物木蝴蝶 *Oroxylum indicum*（L.）Vent. 的干燥成熟种子。秋、冬二季，采收成熟果实，曝晒至果实开裂，取出种子，晒干。

3. 植物形态

高大乔木。树高 7.5～12.0 m，树皮厚。叶对生，二至三回羽状复叶；小叶片卵形或椭圆形，先端短尖或渐尖，基部圆形或斜形，全缘，上面绿色，下面淡绿色。总状花序顶生；总花柄长约 30 cm；花萼肉质，钟形；花冠大，钟形，淡紫色，先端 5 浅裂；雄蕊 5 枚，稍伸出花冠外，花丝基部被棉毛，雄蕊花丝 1 枚短、4 枚长；花盘大，肉质；柱头 2 裂，半圆形板状。蒴果下垂，扁平，阔线形，先端短尖，基部楔形，边缘稍内弯似船形，中央有 1 条略微突出的背缝；果爿木质，成熟后沿腹缝裂开。种子多数，为半透明的膜质翅所包围而成很薄的片状体。花期 7—8 月，果期 10—12 月。

4. 生境分布

木蝴蝶野生于热带及亚热带低丘河谷密林、公路边丛林中，分布于中国福建、台湾、广东、广西、四川、贵州、云南等省（自治区、直辖市）；国外，越南、老挝、泰国、柬埔寨、缅甸、印度、马来西亚、菲律宾、印度尼西亚亦产。

黔西北地区各县（市、区）均有木蝴蝶野生资源分布。20 世纪 80 年代初，大方县理化区人工栽培木蝴蝶，并获得成功。

5．药材性状

本品为蝶形薄片，除基部外三面延长成宽大菲薄的翅。长 5～8 cm，宽 3.5～4.5 cm。表面浅黄白色，翅半透明，有绢丝样光泽，上有放射状纹理，边缘多破裂。体轻，剥去种皮，可见一层薄膜状的胚乳紧裹于子叶之外。子叶 2 枚，蝶形，黄绿色或黄色，长径 1.0～1.5 cm。无臭，味微苦。

一般干品含水分不超过 6.0%，醇溶性浸出物不少于 20.0%，木蝴蝶苷 B（$C_{27}H_{30}O_{15}$）不少于 2.0%。

6．性味归经

性凉，味苦、甘；归肺、肝、胃经。

7．功能主治

清肺利咽，疏肝和胃。用于肺热咳嗽、喉痹、音哑、肝胃气痛。

8．用法用量

内服：煎汤，1～3 g。

七十、急性子

1．别名

金凤花子、凤仙子、透骨草、凤仙花、指甲花。

2．来源

凤仙花科植物凤仙花 *Impatiens balsamina* L. 的干燥成熟种子。夏、秋季，果实成熟时采收，晒干，脱出种子，除去果皮及杂质。

3．植物形态

一年生草本。株高 40～100 cm。茎粗壮，肉质，直立，不分枝或有分枝，无毛或幼时被疏柔毛，基部直径可达 8 mm，具多数纤维状根，下部节常膨大。叶互生，最下部叶有时对生；叶片披针形、狭椭圆形或倒披针形，先端尖或渐尖，基部楔形，边缘有锐锯齿，向基部常有数对无柄的黑色腺体，两面无毛或被疏柔毛，侧脉 4～7 对；叶具柄，上面有浅沟，两侧具数对具柄的腺体。花单生或 2～3 朵簇生于叶腋，无总花梗，白色、粉红色或紫色，单瓣或重瓣；花梗密被柔毛；苞片线形，位于花梗的基部；侧生萼片 2 枚，卵形或卵状披针形，唇瓣深舟状，被柔毛，基部急尖成内弯的距，旗瓣圆形，兜状，先端微凹，背面中肋具狭龙骨状突起，顶端具小尖，翼瓣具短柄，2 裂，下部裂片小，倒卵状长圆形，上部裂片近圆形，先端 2 浅裂，外缘近基部具小耳；雄蕊 5 枚，花丝线形，花药卵球形，顶端钝；子房纺锤形，密被柔毛。蒴果宽纺锤形，长 10～20 mm，两端尖，密被柔毛。种子多数，圆球形，黑褐色。花期 7—10 月。

4．生境分布

凤仙花原产于中国、印度。中国各地均有凤仙花栽培。其药材主产于江苏、浙江、河北、安徽等省（自治区、直辖市）。

黔西北地区各县（市、区）均有凤仙花野生资源分布；七星关、大方等县（市、区）有凤仙花零星栽培。

5．药材性状

本品呈椭圆形、扁圆形或卵圆形，长 2～3 mm，宽 1.5～2.5 mm。表面棕褐色或灰褐色，粗糙，有稀疏的白色或浅黄棕色小点，种脐位于狭端，稍突出。质坚实，种皮薄，子叶灰白色，半透明，油质。气微，味淡、微苦。

一般干品含杂质不超过 5%，水分不超过 11.0%，总灰分不超过 6.0%，醇溶性浸出物不少于 10.0%，凤仙萜四醇皂苷 K（$C_{54}H_{92}O_{25}$）和凤仙萜四醇皂苷 A（$C_{48}H_{82}O_{20}$）的总量不少于 0.20%。

6. 性味归经

性温，味微苦、辛，有小毒；归肺、肝经。

7. 功能主治

破血，软坚，消积。用于癥瘕痞块、经闭、噎膈。

8. 用法用量

内服：煎汤，3～5 g。

9. 使用注意

孕妇慎用。

七十一、无患子

1. 别名

木患子、肥珠子、油珠子、菩提子、圆肥皂、洗手果、油患子、油皂果、苦枝子、桂圆肥皂。

2. 来源

本品为无患子科植物无患子 *Sapindus mukorossi* Gaertn. 的干燥成熟种子。秋季，果实成熟时采摘，除去果肉和果皮，取种子晒干。

3. 植物形态

落叶大乔木。树高可达 20 m。嫩枝绿色，无毛。偶数羽状复叶，互生；叶连柄长 25～50 cm，叶轴上面两侧有直槽；小叶 5～8 对，通常近对生，小叶具柄；叶片薄纸质，长椭圆状披针形或稍呈镰形，先端短尖，基部楔形，腹面有光泽，两面无毛或背面被微柔毛。花序顶生，圆锥形；花小，辐射对称；萼片卵形或长圆状卵形，外面基部被疏柔毛；花瓣 5 枚，披针形，有长爪，外面基部被长柔毛或近无毛，鳞片 2 个，小耳状；花盘碟状，无毛；雄蕊 8 枚，伸出，花丝中部以下密被长柔毛；子房无毛。核果肉质，果的发育分果爿近球形，橙黄色，干时变黑。种子球形，黑色，坚硬。花期春季，果期夏、秋季。

4. 生境分布

无患子喜生于温暖、土壤松而稍湿润的山坡疏林或树旁较肥沃的向阳处，分布于中国华东、中南至西南地区；国外，日本、朝鲜、中南半岛和印度等地亦产。

黔西北地区的威宁等县（市、区）有无患子野生资源分布；2019 年，金沙县栽培无患子 800 亩。

5. 药材性状

本品干燥种子呈球形，直径约 14 mm。外表黑色，光滑。种脐线形，周围附有白色绒毛。种皮骨质，坚硬。无胚乳，子叶肥厚，黄色，胚粗壮稍弯曲。

6. 性味归经

性寒，味苦、微辛，有小毒；归心、肺经。

7. 功能主治

清热除痰，利咽止泻。用于白喉、咽喉炎、扁桃体炎、支气管炎、百日咳、急性胃肠炎（煅炭）。

8. 用法用量

内服：煎汤，5～10 g。外用：适量。

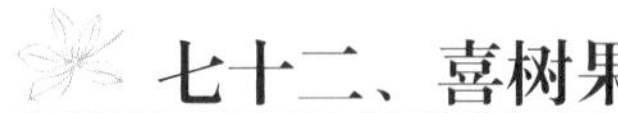

七十二、喜树果

1. 别名

喜果、旱莲、千丈树、天梓树、水栗子、水桐树、水桐树、野芭蕉。

2. 来源

本品为珙桐科植物喜树 *Camptotheca acuminata* Decne. 的干燥成熟果实。秋季，果实成熟尚未脱落时采收，晒干。

3. 植物形态

落叶乔木。树高可达20 m。树皮灰色或浅灰色，纵裂成浅沟状。小枝圆柱形，平展，当年生枝紫绿色，有灰色微柔毛，多年生枝淡褐色或浅灰色，无毛，有很稀疏的圆形或卵形皮孔；冬芽腋生，锥状，有4对卵形的鳞片，外面有短柔毛。叶互生，纸质，矩圆状卵形或矩圆状椭圆形，顶端短锐尖，基部近圆形或阔楔形，全缘，上面亮绿色，幼时脉上有短柔毛，其后无毛，下面淡绿色，疏生短柔毛，叶脉上更密；中脉在上面微下凹，在下面凸起，侧脉11～15对，在上面显著，在下面略凸起；叶柄上面扁平或略呈浅沟状，下面圆形，幼时有微柔毛，其后几无毛。头状花序近球形，常由2～9个头状花序组成圆锥花序，顶生或腋生，通常上部为雌花序，下部为雄花序；总花梗圆柱形，幼时有微柔毛，其后无毛。花杂性，同株；苞片3枚，三角状卵形，内外两面均有短柔毛；花萼杯状，5浅裂，裂片齿状，边缘睫毛状；花瓣5枚，淡绿色，矩圆形或矩圆状卵形，顶端锐尖，外面密被短柔毛，早落；花盘显著，微裂；雄蕊10枚，外轮5枚较长，常长于花瓣，内轮5枚较短，花丝纤细，无毛，花药4室；子房在两性花中发育良好，下位，花柱无毛，长4 mm，顶端通常分2枝。翅果矩圆形，顶端具宿存的花盘，两侧具窄翅，幼时绿色，干燥后黄褐色，着生成近球形的头状果序。花期5—7月，果期9—11月。

4. 生境分布

喜树常野生于海拔1 000 m以下的林边或溪边，分布于中国江苏、浙江、福建、江西、湖北、湖南、四川、贵州、广东、广西、云南等省（自治区、直辖市）。

黔西北地区的大方、纳雍、七星关等县（市、区）有喜树野生资源分布和栽培。

5. 药材性状

本品果实披针形，长2 cm以上，宽5～7 mm；先端尖，有柱头残基；基部变狭，可见着生在花盘上的椭圆形凹点痕，两边有翅。表面棕色至棕黑色，微有光泽，有纵皱纹，有时可见数条角棱和黑色斑点。质韧，不易折断，断面纤维性，内有种子1粒，干缩成细条状。味苦。

6. 性味归经

性寒，味苦、涩，有毒；归脾、胃、肝经。

7. 功能主治

抗癌，散结，破血化瘀。用于多种肿瘤，如胃癌、肠癌、绒毛膜上皮癌、淋巴肉瘤等。

8. 用法用量

内服：煎汤，3～9 g。

七十三、木姜子

1. 别名

山胡椒、腊梅柴、滑叶树、山姜子。

2. 来源

本品为樟科植物木姜子 *Litsea pungens* Hemsl. 的干燥果实。8—9 月，采收果实，去净杂质，晒干。

3. 植物形态

落叶小乔木。树高 3～7 m。花枝细长。叶簇聚于枝端，纸质，披针形或倒披针形，长 5～10 cm，初有绢丝状短柔毛，后渐变为平滑；叶柄有毛。花单性，雌雄异株；伞形花序，由 8～12 朵花组成，具短梗；花先于叶开放；总苞片表面有毛，早落；花黄色；花梗细小，有绢丝状粗毛；花被 6 枚，倒卵形；花药 4 室，瓣裂，全内向，花丝仅于基部有细毛；雌花较大，有粗毛。核果球形，蓝黑色；果梗上部稍肥大。花期 3—4 月，果期 8—9 月。

4. 生境分布

木姜子野生于溪旁、坡地或杂木林缘，分布于中国浙江、江苏、江西、湖北、湖南、贵州、四川、云南、河南、甘肃、陕西、山西等省（自治区、直辖市）。

黔西北地区各县（市、区）均有木姜子野生资源分布。

5. 药材性状

本品果实类圆球形，直径 4～5 mm。外表面黑褐色或棕褐色，有网状皱纹，先端钝圆，基部可见果柄脱落的圆形瘢痕，少数残留宿萼及折断柄。除去果皮，可见硬脆的果核，表面暗棕褐色。质坚脆，有光泽，外有一隆起纵横纹。破开后，内含种子 1 粒，胚具子叶 2 片，黄色，富油性。气芳香，味辛辣、微苦而麻。

6. 性味归经

性温，味辛、苦；归脾、胃经。

7. 功能主治

温中行气，燥湿健脾，解毒消肿。用于胃寒腹痛、暑湿吐泻、食滞饱胀、痛经、疝痛、疟疾、疮疡肿痛。

8. 用法用量

内服：煎汤，3～10 g；研粉，每次 1.0～1.5 g。外用：适量，捣敷或研粉调敷。

七十四、路路通

1. 别名

枫实、枫果、狼目、狼眼、九孔子、枫香果、枫球子、枫树球、九空子、枫木上球。

2. 来源

本品为金缕梅科植物枫香树 *Liquidambar formosana* Hance 的干燥成熟果序。冬季，果实成熟后采收，除去杂质，干燥。

3. 植物形态

见第 243 页，“枫香树根”部分。

4. 生境分布

见第 243 页，“枫香树根”部分。

5. 药材性状

本品为聚花果，由多数小蒴果集合而成，呈球形，直径 2～3 cm。基部有总果梗。表面灰棕色或棕褐色，有多数尖刺及喙状小钝刺，长 0.5～1.0 mm，常折断，小蒴果顶部开裂，呈蜂窝状小孔。体轻，质硬，不易破开。气微，味淡。

一般干品含水分不超过 9.0%，总灰分不超过 5.0%，酸不溶性灰分不超过 2.5%，路路通酸

（$C_{30}H_{46}O_3$）不少于0.15%。

6．性味归经

性平，味苦；归肝、肾经。

7．功能主治

祛风活络，利水，通经。用于关节痹痛、麻木拘挛、水肿胀满、乳少、经闭。

8．用法用量

内服：煎汤，5～10 g。

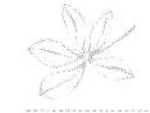

七十五、使君子

1．别名

留求子、史君子、五棱子、索子果、冬均子、病柑子、君子仁、冬君子、病疳子。

2．来源

本品为使君子科植物使君子 *Quisqualis indica* L. 的干燥成熟果实。秋季，果皮变紫黑色时采收，除去杂质，干燥。

3．植物形态

攀缘藤状灌木。树高2～8 m。嫩枝具黄色柔毛。叶对生，长圆形或长圆状披针形，先端渐尖，基部圆形或略呈心脏形，全缘，老叶下面，尤以叶脉及边缘处存留柔毛；叶柄下部有关节。叶落后关节以下部分成为棘状物。穗状花序生于枝条顶端，下垂，略有芳香；每花下具有苞片1枚，披针形或线形，脱落性；萼筒细管状，伸出于子房上，先端5裂齿，短三角形，有柔毛及腺毛；花瓣5枚，长圆形或倒卵形，先端圆，基部宽楔形，与萼齿互生，花蕾呈紫红色，而被覆盖的1/2部分呈白色，开放后渐转紫红色；雄蕊10枚，排成上、下2轮，花丝着于萼筒，上轮5枚外露；雌蕊1枚，子房下位，圆柱状纺锤形，有5纵枝，具柔毛及腺毛，花柱细长，外露，下部与萼筒合生，柱头短。果实橄榄状，黑褐色或棕色，有5棱。花期5—9月，果期6—10月。

4．生境分布

使君子野生于平原、山坡向阳灌丛或路旁，分布于中国四川、云南、贵州、福建、台湾、江西、湖南、广东、广西省（自治区、直辖市）；国外，印度、缅甸、菲律宾亦产。

黔西北地区的金沙等县（市、区）有使君子野生资源分布。

5．药材性状

本品呈椭圆形或卵圆形，具5条纵棱，偶有4～9棱，长2.5～4.0 cm，直径约2 cm。表面黑褐色至紫黑色，平滑，微具光泽。顶端狭尖，基部钝圆，有明显圆形的果梗痕。质坚硬，横切面多呈五角星形，棱角处壳较厚，中间呈类圆形空腔。种子长椭圆形或纺锤形，长约2 cm，直径约1 cm；表面棕褐色或黑褐色，有多数纵皱纹；种皮薄，易剥离；子叶2枚，黄白色，有油性，断面有裂纹。气微香，味微甜。

一般干品含水分不超过13.0%，每1 000 g含黄曲霉毒素 B_1 不超过5 μg，黄曲霉毒素 G_2、黄曲霉毒素 G_1、黄曲霉毒素 B_2 和黄曲霉毒素 B_1 的总量不超过10 μg。种子含葫芦巴碱（$C_7H_7NO_2$）不少于0.20%。

6．性味归经

性温，味甘；归脾、胃经。

7．功能主治

杀虫消积。用于蛔虫病、蛲虫病、虫积腹痛、小儿疳积。

8. 用法用量

使君子 9～12 g，捣碎入煎剂；使君子仁 6～9 g，多入丸、散或单用，分 1～2 次服。小儿每岁 1.0～1.5 粒，炒香嚼服，1 日总量不超过 20 粒。

9. 使用注意

服药时忌饮浓茶。

七十六、牵牛子

1. 别名

牵牛、黑丑、白丑、二丑、金铃、草金铃、黑牵牛、白牵牛、喇叭花子。

2. 来源

本品为旋花科植物裂叶牵牛 *Pharbitis nil*（L.）Choisy 或圆叶牵牛 *Pharbitis purpurea*（L.）Voigt 的干燥成熟种子。秋末，果实成熟、果壳未开裂时采割植株，晒干，打下种子，除去杂质。

3. 植物形态

（1）裂叶牵牛。又名牵牛、打碗花、江良种、喇叭花、狗耳草、牵牛花、勤娘子等。一年生攀缘草本。茎缠绕，多分枝。叶互生，心脏形，3 裂至中部，中间裂片卵圆形，先端短渐尖，两侧裂片斜卵形，全缘，两面均被毛；叶柄较花梗为长。花 2～3 朵腋生，具总梗；小花梗具细长苞片 2 枚；萼 5 深裂，裂片狭披针形，先端长尖，基部被硬毛；花冠漏斗状，先端 5 浅裂，紫色或淡红色，上部色较深，下部色浅或为白色；雄蕊 5 枚，着生于花冠近基部，花药长圆形；子房圆形，3 室，花柱长于雄蕊，柱头头状。蒴果球形。种子 5～6 枚，黑褐色或白色、浅黄色，无毛。花期 6—9 月，果期 7—9 月。

（2）圆叶牵牛。又名毛牵牛、紫花牵牛。一年生攀缘草本，全体具白色长毛。叶阔心脏形，长 7～12 cm，宽 7～13 cm，先端短尖，基部心形，全缘。花 1～5 朵成簇腋生，花梗多与叶柄等长；花萼裂片卵状披针形，长约 1.5 cm，基部皆被伏刺毛；花冠漏斗状，通常为蓝紫色、粉红色或白色。蒴果球形。种子黑色或黄白色，无毛。花期 7—8 月，果期 9—10 月。

4. 生境分布

（1）裂叶牵牛。野生于山野、田野，或墙脚下、路旁，中国各地均有分布。

（2）圆叶牵牛。野生于路旁、田间、墙脚下或灌丛中，中国大部分地区有分布。

黔西北地区各县（市、区）均有裂叶牵牛、圆叶牵牛野生资源分布。

5. 药材性状

本品似橘瓣状，长 4～8 mm，宽 3～5 mm。表面灰黑色或淡黄白色，背面有 1 条浅纵沟，腹面棱线的下端有一点状种脐，微凹。质硬，横切面可见淡黄色或黄绿色皱缩折叠的子叶，微显油性。气微，味辛、苦，有麻感。

一般干品含水分不超过 10.0%，总灰分不超过 5.0%，醇溶性浸出物不少于 15.0%。

6. 性味归经

性寒，味苦，有毒；归肺、肾、大肠经。

7. 功能主治

泻水通便，消痰涤饮，杀虫攻积。用于水肿胀满、二便不通、痰饮积聚、气逆喘咳、虫积腹痛。

8. 用法用量

内服：煎汤，3～6 g。入丸、散，每次 1.5～3.0 g。

9．使用注意

孕妇禁用；不宜与巴豆、巴豆霜同用。

七十七、土砂仁

1．别名

玉桃、草扣、大良姜、大草蔻、假砂仁、草豆蔻。

2．来源

本品为姜科植物华山姜 *Alpinia chinensis*（Retz.）Rosc. 的干燥成熟果实或种子。秋季，采摘成熟果实，或取出种子，阴干。

3．植物形态

多年生草本。根状茎。株高 1 m 左右。叶披针形或卵状披针形，顶端渐尖或尾状渐尖，基部渐狭，两面均无毛；叶柄较长；叶舌膜质，2 裂，具缘毛。花组成狭圆锥花序，分枝短，其上具花 2～4 朵；小苞片在花时脱落；花白色，萼管状，顶端具 3 齿；花冠管略超出，花冠裂片长圆形，后方的 1 枚稍较大，兜状；唇瓣卵形，顶端微凹，侧生退化雄蕊 2 枚，钻状；具花丝、花药；子房无毛。果球形。花期 5—7 月，果期 6—12 月。

4．生境分布

华山姜野生于海拔 100～2 500 m 的林下阴湿处，分布于中国东南部至西南部各省（自治区、直辖市）；国外，越南、老挝亦产。

黔西北地区的威宁等县（市、区）有华山姜栽培。

5．药材性状

本品呈阔圆形，长 1.0～1.8 cm，直径 5～7 mm，表面黄棕色，气弱，味辛。

6．性味归经

性温，味苦、辛；归经不详。

7．功能主治

行气调中。用于痞胀腹痛、呕吐腹泻。

8．用法用量

内服：煎汤，3～8 g。

七十八、决明子

1．别名

羊明、羊角、草决明、还瞳子、狗屎豆、假绿豆、马蹄子、千里光、马蹄决明、钝叶决明、猪屎蓝豆、细叶猪屎豆。

2．来源

本品为豆科植物决明 *Cassia obtusifolia* L. 或小决明 *Cassia tora* L. 的干燥成熟种子。秋季，采收成熟果实，晒干，打下种子，除去杂质。

3．植物形态

（1）决明。一年生草本。株高 0.5～2.0 m。茎直立，上部多分枝，全体被短柔毛。叶互生；双数羽状复叶；叶柄上面有沟，叶轴上 2 小叶间有腺体；托叶线状，早落；小叶 3 对，倒卵形，先端圆形，有微突尖，基部广楔形或近圆形，一边倾斜，全缘，上面近无毛，下面被柔毛。花腋生，成对；总花梗被柔毛；萼片 5 枚，卵圆形，外面被柔毛；花瓣 5 枚，倒卵形或椭圆形，具短爪，黄色；雄蕊10枚，上面3枚退化，下面7枚发育完全；子房细长，弯曲，被毛，具柄，花柱极短，柱头头状。荚果，线形，略扁，弓形弯曲，被疏柔毛。种子多数，菱形，灰绿色，有光泽。花期6—8月，果期9—10月。

（2）小决明。一年生半灌木状草本。株高1～2 m。叶互生，羽状复叶；叶柄无腺体，在叶轴上两小叶之间有棒状的腺体1个；小叶3对，膜质；小叶具柄；托叶线形，被柔毛，早落；叶片倒卵形或倒卵状长椭圆形，先端圆钝而有小尖头，基部渐狭，偏斜，上面被稀疏柔毛，下面被柔毛。花通常2朵生于叶腋；总花梗长6～10 mm；花梗长1.0～1.5 cm；萼片5枚，稍不等大，卵形或卵状长圆形，膜质，外面被柔毛；花黄色，花瓣5枚，下面2枚略长；雄蕊10枚，能育雄蕊7枚；子房线状，无柄，被白色细毛，花柱内弯。果纤细，略扁，呈弓形弯曲，被疏柔毛。种子多数，菱形，灰绿色，有光泽。花期6—8月，果期9—10月。

4. 生境分布

（1）决明。野生于山坡、旷野及河滩沙地，原产于美洲热带地区，广泛分布于世界热带、亚热带地区；在中国，长江以南各地普遍分布。

（2）小决明。野生于山坡、河边，分布于中国华东、中南、西南及吉林、辽宁、河北、山西等地。

黔西北地区各县（市、区）均有决明、小决明野生资源分布。

5. 药材性状

（1）决明。略呈棱方形或短圆柱形，两端平行倾斜，长3～7 mm，宽2～4 mm。表面绿棕色或暗棕色，平滑有光泽。一端较平坦，另一端斜尖，背、腹面各有1条突起的棱线，棱线两侧各有1条斜向对称而色较浅的线形凹纹。质坚硬，不易破碎。种皮薄，子叶2枚，黄色，呈“S”形折曲并重叠。气微，味微苦。

（2）小决明。呈短圆柱形，较小，长3～5 mm，宽2～3 mm。表面棱线两侧各有1条宽广的浅黄棕色带。

一般干品含水分不超过15.0%；总灰分不超过5.0%；每1 000 g含黄曲霉毒素B_1不超过5 μg，黄曲霉毒素G_2、黄曲霉毒素G_1、黄曲霉毒素B_2和黄曲霉毒素B_1的总量不超过10 μg；含大黄酚（$C_{15}H_{10}O_4$）不少于0.20%，橙黄决明素（$C_{17}H_{14}O_7$）不少于0.080%。

6. 性味归经

性微寒，味甘、苦、咸；归肝、大肠经。

7. 功能主治

清热明目，润肠通便。用于目赤涩痛、羞明多泪、头痛眩晕、目暗不明、大便秘结。

8. 用法用量

内服：煎汤，9～15 g。

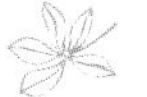

七十九、蔓荆子

1. 别名

荆子、蔓荆实、万荆子、蔓青子。

2. 来源

本品为马鞭草科植物单叶蔓荆 *Vitex trifolia* L. var. *simplicifolia* Cham. 或蔓荆 *Vitex trifolia* L. 的干燥成熟果实。秋季，果实成熟时采收，除去杂质，晒干。

3. 植物形态

（1）单叶蔓荆。落叶小灌木。树高2 m左右。全株被灰白色柔毛。主茎匍匐地面，节上常生不定根，幼枝四棱形，老枝近圆形。单叶对生，具短柄；叶片倒卵形至椭圆形，先端钝圆，基部楔形，全缘，表面绿色，背面粉白色；侧脉约8对。圆锥花序顶生；花萼钟状，先端5齿裂；花冠淡紫色，先端5裂，下面1裂片最大，宽卵形，内面中下部有毛；雄蕊4枚，伸于花冠管外；子房球形，密生腺点，柱头2裂。核果球形，具宿萼。花期7—8月，果期8—10月。

（2）蔓荆。落叶灌木。树高1.5～5.0 m。具香味。小枝四棱形，密生细柔毛。三出复叶，对生，有时偶有单叶；叶柄长1～3 cm；小叶片呈卵形、长倒卵形或倒卵状长圆形，先端钝或短尖，基部楔形，全缘，表面绿色，无毛或被微柔毛，背面密生灰白色绒毛；侧脉8对；小叶无柄或有时中间1片小叶下延成短柄。圆锥花序顶生，花序柄密被灰白色绒毛；花萼钟形，先端5浅裂，被灰白色绒毛；花冠淡紫色或蓝紫色，外面有毛，花冠管内及喉部有毛，先端5裂，二唇形；雄蕊4枚，伸于花冠外；子房密生腺点。核果近圆形，直径约5 mm，熟时黑色；萼宿存。花期7月，果期9—11月。

4. 生境分布

（1）单叶蔓荆。喜生于海滨、沙滩、湖畔等处，分布于中国辽宁、河北、河南、山东、安徽、江苏、浙江、福建、台湾、江西、湖南、湖北、云南、贵州、广东等省（自治区、直辖市）；国外，日本、印度、缅甸、泰国、越南、马来西亚、澳大利亚、新西兰亦产。

（2）蔓荆。野生于平原草地、河滩和荒地上，产于中国沿海各省及云南、贵州、广西等省（自治区、直辖市）；国外，印度、越南、菲律宾、澳大利亚亦产。

黔西北地区的金沙等县（市、区）有单叶蔓荆、蔓荆野生资源分布。

5. 药材性状

本品呈球形，直径4～6 mm。表面灰黑色或黑褐色，被灰白色粉霜状茸毛，有纵向浅沟4条，顶端微凹，基部有灰白色宿萼及短果梗；萼长为果实的1/3～2/3，5齿裂，其中2裂较深，密被茸毛。体轻，质坚韧，不易破碎。横切面可见4室，每室有种子1枚。气特异而芳香，味淡、微辛。

一般干品含杂质不超过2%，水分不超过14.0%，总灰分不超过7.0%，醇溶性浸出物不少于8.0%，蔓荆子黄素（$C_{19}H_{18}O_8$）不少于0.030%。

6. 性味归经

性微寒，味辛、苦；归膀胱、肝、胃经。

7. 功能主治

疏散风热，清利头目。用于风热感冒头痛、齿龈肿痛、目赤多泪、目暗不明、头晕目眩。

8. 用法用量

内服：煎汤，5～9 g。

八十、韭菜子

1. 别名

韭子、韭采仁。

2. 来源

本品为百合科植物韭菜 *Allium tuberosum* Rottl. ex Spreng. 的干燥成熟种子。秋季，果实成熟时采收果序，晒干，搓出种子，除去杂质。

3. 植物形态

多年生草本。全草有异臭。鳞茎狭圆锥形。叶基生，扁平，狭线形，长15～30 cm。花茎长30～50 cm，顶生伞形花序，具20～40朵花；总苞片膜状，宿存；花梗长为花被的2～4倍；花被基部稍合生，裂片6枚，白色，长圆状披针形；雄蕊6枚；子房三棱形。蒴果倒卵形，有三棱。种子6粒，黑色。花期7—8月，果期8—9月。

4. 生境分布

中国各省（区）均有栽培，以河北、山西、吉林、江苏、山东、安徽、河南等地产量较大。

黔西北地区的黔西、大方、威宁等县（市、区）有韭菜野生资源分布；各县（市、区）均有韭菜零星栽培。

5. 药材性状

本品呈半圆形或半卵圆形，略扁，长2～4 mm，宽1.5～3.0 mm。表面黑色，一面凸起，粗糙，有细密的网状皱纹，另一面微凹，皱纹不甚明显。顶端钝，基部稍尖，有点状突起的种脐。质硬。气特异，味微辛。

6. 性味归经

性温，味辛、甘；归肝、肾经。

7. 功能主治

温补肝肾，壮阳固精。用于肝肾亏虚、腰膝酸痛、阳痿遗精、遗尿尿频、带下。

8. 用法用量

内服：煎汤，3～9 g。

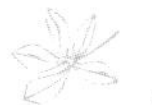

八十一、莱菔子

1. 别名

萝卜子、芦菔子。

2. 来源

十字花科植物萝卜 *Raphanus sativus* L. 的干燥成熟种子。夏季，果实成熟时采割植株，晒干，搓出种子，除去杂质，再晒干。

3. 植物形态

一年生或二年生直立草本。株高30～100 cm。直根，肉质，长圆形、球形或圆锥形，外皮绿色、白色或红色。茎分枝，无毛，稍具粉霜。基生叶和下部茎生叶大头羽状半裂，顶裂片卵形，侧裂片4～6对，长圆形，有钝齿，疏生粗毛；上部叶长圆形，有锯齿或近全缘。总状花序顶生或腋生；萼片长圆形；花瓣4枚，白色、紫色或粉红色，倒卵形，具紫纹，下部有爪；雄蕊6枚，4长2短；雌蕊1枚，子房钻状，柱头柱状。长角果圆柱形，在种子间处缢缩，形成海绵质横膈，先端有喙。种子1～6颗，卵形，微扁，红棕色，并有细网纹。花期4—5月，果期5—6月。

4. 生境分布

萝卜原产于中国，中国各地均有栽培，且有大量栽培品种。

黔西北地区各县（市、区）均有萝卜大面积栽培。

5. 药材性状

本品呈类卵圆形或椭圆形，稍扁，长2.5～4.0 mm，宽2～3 mm。表面黄棕色、红棕色或灰棕色。一端有深棕色圆形种脐，一侧有数条纵沟。种皮薄而脆，子叶2枚，黄白色，有油性。气微，味淡、微苦辛。

干品含水分不超过8.0%；总灰分不超过6.0%；酸不溶性灰分不超过2.0%；醇溶性浸出物不少于10.0%；含芥子碱以芥子碱硫氰酸盐（$C_{16}H_{24}NO_5 \cdot SCN$）计，不少于0.40%。

6. 性味归经

性平，味辛、甘；归肺、脾、胃经。

7. 功能主治

消食除胀，降气化痰。用于饮食停滞、脘腹胀痛、大便秘结、积滞泻痢、痰壅喘咳。

8. 用法用量

内服：煎汤，5～12 g。

八十二、赤阳子

1. 别名

火棘、赤果、红子、救军粮、纯阳子、火把果、救兵粮、水沙子、豆金娘、小红子。

2. 来源

本品为蔷薇科植物火棘 *Pyracantha fortuneana*（Maxim.）Li 的干燥成熟果实。秋季，果实成熟时采摘，晒干。

3. 植物形态

见第 178—第 179 页，“红子根”部分。

4. 生境分布

见第 179 页，“红子根”部分。

5. 药材性状

本品梨果近球形，直径约 5 mm。表面红色，顶端有宿存萼片，基部有残留果柄，果肉棕黄色，内有 5 个小坚果。气微，味酸、涩。

6. 性味归经

性平，味甘、酸、涩，无毒；归肝、脾、胃经。

7. 功能主治

健脾消积，活血止血。用于痞块、食积、泄泻、痢疾、崩漏、产后血瘀。

8. 用法用量

内服：煎汤，15～30 g。外用：适量。

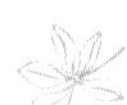

八十三、金樱子

1. 别名

刺头、糖罐、糖罐子、黄茶瓶、刺榆子、金罂子、山石榴、黄刺果、蜂糖罐、槟榔果、金壶瓶、螳螂果、糖刺果、灯笼果、山鸡头子、倒挂金钩。

2. 来源

本品为蔷薇科植物金樱子 *Rosa laevigata* Michx. 的干燥成熟果实。10—11 月，果实成熟变红时采收，干燥，除去毛刺。

3. 植物形态

常绿攀缘灌木。树高可达 5 m。茎红褐色，有倒钩状皮刺。三出复叶互生；小叶革质，椭圆状卵圆形至卵圆状披针形，侧生小叶较小，叶柄和小叶下面中脉上无刺或有疏刺；叶柄有褐色腺点和细刺；托叶中部以下与叶柄合生，其分离部线状披针形。花单生于侧枝顶端；花梗粗壮，有直刺；花托膨大，有细刺；萼片 5 枚，卵状披针形，有些顶端扩大成叶状，被腺毛；花瓣 5 枚；雄蕊多数，花药丁字形着生；雌蕊具多数心皮，离生，被绒毛，花柱线形，柱头圆形。果实倒卵形，成熟时紫褐色，外面密被刺毛，顶端有长宿存萼，内含骨质瘦果多颗。花期 4—6 月，果期 7—11 月。

4．生境分布

金樱子野生于海拔 100～1 600 m 的向阳的山野、田边、溪畔灌木丛中，分布于中国陕西、江苏、安徽、浙江、江西、福建、台湾、河南、湖北、湖南、广东、海南、广西、四川、贵州、云南等省（自治区、直辖市），主产于广东、湖南、浙江、江西等省（自治区、直辖市）。

黔西北地区的金沙、黔西等县（市、区）有金樱子野生资源分布。

5．药材性状

本品为花托发育而成的假果，呈倒卵形，长 2.0～3.5 cm，直径 1～2 cm。表面红黄色或红棕色，有突起的棕色小点，系毛刺脱落后的残基。顶端有盘状花萼残基，中央有黄色柱基，下部渐尖。质硬。切开后，花托壁厚 1～2 mm，内有多数坚硬的小瘦果，内壁及瘦果均有淡黄色绒毛。气微，味甘、微涩。

一般干品含水分不超过 18.0%；总灰分不超过 5.0%；果肉按干燥品计算，含金樱子多糖以无水葡萄糖（$C_6H_{12}O_6$）计，不少于 25.0%。

6．性味归经

性平，味酸、甘、涩；归肾、膀胱、大肠经。

7．功能主治

固精缩尿，固崩止带，涩肠止泻。用于遗精滑精、遗尿尿频、崩漏带下、久泻久痢。

8．用法用量

内服：煎汤，6～12 g。

八十四、小茴香

1．别名

谷茴、蘹香、谷香、小香、香子、谷茴香、蘹香子、茴香子、土茴香、野茴香、大茴香。

2．来源

本品为伞形科植物茴香 *Foeniculum vulgare* Mill. 的干燥成熟果实。秋季，果实初熟时采割植株，晒干，打下果实，除去杂质。

3．植物形态

多年生草本。全株表面有粉霜，具强烈香气。株高 50～200 cm。茎直立，上部分枝。基生叶丛生，有长柄；茎生叶互生，三至四回羽状复叶，最终小叶片线形，基部成鞘状抱茎。复伞形花序顶生或侧生，无总苞或小总苞；伞幅 5～25 个，长 2～7 cm；花小，黄色；花两性；萼齿缺；花瓣 5 枚，宽卵形，上部向内卷曲，微凹；雄蕊 5 枚，长于花瓣；子房下位，2 室，花柱 2 枚。双悬果卵状长圆形，分果常稍弯曲，具 5 棱，果棱尖锐，具特异芳香气。花期 5—7 月，果期 7—10 月。

4．生境分布

茴香原产于地中海地区，中国各地均有栽培。

黔西北地区各县（市、区）均有茴香零星栽培。

5．药材性状

本品为双悬果，呈圆柱形，有的稍弯曲，长 4～8 mm，直径 1.5～2.5 mm。表面黄绿色或淡黄色，两端略尖，顶端残留有黄棕色突起的柱基，基部有时有细小的果梗。分果呈长椭圆形，背面有纵棱 5 条，接合面平坦而较宽。横切面略呈五边形，背面的四边约等长。有特异香气，味微甜、辛。

干品含杂质不超过4%，总灰分不超过10.0%，挥发油不少于1.5%（单位：mL/g），反式茴香脑（$C_{10}H_{12}O$）不少于1.4%。

6. 性味归经

性温，味辛；归肝、肾、脾、胃经。

7. 功能主治

散寒止痛，理气和胃。用于寒疝腹痛、睾丸偏坠、痛经、少腹冷痛、脘腹胀痛、食少吐泻。盐小茴香（取净小茴香，炒至微黄色）暖肾散寒止痛。用于寒疝腹痛、睾丸偏坠、经寒腹痛。

8. 用法用量

内服：煎汤，3～6 g。

八十五、马兜铃

1. 别名

兜铃、马兜零、马兜苓、葫芦罐、臭铃铛、蛇参果、水马香果。

2. 来源

本品为马兜铃科植物北马兜铃 *Aristolochia contorta* Bge. 或马兜铃 *Aristolochia debilis* Sieb. et Zucc. 的干燥成熟果实。秋季，果实由绿变黄时采收，干燥。

3. 植物形态

（1）北马兜铃。多年生缠绕草质藤本。根细长，圆柱形，黄褐色。茎长达2 m以上，绿色，无毛，干后有纵槽纹。叶互生；叶柄丝状；叶片三角状阔卵形，先端钝或钝尖，基部心形，全缘，叶面绿色，叶背淡绿色，基出脉5～7条，较明显。总状花序，花3～10朵簇生于叶腋间；花梗细，长约1.5 cm；花被暗紫色，略弯斜，两侧对称，上部呈斜喇叭状，先端渐尖，中部呈管状，下部包住花柱，膨大成球形；雄蕊6枚，几无花丝，贴生于肉质花柱上，花药2室，纵裂；子房下位，长柱形，花柱6枚，愈合成柱体，柱头短。蒴果倒广卵形或椭圆状倒卵形，初期绿色，成熟时黄绿色，沿室间开裂为6瓣，果柄亦裂成5～6条丝状。种子三角状心形，灰褐色，扁平，具小疣点，具浅褐色膜质翅。花期5—7月，果期8—10月。

（2）马兜铃。多年生缠绕草质藤本。根圆柱形。茎柔弱，无毛。叶互生；叶柄柔弱；叶片卵状三角形、长圆状卵形或戟形，先端钝圆或短渐尖，基部心形，两侧裂片圆形，下垂或稍扩展；基出脉5～7条，各级叶脉在两面均明显。花单生或2朵聚生于叶腋，具花梗；小苞片三角形，易脱落；花被基部膨大呈球形，向上收狭成一长管，管口扩大成漏斗状，黄绿色，口部有紫斑，内面有腺体状毛；檐部一侧极短，另一侧渐延伸成舌片；舌片卵状披针形，顶端钝；花药贴生于合蕊柱近基部；子房圆柱形，6棱；合蕊柱先端6裂，稍具乳头状凸起，裂片先端钝，向下延伸形成波状圆环。蒴果近球形，先端圆形而微凹，具6棱，成熟时由基部向上沿室间6瓣开裂；果梗长2.5～5.0 cm，常撕裂成6条。种子扁平，钝三角形，边缘具白色膜质宽翅。花期7—8月，果期9—10月。

4. 生境分布

（1）北马兜铃。野生于山坡灌木丛、沟谷两旁及林缘处，分布于中国北京、辽宁、吉林、黑龙江、内蒙古、河北、河南、山东、山西、陕西、甘肃、湖北等省（自治区、直辖市）；国外，朝鲜、日本、俄罗斯亦产。

（2）马兜铃。野生于山谷、沟边、路旁阴湿处及山坡灌丛中，产于中国黄河以南至长江流域以南各省（自治区、直辖市），广东、广西常有栽培；国外，日本亦产。

黔西北地区的大方等县（市、区）有北马兜铃野生资源分布；金沙、织金、七星关等县（市、区）有马兜铃野生资源分布。

5．药材性状

本品呈卵圆形，长3～7 cm，直径2～4 cm。表面黄绿色、灰绿色或棕褐色，有纵棱线12条，由棱线分出多数横向平行的细脉纹。顶端平钝，基部有细长果梗。果皮轻而脆，易裂为6瓣，果梗也分裂为6条。果皮内表面平滑而带光泽，有较密的横向脉纹。果实分6室，每室种子多数，平叠整齐排列。种子扁平而薄，钝三角形或扇形，长6～10 mm，宽8～12 mm，边缘有翅，淡棕色。气特异，味微苦。

6．性味归经

性微寒，味苦；归肺、大肠经。

7．功能主治

清肺降气，止咳平喘，清肠消痔。用于肺热喘咳、痰中带血、肠热痔血、痔疮肿痛。

8．用法用量

内服：煎汤，3～9 g。

9．使用注意

本品含马兜铃酸，可引起肾脏损害等不良反应。儿童及老年人慎用；孕妇、婴幼儿及肾功能不全者禁用。

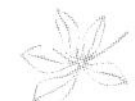

八十六、八月札

1．别名

拿子、覆子、腊瓜、八月瓜、八月炸、野毛蛋、木通子、燕蓄子、畜蓄子、桴棪子、冷饭包、野香蕉、羊开口、玉支子。

2．来源

本品为木通科植物木通 *Akebia quinata*（Thunb.）Decne.、三叶木通 *Akebia trifoLiata*（Thunb.）Koidz. 或白木通 *Akebia trifoliata*（Thunb.）Koidz. var. *australis*（Diels）Rehd. 的干燥成熟果实。8—9月，果实成熟时采摘，晒干，或用沸水泡透后晒干。

3．植物形态

见第277—第278页，“木通”部分。

4．生境分布

见第278页，“木通”部分。

5．药材性状

本品干燥的肉质浆果呈卵状圆柱形，稍弯曲，长3～8 cm，直径2.5～3.5 cm，顶端钝圆，基部具果柄痕。表面浅黄棕色至土棕色，皱缩，成熟者皱纹粗大而疏，未熟者皱纹细小而密。果皮厚，革质或微角质。种子多数，包被在絮状果瓤内，形状不规则，呈圆形、长圆形或卵圆形，略扁平，外表红棕色或棕黑色，有光泽，皱纹细密。果肉气微香，味涩而淡。以肥壮、皮皱者为佳。

6．性味归经

性寒，味甘；归肝、脾、肾经。

7．功能主治

疏肝理气，活血，散瘀止痛，除烦利尿。用于肝胃气痛、胃热食呆、烦渴、赤白痢疾、腰痛、胁痛、疝气、绝经、子宫下坠。

8. 用法用量

内服：煎汤，9～15 g。

9. 使用注意

孕妇慎服。

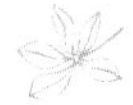

八十七、苘麻子

1. 别名

苘实、青麻子、白麻子、冬葵子、野苎麻子、野棉花子、苘麻种子。

2. 来源

本品为锦葵科植物苘麻 *Abutilon theophrasti* Medic. 的干燥成熟种子。秋季，采收成熟果实，晒干，打下种子，除去杂质。

3. 植物形态

一年生亚灌木状草本。株高达1～2 m。茎枝被柔毛。叶互生，圆心形，先端长渐尖，基部心形，边缘具细圆锯齿，两面均密被星状柔毛；叶柄被星状细柔毛；托叶早落。花单生于叶腋，花梗被柔毛，近顶端具节；花萼杯状，密被短绒毛，裂片5枚，卵形；花黄色，花瓣倒卵形；雄蕊柱平滑无毛，心皮15～20枚，长1～1.5 cm，顶端平截，具扩展、被毛的长芒2枚，排列成轮状，密被软毛。蒴果半球形，分果15～20瓣，被粗毛，顶端具长芒2枚。种子肾形，褐色，被星状柔毛。花期7—8月。

4. 生境分布

苘麻野生于路旁、荒地和田野间，分布于中国吉林、辽宁、河北、山西、河南、山东、江苏、安徽、浙江、台湾、福建、江西、湖北、湖南、广东、海南、广西、贵州、云南、四川、陕西、宁夏及新疆等省（自治区、直辖市）；国外，越南、印度、日本，以及欧洲、北美洲等地亦产。

黔西北地区的威宁、金沙、赫章、七星关等县（市、区）有苘麻野生资源分布。

5. 药材性状

本品呈三角状肾形，长3.5～6.0 mm，宽2.5～4.5 mm，厚1～2 mm。表面灰黑色或暗褐色，有白色稀疏绒毛，凹陷处有类椭圆状种脐，淡棕色，四周有放射状细纹。种皮坚硬，子叶2枚，重叠折曲，富油性。气微，味淡。

一般干品含杂质不超过1%，水分不超过10.0%，总灰分不超过7.0%，醇溶性浸出物不少于17.0%。

6. 性味归经

性平，味苦；归大肠、小肠、膀胱经。

7. 功能主治

清热解毒，利湿，退翳。用于赤白痢疾、淋证涩痛、痈肿疮毒、目生翳膜。

8. 用法用量

内服：煎汤，3～9 g。

八十八、猕猴桃

1. 别名

藤梨、木子、羊桃、阳桃、杨桃、绳桃、金梨、野梨、大零核、猴仔梨、大红袍、山洋桃、猕猴梨、狐狸桃、洋桃果、野洋桃、公洋桃、毛叶猕猴桃。

2. 来源

本品为猕猴桃科植物中华猕猴桃 *Actinidia chinensis* Planch. 的干燥成熟果实。果实成熟时采摘，晒干。

3. 植物形态

见第 244 页，“猕猴桃根”部分。

4. 生境分布

见第 244 页，“猕猴桃根”部分。

5. 药材性状

本品浆果近球形、圆柱形、倒卵形或椭圆形，长 4～6 cm。表面黄褐色或绿色，被茸毛、长硬毛或刺毛状长硬毛，有的秃净，具小而多的淡褐色斑点；先端喙不明显，微尖，基部果柄长 1.2～4.0 cm，宿存萼反折；果肉外部绿色，内部黄色。种子细小，长约 2.5 mm。气微，味酸、甘、微涩。

6. 性味归经

性寒，味甘、酸；归肾、胃、胆、脾经。

7. 功能主治

解热，止渴，通淋。用于烦热、消渴、黄疸、石淋、痔疮。

8. 用法用量

内服：煎汤，30～60 g。

9. 使用注意

脾胃虚寒者慎服。

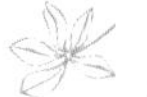

八十九、蛇床子

1. 别名

蛇米、蛇珠、蛇粟、蛇床仁、蛇床实、双肾子、野茴香、额头花子、野胡萝卜子。

2. 来源

本品为伞形科植物蛇床 *Cnidium monnieri*（L.）Cuss. 的干燥成熟果实。夏、秋二季，果实成熟时采收，除去杂质，晒干。

3. 植物形态

一年生草本。株高 30～80 cm。茎直立，圆柱形，有纵棱，疏生细柔毛。根生叶有柄，基部有短而阔的叶鞘。叶片卵形，二至三回羽状分裂，最终裂片线状披针形，先端尖锐；茎上部的叶和根生叶相似，但叶柄较短。复伞形花序顶生或侧生；伞梗 10～25 个；基部总苞片 8～10 片，线形，具缘毛；小总苞片 8～10 枚，线形；萼齿不明显；花瓣 5 枚，白色，倒卵形，先端凹，而具狭窄内折的小舌；雄蕊 5 枚，与花瓣互生，花丝细长，花药椭圆形；子房下位，花柱 2 枚，花柱基部圆锥形。双悬果椭圆形，果棱成翅状，无毛。花期 4—7 月，果期 6—10 月。

4. 生境分布

蛇床野生于田边、路旁、草地及河边湿地，分布于中国华东、华中、华南、西南、西北、华北、东北等地区；国外，俄罗斯、朝鲜、越南、北美及其他欧洲国家亦产。

黔西北地区的赫章等县（市、区）有蛇床野生资源分布。

5. 药材性状

本品为双悬果，呈椭圆形，长 2～4 mm，直径约 2 mm。表面灰黄色或灰褐色，顶端有 2 枚向外弯曲的柱基，基部偶有细梗。分果的背面有薄而突起的纵棱 5 条，接合面平坦，有 2 条棕色略突起的纵棱线。果皮松脆，揉搓易脱落。种子细小，灰棕色，显油性。气香，味辛凉，有麻舌感。

一般干品含水分不超过13.0%，总灰分不超过13.0%，酸不溶性灰分不超过6.0%，醇溶性浸出物不少于7.0%，蛇床子素（$C_{15}H_{16}O_3$）不少于1.0%。

6. 性味归经

性温，味辛、苦，有小毒；归肾经。

7. 功能主治

燥湿祛风，杀虫止痒，温肾壮阳。用于阴痒带下、湿疹瘙痒、湿痹腰痛、肾虚阳痿、宫冷不孕。

8. 用法用量

内服：煎汤，3～10 g。外用：适量，多煎汤熏洗；或研末调敷。

九十、香椿子

1. 别名

椿花、椿树子、香椿铃、香铃子、春尖花、椿芽树花。

2. 来源

本品为楝科植物香椿 *Toona sinensis*（A. Juss.）Roem. 的干燥果实。秋季，采收果实，晒干。

3. 植物形态

乔木。树高可达 16 m。树皮粗糙，深褐色，片状脱落。叶具长柄，偶数羽状复叶，长30～50 cm，或更长；小叶16～20片，对生或互生，纸质，卵状披针形或卵状长椭圆形，先端尾尖，基部一侧圆形，另一侧楔形，不对称，边全缘或有疏离的小锯齿，两面均无毛，无斑点，背面常呈粉绿色，侧脉每边18～24条，平展，与中脉几成直角开出，背面略凸起。圆锥花序与叶等长或更长，被稀疏的锈色短柔毛或有时近无毛，小聚伞花序生于短的小枝上，多花；花具短梗；花萼5齿裂或浅波状，外面被柔毛，且有睫毛；花瓣5枚，白色，长圆形，先端钝，无毛；雄蕊10枚，其中5枚能育，5枚退化；花盘无毛，近念珠状；子房圆锥形，有5条细沟纹，无毛，每室有胚珠8颗，花柱比子房长，柱头盘状。蒴果狭椭圆形，深褐色，有小而带苍白色的皮孔，果瓣薄。种子基部通常钝，上端有膜质的长翅，下端无翅。花期6—8月，果期10—12月。

4. 生境分布

香椿野生于疏林丛中，原产于中国中部和南部，东北自辽宁南部，西至甘肃，北起内蒙古南部，南到广东、广西，西南至云南均有栽培。

黔西北地区各县（市、区）均有香椿野生资源分布和栽培。

5. 药材性状

本品干燥果实，果皮开裂为5瓣，深裂至全长2/3左右，裂片披针形，先端尖；外表面黑褐色，有细纹理，内表面黄棕色，光滑，厚约2.5 mm，质脆。果轴呈圆锥形，顶端钝尖，黄棕色，有5条棕褐色棱纹。断面内心松泡，色黄白。种子着生于果轴及果瓣之间，5裂，种子有极薄的种翅，黄白色，半透明，基部斜口状，种仁细小不明显。气微弱。以完整、干燥者为佳。

6. 性味归经

性温，味辛、苦；归肺、肝、大肠经。

7. 功能主治

祛风，散寒，止痛。用于外感风寒、风湿痹痛、胃痛、疝气痛、痢疾。

8. 用法用量

内服：煎汤，6～15 g。

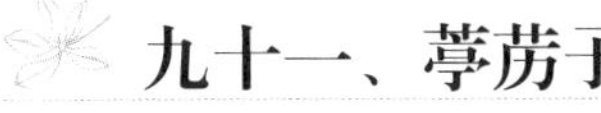

九十一、葶苈子

1. 别名

大适、丁历、大室、蕇蒿。

2. 来源

本品为十字花科植物独行菜 *Lepidium apetalum* Willd. 的干燥成熟种子，习称“北葶苈子”。夏季，果实成熟时采割植株，晒干，搓出种子，除去杂质。

3. 植物形态

一年生或二年生草本。株高 30 cm 左右。茎直立，上部多分枝，被有多数微小的头状毛。叶互生；茎下部叶狭长椭圆形，边缘浅裂或深裂；茎上部叶线形，较小，全缘或前端有疏锯齿；叶基部均有耳，上面疏生微小短毛，下面无毛。长总状花序，顶生；花小；萼 4 枚，椭圆形；花瓣通常很小，呈退化状；雄蕊 2～4 枚，蜜腺 4 枚，短小，三角状广椭圆形；子房扁圆形，2 室，柱头头状。短角果，卵状椭圆形，扁平，顶端微凹，果柄细，密生头状毛，中央开裂，假隔膜膜质白色。种子倒卵状椭圆形，淡红棕色。花期 5—6 月，果期 6—7 月。

4. 生境分布

独行菜野生于海拔 400～2 000 m 的山坡、山沟、路旁及村庄附近，分布于中国东北、华北、江苏、浙江、安徽、西北、西南等地；国外，俄罗斯、亚洲东部及中部、喜马拉雅地区亦产。

黔西北地区各县（市、区）均有独行菜野生资源分布。

5. 药材性状

本品呈扁卵形，长 1.0～1.5 mm，宽 0.5～1.0 mm。一端钝圆，另一端尖而微凹，种脐位于凹入端。味微辛辣，黏性较强。

一般干品含水分不超过 9.0%，总灰分不超过 8.0%，酸不溶性灰分不超过 3.0%，膨胀度不得低于 12.0%，槲皮素 $-3-O-\beta-D-$ 葡萄糖 $-7-O-\beta-D-$ 龙胆双糖苷（$C_{33}H_{40}O_{22}$）不少于 0.075%。

6. 性味归经

性大寒，味苦、辛；归肺、膀胱经。

7. 功能主治

泻肺平喘，行水消肿。用于痰涎壅肺、喘咳痰多、胸胁胀满、不得平卧、胸腹水肿、小便不利。

8. 用法用量

内服：煎汤，3～10 g，包煎。

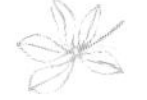

九十二、地肤子

1. 别名

地葵、地麦、益明、扫帚苗、扫帚子、落帚子、竹帚子、千头子、帚菜子、铁扫把子。

2. 来源

本品为藜科植物地肤 *Kochia scoparia*（L.）Schrad. 的干燥成熟果实。秋季，果实成熟时采收植株，晒干，打下果实，除去杂质。

3. 植物形态

一年生草本。株高 50～150 cm。根略呈纺锤形。茎直立，多分枝，绿色，秋季常变为红色，幼枝有白柔毛。叶互生，无柄；狭披针形至线状披针形，先端渐尖，基部楔形，全缘，上面绿色，无毛，下面淡绿色，无毛或有短柔毛；幼叶边缘有白色长柔毛，其后逐渐脱落。花 1 朵或数朵生于叶腋，成穗状花序；花小，黄绿色；花被筒状，先端 5 齿裂，裂片三角形，向内弯曲，包裹子房，中肋突起似龙骨状，裂片背部有一绿色突起物；雄蕊 5 枚，伸出于花被之外；子房上位，扁圆形，花柱极短，柱头 2 枚。胞果扁球形，果皮膜质，与种子离生，基部有宿存花被，展开成 5 杈横生的翅。种子卵形，黑褐色，稍有光泽；胚环形，胚乳块状。花期 6—9 月，果期 7—10 月。

4. 生境分布

地肤野生于山野荒地、田野、路旁，分布于中国黑龙江、吉林、辽宁、河北、山东、山西、陕西、河南、安徽、江苏、甘肃等省（自治区、直辖市）；国外，北非、非洲、欧洲、亚洲、中欧、俄罗斯（西伯利亚及远东地区）等地亦产。

黔西北地区的金沙、黔西、织金等县（市、区）有地肤野生资源分布。

5. 药材性状

本品呈扁球状五角星形，直径 1～3 mm。外被宿存花被，表面灰绿色或浅棕色，周围具膜质小翅 5 枚，背面中心有微突起的点状果梗痕及放射状脉纹 5～10 条；剥离花被，可见膜质果皮，半透明。种子扁卵形，长约 1 mm，黑色。气微，味微苦。

一般干品含水分不超过 14.0%，总灰分不超过 10.0%，酸不溶性灰分不超过 3.0%，地肤子皂苷Ⅰc（$C_{41}H_{64}O_{13}$）不少于 1.8%。

6. 性味归经

性寒，味辛、苦；归肾、膀胱经。

7. 功能主治

清热利湿，祛风止痒。用于小便涩痛、阴痒带下、风疹、湿疹、皮肤瘙痒。

8. 用法用量

内服：煎汤，9～15 g。外用：适量，煎汤熏洗患处。

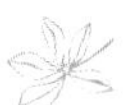

九十三、胡荽子

1. 别名

芫荽子。

2. 来源

本品为伞形科植物芫荽 *Coriandrum sativum* L. 的干燥成熟果实。8—9 月，果实成熟时采收果枝，晒干，打下果实，除净杂质，再晒至足干。

3. 植物形态

一年生或二年生草本。株高 30～100 cm。全株无毛，有强烈香气。根细长，有多数纤细的支根。茎直立，多分枝，有条纹。基生叶一至二回羽状全裂，具叶柄；羽片广卵形或扇形半裂，边缘有钝锯齿、缺刻或深裂；上部茎生叶三至多回羽状分裂，末回裂片狭线形，先端钝，全缘。伞形花序顶生或与叶对生，花序梗长 2～8 cm；无总苞；伞辐 3～8；小总苞片 2～5 枚，线形，全缘；小伞形花序有花 3～10 朵，花白色或带淡紫色；萼齿通常大小不等，卵状三角形或长卵形；花瓣倒卵形，先端有内凹的小舌片，辐射瓣通常全缘，有 3～5 脉；药柱于果成熟时向外反曲。果实近球形，背面主棱及相邻的次棱明显，胚乳腹面内凹，油管不明显，或有 1 个位于次棱下方。花、果期4～11月。

4. 生境分布

芫荽原产于欧洲地中海地区，西汉时（公元前1世纪）由张骞从西域带入中国，现东北地区及河北、山东、安徽、江苏、浙江、江西、湖南、广东、广西、陕西、四川、贵州、云南、西藏、湖北等省（自治区、直辖市）均有栽培。

黔西北地区各县（市、区）均有芫荽栽培。

5. 药材性状

本品果实为2小分果合生的双悬果，呈圆球形，直径3～5 mm。淡黄棕色至土黄棕色，顶端可见极短的柱头残迹，多分裂为二，周围有残存的花萼5枚。表面较粗糙，有不甚明显的波状棱线10条与明显的纵直棱线12条相间排列。基部钝圆，有时可见小果柄或果柄痕。小分果背面隆起，腹面中央下凹，具3条纵行的棱线，中央较直，两侧呈弧形弯曲，有时可见悬果柄。果实稍坚硬。气香，用手揉碎，散发出特殊而浓烈的香气，味微辣。以籽粒饱满、洁净、无杂质者为佳。

6. 性味归经

性平，味辛、酸；归肺、胃、大肠经。

7. 功能主治

透疹，健胃。用于痘疹透发不畅、饮食乏味、痢疾、痔疮。

8. 用法用量

内服：煎汤，6～12 g。外用：适量。

9. 使用注意

有火热者禁服。

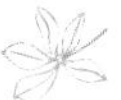

九十四、黄荆子

1. 别名

布荆子、黄金子。

2. 来源

本品为马鞭草科植物黄荆 *Vitex negundo* L. 的干燥成熟果实。秋季，果实成熟时采收，除去杂质，晒干。

3. 植物形态

落叶灌木或小乔木。树高可达6 m。枝叶有香气。新枝方形，灰白色，密被细绒毛。叶对生；掌状复叶，具长柄，通常5出，有时3出；小叶片椭圆状卵形，中间的小叶片最大，两侧次第减小，先端长尖，基部楔形，全缘或浅波状，或每侧具2～5浅锯齿，上面淡绿色，有稀疏短毛和细油点，下面白色，密被白色绒毛。圆锥花序，顶生；萼钟形，5齿裂；花冠淡紫色，唇形，上唇2裂，下唇3裂；雄蕊4枚，二强；子房4室，花柱线形，柱头2裂。核果，卵状球形，褐色，下半部包于宿萼内。花期7—8月，果期8—9月。

4. 生境分布

黄荆野生于山坡路旁或灌木丛中，分布于中国长江以南各省（自治区、直辖市），北达秦岭淮河；国外，非洲东南部的马达加斯加、亚洲东南部及南美洲的玻利维亚亦产。

黔西北地区的金沙、七星关等县（市、区）有黄荆野生资源分布。

5. 药材性状

本品干燥果实呈圆球形，上端稍大略平而圆，下端稍尖，长约3 mm，直径约2 mm；宿萼灰褐色，密被棕色细绒毛，包围整个果实的2/3左右，但多半已脱落；基部具短柄；果实外表棕褐色，较光滑，表面纵脉纹明显，果皮较厚，质较硬，不易破碎。内藏白色种子数粒。气香，味苦带涩。以颗粒饱满、干燥、少宿萼、无杂质者为佳。

6. 性味归经

性温，味辛、苦；归肺、胃、肝经。

7. 功能主治

祛风，除痰，行气，止痛。用于感冒、咳嗽、哮喘、风痹、疟疾、胃痛、疝气、痔漏。

8. 用法用量

内服：煎汤，5～10 g。

9. 使用注意

湿热燥渴而无气滞者忌用。

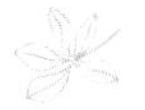

九十五、山茶子

1. 来源

山茶科植物红山茶 *Camellia japonica* L. 的干燥成熟种子。10 月，采收成熟果实，取种子，晒干。

2. 植物形态

常绿灌木或小乔木。树高可达 10 m。树皮灰褐色。幼枝棕色，无毛。单叶互生；具叶柄；叶片革质，倒卵形或椭圆形，先端渐尖而钝，基部楔形，边缘有细锯齿，上面深绿色，有光泽，下面淡绿色，两面均无毛，叶干后带黄色。花两性，单生或对生于叶腋或枝顶，大红色；萼片 5 枚，宽卵圆形，外被白色柔毛；花瓣 5～7 枚，栽培品种多重瓣，有白、淡红等色，花瓣近圆形，先端有凹缺，基部稍连合；雄蕊多数，外侧花丝基部连合，附着于花瓣基部，内侧离生；子房上位，无毛，花柱先端 3 裂。蒴果近球形，果皮厚，光滑无毛，室背开裂。种子近球形，有角棱，暗褐色。花期 4—5 月，果期 9—10 月。

3. 生境分布

红山茶原产于中国，生于海拔 1 000～2 800 m 的山沟、水旁或疏林中，主要分布于浙江、台湾、江西、四川、重庆、山东等省（自治区、直辖市），目前全国各地常有栽培；国外，日本、朝鲜亦产。

黔西北地区的各县（市、区）均有分布。

4. 性味归经

性平，味甘；归经不详。

5. 功能主治

去污垢。用于发多油腻。

6. 用法用量

外用：适量，研末涂抹。

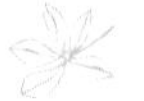

九十六、油茶子

1. 别名

茶籽、茶子心。

2. 来源

本品为山茶科植物威宁短柱油茶 *Camellia weiningensis* Y. K. Li. 的干燥成熟种子。秋季，果实成熟时采收，取出种子，晒干。

3. 植物形态

灌木或小乔木。株高 2～5 m。嫩枝通常有毛。叶革质，长圆形，先端略尖或钝，上面绿色，发亮，基部阔楔形或圆形，下面至少在中脉基部有毛；侧脉 6～7 对，叶脉正面能见，背面突起，边缘有细锯齿，叶柄被褐色柔毛。花顶生，红色或白色，无柄；苞片及萼片 8 枚，组成苞被，外面通常无毛，革质；花瓣 6～7 枚，基部与雄蕊连生，最外侧 1～2 瓣外面有毛，其余无毛，先端凹入或圆形；雄蕊多数，外轮花丝连生，有短管，游离花丝无毛；子房球形，被乳白色绒毛，花柱上部无毛，3 裂。蒴果呈扁球形或近球形，3～5 室；如为哑铃形，2 室，每室有种子 1～2 粒。每果有种子 3～7 粒，半球形或稍不规则，有时有 1 粒，圆球形，褐色。花期 12 月至翌年 3 月，果期 8—9 月。

4. 生境分布

黔西北地区的威宁县云贵、兔街、黑土河等 30 多个乡（镇）有威宁短柱油茶野生资源分布，面积达 20 余万亩。此外，赫章、钟山等县（市、区）也有威宁短柱油茶野生资源分布。

5. 药材性状

本品扁圆形，背面圆形隆起，腹面扁平，长 10～25 mm，一端钝圆，另一端凹陷；表面淡棕色，富含油质。气香，味苦、涩。

6. 性味归经

性平，味苦、甘，有毒；归脾、胃、大肠经。

7. 功能主治

行气，润肠，杀虫。用于气滞腹痛、肠燥便秘、蛔虫病、钩虫病、疥癣瘙痒。

8. 用法用量

内服：煎汤，6～10 g；或入丸、散。外用：适量，煎水洗或研末调涂。

九十七、大皂角

1. 别名

皂荚、悬刀、大皂荚、鸡栖子。

2. 来源

本品为豆科植物皂荚 *Gleditsia sinensis* Lam. 的干燥成熟果实。秋季，果实成熟时采摘，晒干。

3. 植物形态

见第 287 页，“皂角刺”部分。

4. 生境分布

见第 287 页，“皂角刺”部分。

5. 药材性状

本品呈扁长的剑鞘状，有的略弯曲，长 15～40 cm，宽 2～5 cm，厚 0. 2～1. 5 cm。表面棕褐色或紫褐色，被灰色粉霜，擦去后有光泽，种子所在处隆起。基部渐窄而弯曲，有短果柄或果柄痕，两侧有明显的纵棱线。质硬，摇之有声，易折断，断面黄色，纤维性。种子多数，扁椭圆形，黄棕色至棕褐色，光滑。气特异，有刺激性，味辛辣。

6. 性味归经

性温，味辛、咸，有小毒；归肺、大肠经。

7. 功能主治

祛痰开窍，散结消肿。用于中风口噤、昏迷不醒、癫痫痰盛、关窍不通、喉痹痰阻、顽痰喘咳、咳痰不爽、大便燥结；外治痈肿。

8. 用法用量

内服：煎汤，1.0～1.5 g，多入丸、散。外用：适量，研末吹鼻取嚏或研末调敷患处。

9. 使用注意

孕妇及咯血、吐血患者忌服。

九十八、紫苏子

1. 别名

苏子、黑苏子、野麻子、铁苏子。

2. 来源

唇形科植物紫苏 *Perilla frutescens*（L.）Britt. 的干燥成熟果实。秋季，果实成熟时采收，除去杂质，晒干。

3. 植物形态

见第 297 页，“紫苏梗”部分。

4. 生境分布

见第 297 页，“紫苏梗”部分。

5. 药材性状

本品呈卵圆形或类球形，直径约 1.5 mm。表面灰棕色或灰褐色，有微隆起的暗紫色网纹，基部稍尖，有灰白色点状果梗痕。果皮薄而脆，易压碎。种子黄白色，种皮膜质，子叶 2 枚，类白色，有油性。压碎有香气，味微辛。

干品含水分不超过 8.0%，迷迭香酸（$C_{18}H_{16}O_8$）不少于 0.25%。

6. 性味归经

性温，味辛；归肺经。

7. 功能主治

降气化痰，止咳平喘，润肠通便。用于痰壅气逆、咳嗽气喘、肠燥便秘。

8. 用法用量

内服：煎汤，3～10 g。

九十九、车前子

1. 别名

车前实、虾蟆衣子、凤眼前仁、猪耳朵穗子。

2. 来源

本品为车前科植物车前 *Plantago asiatica* L. 或平车前 *Plantago depressa* Willd. 的干燥成熟种子。夏、秋二季，种子成熟时采收果穗，晒干，搓出种子，除去杂质。

3. 植物形态

（1）车前。多年生草本。连花茎高达 50 cm。具须根。叶柄与叶片等长或长于叶片，基部扩大；叶片卵形或椭圆形，先端尖或钝，基部狭窄成长柄，全缘或呈不规则的波状浅齿，通常有 5～7 条弧形脉。花茎数个，高 12～50 cm，具棱角，有疏毛，穗状花序；花淡绿色，每花有宿存苞片 1 枚，三角形；花萼 4 枚，基部稍合生，椭圆形或卵圆形，宿存；花冠小，膜质，花冠管卵形，先端 4 裂片三角形，向外反卷；雄蕊 4 枚，着生于花冠管近基部，与花冠裂片互生，花药长圆形，先端有三角形突出物，花丝线形；雌蕊 1 枚，子房上位，卵圆形，2 室（假 4 室），花柱 1 枚，线形有毛。蒴果卵状圆锥形，成熟后约在下方 2/5 处周裂，下方 2/5 宿存。种子 4～9 颗，近椭圆形，黑褐色。花期 6—9 月，果期 10 月。

（2）平车前。与前种不同点在于：本种植株具圆柱形直根；叶片椭圆形、椭圆形状披针形或卵状披针形，基部狭窄；萼裂片与苞片约等长；蒴果圆锥状；种子长圆形，棕黑色。

4．生境分布

（1）车前。野生于海拔 3 200 m 以下的草地、沟边、河岸湿地、田边、路旁或村边空旷处，产于中国黑龙江、吉林、辽宁、内蒙古、河北、山西、陕西、甘肃、新疆、山东、江苏、安徽、浙江、江西、福建、台湾、河南、湖北、湖南、广东、广西、海南、四川、贵州、云南、西藏等省（自治区、直辖市）；国外，朝鲜、俄罗斯（远东地区）、日本、尼泊尔、马来西亚、印度尼西亚等地亦有分布。

（2）平车前。野生于海拔 1 800 m 以下的山坡、田埂和河边。中国各地均有分布，以北方居多；国外，朝鲜、俄罗斯（西伯利亚及远东地区）、哈萨克斯坦、阿富汗、蒙古、巴基斯坦、克什米尔、印度亦产。

黔西北地区各县（市、区）均有车前、平车前野生资源分布。

5．药材性状

本品呈椭圆形、不规则长圆形或三角状长圆形，略扁，长约 2 mm，宽约 1 mm。表面黄棕色至黑褐色，有细皱纹，一面有灰白色凹点状种脐。质硬。气微，味淡。

一般干品含水分不超过 12.0%；总灰分不超过 6.0%；酸不溶性灰分不超过 2.0%；膨胀度应不低于 4.0；京尼平苷酸（$C_{16}H_{22}O_{10}$）不少于 0.50%，毛蕊花糖苷（$C_{29}H_{36}O_{15}$）不少于 0.40%。

6．性味归经

性寒，味甘；归肝、肾、肺、小肠经。

7．功能主治

清热利尿通淋，渗湿止泻，明目，祛痰。用于热淋涩痛、水肿胀满、暑湿泄泻、目赤肿痛、痰热咳嗽。

8．用法用量

内服：煎汤，9～15 g，包煎。

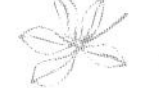

一百、猪牙皂

1．别名

牙皂、眉皂、小牙皂。

2．来源

本品为豆科植物皂荚 *Gleditsia sinensis* Lam. 的干燥不育果实。秋季，采收不育果实，除去杂质，干燥。

3．植物形态

见第 287 页，“皂角刺”部分。

4．生境分布

见第 287 页，“皂角刺”部分。

5．药材性状

本品呈圆柱形，略扁而弯曲，长 5～11 cm，宽 7～15 mm。表面紫棕色或紫褐色，被灰白色蜡质粉霜，擦去后有光泽，并有细小的疣状突起及线状或网状的裂纹。顶端有鸟喙状花柱残基，基部具果梗残痕。质硬而脆，易折断，断面棕黄色，中间疏松，有淡绿色或淡棕黄色的丝状物，偶有发育不全的种子。气微，有刺激性，味先甜而后辣。

干品含水分不超过14.0%，总灰分不超过5.0%。

6. 性味归经

性温，味辛、咸，有小毒；归肺、大肠经。

7. 功能主治

祛痰开窍，散结消肿。用于中风口噤、昏迷不醒、癫痫痰盛、关窍不通、喉痹痰阻、顽痰喘咳、咯痰不爽、大便燥结；外治痈肿。

8. 用法用量

内服：煎汤，1.0～1.5 g，多入丸、散。外用：适量，研末吹鼻取嚏；或研末调敷患处。

9. 使用注意

孕妇及咯血、吐血患者禁用。

一百零一、郁李仁

1. 别名

小李仁。

2. 来源

本品为蔷薇科植物郁李（赤李子）*Prunus japonica* Thunb. 的干燥成熟种子。夏、秋二季，采收成熟果实，除去果肉及核壳，取出种子，干燥。

3. 植物形态

落叶灌木。树高1.0～1.5 m。树皮灰褐色，有不规则的纵条纹；幼枝黄棕色，光滑。叶互生；叶柄长2～3 mm，被短柔毛；托叶2枚，线形，呈篦状分裂，早落；叶片为长卵形或卵圆形，罕为卵状披针形，先端渐尖，基部圆形，边缘具不整齐之重锯齿，背面沿主脉具短柔毛。花先于叶开放，2～3朵簇生；花梗长2～5 mm，有棱，散生白色短柔毛，基部为数枚茶褐色的鳞片包围，鳞片长圆形，密被锈色绒毛，有细齿；花萼5枚，基部成浅萼筒，先端锐尖，边缘疏生乳突状锯齿，网脉明显；花瓣5枚，浅红色或近白色，具浅褐色网纹，斜长圆形，边缘疏生浅齿；雄蕊多数，花药圆形或略呈方形，花丝不等长；雌蕊1枚，子房长圆形，1室，花柱被柔毛。核果近圆球形，暗红色。花期5月，果期6月。

4. 生境分布

郁李野生于向阳山坡、路旁或小灌木丛中，分布于中国辽宁、内蒙古、河北、河南、山西、山东、江苏、浙江、福建、湖北、广东、贵州等省（自治区、直辖市）；国外，日本、朝鲜亦产。

黔西北地区各县（市、区）均有郁李零星栽培。

5. 药材性状

本品呈卵形，长5～8 mm，直径3～5 mm。表面黄白色或浅棕色。一端尖，另一端钝圆。尖端一侧有线形种脐，圆端中央有深色合点，自合点处向上具多条纵向维管束脉纹。种皮薄，子叶2枚，乳白色，富油性。气微，味微苦。

一般干品含水分不超过6.0%，酸值不超过10.0，羰基值不超过3.0，过氧化值不超过0.050，苦杏仁苷（$C_{20}H_{27}NO_{11}$）不少于2.0%。

6. 性味归经

性平，味辛、苦、甘；归脾、大肠、小肠经。

7. 功能主治

润肠通便，下气利水。用于津枯肠燥、食积气滞、腹胀便秘、水肿、脚气、小便不利。

8. 用法用量

内服：煎汤，6～10 g。

9. 使用注意

孕妇慎用。

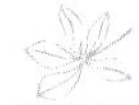

一百零二、楮实子

1. 别名

构泡、楮桃、角树子、野杨梅子。

2. 来源

桑科植物构树 *Broussonetia papyrifera*（L.）Vent. 的干燥成熟果实。秋季，果实成熟时采收，洗净，晒干，除去灰白色膜状宿萼和杂质。

3. 植物形态

落叶乔木。树高 10～20 m。树皮暗灰色，平滑。茎叶含乳汁；嫩枝被柔毛。叶螺旋状排列，广卵形至长椭圆状卵形，先端渐尖，基部心形，两侧常不相等，边缘具粗锯齿，不分裂或 3～5 裂，小树之叶常有明显分裂，表面粗糙，疏生糙毛，背面密被绒毛；基生叶脉 3 出，侧脉 6～7 对；叶柄密被糙毛；托叶大，卵形，狭渐尖。花雌雄异株；雄花成葇荑花序，腋生而下垂，苞片披针形，被毛，花被 4 裂，裂片三角状卵形，被毛，雄蕊 4 枚，花药近球形，退化雌蕊小；雌花序球形头状，苞片棍棒状，顶端被毛，花被管状，顶端与花柱紧贴，子房卵圆形，柱头线形，被毛。聚花果肉质，球形，成熟时橙红色，有肉质子房柄突出。花期 4—5 月，果期 6—7 月。

4. 生境分布

构树常野生于荒地、田园、沟旁、路旁等处，分布于中国黄河、长江、珠江流域地区；国外，印度（锡金）、缅甸、泰国、越南、日本、朝鲜、马来西亚亦产。

黔西北地区各县（市、区）均有构树野生资源分布；七星关、黔西等县（市、区）有构树人工栽培。

5. 药材性状

本品略呈球形或卵圆形，稍扁，直径约 1.5 mm。表面红棕色，有网状皱纹或颗粒状突起，一侧有棱，另一侧有凹沟，有的具果梗。质硬而脆，易压碎。胚乳类白色，富油性。气微，味淡。

一般干品含水分不超过 9.0%，总灰分不超过 8.0%，醇溶性浸出物不少于 14.0%。

6. 性味归经

性寒，味甘；归肝、肾经。

7. 功能主治

补肾清肝，明目，利尿。用于肝肾不足、腰膝酸软、虚劳骨蒸、头晕目昏、目生翳膜、水肿胀满。

8. 用法用量

内服：煎汤，6～12 g。

一百零三、棕榈子

1. 别名

败棕子、棕树果。

2. 来源

本品为棕榈科植物棕榈 *Trachycarpus fortunei*（Hook.）H. Wendl. 的干燥成熟果实。霜降前后，待果皮现青黑色时采收，晒干。

2. 植物形态

见第340页，“棕榈”部分。

3. 生境分布

见第340页，“棕榈”部分。

5. 药材性状

本品果实呈肾形或近球形，常一面隆起，另一面凹下，凹面有沟，旁有果柄根。长8～10 mm，宽5～8 mm，表面灰黄色或绿黄色，成熟者灰蓝色而被蜡被，平滑或有不规则网状皱纹，外果皮、中果皮较薄，常脱落而露出灰棕色或棕黑色坚硬的内果皮。种仁乳白色，角质。气微，味微涩而微甜。

6. 性味归经

性平，味苦、甘、涩；归脾、大肠经。

7. 功能主治

止血，涩肠，固精。用于肠风、崩漏、带下、泻痢、遗精。

8. 用法用量

内服：煎汤，10～15 g；或研末，6～9 g。

一百零四、山枝仁

1. 别名

芭豆、榨木仁、崖花子、土连翘、广枝仁。

2. 来源

本品为海桐花科植物光叶海桐 *Pittosporum glabratum* Lindl. 的干燥成熟种子。秋后，采摘成熟果实，晒干，击破果壳，取出种仁再晒干。

3. 植物形态

见第271页，“光叶海桐根”部分。

4. 生境分布

见第271页，“光叶海桐根”部分。

5. 药材性状

本品干燥种子呈颗粒状，为不规则的微下凹的多面体，棱面大小各不相同，直径3～7 mm。外表呈棕色或红紫色，少数呈棕褐色，光滑。质坚硬，不易粉碎，内心白色，嗅之有油香气。以颗粒饱满，色红，香味浓，无果柄、果壳等掺杂者为佳。

6. 性味归经

性平，味苦、涩；归肺、脾、大肠经。

7. 功能主治

清热，生津止渴。用于虚热心烦、口渴咽痛、泻痢后重、倦怠乏力。

8. 用法用量

内服：煎汤，15～25 g。

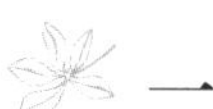一百零五、臭辣树

1. 别名

野米辣、野吴芋、刁近树、臭桐子树、臭辣吴萸。

2. 来源

本品为芸香科植物臭辣树 *Evodia fargesii* Dode. 的干燥成熟果实。秋季，果实成熟时采摘，晒干。

3. 植物形态

落叶乔木。树高达 15 m 左右。树皮平滑，浅灰色至暗灰色。枝条紫褐色至灰褐色，皮孔圆形或长圆形。奇数羽状复叶对生；叶轴顶端小叶叶柄长 1.5～2.5 cm，侧生小叶叶柄长 2～6 mm；小叶 5～11 片，椭圆状披针形、卵状长椭圆形、披针形，先端渐尖，基部圆形或宽楔形，常偏斜，全缘，上面绿色，无毛或有时疏被短柔毛，下面灰白色，干后苍绿色或暗褐色，沿主脉疏被长柔毛或脱落，但脉腋间及主脉的基部两侧毛常密生成丛，无腺点。聚伞圆锥花序顶生，花轴及花柄疏被短柔毛；萼片 5 浅裂，三角形，边缘被短睫毛；花瓣 5 枚，白色；雄花内退化子房先端 5 深裂；雌花的退化雄蕊极短小，子房上位，近圆球形，花柱极短小。蓇葖果 4～5 裂，稀为 3 裂，淡红色。种子棕黑色，卵圆形。花期 6—8 月，果期 9—10 月。

4. 生境分布

臭辣树野生于向阳山坡、溪边湿润树丛中，分布于中国安徽、浙江、江西、湖北、湖南、广东、广西、四川、贵州等省（自治区、直辖市），主产于安徽、浙江、江西等地。

黔西北地区的黔西等县（市、区）有臭辣树野生资源分布。

5. 药材性状

本品果实呈星状扁球形，多由 4 枚或 5 枚中部以下离生蓇葖果组成。表面棕黄色至绿褐色，略粗糙，具皱纹，油点稀疏，或不甚明显，顶端呈梅花状深裂，基部残留果梗，略被柔毛或无毛。种子棕黑色。质硬而脆。气微香，味苦、微辛辣。

6. 性味归经

性温，味苦、辛；归肺、肝经。

7. 功能主治

止咳，散寒，止痛。用于咳嗽、腹痛。

8. 用法用量

内服：煎汤，6～9 g，或鲜品 15～18 g。

一百零六、柏树果

1. 别名

柏树子、香柏树子。

2. 来源

柏科植物柏木 *Cupressus funebris* Endl. 的果实。8—10 月，果实长大而未裂开时采收，晒干。

3. 植物形态

常绿乔木。树高可达 35 m，胸径可达 2 m。树皮淡褐色。大枝开展；小枝细长、下垂，生鳞叶的小枝扁平，排成一平面，绿色，较老的小枝圆柱形，暗褐色、紫色，略有光泽。叶二型；鳞叶先端锐尖，中央之叶的背面有条状腺点，两侧之叶背部有棱脊。雄球花椭圆形或卵圆形；雌球花近球形。球果圆球形，熟时暗褐色；种鳞 4 对，先端为不规则五角形或方形，中央有尖头或

无，能育种鳞有5～6粒种子。种子宽倒卵状菱形或近圆形，淡褐色，有光泽，边缘具窄翅。花期3—5月，球果翌年5—6月成熟。

4．生境分布

柏木为中国特有树种，产于浙江、福建、江西、湖南、湖北、四川、贵州、广东、广西、云南等省（自治区、直辖市），以四川、湖北、贵州栽培面积最大。

黔西北地区的威宁等县（市、区）有柏木野生资源分布；黔西、大方、七星关等县（市、区）有零星栽培。

5．药材性状

本品成熟干燥球果呈圆球形，直径8～12 mm，暗褐色；种鳞4对，顶端为不规则五角形或方形，能育种鳞有种子5～6粒。种子宽倒卵状菱形或近圆形，略扁，淡褐色，有光泽，长约2.5 mm，边缘具窄翅。气微，味涩。

6．性味归经

性平，味苦、甘；归心、肺经。

7．功能主治

祛风，和中，安神，止血。用于感冒发热、胃痛呕吐、烦躁、失眠、劳伤、吐血。

8．用法用量

内服：煎汤，9～15 g。

一百零七、柏子仁

1．别名

柏子、柏实、柏仁、侧柏子。

2．来源

本品为柏科植物侧柏 *Platycladus orientalis*（L.）Franco 的干燥成熟种仁。秋、冬二季，采收成熟种子，晒干，除去种皮，收集种仁。

3．植物形态

常绿乔木。树高可达20 m，胸径达1 m。树皮薄，浅灰褐色，纵裂成条片。小枝扁平，直展，排成一平面。叶鳞形，小枝中央的叶的露出部分呈倒卵状菱形或斜方形，背面中间有条状腺槽，两侧的叶呈船形。先端微内曲，背部有钝脊，尖头的下方有腺点。雌雄同株；球花单生于短枝顶端；雄球花黄色，卵圆形。球果当年成熟，卵圆形，熟前肉质，蓝绿色，被白粉；熟后木质，张开，红褐色；种鳞4对，扁平，背部近先端有反曲的尖头，中部种鳞各有种子1～2颗。种子卵圆形或长卵形，灰褐色或紫褐色，无翅或有棱脊，种脐大而明显。花期3—4月，球果9—11月成熟。

4．生境分布

侧柏野生于湿润肥沃土地，石灰岩山地也有生长，分布于中国内蒙古、吉林、辽宁、河北、山西、山东、江苏、浙江、福建、安徽、江西、河南、陕西、甘肃、四川、云南、贵州、湖北、湖南、广东、广西等省（自治区、直辖市）；国外，朝鲜亦产。

黔西北地区各县（市、区）均有侧柏野生资源分布。

5．药材性状

本品呈长卵形或长椭圆形，长4～7 mm，直径1.5～3.0 mm。表面黄白色或淡黄棕色，外包膜质内种皮，顶端略尖，有深褐色的小点，基部钝圆。质软，富油性。气微香，味淡。

一般干品酸值不超过40.0；羰基值不超过30.0；过氧化值不超过0.26；每1 000 g含黄曲霉

毒素 B_1 不超过 5 μg，黄曲霉毒素 G_2、黄曲霉毒素 G_1、黄曲霉毒素 B_2 和黄曲霉毒素 B_1 总量不超过 10 μg。

6. 性味归经

性平，味甘；归心、肾、大肠经。

7. 功能主治

养心安神，润肠通便，止汗。用于阴血不足、虚烦失眠、心悸怔忡、肠燥便秘、阴虚盗汗。

8. 用法用量

内服：煎汤，3～10 g。

一百零八、梧桐子

1. 别名

瓢儿果、桐麻豌。

2. 来源

本品为梧桐科植物梧桐 *Firmiana plantanifolia*（L. f.）Marsili 的干燥成熟种子。秋季，种子成熟时将果枝采下，打下种子，除去杂质，晒干。

3. 植物形态

落叶乔木。树高可达 16 m。树皮青绿色，平滑。叶心形，掌状 3～5 裂，裂片三角形，顶端渐尖，基部心形，两面均无毛或略被短柔毛，基生脉 7 条；叶柄与叶片等长。圆锥花序顶生，长 20～50 cm，下部分枝长达 12 cm，花淡黄绿色；萼 5 深裂几至基部，萼片条形，向外卷曲，外面被淡黄色短柔毛，内面仅在基部被柔毛；花梗与花几等长；雄花的雌雄蕊柄与萼等长，下半部较粗，无毛，花药 15 个不规则地聚集在雌雄蕊柄的顶端，退化子房梨形且极小；雌花的子房圆球形，被毛。蓇葖果膜质，有柄，成熟前开裂成叶状，外面被短茸毛或近无毛，每蓇葖果有种子 2～4 粒。种子圆球形，表面有皱纹。花期 6—7 月，果熟期 10—11 月。

4. 生境分布

梧桐原产于中国，华北至华南、西南有广泛栽培，尤以长江流域居多；国外，日本也有分布。

黔西北地区的黔西、七星关等县（市、区）有梧桐零星栽培。

5. 药材性状

本品种子呈球形，状如豌豆，直径约 7 mm。表面黄棕色至棕色，微具光泽，有明显隆起的网状皱纹。质轻而硬，外层种皮较脆，易破裂，内层种皮坚韧。剥除种皮，可见淡红色的数层外胚乳，内为肥厚的淡黄色内胚乳，油质，子叶 2 枚，薄而大，紧贴在内胚乳上，胚根在较小的一端。以饱满、完整、淡绿色者为佳。

6. 性味归经

性平，味甘；归心、肺、胃经。

7. 功能主治

顺气和胃，健脾消食，止血。用于胃脘疼痛、伤食腹泻、疝气、须发早白、小儿口疮。

8. 用法用量

内服：煎汤，3～9 g；或研末，2～3 g。外用：适量，煅存性，研末敷。

一百零九、刺玫果

1. 别名

刺莓果、刺木果。

2. 来源

本品为蔷薇科植物山刺玫 *Rosa davurica* Pall. 的果实。果实将成熟时摘下，立刻晒干，干后除去花萼，或把新鲜果实切成两半，除去果核，再干燥。

3. 植物形态

见第402—第403页，“刺玫花”部分。

4. 生境分布

见第403页，“刺玫花”部分。

5. 药材性状

本品干燥果实呈球形，壁坚脆，橙红色，直径1.2 cm。种子有毛茸，共24粒左右。味酸甜。

6. 性味归经

性温，味酸、苦；归肝、脾、胃、膀胱经。

7. 功能主治

健脾消食，活血调经，敛肺止咳。用于消化不良、食欲不振、脘腹胀痛、腹泻、月经不调、痛经、动脉粥样硬化、肺结核咳嗽。

8. 用法用量

内服：煎汤，6～10 g。

一百一十、油桐子

1. 别名

桐子、高桐子、油桐果、桐油树子。

2. 来源

本品为大戟科植物油桐 *Vernicia fordii*（Hemsl.）Airy Shaw 的干燥种子。秋季，果实成熟时收集，将其堆积于潮湿处，泼水，覆以干草，经10天左右，外壳腐烂，除去外皮，收集种子，晒干。

3. 植物形态

见第173页，“油桐根”部分。

4. 生境分布

见第174页，“油桐根”部分。

5. 性味归经

性寒，味甘、微辛，有大毒；归经不详。

6. 功能主治

吐风痰，消肿毒，利二便。用于风痰喉痹，痰火瘰疬，食积腹胀，大、小便不通，丹毒，疥癣，烫伤，急性软组织炎症，寻常疣。

7. 用法用量

内服：煎汤，1～2枚；或磨水；或捣烂冲。外用：适量，研末敷；或捣敷；或磨水涂。

8. 使用注意

孕妇慎服。

一百一十一、丝瓜络

1. 别名

瓜络、丝瓜筋、千层楼、天萝筋、丝瓜网、丝瓜壳、絮瓜瓤、天罗线、丝瓜瓤、丝瓜布。

2. 来源

本品为葫芦科植物丝瓜 *Luffa cylindrica*（L.）Roem. 的干燥成熟果实的维管束。夏、秋二季，果实成熟、果皮变黄、内部干枯时采摘，除去外皮及果肉，洗净，晒干，除去种子。

3. 植物形态

见第441—第442页，“丝瓜”部分。

4. 生境分布

见第442页，“丝瓜”部分。

5. 药材性状

本品为丝状维管束交织而成，多呈长棱形或长圆筒形，略弯曲，长30～70 cm，直径7～10 cm。表面淡黄白色。体轻，质韧，有弹性，不能折断。横切面可见子房3室，呈空洞状。气微，味淡。

干品含水分不超过9.5%，总灰分不超过2.5%。

6. 性味归经

性平，味甘；归肺、胃、肝经。

7. 功能主治

祛风，通络，活血，下乳。用于痹痛拘挛、胸胁胀痛、乳汁不通、乳痈肿痛。

8. 用法用量

内服：煎汤，5～12 g。

一百一十二、丝瓜子

1. 别名

乌牛子。

2. 来源

本品为葫芦科植物丝瓜 *Luffa cylindrica*（L.）Roem. 的干燥成熟种子。秋季，果实老熟采制丝瓜络时收集种子，晒干。

3. 植物形态

见第441—第442页，“丝瓜”部分。

4. 生境分布

见第442页，“丝瓜”部分。

5. 药材性状

本品干燥种子呈扁平的椭圆形，长约1.2 cm，宽约7 mm，厚约2 mm。种皮灰黑色至黑色，边缘有极狭的翅，翅的一端有种脊，上方有一对呈叉状的突起。种皮稍硬，剥开后可见有膜状灰绿色的内种皮包于子叶之外。子叶2枚，黄白色。气无，味微苦。

6. 性味归经

性寒，味苦；归经不详。

7. 功能主治

清热，利水，通便，驱虫。用于水肿、石淋、肺热咳嗽、肠风下血、痔漏、便秘、蛔虫病。

8. 用法用量

内服：煎汤，6～9 g；或炒焦研末。外用：适量，研末调敷。

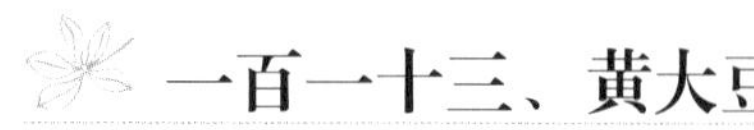

一百一十三、黄大豆

1. 别名

黄豆。

2. 来源

本品为豆科植物大豆 *Glycine max*（L.）Merr. 的种皮黄色的种子。8—10 月，果实成熟后采收，取其种子，晒干。

3. 植物形态

一年生直立草本。株高 60～180 cm。茎粗壮，密生褐色长硬毛。叶柄长，密生黄色长硬毛；托叶小，披针形；三出复叶，顶生小叶菱状卵形，先端渐尖，基部宽楔形或圆形，两面均有白色长柔毛，侧生小叶较小，斜卵形；叶轴及小叶柄密生黄色长硬毛。总状花序腋生；苞片及小苞片披针形，有毛；花萼钟状，萼齿 5 枚，披针形，下面 1 齿最长，均密被白色长柔毛；花冠小，白色或淡紫色，稍长于萼；旗瓣先端微凹，翼瓣具 1 耳，龙骨瓣镰形；雄蕊 10 枚，二体；子房线形，被毛。荚果带状长圆形，略弯，下垂，黄绿色，密生黄色长硬毛。种子 2～5 颗，种皮黄色、黄绿色，卵形至近球形。花期 6—7 月，果期 8—10 月。

4. 生境分布

大豆是中国特产。中国是黄大豆的故乡，早在新石器时代已有栽培，其祖本野生大豆在中国南北方均有广泛分布。

黔西北地区的各县（市、区）均有大豆栽培。

5. 药材性状

本品种子黄色、黄绿色。种皮薄，除去种皮，可见 2 片子叶。子叶呈黄绿色，肥厚。质坚硬。气微，具豆腥味。

6. 性味归经

性平，味甘；归脾、心、大肠经。

7. 功能主治

健脾利水，宽中导滞，解毒消肿。用于食积泻痢、腹胀食呆、疮痈肿毒、脾虚水肿、外伤出血。

8. 用法用量

内服：煎汤，30～90 g；或研末。外用：捣敷，或炒焦研末调敷。

9. 使用注意

多食壅气、生痰、动嗽，令人身重，发面黄疮疥。

一百一十四、苏铁果

1. 别名

海枣、无漏子、千年枣、无漏果、万岁枣。

2. 来源

本品为苏铁科植物苏铁 *Cycas revoluta* Thunb. 的干燥成熟种子。秋、冬季，采收成熟果实，取出种子，晒干。

3. 植物形态

见第 178 页，“苏铁根”部分。

4. 生境分布

见第 178 页，“苏铁根” 部分。

5. 性味归经

性平，味涩，有毒；归肺、肝、大肠经。

6. 功能主治

平肝降压，镇咳祛痰，收敛固涩。用于高血压病、慢性肝炎、咳嗽痰多、痢疾、遗精、带下、跌打、刀伤。

7. 用法用量

内服：煎汤，9～15 g；或研末。外用：适量，研末敷。

8. 使用注意

种子及茎顶部的树心有毒。中毒症状为头晕、呕吐。

一百一十五、茺蔚子

1. 别名

益母子、冲玉子、小胡麻、苦草子、野黄麻、茺玉子、益母草子、六角天麻。

2. 来源

本品为唇形科植物益母草 *Leonurus japonicus* Houtt. 的干燥成熟果实。秋季，果实成熟时采割地上部分，晒干，打下果实，除去杂质。

3. 植物形态

一年生或二年生草本。株高 60～100 cm。茎直立，单一或有分枝，四棱形，被微毛。叶对生；叶形多种，有叶柄。一年生植物基生叶具长柄，叶片略呈圆形，5～9 浅裂，裂片具 2～3 钝齿，基部心形；茎中部叶有短柄，3 全裂，裂片近披针形，中央裂片常再 3 裂，两侧裂片再 1～2 裂，先端渐尖，边缘疏生锯齿或近全缘；最上部叶不分裂，线形，近无柄，上面绿色，被糙伏毛，下面淡绿色，被疏柔毛及腺点。轮伞花序腋生，具花 8～15 朵；小苞片针刺状，无花梗；花萼钟形，外面贴生微柔毛，先端 5 齿裂，具刺尖，下方 2 齿比上方 2 齿长，宿存；花冠唇形，淡红色或紫红色，外面被柔毛，上唇与下唇几等长，上唇长圆形，全缘，边缘具纤毛，下唇 3 裂，中央裂片较大，倒心形；雄蕊 4 枚，二强，着生在花冠内面近中部，花丝疏被鳞状毛，花药卵圆形，2 室；雌蕊 1 枚，子房 4 裂，花柱丝状，略长于雄蕊，柱头 2 裂。小坚果褐色，三棱形，上端较宽而平截，基部楔形。花期 6—9 月，果期 7—10 月。

4. 生境分布

益母草野生于山野、河滩草丛中及溪边湿润处，中国各地均有野生资源分布。

黔西北地区各县（市、区）均有益母草野生资源分布；2019 年，七星关区栽培近 4 100 亩。

5. 药材性状

本品呈三棱形，长 2～3 mm，宽约 1.5 mm。表面灰棕色至灰褐色，有深色斑点，一端稍宽，平截状，另一端渐窄而钝尖。果皮薄，子叶类白色，富油性。无臭，味苦。

一般干品含水分不超过 7.0%，总灰分不超过 10.0%，醇溶性浸出物不少于 17.0%，含盐酸水苏碱（$C_7H_{13}NO_2 \cdot HCl$）不少于 0.050%。

6. 性味归经

性微寒，味辛、苦；归心包、肝经。

7. 功能主治

活血调经，清肝明目。用于月经不调、经闭痛经、目赤翳障、头晕胀痛。

8．用法用量

内服：煎汤，5～10 g。

9．使用注意

瞳孔散大者慎用。

一百一十六、黑大豆

1．别名

菽、大豆、黑豆、乌豆、冬豆子。

2．来源

本品为豆科植物大豆 *Glycine max*（L.）Merr. 的干燥黑色种子。8—10 月，果实成熟后采收，取其种子，晒干。

3．植物形态

见第 504 页，“黄大豆”部分。

4．生境分布

见第 504 页，“黄大豆”部分。

5．药材性状

本品椭圆形而略扁，长 6～10 mm，直径 5～7 mm，厚 1～6 mm。表面黑色，略有光泽，有时具横向皱纹，一侧边缘具长圆形种脐。种皮薄，内表面呈灰黄色，除去种皮，可见 2 枚子叶，黄绿色，肥厚。质较坚硬。气微，具豆腥味。

6．性味归经

性平，味甘；归脾、肾、心经。

7．功能主治

活血利水，祛风解毒，健脾益肾。用于水肿胀满、风毒脚气、黄疸浮肿、肾虚腰痛、遗尿、风痹筋挛、产后风痉、口噤、痈肿疮毒、药食物中毒。

8．用法用量

内服：煎汤，9～30 g；或入丸、散。外用：适量，研末掺；或煮汁涂。

一百一十七、锦灯笼

1．别名

金灯、泡泡、挂金灯、灯笼果、红姑娘。

2．来源

本品为茄科植物酸浆 *Physalis alkekengi* L. var. *francheti*（Mast.）Makino 的干燥宿萼或带果实的宿萼。秋季，果实成熟、宿萼呈红色或橙红色时采收，干燥。

3．植物形态

见第 180 页，“酸浆根”部分。

4．生境分布

见第 180 页，“酸浆根”部分。

5．药材性状

本品略呈灯笼状，多压扁，长 3.0～4.5 cm，宽 2.5～4.0 cm。表面橙红色或橙黄色，有 5 条明显的纵棱，棱间有网状的细脉纹。顶端渐尖，微 5 裂，基部略平截，中心凹陷有果梗。体轻，质柔韧，中空，或内有棕红色或橙红色果实。果实球形，多压扁，直径 1.0～1.5 cm，果皮皱缩，内含种子多数。气微，宿萼味苦，果实味甘、微酸。

干品含水分不超过 10.0%，木樨草苷（$C_{21}H_{20}O_{11}$）不少于 0.10%。

6. 性味归经

性寒，味苦；归肺经。

7. 功能主治

清热解毒，利咽化痰，利尿通淋。用于咽痛音哑、痰热咳嗽、小便不利、热淋涩痛；外治天疱疮、湿疹。

8. 用法用量

内服：煎汤，5～9 g。外用：适量，捣敷患处。

一百一十八、补骨脂

1. 别名

破故纸、和兰苋、胡韭子。

2. 来源

本品为豆科植物补骨脂 *Psoralea corylifolia* L. 的干燥成熟果实。秋季，果实成熟时采收果序，晒干，搓出果实，除去杂质。

3. 植物形态

一年生草本。株高 60～150 cm。枝坚硬，具纵棱；全株被白色柔毛和黑褐色腺点。单叶互生，有时枝端侧生小叶；叶柄被白色绒毛；托叶成对，三角状披针形，膜质；叶片阔卵形，先端钝或圆，基部心形或圆形，边缘具粗锯齿，两面均具显著黑色腺点。花多数密集成穗状的总状花序，腋生，具花梗；花萼钟状，萼基部连合成管状，先端 5 裂，被黑色腺毛；花冠蝶形，淡紫色或黄色，旗瓣倒阔卵形，翼瓣阔线形，龙骨瓣长圆形，先端钝，稍内弯；雄蕊 10 枚，花药小；雌蕊 1 枚，子房上位，倒卵形或线形，花柱丝状。荚果椭圆形，不开裂，果皮黑色，与种子粘贴。种子 1 颗，有香气。花期 7—8 月，果期 9—10 月。

4. 生境分布

补骨脂常野生于山坡、溪边、田边，产于中国河北、山西、甘肃、安徽、江西、河南、广东、广西、贵州等省（自治区、直辖市）；国外，印度、缅甸、斯里兰卡亦产。

黔西北地区的七星关等县（市、区）有补骨脂野生资源分布。

5. 药材性状

本品呈肾形，略扁，长 3～5 mm，宽 2～4 mm，厚约 1.5 mm。表面黑色、黑褐色或灰褐色，具细微网状皱纹。顶端圆钝，有一小突起，凹侧有果梗痕。质硬。果皮薄，与种子不易分离；种子 1 枚，子叶 2 枚，黄白色，有油性。气香，味辛、微苦。

干品含杂质不超过 5%，水分不超过 9.0%，总灰分不超过 8.0%，酸不溶性灰分不超过 2.0%，补骨脂素（$C_{11}H_6O_3$）和异补骨脂素（$C_{11}H_6O_3$）的总量不少于 0.70%。

6. 性味归经

性温，味辛、苦；归肾、脾经。

7. 功能主治

温肾助阳，纳气平喘，温脾止泻；外用消风祛斑。用于肾阳不足、阳痿遗精、遗尿尿频、腰膝冷痛、肾虚作喘、五更泄泻；外治白癜风、斑秃。

8. 用法用量

内服：煎汤，6～10 g。外用：以 20% ～30% 酊剂涂患处。

一百一十九、蜀葵子

1. 别名

秋葵子、羊桃子、黄蜀葵子。

2. 来源

本品为锦葵科植物黄蜀葵 *Abelmoschus manihot*（Linn.）Medicus 的干燥成熟种子。9—11 月，果实成熟时采收，取出种子，晒干。

3. 植物形态

见第 166 页，“黄蜀葵”部分。

4. 生境分布

见第 166 页，“黄蜀葵”部分。

5. 药材性状

本品呈肾形，直径 3～6 mm。表面棕褐色或暗褐色，有纵裂乳头状突起。气微，味涩。

6. 性味归经

性寒，味甘；归肾、膀胱经。

7. 功能主治

利尿通淋，消肿解毒，下乳。用于湿热淋证、水肿、便秘、湿疹、湿疮、跌打损伤、乳汁不通。

8. 用法用量

内服：煎汤，6～15 g；或研末，2～5 g。外用：适量，研末调敷。

9. 使用注意

孕妇禁服。

一百二十、桂花子

1. 别名

桂花树子、四季桂子。

2. 来源

本品为木樨科植物木樨 *Osmanthus fragrans*（Thunb.）Lour. 的干燥果实。4—5 月，果实将成熟时采收，用温水浸泡后，晒干。

3. 植物形态

见第 184 页，“桂树根”部分。

4. 生境分布

见第 184 页，“桂树根”部分。

5. 药材性状

本品干燥果实呈长卵形或椭圆形，长 1. 5～2. 0 cm，直径 7～9 mm；表面棕色或紫棕色，有隆起的不规则网状皱纹；基部有果柄痕，有时可见细果柄及皿状宿萼。外果皮菲薄，易脱落，露出淡黄棕色的果核，其表面具不规则的纵沟纹；内果皮带韧性，易剥开，通常含种子 1 枚（另一胚珠一般不发育，偶含种子 2 枚）。种子呈长卵形，长 1. 2～1. 5 cm，直径约 5 mm，灰棕色，有略凹下的棕色脉纹，腹面附有长卵形薄膜状中隔；胚乳坚硬肥厚，黄白色，富油质，胚细长，微有香气。种子味苦。以身干、籽粒饱满、色橙黄、不霉者为佳。

6. 性味归经

性温，味甘、辛；归肝、胃经。

7. 功能主治

温中行气，止痛。用于胃寒疼痛、肝胃气痛。

8. 用法用量

内服：煎汤，5～10 g。

一百二十一、荔枝核

1. 别名

荔核、荔仁、枝核、大荔核。

2. 来源

本品为无患子科植物荔枝 *Litchi chinensis* Sonn. 的干燥成熟种子。夏季，采摘成熟果实，除去果皮和肉质假种皮，洗净，晒干。

3. 植物形态

常绿乔木。树高达 15 m。树皮灰黑色。小枝圆柱状，褐红色，密生白色皮孔。偶数羽状复叶，互生，具叶柄；小叶 2～4 对，叶片披针形或卵状披针形，先端骤尖或尾状短渐尖，全缘，无毛，薄革质或革质。圆锥花序顶生，阔大，多分枝；花单性，雌雄同株；萼浅杯状，深 5 裂，被金黄色短绒毛；花瓣 5 枚，基部内侧有阔而生厚毛的鳞片；雄蕊 6～8 枚；子房密被小瘤体和硬毛。果卵圆形至近球形，成熟时通常暗红色至鲜红色。种子全部被肉质假种皮包裹。花期春季，果期夏季。

4. 生境分布

荔枝是中国南部有悠久栽培历史的著名果树，一般公认其原产地在中国南部的热带、亚热带地区，产于中国西南部、南部和东南部，尤以广东和福建南部栽培最多；国外，亚洲东南部也有栽培，非洲、美洲和大洋洲都有引种的记录。

黔西北地区的大方等县（市、区）有荔枝栽培。

5. 药材性状

本品呈长圆形或卵圆形，略扁，长 1.5～2.2 cm，直径 1.0～1.5 cm。表面棕红色或紫棕色，平滑，有光泽，略有凹陷及细波纹，一端有类圆形黄棕色的种脐，直径约 7 mm。质硬。子叶 2 枚，棕黄色。气微，味微甘、苦、涩。

6. 性味归经

性温，味甘、微苦；归肝、肾经。

7. 功能主治

行气散结，祛寒止痛。用于寒疝腹痛、睾丸肿痛。

8. 用法用量

内服：煎汤，5～10 g。

9. 使用注意

无寒湿滞气者勿服。

一百二十二、松子仁

1. 别名

松子、海松子、新罗松子。

2. 来源

本品为松科植物红松 *Pinus koraiensis* Sied. et Zucc.、马尾松 *Pinus massoniana* Lamb.、华山松 *Pinus armandii* Franch. 等的干燥成熟种仁。冬季，采摘果实，除去果鳞，取出种子，除去木质硬壳，收集种仁，晒干。

3. 植物形态

见第 344—第 346 页，“松叶”部分。

4. 生境分布

见第 346 页，“松叶”部分。

5. 药材性状

本品呈倒卵三角形，长 8～12 mm，直径 4～7 mm。表面类白色或淡黄色，外包红棕色至棕褐色的膜质内种皮。顶端略尖，有深褐色的小点，基部钝圆。子叶 10～16 枚，以 13 枚者居多，类白色，大小相似，质软，富油性。气微香，味甘、淡。

6. 性味归经

性温，味甘；归肝、肺、大肠经。

7. 功能主治

润肺，滑肠。用于肺燥咳嗽、便秘。

8. 用法用量

内服：煎汤，3～9 g。

一百二十三、乌桕子

1. 别名

乌茶子。

2. 来源

本品为大戟科植物乌桕 *Sapium sebiferum*（L.）Roxb. 的种子。秋末、初冬，采摘种子，鲜用或晒干。

3. 植物形态

见第 332—第 333 页，“乌桕木根皮”部分。

4. 生境分布

见第 333 页，“乌桕木根皮”部分。

5. 药材性状

本品呈椭圆形或半球形，长 5～8 mm，直径 4～6 mm，表面具白色或灰白色较厚的蜡层，种脊条形，稍隆起，基部有小种阜。除去蜡层，种皮黑褐色或棕褐色，坚硬，不易压碎。胚乳肥厚，类白色，富含脂肪油。气味均淡。

6. 性味归经

性凉，味甘，有毒；归经不详。

7. 功能主治

杀虫、利水、通便。用于水肿、便秘、脓疮、疥癣、湿疹、皮肤皲裂。

8. 用法用量

内服：煎汤，3～5 g。外用：适量，煎水洗或捣烂敷患处。

9. 使用注意

老弱体虚者、孕妇及胃溃疡病患者忌服。

一百二十四、余甘子

1. 别名

余甘、望果、橄榄、庵摩勒、土橄榄、油甘子、牛甘子、橄榄子、喉甘子、鱼木果、滇橄榄、庵摩落迦果。

2. 来源

本品为大戟科植物余甘子 *Phyllanthus emblica* L. 的干燥成熟果实。冬季至翌年春季，果实成熟时采收，除去杂质，干燥。

3. 植物形态

落叶小乔木或灌木。树高达 23 m，胸径 50 cm。树皮灰白色，薄而易脱落，露出大块赤红色内皮。叶互生于细弱的小枝上，2 列，密生，极似羽状复叶；近无柄；落叶时整个小枝脱落；托叶线状披针形；叶片长方状线形或线状长圆形，长 1～2 cm，宽 3～5 mm。花簇生于叶腋，花小，黄色；花单性，雌雄同株，具短柄；每花簇有雌花 1 朵，每花有花萼 5～6 片，无花瓣；雄花花盘成 6 个极小的腺体，雄蕊 3 枚，合生成柱；雌花花盘杯状，边缘撕裂状，子房半藏其中。果实肉质，直径约 1.5 cm，圆而略带 6 棱，幼时为黄绿色，成熟后呈赤红色，味先酸涩而后回甜。花期 4—5 月，果期 9—11 月。

4. 生境分布

余甘子野生于海拔 200～2 300 m 的山地疏林、灌丛、荒地或山沟向阳处，极喜光，耐干热瘠薄环境，分布于中国福建、台湾、广东、海南、广西、四川、贵州、云南等地；国外，菲律宾、马来西亚、南美、印度、斯里兰卡、印度尼西亚、中南半岛等地亦产。

黔西北地区的水城等县（市、区）有余甘子野生资源分布。

5. 药材性状

本品呈球形或扁球形，直径 1.2～2.0 cm。表面棕褐色至墨绿色，有浅黄色颗粒状突起，具皱纹及不明显的 6 棱，果梗约 1 mm。外果皮厚 1～4 mm，质硬而脆。内果皮黄白色，硬核样，表面略具 6 棱，背缝线的偏上部有数条筋脉纹，干后可裂成 6 瓣。种子 6 粒，近三棱形，棕色。气微，味酸涩，回甜。以个大、肉厚、回甜味浓者为佳。

一般干品含水分不超过 13.0%，总灰分不超过 5.0%，水溶性浸出物不少于 30.0%，没食子酸（$C_7H_6O_5$）不少于 1.2%。

6. 性味归经

性凉，味甘、酸、涩；归肺、胃经。

7. 功能主治

清热凉血，消食健胃，生津止咳。用于血热血瘀、消化不良、腹胀、咳嗽、喉痛、口干。

8. 用法用量

内服：煎汤，3～9 g；多入丸、散。

9. 使用注意

脾胃虚寒者慎服。

一百二十五、乌饭子

1. 别名

乌鸦果、乌饭果、米饭果、纯阳子、冷饭果、沙汤果、蚂蚁果、小马扎豆、土千年健果。

2. 来源

本品为杜鹃花科植物乌鸦果 *Vaccinium fragile* Franch. 的干燥成熟果实。秋季，果实成熟后采摘，晒干。本品种的根、叶亦供药用。

3. 植物形态

常绿矮小灌木。株高 20～50 cm，高者达 1 m 以上。地下有木质粗根，有时粗大成疙瘩状。茎圆柱形多分枝，有时丛生，枝条疏被或密被具腺长刚毛和短柔毛。叶密生，叶柄短；叶片革质，长圆形或椭圆形，长 12～35 mm，先端锐尖、渐尖或钝圆，基部钝圆或楔形，边缘有细锯齿，两面被刚毛和短柔毛。总状花序生枝下部叶腋和生枝顶叶腋而呈假顶生，长 1.5～6.0 cm，有多数花，偏向花序一侧着生；苞片叶状，有时带红色，两面被糙伏毛；小苞片卵形或披针形，着生花梗中、下部；花萼通常绿色或带暗红色，短钟状，萼齿三角形；花冠壶形，白色至淡红色，有 5 条红色脉纹，裂齿短小，三角形，直立或略向外反折；雄蕊 10 枚，内藏，短于花冠，药室背部有 2 上举的距；雌蕊 1 枚，扁圆形，花柱内藏。浆果圆球形，由绿色变为红色，成熟时紫黑色，内有多数细小种子。花期春、夏、秋季，果期 7—10 月。

4. 生境分布

乌鸦果野生于海拔 1 100～3 400 m 的松林、山坡灌丛或草坡，为酸性土壤的指示植物，分布于中国四川、贵州、西藏、云南等省（自治区、直辖市）。

黔西北地区的威宁等县（市、区）有乌鸦果野生资源分布。

5. 药材性状

本品果实呈类球形，直径 4～6 mm。表面暗红褐色至紫黑色，稍被白粉，略有细纵纹，先端具黄色点状的花柱痕迹，基部有细果梗或果梗痕。有时有宿萼，约包被果实 2/3 以上，萼筒钟状，先端 5 浅裂，裂片短三角形。质松脆，断面黄白色，内含多数长卵状三角形的种子，橙黄色或橙红色。气微，味酸而稍甜。

6. 性味归经

性温，味甘、酸；归经不详。

7. 功能主治

安神，止咳。用于心悸怔忡、夜不安眠、久咳。

8. 用法用量

内服：煎汤，9～15 g。

一百二十六、紫藤子

1. 来源

本品为豆科植物紫藤 *Wisteria sinensis*（Sims）Sweet 的干燥种子。冬季，果实成熟时采收，除去果壳，晒干。

2. 植物形态

见第 210 页，“紫藤根”部分。

3. 生境分布

见第 210 页，“紫藤根”部分。

4. 药材性状

本品呈扁圆形或略呈肾圆形，一面平坦，另一面稍隆起，直径 1.2～2.3 cm，厚 2～3 mm。表面淡棕色至黑棕色，平滑，具光泽，散有黑色斑纹。种子一端有细小合点，自合点分出数条略凹下的弧形脉纹，另一端侧边凹陷处有黄白色椭圆形的种脐，并有种柄残迹。质坚硬，种皮薄，剥去后可见黄白色坚硬的子叶 2 片。嚼之有豆腥气，微有麻舌感。以身干、粒大、饱满、无杂质者为佳。

5. 性味归经

性微温，味甘，有小毒；归脾、肝经。

6. 功能主治

活血，通络，解毒，驱虫。用于筋骨疼痛、腹痛吐泻、小儿蛲虫病。

7. 用法用量

内服：煎汤（炒熟），15～30 g；或浸酒。

8. 使用注意

本品有小毒，使用不当可致中毒。内服需要炮制炒透，并注意控制用量，且不宜久服。

一百二十七、苦檀子

1. 别名

猪腰子、冲天子、苦蚕子、日头鸡、土大风子。

2. 来源

本品为豆科植物厚果崖豆藤 *Millettia pachycarpa* Benth. 的干燥成熟种子。果实成熟后采收，除去果皮，将种子晒干。

3. 植物形态

巨大藤本，又名厚果鸡血藤、毛蕊崖豆藤、罗藤。茎藤长达 15 m。幼年时，直立如小乔木状。嫩枝褐色，密被黄色绒毛，后渐秃净；老枝黑色，光滑，散布褐色皮孔，茎中空。羽状复叶长 30～50 cm；叶柄长 7～9 cm；托叶阔卵形，黑褐色，贴生鳞芽两侧，宿存；小叶 6～8 对，草质，长圆状椭圆形至长圆状披针形，长 10～18 cm，宽 3.5～4.5 cm，先端锐尖，基部楔形或圆钝，上面平坦，下面被平伏绢毛，中脉在下面隆起，密被褐色绒毛，侧脉 12～15 对，平行，近叶缘弧曲；小叶柄短，密被毛。总状圆锥花序，2～6 枝生于新枝下部，长 15～30 cm，密被褐色绒毛，生花节短，花 2～5 朵着生节上；苞片小，阔卵形；小苞片甚小，线形，离萼生；花梗长 6～8 mm；花萼杯状，密被绒毛，萼齿甚短，不明显，圆头，上方 2 齿全合生；花冠淡紫，旗瓣无毛，或先端边缘具睫毛，卵形，基部淡紫色，基部具 2 短耳，无胼胝体，翼瓣长圆形，下侧具钩，龙骨瓣基部截形，具短钩；雄蕊单体，对旗瓣的 1 枚基部分离；无花盘；子房线形，密被绒毛，花柱长于子房，向上弯，胚珠 5～7 粒。荚果深褐黄色，肿胀，长圆形，单粒种子时卵形，长 5～23 cm，宽约 4 cm，厚约 3 cm，秃净，密布浅黄色疣状斑点，果瓣木质，甚厚，迟裂，有种子 1～5 粒。种子黑褐色，肾形，或挤压呈棋子形。花期 4—6 月，果期 6—11 月。

4. 生境分布

厚果崖豆藤野生于海拔 2 000 m 以下的溪边、疏林下及灌木丛中，产于中国浙江、江西、福建、台湾、湖南、广东、广西、四川、贵州、云南、西藏等省（自治区、直辖市）；国外，缅甸、泰国、越南、老挝、孟加拉国、印度、尼泊尔、不丹亦产。

黔西北地区的七星关等县（市、区）有厚果崖豆藤野生资源分布。

5. 药材性状

本品种子扁圆而略呈肾形；着生在荚果两端的种子，一面圆形，另一面平截；居于荚果中间的种子，两面均平截；长约 4 cm，厚约 3 cm。表面红棕色至黑褐色，有光泽，或带有灰白色的薄膜，脐点位于中腰陷凹处。子叶 2 片，肥厚，角质样，易纵裂；近脐点周围有不规则的突起，使子叶纵裂而不平。气微，味淡而后带窜透性的麻感。以皮红褐色、个大、无虫蛀者为好。

6. 性味归经

性热，味苦、辛，有大毒；归脾、胃经。

7. 功能主治

攻毒止痛，消积杀虫。用于疥癣疮癞、痧气腹痛、小儿疳积。

8. 用法用量

内服：研末或煅存性研末，0.9～1.5 g；或磨汁。外用：适量，研末调敷。

9. 使用注意

内服宜慎。过量服用可引起中毒，出现呕吐、腹痛、眩晕、黏膜干燥、呼吸迫促、神志不清等症状。对神经有先兴奋后麻痹的作用。

厚果崖豆藤的根、叶亦供药用。根：性温，味苦、辛，有大毒；具有散瘀消肿之功效，用于跌打损伤、骨折。叶：性温，味辛、苦，有毒，归肺经；具有祛风杀虫、活血消肿之功效，用于皮肤麻木、癣疥、脓肿。

一百二十八、石榴皮

1. 别名

石榴壳、酸榴皮、西榴皮、酸石榴皮、安石榴酸实壳。

2. 来源

本品为石榴科植物石榴 *Punica granatum* L. 的干燥果皮。秋季，果实成熟后收集果皮，晒干。

3. 植物形态

见第 169 页，“石榴根”部分。

4. 生境分布

见第 169 页，“石榴根”部分。

5. 药材性状

本品呈不规则的片状或瓢状，大小不一，厚 1.5～3.0 mm。外表面红棕色、棕黄色或暗棕色，略有光泽，粗糙，有多数疣状突起。有的有突起的筒状宿萼及粗短果梗或果梗痕。内表面黄色或红棕色，有隆起呈网状的果蒂残痕。质硬而脆，断面黄色，略显颗粒状。气微，味苦涩。

干品含杂质不超过 6%，水分不超过 17.0%，总灰分不超过 7.0%，醇溶性浸出物不少于 15.0%，鞣质不少于 10.0%，鞣花酸（$C_{14}H_6O_8$）不少于 0.30%。

6. 性味归经

性温，味酸、涩；归大肠经。

7. 功能主治

涩肠止泻，止血，驱虫。用于久泻、久痢、便血、脱肛、崩漏、带下、虫积腹痛。

8. 用法用量

内服：煎汤，3～9 g。

一百二十九、南天竹子

1. 别名

南竹子、天竺子、红杷子、天烛子、红枸子、钻只黄。

2．来源

本品为小檗科植物南天竹 *Nandina domestica* Thunb. 的干燥成熟果实。秋季，果实成熟时或至翌年春季采收，剪取果枝，摘取果实，晒干。

3．植物形态

见第242—第243页，“南天竹根”部分。

4．生境分布

见第243页，“南天竹根”部分。

5．药材性状

本品浆果呈球形，直径6～9 mm。表面黄红色、暗红色或红紫色，平滑，微具光泽，有的局部下陷，先端具突起的宿存柱基，基部具果柄或其断痕。果皮质松脆，易破碎。种子2粒，略呈半球形，内面下凹，类白色至黄棕色。气无，味微涩。以粒圆、色红、光滑、种子色白者为佳。

6．性味归经

性平，味酸、甘，有毒；归肺经。

7．功能主治

敛肺止咳，平喘。用于久咳、气喘、百日咳。

8．用法用量

内服：煎汤，6～15 g；或研末。

9．使用注意

外感咳嗽初起慎服。本品有毒，过量服用，能使中枢神经系统兴奋，产生痉挛。严重时，可导致呼吸中枢麻痹、心力衰竭而引起死亡。

一百三十、石龙芮子

1．别名

天豆、地椹、石能、芮子、鲁果能。

2．来源

本品为毛茛科植物石龙芮 *Ranunculus sceleratus* L. 的干燥成熟果实。夏季，果实成熟时采收，除去杂质，晒干。

3．植物形态

一年生或二年生草本。株高10～50 cm。须根簇生。茎直立，上部多分枝，无毛或疏生柔毛。基生叶有长柄；叶片轮廓肾状圆形，基部心形，3深裂，有时裂达基部，中央深裂片菱状倒卵形或倒卵状楔形，3浅裂，全缘或有疏圆齿；侧生裂片2～3裂，无毛；茎下部叶与基生叶相同，上部叶较小，3全裂，裂片披针形或线形，无毛，基部扩大成膜质宽鞘，抱茎。聚伞花序，有多数花；花两性，花梗无毛；萼片5枚，椭圆形，外面有短柔毛；花瓣5枚，倒卵形，淡黄色，基部有短爪，蜜槽呈棱状袋穴；雄蕊多数，花药卵形；花托在果期伸长增大呈圆柱形，有短柔毛；心皮多数，花柱短。瘦果极多，有近百枚，紧密排列在花托上，倒卵形，无毛，具喙。花期4—6月，果期5—8月。

4．生境分布

石龙芮野生于平原湿地或河沟边，广泛分布于亚洲、欧洲、北美洲的亚热带至温带地区；在中国，各省（区）均有分布。

黔西北地区的纳雍、威宁、赫章等县（市、区）有石龙芮野生资源分布。

5. 性味归经

性平，味苦；归心经。

6. 功能主治

和胃，益肾，明目，祛风湿。用于心热烦渴、阴虚失精、风寒湿痹。

7. 用法用量

内服：煎汤，3～9 g。

一百三十一、陈壶芦瓢

1. 别名

破瓢、败瓠、败瓢、旧壶卢瓢。

2. 来源

本品为葫芦科植物葫芦 *Lagenaria siceraria*（Molina）Standl. 或小葫芦 *Lagenaria siceraria*（Molina）Standl. var. *microcarpa*（Naud.）Hara 的陈旧的老熟果皮。葫芦：秋末冬初，采摘老熟果实，切开，除去瓤心种子，打碎，晒干。苦葫芦：秋季，果实老熟至外壳转黄时采下，用瓷片刮去外层薄皮后晒干。

3. 植物形态

（1）葫芦。见第 438 页，“葫芦”部分。

（2）小葫芦。一年生攀缘草本。茎、枝具沟纹，被软柔毛。卷须纤细，上部分 2 歧，初时被微柔毛。叶互生；叶片心状卵形，长 10～40 cm，宽与长略相等，不分裂或 3～5 裂，先端锐尖，基部心形，叶上下面均被毛，边缘有不规则的齿；掌状脉 5～7 条；叶柄极长，顶端具腺齿 2 枚。花雌雄同株，单生；雄花有长柄，较叶柄更长，雌花柄较短；萼漏斗状，5 裂，裂齿狭三角形，被柔毛；花瓣 5 枚，白色，广卵形；雄花花蕊 3 枚，花药结合，一药具 1 室，另二药各具 2 室；雌花子房椭圆形，有绒毛，花柱短，柱头 3 枚，各 2 裂。果实初时被柔毛，淡绿色，熟后外壳变硬，光滑，呈白色或黄色，上下有两个不等的果室，上室较下室稍小，中间细缩如腰，呈哑铃状。种子白色，扁平，倒卵状长椭圆形。花期 7—8 月，果期 8—9 月。

4. 生境分布

（1）葫芦。见第 438 页，“葫芦”部分。

（2）小葫芦。原产于欧亚大陆热带地区，中国许多地方作为观赏植物栽培。

黔西北地区的大方、七星关、纳雍等县（市、区）有小葫芦分布。

5. 药材性状

（1）葫芦。本品干燥果皮系陈旧而破碎的片块，形状不规则，大小不一，厚 4～7 mm。外表面黄棕色，较光滑，内表面黄白色。质坚硬，不易折断。气无，味淡。

（2）小葫芦。本品完整果实呈哑铃状，中部细缩如腰，上段卵形，下段较大，呈球形，顶部有花柱痕，基部的果柄已除去，仅存果柄痕，全长 8～12 cm，直径 3～4 cm。外面黄色，光滑。质坚硬。破碎后灰黄白色。气弱，味苦。

6. 性味归经

性平，味甘、苦；归经不详。

7. 功能主治

利水，消肿。用于水肿、膨胀、痔漏下血、血崩、带下。

8. 用法用量

内服：煎汤，10～30 g。外用：适量，烧存性，研末调敷。

一百三十二、南蛇藤果

1. 别名

皮猢子、狗葛子、合欢花、鸦雀食。

2. 来源

本品为卫矛科植物南蛇藤 *Celastrus orbiculatus* Thunb. 的干燥果实。9—10 月，果实成熟后摘取，晒干。

3. 植物形态

见第 249 页，“南蛇藤根”部分。

4. 生境分布

见第 249 页，“南蛇藤根”部分。

5. 药材性状

本品蒴果黄色，球形，直径约 1 cm，3 裂，干后呈黄棕色。种子每室 2 粒，有红色肉质假种皮。略有异臭，味甘酸而带腥。

6. 性味归经

性平，味甘、微苦；归经不详。

7. 功能主治

养心安神，和血止痛。用于心悸失眠、健忘多梦、牙痛、筋骨痛、腰腿麻木、跌打伤痛。

8. 用法用量

内服：煎汤，6～15 g。

9. 使用注意

孕妇慎服。

一百三十三、罗汉松实

1. 来源

罗汉松科植物短叶罗汉松 *Podocarpus macrophyllus*（Thunb.）D. Don var. *maki* Endl.、罗汉松 *Podocarpus macrophyllus*（Thunb.）D. Don. 的干燥种子及花托。秋季，种子成熟时连同花托一起摘取，晒干。

2. 植物形态

见第 367 页，“罗汉松叶”部分。

3. 生境分布

见第 367—第 368 页，“罗汉松叶”部分。

4. 药材性状

本品种子椭圆形、类圆形或斜卵圆形，长 8～11 mm，直径 7～9 mm。外表灰白色或棕褐色，多数被白霜，具突起的网纹，基部着生于倒钟形的肉质花托上。质硬，不易破碎，折断面种皮厚，中心粉白色。气微，味淡。

5. 性味归经

性微温，味甘；归经不详。

6. 功能主治

行气止痛，温中补血。用于胃脘疼痛、血虚面色萎黄。

7. 用法用量

内服：煎汤，10～20 g。

一百三十四、紫茉莉子

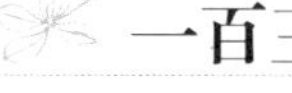

1. 别名

白粉果、土山柰。

2. 来源

本品为紫茉莉科植物紫茉莉 *Mirabilis jalapa* L. 的果实。9—10 月，果实成熟时采收，除去杂质，晒干。

3. 植物形态

见第 251 页，“紫茉莉根”部分。

4. 生境分布

见第 251 页，“紫茉莉根”部分。

5. 药材性状

本品果实呈卵圆形，长 5～8 mm，直径 5～8 mm。表面黑色，有 5 条明显棱脊，顶端有花柱基痕，基部有果柄痕。质硬。种子黄棕色，胚乳较发达，白色粉质。

6. 性味归经

性微寒，味甘；归经不详。

7. 功能主治

清热化斑，利湿解毒。用于斑痣、脓疱疮。

8. 用法用量

外用：适量，去外壳研末搽；或煎水洗。

一百三十五、南五味子

1. 别名

香苏、玄及、会及、红铃子、五梅子、山花椒。

2. 来源

本品为木兰科植物华中五味子 *Schisandra sphenanthera* Rehd. et Wils. 的干燥成熟果实。秋季，果实成熟时采摘，晒干或蒸后晒干，除去果梗及杂质。

3. 植物形态

落叶木质藤本。冬芽、芽鳞具长缘毛，先端无硬尖。小枝红褐色，距状短枝或伸长，具颇密而凸起的皮孔。叶纸质，倒卵形、宽倒卵形，或倒卵状长椭圆形，有时圆形，很少椭圆形，先端短急尖或渐尖，基部楔形或阔楔形，干膜质边缘至叶柄成狭翅，上面深绿色，下面淡灰绿色，有白色点，1/2～2/3 以上边缘具疏离、胼胝质齿尖的波状齿，上面中脉稍凹入，侧脉每边 4～5 条，网脉密致，干时两面不明显凸起；叶柄红色，长 1～3 cm。花生于近基部叶腋；花梗纤细，基部具膜质苞片；花被片 5～9 枚，橙黄色，近相似，椭圆形或长圆状倒卵形，具缘毛，背面有腺点。雄花：雄蕊群倒卵圆形；花托圆柱形，顶端伸长，无盾状附属物；雄蕊 11～23 枚，药室内侧向开裂，药隔倒卵形，两药室向外倾斜，顶端分开，基部近邻接，花丝长约 1 mm，上部 1～4 枚雄蕊与花托顶贴生，无花丝。雌花：雌蕊群卵球形，雌蕊 30～60 枚，子房近镰刀状椭圆形，柱头冠狭窄，下延成不规则的附属体。聚合果有果托；成熟小浆果红色，具短柄。种子长圆体形或肾形，种脐斜“V”字形，长约为种子宽的1/3；种皮褐色，光滑，或仅背面微皱。花期4—7月，果期7—9月。

4．生境分布

华中五味子野生于海拔600～3 000 m的湿润山坡边、山谷的两侧、灌木林林缘，分布于中国山西、陕西、甘肃、山东、江苏、安徽、浙江、江西、福建、河南、湖北、湖南、四川、贵州、云南东北部等省（自治区、直辖市）。

黔西北地区的威宁、七星关、大方、黔西、金沙、织金等县（市、区）有华中五味子野生资源分布。

5．药材性状

本品呈类球形或扁球形，直径4～6 mm。表面棕红色至暗棕色，果皮肉质较薄，干瘪，皱缩，果肉常紧贴种子上。种子1～2粒，肾形，有光泽，表面黄棕色，略呈颗粒状。果肉气微，味微酸。种子破碎后有香气。

6．性味归经

性温，味酸、甘；归肺、心、肾经。

7．功能主治

收敛固涩，益气生津，补肾宁心。属收涩药分类下的敛肺涩肠药。用于久咳虚喘、津伤口渴及消渴、自汗、盗汗、遗精、滑精、久泻不止、心悸、失眠、多梦、慢性肝炎（转氨酶升高）。

8．用法用量

内服：煎汤，3～6 g。

一百三十六、八角茴香

1．别名

八角、八角香、大茴香、舶茴香、大八角、原油茴、八角大茴、舶上茴香、茴香八角珠。

2．来源

本品为木兰科植物八角茴香 *Illicium verum* Hook. f. 的干燥成熟果实。秋、冬二季，果实由绿变黄时采摘，置沸水中略烫后干燥或直接干燥。

3．植物形态

常绿乔木。树高10～20 m。树皮灰色至红褐色，有不规则裂纹。枝密集，呈水平伸展。叶不整齐，互生，在顶端3～6片近轮生或松散簇生，革质，披针形至长椭圆形，先端骤尖或短渐尖，基部渐狭或楔形，在阳光下可见密布透明油点；中脉在叶上面稍凹下，在下面隆起；叶有柄。花内轮粉红色至深红色，单生叶腋或近顶生，具花梗；花被片7～12片，常具不明显的半透明腺点，最大的花被片宽椭圆形到宽卵圆形；雄蕊11～20枚，药隔截形，药室稍为突起；心皮7～11枚；花柱钻形，长于子房。果实多由8个蓇葖果放射排列成八角形的聚合果，幼时绿色，成熟时红棕色，放射星芒果开裂，先端钝或钝尖。种子扁卵形，棕色，有光泽。秋果3—5月开花，9—10月成熟。春果8—10月开花，翌年3—4月成熟。

4．生境分布

八角茴香野生于土壤疏松的阴湿山地，分布于中国福建、广东、广西、云南、贵州、台湾等省（自治区、直辖市）；国外，越南亦产。

黔西北地区的纳雍、水城、威宁、赫章等县（市、区）有八角茴香野生资源分布。

5．药材性状

本品为聚合果，多由8个蓇葖果组成，放射状排列于中轴上。蓇葖果长1～2 cm，宽3～

5 mm，高6～10 mm；外表面红棕色，有不规则皱纹，顶端呈鸟喙状，上侧多开裂；内表面淡棕色，平滑，有光泽；质硬而脆。果梗长3～4 cm，连于果实基部中央，弯曲，常脱落。每个蓇葖果含种子1粒，扁卵圆形，长约6 mm，红棕色或黄棕色，光亮，尖端有种脐；胚乳白色，富油性。气芳香，味辛、甜。

一般干品含挥发油不少于4.0%，反式茴香脑（$C_{10}H_{12}O$）不少于4.0%。

6. 性味归经

性温，味辛；归肝、肾、脾、胃经。

7. 功能主治

温阳散寒，理气止痛。用于寒疝腹痛、肾虚腰痛、胃寒呕吐、脘腹冷痛。

8. 用法用量

内服：煎汤，3～6 g。

一百三十七、王不留行

1. 别名

奶米、大麦牛、不留行、留行子、禁宫花、剪金花、麦蓝子、王不流行、金剪刀草、金盏银台。

2. 来源

本品为石竹科植物麦蓝菜 *Vaccaria segetalis*（Neck.）Garcke 的干燥成熟种子。夏季，果实成熟、果皮尚未开裂时采割植株，晒干，打下种子，除去杂质，再晒干。

3. 植物形态

一年生或二年生草本。株高30～70 cm。茎直立，圆柱形，节处略膨大，上部呈二叉状分枝。叶对生，无柄，卵状披针形或线状披针形，先端渐尖，基部圆形或近心脏形，全缘。疏生聚伞花序着生于枝顶；花梗细长，下有鳞片状小苞片2枚；花萼圆筒状，花后增大呈5棱状球形，顶端5齿裂；花瓣5枚，粉红色，倒卵形，先端有不整齐小齿；雄蕊10枚，不等长；子房上位，1室，花柱2枚。蒴果包于宿存花萼内，成熟后先端呈4齿状开裂。种子多数，暗黑色，球形，有明显的疣状突起。花期4—6月，果期5—7月。

4. 生境分布

麦蓝菜野生于山坡、路旁，尤以麦田中最为普遍，中国除华南地区外均有野生资源分布，主产于河北、山东、辽宁、黑龙江等地，以河北省产量最大。

黔西北地区的黔西、大方、七星关等县（市、区）有麦蓝菜野生资源分布。

5. 药材性状

本品呈球形，直径约2 mm。表面黑色，少数红棕色，略有光泽，有细密颗粒状突起，一侧有一凹陷的纵沟。质硬。胚乳白色，胚弯曲成环，子叶2枚。气微，味微涩、苦。

一般干品含水分不超过12.0%，总灰分不超过4.0%，醇溶性浸出物不少于6.0%，含王不留行黄酮苷（$C_{32}H_{38}O_{19}$）不少于0.40%。

6. 性味归经

性平，味苦；归肝、胃经。

7. 功能主治

活血通经，下乳消肿，利尿通淋。用于经闭、痛经、乳汁不下、乳痈肿痛、淋证涩痛。

8. 用法用量

内服：煎汤，5～10 g。

9. 使用注意

孕妇慎用。

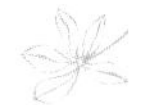

一百三十八、野鸦椿子

1. 别名

鸡眼睛、鸡眼椒、淡椿子、狗椿子、鸡肫子、乌眼睛、开口椒、鸡肾果、山海椒、小山辣子。

2. 来源

本品为省沽油科植物野鸦椿 *Euscaphis japonica*（Thunb.）Dippel. 的干燥成熟果实或种子。秋季，采收成熟果实或种子，晒干。

3. 植物形态

落叶小乔木或灌木。树高可达2～8 m。树皮灰褐色，具纵条纹。小枝及芽红紫色，枝叶揉碎后发出恶臭气味。叶对生，奇数羽状复叶；叶轴淡绿色；小叶3～11片，厚纸质，长卵形或椭圆形，稀为圆形，先端渐尖，基部钝圆，边缘具疏短锯齿，齿尖有腺体，两面除背面沿脉有白色小柔毛外余无毛，主脉在上面明显，在背面突出，侧脉8～11条，在两面可见；小叶具柄；小托叶线形，基部较宽，先端尖，有微柔毛。圆锥花序顶生，花梗长达20 cm，花多，较密集，黄白色；萼片与花瓣均为5片，椭圆形，萼片宿存；花盘盘状；心皮3枚，分离。蓇葖果长1～2 cm，每一花发育为1～3个蓇葖果，果皮软革质，紫红色，有纵脉纹。种子近圆形，假种皮肉质，黑色，有光泽。花期5—6月，果期8—9月。

4. 生境分布

野鸦椿生于山坡、山谷、河边的丛林或灌丛中，中国除西北外均有野生资源分布，主产于江南各地，西至云南东北部；国外，日本、朝鲜亦产。

黔西北地区的七星关、纳雍、织金等县（市、区）有野鸦椿野生资源分布。

5. 药材性状

本品果实为蓇葖果，常2～3个着生于同一果柄的顶端，单个呈倒卵形、类圆形，稍扁，微弯曲，顶端较宽大，下端较窄小，长7～20 mm，宽5～8 mm。果皮外表面呈红棕色，有凸起的分叉脉纹，内表面淡棕红色或棕黄色，具光泽，内有种子1～2粒。种子扁球形，直径约5 mm，厚约3 mm，黑色，具光泽，一端边缘可见凹下的种脐，种皮外层质脆，内层坚硬，种仁白色，油质。气微，果皮味微涩，种子味淡而油腻。

6. 性味归经

性温，味辛、微苦；归肝、胃、肾经。

7. 功能主治

祛风散寒，行气止痛，消肿散结。用于胃痛、寒疝疼痛、泄泻、痢疾、脱肛、月经不调、子宫下垂、睾丸肿痛。

8. 用法用量

内服：煎汤，9～15 g。

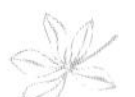

一百三十九、化香树果

1. 别名

化香果、化香树球。

2. 来源

本品为胡桃科植物化香树 *Platycarya strobilacea* Sieb. et Zucc 的干燥近成熟果实。秋季，果实近成熟时采收，晒干。

3. 植物形态

落叶小乔木。树高 2～6 m。树皮灰褐色，不规则纵裂。枝条暗褐色，有小皮孔；冬季被芽鳞，髓部实心。奇数羽状复叶，互生，长 15～30 cm，小叶 7～23 片；小叶无柄，卵状披针形至长椭圆状披针形，薄革质，不等边，稍呈镰状弯曲，基部近圆形，一边略偏斜，先端长渐尖，边缘有重锯齿。花单性或两性，雌雄同株；两性花序和雄花序着生于小枝顶端或叶腋，排列成伞房状花序束；中央的一条常为两性花序，雄花序在上，雌花序在下；位于两性花序的四周为雄花序，通常 3～8 条；雄花苞片阔卵形，顶端渐尖，向外弯曲，无小苞片及花被，雄蕊 6～8 枚，花丝长短不等；雌花序球状卵形或长圆形，雌花苞片卵状披针形，先端长渐尖，硬而不外曲，无小苞片，有花被片 2 片，贴生于子房两侧，与子房一起增大。果序球果状，卵状椭圆形至长椭圆状圆柱形，苞片宿存，膜质，褐色；小坚果扁平，两侧具狭翅。种子卵形，种皮膜质。花期 5—6 月，果期 7—10 月。

4. 生境分布

化香树野生于海拔 600～2 200 m 的向阳山坡及杂木林中，分布于中国甘肃、陕西、河南南部、山东、安徽、江苏、浙江、江西、福建、台湾、广东、广西、湖南、湖北、四川、贵州、云南等省（自治区、直辖市）；国外，朝鲜、日本亦产。

黔西北地区的威宁、织金、黔西等县（市、区）有化香树野生资源分布。

5. 药材性状

本品果穗直立，卵形至矩圆形，长 3.5～4.0 cm，直径约 2 cm，暗褐色。果苞卵状披针形，先端刺尖，坚硬，宿存，每果苞内含 1 粒坚果。坚果近圆形，扁平，两面中间稍隆起，边缘圆，长 2.6～4.5 mm，基端宽 1.4～2.9 mm，顶端宽 3.1～6.1 mm，厚 1.4～1.6 mm；棕褐色，有黑褐色斑块，两面各有 1 披针形肋纹，边缘较宽成翼状，近坚果顶端有 1 刀刻状横向裂纹；顶端中央凹，凹口处为宿存花柱或花柱残基；基部有 1 凹孔，一侧开口低，呈“U”形。种皮黄褐色，三角形。子叶 1 枚，皱褶。种子 1 颗。

6. 性味归经

性温，味辛；归肺、脾、大肠经。

7. 功能主治

活血行气，止痛，杀虫止痒。用于内伤胸腹胀痛、跌打损伤、筋骨疼痛、痈肿、湿疮、疥癣。

8. 用法用量

内服：煎汤，10～20 g。外用：适量，煎水洗；或研末调敷。

一百四十、猫儿屎果

1. 来源

本品为木通科植物猫儿屎 *Decaisnea insignis*（Griffith）J. D. Hooker et Thomson 的干燥成熟果实。秋季，果实成熟时采收，洗净，晒干。

2. 植物形态

见第 223 页，“猫儿屎”部分。

3．生境分布

见第223页，“猫儿屎”部分。

4．性味归经

性平，味甘、辛；归肺、大肠经。

5．功能主治

润肌养肤，解毒疗疮。用于皮肤失养皲裂、皮肤瘙痒、阴痒、肛门痔烂。

6．用法用量

内服：煎汤，30～45 g。外用：适量，煎水洗或煎取浓汁搽。

一百四十一、大叶酸藤子

1．别名

大鸡母酸、大叶十八症、酸汤叶。

2．来源

本品为紫金牛科植物大叶酸藤子 *Embelia subcoriacea*（C. B. Clarke）Mez 的干燥成熟果实。秋季，采收成熟果实，除去杂质，晒干。

3．植物形态

攀缘灌木或小乔木。树高3～5 m。枝条多少具瘤或皮孔。叶互生；有叶柄；叶片革质或坚纸质，倒卵形或倒卵状椭圆形，长8～15 cm，宽3.5～6.5 cm，先端急尖或渐尖，基部楔形，全缘，具腺点，有时腺点伸长呈碎发状，并从中脉与侧脉平行向两侧放射，背面中脉隆起，侧脉很多。总状花序，着生于上年无叶小枝叶痕上，幼时被微柔毛，基部具苞片；花梗短，被微柔毛；小苞片狭披针形或倒戟形，具疏缘毛；花数4，长2～3 mm；萼片卵形至三角形，稀广卵形，具缘毛、腺点；花瓣淡绿色或黄白色，分离，卵形或长圆状卵形，里面密被微柔毛，具缘毛、腺点；雄蕊在雄花中超出花瓣，花药背部具腺点；雌蕊退化。果扁球形，深红色，具蜜腺点、纵肋，宿存萼反卷。花期4—8月，果期9—12月。

4．生境分布

大叶酸藤子野生于海拔1 400～2 300 m的山谷、山坡密林、疏林中，产于中国贵州、云南、广西等地区；国外，印度、越南、老挝、泰国、柬埔寨等地亦产。

黔西北地区的纳雍等县（市、区）有大叶酸藤子野生资源分布。

5．药材性状

本品果实呈扁球形，直径约1 cm，深红色，具蜜腺点及纵肋，宿存萼反卷；干后呈棕绿色。气微，味酸、甜。

6．性味归经

性平，味甘、酸；归大肠经。

7．功能主治

驱虫。用于蛔虫病。

8．用法用量

内服：煎汤，6～9 g；或研末。

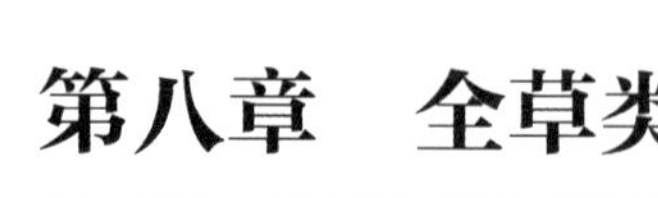

第八章　全草类

全草类中草药指药用部位为全植物体或其地上部分。本章共介绍全草类中草药378种。这些中草药分属95科、259属、408种药用植物（表8－1）。

表8－1　全草类中草药分属植物科、属、种名

序号	药名	科名	属名	种名
1	大蓟	菊科	蓟属	蓟
2	小蓟	菊科	蓟属	刺儿菜
3	青蒿	菊科	蒿属	黄花蒿
4	薄荷	唇形科	薄荷属	薄荷
5	茵陈	菊科	蒿属	滨蒿
				茵陈蒿
6	荆芥	唇形科	荆芥属	荆芥
7	木贼	木贼科	木贼属	木贼
8	龙葵	茄科	茄属	龙葵
9	葎草	桑科	葎草属	葎草
10	卷柏	卷柏科	卷柏属	卷柏
				垫状卷柏
11	萹蓄	蓼科	蓼属	萹蓄
12	问荆	木贼科	问荆属	问荆
13	紫堇	罂粟科	紫堇属	紫堇
14	白英	茄科	茄属	白英
15	茅莓	蔷薇科	悬钩子属	茅莓
16	毛茛	毛茛科	毛茛属	毛茛
17	蛇含	蔷薇科	委陵菜属	蛇含委陵菜
18	马兰	菊科	马兰属	马兰
19	文竹	百合科	天冬属	文竹
20	肾蕨	骨碎补科	肾蕨属	肾蕨
21	香蓼	蓼科	蓼属	香蓼
22	牛至	唇形科	牛至属	牛至

续表 8－1

序号	药名	科名	属名	种名
23	糙苏	唇形科	糙苏属	糙苏
24	蛇莓	蔷薇科	蛇莓属	蛇莓
25	石斛	兰科	石斛属	金钗石斛
				细叶石斛
				细茎石斛
				铁皮石斛
26	泽兰	唇形科	地笋属	地笋
				毛叶地笋
27	麻黄	麻黄科	麻黄属	草麻黄
				木贼麻黄
28	酸浆	茄科	酸浆属	酸浆
29	钩吻	马钱科	胡蔓藤属	胡蔓藤
30	毛药	茄科	红丝线属	红丝线
31	苦蘵	茄科	酸浆属	苦蘵
32	牡蒿	菊科	蒿属	牡蒿
33	松蒿	玄参科	松蒿属	松蒿
34	瞿麦	石竹科	石竹属	瞿麦
				石竹
35	爵床	爵床科	爵床属	爵床
36	香薷	唇形科	香薷属	海州香薷
37	杜衡	马兜铃科	细辛属	杜衡
				小叶马蹄香
38	赤车	荨麻科	赤车属	赤车
39	蛇菰	蛇菰科	蛇菰属	蛇菰
40	胡荽	伞形科	芫荽属	芫荽
41	星蕨	水龙骨科	星蕨属	星蕨
42	藨草	莎草科	水葱属	三棱水葱
43	水葱	莎草科	水葱属	水葱
44	菥蓂	十字花科	菥蓂属	菥蓂
45	蔊菜	十字花科	蔊菜属	蔊菜
				无瓣蔊菜
46	崖松	景天科	景天属	细叶景天
47	雀麦	禾本科	雀麦属	雀麦
48	石龙刍	灯心草科	灯心草属	野灯心草

续表 8－1

序号	药名	科名	属名	种名
49	野前胡	毛茛科	耧斗菜属	无距耧斗菜
50	星毛蕨	金星蕨科	星毛蕨属	星毛蕨
51	牛筋草	禾本科	穇属	牛筋草
52	金星蕨	金星蕨科	金星蕨属	金星蕨
53	狼尾草	禾本科	狼尾草属	狼尾草
54	肿足蕨	金星蕨科	肿足蕨属	肿足蕨
55	岩白菜	虎耳草科	岩白菜属	岩白菜
		苦苣苔科	蛛毛苣苔属	厚叶旋蒴苣苔
56	三消草	豆科	白车轴草属	白车轴草
57	虎耳草	虎耳草科	虎耳草属	虎耳草
58	风轮菜	唇形科	风轮菜属	风轮菜
59	铃茵陈	玄参科	阴行草属	阴行草
60	蓝布正	蔷薇科	路边青属	路边青
				柔毛路边青
61	饿蚂蟥	豆科	饿蚂蟥属	饿蚂蟥
62	夜关门	豆科	胡枝子属	截叶铁扫帚
63	辟汗草	豆科	草木樨属	草木樨
				小花草木樨
64	积雪草	伞形科	积雪草属	积雪草
65	落新妇	虎耳草科	落新妇属	落新妇
				大落新妇
66	华泽兰	菊科	泽兰属	华泽兰
67	打米花	旋花科	飞蛾藤属	翼萼藤
68	瓜子金	远志科	远志属	瓜子金
69	虾须草	菊科	虾须草属	虾须草
70	磨盘草	锦葵科	苘麻属	磨盘草
71	蒲公英	菊科	蒲公英属	蒲公英
				红梗蒲公英
72	千里光	菊科	千里光属	千里光
73	益母草	唇形科	益母草属	益母草
74	杠板归	蓼科	蓼属	杠板归
75	马鞭草	马鞭草科	马鞭草属	马鞭草

续表 8－1

序号	药名	科名	属名	种名
76	豨莶草	菊科	豨莶属	豨莶
				腺梗豨莶
				毛梗豨莶
77	车前草	车前科	车前属	车前
				平车前
78	淡竹叶	禾本科	淡竹叶属	淡竹叶
79	鹿衔草	鹿蹄草科	鹿蹄草属	鹿蹄草
				普通鹿蹄草
80	赤胫散	蓼科	蓼属	赤胫散
81	鬼针草	菊科	鬼针草属	鬼针草
82	鸭跖草	鸭跖草科	鸭跖草属	鸭跖草
83	仰天钟	野牡丹科	金锦香属	假朝天罐
84	臭牡丹	马鞭草科	大青属	臭牡丹
85	兔耳风	菊科	大丁草属	毛大丁草
86	穿心莲	爵床科	穿心莲属	穿心莲
87	半边莲	桔梗科	半边莲属	半边莲
88	石莽草	蓼科	蓼属	头花蓼
89	半枝莲	唇形科	黄芩属	半枝莲
90	艾纳香	菊科	艾纳香属	艾纳香
91	吉祥草	百合科	吉祥草属	吉祥草
92	伸筋草	石松科	石松属	石松
93	岩豇豆	苦苣苔科	吊石苣苔属	肉叶吊石苣苔
94	矮地茶	紫金牛科	紫金牛属	紫金牛
95	老鹳草	牻牛儿苗科	老鹳草属	牻牛儿苗
				老鹳草
				野老鹳草
96	乌蔹莓	葡萄科	乌蔹莓属	乌蔹莓
97	阴地蕨	阴地蕨科	阴地蕨属	阴地蕨
98	四块瓦	金粟兰科	金粟兰属	宽叶金粟兰
99	垂盆草	景天科	景天属	垂盆草
100	刮筋板	大戟科	海漆属	草沉香
101	马齿苋	马齿苋科	马齿苋属	马齿苋
102	歪头菜	豆科	野豌豆属	歪头菜
103	博落回	罂粟科	博落回属	博落回

续表 8－1

序号	药名	科名	属名	种名
104	响铃草	豆科	猪屎豆属	假地蓝
105	金挖耳	菊科	天名精属	金挖耳
106	风毛菊	菊科	风毛菊属	风毛菊
107	叶下珠	大戟科	叶下珠属	叶下珠
108	漆姑草	石竹科	漆姑草属	漆姑草
109	田基黄	藤黄科	金丝桃属	地耳草
110	仙鹤草	蔷薇科	龙牙草属	龙牙草
111	委陵菜	蔷薇科	委陵菜属	委陵菜
112	水皂角	豆科	山扁豆属	豆茶山扁豆
113	鸡眼草	豆科	鸡眼草属	鸡眼草
114	酢浆草	酢浆草科	酢浆草属	酢浆草
115	元宝草	金丝桃科	金丝桃属	元宝草
116	透骨香	杜鹃花科	白珠树属	滇白珠
117	仙桃草	玄参科	婆婆纳属	蚊母草
118	鸡屎藤	茜草科	鸡矢藤属	鸡矢藤
119	天名精	菊科	天名精属	天名精
120	墨旱莲	菊科	鳢肠属	鳢肠
121	鼠曲草	菊科	鼠曲草属	鼠曲草
122	水蜈蚣	莎草科	水蜈蚣属	水蜈蚣
123	盘龙参	兰科	绶草属	绶草
124	岩谷伞	真藓科	大叶藓属	暖地大叶藓
125	凤尾草	凤尾蕨科	凤尾蕨属	凤尾草
126	地锦草	大戟科	大戟属	地锦
127	茴茴蒜	毛茛科	毛茛属	茴茴蒜
128	兰花参	桔梗科	蓝花参属	蓝花参
129	筋骨草	唇形科	筋骨草属	筋骨草
130	毛青杠	紫金牛科	紫金牛属	九节龙
131	鱼腥草	三白草科	蕺菜属	蕺菜
132	小飞蓬	菊科	飞蓬属	小蓬草
133	大丁草	菊科	大丁草属	大丁草
134	地桃花	锦葵科	梵天花属	地桃花
135	走游草	葡萄科	崖爬藤属	崖爬藤
136	百蕊草	檀香科	百蕊草属	百蕊草

续表 8-1

序号	药名	科名	属名	种名
137	一支箭	瓶尔小草科	瓶尔小草属	瓶尔小草
				尖头瓶尔小草
				钝头瓶尔小草
				狭叶瓶尔小草
138	猪鬃草	铁线蕨科	铁线蕨属	铁线蕨
139	三白草	三白草科	三白草属	三白草
140	糯米藤	荨麻科	蔓苎麻属	糯米团
141	万年藓	万年藓科	万年藓属	万年藓
142	龙须菜	江蓠科	江蓠属	真江蓠
143	冷水丹	马兜铃科	马蹄香属	马蹄香
144	皱果苋	苋科	苋属	皱果苋
145	血水草	罂粟科	血水草属	血水草
146	石仙桃	兰科	石仙桃属	石仙桃
147	叶下花	菊科	兔儿风属	白背兔儿风
148	鱼眼草	菊科	鱼眼草属	小鱼眼草
149	绞股蓝	葫芦科	绞股蓝属	绞股蓝
150	毛麝香	玄参科	毛麝香属	毛麝香
151	野菠菜	蓼科	酸模属	长刺酸模
152	血满草	忍冬科	接骨木属	血满草
153	金丝桃	金丝桃科	金丝桃属	金丝桃
154	金钱草	报春花科	珍珠菜属	过路黄
155	透骨草	大戟科	地构叶属	地构叶
156	六月雪	茜草科	六月雪属	六月雪
157	风寒草	报春花科	珍珠菜属	聚花过路黄
158	石龙芮	毛茛科	毛茛属	石龙芮
159	地白草	堇菜科	堇菜属	蔓茎堇菜
160	四片瓦	报春花科	珍珠菜属	落地梅
161	东风菜	菊科	东风菜属	东风菜
162	荔枝草	唇形科	鼠尾草属	荔枝草
163	岩黄连	罂粟科	紫堇属	石生黄堇
164	尖山橙	夹竹桃科	山橙属	尖山橙
165	翠云草	卷柏科	卷柏属	翠云草

续表 8－1

序号	药名	科名	属名	种名
166	青叶胆	龙胆科	獐牙菜属	青叶胆
				滇獐牙菜
				美丽獐牙菜
167	抱树莲	水龙骨科	抱树莲属	抱树莲
168	满江红	满江红科	满江红属	满江红
169	西番莲	西番莲科	西番莲属	西番莲
170	山扁豆	豆科	决明属	含羞草决明
171	山藿香	唇形科	香科科属	血见愁
172	白草莓	蔷薇科	草莓属	黄毛草莓
173	白牛胆	菊科	旋覆花属	羊耳菊
174	牛尾蒿	菊科	蒿属	牛尾蒿
				无毛牛尾蒿
175	狗牙根	禾本科	狗牙根属	狗牙根
176	大发表	豆科	杭子梢属	三棱枝杭子梢
177	女娄菜	石竹科	蝇子草属	女娄菜
178	千层塔	石松科	石松属	蛇足石松
179	婆婆纳	玄参科	婆婆纳属	婆婆纳
180	水苦荬	玄参科	婆婆纳属	水苦荬
181	小铜锤	菊科	金纽扣属	美形金纽扣
182	一点红	菊科	一点红属	一点红
183	一年蓬	菊科	飞蓬属	一年蓬
184	粉苞苣	菊科	苦荬菜属	细叶苦荬菜
185	黄鹌菜	菊科	黄鹌菜属	黄鹌菜
186	狗筋蔓	石竹科	狗筋蔓属	狗筋蔓
187	和筋蔓	石竹科	狗筋蔓属	日本狗筋蔓
188	锡生藤	防己科	锡生藤属	锡生藤
189	龙须草	灯心草科	灯心草属	拟灯心草
190	豆叶七	景天科	红景天属	云南红景天
191	宝盖草	唇形科	野芝麻属	宝盖草
192	活血丹	唇形科	活血丹属	活血丹
193	石荠苎	唇形科	石荠苎属	石荠苎
194	血盆草	唇形科	鼠尾草属	贵州鼠尾草
195	拔毒散	锦葵科	黄花稔属	拔毒散
196	竹兰草	兰科	角盘兰属	条叶角盘兰

续表 8－1

序号	药名	科名	属名	种名
197	楼梯草	荨麻科	楼梯草属	楼梯草
198	仙人掌	仙人掌科	仙人掌属	仙人掌
199	山萝花	玄参科	山萝花属	山萝花
200	蜜桶花	玄参科	来江藤属	来江藤
201	绣线菊	蔷薇科	绣线菊属	粉花绣线菊
				光叶绣线菊
202	紫玉簪	百合科	玉簪属	紫萼
203	岩败酱	败酱科	败酱属	岩败酱
204	猪殃殃	茜草科	拉拉藤属	猪殃殃
205	牙疳药	茜草科	耳草属	长节耳草
206	醉鱼草	醉鱼草科	醉鱼草属	醉鱼草
207	土细辛	马兜铃科	细辛属	单叶细辛
208	燕麦灵	菊科	兔儿风属	云南兔儿风
209	巴山藤	报春花科	珍珠菜属	巴东过路黄
210	追风伞	报春花科	珍珠菜属	狭叶落地梅
211	猫脚印	牻牛儿苗科	老鹳草属	汉荭鱼腥草
212	猪獠参	兰科	舌唇兰属	小舌唇兰
213	蛇眼草	菊科	风毛菊属	鸢尾叶风毛菊
214	獐牙菜	龙胆科	獐牙菜属	獐牙菜
215	小蕨萁	中国蕨科	薄鳞蕨属	华北薄鳞蕨
216	猪鬃刚	铁线蕨科	铁线蕨属	白背铁线蕨
217	过坛龙	铁线蕨科	铁线蕨属	扇叶铁线蕨
218	空心苋	苋科	莲子草属	喜旱莲子草
219	冷水花	荨麻科	冷水花属	冷水花
220	节节花	苋科	莲子草属	莲子草
221	凹头苋	苋科	苋属	凹头苋
222	寻骨风	马兜铃科	马兜铃属	寻骨风
223	大块瓦	马兜铃科	细辛属	地花细辛
224	野绿麻	荨麻科	艾麻属	珠芽艾麻
225	水苎麻	荨麻科	苎麻属	水苎麻
226	水禾麻	荨麻科	苎麻属	野线麻
227	大荃麻	荨麻科	蝎子草属	大蝎子草
228	紫绿草	荨麻科	冷水花属	粗齿冷水花
229	蔓赤车	荨麻科	赤车属	蔓赤车

续表 8－1

序号	药名	科名	属名	种名
230	白活麻	荨麻科	荨麻属	裂叶荨麻
231	铧头草	堇菜科	堇菜属	戟叶堇菜
232	地核桃	堇菜科	堇菜属	长萼堇菜
233	冷毒草	堇菜科	堇菜属	匍匐堇菜
234	地草果	堇菜科	堇菜属	地草果
235	毛堇菜	堇菜科	堇菜属	心叶堇菜
236	消毒药	堇菜科	堇菜属	堇菜
237	鸡心七	堇菜科	堇菜属	鞘柄堇菜
238	水芹菜	伞形科	水芹属	短辐水芹
239	变豆菜	伞形科	变豆菜属	变豆菜
240	天胡荽	伞形科	天胡荽属	天胡荽
				破铜钱
241	牛毛毡	莎草科	荸荠属	牛毛毡
242	止血丹	菊科	一点红属	绒缨菊
243	白子菜	菊科	菊三七属	白子菜
244	九倒生	铁角蕨科	铁角蕨属	变异铁角蕨
245	粘人花	豆科	山蚂蝗属	长波叶山蚂蝗
246	野扁豆	豆科	野扁豆属	野扁豆
247	铁马鞭	豆科	胡枝子属	铁马鞭
248	地八角	豆科	黄芪属	地八角
249	荠膏菜	荠膏菜科	荠膏菜属	荠膏菜
250	石胆草	苦苣科	珊瑚苣苔属	石胆草
251	野苎麻	荨麻科	苎麻属	束序苎麻
252	虎皮草	虎耳草科	金腰属	大叶金腰
253	鸡肫草	虎耳草科	梅花草属	鸡眼梅花草
254	白侧耳	虎耳草科	梅花草属	突隔梅花草
255	黄水枝	虎耳草科	黄水枝属	黄水枝
256	地蜂子	蔷薇科	委陵菜属	三叶委陵菜
257	骨牌草	水龙骨科	伏石蕨属	骨牌蕨
258	大瓦韦	水龙骨科	瓦韦属	大瓦韦
259	丝带蕨	水龙骨科	瓦韦属	丝带蕨
260	四叶苹	苹科	苹属	苹
261	槐叶苹	槐叶苹科	槐叶苹属	槐叶苹
262	黑细辛	金粟兰科	金粟兰属	全缘金粟兰

续表 8－1

序号	药名	科名	属名	种名
263	抱石莲	水龙骨科	伏石蕨属	抱石莲
264	随手香	天南星科	菖蒲属	随手香
265	狗尾草	禾本科	狗尾草属	狗尾草
266	竹节菜	鸭跖草科	鸭跖草属	竹节菜
267	饭包草	鸭跖草科	鸭跖草属	饭包草
268	竹叶兰	鸭跖草科	水竹叶属	紫背鹿衔草
269	水竹叶	鸭跖草科	水竹叶属	水竹叶
270	鸭舌草	雨久花科	雨久花属	鸭舌草
271	砖子苗	莎草科	砖子苗属	砖子苗
272	三楞草	莎草科	莎草属	碎米莎草
273	山苦荬	菊科	苦荬菜属	山苦荬
274	球柱草	莎草科	球柱草属	丝叶球柱草
275	冠果草	泽泻科	慈姑属	冠果草
276	水慈菇	泽泻科	慈姑属	长叶泽泻
277	野慈姑	泽泻科	慈姑属	长瓣慈姑
278	鸭舌头	泽泻科	慈姑属	矮慈姑
279	龙舌草	水鳖科	水车前属	龙舌草
280	水苋菜	千屈菜科	水苋菜属	水苋菜
281	千屈菜	千屈菜科	千屈菜属	千屈菜
282	水豆瓣	千屈菜科	节节菜属	圆叶节节菜
283	火绒草	菊科	火绒草属	火绒草
284	迷迭香	唇形科	迷迭香属	迷迭香
285	华萝藤	萝藦科	萝藦属	华萝藦
286	唢呐花	紫葳科	角蒿属	两头毛
287	败酱草	败酱科	败酱属	黄花败酱
288	钮子瓜	葫芦科	马瓟儿属	钮子瓜
289	细叶藤柑	天南星科	石柑属	百足藤
290	两色瓦韦	水龙骨科	瓦韦属	二色瓦韦
291	羽裂星蕨	水龙骨科	星蕨属	羽裂星蕨
292	小虎耳草	虎耳草科	虎耳草属	小虎耳草
293	球花马蓝	爵床科	马蓝属	球花马蓝
294	野西瓜苗	锦葵科	木槿属	野西瓜苗
295	鸭脚板草	毛茛科	毛茛属	扬子毛茛
296	大肺筋草	伞形科	变豆菜属	薄片变豆菜

续表 8－1

序号	药名	科名	属名	种名
297	山牛毛毡	莎草科	飘拂草属	暗褐飘拂草
298	大铜钱菜	伞形科	天胡荽属	中华天胡荽
299	黑鹅脚板	伞形科	变豆菜属	直刺变豆菜
300	鞭打绣球	玄参科	鞭打绣球属	鞭打绣球
301	岩凤尾蕨	凤尾蕨科	凤尾蕨属	岩凤尾蕨
302	湿生扁蕾	龙胆科	扁蕾属	湿生扁蕾
303	银粉背蕨	中国蕨科	粉背蕨属	银粉背蕨
304	花脸细辛	马兜铃科	细辛属	大花细辛
305	赤车使者	荨麻科	楼梯草属	赤车使者
306	黄花堇菜	堇菜科	堇菜属	灰叶堇菜
307	大车前草	车前科	车前属	大车前
308	珠芽半枝	景天科	景天属	珠芽景天
309	小金钱草	旋花科	马蹄金属	马蹄金
310	小无心菜	石竹科	无心菜属	无心菜
311	中国繁缕	石竹科	繁缕属	中国繁缕
312	小回回蒜	毛茛科	毛茛属	禺毛茛
313	西南毛茛	毛茛科	毛茛属	西南毛茛
314	景天三七	景天科	景天属	费菜
315	海金沙草	海金沙科	海金沙属	海金沙
316	火炭母草	蓼科	蓼属	火炭母草
317	野凤仙花	凤仙花科	凤仙花属	野凤仙花
318	马牙半支	景天科	景天属	凹叶景天
319	土一枝蒿	菊科	蓍属	云南蓍
320	一枝黄花	菊科	一枝黄花属	一枝黄花
321	紫花地丁	堇菜科	堇菜属	紫花地丁
322	鹅不食草	菊科	石胡荽属	石胡荽
323	青鱼胆草	龙胆科	双蝴蝶属	峨眉双蝴蝶
324	灯盏细辛	菊科	飞蓬属	短葶飞蓬
325	小二仙草	小二仙草科	小二仙草属	小二仙草
326	四叶细辛	金粟兰科	金粟兰属	多穗金粟兰
327	有瓜石斛	兰科	石斛属	流苏金石斛
328	海蚌含珠	大戟科	铁苋菜属	铁苋菜
329	淡花当药	龙胆科	獐牙菜属	北方獐牙菜
330	红花龙胆	龙胆科	龙胆属	红花龙胆

续表 8－1

序号	药名	科名	属名	种名
331	红花岩松	景天科	石莲属	石莲
332	小酒瓶花	木樨科	素馨属	红素馨
333	干旱毛蕨	金星蕨科	毛蕨属	干旱毛蕨
334	大叶香荠菜	十字花科	独行菜属	北美独行菜
335	水田碎米荠	十字花科	碎米荠属	水田碎米荠
336	大叶金花草	鳞始蕨科	乌蕨属	乌蕨
337	铁角凤尾草	铁角蕨科	铁角蕨属	铁角蕨
338	贯叶金丝桃	藤黄科	金丝桃属	贯叶金丝桃
339	硬质早熟禾	禾本科	早熟禾属	硬质早熟禾
340	木通七叶莲	木通科	野木瓜属	野木瓜
341	黄花油点草	百合科	油点草属	黄花油点草
342	黑穗画眉草	禾本科	画眉草属	黑穗画眉草
343	细叶鼠曲草	菊科	鼠曲草属	细叶鼠曲草
344	四楞筋骨草	唇形科	筋骨草属	四楞筋骨草
345	翅柄铁线蕨	铁线蕨科	铁线蕨属	团羽铁线蕨
346	普通铁线蕨	铁线蕨科	铁线蕨属	普通铁线蕨
347	广西过路黄	报春花科	珍珠菜属	广西过路黄
348	紫背金盘草	唇形科	筋骨草属	紫背金盘
349	大叶白头翁	菊科	香青属	珠光香青
350	五凤朝阳草	玄参科	马先蒿属	大王马先蒿
351	铜锤玉带草	桔梗科	铜锤玉带属	铜锤玉带草
352	白花蛇舌草	茜草科	耳草属	白花蛇舌草
353	九头狮子草	爵床科	观音草属	九头狮子草
354	云南铁线莲	毛茛科	铁线莲属	云南铁线莲
355	金钩如意草	罂粟科	紫堇属	金钩如意草
356	独叶一枝花	兰科	舌喙兰属	扇唇舌喙兰
357	金丝矮陀陀	黄杨科	板凳果属	板凳果
358	牛儿岩白菜	苦苣苔科	唇柱苣苔属	牛耳朵
359	贵州獐牙菜	龙胆科	獐牙菜属	贵州獐牙菜
360	条叶猪屎豆	豆科	猪屎豆属	条叶猪屎豆
361	椭圆叶花锚	龙胆科	花锚属	椭圆叶花锚
362	虎耳还魂草	苦苣苔科	珊瑚苣苔属	珊瑚苣苔
363	三叉凤尾蕨	凤尾蕨科	凤尾蕨属	西南凤尾蕨
364	猪鬃凤尾蕨	凤尾蕨科	凤尾蕨属	猪鬃凤尾蕨

续表 8－1

序号	药名	科名	属名	种名
365	胎生铁角蕨	铁角蕨科	铁角蕨属	胎生铁角蕨
366	毛轴铁角蕨	铁角蕨科	铁角蕨属	毛轴铁角蕨
367	剑叶铁角蕨	铁角蕨科	铁角蕨属	剑叶铁角蕨
368	华南铁角蕨	铁角蕨科	铁角蕨属	华南铁角蕨
369	灯笼婆婆纳	玄参科	婆婆纳属	阿拉伯婆婆纳
370	黄花香茶菜	唇形科	香茶菜属	黄花香茶菜
371	弹裂碎米荠	十字花科	碎米荠属	弹裂碎米荠
372	膜蕨囊瓣芹	伞形科	囊瓣芹属	膜蕨囊瓣芹
373	细梗胡枝子	豆科	胡枝子属	细梗胡枝子
374	单叶血盆草	唇形科	鼠尾草属	单叶血盆草
375	大叶骨牌草	水龙骨科	星蕨属	江南星蕨
376	小叶三点金草	豆科	山蚂蟥属	小叶三点金草
377	高山粉条儿菜	百合科	粉条儿菜属	粉条儿菜
378	血见愁老鹳草	牻牛儿苗科	老鹳草属	血见愁老鹳草

一、大蓟

1. 别名

将军草、牛口刺、马刺草、大刺盖、老虎脷、山萝卜、刺萝卜、大刺儿菜。

2. 来源

本品为菊科植物蓟 *Cirsium japonicum* Fisch. ex DC. 的干燥地上部分。夏、秋二季，花开时采割地上部分，除去杂质，晒干。

3. 植物形态

多年生草本。株高 30～150 cm。根长圆锥形，簇生，肉质，表面棕褐色。茎直立，有细纵纹，基部具白色丝状毛。基生叶有柄，呈莲座状，叶片倒披针形或倒卵状椭圆形，羽状深裂，裂片 5～6 对，长椭圆状披针形或卵形，边缘齿状，齿端有尖刺，上面绿色，疏生丝状毛，下面灰绿色，脉上有毛；茎生叶互生，无柄，基部心形抱茎，羽状深裂，边缘有刺；上部叶渐小。头状花序单一或数个生于枝端集成圆锥状；总苞钟形，被蛛丝状毛；苞片长披针形，多层；花两性，管状，紫红色，裂片 5 枚；雄蕊 5 枚，花药顶端有附属片，基部有尾。瘦果长椭圆形，冠毛羽状，暗灰色。花期 5—8 月，果期 6—8 月。

4. 生境分布

蓟野生于海拔 400～2 100 m 的山坡林中、林缘、灌丛中、草地、荒地、田间、路旁或溪旁，广泛分布于中国河北、山东、陕西、江苏、浙江、江西、湖南、湖北、四川、贵州、云南、广西、广东、福建和台湾等省（自治区、直辖市）；国外，日本、朝鲜亦产。

黔西北地区的各县（市、区）均有蓟野生资源分布。

5. 药材性状

本品茎呈圆柱形，基部直径可达 1.2 cm；表面绿褐色或棕褐色，有数条纵棱，被丝状毛；断面灰白色，髓部疏松或中空。叶皱缩，多破碎，完整叶片展平后呈倒披针形或倒卵状椭圆形，羽状深裂，边缘具不等长的针刺；上表面灰绿色或黄棕色，下表面色较浅，两面均具灰白色丝状毛。头状花序顶生，球形或椭圆形，总苞黄褐色，羽状冠毛灰白色。气微，味淡。

一般干品含杂质不超过 2%，水分不超过 13.0%，酸不溶性灰分不超过 3.0%，醇溶性浸出物不少于 15.0%，柳穿鱼叶苷（$C_{28}H_{34}O_{15}$）不少于 0.20%。

6. 性味归经

性凉，味甘、苦；归心、肝经。

7. 功能主治

凉血止血，散瘀解毒消痈。用于衄血、吐血、尿血、便血、崩漏、外伤出血、痈肿疮毒。

8. 用法用量

内服：煎汤，9～15 g。

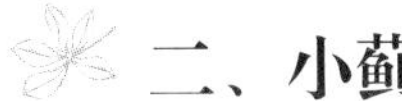

二、小蓟

1. 别名

刺菜、刺儿菜、曲曲菜、青青菜、荠荠菜、刺角菜、白鸡角刺、小鸡角刺、小牛扎口、野红花。

2. 来源

菊科植物刺儿菜 *Cirsium setosum*（Willd）MB. 的干燥地上部分。夏、秋二季，花开时采割地上部分，除去杂质，晒干。

3. 植物形态

多年生草本。株高 25～50 cm。茎基部生长多数须根。根状茎细长，先直伸后匍匐，白色，肉质。茎直立，微紫色，有纵槽，被白色柔毛，上部稍有分枝。基生叶花期枯萎；茎生叶互生，长椭圆形或长圆状披针形，两面均被蛛丝状绵毛，全缘或有波状疏锯齿，齿端钝而有刺，边缘具黄褐色伏生倒刺状牙齿，先端尖或钝，基部狭窄或钝圆，无柄。雌雄异株，头状花序单生于茎顶或枝端；总苞钟状，苞片 5 裂，疏被绵毛，外列苞片极短，卵圆形或长圆状披针形，顶端有刺，内列的呈披针状线形，较长，先端稍宽大，干膜质；花冠紫红色；雄花花冠细管状，5 裂，花冠管部较上部管檐长约 2 倍，雄蕊 5 枚，聚药，雌蕊不育，花柱不伸出花冠外；雌花花冠细管状，花冠管部较上部管檐长约 4 倍，子房下位，花柱细长，伸出花冠管之外。瘦果长椭圆形，无毛，冠毛羽毛状，淡褐色，在果熟时稍较花冠长或与之等长。花期 5—7 月，果期 8—9 月。

4. 生境分布

刺儿菜野生于平原、丘陵和山地，中国除西藏、广东、广西外，其他省（自治区、直辖市）均有分布；国外，欧洲东部、中部，俄罗斯东部、西西伯利亚及远东地区，蒙古，朝鲜，日本亦产。

黔西北地区的各县（市、区）均有刺儿菜野生资源分布。

5. 药材性状

本品茎呈圆柱形，有的上部分枝，长 5～30 cm，直径 0.2～0.5 cm；表面灰绿色或带紫色，具纵棱及白色柔毛；质脆，易折断，断面中空。叶互生，无柄或有短柄；叶片皱缩或破碎，完整者展平后呈长椭圆形或长圆状披针形，长 3～12 cm，宽 0.5～3.0 cm；全缘或微齿裂至羽状深裂，齿尖具针刺；上表面绿褐色，下表面灰绿色，两面均具白色柔毛。头状花序单个或数个顶生；总苞钟状，苞片 5～8 层，黄绿色；花紫红色。气微，味微苦。

一般干品含杂质不超过 2%，水分不超过 12.0%，酸不溶性灰分不超过 5.0%，醇溶性浸出物不少于19.0%，蒙花苷（$C_{28}H_{32}O_{14}$）不少于0.70%。

6. 性味归经

性凉，味甘、苦；归心、肝经。

7. 功能主治

凉血止血，散瘀解毒消痈。用于衄血、吐血、尿血、血淋、便血、崩漏、外伤出血、痈肿疮毒。

8. 用法用量

内服：煎汤，5～12 g。

三、青蒿

1. 别名

蒿子、臭蒿、香蒿、苦蒿、臭青蒿、香青蒿、细叶蒿、细青蒿、草青蒿、草蒿子。

2. 来源

本品为菊科植物黄花蒿 *Artemisia annua* L. 的干燥地上部分。秋季，花盛开时采割地上部分，除去老茎，阴干。如果用于提取青蒿素的原料，一般主要用其叶或带小枝的叶。

3. 植物形态

一年生草本。株高40～150 cm。全株具较强挥发油气味。茎直立，具纵条纹，多分枝，光滑无毛。基生叶平铺地面，开花时凋谢；茎生叶互生，幼时绿色，老时变为黄褐色，无毛，有短柄，向上渐无柄；叶片通常为三回羽状全裂，裂片短细，有极小粉末状短柔毛，上面深绿色，下面淡绿色，具细小的毛或粉末状腺状斑点；叶轴两侧具窄翅；茎上部的叶向下逐渐细小呈条形。头状花序近球形，具短梗，多数组成圆锥状；总苞小，内、外层苞片近等长，外层总苞片长卵形或狭长椭圆形，中肋绿色，边膜质，中层、内层总苞片宽卵形或卵形，花序托凸起，半球形；花深黄色，雌花多达18朵，花冠狭管状，檐部具裂齿，外面有腺点，花柱线形，伸出花冠外，先端2叉，叉端钝尖；两性花结实或中央少数花不结实，花冠管状，花药线形，上端附属物尖，长三角形，基部具短尖头，花柱近与花冠等长，先端2叉，叉端截形，有短睫毛。瘦果小，椭圆状卵形，略扁。花期8—10月，果期10—11月。

4. 生境分布

黄花蒿野生于旷野、山坡、路边、河岸等处，中国各省（自治区、直辖市）均有野生资源分布，四川、重庆、贵州、湖南、广东等地有规模化种植。

黔西北地区的各县（市、区）均有黄花蒿野生资源分布；纳雍县、七星关区有零星栽培。

5. 药材性状

本品茎呈圆柱形，上部多分枝，长30～80 cm，直径0.2～0.6 cm；表面黄绿色或棕黄色，具纵棱线；质略硬，易折断，断面中部有髓。叶互生，暗绿色或棕绿色，卷缩易碎，完整者展平后为三回羽状深裂，裂片和小裂片矩圆形或长椭圆形，两面被短毛。气香特异，味微苦。

一般干品含水分不超过14.0%，总灰分不超过8.0%，醇溶性浸出物不少于1.9%。若用于提取青蒿素，原料中青蒿素含量越高越好。

6. 性味归经

性寒，味苦、辛；归肝、胆经。

7. 功能主治

清虚热，除骨蒸，解暑热，截疟，退黄。用于温邪伤阴、夜热早凉、阴虚发热、骨蒸劳热、暑邪发热、疟疾寒热、湿热黄疸。

8．用法用量

内服：煎汤，6～12 g，后下。

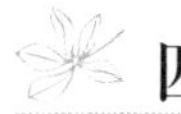

四、薄荷

1．别名

蕃荷菜、菝蔄、吴菝蔄、南薄荷、猫儿薄苛、升阳菜、薄苛、蔢荷、夜息花。

2．来源

本品为唇形科植物薄荷 *Mentha haplocalyx* Briq. 的干燥地上部分。夏、秋二季，茎叶茂盛或花开至三轮时采收，选晴天，分次割取地上部分，晒干或阴干。

3．植物形态

多年生草本。株高 30～60 cm。茎直立，下部数节具纤细的须根及水平匍匐根状茎，锐四棱形，具四槽，上部被倒向微柔毛，下部仅沿棱上被微柔毛，多分枝。叶片长圆状披针形、披针形、椭圆形或卵状披针形，稀长圆形，先端锐尖，基部楔形至近圆形，边缘在基部以上疏生粗大的牙齿状锯齿，侧脉 5～6 对，与中肋在上面微凹陷、下面显著，上面绿色，沿脉上密生微柔毛，或除脉外余部近于无毛，下面淡绿色，通常沿脉上密生微柔毛；叶有柄，腹凹背凸，被微柔毛。轮伞花序腋生，轮廓球形，花时径约 18 mm，具梗或无梗，被微柔毛；花梗纤细，被微柔毛或近于无毛；花萼管状钟形，外被微柔毛及腺点，内面无毛，10 脉，不明显，萼齿 5 枚，狭三角状钻形，先端长锐尖；花冠淡紫色，外面略被微柔毛，内面在喉部以下被微柔毛，冠檐 4 裂，上裂片先端 2 裂，较大，其余 3 裂片近等大，长圆形，先端钝；雄蕊 4 枚，前对较长，均伸出于花冠之外，花丝丝状，无毛，花药卵圆形，2 室，室平行；花柱略超出雄蕊，先端近相等，2 浅裂，裂片钻形；花盘平顶。小坚果卵珠形，黄褐色，具小腺窝。花期 7—9 月，果期 10 月。

4．生境分布

薄荷生于海拔可高达 3 500 m 的水旁潮湿地，产于中国华北、华东、华中、华南及西南地区；国外，亚洲热带地区、俄罗斯远东地区、朝鲜、日本，以及北美洲（南达墨西哥）亦产。

黔西北地区各县（市、区）均有薄荷野生资源分布及栽培。

5．药材性状

本品茎呈方柱形，有对生分枝，长 15～40 cm，直径 0. 2～0. 4 cm；表面紫棕色或淡绿色，棱角处具茸毛，节间长 2～5 cm；质脆，断面白色，髓部中空。叶对生，有短柄；叶片皱缩卷曲，完整者展平后呈宽披针形、长椭圆形或卵形，长 2～7 cm，宽 1～3 cm；上表面深绿色，下表面灰绿色，稀被茸毛，有凹点状腺鳞。轮伞花序腋生，花萼钟状，先端 5 齿裂，花冠淡紫色。揉搓后有特殊清凉香气，味辛凉。

一般干品含叶不少于 30%；水分不超过 15. 0%；总灰分不超过 11. 0%；酸不溶性灰分不超过 3. 0%；挥发油不少于 0. 80%（单位：mL/g），其中薄荷脑（$C_{10}H_{20}O$）不少于 0. 20%。

6．性味归经

性凉，味辛；归肺、肝经。

7．功能主治

疏散风热，清利头目，利咽，透疹，疏肝行气。用于风热感冒、风温初起、头痛、目赤、喉痹、口疮、风疹、麻疹、胸胁胀闷。

8．用法用量

内服：煎汤，3～6 g，后下。

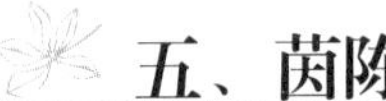

五、茵陈

1．别名

白蒿、绒蒿、绵茵陈、茵陈蒿、猴子毛、松毛艾。

2．来源

本品为菊科植物滨蒿 *Artemisia scoparia* Waldst. et Kit. 或茵陈蒿 *Artemisia capillaris* Thunb. 的干燥地上部分。春季幼苗高6～10 cm时或秋季花蕾长成至花初开时，割取地上部分，除去杂质和老茎，晒干。春季采收的习称“绵茵陈”，秋季采割的习称“花茵陈”。

3．植物形态

（1）滨蒿。多年生草本或近一年或二年生草本。植株可高达130 cm，有浓烈的香气。主根单一，狭纺锤形，垂直，半木质或木质化。根状茎粗短，直立，半木质或木质。茎通常单生，红褐色或褐色，有纵纹；常自下部开始分枝，下部分枝开展，上部枝多斜上展；茎、枝幼时被灰白色或灰黄色绢质柔毛，以后脱落。叶近圆形、长卵形，二至三回羽状全裂，具长柄，花期叶凋谢；茎下部叶初时两面密被灰白色或灰黄色略带绢质的短柔毛，后毛脱落，叶长卵形或椭圆形，二至三回羽状全裂，每侧有裂片3～4枚，再次羽状全裂，每侧具小裂片1～2枚，小裂片狭线形，不再分裂或具1～2枚小裂齿；中部叶初时两面被短柔毛，后脱落，叶长圆形或长卵形，一至二回羽状全裂，每侧具裂片2～3枚，不分裂或再3全裂，小裂片丝线形或为毛发状，多少弯曲；茎上部叶与分枝上叶及苞片叶3～5全裂或不分裂。头状花序近球形，稀近卵球形，极多数，具极短梗或无梗，基部有线形的小苞叶，在分枝上偏向外侧生长，并排成复总状或复穗状花序，而在茎上再组成大型、开展的圆锥花序；总苞片3～4层，外层总苞片草质、卵形，背面绿色、无毛，边缘膜质，中、内层总苞片长卵形或椭圆形，半膜质；花序托小，凸起；雌花5～7朵，花冠狭圆锥状或狭管状，冠檐具2裂齿，花柱线形，伸出花冠外，先端2叉，叉端尖；两性花4～10朵，不孕育，花冠管状，花药线形，先端附属物尖，长三角形，花柱短，先端膨大，2裂，不叉开，退化子房不明显。瘦果倒卵形或长圆形，褐色。花、果期7—10月。

（2）茵陈蒿。半灌木状草本，植株有浓烈的香气。主根明显木质，垂直或斜向下伸长。根茎直立，稀少斜上展或横卧，常有细的营养枝。茎单生，高达120 cm，红褐色或褐色，有不明显的纵棱，基部木质，上部分枝多，向上斜伸展；茎、枝初时密生灰白色或灰黄色绢质柔毛，后渐稀疏或脱落无毛。营养枝端有密集叶丛；基生叶密集着生，常成莲座状；基生叶、茎下部叶与营养枝叶两面均被棕黄色或灰黄色绢质柔毛，后期茎下部叶被毛脱落，叶卵圆形或卵状椭圆形，二至三回羽状全裂，每侧有裂片2～4枚，每裂片再3～5全裂，小裂片狭线形或狭线状披针形，通常细直，不弧曲，具叶柄，花期上述叶均萎谢；中部叶宽卵形、近圆形或卵圆形，一至二回羽状全裂，小裂片狭线形或丝线形，通常细直、不弧曲，近无毛，顶端微尖，基部裂片常半抱茎，近无叶柄；上部叶与苞片叶羽状5全裂或3全裂，基部裂片半抱茎。头状花序卵球形，稀近球形，多数，有短梗及线形的小苞叶，在分枝的上端或小枝端偏向外侧生长，常排成复总状花序，并在茎上端组成大型、开展的圆锥花序；总苞片3～4层，外层总苞片草质，卵形或椭圆形，背面淡黄色，有绿色中肋，无毛，边膜质，中、内层总苞片椭圆形，近膜质或膜质；花序托小，凸起；雌花6～10朵，花冠狭管状或狭圆锥状，檐部具2～3裂齿，花柱细长，伸出花冠外，先端2叉，叉端尖锐；两性花3～7朵，不孕育，花冠管状，花药线形，先端附属物尖，长三角形，基部圆钝，花柱短，上端棒状，2裂，不叉开，退化子房极小。瘦果长圆形或长卵形。花、果期7—10月。

4．生境分布

（1）滨蒿（猪毛蒿）。在中国各地均有其野生资源分布，其中，东部、南部地区的滨蒿分布于中、低海拔地区的山坡、旷野、路旁等；西北地区的分布于中、低海拔至2 800 m的地区；西南地区的最高分布于海拔4 000 m地区，在半干旱或半温润地区的山坡、林缘、路旁、草原、黄土高原、荒漠边缘地区均产，局部地区构成植物群落的优势种。国外，朝鲜、日本、伊朗、土耳其、阿富汗、巴基斯坦、印度、俄罗斯，以及欧洲东部、中部地区亦产。

（2）茵陈蒿。野生于低海拔地区河岸、海岸附近的湿润沙地、路旁及低山坡地区，分布于中国辽宁、河北、陕西（东部、南部）、山东、江苏、安徽、浙江、江西、福建、台湾、河南（东部、南部）、湖北、湖南、广东、广西及四川等省（自治区、直辖市）；国外，朝鲜、日本、菲律宾、越南、柬埔寨、马来西亚、印度尼西亚及俄罗斯（远东地区）亦产。

黔西北地区各县（市、区）均有滨蒿、茵陈蒿野生资源分布。

5. 药材性状

（1）绵茵陈。多卷曲成团状，灰白色或灰绿色，全体密被白色茸毛，绵软如绒。茎细小，长1.5～2.5 cm，直径0.1～0.2 cm，除去表面白色茸毛后可见明显纵纹；质脆，易折断。叶具柄；展平后叶片呈一至三回羽状分裂，叶片长1～3 cm，宽约1 cm；小裂片卵形或稍呈倒披针形、条形，先端锐尖。气清香，味微苦。

（2）花茵陈。茎呈圆柱形，多分枝，长30～100 cm，直径2～8 mm；表面淡紫色或紫色，有纵条纹，被短柔毛；体轻，质脆，断面类白色。叶密集，或多脱落；下部叶二至三回羽状深裂，裂片条形或细条形，两面密被白色柔毛；茎生叶一至二回羽状全裂，基部抱茎，裂片细丝状。头状花序卵形，多数集成圆锥状，长1.2～1.5 mm，直径1～1.2 mm，有短梗；总苞片3～4层，卵形，苞片3裂；外层雌花6～10朵，可多达15朵，内层两性花2～10朵。瘦果长圆形，黄棕色。气芳香，味微苦。

一般干品含水分不超过12.0%；绵茵陈的水溶性浸出物不少于25.0%，绿原酸（$C_{16}H_{18}O_9$）不少于0.50%；花茵陈的滨蒿内酯（$C_{11}H_{10}O_4$）不少于0.20%。

6. 性味归经

性微寒，味苦、辛；归脾、胃、肝、胆经。

7. 功能主治

清利湿热，利胆退黄。用于黄疸尿少、湿温暑湿、湿疮瘙痒。

8. 用法用量

内服：煎汤，6～15 g。外用：适量，煎汤熏洗。

六、荆芥

1. 别名

线芥、假苏、香荆芥、四棱杆蒿。

2. 来源

本品为唇形科植物荆芥 *Schizonepeta tenuifolia* Briq. 的干燥地上部分。夏、秋二季，花开到顶、穗绿时采割地上部分，除去杂质，晒干。

3. 植物形态

见第399页，“荆芥穗”部分。

4. 生境分布

见第399—第400页，“荆芥穗”部分。

5. 药材性状

本品茎呈方柱形，上部有分枝，长50～80 cm，直径0.2～0.4 cm；表面淡黄绿色或淡紫红色，被短柔毛；体轻，质脆，断面类白色。叶对生，多已脱落，叶片3～5羽状分裂，裂片细长。穗状轮伞花序顶生，长2～9 cm，直径约0.7 cm；花冠多脱落，宿萼钟状，先端5齿裂，淡棕色或黄绿色，被短柔毛。小坚果棕黑色。气芳香，味微涩而辛凉。

一般干品含水分不超过12.0%，总灰分不超过10.0%，酸不溶性灰分不超过3.0%，挥发油不少于0.60%（单位：mL/g），胡薄荷酮（$C_{10}H_{16}O$）不少于0.020%。

6. 性味归经

性微温，味辛；归肺、肝经。

7. 功能主治

解表散风，透疹，消疮。用于感冒、头痛、麻疹、风疹、疮疡初起。

8. 用法用量

内服：煎汤，5～10 g。

七、木贼

1. 别名

锉草、响草、木贼草、节节草、节骨草、接骨叶、笔杆草、笔筒草、无心草、笔头草、笔管草。

2. 来源

本品为木贼科植物木贼 *Equisetum hyemale* L. 的干燥地上部分。夏、秋二季，采割地上部分，除去杂质，晒干或阴干。

3. 植物形态

多年生草本。株高30～100 cm。根茎短，黑色，匍匐，节上长出密集成轮生的黑褐色根。茎丛生，坚硬，直立不分枝，圆筒形，有关节状节，节间中空，茎表面有20～30条纵肋棱，每棱有2列小疣状突起。叶退化成鳞片状，基部合生成筒状的鞘，鞘基部有1暗褐色的圈，上部淡灰色，先端有多数棕褐色细齿状裂片，裂片披针状锥形，先端长，锐尖，背部中央有1浅沟，裂片早落，仅在茎先端及幼茎上者不脱落。孢子囊穗生于茎顶，长圆形，先端具暗褐色的小尖头，由许多轮状排列的六角形盾状孢子叶构成，沿孢子叶的边缘生数个胞子囊，孢子囊大形。孢子多数，同型，圆球形，有2条丝状弹丝，“十”字形着生，卷绕在孢子外，遇水即弹开，以便繁殖。孢子囊穗于6—8月抽出。

4. 生境分布

木贼野生于海拔100～3 000 m的山坡林下阴湿处、河岸湿地、溪边，喜阴湿环境，有时也生于杂草地，产于中国黑龙江、吉林、辽宁、河北、安徽、湖北、四川、贵州、云南、山西、陕西、甘肃、内蒙古、新疆、青海等省（自治区、直辖市），主产于东北及陕西、湖北等地；国外，日本、朝鲜、俄罗斯，以及欧洲、北美洲、中美洲也有分布。

黔西北地区的各县（市、区）均有木贼野生资源分布。

5. 药材性状

本品呈长管状，不分枝，长40～60 cm，直径0.2～0.7 cm。表面灰绿色或黄绿色，有18～30条纵棱，棱上有多数细小光亮的疣状突起；节明显，节间长2.5～9.0 cm，节上着生筒状鳞叶，叶鞘基部和鞘齿黑棕色，中部淡棕黄色。体轻，质脆，易折断，断面中空，周边有多数圆形的小空腔。气微，味甘淡、微涩，嚼之有沙粒感。

一般干品含水分不超过13.0%，醇溶性浸出物不少于5.0%，山柰素（$C_{15}H_{10}O_6$）不少于0.20%。

6. 性味归经

性平，味甘、苦；归肺、肝经。

7. 功能主治

散风热，退目翳。用于风热目赤、迎风流泪、目生云翳。

8. 用法用量

内服：煎汤，3～9 g。

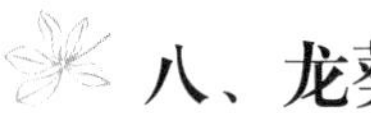

八、龙葵

1. 别名

苦葵、龙葵草、天茄子、黑天天、野辣椒、黑茄子、野葡萄。

2. 来源

茄科植物龙葵 *Solanum nigrum* L. 的干燥全草。夏、秋季，采收全草，去净杂质，晒干。

3. 植物形态

一年生草本植物。株高 25～120 cm。茎直立，有棱角或不明显，近无毛或稀被细毛。叶互生；叶有柄；叶片卵形，先端短尖，基部楔形或宽楔形并下延至叶柄，全缘或具不规则波状粗锯齿，光滑或两面均被稀疏短柔毛。蝎尾状聚伞花序腋外生，由 3～10 朵花组成；花梗长，5 深裂，裂片卵圆形；雄蕊 5 枚，着生于花冠筒口，花丝分离，花药黄色，顶孔向内；雌蕊 1 枚，球形，子房 2 室，花柱下半部密生白色柔毛，柱头圆形。浆果球形，有光泽，成熟时黑色。种子多数，扁圆形。花、果期 9—10 月。

4. 生境分布

龙葵野生于田间、路旁或荒地，中国各省（自治区、直辖市）均有野生资源分布；国外，广泛分布于欧、亚、美洲的温带至热带地区。

黔西北地区各县（市、区）均有龙葵野生资源分布。

5. 药材性状

本品茎呈圆柱形，多分枝，长 30～70 cm，直径 2～10 mm，表面黄绿色，具纵皱纹，质硬而脆，断面黄白色，中空。叶皱缩或破碎，完整者呈卵形或椭圆形，长 2～12 cm，宽 2～6 cm，先端锐尖或钝，全缘或有不规则波状锯齿，暗绿色，两面光滑或疏被短柔毛；叶柄长 0.3～2.2 cm。花、果少见，聚伞花序蝎尾状，腋外生，花 4～6 朵，花萼棕褐色，花冠棕黄色。浆果球形，黑色或绿色，皱缩。种子多数，棕色。气微，味淡。以茎叶色绿、带果者为佳。

6. 性味归经

性寒，味苦，有小毒；归经不详。

7. 功能主治

清热解毒，利水消肿。用于感冒发热、牙痛、慢性支气管炎、痢疾、泌尿系感染、乳腺炎、带下、癌症，外用治痈疖疔疮、天疱疮、蛇咬伤。

8. 用法用量

内服：煎汤，15～50 g。外用：鲜品适量，捣敷患处。

九、葎草

1. 别名

勒草、黑草、葛葎蔓、葛勒蔓、葛葎草、割人藤、假苦瓜、锯锯藤、五爪龙、老虎藤、拉拉藤、穿肠草、拉拉蔓、过沟龙。

2．来源

本品为桑科植物葎草 *Humulus scandens*（Lour.）Merr. 的干燥全草。夏、秋季，采集全草，切段，晒干或鲜用。

3．植物形态

一年生或多年生蔓性草本。茎长达数米，淡绿色，有纵条棱，茎棱和叶柄上密生短倒向钩刺。单叶对生，掌状 5 深裂，稀有 3～7 裂，边缘有锯齿，上面生刚毛，下面有腺点，脉上有刚毛；叶具柄。花单性，雌雄异株；花序腋生；雄花成圆锥状花序，有多数淡黄绿色小花，萼片 5 片，披针形，雄蕊 5 枚，花药大，长约 2 mm，花丝甚短；雌花 10 余朵集成短穗，腋生，雌花每 2 朵具 1 卵状披针形、有白毛刺和黄色腺点的苞片，无花被，花柱 2 枚。果穗绿色，鳞状苞花后成卵圆形，先端短尾尖，外侧有暗紫斑及长白毛。瘦果卵圆形，质坚硬。花期 6—10 月，果期 8—11 月。

4．生境分布

葎草野生于路旁、沟边湿地、林缘灌丛或村寨篱笆上，中国除新疆、青海外的各省（自治区、直辖市）均有分布；国外，日本、越南亦产。

黔西北地区各县（市、区）均有葎草野生资源分布。

5．药材性状

本品叶皱缩成团。完整叶片展平后为近肾形五角状，掌状深裂，裂片 5～7 片，边缘有粗锯齿，两面均有毛茸，下面有黄色小腺点；叶柄有纵沟和倒刺。茎圆形，有倒刺和毛茸，质脆易碎，茎断面中空，不平坦，皮部、木部易分离。有的可见花序或果穗。气微，味淡。

6．性味归经

性寒，味甘、苦；归肺、肾经。

7．功能主治

清热解毒，利尿消肿。用于肺结核潮热、肠胃炎、痢疾、感冒发热、小便不利、肾盂肾炎、急性肾炎、膀胱炎、泌尿系结石，外用治痈疖肿毒、湿疹、毒蛇咬伤。

8．用法用量

内服：煎汤，10～15 g。外用：鲜品适量，捣敷患处。

十、卷柏

1．别名

一把抓、还魂草、老虎爪、长生草、万年松、石莲花、万年青、回阳草、不死草、打不死、长生不死草、九死还魂草、见水还阳草。

2．来源

本品为卷柏科植物卷柏 *Selaginella tamariscina*（Beauv.）Spring. 或垫状卷柏 *Selaginella pulvinata*（Hook. et Grev.）Maxim. 的干燥全草。全年均可采收，采集全草，除去须根及泥沙，晒干。

3．植物形态

（1）卷柏。多年生草本。株高 5～15 cm。主茎短或长，直立，下着须根。各枝丛生，直立，干后拳卷，密被覆瓦状叶，各枝扇状分枝至二至三回羽状分枝。叶小，异型，交互排列；侧叶披针状钻形，基部龙骨状，先端有长芒，近轴的一边全缘，宽膜质，远轴的一边膜质缘极狭，有微锯齿；中叶两行，卵圆披针形，先端有长芒，斜向，左右两侧不等，边缘有微锯齿，中脉在叶上面下陷。孢子囊穗生于枝顶，四棱形；孢子叶三角形，先端有长芒，边缘有宽的膜质；孢子囊肾形，大小孢子的排列不规则。

（2）垫状卷柏。本种形态与卷柏相似，主要区别在于：本种根散生，不聚生成干，分枝多而密。腹叶并行，指向上方，肉质，全缘。

4．生境分布

（1）卷柏。野生于向阳山坡岩石上或岩石缝内，分布于中国东北、华北、华东、中南及陕西、四川、贵州等地；国外，俄罗斯（西伯利亚地区）、朝鲜、日本、印度和菲律宾亦产。

（2）垫状卷柏。野生于海拔 100～4 250 m 的石灰岩上，产于中国山西、北京、重庆、福建、甘肃、广西、贵州、河北、河南、江西、辽宁、陕西、四川、台湾、西藏、云南等省（自治区、直辖市）；国外，蒙古、俄罗斯（西伯利亚地区）、朝鲜、日本、印度北部、越南、泰国等地亦产。

黔西北地区各县（市、区）均有卷柏野生资源分布；威宁等县（市、区）有垫状卷柏野生资源分布。

5．药材性状

（1）卷柏。本品卷缩似拳状，长 3～10 cm。枝丛生，扁而有分枝，绿色或棕黄色，向内卷曲，枝上密生鳞片状小叶，叶先端具长芒。中叶（腹叶）两行，卵状矩圆形，斜向上排列，叶缘膜质，有不整齐的细锯齿；背叶（侧叶）背面的膜质边缘常呈棕黑色。基部残留棕色至棕褐色须根，散生或聚生成短干状。质脆，易折断。气微，味淡。

（2）垫状卷柏。须根多散生。中叶（腹叶）两行，卵状披针形，直向上排列。叶片左右两侧不等，内缘较平直，外缘常因内折而加厚，呈全缘状。

一般干品含水分不超过 10.0%，穗花杉双黄酮（$C_{30}H_{18}O_{10}$）不少于 0.30%。

6．性味归经

性平，味辛；归肝、心经。

7．功能主治

活血通经。用于经闭痛经、癥瘕痞块、跌打损伤。

8．用法用量

内服：煎汤，5～10 g。

9．使用注意

孕妇慎用。

十一、萹蓄

1．别名

扁蓄、鸟蓼、扁竹、大萹蓄、竹节草、猪牙草、道生草、地萹蓄、粉节草、扁竹蓼、大铁马鞭。

2．来源

本品为蓼科植物萹蓄 *Polygonum aviculare* L. 的干燥地上部分。夏季，叶茂盛时采收地上部分，除去根及杂质，晒干。

3．植物形态

一年生草本。株高 15～50 cm。茎匍匐或斜上，基部分枝甚多，具明显的节及纵沟纹；幼枝上微有棱角。叶互生；叶柄短，亦有近于无柄者；叶片披针形至椭圆形，先端钝或尖，基部楔形，全缘，绿色，两面无毛；托叶鞘膜质，抱茎，下部绿色，上部透明无色，具明显脉纹，其上之多数平行脉常伸出成丝状裂片。花6～10朵簇生于叶腋；花梗短；苞片及小苞片均为白色透明膜质；花被绿色，5深裂，具白色边缘，结果后，边缘变为粉红色；雄蕊通常8枚，花丝短；子房长方形，花柱短，柱头3枚。瘦果包围于宿存花被内，仅顶端小部分外露，卵形，具3棱，黑褐色，具细纹及小点。花期6—8月，果期9—10月。

4．生境分布

萹蓄野生于海拔10～4 200 m的田野路旁、沟边湿地，中国各省（自治区、直辖市）均产；国外，北温带有萹蓄的广泛分布。

黔西北地区的各县（市、区）均有萹蓄野生资源分布。

5．药材性状

本品茎呈圆柱形而略扁，有分枝，长15～40 cm，直径0.2～0.3 cm。表面灰绿色或棕红色，有细密微突起的纵纹。节部稍膨大，有浅棕色膜质的托叶鞘，节间长约3 cm。质硬，易折断，断面髓部白色。叶互生，近无柄或具短柄。叶片多脱落或皱缩、破碎。完整者展平后呈披针形，全缘，两面均呈棕绿色或灰绿色。气微，味微苦。

一般干品含水分不超过12.0%，总灰分不超过14.0%，酸不溶性灰分不超过4.0%，醇溶性浸出物不少于8.0%，杨梅苷（$C_{21}H_{20}O_{12}$）不少于0.030%。

6．性味归经

性微寒，味苦；归膀胱经。

7．功能主治

利尿通淋，杀虫，止痒。用于热淋涩痛、小便短赤、虫积腹痛、皮肤湿疹、阴痒带下。

8．用法用量

内服：煎汤，9～15 g。外用：适量，煎洗患处。

十二、问荆

1．别名

接续草、公母草、搂接草、空心草、马蜂草、猪鬃草、黄蚂草、节节草、接骨草、寸姑草、笔头草等。

2．来源

本品为木贼科植物问荆 *Equisetum arvense* L. 的干燥地上部分。夏、秋季，采割地上部分，晒干。

3．植物形态

多年生草本。根茎匍匐生根，黑色或暗褐色。地上茎直立，二型。营养茎在孢子茎枯萎后生出，株高15～60 cm，有棱脊6～15条。叶退化，下部联合成鞘，鞘齿披针形，黑色，边缘灰白色，膜质；分枝轮生，中实，有棱脊3～4条，单一或再分枝。孢子茎早春先发，常为紫褐色，肉质，不分枝，鞘长而大。孢子囊穗于5—6月抽出，顶生，钝头；孢子叶六角形，盾状着生，螺旋排列，边缘着生长形孢子囊。孢子一型。

4．生境分布

问荆野生于3 700 m以下的潮湿草地、沟渠旁、沙土地、耕地、山坡及草甸等处，分布于中国黑龙江、吉林、辽宁、内蒙古、北京、天津、河北、山西、陕西、宁夏、甘肃、青海、新疆、山东、江苏、上海、安徽、浙江、江西、福建、河南、湖北、四川、重庆、贵州、云南、西藏等省（自治区、直辖市），主产于东北、陕西、四川、贵州、江西、安徽等地；国外，日本、朝鲜、喜马拉雅地区、俄罗斯，以及欧洲、北美洲亦产。

黔西北地区各县（市、区）均有问荆野生资源分布。

5. 药材性状

本品干燥全草，长约 30 cm，外形与生长时相近，但多干缩，或枝节脱落。茎略扁圆形或圆形，浅绿色，有纵纹，节间长，每节上有退化的鳞片叶，呈鞘状，先端有齿裂，硬膜质。小枝轮生，梢部渐细。基部有时带有部分根，呈黑褐色。以干燥、色绿、不带根及杂质者为佳。

6. 性味归经

性凉，味苦；归肺、胃、肝经。

7. 功能主治

清热，凉血，止咳，利尿。用于吐血、衄血、便血、倒经、咳嗽气喘、淋病。

8. 用法用量

内服：煎汤，5～15 g。外用：适量。

十三、紫堇

1. 别名

楚葵、蜀堇、苔菜、赤芹、紫芹、水卜菜、起贫草、断肠草、野花生、蝎子花、山黄连、水黄连、羊不吃、闷头花、麦黄草。

2. 来源

本品为罂粟科植物紫堇 *Corydalis edulis* Maxim. 的干燥全草。夏季，采集全草，晒干。

3. 植物形态

一年生灰绿色草本。株高 10～30 cm。主根细长。茎直立，无毛，单一，自下部起分枝。基生叶，有长柄；叶片轮廓卵形至三角形，二至三回羽状全裂，一回裂片 2～3 对，有短柄，二至三回裂片轮廓倒卵形，近无柄，末回裂片狭卵形，先端钝，下面灰绿色。总状花序顶生或与叶对生，疏着花 5～8 朵，苞片狭卵形至披针形，先端尖，全缘或疏生小齿；萼片小，膜质；花瓣粉红色至紫红色，距末端稍向下弯曲；子房条形，柱头 2 裂。蒴果线形，具轻微肿节。种子扁球形，黑色，有光泽，密生小凹点。花期 3—4 月，果期 4—5 月。

4. 生境分布

紫堇野生于丘陵林下、沟边或多石处，分布于中国辽宁、北京、河北、山西、河南、陕西、甘肃、四川、云南、贵州、湖北、江西、安徽、江苏、浙江、福建等省（自治区、直辖市）；国外，日本亦产。

黔西北地区的织金、纳雍、威宁等县（市、区）有紫堇野生资源分布。

5. 药材性状

本品茎光滑无毛。叶二至三回羽状全裂，末回裂片狭卵形，先端钝，下面灰绿色，总裂至深裂。总状花序；花瓣粉红色至紫红色，上花瓣延伸成距。蒴果线形。种子黑色，扁球形。味苦。

6. 性味归经

性凉，味苦、涩，有毒；归肺、肾、脾经。

7. 功能主治

清热解毒，杀虫止痒。用于肺结核咳血、疮疡肿毒、聤耳流脓、咽喉疼痛、顽癣、秃疮、毒蛇咬伤。

8. 用法用量

内服：煎汤，4～10 g。外用：适量，研末调敷；或煎水外洗患处。

十四、白英

1. 别名

白草、白毛藤、望冬红、毛葫芦、毛风藤、排风藤、毛秀才、葫芦草、毛千里光、金线绿毛龟。

2. 来源

本品为茄科植物白英 *Solanum lyratum* Thunb. 的干燥全草。夏、秋季，采收全草，洗净，晒干或鲜用。

3. 植物形态

多年生蔓性半灌木。茎藤长达 5 m，基部木质化，上部草质，具细毛。叶互生，上部叶多作戟状 3 裂或羽状多裂；下部叶长方形或卵状长方形，基部心脏形，先端尖，全缘，上面鲜绿色，下面色较淡，两面均有细毛散生，沿叶脉较密；叶柄被细毛。聚伞花序生于枝顶或侧生与叶对生；枝梗、花柄及花均密被长柔毛，花柄细长；花萼漏斗状，萼片 5 枚，自基部向下反折，卵形或长方状披针形，顶端尖；雄蕊 5 枚，着生于花冠筒口，花丝短而扁，基部合生；雌蕊 1 枚，子房卵形，花柱细长，柱头半球形。浆果卵形或球形，初绿色，熟时红色至黑色。种子白色，扁圆形。花期 9—10 月，果期 11 月。

4. 生境分布

白英野生于海拔 600～2 800 m 的山谷草地或路旁、田边，中国各省（区）均有白英野生资源分布；国外，日本、朝鲜、中南半岛亦产。

黔西北地区各县（市、区）均有白英野生资源分布。

5. 药材性状

本品茎呈类圆柱形，直径 2～7 mm，表面黄绿色至暗棕色，密被灰白色茸毛，在较粗的茎上茸毛极少或无，具纵皱纹，且有光泽；质硬而脆，断面淡绿色，纤维性，中央空洞状。叶皱缩卷曲，密被茸毛。有的带淡黄色至暗红色果实。气微，味微苦。

6. 性味归经

性微寒，味苦，有小毒；归肝、胃经。

7. 功能主治

清热解毒，利湿消肿，抗癌。用于感冒发热、乳痈、恶疮、湿热黄疸、腹水、带下、肾炎水肿。外用：治痈疖肿毒。

8. 用法用量

内服：煎汤，15～30 g。外用：适量，煎水洗；或鲜品捣敷或捣汁涂患处。

十五、茅莓

1. 别名

蛇泡簕、三月泡、红梅消、虎波草、薅秧藨、薅田藨。

2. 来源

本品为蔷薇科植物茅莓 *Rubus parviflolius* L. 的干燥带根全草。秋季，挖根；夏、秋季，挖取全株，去净杂质，切段，晒干。

3. 植物形态

落叶小灌木。株高 1～2 m。枝呈弓形弯曲，被柔毛和稀疏钩状皮刺。小叶 3 枚，在新枝上偶

有5枚，菱状圆形或倒卵形，顶端圆钝或急尖，基部圆形或宽楔形，上面伏生疏柔毛，下面密被灰白色绒毛，边缘有不整齐粗锯齿或缺刻状粗重锯齿，常具浅裂片；叶柄被柔毛和稀疏小皮刺；托叶线形，具柔毛。伞房花序顶生或腋生，稀顶生花序成短总状，具花数朵至多朵，被柔毛和细刺；花梗具柔毛和稀疏小皮刺；苞片线形，有柔毛；花萼外面密被柔毛和疏密不等的针刺，萼片卵状披针形或披针形，顶端渐尖，有时条裂，在花果时均直立开展；花瓣卵圆形或长圆形，粉红色至紫红色，基部具爪；雄蕊花丝白色，稍短于花瓣；子房具柔毛。聚合果卵球形，熟时红色，无毛或具稀疏柔毛；核有浅皱纹。花期5—6月，果期7—8月。

4. 生境分布

茅莓野生于海拔400～2 600 m的山坡杂木林下、向阳山谷、路旁或荒野，分布于中国黑龙江、吉林、辽宁、河北、河南、山西、陕西、甘肃、湖北、湖南、江西、安徽、山东、江苏、浙江、福建、台湾、广东、广西、四川、贵州等省（自治区、直辖市）；国外，日本、朝鲜亦产。

黔西北地区各县（市、区）均有茅莓野生资源分布。

5. 药材性状

本品根呈圆柱形，常扭曲，长10～30 cm，直径0.3～1.2 cm。表面灰棕色至棕褐色，具纵皱纹，外层栓皮有时呈片状剥落，露出红棕色内皮。根头部呈不规则块状，常有茎残基和被白色绒毛的干枯幼茎叶。质坚硬，断面略平坦，淡黄棕色，有放射状纹理。气微，味微涩。

6. 性味归经

性凉，味苦、涩；归肝、脾、大肠经。

7. 功能主治

散瘀，止痛，解毒，杀虫。用于吐血、跌打刀伤、产后瘀滞腹痛、痢疾、痔疮、疥疮等。

8. 用法用量

内服：煎汤，15～30 g。外用：适量，鲜叶捣烂外敷；或煎水熏洗患处。

9. 使用注意

孕妇慎服。

十六、毛茛

1. 别名

水茛、毛建、猴蒜、毛堇、白灸、毛建草、鹤膝草、瞌睡草、老虎草、犬脚迹、火筒青、野芹菜、辣子草、辣辣草、烂肺草、三脚虎、一包针、水芹菜、扑地棕、翳子药、老虎脚迹草。

2. 来源

本品为毛茛科植物毛茛 *Ranunculus japonicus* Thunb. 的全草。夏末秋初，采收全草，洗净，阴干或鲜用。该品种的根亦供药用。

3. 植物形态

多年生草本。株高30～90 cm。须根多数，簇生。茎直立，具分枝，中空，有开展或贴伏的柔毛。基生叶为单叶；叶柄有开展的柔毛；叶片掌状或近五角形，常作3深裂，裂片椭圆形至倒卵形，中央裂片又3裂，两侧裂片又作大小不等的2裂，先端齿裂，具尖头；茎生叶具短柄或无柄，3深裂，裂片倒卵形至菱状卵形，至茎上部裂片渐狭呈线状披针形，两面均有紧贴的灰白色细长柔毛。聚伞花序有多数花，疏散；花两性；花梗被柔毛；萼片5瓣，椭圆形，被白柔毛；花瓣5枚，倒卵状圆形，黄色，基部有爪，具蜜槽鳞片；雄蕊多数；花托短小，无毛；心皮多数，无毛，花柱短。瘦果斜卵形，扁平，无毛，具喙。花期4—8月，果期6—9月。

4. 生境分布

毛茛野生于海拔200～2 500 m的田野、路边、水沟边草丛中或山坡湿草地，中国除西藏外其余省（自治区、直辖市）均有野生资源分布；国外，朝鲜、日本、俄罗斯（远东地区）亦产。

黔西北地区的黔西、七星关、赫章等县（市、区）有毛茛野生资源分布。

5. 药材性状

本品茎与叶柄均有伸展的柔毛。叶片五角形，长达6 cm，宽达7 cm，基部心形。萼片5枚，船状椭圆形，长4～6 mm，有白柔毛；花瓣5枚，倒卵形，长6～11 mm。聚合果近球形，直径4～5 mm。

6. 性味归经

性温，味辛，有毒；归肝、胆、心、胃经。

7. 功能主治

退黄，定喘，截疟，镇痛，消翳。用于黄疸、哮喘、疟疾、偏头痛、牙痛、鹤膝风、风湿关节痛、目生翳膜、瘰疬、痈疮肿毒。

8. 用法用量

外用：适量，捣敷患处或穴位，使局部发赤起泡时取出；或煎水洗。

9. 使用注意

本品有毒，一般不作内服。皮肤有破损及过敏者禁用，孕妇慎用。

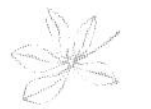

十七、蛇含

1. 别名

蛇衔、威蛇、地五加、五匹风、五爪龙、五爪虎、五叶莓、五皮风、小龙牙、紫背草、地五甲、地五爪、五爪风、五星草、五虎草、紫背龙牙、五虎下山、五爪金龙、五叶蛇莓、蛇包五披风。

2. 来源

本品为蔷薇科植物蛇含委陵菜 *Potentilla kleiniana* Wight et Arn. 的干燥全草或带根全草。夏、秋季，采收全草，晒干。

3. 植物形态

一年生、二年生或多年生宿根草本。须根多。花茎上升或匍匐，常于节处生根并发育出新植株，被疏柔毛或开展长柔毛。基生叶为近于鸟足状5小叶，叶柄被疏柔毛或开展长柔毛；小叶近无柄，稀有短柄，小叶片倒卵形或长圆倒卵形，顶端圆钝，基部楔形，边缘有多数急尖或圆钝锯齿，两面绿色，被疏柔毛，有时上面脱落，或下面沿脉密被伏生长柔毛；下部茎生叶有小叶5片，上部茎生叶有小叶3片，小叶与基生小叶相似，唯叶柄较短；基生叶托叶膜质，淡褐色，外面被疏柔毛或脱落，茎生叶托叶草质，绿色，卵形至卵状披针形，全缘，稀有1～2齿，顶端急尖或渐尖，外被稀疏长柔毛。聚伞花序密集枝顶如假伞形；花有梗，密被开展长柔毛，下有茎生叶如苞片状；花萼片三角卵圆形，顶端急尖或渐尖，副萼片披针形或椭圆披针形，顶端急尖或渐尖，花时比萼片短，果时略长或近等长，外被稀疏长柔毛；花瓣黄色，倒卵形，顶端微凹，长于萼片；花柱近顶生，圆锥形，基部膨大，柱头扩大。瘦果近圆形，一面稍平，具皱纹。花果期4—9月。

4. 生境分布

蛇含野生于海拔400～3 000 m的田边、水旁、草甸及山坡草地，分布于中国辽宁、陕西、山东、河南、安徽、江苏、浙江、湖北、湖南、江西、福建、广东、广西、四川、贵州、云南、西藏等省（自治区、直辖市）；国外，朝鲜、日本、印度、马来西亚及印度尼西亚亦产。

黔西北地区各县（市、区）均有蛇含野生资源分布。

5. 药材性状

本品全体长约40 cm。根茎粗短，根多数，须状。茎细长，多分枝，被疏毛。叶掌状复叶；基生叶有5小叶，小叶倒卵形或倒披针形，长1～5 cm，宽0.5～1.5 cm，边缘具粗锯齿，上下表面均被毛，茎生叶有3～5小叶。花多，黄色。果实表面微有皱纹。气微，味苦、微涩。

6. 性味归经

性微寒，味苦；归肝、肺经。

7. 功能主治

清热解毒，止咳化痰。用于外感咳嗽、百日咳、咽喉肿痛、小儿高热惊风、疟疾、痢疾，外用，治腮腺炎、乳腺炎、毒蛇咬伤、带状疱疹、疔疮、痔疮、外伤出血。

8. 用法用量

内服：煎汤，9～15 g。外用：适量，煎水，洗或捣敷；或捣汁涂；或煎水，含漱。

十八、马兰

1. 别名

紫菊、田菊、鱼鳅串、阶前菊、鸡儿肠、马兰头、竹节草、马兰菊、蟛蜞菊、红梗菜、田边菊、毛蜞菜、剪刀草、红马兰、马兰青、泥鳅串、路边菊、蓑衣莲、螃蜞头草、灯盏细辛。

2. 来源

本品为菊科植物马兰 *Kalimeris indica*（L.）Sch. Bip. 的干燥全草。夏、秋季，采收全草，洗净，晒干。

3. 植物形态

多年生草本。根状茎有匍匐枝，有时具直根。茎直立，高30～70 cm，上部有短毛，上部或从下部起有分枝。基部叶在花期枯萎；茎部叶倒披针形或倒卵状矩圆形，顶端钝或尖，基部渐狭成具翅的长柄，边缘从中部以上具有小尖头的钝或尖齿或有羽状裂片，上部叶小，全缘，基部急狭无柄；全部叶稍薄质，两面或上面有疏微毛或近无毛，边缘及下面沿脉有短粗毛，中脉在下面凸起。头状花序单生于枝端并排列成疏伞房状；总苞半球形；总苞片2～3层，覆瓦状排列，外层倒披针形，内层倒披针状矩圆形，顶端钝或稍尖，上部草质，有疏短毛，边缘膜质，有缘毛；花托圆锥形；舌状花1层15～20朵，舌片浅紫色，管状花被短密毛。瘦果倒卵状矩圆形，极扁，褐色，边缘浅色而有厚肋，上部被腺及短柔毛，冠毛弱而易脱落，不等长。花期5—9月，果期8—10月。

4. 生境分布

马兰野生于林缘、草丛、溪岸、路旁，分布于中国四川、云南、贵州、陕西、河南、湖北、湖南、江西、广东、广西、福建、台湾、浙江、安徽、江苏、山东等省（自治区、直辖市）；国外，朝鲜、日本、中南半岛至印度亦产。

黔西北地区各县（市、区）均有马兰野生资源分布。

5. 药材性状

本品根茎呈细长圆柱形，着生多数浅细纵纹，质脆，易折断。断面柱形，直径2～3 mm。茎表面黄绿色，有细纵纹，质脆，易折断，断面中央有白色髓。叶互生，叶片皱缩卷曲，多已碎落，完整者展平后呈倒卵形、椭圆形或披针形，被短毛。有的于枝顶可见头状花序，花淡紫色或已结果。瘦果倒卵状长圆形、扁平，有毛。气微，味淡、微涩。

6. 性味归经

性凉，味辛；归肺、肝、胃、大肠经。

7. 功能主治

凉血，清热，利湿，解毒。用于吐血、衄血、血痢、创伤出血、疟疾、黄疸、水肿、淋浊、咽痛、喉痹、痔疮、痈肿、丹毒、蛇咬伤。

8. 用法用量

内服：煎汤，10～30 g。外用：适量，捣敷；或煎水洗患处。

9. 使用注意

孕妇慎服。

十九、文竹

1. 别名

蓬莱竹、小百部。

2. 来源

本品为百合科植物文竹 *Asparagus setaceus*（Kunth）Jessop. 的全草。该品种的根亦供药用。全年均可采收全株，晒干或鲜用。秋季，割去蔓茎，挖出块根，去掉泥土，用水煮或蒸至皮裂，剥去外皮，切段，干燥。

3. 植物形态

多年生攀缘藤本。茎蔓长 3～6 m。根部稍肉质。茎柔软丛生，细长。茎的分枝极多，近平滑。叶状枝，常每 10～13 枚成簇，刚毛状，略具三棱；鳞片状叶基部稍具刺状距或距不明显。花每 1～4 朵腋生，白色，有短梗，具花被片。浆果熟时紫黑色。种子 1～3 颗。花期 9—10 月，果期冬季至翌年春季。

4. 生境分布

文竹喜温暖、湿润略荫蔽的环境，忌霜冻，怕干旱，原产于南非东部和南部；在中国，分布于中部、西北、长江流域及南方各地区。

黔西北地区各县（市、区）均有文竹少量栽培。

5. 药材性状

本品根细长，稍肉质，长 15～24 cm，直径 3～4 mm。表面黄白色，有深浅不等的皱纹，并有纤细支根。质较柔韧，不易折断，断面黄白色。气微香，味苦、微辛。

6. 性味归经

性寒，味甘、微苦；归肺、膀胱经。

7. 功能主治

润肺止咳，凉血通淋。用于阴虚肺燥、咳嗽、咯血、小便淋沥。

8. 用法用量

内服：煎汤，6～30 g。

二十、肾蕨

1. 别名

圆蕨、蜈蚣草、圆羊齿、凤凰草、蜈蚣蕨、水槟榔、冰果草、篦子草、梳篦草、石上丸、石黄皮、凤凰蕨、何汗蕨、蛇蛋参、金鸡尾、天鹅抱蛋、飞天蜈蚣、金鸡孵蛋、神仙对坐草。

2. 来源

本品为骨碎补科植物肾蕨 *Nephrolepis cordifolia*（L.）Presl. 的全草。全年均可采收，采集全草，洗净，晒干或鲜用。

3. 植物形态

多年生草本。植株高 70 cm 左右。根茎近直立，有直立的主轴及从主轴向四面生长的长匍匐茎，并从匍匐茎的短枝上生出圆形肉质块茎，主轴与根茎上密被钻状披针形鳞片，匍匐茎、叶柄和叶轴疏生钻形鳞片。叶簇生；具叶柄；叶片革质，光滑无毛，披针形，基部渐变狭，一回羽状；羽片无柄，互生，以关节着生于叶轴，似镰状而钝，基部下侧呈心形，上侧呈耳形，常覆盖于叶轴上，边缘有浅齿；叶脉羽状分叉。孢子囊群生于每组侧脉的上侧小脉先端；囊群盖肾形。

4. 生境分布

肾蕨野生于山岩、溪边等阴湿处，广泛分布于全世界热带及亚热带地区；在中国，分布于浙江、福建、台湾、湖南南部、广东、海南、广西、贵州、云南、西藏等省（自治区、直辖市）。

黔西北地区的金沙、织金、黔西、威宁等县（市、区）有肾蕨野生资源分布。

5. 药材性状

本品呈块状茎球形或扁圆形，直径约 2 cm；表面密生黄棕色绒毛状鳞片，可见自根茎脱落后的圆形瘢痕，除去鳞片后表面显亮黄色，有明显的不规则皱纹；质坚硬。叶簇生；叶柄略扭曲，长 6～9 cm，下部有亮棕色鳞片；叶轴棕黄色；叶片常皱缩，展平后呈线状披针形，长 30～60 cm，宽 3～5 cm，一回羽状分裂；羽片无柄，披针形，长约 2 cm，宽约 6 mm，边缘有疏浅钝齿；两边的侧脉先端各有 1 行孢子囊群。气微，味苦。

6. 性味归经

性凉，味甘、淡、涩；归肝、肾、胃、小肠经。

7. 功能主治

清热，利湿，消肿，解毒。用于黄疸、淋浊、小便涩痛、痢疾、疝气、乳痈、瘰疬、烫伤、刀伤。

8. 用法用量

内服：煎汤，6～15 g。外用：适量。

二十一、香蓼

1. 别名

水毛蓼、红杆蓼、粘毛蓼。

2. 来源

本品为蓼科植物香蓼 *Polygonum viscosum* Buch. -Ham. ex D. Don 的干燥地上部分。花期，采收地上部分，扎成束，晾干。

3. 植物形态

一年生草本。株高 50～120 cm。茎直立，上部多分枝，密生开展的长毛和有柄的腺状毛。叶互生；叶柄长 1～2 cm；托叶鞘筒状，膜质，密生长毛；叶片披针形或宽披针形，先端渐尖，基部楔形，两面疏生或密生糙伏毛，有时上面或两面生无柄的腺毛。花序穗状；总花梗有长毛和密生有柄的腺毛；花红色；花被 5 深裂；雄蕊 8 枚；花柱 3 枚，柱头头状。瘦果宽卵形，具 3 棱，黑褐色，有光泽。花期 7—8 月，果期 9—10 月。

4. 生境分布

香蓼野生于海拔 30～1 900 m 的路旁湿地、沟边草丛，分布于中国东北、华东、华中、华南及陕西、四川、贵州、云南等地；国外，朝鲜、日本、印度、俄罗斯（远东地区）亦产。

黔西北地区的大方、七星关、织金等县（市、区）有香蓼野生资源分布。

5．药材性状

本品茎枝呈长圆柱形，上部或有分枝，表面褐绿色至黑绿色，密被长茸毛，并具腺毛，故粗糙而黏，断面中空。叶卷曲，易破碎，展平后呈披针形或宽披针形，长 4～13 cm，宽 1.0～2.5 cm，先端渐尖，基部楔形，褐绿色至黑绿色，两面及叶缘均被短伏毛，沿主脉并有长茸毛；托叶鞘筒状，先端截形，基部有狭翅，密被长茸毛。气芳香，味微涩。

6．性味归经

性平，味辛；归经不详。

7．功能主治

理气除湿，健胃消食。用于胃气痛、消化不良、小儿疳积、风湿疼痛。

8．用法用量

内服：煎汤，6～15 g。

二十二、牛至

1．别名

香草、暑草、琦香、满坡香、土香薷、五香草、山薄荷、土茵陈、滇香薷。

2．来源

本品为唇形科植物牛至 *Origanum vulgare* L. 的全草。7—8 月，开花前割取地上部分，或将全草连根拔起，抖净泥沙，鲜用或扎把晒干。

3．植物形态

多年生草本，芳香。株高 25～60 cm。茎直立，或近基部伏地生须根，四棱形，略带紫色，被倒向或微卷曲的短柔毛。叶对生；叶柄被柔毛；叶片卵圆形或长圆状卵圆形，先端钝或稍钝，基部楔形或近圆形，全缘或有远离的小锯齿，两面被柔毛及腺点。花序呈伞房状圆锥花序，开张，多花密集，由多数长圆状小假穗状花序组成，有覆瓦状排列的苞片；花萼钟形，外面被小硬毛或近无毛，萼齿 5 枚，三角形；花冠紫红、淡红或白色，管状钟形，两性花冠筒明显长于花萼，雌雄性花冠筒短于花萼，外面及内面喉部被疏短柔毛，上唇卵圆形，先端 2 浅裂，下唇 3 裂，中裂片较大，侧裂片较小，均长圆状卵圆形；雄蕊 4 枚，在两性花中，后对短于上唇，前对略伸出，在雌性花中，前后对近等长，内藏；子房 4 裂，花柱略超出雄蕊，柱头 2 裂；花盘平顶。小坚果卵圆形，褐色。花期 7—9 月，果期 9—12 月。

4．生境分布

牛至野生于海拔 500～3 600 m 的山坡、林下、草地或路旁，欧洲、亚洲及北非有分布，北美亦有引入；在中国，分布于河南、江苏、浙江、安徽、江西、福建、台湾、湖北、湖南、广东、贵州、四川、云南、陕西、甘肃、新疆及西藏等省（自治区、直辖市）。

黔西北地区的七星关、威宁、纳雍等县（市、区）有牛至野生资源分布。

5．药材性状

本品全草长 23～50 cm。根较细小，略弯曲，直径 2～4 mm，表面灰棕色；质略韧，断面黄白色。茎呈方柱形，紫棕色至淡棕色，密被细毛，节明显，节间长 2～5 cm。叶对生，多皱褶或脱落，暗绿色或黄绿色，完整者展开后呈卵圆形或宽卵形，长 1.5～3.0 cm，宽 0.7～1.7 cm，先端钝，基部圆形，全缘，两面均有棕黑色腺点及细毛。聚伞花序顶生；苞片倒长卵形，黄绿色或黄褐色，有的先端带紫色；花萼钟状，先端 5 裂，边缘密生白色细柔毛。小坚果扁卵形，红棕色。气微香，味微苦。以叶多、气香浓者为佳。

6．性味归经

性凉，味辛、微苦；归经不详。

7．功能主治

解表，理气，清暑，利湿。用于感冒发热、中暑、胸膈胀满、腹痛吐泻、痢疾、黄疸、水肿、带下、小儿疳积、麻疹、皮肤瘙痒、疮疡肿痛、跌打损伤。

8．用法用量

内服：煎汤，3～9 g。外用：适量，煎水洗；或鲜品捣敷患处。

9．使用注意

表虚汗多者禁服。

二十三、糙苏

1．别名

叶糙苏、山苏子、山芝麻。

2．来源

本品为唇形科植物糙苏 *Phlomis umbrosa* Turcz. 的干燥全草。夏、秋季，采收全草，洗净，晒干。

3．植物形态

多年生草本。株高 80～100 cm。根长，红褐色，圆锥形或纺锤形。茎直立，四棱形。单叶对生，阔卵圆形，先端短尖，基部心形，边缘有粗锯齿，两面有粗毛或星状毛；叶具柄。轮伞花序；苞片披针形或狭披针形；萼筒先端有 5 个刺状齿；花冠白色或粉红色，2 唇形，长于萼筒，喉部之上密布多数白色茸毛或星状毛，上唇 2 裂，拱曲，下唇 3 裂，外面密生茸毛；雄蕊 4 枚；花柱单一，柱头 2 裂。小坚果卵圆形。花期 7 月，果期 8—9 月。

4．生境分布

糙苏野生于海拔 200～3 200 m 的疏林下或草坡上，分布于中国辽宁、内蒙古、河北、山东、山西、陕西、甘肃、四川、湖北、贵州、广东等省（自治区、直辖市）。

黔西北地区的大方、金沙、织金等县（市、区）有糙苏野生资源分布。

5．药材性状

本品根粗，须根肉质。茎呈方柱形，长 50 cm 以上，多分枝，表面绿褐色，具浅槽，疏被硬毛；质硬而脆，断面中央有髓。叶对生，皱缩，展平后呈近圆形、圆卵形或卵状长圆形，长 5.2～12.0 cm，先端急尖，基部浅心形或圆形，边缘具锯齿，两面均疏被短柔毛；叶柄长 1～12 cm，疏被毛。轮伞花序密被白色毛；苞片线状钻形，紫红色；花萼宿存呈蜂窝状。气微香，味涩。

6．性味归经

性平，味涩；归经不详。

7．功能主治

清热消肿。用于疮痈肿毒。

8．用法用量

内服：煎汤，3～10 g。

二十四、蛇莓

1．别名

蛇藨、地莓、蚕莓、地锦、鸡冠果、野杨梅、三点红、龙吐珠、狮子尾、疗疮药。

2．来源

本品为蔷薇科植物蛇莓 *Duchesnea indica*（Andr.）Focke 的全草。夏、秋季，采收全草，洗净，晒干或鲜用。

3．植物形态

多年生草本。根茎短，粗壮。匍匐茎多数，长 30～100 cm，有柔毛，在节处生不定根。基生叶数个，茎生叶互生，均为三出复叶；叶柄有柔毛；托叶窄卵形到宽披针形；小叶片具小叶柄，倒卵形至棱状长圆形，先端钝，边缘有钝锯齿，两面均有柔毛或上面无毛。花单生于叶腋，花梗有柔毛；萼片 5 枚，卵形，先端锐尖，外面有散生柔毛；副萼片 5 枚，倒卵形，比萼片长，先端常具 3～5 锯齿；花瓣 5 瓣，倒卵形，黄色，先端圆钝；雄蕊 20～30 枚；心皮多数，离生；花托在果期膨大，海绵质，鲜红色，有光泽，外面有长柔毛。瘦果卵形，光滑或具不明显突起，鲜时有光泽。花期 6—8 月，果期 8—10 月。

4．生境分布

蛇莓野生于海拔 1 800 m 以下的山坡、河岸、草地、潮湿的地方，分布于中国辽宁及以南各地、长江流域地区；国外，阿富汗、日本、印度、印度尼西亚，以及欧洲、美洲亦产。

黔西北地区各县（市、区）均有蛇莓野生资源分布。

5．药材性状

全草多缠绕成团，被白色毛茸，具匍匐茎。叶互生；三出复叶，基生叶的叶柄长 6～10 cm，小叶多皱缩，完整者倒卵形，长 1.5～4.0 cm，宽 1～3 cm，基部偏斜，边缘有钝齿，表面黄绿色，上面近无毛，下面被疏毛。花单生于叶腋，具长柄。聚合果棕红色，瘦果小，花萼宿存。气微，味微涩。

6．性味归经

性寒，味甘、苦；归肺、肝、大肠经。

7．功能主治

清热，凉血，消肿，解毒。用于热病、惊痫、咳嗽、吐血、咽喉肿痛、痢疾、痈肿、疔疮、蛇虫咬伤、烫火伤。

8．用法用量

内服：煎汤，9～15 g，或鲜品 30～60 g。外用：适量，捣敷或研末撒患处。

二十五、石斛

1．别名

杜兰、石蓫、金钗花、千年润、黄草、吊兰花。

2．来源

本品为兰科植物金钗石斛 *Dendrobium nobile* Lindl.、细叶石斛 *Dendrobium hancockii* Rolfe、细茎石斛 *Dendrobium moniliforme*（L.）Sw.、铁皮石斛 *Dendrobium officinale* Kimura et Migo 的栽培品及其同属植物近似种的新鲜或干燥茎。全年均可采收，鲜用者除去根和泥沙；干用者采收后，除去杂质，用开水略烫或烘软，再边搓边烘晒，至叶鞘搓净，干燥。

3. 植物形态

（1）金叉石斛。多年生草本。茎丛生，直立，高 30～60 cm。茎黄绿色，多节。叶无柄，近革质，常 3～5 片生于茎上端；叶片长圆形或长圆状披针形，先端钝，有偏斜状的凹缺；叶脉平行，通常 9 条；叶鞘紧抱于节间。总状花序自茎节生出，通常具花 2～3 朵；苞片膜质，小，卵形；花甚大，下垂；花萼及花瓣白色，末端呈淡红色；萼片 3 枚，中萼片离生，两侧萼片斜生于蕊柱足上，几相等，长圆形，先端急尖或钝形；花瓣卵状长圆形或椭圆形，与萼片近等长，唇瓣生于蕊柱足的前方，近卵圆形，先端圆形，基部有短爪，下半部向上反卷包围蕊柱，两面被茸毛，近基部的中央有一块深紫色的斑点；具合蕊柱；雄蕊呈圆锥状，花药 2 室，花粉块 4 枚，蜡质。蒴果。花期 4—6 月，果期 6—7 月。

（2）细叶石斛。多年生草本。茎直立，质地较硬，圆柱形或有时基部上方有数个节间膨大而形成纺锤形，长达 80 cm，通常分枝，具纵槽或条棱，干后深黄色或橙黄色，有光泽，节间长达 4. 7 cm。叶互生于主茎和分枝的上部，狭长圆形，先端钝并且不等侧 2 裂，基部具革质鞘。总状花序，具 1～2 朵花，花序有柄；花苞片膜质，卵形，先端急尖；花梗和子房淡黄绿色，子房稍扩大；花质地厚，稍具香气，开展，金黄色，仅唇瓣侧裂片内侧具少数红色条纹；中萼片卵状椭圆形，先端急尖，具 7 条脉；侧萼片卵状披针形，与中萼片等长，但稍较狭，先端急尖，具 7 条脉；萼囊短圆锥形。花瓣斜倒卵形或近椭圆形，与中萼片等长而较宽，先端锐尖，具 7 条脉；唇瓣长宽相等，基部具 1 个胼胝体，中部 3 裂；侧裂片围抱蕊柱，近半圆形，先端圆形；中裂片近扁圆形或肾状圆形，先端锐尖；唇盘通常浅绿色，从两侧裂片之间到中裂片上密布短乳突状毛；蕊柱基部稍扩大，具蕊柱足；蕊柱齿近三角形，先端短而钝；药帽斜圆锥形，表面光滑，前面具 3 条脊，前端边缘具细齿。花期 5—6 月。

（3）细茎石斛。多年生草本。茎直立，细圆柱形，长 20 cm 左右，具多节，节间长 2～4 cm，干后金黄色或黄色带深灰色。叶数枚，二列，常互生于茎的中部以上，披针形或长圆形，先端钝并且稍不等侧 2 裂，基部下延为抱茎的鞘。总状花序 2 至数个，生于茎中部以上具叶和落了叶的老茎上，具花 1～3 朵；花序具柄；花苞片干膜质，浅白色带褐色斑块，卵形，先端钝；花梗和子房纤细；花黄绿色、白色或白色带淡紫红色等，有时芳香；萼片和花瓣相似，卵状长圆形或卵状披针形，先端锐尖或钝，具 5 条脉；侧萼片基部歪斜而贴生于蕊柱足；萼囊圆锥形，末端钝。花瓣通常比萼片稍宽；唇瓣白色、淡黄绿色或绿白色，带淡褐色或紫红色至浅黄色斑块，整体轮廓卵状披针形，比萼片稍短，基部楔形，3 裂；侧裂片半圆形，直立，围抱蕊柱，边缘全缘或具不规则的齿；中裂片卵状披针形，先端锐尖或稍钝，全缘，无毛；唇盘在两侧裂片之间密布短柔毛，基部常具 1 个椭圆形胼胝体，近中裂片基部通常具 1 个紫红色、淡褐或浅黄色的斑块；蕊柱白色；药帽白色或淡黄色，圆锥形，顶端不裂，有时被细乳突；蕊柱足基部常具紫红色条纹，无毛或有时具毛。花期 3—5 月。

（4）铁皮石斛。多年生草本。茎直立，圆柱形，不分枝，具多节，常在中部以上互生 3～5 枚叶。叶 2 列，纸质，长圆状披针形，先端钝并且多少钩转，基部下延为抱茎的鞘，边缘和中肋常带淡紫色；叶鞘常具紫斑，老时其上缘与茎松离而张开，并且与节留下 1 个环状铁青的间隙。总状花序常从落了叶的老茎上部发出，具花 2～3 朵；花序有柄，基部具 2～3 枚短鞘；花序轴回折状弯曲；花苞片干膜质，浅白色，卵形，先端稍钝；有花梗和子房；萼片和花瓣黄绿色，近相似，长圆状披针形，先端锐尖，具 5 条脉；侧萼片基部较宽阔；萼囊圆锥形，末端圆形；唇瓣白色，基部具 1 个绿色或黄色的胼胝体，卵状披针形，比萼片稍短，中部反折，先端急尖，不裂或不明显 3 裂，中部以下两侧具紫红色条纹，边缘多少波状；唇盘密布细乳突状的毛，并且在中部以上具 1 个紫红色斑块；蕊柱黄绿色，先端两侧各具 1 个紫色斑点；蕊柱足黄绿色带紫红色条纹，疏生毛；药帽白色，长卵状三角形，顶端近锐尖并且 2 裂。花期 3—6 月。

4. 生境分布

（1）金钗石斛。野生于林中树上和岩石上，中国四川、广西、云南、贵州等省（自治区、直辖市）主产，其中，以贵州赤水的种植面积最大、最为著名。湖北、台湾等省（自治区、直辖市）亦产。

（2）细叶石斛。野生于海拔 700～1 500 m 的山地林中树干上或山谷岩石上，中国陕西、甘肃、湖北、湖南、广西、四川、贵州、云南等省（自治区、直辖市）均有分布。

（3）细茎石斛。野生于海拔 590～3 000 m 的阔叶林中树干上或山谷岩壁上，中国陕西、甘肃、安徽、浙江、江西、福建、台湾、河南、湖南、广东、广西、贵州、四川、云南等省（自治区、直辖市）均有分布；国外，印度东北部、朝鲜半岛南部、日本亦产。

（4）铁皮石斛。野生于海拔达 1 600 m 的山地半阴湿岩石上，中国安徽、浙江、福建、广西、四川、云南、贵州等省（自治区、直辖市）有分布。浙江等地的人工种植面积较大。

以上 4 种药用植物，黔西北地区的大方、七星关、赫章、黔西等县（市、区）有金钗石斛野生资源分布；金沙、威宁等县（市、区）有细叶石斛野生资源分布；黔西、金沙等县（市、区）有细茎石斛（细黄草、中黄草）野生资源分布；七星关等县（市、区）有铁皮石斛（黄草石斛）野生资源分布。

2019 年，毕节市织金、黔西等县（市、区）栽培铁皮石斛 600 亩；金沙县栽培金钗石斛 30 多亩。

5. 药材性状

（1）鲜石斛。呈圆柱形或扁圆柱形，长约 30 cm，直径 4～12 mm。表面黄绿色，光滑或有纵纹，节明显，色较深，节上有膜质叶鞘。肉质多汁，易折断。气微，味微苦而回甜，嚼之有黏性。

（2）金钗石斛。呈扁圆柱形，长 20～40 cm，直径 4～6 mm，节间长 2.5～3.0 cm。表面金黄色或黄中带绿色，有深纵沟。质硬而脆，断面较平坦而疏松。气微，味苦。

一般干品含水分不超过 12.0%，总灰分不超过 5.0%，金钗石斛含石斛碱（$C_{16}H_{25}NO_2$）不少于 0.40%。

6. 性味归经

性微寒，味甘；归胃、肾经。

7. 功能主治

益胃生津，滋阴清热。用于热病津伤、口干烦渴、胃阴不足、食少干呕、病后虚热不退、阴虚火旺、骨蒸劳热、目暗不明、筋骨痿软。

8. 用法用量

内服：煎汤，6～12 g，或鲜品 15～30 g。

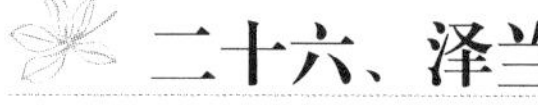

二十六、泽兰

1. 别名

龙枣、虎兰、虎蒲、风药、小泽兰、红梗草、奶孩儿、蛇王草、蛇王菊、地瓜儿苗。

2. 来源

本品为唇形科植物地笋 *Lycopus lucidus* Turcz.、毛叶地笋 *Lycopus lucidus* Turcz. var. hirtus Regel. 的干燥地上部分。夏、秋季，茎叶茂盛时割取全草，去净泥沙，晒干。

3. 植物形态

见第 56—第 57 页，“地笋”部分。

4. 生境分布

见第 57 页，“地笋”部分。

5. 药材性状

本品茎呈方柱形，少分枝，四面均有浅纵沟，长 50～100 cm，直径 2～6 mm；表面黄绿色或带紫色，节处紫色明显，有白色茸毛；质脆，断面黄白色，髓部中空。叶对生，有短柄或近无柄；叶片多皱缩，展平后呈披针形或长圆形，长 5～10 cm；上表面黑绿色或暗绿色，下表面灰绿色，密具腺点，两面均有短毛；先端尖，基部渐狭，边缘有锯齿。轮伞花序腋生，花冠多脱落，苞片和花萼宿存，小包片披针形，有缘毛，花萼钟形，5 齿。气微，味淡。以叶多、色绿、不破碎、茎短、质嫩者为佳。

一般干品含水分不超 13.0%，总灰分不超 10.0%，醇溶性浸出物不少于 7.0%。

6. 性味归经

性微温，味苦、辛；归肝、脾经。

7. 功能主治

活血调经，祛瘀消痈，利水消肿。用于月经不调、经闭、痛经、产后瘀血腹痛、疮痈肿毒、水肿腹水。

8. 用法用量

内服：煎汤，6～12 g。

9. 使用注意

血虚无瘀者慎服，孕妇禁服。

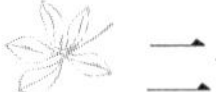

二十七、麻黄

1. 别名

龙沙、狗骨、卑相、卑盐、色道麻、结力根。

2. 来源

本品为麻黄科植物草麻黄 *Ephedra sinica* Stapf.、木贼麻黄 *Ephedra equisetina* Bge. 的干燥草质茎。秋季，采割绿色的草质茎，晒干。

3. 植物形态

（1）草麻黄。多年生草本状小灌木。株高 30～70 cm。木质茎匍匐卧于土中；草质茎直立，黄绿色，节间细长。鳞叶膜质，鞘状，下部 1/3～2/3 合生，围绕茎节，上部 2 裂，裂片锐三角形，中央有 2 脉。花成鳞球花序，雌雄异株，少有同株者。雄花序阔卵形，通常 3～5 个成复穗状，顶生及侧枝顶生，稀为单生；苞片 3～5 对，革质，边缘膜质，每苞片内各有 1 雄花；雄花具无色膜质倒卵形筒状假花被；雄蕊 6～8 枚，伸出假花被外，花药长方形或倒卵形，聚成一团，花丝合生 1 束。雌花序多单生枝瑞，卵圆形；苞片 4～5 对，绿色，革质，边缘膜质，最上 1 对合生部分占 1/2 以上，苞片内各有 1 雌花；雌花有厚壳状假花被，包围胚珠之外，珠被先端延长成细长筒状直立的珠被管。雌花序成熟时苞片增大，肉质，红色，成浆果状。种子 2 粒，卵形。花期 5 月，种子成熟期 7 月。

（2）木贼麻黄。多年生草本状小灌木。株高 70～100 cm。木质茎粗大，直立；草质茎节间纤细而短。鳞叶膜质鞘状，下部 3/4 合生，上部通常 2 裂，钝三角形。雄花序多单生，或 3～4 集生于节上，有苞片 3～4 对，基部约 1/3 合生，假花被窄倒卵形，雄蕊 6～8 枚；雌花序单生，常在节上成对，花序窄椭圆形，苞片 3 对，最上 1 对约 2/3 合生，胚珠 1～2 枚，珠被管常略弯曲，雌花序成熟时成肉红色浆果状，有短柄。种子多为 1 粒，窄长卵形。花期 6—7 月，种子成熟期8—9月。

4. 生境分布

（1）草麻黄。野生于山坡、平原、干燥荒地、河床及草原等处，产于中国辽宁、吉林、内蒙古、河北、山西、河南西北部及陕西等地区；国外，蒙古亦产。

（2）木贼麻黄。野生于干燥山地及山壁石缝中，分布于中国河北、山西、内蒙古、陕西西部、甘肃、新疆等地区；国外，蒙古、俄罗斯亦产。

黔西北地区的赫章等县（市、区）有草麻黄野生资源分布；黔西等县（市、区）有木贼麻黄野生资源分布。

5. 药材性状

（1）草麻黄。呈细长圆柱形，少分枝；直径1～2 mm。有的带少量棕色木质茎。表面淡绿色至黄绿色，有细纵脊线，触之微有粗糙感。节明显，节间长2～6 cm。节上有膜质鳞叶，长3～4 mm；裂片2（稀3），锐三角形，先端灰白色，反曲，基部联合成筒状，红棕色。体轻，质脆，易折断，断面略呈纤维性，周边绿黄色，髓部红棕色，近圆形。气微香，味涩、微苦。

（2）木贼麻黄。较多分枝，直径1.0～1.5 mm，无粗糙感。节间长1.5～3.0 cm。膜质鳞叶长1～2 mm；裂片2～3片，上部为短三角形，灰白色，先端多不反曲，基部棕红色至棕黑色。

一般干品含杂质不超过5%，水分不超过9.0%，总灰分不超过10.0%，盐酸麻黄碱（$C_{10}H_{15}NO \cdot HCl$）和盐酸伪麻黄碱（$C_{10}H_{15}NO \cdot HCl$）的总量不少于0.80%。

6. 性味归经

性温，味辛、微苦；归肺、膀胱经。

7. 功能主治

发汗散寒，宣肺平喘，利水消肿。用于风寒感冒、胸闷喘咳、风水浮肿。蜜麻黄润肺止咳，多用于表证已解的气喘咳嗽。

8. 用法用量

内服：煎汤，2～10 g。

二十八、酸浆

1. 别名

醋浆、寒浆、酢浆、苦耽、皮弁草、酸浆草、灯笼草、金灯草、姑娘菜、灯笼儿、红姑娘、天泡草。

2. 来源

本品为茄科植物酸浆 *Physalis alkekengi* L. var. *francheti*（Mast.）Makino. 的全草。夏、秋季，采收全草，去净杂质，晒干或鲜用。

3. 植物形态

见第180页，“酸浆根”部分。

4. 生境分布

见第180页，“酸浆根”部分。

5. 药材性状

本品茎圆柱形，木质化较硬。叶互生，完整的叶片阔卵形，长5～15 cm，宽2～8 cm，先端尖，基部不对称，波状缘有粗齿。宿萼卵形，直径1.5～2.5 cm，先端尖，基部不对称，波状缘有粗齿。浆果球形，皱缩，直径1～1.2 cm。气微，味苦。

6．性味归经

性寒，味酸、苦；归肺、脾经。

7．功能主治

清热毒，利咽喉，通利二便。用于咽喉肿痛、肺热咳嗽、黄疸、痢疾、水肿、小便淋涩、大便不通、黄水疮、湿疹、丹毒。

8．用法用量

内服：煎汤，9～15 g；或捣汁，研末。外用：适量，煎水洗；或研末调敷；或捣敷。

二十九、钩吻

1．别名

野葛、毒根、冶葛、除辛、吻莽、黄藤、藤黄、梭葛、断肠草、烂肠草、秦钩吻。

2．来源

本品为马钱科植物胡蔓藤 *Gelsemium elegans*（Gardn. et Champ.）Benth. 的全株。全年均可采收，采集全株，切段，晒干或鲜用。

3．植物形态

常绿藤本。茎藤长达 12 m。枝光滑，幼枝具细纵棱。单叶对生；具短柄；叶片卵状长圆形至卵状披针形，先端渐尖，基部楔形或近圆形，全缘。聚伞花序多顶生，三叉分枝，苞片 2 枚，短三角形；萼片 5 枚，分离；花黄色，花冠漏斗形，先端 5 裂，内有淡红色斑点，裂片卵形，先端尖，较花筒短；雄蕊 5 枚；子房上位，2 室，花柱丝状，柱头 4 裂。蒴果卵状椭圆形，下垂，基部有宿萼，果皮薄革质。种子长圆形，多数，具刺状突起，边缘有翅。花期 5—11 月，果期 7 月至翌年 2 月。

4．生境分布

胡蔓藤生于海拔 500～2 000 m 的向阳山坡、路边草丛或灌丛中，分布于中国浙江、江西、福建、台湾、湖南、广东、海南、广西、贵州、云南等省（自治区、直辖市）；国外，印度、缅甸、泰国、老挝、越南、马来西亚、印度尼西亚等地亦产。

黔西北地区的威宁等县（市、区）有胡蔓藤野生资源分布。

5．药材性状

本品根呈圆柱形，外皮灰黄色至黄褐色，具深纵沟及横裂隙。幼茎较光滑，黄绿色或黄棕色，具细纵纹及纵向椭圆形突起的点状皮孔。节稍膨大，可见叶柄痕。质坚，不易折断，断面不整齐，皮部黄棕色，木部淡黄色，具放射状纹理，密布细孔，髓部褐色或中空。叶不规则皱缩，完整者展平后卵形或卵状披针形，先端渐尖，基部楔形或钝圆，叶脉于下面突起，侧脉 4～5 对，上面灰绿色至淡棕褐色，下面色较浅。气微，味微苦，有毒。

6．性味归经

性温，味辛、苦，有大毒；归经不详。

7．功能主治

祛风攻毒，散结消肿，止痛。用于疥癞、湿疹、瘰疬、痈肿、疔疮、跌打损伤、风湿痹痛、神经痛。

8．用法用量

外用：适量，捣敷；或研末调敷；或煎水洗；或烟熏。

9．使用注意

本品含有剧毒，误服后极易引起中毒，出现眩晕、视物模糊、瞳孔散大、剧烈腹痛、口吐白沫、呼吸麻痹、全身肌肉松弛、胃肠出血等症状，甚至可引起死亡，故只作外用，禁作内服。

三十、毛药

1. 别名

血见愁、红丝线、野苦菜、十萼茄、红珠草、耳附子、帮梨子、猫耳朵、野辣茄、山辣子、野花毛辣角、双花红丝线。

2. 来源

本品为茄科植物红丝线 *Lycianthes biflora*（Lour.）Bitter 的全株。夏季，采收全株，去净杂质，鲜用。

3. 植物形态

灌木或亚灌木。株高 50～150 cm。小枝、叶柄、花梗及花萼上密被淡黄色绒毛。单叶互生，在枝上部成假双生；叶片大小不等，大叶片椭圆状卵形，偏斜，先端渐尖，基部楔形渐狭至叶柄成窄翅，长 9～15 cm，宽 3.5～7 cm，叶柄长 2～4 cm；小叶片宽卵形，先端短渐尖，基部宽圆形而后骤窄下延至柄而成窄翅；全缘，两面有疏柔毛。花序无柄，通常 2～5 朵花着生于叶腋内；花萼杯状，萼齿 10 枚，钻状线形，两面均被有与萼外面相同的毛被；花冠淡紫色或白色，星形，顶端深 5 裂，裂片披针形，端尖，外面在中上部及边缘被平伏的短而尖的单毛；花冠筒隐于萼内，基部具深色（干时黑色）的斑点；雄蕊 5 枚，花丝光滑，花药近椭圆形，花药顶裂；子房卵形，2 室。浆果球形，熟后绯红色。种子多数，淡黄色，卵状三角形。花期 5—8 月，果期 7—11 月。

4. 生境分布

红丝线野生于海拔 150～2 000 m 的荒野阴湿地、林下、路旁、水边及山谷中，产于中国云南、贵州、四川、广西、广东、江西、福建、台湾等省（自治区、直辖市）；国外，印度、马来西亚、印度尼西亚、日本亦产。

黔西北地区的金沙等县（市、区）有红丝线野生资源分布。

5. 药材性状

本品茎呈类圆柱形，表面具有纵棱线，多分枝，基部木质化，嫩枝被黄色柔毛。叶多皱缩破碎，单叶互生，展开后完整叶片卵状或卵状椭圆形，长 9～15 cm，宽 3～7 cm，先端渐尖，基部狭楔形，叶基下延至叶柄成窄翅，全缘，两面具疏柔毛。花皱缩，黄褐色，数朵聚生于叶腋，花萼杯状，先端 10 裂，裂片三角形。浆果球形，干瘪，黑色，直径 6～8 mm。种子多数，淡黄色，三角状卵形。气微，味苦。

6. 性味归经

性凉，味苦；归肺、大肠经。

7. 功能主治

清热解毒，祛痰止咳。用于咳嗽、哮喘、痢疾、热淋、狂犬咬伤、疔疮红肿、外伤出血。

8. 用法用量

内服：煎汤，15～30 g。外用：鲜品适量，捣敷患处。

9. 使用注意

勿搽伤口。

三十一、苦蘵

1. 别名

蘵、黄蒢、蘵草、小苦耽、灯笼草、鬼灯笼、天泡草、爆竹草、劈柏草、响铃草、响泡子。

2. 来源

本品为茄科植物苦蘵 *Physalis angulata* L. 的全草。夏、秋季，采集全草，去净杂质，晒干或鲜用。

3. 植物形态

一年生草本。株高 30～50 cm，被疏短柔毛或近无毛。茎多分枝，分枝纤细。叶柄长 1～5 cm，叶片卵形至卵状椭圆形，顶端渐尖或急尖，基部阔楔形或楔形，全缘或有不等大的牙齿，两面近无毛，长 3～6 cm，宽 2～4 cm。花梗纤细，和花萼一样生短柔毛，5 中裂，裂片披针形，生缘毛；花冠淡黄色，喉部常有紫色斑纹；花药蓝紫色，或有时黄色。果萼卵球状，直径 1.5～2.5 cm，薄纸质，浆果。种子圆盘状。花、果期 5—12 月。

4. 生境分布

苦蘵野生于山谷林下及村边路旁，分布于中国华东、华中、华南及西南地区。

黔西北地区的赫章等县（市、区）有苦蘵野生资源分布。

5. 药材性状

本品茎有分枝，具细柔毛或近光滑。叶互生，黄绿色，多皱缩或脱落，完整叶片卵形，展平长 3～6 cm、宽 2～4 cm，先端渐尖，基部偏斜，全缘或有疏锯齿，厚纸质；叶柄 1～3 cm。花淡黄棕色，钟形，先端 5 裂。有的可见果实，果实球形，橙红色，外包淡绿黄色膨大的宿萼，长约 2.5 cm，有 5 条较深的纵棱。气微，味苦。以全草幼嫩、色黄绿、带宿萼多者为佳。

6. 性味归经

性寒，味苦、酸；归肺经。

7. 功能主治

清热，利尿，解毒，消肿。用于感冒、肺热咳嗽、咽喉肿痛、牙龈肿痛、湿热黄疸、痢疾、水肿、热淋、天疱疮、疔疮。

8. 用法用量

内服：煎汤，15～30 g；或捣汁。外用：适量，鲜品捣敷；或煎水含漱或熏洗。

9. 使用注意

孕妇禁服。

三十二、牡蒿

1. 别名

臭艾、牡莜、油艾、油蒿、油蓬、布菜、老鸦、齐头蒿、水辣菜、铁菜子。

2. 来源

本品为菊科植物牡蒿 *Artemisia japonica* Thunb. 的干燥全草。夏、秋间，采收全草，晒干。

3. 植物形态

多年生草本。株高 50～150 cm。根状茎粗壮，常有若干条营养枝。茎直立，丛生，上部有开展和直立的分枝。下部叶倒卵形或宽匙形，花期萎谢，长 3～8 cm，宽 1.0～2.5 cm，下部渐狭，有条形假托叶，上部有齿或浅裂；中部叶匙形，上端有 3～5 枚浅裂片或深裂片，每裂片上端有 2～3 枚小锯齿或无，近无毛或被微柔毛；上部叶近条形，3 裂或不裂；苞片叶长椭圆形、披针形，先端不裂或偶有浅裂。头状花序多数，卵球形或近球形，于分枝端排成复总状，有短梗及条形苞叶；总苞球形或长圆形，直径 1～2 mm，无毛；总苞片 3～4 层，背面多少叶质，边缘宽膜质；雌花 3～8 朵，能孕；内层为两性花 5～10 朵，不孕育。瘦果小，倒卵形，无毛。花、果期 7—10 月。

4. 生境分布

牡蒿野生于林缘、林下、旷野、山坡、丘陵、路旁及灌丛下，中国除西南省（自治区、直辖市）的牡蒿是从低海拔分布到海拔 3 300 m 地区外，其余地区的牡蒿分布在中、低海拔区域。其在湿润、半湿润或半干旱的环境里生长良好，产于辽宁、河北、山西、陕西、甘肃、山东、江苏、安徽、浙江、江西、福建、台湾、河南、湖北、湖南、广东、广西、四川、贵州、云南、西藏等省（自治区、直辖市）；国外，日本、朝鲜、阿富汗、印度、不丹、尼泊尔、克什米尔地区、越南、老挝、泰国、缅甸、菲律宾、俄罗斯亦产。

黔西北地区的黔西、七星关、威宁等县（市、区）有牡蒿野生资源分布。

5. 药材性状

本品茎呈圆柱形，上部有多数分枝，表面黄棕色，有纵向棱线。质硬，折断面粗糙，中央有白色的髓。叶多皱缩，展开后茎中部以下的叶呈楔形，绿棕色或棕褐色，先端或上部齿裂或羽裂；上部叶为匙形，有微柔毛。头状花序灰黄色，外有苞片包被，内有两性花、雌花或果实数枚。气清香，味微甘、苦。

6. 性味归经

性凉，味苦、微甘；归经不详。

7. 功能主治

清热，凉血，解毒。用于夏季感冒、肺结核潮热、咯血、小儿疳热、衄血、便血、崩漏、带下、黄疸型肝炎、丹毒、毒蛇咬伤。

8. 用法用量

内服：煎汤，10～15 g，鲜品加倍。外用：适量，煎水洗；或鲜品捣烂敷。

三十三、松蒿

1. 别名

糯蒿、细绒蒿、土茵陈、红壶瓶、草茵陈、铃茵陈、鸡冠草、小盐灶菜、大叶蓬蒿。

2. 来源

本品为玄参科植物松蒿 *Phtheirospermum japonicum*（Thunb.）Kanitz 的全草。夏、秋季，采收全草，晒干或鲜用。

3. 植物形态

一年生草本。株高可达 100 cm。全株被腺毛，有黏性。茎直立，或弯曲而后上升，多分枝。叶对生，具有带狭翅的柄；叶片长三角状卵形，羽状分裂，两侧裂片长圆形，顶端裂片较大，卵圆形，边缘具细锯齿；具短柄。花单生于叶腋；花萼钟状，5 裂，裂片长卵形，上端羽状齿裂，边缘有细齿；花冠筒状，紫红色或淡紫红色，2 唇形，淡红色，喉部有 2 条黄色条纹，边缘具纤毛；雄蕊 4 枚，药室基部延长成短芒。蒴果卵状长扁圆形，具细短毛。种子椭圆形，具网纹。花期 7—8 月，果期 8—10 月。

4. 生境分布

松蒿野生于海拔 150～1 900 m 之山坡灌丛阴处，分布于中国除新疆、青海以外的各省（自治区、直辖市）；国外，朝鲜、日本、俄罗斯（远东地区）亦产。

黔西北地区的威宁、赫章、黔西、七星关等县（市、区）均有松蒿野生资源分布。

5. 药材性状

本品全草长 30～60 cm，茎直立，上部多分枝，具腺毛，有黏性。叶对生，多皱缩而破碎。完整叶片三角卵形，长 3～5 cm，宽 2.0～3.5 cm，羽状深裂，两侧裂片长圆形，顶端裂片较大，卵圆形，边缘具细锯齿，叶两面均有腺毛。穗状花序顶生，花萼钟状，长约6 mm，5裂；花冠淡红紫色。味微辛。

6. 性味归经

性凉，味微辛；归肺、脾、胃经。

7. 功能主治

清热利湿，解毒。用于黄疸、水肿、风热感冒、口疮、鼻炎、疮疖肿毒。

8. 用法用量

内服：煎汤，15～30 g。外用：适量，煎水洗；或研末调敷。

三十四、瞿麦

1. 别名

龙须、大兰、巨句麦、山瞿麦、瞿麦穗、麦句姜、洛阳花、剪绒花、四时美、南天竺草、圣茏草子、石竹子花、十样景花。

2. 来源

本品为石竹科植物瞿麦 *Dianthus superbus* L. 或石竹 *Dianthus chinensis* L. 的干燥地上部分。夏、秋二季，花果期采割地上部分，除去杂质，干燥。

3. 植物形态

（1）瞿麦。多年生草本。株高达1 m。茎丛生，直立，无毛，上部二歧分枝，节明显。叶对生，线形或线状披针形，长1.5～9.0 cm，先端渐尖，基部成短鞘状包茎，全缘，两面均无毛。两性花；花单生或数朵集成稀疏歧式分枝的圆锥花序；花梗长达4 cm；小苞片4～6枚，排成2～3轮；花萼圆筒形，淡紫红色，长达4 cm，先端5裂，裂片披针形，边缘膜质，有细毛；花瓣5枚，淡红色、白色或淡紫红色，先端深裂成细线状，基部有长爪；雄蕊10枚；子房上位，1室，花柱2枚，细长。蒴果长圆形，包在宿存的萼内，与宿萼近等长。种子黑色，扁卵圆形，有光泽。花期6—9月，果期8—11月。

（2）石竹。与上种相似，主要区别在于：本种苞片卵形、叶状披针形，开张，长为萼筒的1/2，先端尾状渐尖；萼筒长2.0～2.5 cm，裂片宽披针形；花瓣通常紫红色，喉部有斑纹和疏生须毛，先端浅裂成锯齿状。花期4—8月，果期5—9月。

4. 生境分布

（1）瞿麦。野生于山坡、草地、路旁或林下，产于中国东北、华北、西北及山东、江苏、浙江、江西、河南、湖北、四川、贵州、新疆等地；国外，北欧、中欧、俄罗斯（西伯利亚）、哈萨克斯坦、蒙古、朝鲜、日本亦产。

（2）石竹。野生于草原、山坡草地，原产于中国北方，中国大部分地区均有分布；国外，俄罗斯（西伯利亚）、朝鲜亦产。

以上2种药用植物，黔西北地区的大方、黔西等县（市、区）有瞿麦野生资源分布；金沙等县（市、区）有石竹野生资源分布。

5. 药材性状

（1）瞿麦。茎圆柱形，上部有分枝，长30～60 cm；表面淡绿色或黄绿色，光滑无毛，节明显，略膨大，断面中空。叶对生，多皱缩，展平叶片呈条形至条状披针形。枝端具花及果实，花萼筒状，长2.7～3.7 cm；苞片4～6枚，宽卵形，长约为萼筒的1/4；花瓣棕紫色或棕黄色，卷曲，先端深裂成丝状。蒴果长筒形，与宿萼等长。种子细小，多数。气微，味淡。

（2）石竹。萼筒长1.4～1.8 cm，苞片长约为萼筒的1/2，花瓣先端浅齿裂。一般干品水分不超过 12.0%，总灰分不超过 10.0%。

6. 性味归经

性寒，味苦；归心、小肠经。

7. 功能主治

利尿通淋，活血通经。用于热淋、血淋、石淋、小便不通、淋沥涩痛、经闭瘀阻。

8. 用法用量

内服：煎汤，9～15 g。

9. 使用注意

孕妇慎用。

三十五、爵床

1. 别名

爵卿、香苏、赤眼、小青草、蜻蜓草、苍蝇翅、鼠尾红、瓦子草、毛泽兰。

2. 来源

本品为爵床科植物爵床 *Rostellularia procumbens*（L.）Nees. 的干燥全草。8—9 月，盛花期采收全草，晒干或鲜用。

3. 植物形态

一年生草本。株高 10～60 cm。茎柔弱，方形，基部呈匍匐状，被灰白色细柔毛，节稍膨大。叶对生，具叶柄；叶片卵形、长椭圆形或阔披针形，先端尖或钝，基部楔形，全缘，上面暗绿色，叶脉明显，两面均被短柔毛。穗状花序顶生或生于上部叶腋，圆柱形，密生多数小花；苞片 2 枚；萼 4 深裂，裂片线状披针形或线形，边缘白色，薄膜状；外药室不等大，被毛，下面的药室有距；雌蕊 1 枚，子房卵形，2 室，被毛，花柱丝状。蒴果线形，被毛。种子 4 颗，下部实心似柄状，种子表面有瘤状皱纹。花期 8—11 月，果期 10—11 月。

4. 生境分布

爵床野生于旷野、路旁、水沟边较阴湿处，分布于中国山东、江苏、浙江、江西、福建、台湾、湖北、广东、广西、四川、云南等省（自治区、直辖市）。

黔西北地区的金沙等县（市、区）有爵床野生资源分布。

5. 药材性状

本品全草长 10 cm 以上。根细而弯曲。茎具纵棱，直径 2～4 mm，基部节上常有不定根；表面黄绿色，被毛，节膨大成膝状；质脆，易折断，断面可见白色的髓。叶对生，具柄；叶片多皱缩，展平后呈卵形或卵状披针形，两面及叶缘有毛。穗状花序顶生或腋生，苞片及宿存花萼均被粗毛；偶见花冠，淡红色。蒴果棒状，长约 6 mm。种子 4 颗，黑褐色，扁三角形。气微，味淡。以茎叶色绿者为佳。

6. 性味归经

性寒，味苦、咸、辛；归肺、肝、膀胱经。

7. 功能主治

清热解毒，利湿消积，活血止痛。用于感冒发热、咳嗽、咽喉肿痛、目赤肿痛、疳积、湿热泻痢、疟疾、黄疸、浮肿、小便淋浊、筋肌疼痛、跌打损伤、痈疽疔疮、湿疹。

8. 用法用量

内服：煎汤，10～15 g，或鲜品 30～60 g；或捣汁；或研末。外用：适量，鲜品捣敷；或煎汤洗浴。

9. 使用注意

脾胃虚寒者禁服，孕妇慎服，过服亦克脾气。

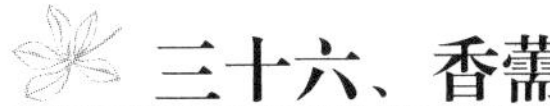

三十六、香薷

1. 别名

香菜、香戎、香茸、蜜蜂草、紫花香菜。

2. 来源

本品为唇形科植物海州香薷 *Elsholtzia splendens* Nakai ex F. Maekawa 的干燥全草。夏、秋季，采收全草，晒干或阴干。

3. 植物形态

多年生草本。株高 30～50 cm。茎直立，通常呈棕红色，二歧分枝或单一，均四棱形，密被灰白色卷曲柔毛。叶对生，广披针形至披针形，先端锐尖或钝尖，基部广楔形，边缘具疏锯齿，偶近全缘，上面深绿色，密被白色长柔毛，下面淡绿色，密布腺点，沿主脉疏被柔毛。轮伞花序密聚成穗状，顶生和腋生；苞片阔倒卵形，绿色，先端骤尖，基部渐狭，全缘，两面均具长柔毛及腺点，边缘具长缘毛，具 5 条明显的纵脉；花萼 5 裂，裂片三角状披针形，具长柔毛及腺点，每裂片具 1 条中脉；花冠唇形，淡红紫色，上唇 2 裂，下唇 3 裂，中裂片矩形，两侧裂片略呈三角形；雄蕊 4 枚，花药黄色，花丝着生于花冠筒中部以上；雌蕊 1 枚，子房上位，花柱线状，柱头 2 歧。小坚果近卵圆形，黑棕色，藏于宿存萼内。花、果期 9—11 月。

4. 生境分布

海州香薷野生于山坡路旁或草丛中，分布于中国辽宁、河北、山东、河南、安徽、江苏、浙江、江西、湖北、四川、贵州、云南、陕西、甘肃等省（自治区、直辖市）；国外，朝鲜亦产。

黔西北地区的赫章、黔西等县（市、区）有海州香薷野生资源分布。

5. 药材性状

本品干燥全草全体被有白色茸毛。茎挺立或稍呈波状弯曲，长 30～50 cm，直径 1～3 mm；近根部为圆柱形，上部方形，节明显，淡紫色或黄绿色；质脆，易折断。叶对生，皱缩破碎或已脱落；润湿展平后，完整的叶片呈披针形或长卵形，长 2.5～3.5 cm，宽 3～5 mm，边缘有疏锯齿，暗绿色或灰绿色。茎顶带有穗状花序，呈淡黄色或淡紫色，宿存的花萼钟状，苞片脱落或残存。有浓烈香气，味辛，微麻舌。以质嫩、茎淡紫色、叶绿色、花穗多、香气浓烈者为佳。

一般干品含水分不超过 12.0%，总灰分不超过 8.0%，挥发油不少于 0.60%（单位：mL/g），含麝香草酚（$C_{10}H_{14}O$）与香荆芥酚（$C_{10}H_{14}O$）的总量不少于 0.16%。

6. 性味归经

性微温，味辛；归肺、胃经。

7. 功能主治

发汗解表，化湿和中。用于暑湿感冒、恶寒发热、头痛无汗、腹痛吐泻、水肿、小便不利。

8. 用法用量

内服：煎汤，3～10 g。

三十七、杜衡

1. 别名

薇香、土卤、楚蘅、土杏、杜葵、土辛、马辛、马蹄香、杜衡葵、杜细辛、钹儿草、土细辛、南细辛、泥里花、马蹄细辛、土里开花。

2. 来源

本品为马兜铃科植物杜衡 *Asarum forbesii* Maxim. 或小叶马蹄香 *Asarum ichangense* C. Y. Cheng et C. S. Yang 的干燥全草。4—6 月，采收全草，洗净，晒干。以上 2 个品种的根茎或根亦供药用。

3. 植物形态

（1）杜衡。又名水马蹄、马辛、土细辛。多年生草本。根状茎短，根丛生，稍肉质。叶片阔心形至肾心形，先端钝或圆，基部心形，叶面深绿色，中脉两旁有白色云斑，脉上及其近边缘有短毛，叶背浅绿色；叶柄长 3～15 cm；芽苞叶肾心形或倒卵形，长和宽各约 1 cm，边缘有睫毛。花暗紫色，花梗长 1～2 cm；花被管钟状或圆筒状，长 1～1.5 cm，直径 8～10 mm，喉部不缢缩，喉孔直径 4～6 mm，膜环极窄，宽不足 1 mm，内壁具明显格状网眼，花被裂片直立，卵形，宽和长近相等，平滑、无乳突皱褶；药隔稍伸出；子房半下位，花柱离生，顶端 2 浅裂，柱头卵状，侧生。花期 4—5 月。

（2）小叶马蹄香。又名土细辛、马蹄香、宜昌细辛。多年生草本。根状茎短，根稍肉质。叶心形、卵心形、稀近戟形，先端急尖或钝，基部心形，叶面通常深绿色，有时在中脉两旁有白色云斑，在脉上或近边缘处有短毛，叶背浅绿色，或初呈紫色而逐渐消退，或紫色，无毛；芽苞叶卵形或长卵形，边缘有睫毛。花紫色，花梗有时向下弯垂；花被管球状，直径约 1 cm，喉部强度缢缩，膜环宽约 1 mm，内壁有格状网眼，花被裂片三角状卵形，基部有乳突皱褶区；药隔伸出，圆形，中央微内凹；子房近上位，花柱 6 枚，柱头卵状，顶生。花期 4—5 月。

4. 生境分布

（1）杜衡。野生于林下或沟边阴湿地，分布于中国江苏、安徽、浙江、江西、河南、湖北、四川、贵州等省（自治区、直辖市）。

（2）小叶马蹄香。野生于林下草丛或溪边阴湿处，分布于中国安徽、浙江、江西、福建、湖北、湖南、贵州、广东、广西等省（自治区、直辖市）。

以上 2 种药用植物，黔西北地区的七星关等县（市、区）有杜衡野生资源分布；大方等县（市、区）有小叶马蹄香野生资源分布。

5. 药材性状

（1）杜衡。常卷曲成团。根茎圆柱形，长约 1 cm，直径 2～3 mm，表面浅棕色或灰黄色，粗糙，节间长 1～9 mm。根细圆柱形，长 7 cm，直径 1～2 mm，表面灰白色或浅棕色，断面黄白色或类白色。叶片展平后呈宽心形、肾状心形，长宽均为 3～8 cm，先端钝或圆，上面主脉两侧可见云斑，脉上及近叶缘有短毛。偶见花，1～2 朵腋生，钟状，紫褐色。气芳香，有浓烈辛辣味，有麻舌感。

（2）小叶马蹄香。根茎短。根直径 1～2 mm，灰黄色，断面灰白色。完整叶展开后呈心形、卵状心形，长 3～6 cm，宽 3.5～7.5 cm，先端急尖或钝，基部心形，上面主脉两侧时有云斑，脉上及边缘有短毛，具叶柄。气芳香，味麻辣，略麻舌。

6. 性味归经

性温，味辛，有小毒；归肝、肾经。

7. 功能主治

祛风散寒，消痰行水，活血止痛，解毒。用于风寒感冒、痰饮喘咳、水肿、风寒湿痹、跌打损伤、头痛、齿痛、胃痛、痧气腹痛、瘰疬、肿毒、蛇咬伤。

8. 用法用量

内服：煎汤，1.5～6.0 g；或研末，0.6～3.0 g；或浸酒。外用：适量，研末吹鼻；或鲜品捣敷。

9. 使用注意

体虚多汗、咳嗽咯血患者及孕妇禁服。大量服用可引起头痛、呕吐、黄疸、血压升高、烦躁、痉挛等中毒症状，严重的可导致呼吸麻痹而死亡。

三十八、赤车

1. 别名

坑兰、岩下青、冷坑青、阴蒙藤、拔血红、小铁木、吊血丹、风阳草、半边伞。

2. 来源

本品为荨麻科植物赤车 *Pellionia radicans*（Sieb. et Zucc.）Wedd. 的全草或根。春、夏、秋季，采收全草，去净杂质，晒干或鲜用。

3. 植物形态

多年生草本。茎下部卧地，偶尔木质，在节处生根，上部渐升，长 20～60 cm，分枝，无毛或疏被小毛。叶具短柄或无柄；叶片草质，斜狭菱状卵形或披针形，长 1.2～8.0 cm，宽 9～27 mm，顶端短渐尖至长渐尖，基部在狭侧钝，在宽侧耳形，边缘自基部之上有小牙齿，两面无毛或近无毛，钟乳体稍明显或不明显，密或稀疏，半离基三出脉，侧脉 2～4 条；叶柄短，托叶钻形。花序雌雄异株。雄花序为稀疏的聚伞花序，长 1～8 cm；花序梗与分枝无毛或有乳头状小毛；苞片狭条形或钻形。雄花：花被片 5 枚，椭圆形，外面无毛或有短毛；雄蕊 5 枚；退化雌蕊狭圆锥形。雌花：花序具短梗，有多数密集的花；花序梗有少数极短的毛；苞片条状披针形。雌花：花被片 5 枚，3 枚较大，船状长圆形，外面顶部有角状突起，2 枚较小，狭长圆形，无突起；子房与花被片近等长。瘦果近椭圆球形，有小瘤状突起。花期 5—10 月。

4. 生境分布

赤车野生于山地山谷林下、灌丛中阴湿处或溪边，产于中国云南东南部、广西、广东、福建、台湾、江西、湖南、贵州、四川、湖北西南部、安徽南部等地；国外，越南北部、朝鲜、日本亦产。

黔西北地区的威宁等县（市、区）有赤车野生资源分布。

5. 性味归经

性温，味辛、苦；归经不详。

6. 功能主治

祛瘀消肿，解毒止痛。用于挫伤肿痛、牙痛、疖子、毒蛇咬伤。

7. 用法用量

内服：煎汤，10～15 g。外用：鲜品适量，捣烂外敷。

三十九、蛇菰

1. 别名

角菌、铺地开花。

2. 来源

本品为蛇菰科植物蛇菰 *Balanophora japonica* Makino 的全草。夏季，采收全草，洗净，切段晒干。

3. 植物形态

多年生寄生肉质草本。雄株高 10～30 cm，雌株高 5～10 cm。根状茎肥厚，球形或块状，不规则分裂，黄褐色，表面具浅色的星状小突起。花茎黄褐色，生多数卵形或卵状椭圆形鳞片；鳞片长1～2 cm，近互生。夏、秋季开花，花单性，穗状花序顶生；雄花序长达10 cm；雌花序卵形或矩圆形，通常长1.5～3.0 cm，具极密集的雌花与倒卵形的小苞片，雌花无花被。

4. 生境分布

蛇菰寄生于林中木本植物的根上，分布于中国江西、湖北、湖南、广西、四川、贵州、云南等省（自治区、直辖市）。

黔西北地区的黔西、大方、纳雍、威宁等县（市、区）有蛇菰野生资源分布。

5. 药材性状

本品根茎呈类球形或不规则块状，多分枝，密集成珊瑚状，大小不等，直径可达10 cm；表面灰黄色至棕褐色，全体具星点状和瘤状浅色小突起，顶端有鞘状凹窝，凹窝中常残留茎基；质硬而脆，易折断，断面角质样，灰棕色至棕黑色。花序有多数卵形或卵状椭圆形的鳞片，近互生，有的花茎中部具一筒状鞘，肉穗花序顶生，有的可见椭圆形的雌花序或条形的雄花序。无臭，味微涩，带黏性。

6. 性味归经

性寒，味苦、涩；归经不详。

7. 功能主治

清热解毒，凉血止血。用于咳嗽吐血、血崩、痔疮肿痛、指疔。

8. 用法用量

内服：煎汤，9～18 g。外用：适量，捣烂敷患处。

四十、胡荽

1. 别名

胡菜、芫荽、香菜、香荽、蒝荽、园荽、莞荽、莚荽菜、莚葛草、满天星。

2. 来源

伞形科植物芫荽 *Coriandrum satium* L. 的干燥全草。3—5月，采收全草，去净泥土及杂物，晒干或鲜用。

3. 植物形态

一年或二年生草本，有强烈气味。株高20～100 cm。根纺锤形，细长，有多数纤细的支根。茎圆柱形，直立，多分枝，有条纹，通常光滑。根生叶有柄，柄长2～8 cm；叶片一至二回羽状全裂，羽片广卵形或扇形半裂，边缘有钝锯齿、缺刻或深裂，上部的茎生叶三至多回羽状分裂，末回裂片狭线形，顶端钝，全缘。伞形花序顶生或与叶对生，花序梗长2～8 cm；伞辐3～7个，长1.0～2.5 cm；小总苞片2～5枚，线形，全缘；小伞形花序有孕花3～9朵，花白色或带淡紫色；萼齿大小不等，小的卵状三角形，大的长卵形；花瓣倒卵形，顶端有内凹的小舌片，辐射瓣通常全缘，有3～5脉；花丝长1～2 mm，花药卵形；花柱幼时直立，果熟时向外反曲。果实圆球形，背面主棱及相邻的次棱明显。胚乳腹面内凹。油管不明显，或有1个位于次棱的下方。花、果期4—11月。

4. 生境分布

芫荽原产于欧洲地中海地区，中国西汉时（公元前1世纪）由张骞从西域带回，现人工栽培分布于黑龙江、吉林、辽宁、河北、山东、安徽、江苏、浙江、江西、湖南、广东、广西、陕西、四川、贵州、云南、西藏等省（自治区、直辖市）。

黔西北地区各县（市、区）均有芫荽栽培。

5. 药材性状

本品多卷缩成团，茎、叶枯绿色，干燥茎直径约 1 mm，叶多脱落或破碎，完整的叶一至二回羽状分裂。根呈须状或长圆锥形，表面类白色。具浓烈的特殊香气，味淡、微涩。

6. 性味归经

性温，味辛；归肺、胃经。

7. 功能主治

发表透疹，开胃消食。用于麻疹不透、饮食不消、纳食不佳。

8. 用法用量

内服：煎服，9～15 g；或鲜品 15～30 g；或捣汁。外用：适量，煎汤洗；或鲜品捣敷。

9. 使用注意

热毒壅盛而疹出不畅者忌服。

四十一、星蕨

1. 别名

二郎剑、尖风尾、青竹梗。

2. 来源

本品为水龙骨科植物星蕨 *Microsorum punctatum*（L.）Copel. 的全草。全年均可采收全草，洗净，晒干或鲜用。

3. 植物形态

多年生草本。植株高 35～70 cm。根茎粗短而横生，近光滑，灰白色，密生须根，疏被暗棕色、具粗筛孔的阔卵形鳞片，基部阔而呈圆形，顶端急尖，边缘略有齿，盾状着生，易脱落。叶近簇生；叶柄短或近于无柄，禾秆色，基部疏被鳞片；叶片纸质，淡绿色，阔披针形，长 35～55 cm，宽 4～8 cm，先端渐尖，向基部长渐狭而形成狭翅，或呈圆楔形或近耳形，全缘或有时呈不规则的波状，有软骨质的狭边；叶脉网状，小脉纤细而曲折，内藏小脉分叉。孢子囊群小而密，橙黄色，通常仅叶背面上部能育，一般生于内藏小脉顶部，不规则散生或有时密集汇合；无囊群盖。

4. 生境分布

星蕨附生于海拔 500～1 100 m 的林中老树干或石壁上，分布于中国华南、西南及台湾等地。黔西北地区的金沙等县（市、区）有星蕨野生资源分布。

5. 性味归经

性凉，味苦；归膀胱、大肠经。

6. 功能主治

清热利湿，解毒。用于淋证、小便不利、跌打损伤、痢疾。

7. 用法用量

内服：煎汤，10～30 g。

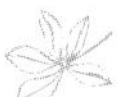

四十二、蔗草

1. 别名

野荸蔼、光棍子、光棍草。

2. 来源

本品为莎草科植物三棱水葱 *Schoenoplectus triqueter*（Linnaeus）Palla. 的干燥全草。秋季，采收全草，洗净，切段，晒干。

3. 植物形态

多年生草本。株高 20～100 cm。匍匐根茎细长。秆散生，三棱形，基部具 2～3 枚膜质鞘，横脉隆起，最上部鞘具叶片。叶片扁平，长 1～8 cm，宽 1.5～2.0 mm。苞片 1 枚，为秆的延长，三棱形，长 1.5～7.0 cm。矛伞花花序假侧生，有 1～8 个簇生小穗；小穗卵形或长圆形，膜质，黄棕色，具 1 脉，边缘疏生缘毛，先端微凹或圆形；下位刚毛 3～5 条，有倒刺，与小坚果近等长；雄蕊 3 枚，花药线形；花柱短，柱头 2 枚，细长。小坚果卵形，长 2～3 mm，平凸状，熟时黑褐色，平滑，具光泽。花、果期 6—10 月。

4. 生境分布

三棱水葱野生于河边、溪塘边、沼泽地及低洼潮湿处，中国除广东、海南外的其他省（自治区、直辖市）均产；国外，俄罗斯、印度、朝鲜、日本，以及欧洲等地亦产。

黔西北地区的威宁等县（市、区）有三棱水葱野生资源分布。

5. 性味归经

性平，味甘、微苦；归脾、胃、膀胱经。

6. 功能主治

开胃消食，清热利湿。用于饮食积滞、胃纳不佳、呃逆饱胀、热淋、小便不利。

7. 用法用量

内服：煎汤，15～30 g。

8. 使用注意

孕妇及体虚无积滞者慎服。

四十三、水葱

1. 别名

莞、莞草、莞蒲、苻蓠、夫蓠、葱蒲、蒲苹、水丈葱、冲天草、翠管草、管子草。

2. 来源

本品为莎草科植物水葱 *Schoenoplectus tabernaemontani*（C. C. Gmelin）Palla 的干燥地上部分。夏、秋季，采收地上部分，洗净，切段，晒干。

3. 植物形态

多年生草本。株高 1～2 m。匍匐根茎粗壮，有许多须根。秆高大，圆柱形，基部有叶鞘 3～4 枚，仅顶生叶鞘有叶片。叶片线形，长 1.5～2.0 cm。苞片 1 枚，为秆的延长，钻状，常短于花序。聚伞花序简单或复出，假侧生，具 4 个以上辐射枝；辐射枝长可达 5 cm，一面凸，一面凹，边缘有锯齿；小穗 1～3 个，长圆状卵形，先端急尖或钝圆，长 0.5～1.0 cm，宽 2～4 mm，密生多数花；鳞片椭圆形或宽卵形，褐色，有 1 脉，边缘有缘毛，先端微凹；下位刚毛 6 枚，有倒刺，与小坚果等长；雄蕊 3 枚，花药线形；柱头 2～3 枚，长于花柱。小坚果倒卵形，双凹状，较少为三棱形，长约 2 mm，平滑。花、果期 6—9 月。

4. 生境分布

水葱野生于湖边、水边、浅水塘、沼泽地或湿地草丛中，产于中国东北各省、内蒙古、山西、陕西、甘肃、新疆、河北、江苏、贵州、四川、云南等地；国外，朝鲜、日本，以及大洋洲、南美洲、北美洲等地亦产。

黔西北地区的黔西、大方、七星关等县（市、区）有水葱野生资源分布和少量栽培。

5. 药材性状

本品干燥茎呈扁圆柱形或扁平长条形，长 60～100 cm，直径 4 cm 以上。表面淡黄棕色或枯绿色，有光泽，具纵直沟纹，节少，稍隆起，可见膜质叶鞘。质轻而韧，不易折断，切断面类白色，有许多细孔，似海绵状。有的可见淡黄色的花序。气微，味淡。

6. 性味归经

性平，味甘、淡；归膀胱经。

7. 功能主治

利水消肿。用于水肿胀满、小便不利。

8. 用法用量

内服：煎汤，5～10 g。

四十四、菥蓂

1. 别名

水荠、大荠、蔑菥、大蕺、马辛、析目、荣目、马驹、老荠、败酱草、郭璞注、遏蓝菜、花叶荠、老鼓草、瓜子草、苏败酱。

2. 来源

本品为十字花科植物菥蓂 *Thlaspi arvense* L. 的干燥全草。5—6 月，果实成熟时采收，去净杂质，晒干或鲜用。

3. 植物形态

一年生草本。株高 9～60 cm，无毛。茎直立，不分枝或分枝，具棱。基生叶叶柄长 1～3 cm；叶片倒卵状长圆形，长 3～5 cm，宽 1.0～1.5 cm，先端圆钝或急尖，基部抱茎，两侧箭形，边缘具疏齿。总状花序顶生，花白色；萼片 4 枚，直立，卵形，先端圆钝；花瓣长圆状倒卵形，先端圆钝或微凹；雄蕊 6 枚，分离；雌蕊 1 枚，子房 2 室，柱头头状，近 2 裂。短角果近圆形或倒宽卵形，长 0.8～1.6 cm，扁平，周围有宽翅，先端有深凹缺。种子 5～10 颗，卵形，稍扁平，棕褐色，表面有颗粒状环纹。花、果期 5—7 月。

4. 生境分布

菥蓂野生于平地路旁、沟边或村落附近，分布于亚洲、欧洲、非洲北部；中国，几乎各省（区）均有分布。

黔西北地区各县（市、区）均有菥蓂野生资源分布。

5. 药材性状

本品全草长 15～55 cm。根细长圆锥形，表面灰黄色，质硬脆，易折断，折断面不平坦。茎圆柱形，直径 1～5 mm，表面灰黄色或灰绿色，有细纵棱；质脆易折断，折断面中央有白色疏松的髓。叶多碎落。总状花序生于整枝顶端及叶腋。短角果卵圆形而扁平，表面灰黄色或灰绿色，中央略隆起，边缘有宽翅，两面中央各有 1 纵棱线，先端凹陷，基部有细果柄，长约 1 cm；假隔膜纵分成 2 室，每室有种子 5～7 粒，果实开裂后，留下一纺锤形的白色膜状中隔。气微，味淡。以果实完整、色黄绿者为佳。

一般干品含杂质不超过 3.0%，水分不超过 10.0%，总灰分不超过 10.0%，酸不溶性灰分不超过 2.0%，水溶性浸出物不少于 15.0%。

6. 性味归经

性甘，味苦、微寒；归肝、肾经。

7. 功能主治

清热解毒，利水消肿。用于目赤肿痛、肺痈、肠痈、泄泻、痢疾、白带、产后瘀血腹痛、消化不良、肾炎水肿、肝硬化腹水、痈疮肿毒。

8. 用法用量

内服：煎汤，10～30 g，鲜品加倍。

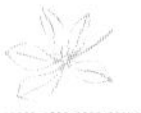

四十五、蔊菜

1. 别名

野菜花、辣米菜、野油菜、塘葛菜、干油菜、石豇豆、鸡肉菜、田葛菜、野芥草、山芥菜、独根菜、山萝卜、金丝荚、江剪刀草、野雪里蕻。

2. 来源

本品为十字花科蔊菜属植物蔊菜 *Rorippa indica*（L.）Hiern 或无瓣蔊菜 *Rorippa dubia*（Pers.）Hara 的干燥全草。5—7 月，采收全草，去净杂质，晒干或鲜用。

3. 植物形态

（1）蔊菜。一年生或二年生直立草本，又名印度蔊菜。株高 20～40 cm，无毛或具疏毛。茎单一或分枝，表面具纵沟。叶互生，基生叶及茎下部叶具长柄，通常大头羽状分裂，长 4～10 cm，宽 1.5～2.5 cm，顶端裂片大，卵状披针形，边缘具不整齐牙齿，侧裂片 1～5 对；茎上部叶片宽披针形或匙形，边缘具疏齿，具短柄或基部耳状抱茎。总状花序顶生或侧生，花小，多数，具细花梗；萼片 4 枚，卵状长圆形；花瓣 4 枚，黄色，匙形，基部渐狭成短爪，与萼片近等长；雄蕊 6 枚，2 枚稍短。长角果线状圆柱形，长 1～2 cm，直立或稍内弯，成熟时果瓣隆起。种子每室 2 行，多数，细小，卵圆形而扁，一端微凹，表面褐色，具细网纹。花期 4—6 月，果期 6—8 月。

（2）无瓣蔊菜。一年生草本。植株高 10～30 cm，较柔弱，光滑无毛，直立或呈铺散状分枝，表面具纵沟。单叶互生，基生叶与茎下部叶倒卵形或倒卵状披针形，长 3～8 cm，宽 1.5～3.5 cm，多数呈大头羽状分裂，顶裂片大，边缘具不规则锯齿，下部具 1～2 对小裂片，稀不裂，叶质薄；茎上部叶卵状披针形或长圆形，边缘具波状齿，上下部叶形及大小均多变化，具短柄或无柄。总状花序顶生或侧生，花小，多数，具细花梗；萼片 4 枚，直立，披针形至线形，边缘膜质；无花瓣（偶有不完全花瓣）；雄蕊 6 枚，2 枚较短。长角果线形，长 2.0～3.5 cm，细而直；果梗纤细，斜升或近水平开展。种子每室 1 行，多数，细小，种子褐色，近卵形，一端尖而微凹，表面具细网纹。花期 4—6 月，果期 6—8 月。

4. 生境分布

（1）蔊菜。野生于海拔 230～1 450 m 的路旁、田边、园圃、河边、屋边墙脚及山坡路旁等较潮湿处，产于中国山东、河南、江苏、浙江、福建、台湾、湖南、江西、广东、陕西、甘肃、四川、贵州、云南等省（自治区、直辖市）；国外，日本、朝鲜、菲律宾、印度尼西亚、印度等地亦产。

（2）无瓣蔊菜。野生于海拔 500～3 700 m 的山坡路旁、山谷、河边湿地、园圃及田野较潮湿处，产于中国安徽、江苏、浙江、福建、湖北、湖南、江西、广东、广西、陕西、甘肃、四川、贵州、云南、西藏等省（自治区、直辖市）；国外，日本、菲律宾、印度尼西亚、印度及美国南部亦产。

以上 2 种药用植物，黔西北地区的大方、纳雍等县（市、区）均有野生资源分布。

5. 性味归经

性微温，味辛、苦；归肺、肝经。

6. 功能主治

祛痰止咳，解表散寒，活血解毒，利湿退黄。用于咳嗽痰喘、感冒发热、麻疹透发不畅、风湿痹痛、咽喉肿痛、疔疮痈肿、漆疮、经闭、跌打损伤、黄疸、水肿。

7. 用法用量

内服：煎汤，10～30 g，鲜品加倍；或捣绞汁服。外用：鲜品适量，捣敷患处。

8. 使用注意

过量服用可出现轻微的口干、胃部不适等现象，但不影响继续治疗。

四十六、崖松

1. 别名

半边莲、疣果景天、小鹅儿肠。

2. 来源

本品为景天科植物细叶景天 *Sedum elatinoides* Franch. 的带根全草。春、夏季，挖取带根全草，洗净，晒干或鲜用。

3. 植物形态

一年生草本。株高 5～30 cm。全株无毛。根须状。茎单生或丛生，分枝或不分枝，茎上有棱，基部节上常生不定根。叶 3～6 片轮生，无柄或几无柄；叶长圆状匙形或狭倒披针形，长 0.8～2.0 cm，宽 2～7 mm，先端微钝或急尖，基部渐狭，全缘。花序圆锥状或伞房状，分枝长，下部叶腋也生有花序；花稀疏；花梗细长；萼片 5 枚，狭三角形至卵状披针形，长 1.0～1.5 mm，先端近急尖；花瓣 5 枚，白色，披针状卵形，急尖；雄蕊 10 枚，较花瓣短；鳞片 5 枚，宽匙形，先端有缺刻；心皮 5 枚，近直立，椭圆形，下部合生，有微乳头状突起。蓇葖果，成熟时上半部斜展。种子卵形，褐色，平滑，长 0.4 mm。花期 5—7 月，果期 8—9 月。

4. 生境分布

细叶景天野生于山坡或山谷石崖上，产于云南、贵州、四川、湖北、陕西、甘肃、山西等省（自治区、直辖市）；国外，缅甸北部亦产。

黔西北地区的威宁等县（市、区）有细叶景天野生资源分布。

5. 性味归经

性寒，味酸、涩；归肺、大肠经。

6. 功能主治

清热解毒。用于热毒痈肿、丹毒、睾丸炎、烫火伤、湿疮、细菌性痢疾、阿米巴痢疾。

7. 用法用量

内服：煎汤，15～30 g；或捣汁，鲜品 50～100 g。外用：适量，鲜品捣敷；或捣汁涂；或煎水洗。

四十七、雀麦

1. 别名

野麦、爵麦、燕麦、野小麦、野大麦、野燕麦、杜姥草、牡姓草、牛星草、山大麦、瞌睡草、山稷子。

2. 来源

禾本科植物雀麦 *Bromus japonicus* Thunb. ex Murr. 的干燥全草。4—6 月，采收全草，去净杂质，晒干。

3. 植物形态

一年生草本。秆直立，高 40～90 cm。叶鞘闭合，被柔毛；叶舌短，先端近圆形；叶片长 12～30 cm，宽 4～8 mm，两面生柔毛。圆锥花序舒展，长 20～30 cm，宽 5～10 cm，具 2～8 分枝，向下弯垂；分枝细，长 5～10 cm，上部着生 1～4 枚小穗；小穗黄绿色，密生小花 7～11 朵；颖近等长，脊粗糙，边缘膜质，第 1 颖长 5～7 mm，具 3～5 脉，第 2 颖长 5.0～7.5 mm，具 7～9 脉；外稃椭圆形，草质，边缘膜质，具 9 脉，微粗糙，顶端钝三角形，芒自先端下部伸出，基部稍扁平，成熟后外弯；内稃短小，两脊疏生细纤毛；雄蕊 3 枚；子房先端有毛。颖果线状长圆形，压扁，腹面具沟槽，成熟后紧贴于内外稃。花、果期 4—7 月。

4. 生境分布

雀麦野生于海拔 50～3 500 m 的山坡林缘、荒野路旁、河滩湿地，产于中国内蒙古、辽宁、河北、山西、山东、河南、陕西、甘肃、安徽、江苏、江西、湖南、湖北、新疆、西藏、四川、贵州、云南、台湾等省（自治区、直辖市）；国外，欧洲、亚洲、北美洲等地亦产。

黔西北地区的大方、七星关、赫章等县（市、区）有雀麦野生资源分布。

5. 性味归经

性平，味甘；归经不详。

6. 功能主治

止汗，催产。用于汗出不止、难产。

7. 用法用量

内服：煎汤，15～30 g。

四十八、石龙刍

1. 别名

龙珠、龙须、龙鬓、龙木、草毒、龙华、悬菟、龙修、悬莞、方宾、席草、仙人针、草续断、龙须草、缙云草、野席草、胡须草、铁灯芯、野灯芯、水灯心。

2. 来源

本品为灯心草科植物野灯心草 *Juncus setchuensis* Buchen. ex Diels 的全草。全年均可采收，去根、杂质，洗净，切段，晒干或鲜用。

3. 植物形态

多年生草本。株高 25～65 cm。根状茎短而横走，具黄褐色稍粗的须根。茎丛生，直立，圆柱形，有较深而明显的纵沟，茎内充满白色髓心。叶全部为低出叶，呈鞘状或鳞片状，包围在茎的基部，长 1.0～9.5 cm，基部红褐色至棕褐色；叶片退化为刺芒状。聚伞花序假侧生；花多朵排列紧密或疏散；总苞片生于顶端，圆柱形，似茎的延伸，长 5～15 cm，顶端尖锐；小苞片 2 枚，三角状卵形，膜质；花淡绿色；花被片卵状披针形，顶端锐尖，边缘宽膜质，内轮与外轮者等长；雄蕊 3 枚，比花被片稍短；花药长圆形，黄色，比花丝短；子房 1 室，侧膜胎座呈半月形；花柱极短，柱头 3 分叉。蒴果通常卵形，比花被片长，顶端钝，成熟时黄褐色至棕褐色。种子斜倒卵形，棕褐色。花期 5—7 月，果期 6—9 月。

4. 生境分布

野灯心草野生于海拔 800～1 700 m 的山沟、林下阴湿地、溪旁、道旁的浅水处，产于中国山东、江苏、安徽、浙江、江西、福建、河南、湖北、湖南、广东、广西、四川、贵州、云南、西藏等省（自治区、直辖市）。

黔西北地区的威宁等县（市、区）有野灯心草野生资源分布。

5. 药材性状

本品茎细长圆柱形，长 30～50 cm，直径 1.0～1.6 mm，上部渐细尖，基部稍粗，表面淡黄绿色，光滑，具细纵直纹理。质坚韧，断面黄白色，中央有髓，白色而疏松。茎上部无叶，侧生淡紫色花序或果穗，基部叶鞘红褐色至棕褐色。气微，味淡。以身干、细匀、色绿者为佳。

6. 性味归经

性凉，味苦；归心、小肠经。

7. 功能主治

利水通淋，泄热，安神，凉血止血。用于热淋、肾炎水肿、心热烦躁、心悸失眠、口舌生疮、咽痛、齿痛、目赤肿痛、衄血、咯血、尿血。

8. 用法用量

内服：煎汤，9～15 g；或烧存性研末。

9. 使用注意

溲多者勿用。

四十九、野前胡

1. 别名

黄风、千年耗子屎。

2. 来源

本品为毛茛科植物无距耧斗菜 *Aquilegia ecalcarata* Maxim. 的带根全草。秋后，采收带根全草，去净杂质，晒干或鲜用。

3. 植物形态

多年生草本。根圆柱形，外皮深暗褐色。茎 1～4 条，高 20～80 cm，上部常分枝，被稀疏伸展的白色柔毛。基生叶数片，二回三出复叶，有长柄；中央小叶楔状倒卵形至扇形，长 1.5～3.0 cm，宽近相等，3 深裂或 3 浅裂，裂片有 2～3 个圆齿；侧面小叶斜卵形，不等 2 裂，表面绿色，无毛，背面粉绿色，疏被柔毛或无毛；叶柄长 7～15 cm。茎生叶 1～3 片，形状似基生叶，但较小。花 2～6 朵，直立或有时下垂，直径 1.5～2.8 cm；苞片短，线形；花梗纤细，长达 6 cm，被伸展的白色柔毛；萼片紫色，近平展，椭圆形，顶端急尖或钝；花瓣直立，瓣片长方状椭圆形，与萼片近等长，顶端近截形，无距；雄蕊长约为萼片之 1/2，花药近黑色；心皮 4～5 枚，直立，被稀疏的柔毛或近无毛。蓇葖长 8～11 mm，宿存花柱短，疏被长柔毛。种子黑色，倒卵形，表面有凸起的纵棱，光滑。花期 5—6 月，果期 6—8 月。

4. 生境分布

无距耧斗菜野生于海拔 1 800～3 500 m 的山地林下或路旁，产于中国陕西、甘肃、青海、河南、湖北、四川、贵州、西藏等省（自治区、直辖市）。

黔西北地区的大方、七星关等县（市、区）有无距耧斗菜野生资源分布。

5. 性味归经

性平，味甘；归肝经。

6. 功能主治

解表退热，生肌拔毒。用于感冒头痛、烂疮、黄水疮。

7. 用法用量

内服：煎汤，3～6 g。外用：适量，研末调敷；或鲜品捣敷患处。

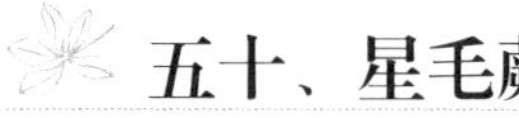

五十、星毛蕨

1. 来源

本品为金星蕨科植物星毛蕨 *Ampelopteris prolifera*（Retz.）的干燥全草。秋季，采收全草，去净杂质，晒干。

2. 植物形态

蔓状蕨类。株高达 1 m 以上。根状茎长而横走，连同叶柄基部疏被深棕色、有星状分叉毛的披针形鳞片。叶簇生或近生；叶柄禾秆色，坚硬，近光滑，长可达 40 cm；叶片披针形，基部略变狭，叶轴顶端常延长成鞭状，着地生根，形成新的植株，一回羽状；羽片可达 30 对，披针形，长 5～15 cm，宽达 2 cm，短尖头，基部圆截形，边缘浅波状，平展，近对生，近无柄，羽片腋间常生有鳞芽，并由此长出一回羽状的小叶片。叶脉明显，侧脉斜展，顶端连结，并自连结点伸出一条曲折的外行小脉连结各对侧脉直达叶缘的缺刻，在外行小脉两侧各形成一排斜方形网眼构成星毛蕨的特有脉型。叶干后纸质，淡绿色或褐绿色，叶轴两面和腋间有分叉和不分叉的短毛，老时脱落而变光滑。孢子囊群近圆形或长圆形，着生于侧脉中部，无盖，成熟后往往汇合。孢子囊体无毛。孢子椭圆形，单裂缝，周壁薄而透明，具细网状纹饰，网脊上具小刺。

3. 生境分布

星毛蕨野生于河岸溪边，常攀附于密林或灌木丛中，除美洲以外的世界其他热带和亚热带地区均有分布；在中国，分布于台湾、福建、江西、湖南、广西、广东、海南、四川、贵州、云南等省（自治区、直辖市）。

黔西北地区各县（市、区）均有星毛蕨野生资源分布。

4. 性味归经

性凉，味辛；归肝、胃经。

5. 功能主治

清热，利湿。用于痢疾、淋浊、胃炎、风湿肿痛。

6. 用法用量

内服：煎汤，9～15 g。

五十一、牛筋草

1. 别名

扁草、千金草、蟋蟀草、千千踏、忝仔草、千人拔、椮子草、牛顿草、鸭脚草。

2. 来源

本品为禾本科植物牛筋草 *Eleusine indica*（L.）Gaertn. 的全草。8—9 月，采挖全株，去或不去茎叶，洗净，晒干或鲜用。该品种的根亦供药用。

3. 植物形态

一年生草本。根系极发达。秆丛生，基部倾斜，高 9～15 cm。叶鞘压扁，有脊，无毛或疏生疣毛，鞘口具柔毛；叶舌短；叶片平展，线形，长 10～15 cm，宽 3～5 cm，无毛或上面常具有疣基柔毛。穗状花序 2～7 个，指状着生于秆顶；小穗有小花 3～6 朵，长 4～7 mm；颖披针形，具脊，脊上粗糙；第 1 外稃长 3～4 mm，卵形，膜质具脊，脊上有狭翼，内稃短于外稃，具 2 脊，脊上具狭翼。囊果卵形，基部下凹，具明显的波状皱纹，鳞被 2 枚，折叠，具 5 脉。花、果期6—10 月。

4. 生境分布

牛筋草多野生于荒芜之地及道路旁，产于全世界温带和热带地区；中国各省（自治区、直辖市）均有。

黔西北地区的大方、七星关等县（市、区）均有牛筋草野生资源分布。

5. 药材性状

本品根呈须状，黄棕色，直径 5～10 mm。茎呈扁圆柱形，淡灰绿色，有纵棱，节明显，节间长 4～8 mm，直径 1～4 mm。叶线形，长达 15 cm，叶脉平行条状。穗状花序数个呈指状排列于茎顶端，常为 3 个。气微，味淡。

6. 性味归经

性凉，味甘、淡；归肝经。

7. 功能主治

清热利湿，凉血解毒。用于伤暑发热、小儿惊风、乙脑、流脑、黄疸、淋证、小便不利、痢疾、便血、疮疡肿痛、跌打损伤。

8. 用法用量

内服：煎汤，9～15 g，或鲜品 30～90 g。

五十二、金星蕨

1. 别名

白毛蛇、篦子草、水蕨菜、毛毛蛇。

2. 来源

本品为金星蕨科植物金星蕨 *Parathelypteris glanduligera*（Kze.）Ching 的全草。夏季，采收全草，晒干或鲜用。

3. 植物形态

植株高 35～60 cm。根茎长而横生，顶部疏被黄褐色、披针形鳞片。叶近生或远生；叶柄长15～20 cm，禾秆色，基部稍呈黑色并疏被鳞片，上面有浅沟，密被灰白色短针状毛；叶片草质，披针形或长圆状披针形，长 20～40 cm，宽 5～10 cm，先端渐尖并为羽裂，基部不缩狭，下面被橙黄色球形腺体及短毛，叶轴和羽轴两面有少数短针状密毛，二回羽裂；羽片 10～15 对，互生，略斜向上，无柄，长圆状披针形，先端渐尖或长渐尖，基部截形，基部 1 对不缩短；裂片14～18 对，先端钝或圆钝，全缘；叶脉在裂片上为羽状，侧脉单一，基部 1 对出自中脉基部。孢子囊群小，圆形，背生于侧脉近先端，靠近叶边；囊群盖大，圆肾形，有灰白色刚毛。

4. 生境分布

金星蕨野生于疏林下或路边，广泛分布于长江流域及其以南各省（自治区、直辖市），北达河南、安徽北部，东到台湾，南至海南，向西达四川、贵州、云南；国外，日本、韩国、越南、印度亦产。

黔西北地区各县（市、区）均有金星蕨野生资源分布。

5. 性味归经

性寒，味苦；归肝经。

6. 功能主治

清热解毒，利尿，止血。用于烫伤、吐血、痢疾、小便不利、外伤出血。

7. 用法用量

内服：煎汤，15～30 g。外用：鲜品适量，捣敷患处。

五十三、狼尾草

1. 别名

稂、狼茅、童粱、狼尾、守田、苪草、狗尾草、宿田翁、芦秆莛、小芒草、老鼠根、狗仔尾、光明草、狗尾巴草、大狗尾草、黑狗尾草。

2. 来源

本品为禾本科植物狼尾草 *Pennisetum alopecuroides*（L.）Spreng. 的干燥全草。夏、秋季，采收全草，洗净，晒干。

3. 植物形态

多年生草本。须根较粗壮。秆直立，丛生，高达30～120 cm，在花序下常密被柔毛。叶鞘光滑，两侧压扁，主脉呈脊，在基部者跨生状，秆上部者长于节间；叶舌具短纤毛；叶片线形，长10～80 cm，宽3～8 mm，先端长渐尖，基部生疣毛。圆锥花序直立，长5～25 cm，宽1.5～3.5 cm；主轴密生柔毛，总梗短；刚毛粗糙，淡绿色或紫色；小穗通常单生，偶有双生，线状披针形；每小穗有2朵小花，第1小花雄性或中性，第2小花两性；雄蕊3枚，花药顶端无毫毛；花柱基部联合。颖果长圆形，长约3.5 mm。花、果期夏、秋季。

4. 生境分布

狼尾草多野生于海拔50～3 200 m的田岸、荒地、道旁及小山坡上，产于中国东北、华北、华东、中南、西南各省（自治区、直辖市）；国外，日本、印度、朝鲜、缅甸、巴基斯坦、越南、菲律宾、马来西亚，以及大洋洲、非洲亦产。

黔西北地区的威宁等县（市、区）有狼尾草野生资源分布。

5. 性味归经

性平，味甘；归脾经。

6. 功能主治

清肺止咳，凉血明目。用于肺热咳嗽、目赤肿痛。

7. 用法用量

内服：煎汤，10～30 g。

五十四、肿足蕨

1. 别名

活血草、金毛狗、黄鼠狼、石猪鬃。

2. 来源

本品为金星蕨科植物肿足蕨 *Hypodematium crenatum*（Forssk.）Kuhn 的干燥全草。夏、秋季，采集全草，洗净，晒干或鲜用。该品种的根状茎亦供药用。

3. 植物形态

植株高12～60 cm。根状茎横走，连同叶柄基部密被鳞片；鳞片狭披针形，先端渐狭成线形，全缘，膜质，亮红棕色。叶近生；叶柄长5～30 cm，禾秆色，基部有时疏被较小的狭披针形鳞片，向上仅被灰白色柔毛；叶片长、宽均6～30 cm，卵状五角形，先端渐尖并羽裂，基部圆心形，三回羽状；羽片8～12对，稍斜上，下部1～2对近对生，相距1.2～8.0 cm，向上互生；基部一对最大，三角状长圆形，短渐尖头，基部心形，二回羽状；一回小羽片6～10对，上先出，互生，稍斜上，彼此接近，羽轴下侧的较上侧的为大，尤以基部一片最大，卵状三角形，短渐尖头，基部近截形，下延成具狭翅的短柄，一回羽状；末回小羽片长圆形，先端钝尖，基部与小羽轴合生，羽状深裂；裂片长圆形，先端圆钝，边缘全缘或略成波状。叶脉两面明显，侧脉羽状，单一，每末回裂片2～3对，斜上，伸达叶边；叶草质，干后黄绿色，两面连同叶轴和各回羽轴密被灰白色柔毛；羽轴下面偶有红棕色的线状披针形的狭鳞片。孢子囊群圆形，背生于侧脉中部，每裂片1～3枚；囊群盖大，肾形，浅灰色，膜质，背面密被柔毛，宿存。孢子圆肾形，周壁具较密的褶皱，形成明显的弯曲条纹，表面光滑。

4. 生境分布

肿足蕨野生于海拔50～1 800 m的干旱的石灰岩缝，广泛分布于亚洲亚热带地区和非洲；在中国，产于甘肃、河南、安徽、台湾、广东、广西、四川、贵州、云南等省（自治区、直辖市）。

黔西北地区的威宁、大方、织金等县（市、区）有肿足蕨野生资源分布。

5. 性味归经

性平，味微苦、涩；归经不详。

6. 功能主治

祛风利湿，止血，解毒。用于风湿关节痛，外用治疮毒、外伤出血。

7. 用法用量

内服：煎汤，9～15 g。外用：适量，鲜全草捣烂敷或根茎上的绒毛捣烂敷患处。

五十五、岩白菜

1. 别名

岩七、呆白菜、矮白菜、岩壁菜、石白菜、红岩七、雪头开花、亮叶子、岩菖薄、观音莲、矮菖薄。

2. 来源

本品为虎耳草科植物岩白菜 *Bergenia purpurascens*（Hook. f. et Thoms.）Engl.、苦苣苔科植物厚叶旋蒴苣苔 *Paraboea crassifolia*（Hemsl.）Burtt. 的干燥全草。5—6月，采收全草，除去杂物，洗净，晒干或鲜用。

3. 植物形态

（1）岩白菜。见第248页—第249页，“岩白菜根”部分。

（2）厚叶旋蒴苣苔。又名厚叶牛耳草。多年生常绿草本。根状茎圆形，具多数须根。叶基生；近无柄；叶片厚而肉质，倒卵状匙形或狭倒卵形，先端圆形或钝，其部渐狭，上面被灰白色绵毛，后变近无毛，绿色，下面具白色或淡褐色珠丝状绵毛，边缘向上反卷，具不整齐锯齿，侧脉4～6对。聚伞花序有少数花；花序梗被淡褐色蛛丝状绵毛；苞片2枚，钻形；花萼5裂至基部，裂片狭线形，外面被淡褐色短绒毛；花冠紫色，筒短，檐部二唇形，上唇2裂，裂片相等，下唇3裂，裂片近圆形；能育雄蕊2枚，内藏，花药先端连着，退化雄蕊2枚；雌蕊无毛，柱头1枚，头状。蒴果线形。花期6—7月。

4. 生境分布

（1）岩白菜。见第249页，“岩白菜根”部分。

（2）厚叶旋蒴苣苔。野生于山野岩石边，分布于中国云南、贵州、四川、湖北等省（自治区、直辖市）。

黔西北地区的织金、纳雍等县（市、区）有厚叶旋蒴苣苔野生资源分布。

5. 药材性状

本品干燥全草长25～30 cm。根茎粗直，圆柱形，长约10 cm，粗1.0～1.5 cm，外表粗糙，有大型的环节状纹理，根皮棕褐色，多成片脱落。质脆，断面内心棕红色。叶片大，长椭圆形，厚实无毛，枯绿黄色，背面色淡，微带粉红；叶柄粉红色，易破碎。以叶片大、根茎粗壮者为佳。

6. 性味归经

性凉，味甘、微涩；归肝、肺、脾经。

7. 功能主治

清热解毒，止血，调经。用于肺结核咳嗽、咯血、吐血、衄血、便血、肠炎、痢疾、功能性子宫出血、白带、月经不调，外用治黄水疮。

8. 用法用量

内服：煎汤，6～12 g。外用：适量，鲜品捣敷；或研末调敷。

9. 使用注意

虚弱有外感发热者慎用。

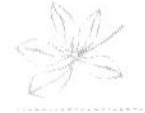

五十六、三消草

1. 别名

金花草、螃蟹花、白三叶、兰翘摇、菽草翘摇。

2. 来源

本品为豆科植物白车轴草 *Trifolium repens* L. 的干燥全草。夏、秋季，花盛期采收全草，晒干或鲜用。

3. 植物形态

多年生草本。主根短，侧根和须根发达。茎匍匐蔓生，上部稍上升，节上生根，全株无毛。掌状三出复叶；托叶卵状披针形，膜质，基部抱茎成鞘状，离生部分锐尖；叶柄长10～30 cm；小叶倒卵形至近圆形，先端凹头至钝圆，基部楔形渐窄至小叶柄，中脉在下面隆起，侧脉约13对，与中脉呈50°左右展开，两面均隆起，近叶边分叉并伸达锯齿齿尖；小叶柄短，微被柔毛。花序球形，顶生；总花梗甚长，比叶柄长近1倍，具花20～80朵，密集；无总苞；苞片披针形，膜质，锥尖；花梗比花萼稍长或等长，开花立即下垂；萼钟形，具脉纹10条，萼齿5枚，披针形，稍不等长，短于萼筒，萼喉开张，无毛；花冠蝶形，白色、乳黄色或淡红色，具香气；雄蕊10枚，2束；子房线状长圆形，花柱丝状，比子房略长，胚珠3～4枚。荚果长圆形，含种子3～4粒。种子细小，黄褐色。花、果期5—10月。

4. 生境分布

白车轴草原产于欧洲和北非，广泛分布于亚洲、非洲、大洋洲、南美洲、北美洲；在中国，分布于东北、华北、华中、西南、华南等地区。

黔西北地区的金沙、大方、七星关、威宁等县（市、区）均有白车轴草野生资源分布。

5. 药材性状

本品全草皱缩卷曲。茎圆柱形，多扭曲，直径5～8 mm，表面有细皱纹，节间长7～9 cm，节上有膜质托叶鞘。三出复叶，叶柄长达10 cm；托叶椭圆形，抱茎；小叶3片，多卷折或脱落，完整者展平后呈倒卵形或倒心形，长1.5～2.0 cm，宽1.0～1.5 cm，边缘具细齿，近无柄。花序头状，直径1.5～2.0 cm，类白色，有总花梗，长可达20 cm。气微，味淡。

6. 性味归经

性平，味微甘；归心、脾经。

7. 功能主治

清热，凉血，宁心。用于癫痫、痔疮出血、硬结肿块。

8. 用法用量

内服：煎汤，15～30 g。外用：适量，鲜品捣敷。

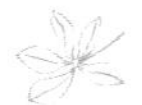

五十七、虎耳草

1. 别名

烂耳草、石荷叶、耳朵草、金丝荷叶、金线吊芙蓉。

2. 来源

本品为虎耳草科植物虎耳草 *Saxifraga stolonifera* Curt. 的全草。夏季，割取地上部分，晒干或鲜用。

3. 植物形态

多年生常绿草本。株高 14～45 cm。有细长的匍匐茎，带红紫色。叶通常数枚基生，肉质，密生长柔毛，叶柄很长；叶片广卵形呈肾形，基部心形或截形，边缘有不规则钝锯齿，两面有长伏毛，上面有白色斑纹，下面紫红色或有斑点。圆锥花序稀疏，花梗有短腺毛；花两侧对称；萼片 5 片，不等大，卵形；花瓣 5 枚，白色，下面 2 枚大于其他 3 枚，披针形，上面 3 小花瓣卵形，均有红色斑点；雄蕊 10 枚；心皮 2 枚，合生。蒴果卵圆形。花期 6—7 月，果期 10—11 月。

4. 生境分布

虎耳草野生于中性至微酸性富含有机质的土壤或岩石上，分布于中国华东、华南、西南等地区；国外，朝鲜、日本亦产。

黔西北地区的纳雍、威宁、赫章等县（市、区）有虎耳草野生资源分布。

5. 药材性状

本品新鲜全草呈紫红色或墨绿色，干品为棕红色。全体有毛。根茎段具细须根。匍匐茎细长如线。叶皱缩破碎；完整叶片为圆形或肾形，边缘有不规则锯齿；具长叶柄，聚生于茎基或节部。花茎顶端有圆锥花序。蒴果卵圆形。无臭，味微苦。

6. 性味归经

性寒，味微苦；归肺、胃经。

7. 功能主治

祛风，清热，凉血解毒。用于风疹、湿疹、中耳炎、丹毒、咳嗽吐血、肺痈、崩漏、痔疾。

8. 用法用量

内服：煎汤，10～15 g。外用：适量。

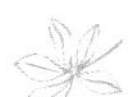

五十八、风轮菜

1. 别名

蜂窝草、节节草、九层塔、苦地胆、熊胆草、九塔草、断血流、苦刀草、落地梅花。

2. 来源

本品为唇形科植物风轮菜 *Clinopodium chinense*（Benth.）O. Ktze. 的全草。夏、秋季，采收全草，洗净，切段，晒干或鲜用。

3. 植物形态

多年生草本。株高1 m左右。茎基部匍匐生根，上部上升，多分枝，茎四棱形，具细条纹，密被短柔毛及腺微柔毛。叶卵圆形，不偏斜，先端急尖或钝，基部圆形呈阔楔形，边缘具大小均匀的圆齿状锯齿，坚纸质，上面榄绿色，密被平伏短硬毛，下面灰白色，被疏柔毛，脉上尤密；侧脉5～7对，与中肋在上面微凹陷下面隆起，网脉在下面清晰可见；叶柄腹凹背凸，密被疏柔毛。轮伞花序多花密集，半球状，彼此远隔；苞叶叶状，向上渐小至苞片状，苞片针状，极细，无明显中肋，被柔毛状缘毛及微柔毛；总梗分枝多数；花有梗，与总梗及序轴被柔毛状缘毛及微柔毛。花萼狭管状，常染紫红色，具13脉，外面主要沿脉上被疏柔毛及腺微柔毛，内面在齿上被疏柔毛，果时基部稍一边膨胀，上唇3齿，齿近外反，长三角形，先端具硬尖，下唇2齿，齿稍长，直伸，先端芒尖；花冠紫红色，外面被微柔毛，内面在下唇下方喉部具2列毛茸，冠筒伸出，向上渐扩大，冠檐二唇形，上唇直伸，先端微缺，下唇3裂，中裂片稍大；雄蕊4枚，前对稍长，均内藏或前对微露出，花药2室，室近水平叉开；花柱微露出，先端不相等2浅裂，裂片扁平；花盘平顶；子房无毛。小坚果倒卵形，黄褐色。花期5—8月，果期8—10月。

4. 生境分布

风轮菜野生于山坡、草丛、路边、沟边、灌丛、林下，分布于中国山东、浙江、江苏、安徽、江西、福建、台湾、湖南、湖北、广东、广西、云南、贵州等省（自治区、直辖市）；国外，日本亦产。

黔西北地区各县（市、区）均有风轮菜野生资源分布。

5. 药材性状

本品茎呈四方柱形，直径2～5 mm，长70～100 cm，节间长3～8 cm；表面棕红色或棕褐色，具细纵条纹，密被柔毛，四棱处尤多。叶对生，有柄，多卷缩或破碎，完整者展平后呈卵圆形，长1～5 cm，宽0.8～3.0 cm，边缘具锯齿，上面褐绿色，下面灰绿色，均被柔毛。轮伞花序具残存的花萼，外被毛茸。小坚果倒卵形，黄棕色。全体质脆，易折断与破碎，茎断面淡黄白色，中空。气香，味微辛。

6. 性味归经

性凉，味辛、苦；归经不详。

7. 功能主治

疏风清热，解毒消肿，止血。用于感冒发热、中暑、咽喉肿痛、白喉、急性胆囊炎、肝炎、肠炎、痢疾、乳腺炎、疔疮肿毒、过敏性皮炎、急性结膜炎、尿血、崩漏、牙龈出血、外伤出血。

8. 用法用量

内服：煎汤，10～15 g。外用：适量，捣敷或煎水洗。

五十九、铃茵陈

1. 别名

吊钟草、灵茵陈、吹风草、五毒草、徐毒草、土茵陈、角茵陈、罐儿茶、山茵陈。

2. 来源

本品为玄参科植物阴行草 *Siphonostegia chinensis* Benth. 的干燥全草。8—9月，采收全草，去净杂质，晒干。

3. 植物形态

一年生草本。株高25～70 cm。茎直立，上部分枝，通常被白色柔毛。叶对生，羽状分裂，裂片3～4对，边缘常有不整齐的齿状缺刻，基部狭窄下延成叶状柄；苞片披针形至线形，近全缘或3浅裂。花单朵腋生及顶生，排列成总状花序；花萼筒状，有短粗毛，先端5裂，外表有绿色纵棱10条；花冠唇形，黄色，上唇兜状，全缘，下唇3裂，中央1裂片较大，外面被柔毛；雄蕊4枚，二强；雌蕊1枚，子房上位，2室，花柱伸出上唇外，微向上弯，柱头略膨大。蒴果椭圆形，先端尖锐，室背开裂。种子多数，黑色。花期8—9月，果期11—12月。

4. 生境分布

阴行草野生于800～3 400 m的旷野、丘陵、平坡、草丛、路旁，分布于中国东北、内蒙古、华北、华中、华南、西南等地区；国外，日本、朝鲜、俄罗斯亦产。

黔西北地区的金沙、黔西等县（市、区）有阴行草野生资源分布。

5. 药材性状

本品干燥全草长30～60 cm。枝表面紫褐色，被黄白色短柔毛，基部毛较少或近于无毛，质坚实而硬，折断面黄白色，中央有髓。残留的叶片为黑褐色，多破碎不全，皱缩卷曲，质脆而易脱落。花序着生在枝端，花冠多数已萎落，花萼黄褐色，宿存，内萼通常藏有多数棕褐色的种子。以干燥无根、色棕紫者为佳。

6. 性味归经

性凉，味苦；归经不详。

7. 功能主治

清热利湿，活血祛瘀。用于黄疸、小便不利、水肿腹胀、跌损瘀痛、血痢、血淋、白带过多、月经不调、癥瘕积聚、产后停瘀腹痛。

8. 用法用量

内服：煎汤，15～25 g。

六十、蓝布正

1. 别名

追风七、红心草、水杨梅、头晕药、路边黄、五气朝阳草。

2. 来源

本品为蔷薇科植物路边青 *Geum aleppicum* Jacq. 或柔毛路边青 *Geum japonicum* Thunb. var. *chinense* Bolle. 的干燥全草。夏、秋二季，采收全草，洗净，晒干。

3. 植物形态

（1）路边青。多年生草本。株高30～100 cm。须根簇生。茎直立，被开展粗硬毛稀近无毛。基生叶为大头羽状复叶，通常有小叶2～6对，叶柄被粗硬毛，小叶大小极不相等，顶生小叶最大，菱状广卵形或宽扁圆形，顶端急尖或圆钝，基部宽心形至宽楔形，边缘常浅裂，有不规则粗大锯齿，锯齿急尖或圆钝，两面绿色，疏生粗硬毛；茎生叶羽状复叶，有时重复分裂，向上小叶逐渐减少，顶生小叶披针形或倒卵披针形，顶端常渐尖或短渐尖，基部楔形；茎生叶托叶大，绿色，叶状，卵形，边缘有不规则粗大锯齿。花序顶生，疏散排列，花梗被短柔毛或微硬毛；花瓣黄色，近圆形，比萼片长；萼片卵状三角形，顶端渐尖，副萼片狭小，披针形，顶端渐尖，稀2裂，比萼片短1倍多，外面被短柔毛及长柔毛；花柱顶生，在上部1/4处扭曲，成熟后自扭曲处脱落，脱落部分下部被疏柔毛。聚合果倒卵球形，瘦果被长硬毛，花柱宿存部分无毛，顶端有小钩；果托被短硬毛。花、果期7—10月。

（2）柔毛路边青。多年生草本。须根簇生。茎直立，高25～60 cm，被黄色短柔毛及粗硬毛。基生叶为大头羽状复叶，通常有小叶1～2对，其余侧生小叶呈附片状，叶柄被粗硬毛及短柔毛，顶生小叶最大，卵形或广卵形，浅裂或不裂，顶端圆钝，基部阔心形或宽楔形，边缘有粗

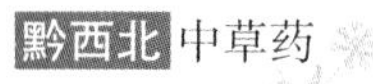

大圆钝或急尖锯齿，两面绿色，被稀疏糙伏毛；下部茎生叶3小叶，上部茎生叶单叶，3浅裂，裂片圆钝或急尖；茎生叶托叶草质，绿色，边缘有不规则粗大锯齿。花序疏散，顶生数朵，花梗密被粗硬毛及短柔毛；花萼片三角卵形，顶端渐尖，副萼片狭小，椭圆披针形，顶端急尖，约为萼片的1/2，外面被短柔毛；花瓣黄色，近圆形，比萼片长；花柱顶生，在上部1/4处扭曲，成熟后自扭曲处脱落，脱落部分下部被疏柔毛。聚合果卵球形或椭球形，瘦果被长硬毛，花柱宿存部分光滑，顶端有小钩；果托被长硬毛。花、果期5—10月。

4. 生境分布

（1）路边青。野生于海拔200～3 500 m的山坡草地、沟边、地边、河滩、林间隙地及林缘，广泛分布于北半球温带及暖温带；在中国，分布于黑龙江、吉林、辽宁、内蒙古、山西、陕西、甘肃、新疆、山东、河南、湖北、四川、贵州、云南、西藏等省（自治区、直辖市）。

（2）柔毛路边青。野生于海拔200～2 300 m的山坡草地、田边、河边、灌丛及疏林下，分布于中国陕西、甘肃、新疆、山东、河南、江苏、安徽、浙江、江西、福建、湖北、湖南、广东、广西、四川、贵州、云南等省（自治区、直辖市）。

黔西北地区各县（市、区）均有路边青、柔毛路边青野生资源分布。

5. 药材性状

本品长20～100 cm。主根短，有多数细根，褐棕色。茎圆柱形，被毛或近无毛。基生叶有长柄，羽状全裂或近羽状复叶，顶裂片较大，卵形或宽卵形，边缘有大锯齿，两面被毛或几无毛；侧生裂片小，边缘有不规则的粗齿；茎生叶互生，卵形，3浅裂或羽状分裂。花顶生，常脱落。聚合瘦果近球形。气微，味辛、微苦。

一般干品含水分不超过11.0%，醇溶性浸出物不少于7.0%，没食子酸（$C_7H_6O_5$）不少于0.30%。

6. 性味归经

性凉，味甘、微苦；归肝、脾、肺经。

7. 功能主治

益气健脾，补血养阴，润肺化痰。用于气血不足、虚痨咳嗽、脾虚带下。

8. 用法用量

内服：煎汤，9～30 g。

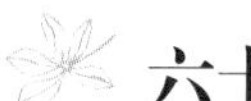

六十一、饿蚂蟥

1. 别名

山角豆、粘人花、细风带、大红袍、红掌草、山豆根、烂豆树、山蚂蟥、粘身草、胃痛草、吊马花、野黄豆、紫藤小槐花。

2. 来源

本品为豆科植物饿蚂蟥 *Desmodium multiflorum* DC. 的全株。夏、秋季，采收全株，去净杂质，切段，晒干或鲜用。

3. 植物形态

直立灌木。树高1～2 m。多分枝，幼枝具棱角，密被淡黄色至白色柔毛，老时渐变无毛。叶为羽状三出复叶，小叶3片；托叶狭卵形至卵形；叶柄密被绒毛；小叶近革质，椭圆形或倒卵形，侧生小叶较小，先端钝或急尖，具硬细尖，基部楔形、钝或稀为圆形，上面近无毛，干时常呈黑色，下面多少灰白，被贴伏或伸展丝状毛，中脉尤密，侧脉每边6～8条，直达叶缘，明显；小托叶狭三角形；小叶柄被绒毛。花序顶生或腋生，顶生者多为圆锥花序，腋生者为总状花序；

总花梗密被向上丝状毛和小钩状毛；花常 2 朵生于每节上；苞片披针形，被毛；花梗结果时稍增长，被直毛和钩状毛；花萼密被钩状毛，裂片三角形，与萼筒等长；花冠紫色，旗瓣椭圆形、宽椭圆形至倒卵形，翼瓣狭椭圆形，微弯曲，具瓣柄，龙骨瓣具长瓣柄；雄蕊单体，10 枚；子房线形，被贴伏柔毛。荚果，腹缝线近直或微波状，背缝线圆齿状，有荚节 4～7 节，荚节倒卵形，密被贴伏褐色丝状毛。花期 7—9 月，果期 8—10 月。

4. 生境分布

饿蚂蟥野生于海拔 600～2 300 m 的山坡草地或林缘，分布于中国浙江、江西、福建、台湾、湖南、广东、广西、四川、贵州、云南、西藏等省（自治区、直辖市）。

黔西北地区的黔西、大方、威宁等县（市、区）有饿蚂蟥野生资源分布。

5. 药材性状

本品茎枝呈圆柱形，直径约 3 mm，表面具纵棱。可见三出复叶，顶端小叶较大，长 5.5～9.0 cm，宽 3.5～5.0 cm，椭圆状倒卵形，先端钝或急尖，具硬尖，基部楔形，全缘，枯绿色，下表面具柔毛，质脆。有时可见总状花序或荚果，荚果长 1.5～2.4 cm，腹缝线具缢缩，背缝线深波状，有 4～7 节，表面密被褐色绢状毛。气微，具豆腥气。

6. 性味归经

性凉，味甘、苦；归脾、胃、肝经。

7. 功能主治

活血止痛，解毒消肿。用于脘腹疼痛、小儿疳积、妇女干血痨、腰扭伤、创伤、尿道炎、腮腺炎、毒蛇咬伤。

8. 用法用量

内服：煎汤，9～30 g。外用：鲜品适量，捣敷或取汁涂患处。

六十二、夜关门

1. 别名

封草、暗草、三叶草、菌串子、野鸡草、蛇倒退、蛇退草、蛇脱壳、一枝箭。

2. 来源

本品为豆科植物截叶铁扫帚 *Lespedeza Cuneata*（Dum.-Cours.）G. Don. 的全草或带根全草。9—10 月，连根拔起或齐地割取，除去杂质，洗净，晒干或鲜用。

3. 植物形态

直立小灌木。植株高 1 m 左右。枝细长，薄被微柔毛。三出复叶互生，密集，叶柄极短；小叶极小，线状楔形，先端钝或截形，有小锐尖，在中部以下渐狭，上面通常近秃净，下面被灰色丝毛。花 1～4 朵生于叶腋，具极短的柄；小苞片卵形；萼深 5 裂，裂片线状锥尖，被柔毛；花冠蝶形，黄白色，有紫斑，生于下部花束的，常无花瓣，旗瓣椭圆形，有爪，龙骨瓣不甚弯曲；雄蕊 10 枚，二体；雌蕊 1 枚，子房上位，花柱内曲，柱头小，顶生。荚果细小，无柄，薄被丝毛。花期 6—9 月，果期 10 月。

4. 生境分布

截叶铁扫帚野生于海拔 2 500 m 以下的山坡、荒地或路旁，在中国，分布于陕西、甘肃、山东、台湾、河南、湖北、湖南、广东、四川、云南、西藏等省（自治区、直辖市）；国外，朝鲜、日本、印度、巴基斯坦、阿富汗、澳大利亚亦产。

黔西北地区各县（市、区）均有截叶铁扫帚野生资源分布。

5. 药材性状

本品根细长，条状，多分枝。茎枝细长，被微柔毛。三出复叶互生，密集，多卷曲皱缩，完整小叶线状楔形，长1.0～2.5 cm；叶端钝或截形，有小锐尖，在中部以下渐狭；上面无毛，下面被灰色丝毛。短总状花序腋生，花萼钟形，蝶形花冠淡黄白色至黄棕色，心部带红紫色。荚果卵形，稍斜，长约3 mm，棕色，先端有喙。气微，味苦。

6. 性味归经

性凉，味苦、辛；归肺、肝、肾经。

7. 功能主治

补肝肾，益肺阴，散瘀消肿。用于治遗精、遗尿、白浊、带下、哮喘、胃痛、劳伤、小儿疳积、泻痢、跌打损伤、视力减退、目赤、乳痈。

8. 用法用量

内服：煎汤，15～30 g，或鲜品30～60 g。外用：适量，煎水熏洗；或鲜品捣敷患处。

六十三、辟汗草

1. 别名

蓏萩、品川萩、野苜蓿、铁扫把、散血草、省头草、臭苜蓿、败毒草、香马料、蛇退草、真东刹里、野长生果、鸡头花草、鸡虱子草、黄花草木犀。

2. 来源

本品为豆科植物草木樨 *Melilotus officinalis*（L.）Pall.、小花草木樨 *Melilotus indica*（L.）All. 的全草。花期，割取地上部分，切段，阴干或鲜用。

3. 植物形态

（1）草木樨。一年生或两年生草本。株高100 cm左右。茎直立，粗壮，多分枝。三出复叶，互生；托叶线状披针形，基部不齿裂，稀有时靠近下部叶的托叶基部具1～2齿裂；叶片倒卵形、长圆形或倒披针形，先端钝，基部楔形或近圆形，边缘有不整齐的疏锯齿。总状花序细长，腋生，花多数；花萼钟状，萼齿5枚，三角状披针形，近等长；花黄色，旗瓣椭圆形，先端圆或微凹，基部楔形，翼瓣比旗瓣短，与龙骨瓣略等长；雄蕊10枚，二体；子房卵状长圆形，花柱细长。荚果小，倒卵形，棕色，仅1节荚，先端有短喙，表面具网纹。种子1颗，近圆形或椭圆形，稍扁。花期6—8月，果期7—10月。

（2）小花草木樨。别名印度草木樨。二年生草本。株高10～50 cm。三出复叶，托叶与叶柄合生；叶片倒披针状长圆形至宽倒卵形，先端截形或微凹，基部楔形，中脉突出，边缘中部以上有疏锯齿。总状花序腋生；花萼钟状，萼齿披针形，与萼筒等长或稍长，均被白色柔毛；蝶形花冠，黄色，旗瓣与翼瓣近等长；雄蕊10枚，二体；子房无柄。荚果卵圆形，表面网脉突出。种子1颗。花期6—8月，果期7—9月。

4. 生境分布

（1）草木樨。野生于山坡、河岸、路旁、砂质草地及林缘，分布于中国东北、华南、西南各省（区），常见栽培；国外，欧洲地中海东岸、中东、中亚、东亚亦产。

（2）小花草木樨。野生于旷地、路旁及盐碱性土壤，分布于中国华中、西南、华南各地；国外，印度、巴基斯坦、孟加拉国、中东和欧洲均有分布，在南美洲、北美洲已沦为农田杂草。

黔西北地区各县（市、区）均有草木樨、小花草木樨野生资源分布。

5. 药材性状

本品全株或切成小段。茎直立，多分枝，外表有纵棱，绿色或黄绿色。三出复叶，互生，有柄；小叶片多皱缩，展平后长椭圆形或倒披针形，长1～3 cm，宽5～10 mm，先端钝圆或近平截，有纤柔小齿，基部楔形，边缘有细齿；托叶线形，长约5 mm。总状花序纤细，腋生或顶生，花多数，小型，长3～4 mm；花萼钟形；花冠蝶形，黄色；雄蕊二体。质轻脆或稍韧。气芳香。以色绿、芳香气浓者为佳。

6. 性味归经

性凉，味辛、甘、微苦；归肝、脾、胃经。

7. 功能主治

清暑化湿，健胃和中。用于暑湿胸闷、头胀头痛、痢疾、疟疾、淋证、带下、口疮、口臭、疮疡、湿疮、疥癣、淋巴结核。

8. 用法用量

内服：煎汤，9～15 g。外用：适量，捣敷；或煎水洗；或烧烟熏患处。

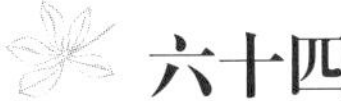

六十四、积雪草

1. 别名

连钱草、地钱草、马蹄草、崩大碗、雷公根、蚶壳草、铜钱草、遍地香、落得打、马脚迹、遍地金钱草等。

2. 来源

本品为伞形科植物积雪草 *Centella asiatica*（L.）Urb. 的干燥全草。夏、秋二季，采收全草，除去泥沙，晒干。

3. 植物形态

多年生匍匐草本。茎光滑或稍被疏毛，节上生根。单叶互生，叶片圆形或肾形，边缘有钝齿，上面光滑，下面有细毛；叶有长柄。伞形花序单生，花序梗生于叶腋，短于叶柄；每一花序有花3～6朵，通常聚生成头状花序，花序又被2枚卵形苞片所包围；花萼截头形；花瓣5枚，红紫色，卵形；雄蕊5枚，短小，与花瓣互生；子房下位，花柱2枚，较短，花柱基不甚明显。双悬果扁圆形，光滑，主棱和次棱同等明显，主棱间有网状纹相连。花、果期4—10月。

4. 生境分布

积雪草喜生于海拔200～1 900 m的阴湿草地或水沟边，分布于中国陕西、江苏、安徽、浙江、江西、湖南、湖北、福建、台湾、广东、广西、海南、四川、云南等省（自治区、直辖市）；国外，印度、斯里兰卡、马来西亚、印度尼西亚、日本、澳大利亚及大洋洲群岛、中非、南非（阿扎尼亚）亦产。

黔西北地区的大方、黔西、金沙等县（市、区）有积雪草野生资源分布。

5. 药材性状

本品常卷缩成团状。根圆柱形，长2～4 cm，直径1.0～1.5 mm，表面浅黄色或灰黄色。茎细长弯曲，黄棕色，有细纵皱纹，节上常着生须状根。叶片多皱缩、破碎，完整者展平后呈近圆形或肾形，直径1～4 cm，灰绿色，边缘有粗钝齿；叶柄长3～6 cm，扭曲。伞形花序腋生，短小。双悬果扁圆形，有明显隆起的纵棱及细网纹，果梗甚短。气微，味淡。

一般干品含水分不超过12.0%，总灰分不超过13.0%，酸不溶性灰分不超过3.5%，醇溶性浸出物不少于25.0%，积雪草苷（$C_{48}H_{78}O_{19}$）和羟基积雪草苷（$C_{48}H_{78}O_{20}$）的总量不少于0.80%。

6. 性味归经

性寒，味苦、辛；归肝、脾、肾经。

7. 功能主治

清热利湿，解毒消肿。用于湿热黄疸、中暑腹泻、砂淋、血淋、痈肿疮毒、跌打损伤。

8. 用法用量

内服：煎汤，15～30 g。

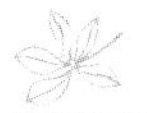

六十五、落新妇

1. 别名

术活、虎麻、小升麻、马尾参、山花七、阿根八、铁火钳、红升麻、马尾参、野开麻。

2. 来源

本品为虎耳草科植物落新妇 *Astilbe chinensis*（Maxim.）Franch. et Sav. 或大落新妇 *Astilbe grandis* Stapf ex Wils. 的干燥全草。秋季，采收全草，晒干。

3. 植物形态

（1）落新妇。多年生直立草本。株高 45～65 cm。被褐色长柔毛并杂以腺毛；根茎横走，粗大呈块状，被褐色鳞片及深褐色长绒毛；须根暗褐色。基生叶二至三回三出复叶，具长柄，托叶较狭；小叶片卵形至长椭圆状卵形或倒卵形，先端通常短渐尖，基部圆形、宽楔形或两侧不对称，边缘有尖锐的重锯齿，两面均被刚毛，脉上尤密；茎生叶 2～3 片，较小，与基生叶相似，仅叶柄较短，基部钻形。花轴直立，高 20～50 cm，下端具鳞状毛，上端密被棕色卷曲长柔毛；花两性或单性，稀杂性或雌雄异株，圆锥状花序对茎生叶而生出；苞片卵形，萼筒浅杯状，5 深裂；花瓣 5 枚，窄线状，淡紫色或紫红色；雄蕊 10 枚，花丝青紫色，花药青色，成熟后呈紫色；心皮 2 枚，基部连合，子房半上位。蒴果，成熟时橘黄色。种子多数。花期 8—9 月。

（2）大落新妇。本种与落新妇的区别在于：本种小叶片通常短渐尖；圆锥花序宽达 17 cm，花序轴被腺毛，花瓣白色或紫色；花期 5—6 月，果期 8—9 月。

4. 生境分布

（1）落新妇。野生于海拔 400～3 600 m 的山坡林下阴湿地或林缘路旁草丛中，分布于中国东北、华北、西南及陕西、宁夏、甘肃、山东、安徽、浙江、江西、湖北、湖南、广西等地；国外，俄罗斯、朝鲜、日本亦产。

（2）大落新妇。野生于海拔 450～2 000 m 的林下、灌丛或沟谷阴湿处，产于中国黑龙江、吉林、辽宁、山西、山东、安徽、浙江、江西、福建、广东、广西、四川、贵州等省（自治区、直辖市）；国外，朝鲜亦产。

以上 2 种药用植物，黔西北地区的大方、七星关、黔西、纳雍等县（市、区）有落新妇野生资源分布；威宁等县（市、区）有大落新妇野生资源分布。

5. 药材性状

（1）落新妇。全草皱缩。茎圆柱形，直径 1～4 mm，表面棕黄色；基部具有褐色膜质鳞片状毛或长柔毛。基生叶二至三回三出复叶，多破碎，完整小叶呈披针形、卵形、阔椭圆形，长 1.8～8.0 cm，宽 1～4 cm，先端渐尖，基部多楔形，边缘有牙齿，两面沿脉疏生硬毛；茎生叶较小，棕红色。圆锥花序密被褐色卷曲长柔毛，花密集，近无梗；花萼 5 深裂；花瓣 5 枚，窄条形。有时可见枯黄色果实。气微，味辛、苦。

（2）大落新妇。茎直径 1～6 mm。表面被褐色长柔毛和腺毛。基生叶为复叶，完整小叶卵形或长圆形，长 2～10 cm，宽 1～5 cm，先端渐尖或长渐尖，基部心形或楔形，边缘有锐重锯齿，上面被糙伏腺毛，下面沿脉生短腺毛；茎生叶较小。圆锥花序密生短柔毛和腺毛。有时可见果实，长约 5 mm。气微，味苦。

6. 性味归经

性凉，味苦，无毒；归肺经。

7. 功能主治

祛风，清热，止咳。用于风热感冒、头身疼痛、咳嗽。

8. 用法用量

内服：煎汤，20～30 g。

六十六、华泽兰

1. 别名

兰草、多须公、大泽兰、六月雪、广东土牛膝。

2. 来源

本品为菊科植物华泽兰 *Eupatorium chinense* L. 的全草。夏、秋季，采收全草，洗净，晒干或鲜用。

3. 植物形态

多年生草本或半灌木。株高可达 1.5 m。根多数，细长圆柱形，根茎粗壮。茎上部或花序分枝被细柔毛。单叶对生；有短叶柄；叶片卵形、长卵形或宽卵形，先端急尖、短尖或长渐尖，基部圆形或截形，边缘有不规则的圆锯齿，上面无毛，下面被柔毛及腺点。头状花序多数，在茎顶或分枝顶端排成伞房或复伞房花序；总苞狭钟状，总苞片 3 层，先端钝或稍圆；头状花序含小花 5～6 朵，花两性，筒状，白色，或有时粉红色。瘦果圆柱形，有 5 纵肋，被短毛及腺点，冠毛 1 列，刺毛状。花期 6—9 月，果期 8—10 月。

4. 生境分布

华泽兰野生于山坡、路旁、林缘、林下及灌丛中，分布于中国陕西、甘肃、山东、安徽、浙江、江西、福建、河南、湖北、湖南、广东、海南、广西、四川、贵州、云南等省（自治区、直辖市）。

黔西北地区各县（市、区）均有华泽兰野生资源分布。

5. 药材性状

本品根极多，着生于粗壮的根状茎上。根呈细长圆柱形，有的稍弯曲，长 5～35 cm，最长可达 50 cm。表面灰黄色至棕褐色，有细微纵皱及稍疏的须根痕。质硬而脆，易折断。断面纤维状，皮部棕灰色，易分离，中心木部较大，黄白色。气香，味微辛、苦。

6. 性味归经

性平，味苦、辛；归肺、肝经。

7. 功能主治

清热解毒，疏肝活血。用于风热感冒、胸胁痛、脘痛腹胀、跌打损伤、痈肿疮毒、蛇咬伤。

8. 用法用量

内服：煎汤，10～20 g。外用：鲜品适量，捣敷患处。

9. 使用注意

孕妇禁服。

六十七、打米花

1. 别名

白花藤、马郎花、小元宝、消食藤、翼萼藤。

2. 来源

本品为旋花科植物翼萼藤 *Porana racemosa* Roxb. 的全草。夏、秋季，采收全草，除去杂质，切碎，晒干或鲜用。

3. 植物形态

多年生攀缘灌木。茎藤长可达 10 m。茎缠绕，草质，圆柱形，幼时或多或少被黄色硬毛，后具小瘤或无毛。叶互生，圆卵形，先端尖锐或长尖，基部心脏形，全缘；叶柄长 2～5 cm。总状花序具叉状分枝；着生于分枝处的苞片心脏形，无柄，生于花柄基部的苞片呈线形；花萼 5 裂，裂片线状披针形，具柔毛；花冠白色，5 裂，裂片深达中部；雄蕊 5 枚，在管部排列不齐，2 枚较高，2 枚较低，另 1 枚居中；花柱线形，柱头椭圆形，2 裂。蒴果光滑，具椭圆状匙形的宿存萼片。种子 1 颗，卵形，暗褐色或黑色，平滑。花期 9 月。

4. 生境分布

翼萼藤野生于海拔 850～3 200 m 的石灰岩山地，多生于灌丛，产于中国长江以南各省（自治区、直辖市）至陕西、甘肃等地；国外，印度尼西亚、印度（西北山区及锡金）、尼泊尔、越南、泰国等地亦产。

黔西北地区各县（市、区）均有翼萼藤野生资源分布。

5. 药材性状

本品全草多缠绕成团。茎细长圆柱形，黄绿色，被疏柔毛，质脆易碎。叶枯绿色，互生，多皱缩，完整者展平后呈卵形或宽卵形，长 3～9 cm，先端渐尖，基部心形，全缘，两面被柔毛，质脆易碎。有时可见圆锥花序，花条状，淡黄白色，湿润展开呈漏斗状，先端 5 裂，裂片椭圆形。气微，味淡。

6. 性味归经

性温，味辛；归肺经。

7. 功能主治

行气，活血，解毒。用于感冒风寒、食滞腹胀、无名肿毒。

8. 用法用量

内服：煎汤，9～15 g。外用：鲜品适量，捣敷患处。

六十八、瓜子金

1. 别名

辰砂草、金锁匙、神砂草、地藤草、远志草、小远志、惊风草、瓜米细辛、鱼胆草、蓝花草、产后草、瓜子草、小金盆、鸡拍翅、铁线风、瓜子莲、女儿红、散血丹、通性草、竹叶地丁、黄瓜仁草。

2. 来源

本品为远志科植物瓜子金 *Polygala japonica* Houtt. 的干燥全草。春末，花开时采收，除去泥沙，晒干。

3. 植物形态

多年生草本。株高 15～20 cm。茎直立或斜生，绿褐色或绿色。枝圆柱形，具纵棱，被卷曲短柔毛。单叶互生；叶柄黄褐色，被短柔毛；叶纸质至近革质，卵形至卵状披针形，绿色，先端钝，基部圆形至阔楔形，全缘，反卷，两面近无毛或被短柔毛；主脉在上表面凹陷，并被卷曲短柔毛，侧脉 3～5 对。花两性，总状花序与叶对生，叶腋外生；花小，具早落披针形小苞片；萼片 5 枚，宿存，外面 3 枚小，披针形，外面被短柔毛，里面 2 枚大，花瓣状，卵形至长圆形，基部具爪；花瓣3枚，白色至紫色，基部合生，侧生花瓣长圆形，基部内侧被短柔毛，龙骨瓣舟状，顶端背部具条裂鸡冠状附属物；雄蕊8枚，花丝几乎全部合生成鞘，1/2以下与花瓣贴生，鞘之两侧具缘毛，花药卵形，顶孔开裂；子房倒卵形，具翅，花柱肥厚，弯曲，柱头2枚，间隔位于花柱先端。蒴果圆形，绿色，具阔翅，无毛。种子卵形，黑色，密被白色短柔毛。花期4—5月，果期5—7月。

4．生境分布

瓜子金野生于海拔800～2 100 m的山坡草地或荒野，产于中国东北、华北、西北、华东、华中和西南地区；国外，朝鲜、日本、俄罗斯远东地区、越南、菲律宾等地亦产。

黔西北地区各县（市、区）均有瓜子金野生资源分布。

5．药材性状

本品根呈圆柱形，稍弯曲，直径可达4 mm；表面黄褐色，有纵皱纹；质硬，断面黄白色。茎少分枝，长10～30 cm，淡棕色，被细柔毛。叶互生，展平后呈卵形或卵状披针形，长1～3 cm，宽0.5～1.0 cm，侧脉明显，先端短尖，基部圆形或楔形，全缘，灰绿色；叶柄短，有柔毛。总状花序腋生，最上的花序低于茎的顶端；花蝶形。蒴果圆而扁，直径约5 mm，边缘具膜质宽翅，无毛，萼片宿存。种子扁卵形，褐色，密被柔毛。气微，味微辛、苦。

一般干品含水分不超过12.0%，总灰分不超过9.0%，酸不溶性灰分不超过6.0%，瓜子金皂苷己（$C_{53}H_{86}O_{23}$）不少于0.60%。

6．性味归经

性平，味辛、苦；归肺经。

7．功能主治

祛痰止咳，活血消肿，解毒止痛。用于咳嗽痰多、咽喉肿痛；外治跌打损伤、疔疮疖肿、蛇虫咬伤。

8．用法用量

内服：煎汤，15～30 g；捣汁或研末。外用：适量，捣敷患处。

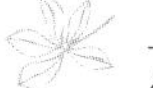

六十九、虾须草

1．别名

绿绿草、草麻黄、沙小菊。

2．来源

本品为菊科植物虾须草 *Sheareria nana* S. Moore 的干燥全草。夏、秋季，采收全草，去净杂质，晒干。

3．植物形态

一年生草本。株高15～40 cm。茎直立，下部绿色或稍带紫色，有纵棱，无毛或稍被软柔毛。叶稀疏，无柄；叶片线形或倒披针形，先端尖，全缘，中脉明显，上面凹入，下面凸起；上部叶小，鳞片状。头状花序，顶生或腋生，具花序梗；总苞钟形，苞片2层，4～5枚，宽卵形，稍被细毛，外层较内层小；花托平，无毛片；花少数；雌花舌状，白色，有时淡红色，舌片宽卵状长圆形，近全缘或先端具5钝齿；两性花筒状，先端有5齿裂；花药长椭圆形，先端有三角形附片。瘦果，长椭圆形，褐色，具3条翅棱，翅缘有细齿，无冠毛。花、果期8—9月。

4．生境分布

虾须草野生于山坡、田边、湖边草地或河边草地与沙滩上，分布于中国江苏、安徽、浙江、江西、湖北、湖南、广东、贵州、云南等省（自治区、直辖市）。

黔西北地区各县（市、区）均有虾须草野生资源分布。

5．药材性状

本品长 15 cm 以上。茎圆柱形，下部直径 2～3 mm，多分枝，绿色或有时带紫色，无毛或稍被细毛。质轻脆，易折断，断面不整齐。叶互生，稀疏，线形或倒披针形，长 1～3 cm，宽 3～4 mm，先端尖，基部狭，全缘，无柄，灰绿色。茎、枝顶部生头状花序；少花；总苞片 2 层，外层苞片阔卵性，内层苞片稍大；雌花舌状，白色，两性花筒状，长 1.5～2.0 mm。瘦果长椭圆形，褐色，具 3 条翅棱。气微，味苦。以枝叶多、完整、色绿者为佳。

6．性味归经

性平，味苦；归心经。

7．功能主治

清热解毒，利水消肿。用于疮疡肿毒、水肿、风热头痛。

8．用法用量

内服：煎汤，15～30 g。外用：适量。

七十、磨盘草

1．别名

金花草、唐挡草、耳响草、帽笼子、磨笼子、磨盆草、牛响草、印度苘麻。

2．来源

本品为锦葵科植物磨盘草 *Abutilon indicum*（L.）Sweet 的干燥全草。夏、秋季，采收全草，去净杂质，晒干。

3．植物形态

一年生或多年生直立的亚灌木状草本。株高 50～250 cm。全株均被灰色短柔毛。叶互生；叶具柄，被灰色短柔毛和丝状长柔毛；托叶钻形，外弯；叶卵圆形或近圆形，先端短尖或渐尖，基部心形，两面均被星状柔毛，边缘具不规则锯齿。花单生于叶腋；花梗近顶端具节，被灰色星状柔毛；花萼盘状，绿色，密被灰色柔毛，裂片 5 枚，宽卵形，先端短尖；花黄色；花瓣 5 枚；雄蕊柱被星状硬毛；心皮 15～20 枚，成轮状，花柱 5 枚，柱头头状。果为倒圆形似磨盘，黑色，分果爿 15～20 枚，先端截形，具短芒，被星状长硬毛。种子肾形，被星状疏柔毛。花期 7—10 月，果期 10—12 月。

4．生境分布

磨盘草野生于砂地、旷野或路旁，分布于中国福建、台湾、广东、广西、贵州、云南等省（自治区、直辖市）；国外，越南、老挝、柬埔寨、泰国、斯里兰卡、缅甸、印度、印度尼西亚等地亦产。

黔西北地区的七星关、大方、黔西、纳雍等县（市、区）有磨盘草野生资源分布。

5．药材性状

本品干燥全草主干粗约 2 cm，有分枝，外皮有网格状皱纹，淡灰褐色如被粉状，触之有柔滑感。叶皱缩，浅灰绿色，背面色淡，少数呈浅黄棕色，被短柔毛，手捻之较柔韧而不易碎，有时叶腋有花或果。气微。

6．性味归经

性凉，味甘、淡；归肺、肾经。

7．功能主治

疏风清热，化痰止咳，消肿解毒。用于感冒、发热、咳嗽、泄泻、中耳炎、耳聋、咽炎、腮腺炎、尿路感染、疮痈肿毒、跌打损伤。

8. 用法用量

内服：煎汤，30～60 g。外用：适量，捣敷；或煎水熏洗患处。

9. 使用注意

孕妇慎服。

七十一、蒲公英

1. 别名

婆婆丁、蒲公草、白鼓丁、蒲公丁、黄花地丁。

2. 来源

本品为菊科植物蒲公英 *Taraxacum mongolicum* Hand.-Mazz.、红梗蒲公英 *Taraxacum erythropodium* kitag. 或同属数种植物的干燥全草。春至秋季，花初开时采收全草，除去杂质，洗净，晒干。

3. 植物形态

（1）蒲公英。多年生草本。株高 10～40 cm，含白色乳汁。根深长，单一或分枝。叶根生，排成莲座状；叶片矩圆状披针形、倒披针形或倒卵形，先端尖或钝，基部狭窄，下延成叶柄状，边缘浅裂或作不规则羽状分裂，裂片齿牙状或三角状，全缘或具疏齿，绿色，或在边缘带淡紫色斑，被白色丝状毛。花茎上部密被白色丝状毛；头状花序单一，顶生，全部为舌状花，两性；总苞钟状，总苞片多层，外层较短，卵状披针形，先端尖，有角状突起，内层线状披针形，先端呈爪状；花冠黄色，先端平截，5 齿裂；雄蕊 5 枚，着生于花冠管上，花药合生成筒状，包于花柱外，花丝分离，白色，短而稍扁；雌蕊 1 枚，子房下位，长椭圆形的花柱细长，柱头 2 裂，有短毛。瘦果倒披针形，外具纵棱，有多数刺状突起，顶端具喙，着生白色冠毛。花期 4—5 月，果期 6—7 月。

（2）红梗蒲公英。又名奶汁草、婆婆丁、黄花地丁。多年生草本。全株含白色乳汁。直根系长圆柱形。茎不明显。叶基生，呈莲座状平展，叶片倒披针形，多呈不规则大小羽状深裂。花葶不分枝，顶生头状花序，均属舌状花，黄色。瘦果顶端具细长的喙，冠毛白色，宿存。花期 5—6 月，果期 6—7 月。

4. 生境分布

（1）蒲公英。野生于山坡草地、路旁、河岸、沙地及田间，产于中国东北、华北、华东、华中、西南，以及陕西、甘肃、青海等地。

（2）红梗蒲公英。野生于田野路旁、村庄沟边、山坡林缘等处，耐旱耐碱，分布于中国各省（区）。黔西北地区各县（市、区）均有蒲公英、红梗蒲公英野生资源分布。

5. 药材性状

本品呈皱缩卷曲的团块。根呈圆锥状，多弯曲，长 3～7 cm；表面棕褐色，萎缩；根头部有棕褐色或黄白色的茸毛，有的已脱落。叶基生，多皱缩破碎，完整叶片呈倒披针形，绿褐色或暗灰绿色，先端尖或钝，边缘浅裂或羽状分裂，基部渐狭，下延呈柄状，下表面主脉明显。花茎 1 至数条，每条顶生头状花序，总苞片多层，内面一层较长，花冠黄褐色或淡黄白色。有的可见多数具白色冠毛的长椭圆形瘦果。气微，味微苦。

一般干品含水分不超过 13.0%，菊苣酸（$C_{22}H_{18}O_{12}$）不少于 0.45%。

6. 性味归经

性寒，味苦、甘；归肝、胃经。

7. 功能主治

清热解毒，消肿散结，利尿通淋。用于疔疮肿毒、乳痈、瘰疬、目赤、咽痛、肺痈、肠痈、湿热黄疸、热淋涩痛。

8. 用法用量

内服：煎汤，10～15 g。

七十二、千里光

1. 别名

千里及、九里明、九领光、一扫光、千里急、眼明草、九里光、黄花草、九岭光、九龙光、千里明、百花草。

2. 来源

本品为菊科植物千里光 *Senecio scandens* Buch. -Ham. 的干燥地上部分。全年均可采收，割取地上部分，除去杂质，阴干。

3. 植物形态

多年生草本。茎木质细长，长 200～500 cm，曲折呈攀缘状，上部多分枝，有脱落性的毛。叶互生，椭圆状三角形，或卵状披针形，先端渐尖，基部戟形至截形，边缘具不规则缺刻状的齿牙，或呈微波状，或近于全缘，有时基部稍有深裂，两面均有细软毛。头状花序顶生，排列成伞房花序状；总苞圆筒形，苞片 10～12 片，披针形或狭椭圆形，先端尖，无毛或少有细毛；周围舌状花黄色，雌性，先端 3 齿裂；中央管状花黄色，两性，先端 5 裂。瘦果圆筒形，有细毛；冠毛白色。花期 10 月至翌年 3 月，果期 2—5 月。

4. 生境分布

千里光野生于路旁及旷野间，分布于中国江苏、浙江、安徽、江西、湖南、四川、贵州、云南、广东、广西等省（自治区、直辖市），主产于江苏、浙江、广西、四川等地。

黔西北地区各县（市、区）均有千里光野生资源分布。

5. 药材性状

本品茎呈细圆柱形，稍弯曲，上部有分枝；表面灰绿色、黄棕色或紫褐色，具纵棱，密被灰白色柔毛。叶互生，多皱缩破碎，完整叶片展平后呈卵状披针形或长三角形，有时具 1～6 侧裂片，边缘有不规则锯齿，基部戟形或截形，两面有细柔毛。头状花序；总苞钟形；花黄色至棕色；冠毛白色。气微，味苦。

一般干品含水分不超过 14.0%，总灰分不超过 10.0%，酸不溶性灰分不超过 2.0%，阿多尼弗林碱（$C_{18}H_{23}NO_7$）不超过 0.004%，金丝桃苷（$C_{21}H_{20}O_{12}$）不少于 0.030%。

6. 性味归经

性寒，味苦；归肺、肝经。

7. 功能主治

清热解毒，明目，利湿。用于痈肿疮毒、感冒发热、目赤肿痛、泄泻痢疾、皮肤湿疹。

8. 用法用量

内服：煎汤，15～30 g。外用：适量，煎水熏洗。

七十三、益母草

1. 别名

益母蒿、坤草、茺蔚、益母艾、红花艾、野天麻、玉米草、灯笼草、铁麻干。

2. 来源

本品为唇形科植物益母草 *Leonurus japonicus* Houtt. 的新鲜或干燥地上部分。鲜品于春季幼苗期至初夏花前期采割；干品于夏季茎叶茂盛、花未开或初开时割取，晒干，或切段晒干。

3. 植物形态

见第505页，“茺蔚子”部分。

4. 生境分布

见第505页，“茺蔚子”部分。

5. 药材性状

（1）鲜益母草。幼苗期无茎，基生叶圆心形，5～9浅裂，每裂片有2～3钝齿。花前期茎呈方柱形，上部多分枝，四面凹下成纵沟，长30～60 cm，直径0.2～0.5 cm；表面青绿色；质鲜嫩，断面中部有髓。叶交互对生，有柄；叶片青绿色，质鲜嫩，揉之有汁；下部茎生叶掌状3裂，上部叶羽状深裂或浅裂成3片，裂片全缘或具少数锯齿。气微，味微苦。

（2）干益母草。茎表面灰绿色或黄绿色；体轻，质韧，断面中部有髓。叶片灰绿色，多皱缩、破碎，易脱落。轮伞花序腋生，小花淡紫色，花萼筒状，花冠二唇形。切段者长约2 cm。

一般干品含水分不超过13.0%，总灰分不超过11.0%，水溶性浸出物不少于15.0%，盐酸水苏碱（$C_7H_{13}NO_2 \cdot HCl$）不少于0.50%，盐酸益母草碱（$C_{14}H_{21}O_5N_3 \cdot HCl$）不少于0.050%。

6. 性味归经

性微寒，味苦、辛；归肝、心包、膀胱经。

7. 功能主治

活血调经，利尿消肿，清热解毒。用于月经不调、痛经经闭、恶露不尽、水肿尿少、疮疡肿毒。

8. 用法用量

内服：煎汤，9～30 g，或鲜品12～40 g。

9. 使用注意

孕妇慎用。

七十四、杠板归

1. 别名

蛇倒退、犁头刺、河白草、蚂蚱簕、急解素、猫爪刺、老虎刺、犁尖草、蛇不过、蛇牙草、穿叶蓼。

2. 来源

本品为蓼科植物杠板归 *Polygonum perfoliatum* L. 的干燥地上部分。夏季，开花时采割地上部分，去净杂质，晒干。

3. 植物形态

多年生蔓性草本。全体无毛。茎攀缘，长1～2 m，有纵棱，棱上有稀疏的倒生钩刺，多分枝，绿色，有时带红色。叶互生，近于三角形，淡绿色，有倒生皮刺盾状着生于叶片的近基部，有时叶缘亦散生钩刺；叶柄盾状着生，几与叶片等长，有倒生钩刺；托叶鞘叶状，草质，绿色，圆形或卵形，穿叶，包茎。总状花序呈短穗状，顶生或生于上部叶腋，花小，多数；具苞片，苞片卵圆形，每苞片内含2～4朵花；花被5深裂，白色或淡红紫色，花被片椭圆形，裂片卵形，不甚展开，随果时增大，变为肉质，深蓝色；雄蕊8枚，略短于花被；雌蕊1枚，子房卵圆形，花柱3叉状。瘦果球形，暗褐色，有光泽，包在蓝色花被内。花期6—8月，果期7—10月。

4. 生境分布

杠板归野生于山谷、灌木丛中或水沟旁，分布于中国江苏、浙江、福建、江西、广东、广西、四川、湖南、贵州等省（自治区、直辖市）。

黔西北地区的金沙、织金、黔西、大方、七星关等县（市、区）有杠板归野生资源分布。

5. 药材性状

本品茎略呈方柱形，有棱角，多分枝，直径可达0.2 cm；表面紫红色或紫棕色，棱角上有倒生钩刺，节略膨大，节间长2～6 cm；断面纤维性，黄白色，有髓或中空。叶互生，有长柄，盾状着生；叶片多皱缩，展平后呈近等边三角形，灰绿色至红棕色，下表面叶脉和叶柄均有倒生钩刺；托叶鞘包于茎节上或脱落。短穗状花序顶生或生于上部叶腋，苞片圆形，花小，多萎缩或脱落。气微，茎味淡，叶味酸。

一般干品含水分不超过13.0%，总灰分不超过10.0%，水溶性浸出物不少于15.0%，槲皮素（$C_{15}H_{10}O_7$）不少于0.15%。

6. 性味归经

性微寒，味酸；归肺、膀胱经。

7. 功能主治

清热解毒，利水消肿，止咳。用于咽喉肿痛、肺热咳嗽、小儿顿咳、水肿尿少、湿热泻痢、湿疹、疖肿、蛇虫咬伤。

8. 用法用量

内服：煎汤，15～30 g。外用：适量，煎汤熏洗。

七十五、马鞭草

1. 别名

铁马鞭、狗牙草、鹤膝风、苦练草、靖蜓草、退血草、铁马莲、田乌草、铁扫帚、疟马鞭、马鞭稍、紫顶龙芽、小铁马鞭等。

2. 来源

本品为马鞭草科植物马鞭草 *Verbena officinatis* L. 的干燥地上部分。6—8 月，花开时采割地上部分，除去杂质，晒干。

3. 植物形态

多年生草本。植株高30～120 cm。茎直立，基部木质化，上部有分枝，四棱形，棱及节上疏生硬毛。叶对生；茎生叶近无柄；叶片倒卵形或长椭圆形，先端尖，基部楔形，羽状深裂，裂片上疏生粗锯齿，两面均有硬毛。穗状花序顶生或腋生；花小，紫蓝色；花萼管状，先端5浅裂，外面及顶端具硬毛；花冠唇形，下唇较上唇为大，上唇2裂，下唇3裂，喉部有白色长毛；雄蕊4枚，着生于花冠筒内，不外露；雌蕊1枚，子房上位，4室，花柱顶生，柱头2裂。果长圆形，外果皮薄，成熟时4瓣裂。花期6—8月，果期7—10月。

4. 生境分布

马鞭草野生于河岸草地、荒地、路边、田边及草坡等处，中国各地均有野生资源分布，主产于湖北、江苏、广西、贵州，安徽、浙江、湖南、江西、福建、河北、四川等省（自治区、直辖市）亦产。

黔西北地区各县（市、区）均有马鞭草野生资源分布。

5. 药材性状

本品茎呈方柱形，多分枝，四面有纵沟，长50～100 cm；表面绿褐色，粗糙；质硬而脆，断面有髓或中空。叶对生，皱缩，多破碎，绿褐色，完整者展平后叶片3深裂，边缘有锯齿。穗状花序细长，有小花多数。气微，味苦。

一般干品含水分不超过10.0%，总灰分不超过12.0%，酸不溶性灰分不超过4.0%，齐墩果酸（$C_{30}H_{48}O_3$）和熊果酸（$C_{30}H_{48}O_3$）的总量不少于0.30%。

6. 性味归经

性凉，味苦；归肝、脾经。

7. 功能主治

活血散瘀，解毒，利水，退黄，截疟。用于癥瘕积聚、痛经经闭、喉痹、痈肿、水肿、黄疸、疟疾。

8. 用法用量

内服：煎汤，5～10 g。

七十六、豨莶草

1. 别名

肥猪草、肥猪菜、粘苍子、粘糊菜、黄花仔、粘不扎。

2. 来源

本品为菊科植物豨莶 *Siegesbeckia orientalis* L.、腺梗豨莶 *Siegesbeckia pubescens* Makino 或毛梗豨莶 *Siegesbeckia glabrescens* Makino 的干燥地上部分。夏、秋二季，花开前及花期均可采割，除去杂质，晒干。

3. 植物形态

（1）豨莶。一年生草本。茎直立，高30～100 cm，分枝斜升，上部的分枝常成复二歧状；全部分枝被灰白色短柔毛。基部叶花期枯萎；中部叶三角状卵圆形或卵状披针形，基部阔楔形，下延成具翼的柄，顶端渐尖，边缘有规则的浅裂或粗齿，纸质，上面绿色，下面淡绿，具腺点，两面被毛，三出基脉，侧脉及网脉明显；上部叶渐小，卵状长圆形，边缘浅波状或全缘，近无柄。头状花序，多数聚生于枝端，排列成具叶的圆锥花序；花梗密生短柔毛；总苞阔钟状，总苞片2层，叶质，背面被紫褐色头状具柄的腺毛，外层苞片5～6枚，线状匙形或匙形，开展，内层苞片卵状长圆形或卵圆形。外层托片长圆形，内弯，内层托片倒卵状长圆形。花黄色；雌花有花冠；两性管状花上部钟状，上端有卵圆形裂片4～5枚。瘦果倒卵圆形，有4棱，顶端有灰褐色环状突起。花期4—9月，果期6—11月。

（2）腺梗豨莶。本种与豨莶的区别在于：本种的花梗和分枝的上部被紫褐色头状具柄的密腺毛和长柔毛；中部以上的叶卵圆形或卵形，边缘有尖头齿；分枝非二歧状。总苞背面密被紫褐色头状盼柄腺毛；舌状花的舌片先端2～3齿裂，有时5齿裂。瘦果4棱，先端有灰褐色球状突起。花期5—8月，果期6—10月。

（3）毛梗豨莶。该种与前2种的不同点在于：本种的花梗和枝上部疏生平伏的短柔毛；叶片卵圆形，有时二角状卵形，边缘有规则的齿；茎上部分枝非二歧状。总苞片背面密被紫褐色头状有柄的腺毛；托片倒卵状长圆形，背面疏被头状具柄腺毛。花期4—9月，果期6—11月。

4. 生境分布

（1）豨莶。野生于海拔100～2 700 m的山坡、林缘及路旁，产于中国陕西、甘肃、江苏、安徽、浙江、江西、福建、湖南、广东、海南、广西、四川、贵州、云南等省（自治区、直辖市）；国外，广泛分布于欧洲、俄罗斯（高加索）、朝鲜、日本、东南亚及北美热带、亚热带及温带地区。

（2）腺梗豨莶。野生于海拔 160～3 400 m 的山坡、灌丛、林中或路旁，分布于中国吉林、辽宁、河北、山西、河南、甘肃、陕西、江苏、浙江、安徽、江西、湖北、四川、贵州、云南及西藏等省（自治区、直辖市）。

（3）毛梗豨莶。野生于海拔 200～1 000 m 的山坡、路旁草地及灌丛中，产于中国江苏、安徽、浙江、江西、福建、湖北、湖南、广东、四川、贵州、云南等省（自治区、直辖市）；国外，日本、朝鲜亦产。

以上 3 种药用植物，黔西北地区的赫章等县（市、区）有豨莶野生资源分布；威宁等县（市、区）有腺梗豨莶野生资源分布；七星关、金沙等县（市、区）有毛梗豨莶野生资源分布。

5. 药材性状

本品茎略呈方柱形，多分枝，长 30 cm 以上，直径 0.3～1.0 cm；表面灰绿色、黄棕色或紫棕色，有纵沟和细纵纹，被灰色柔毛；节明显，略膨大；质脆，易折断，断面黄白色或带绿色，髓部宽广，类白色，中空。叶对生，叶片多皱缩、卷曲，展平后呈卵圆形，灰绿色，边缘有钝锯齿，两面皆有白色柔毛，主脉三出。有的可见黄色头状花序，总苞片匙形。气微，味微苦。

一般干品含水分不超过 15.0%，总灰分不超过 12.0%，奇壬醇（$C_{20}H_{34}O_4$）不少于 0.050%。

6. 性味归经

性寒，味辛、苦；归肝、肾经。

7. 功能主治

祛风湿，利关节，解毒。用于风湿痹痛、筋骨无力、腰膝酸软、四肢麻痹、半身不遂、风疹湿疮。

8. 用法用量

内服：煎汤，9～12 g。

七十七、车前草

1. 别名

牛舌草、虾蟆衣、车轮菜、蛤蚂草、虾蟆草、钱贯草、饭匙草、七星草、五根草、蟾蜍草、黄蟆叶、车轱辘草、驴耳朵草。

2. 来源

本品为车前科植物车前 *Plantago asiatica* L. 或平车前 *Plantago depressa* Willd. 的干燥全草。夏季，采收全草，除去泥沙、杂质，晒干。

3. 植物形态

见第 494—第 495 页，“车前子”部分。

4. 生境分布

见第 495 页，“车前子”部分。

5. 药材性状

（1）车前。根丛生，须状。叶基生，具长柄；叶片皱缩，展平后呈卵状椭圆形或宽卵形，长 6～13 cm，宽 2.5～8.0 cm；表面灰绿色或绿色，具明显弧形脉 5～7 条；先端钝或短尖，基部宽楔形，全缘或有不规则波状浅齿。穗状花序数条，花茎长。蒴果盖裂，萼宿存。气微香，味微苦。

（2）平车前。主根直而长。叶片较狭，长椭圆形或椭圆状披针形，长 5～14 cm，宽 2～3 cm。

一般干品含水分不超过13.0%，总灰分不超过15.0%，酸不溶性灰分不超过5.0%，水溶性浸出物不少于14.0%，大车前苷（$C_{29}H_{36}O_{16}$）不少于0.10%。

6. 性味归经

性寒，味甘；归肝、肾、肺、小肠经。

7. 功能主治

清热，利尿通淋，祛痰，凉血，解毒。用于热淋涩痛、水肿尿少、暑湿泄泻、痰热咳嗽、吐血、衄血、痈肿疮毒。

8. 用法用量

内服：煎汤，9～30 g。

七十八、淡竹叶

1. 别名

山冬、地竹、碎骨子、山鸡米、金鸡米、迷身草、竹叶麦冬、金竹叶、长竹叶、野麦冬、林下竹、土麦冬。

2. 来源

本品为禾本科植物淡竹叶 *Lophatherum gracile* Brongn. 的干燥全草。夏季未，抽花穗前采割全草，晒干。

3. 植物形态

多年生草本。株高40～100 cm。根茎短缩而稍木质化，须根中部常膨大为纺锤形的块根。茎丛生，细长直立，中空，表面有微细的纵纹，基部木质化。叶互生；叶片披针形，先端渐尖，基部楔形而渐狭缩成柄状，全缘，两面无毛或具小刺毛，脉平行，小横脉明显，中脉在背面明显突起；叶鞘光滑或一边有纤毛；叶舌截形，质硬，边缘有毛。圆锥花序顶生，分枝较少，小穗疏生，伸展或成熟时扩展，基部光滑或被刺毛，具极短的柄；颖矩圆形，具5脉，先端钝，边缘膜质，第1颖较第2颖短；外稃较颖长，披针形，具7～9脉，顶端的数枚外稃中空，先端具短芒，内稃较短，膜质透明；子房卵形，花柱2枚，柱头羽状。颖果纺锤形，深褐色。花期6—9月，果期8—10月。

4. 生境分布

淡竹叶野生于山坡林下及阴湿处，分布于中国河南、安徽、江苏、浙江、福建、台湾、广东、广西、江西、湖南、湖北、四川、贵州、云南等省（自治区、直辖市），主产于浙江、江苏、湖南、湖北、广东等省（自治区、直辖市），安徽、江西、四川、福建、河南等省（自治区、直辖市）亦产。

黔西北地区的威宁、大方、织金、赫章等县（市、区）有淡竹叶野生资源分布。

5. 药材性状

一般本品长25～75 cm。茎呈圆柱形，有节，表面淡黄绿色，断面中空。叶鞘开裂。叶片披针形，有的皱缩卷曲，长5～20 cm，宽10～35 mm；表面浅绿色或黄绿色。叶脉平行，具横行小脉，形成长方形的网格状，下表面尤为明显。体轻，质柔韧。气微，味淡。

干品含水分不超过13.0%，总灰分不超过11.0%。

6. 性味归经

性寒，味甘、淡；归心、胃、小肠经。

7. 功能主治

清热泻火，除烦止渴，利尿通淋。用于热病烦渴、小便短赤涩痛、口舌生疮。

8．用法用量

内服：煎汤，6～10 g。

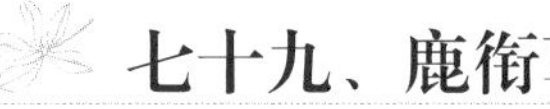

七十九、鹿衔草

1．别名

冬绿、鹿蹄草、鹿含草、鹿安茶、鹿寿草、破血丹、大肺筋草、红肺筋草、紫背金牛草。

2．来源

本品为鹿蹄草科植物鹿蹄草 *Pyrola calliantha* H. Andres 或普通鹿蹄草 *Pyrola decorata* H. Andres 的干燥全草。全年均可采收，采集全草，除去杂质，晒至叶片较软时，堆置至叶片变紫褐色，晒干。

3．植物形态

（1）鹿蹄草。多年生常绿草本。株高 20～30 cm。地下茎细长，匍匐或直伸，有不明显的节，每节具鳞片 1 枚，鳞腋生出分枝纤细的不定根。叶于基部丛生；叶片圆形至卵圆形，先端钝圆，基部圆形或楔圆形，全缘或具细疏圆齿，边缘向后反卷，侧脉近羽状，明显，下面常呈灰蓝绿色；叶柄可长于叶片的 2 倍。花茎细圆柱形，具棱角，近上部有苞片 1～2 枚，苞片披针形；总状花序，花大，广开，具短梗，基部有 1 披针形小苞片；萼片 5 深裂，裂片舌形，急尖或圆钝；花瓣 5 片，椭圆形，先端钝圆，基部稍窄，白色或稍带粉红色；雄蕊 10 枚，花丝略弯曲，扁平；雌蕊 1 枚，子房扁球形，花柱肉质，弯曲，柱头 5 裂，头状。蒴果扁球形，具 5 棱，成熟时开裂，花萼宿存。花期 5—6 月，果期 9—10 月。

（2）普通鹿蹄草。多年生常绿草本。株高 15～35 cm。根茎细长，横生，斜升，有分枝。叶 3～6 片，近基生，薄革质，长圆形或倒卵状长圆形或匙形，有时为卵状长圆形，先端钝尖或圆钝尖，基部楔形或阔楔形，下近于叶柄，上面深绿色，沿叶脉为淡绿白色或稍白色，下面色较淡，常带紫色，边缘有疏齿；叶柄较叶片短，或近等长。花葶细，常带紫色，有 1～3 枚褐色鳞片状叶，狭披针形，先端渐尖，基部稍抱花葶。总状花序，有花 4～10 朵，花倾斜，半下垂；花冠碗形，淡绿色或黄绿色或近白色；花梗腋间有膜质苞片，与花梗近等长，披针形；萼片卵状长圆形，先端急尖，边缘色较浅；花瓣倒卵状椭圆形，先端圆形；雄蕊 10 枚，花丝无毛，具小角，黄色；花柱倾斜，上部弯曲，顶端有环状突起，稀不明显，伸出花冠，柱头 5 圆裂。蒴果扁球形。花期 6—7 月，果期 7—8 月。

4．生境分布

（1）鹿蹄草。野生于山林中树下或阴湿处，中国河北、河南、安徽、浙江、江苏、福建、江西、湖南、湖北、四川、贵州、云南、西藏、陕西、青海、甘肃等省（自治区、直辖市）均有分布。

（2）普通鹿蹄草。野生于海拔 600～3 000 m 的山地阔叶林或灌丛下，产于中国河南、甘肃、陕西、浙江、安徽、江西、湖北、湖南、广西、广东、福建、贵州、四川、云南、西藏等省（自治区、直辖市）。

以上 2 种药用植物，黔西北地区各县（市、区）均有鹿蹄草野生资源分布；威宁、赫章、纳雍、七星关等县（市、区）有普通鹿蹄草野生资源分布。

5．药材性状

本品根茎细长。茎圆柱形或具纵棱，长 10～30 cm。叶基生，长卵圆形或近圆形，长 2～8 cm，暗绿色或紫褐色，先端圆或稍尖，全缘或有稀疏的小锯齿，边缘略反卷，上表面有时沿脉具白色的斑纹，下表面有时具白粉。总状花序有花 4～10 朵；花半下垂，萼片 5 枚，舌形或卵状长圆形；花瓣5枚，早落；雄蕊10枚，花药基部有小角，顶孔开裂；花柱外露，有环状突起的柱头盘。蒴果扁球形，直径7～10 mm，5纵裂，裂瓣边缘有蛛丝状毛。气微，味淡、微苦。

一般干品含水分不超过13.0%，总灰分不超过7.0%，醇溶性浸出物不少于11.0%，水晶兰苷（$C_{16}H_{22}O_{11}$）不少于0.10%。

6. 性味归经

性温，味甘、苦；归肝、肾经。

7. 功能主治

祛风湿，强筋骨，止血，止咳。用于风湿痹痛、肾虚腰痛、腰膝无力、月经过多、久咳劳嗽。

8. 用法用量

内服：煎汤，9～15 g。

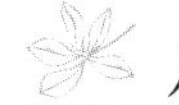

八十、赤胫散

1. 别名

花蝴蝶、花脸荞、荞子连、九龙盘、花扁担、土三七、散血连、蝴蝶草、化血丹、草见血、血当归、盘脚莲、蛇头蓼、金不换。

2. 来源

本品为蓼科植物赤胫散 *Polygonum runcinatum* Buch. -Ham. 的干燥全草。夏、秋季，采收全草，洗净，切片、段，晒干或鲜用。

3. 植物形态

多年生草本。株高25～100 cm。根状茎细长。茎直立或倾斜，分枝或不分枝，有纵沟，有稀疏柔毛或近无毛。叶片三角状卵形，腰部内陷，先端渐尖，基部截形，稍下延至叶柄，叶耳长圆形或半圆形，先端圆钝，有的近于无叶耳，两面有稀疏柔毛或无毛，先端截形，有短缘毛或无。头状花序，有花数朵至10余朵，由数个至多个花序排列成聚伞状花序；苞片卵形，内有花1朵，花柄短或无柄；花萼白色或粉红色，5枚；雄蕊8枚，中部以下与花萼连合，花药黄色；花柱3枚，中部以下连合，柱头头状，与花萼等长或稍露出。瘦果球状三棱形，先端稍尖，褐色，表面有点状突起，包在宿存的花萼内。花期6—7月，果期7—9月。

4. 生境分布

赤胫散野生于路边、草丛、沟边等阴湿处。中国陕西、甘肃、河南、湖北、湖南、贵州、云南、四川等地有野生资源分布。

黔西北地区各县（市、区）均有赤胫散野生资源分布；2019年，织金县栽培赤胫散250亩。

5. 药材性状

本品根茎纤细，红褐色，节部肿大，有众多须根。茎圆柱形，细弱，稍扁，上部略有分枝，淡绿色或略带红褐色，有毛或近无毛；断面中空。叶卵形、长卵形或三角状卵形，长5～8 cm，宽3～5 cm，先端渐尖，基部近截形或微心形，并下延至叶柄，且于两侧常形成向内凹的1～3对圆形裂片，上面有三角形暗紫色斑纹；托叶鞘筒状，膜质，褐色。花序顶生，由数个头状花序组成；花被白色或粉红色。气微，味微涩。

6. 性味归经

性平，味微苦、涩；归经不详。

7. 功能主治

清热解毒，活血止痛，解毒消肿。用于急性胃肠炎、吐血咯血、痔疮出血、月经不调、跌打损伤；外用治乳腺炎、痈疖肿毒。

8. 用法用量

内服：煎汤，5～15 g。外用：鲜品适量，捣烂敷患处。

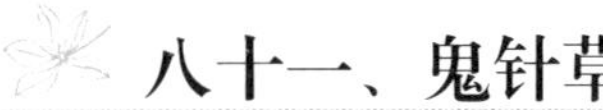

八十一、鬼针草

1. 别名

鬼钗草、鬼黄花、婆婆针、鬼骨针、叉婆子、针包草、一把针、跟人走、粘花衣、粘身草、小鬼针、索人衣、一包针。

2. 来源

本品为菊科植物鬼针草 *Bidens pilosa* L. 的全草。夏、秋季，开花盛期收割地上部分，拣去杂草，晒干或鲜用。

3. 植物形态

一年生草本。株高 30～100 cm。茎直立，下部略带淡紫色，四棱形，无毛，或于上部的分枝上略具细毛。中、下部叶对生，二回羽状深裂，裂片披针形或卵状披针形，先端尖或渐尖，边缘具不规则的细尖齿或钝齿，两面略具短毛，有长柄；上部叶互生，较小，羽状分裂。头状花序，有梗；总苞杯状，苞片线状椭圆形，先端尖或钝，被有细短毛；花托托片椭圆形，先端钝；花杂性，边缘舌状花黄色，通常有 1～3 朵不发育；中央管状花黄色，两性，全育，裂片 5 枚；雄蕊 5 枚，聚药；雌蕊 1 枚，柱头 2 裂。瘦果黑色，长线形，具 3～4 棱，有短毛；顶端冠毛芒状，3～4 枚。花期 8—9 月，果期 9—11 月。

4. 生境分布

鬼针草野生于村旁、路边及荒地中，产于中国华东、华中、华南、西南各省（自治区、直辖市）；广泛分布于亚洲和美洲的热带和亚热带地区。

黔西北地区各县（市、区）均有鬼针草野生资源分布。

5. 药材性状

本品为干燥全草。茎略呈方形，幼茎有短柔毛。叶纸质而脆，多皱缩、破碎，常脱落。茎顶常有扁平盘状花托，着生 10 余个呈针束状、有四棱的果实，有时带有头状花序。气微，味淡。

6. 性味归经

性微寒，味甘、淡、苦；归肝、肺、大肠经。

7. 功能主治

清热解毒，散瘀消肿。用于阑尾炎、肾炎、胆囊炎、肠炎、细菌性痢疾、肝炎、腹膜炎、上呼吸道感染、扁桃体炎、喉炎、闭经、烫伤、毒蛇咬伤、跌打损伤、皮肤感染、小儿惊风、疳积等病。

8. 用法用量

内服：煎汤，25～50 g，或鲜品 50～100 g。外用：适量。

9. 使用注意

孕妇忌服。

八十二、鸭跖草

1. 别名

竹节菜、鸭鹊草、耳环草、蓝花菜、翠蝴蝶、三角菜、三荚菜、桂竹草、蓝花水竹草。

2. 来源

本品为鸭跖草科植物鸭跖草 *Commelina communis* L. 的干燥地上部分。夏、秋二季，采收地上部分，去净杂质，晒干。

3. 植物形态

一年生草本。茎匍匐生根，多分枝，长可达 1 m 以上，下部无毛，上部被短毛。单叶互生，无柄或近无柄；叶片卵圆状披针形或披针形，先端渐尖，基部下延成膜质鞘，抱茎，有白色缘毛。全缘总苞片佛焰苞状，与叶对生，心形，稍镰刀状弯曲，先端短急尖，边缘常有硬毛。聚伞花序，生于枝上部者有花 3～4 朵，具短梗，生于枝下部者有花 1 朵；萼片 3 枚，卵形，膜质；花瓣 3 枚，深蓝色，较小的 1 片卵形，较大的 2 片近圆形，有长爪；雄蕊 6 枚，可育者 3 枚，不育者 3 枚，花丝较短，无毛，先端蝴蝶状；雌蕊 1 枚，子房上位，卵形，花柱丝状而长。蒴果椭圆形，2 室，2 瓣裂，每室具种子 2 颗。种子表面凹凸不平，具白色小点。花期 7—9 月，果期 9—10 月。

4. 生境分布

鸭跖草野生于海拔 100～2 400 m 的湿润阴处，在沟边、路边、田埂、荒地、宅旁墙角、山坡及林缘草丛中均常见，中国长江以南各省（区）均有分布，主产于西南地区；国外，越南、朝鲜、日本、俄罗斯远东地区，以及北美洲亦产。

黔西北地区各县（市、区）均有鸭跖草野生资源分布。

5. 药材性状

本品长可达 60 cm，黄绿色或黄白色，较光滑。茎有纵棱，直径约 0.2 cm，多有分枝或须根，节稍膨大，节间长 3～9 cm；质柔软，断面中心有髓。叶互生，多皱缩、破碎，完整叶片展平后呈卵状披针形或披针形，长 3～9 cm，宽 1.0～2.5 cm；先端尖，全缘，基部下延成膜质叶鞘，抱茎；叶脉平行。花多脱落，总苞佛焰苞状，心形，两边不相连；花瓣皱缩，蓝色。气微，味淡。

一般干品含水分不超过 12.0%，水溶性浸出物不少于 16.0%。

6. 性味归经

性寒，味甘、淡；归肺、胃、小肠经。

7. 功能主治

清热泻火，解毒，利水消肿。用于感冒发热、热病烦渴、咽喉肿痛、水肿尿少、热淋涩痛、痈肿疔毒。

8. 用法用量

内服：煎汤，15～30 g。外用：适量。

八十三、仰天钟

1. 别名

痢疾罐、倒罐草、天罐子、酒里坛、朝天罐、张天师、小红参、九里罐、背龙花、九盏灯、血板藤、九罐花、麻九盏灯、毛金炉、老罐头、小倒罐果、火炼金丹。

2. 来源

本品为野牡丹科植物假朝天罐 *Osbeckia crinita* Benth ex C. B. Clarke 的全草。春季，采收全草，去净杂质，切段，晒干或鲜用。

3. 植物形态

草本状灌木。株高 20～250 cm。茎四棱形，被疏或密平展的刺毛，有时从基部或从上部分枝。叶片坚纸质，长圆状披针形、卵状披针形至椭圆形，顶端急尖至近渐尖，基部钝或近心形，全缘，具缘毛，两面被糙伏毛，基出脉 5 条，叶面脉上无毛，背面仅脉上被糙伏毛；叶柄密被糙伏毛。总状花序，顶生，或每节有花 2 朵，常仅 1 朵发育，或由聚伞花序组成圆锥花序；苞片 2 枚，卵形，具刺毛状缘毛，背面无毛或被疏糙伏毛；花梗短或几无；花萼具多轮刺毛状的长柄星状毛，裂片 4 枚，线状披针形或钻形；花瓣 4 枚，紫红色，倒卵形，顶端圆形，具缘毛；雄蕊 8 枚，分离，常偏向一侧，花丝与花药等长，花药具长喙，药隔基部微膨大，向前微伸，向后呈短距；子房卵形，4 室，顶端有刚毛 20～22 条，上部被疏硬毛。蒴果卵形，4 纵裂，宿存萼坛形，近中部缢缩，顶端平截，上部常具星状毛脱落后的斑痕，下部密被多轮刺毛状的有柄星状毛。花期 8—11 月，果期 10—12 月。

4. 生境分布

假朝天罐野生于海拔 800～2 300 m 的山坡向阳草地、地埂或矮灌丛中及山谷溪边、林缘湿润处，中国西南及浙江、福建、湖北、湖南、广西、西藏等省（自治区、直辖市）均产。

黔西北地区各县（市、区）均有假朝天罐野生资源分布。

5. 药材性状

本品茎呈四棱形，被粗毛，表面棕褐色，直径 1～6 mm。叶对生；椭圆状披针形，长 5～10 cm，宽 2～4 cm，先端渐尖，全缘，基部钝或近心形，深褐色，两面均被粗毛。圆锥花序顶生，或紧缩为伞房式；小苞片卵形；花瓣 4 枚，浅紫色。

6. 性味归经

性平，味甘、涩、微苦；归肺、肾、肝经。

7. 功能主治

敛肺益肾，活血止血。用于久咳、虚喘、体虚头晕、风湿痹痛、淋浊、泻痢、便血、血崩、月经不调、带下、跌打瘀肿、外伤出血、烫伤。

8. 用法用量

内服：煎汤，6～15 g。外用：适量。

9. 使用注意

孕妇禁用。

八十四、臭牡丹

1. 别名

臭八宝、大红花、矮桐子、臭枫根、臭芙蓉、臭桐根、矮脚桐、大红袍、矮童子、野朱桐、臭枫草、臭珠桐。

2. 来源

本品为马鞭草科植物臭牡丹 *Clerodendrum bungei* Steud. 的干燥带根全株或地上部分。秋季，花开时采收全株，去除杂质，切段，晒干。

3. 植物形态

落叶灌木。株高 1～2 m。叶对生，广卵形，先端尖，基部心形，或近于截形，边缘有锯齿而稍带波状，上面深绿色而粗糙，具密集短毛，下面淡绿色而近于光滑，唯脉上有短柔毛，触之有臭气；具叶柄。花蔷薇红色，有芳香，为顶生密集的头状聚伞花序；花萼细小，漏斗形，先端 5 裂，裂片三角状卵形，先端尖，外面密布短毛及腺点；花冠下部合生成细管状，先端 5 裂，裂片线形以至长圆形；雄蕊 4 枚，花丝与花柱均伸出，花丝通常较花柱为短；子房上位，卵圆形。核果，外围有宿存的花萼。花期 7—8 月，果期 9—10 月。

4. 生境分布

臭牡丹野生于海拔 2 500 m 以下的山坡、林缘、沟谷、路旁及灌丛中，分布于中国河北、河南、陕西、浙江、安徽、江西、湖北、湖南、四川、云南、贵州、广东等省（自治区、直辖市）。

黔西北地区各县（市、区）均有臭牡丹野生资源分布。

5. 药材性状

本品根表面灰棕色，纵沟纹明显。茎呈圆柱形，直径 3～12 mm。外表皮灰棕色至灰褐色，具隆起的皱纹，皮孔明显突起，点状或纵向延长，节处可见明显的叶柄痕，呈凹点状。质硬，不易折断；切断面皮部棕色，菲薄，木质部灰黄色，髓部白色，有光泽。气微，味淡。

叶多皱缩，破碎，纸质。完整叶片展平后呈宽卵形，长 9～19 cm，宽 6～15 cm，顶端渐尖，基部截形或心形。表面棕褐色至棕黑色，疏被短柔毛，下表面色稍淡，无毛或仅脉上有毛，基部脉腋处可见黑色瘢痕状的腺体，边缘有锯齿。叶柄黑褐色，长 3～6 cm，弯曲，有纵皱纹。无臭，味淡。

6. 性味归经

性平，味苦、辛；归心、胃、大肠经。

7. 功能主治

祛风除湿，平肝潜阳，消肿解毒。用于痈疽、疔疮、乳腺炎、关节炎、湿疹、牙痛、痔疮、脱肛、子宫脱垂。

8. 用法用量

内服：煎汤，10～15 g。外用：适量。

八十五、兔儿风

1. 别名

棉花头、一枝香、白头翁、一炷香、扑地香、磨地香、四皮香、巴地香、贴地香、贴地风、贴地消、小一枝箭、白花一枝香、头顶一枝香、无风自动草。

2. 来源

本品为菊科植物毛大丁草 *Gerbera piloselloides*（Linn.）Cass. 的干燥全草。夏季，采收全草，洗净，晒干。

3. 植物形态

多年生被毛草本。根状茎短，粗直或屈膝状，为残存的叶柄所围裹，具较粗的须根。叶基生，莲座状，纸质，倒卵形、倒卵状长圆形或长圆形，稀有卵形，顶端圆，基部渐狭或钝，全缘，上面被疏粗毛，老时脱毛，下面密被白色蛛丝状绵毛，边缘有灰锈色睫毛；中脉在下面粗壮，并显著凸起，侧脉 6～8 对，极纤细，基部与中脉平行下延至下一侧脉基部汇合，网脉不明显；叶柄长短不等，被绵毛。花葶单生或数个丛生，顶端棒状增粗，无苞叶，或罕有具 1 枚钻形苞叶者，密被毛，毛愈向顶部愈密，下部的呈灰白色，中部的淡锈色，上部的黄褐色。头状花序顶生；总苞基部狭，苞片线状披针形，2 层，被绵毛；花杂性；边缘舌状花，雌性，白色，二唇形，外唇伸长，3 齿裂，内唇细小，2 深裂，柱头 2 裂；中央为管状花，两性，花冠上部也为 二唇形，外唇 3 裂，内唇 2 深裂；雄蕊 5 枚，花药合生。瘦果线状披针形，具纵肋，冠毛淡红色。花期 5—6 月，果期 8—9 月。

4. 生境分布

毛大丁草野生于林缘、草丛中或旷野荒地上，产于中国西藏、云南、四川、贵州、广西、广东、湖南、湖北、江西、江苏、浙江、福建等省（自治区、直辖市）；国外，日本、尼泊尔、印度、缅甸、泰国、老挝、越南、印度尼西亚、澳大利亚，以及非洲均有分布。

黔西北地区各县（市、区）均有毛大丁草野生资源分布。

5．药材性状

本品为干燥全草。叶丛生于基部，叶片皱缩，展开后呈矩圆形或卵形，叶面黑褐色，叶背棕褐色，被黄白色绵毛；质极脆弱，有时叶丛中留有一棕黄色的花，花梗中空。带根的全草在根茎部丛生多数细长的须根，长达 11 cm，外表棕灰色，质脆，断面黄白色。味涩。以干燥、叶多、少破碎者为佳。

6．性味归经

性平，味苦、辛；归肝、肺经。

7．功能主治

宣肺，止咳，发汗，利水，行气，活血。用于伤风咳嗽、哮喘、水肿、胀满、小便不通、小儿食积、妇人经闭、跌打损伤、痈疽、疔疮、流注。

8．用法用量

内服：煎汤，10～25 g。外用：适量。

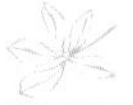

八十六、穿心莲

1．别名

苦草、榄核莲、一见喜、斩舌剑、苦胆草、四方草、四方莲、金香草、金耳钩、印度草、春莲秋柳、日行千里、春莲夏柳、圆锥须药草。

2．来源

本品为爵床科植物穿心莲 *Andrographis paniculata*（Burm. f.）Nees 的干燥地上部分。秋初，茎叶茂盛时采割地上部分，除去杂质，晒干。

3．植物形态

一年生草本。株高 40～80 cm。茎 4 棱，下部多分枝，节膨大。叶卵状矩圆形至矩圆状披针形，顶端略钝。花序轴上叶较小。总状花序顶生和腋生，集成大型圆锥花序；苞片和小苞片微小；花萼裂片三角状披针形，有腺毛和微毛；花冠白色而小，下唇带紫色斑纹，外有腺毛和短柔毛，二唇形，上唇微 2 裂，下唇 3 深裂，花冠筒与唇瓣等长；雄蕊 2 枚，花药 2 室，其中 1 室基部和花丝一侧有柔毛。蒴果长椭圆形，成熟时 2 瓣开裂。种子细小，红色。

4．生境分布

穿心莲野生于热带、亚热带部分地区，中国长江以南温暖地区多栽培；国外，澳大利亚亦产。

黔西北地区的织金、大方、七星关、赫章等县（市、区）均有穿心莲野生资源分布；2019 年，大方、织金等县（市、区）有少量栽培。

5．药材性状

本品茎呈方柱形，多分枝，长 50～70 cm，节稍膨大；质脆，易折断。单叶对生，叶柄短或近无柄；叶片皱缩、易碎，完整者展开后呈披针形或卵状披针形，长 3～12 cm，宽 2～5 cm，先端渐尖，基部楔形下延，全缘或波状，上表面绿色，下表面灰绿色，两面光滑。气微，味极苦。

一般干品含叶不少于 30%，醇溶性浸出物不少于 8.0%，穿心莲内酯（$C_{20}H_{30}O_5$），新穿心莲内酯（$C_{26}H_{40}O_8$）、14－去氧穿心莲内酯（$C_{20}H_{30}O_4$）和脱水穿心莲内酯（$C_{20}H_{28}O_4$）的总量不少于 1.5%。

6. 性味归经

性寒，味苦；归心、肺、大肠、膀胱经。

7. 功能主治

清热解毒，凉血，消肿。用于感冒发热、咽喉肿痛、口舌生疮、顿咳劳嗽、泄泻痢疾、热淋涩痛、痈肿疮疡、蛇虫咬伤。

8. 用法用量

内服：煎汤，6～9 g。外用：适量。

八十七、半边莲

1. 别名

细米草、急解索、半边花、长虫草、蛇利草、蛇舌草、鱼尾花、半边菊、半边旗、半边花、箭豆草、顺风旗、小莲花草。

2. 来源

本品为桔梗科植物半边莲 *Lobelia chinensis* Lour. 的干燥全草。夏季，采收全草，除去泥沙、杂质，洗净，晒干。

3. 植物形态

多年生蔓性草本。株高可达 20 cm。茎细长，多匍匐地面，在节上生根，分枝直立，无毛，折断有白色乳汁渗出。叶互生；无柄或近无柄；叶片狭披针形或条形，先端急尖，全缘或有波状疏浅锯齿，无毛。花两性，通常具花 1 朵，生分枝的上部叶腋；基部小苞片 0～2 枚，小苞片无毛；花萼筒倒长锥状，基部渐细与花梗无明显区分，无毛，裂片 5 枚，狭三角形；花冠粉红色或白色，背面裂至基部，喉部以下具白色柔毛，裂片 5 枚，全部平展于下方，呈一个平面，2 个侧裂片披针形，较长，中间 3 枚裂片椭圆状披针形，较短；雄蕊 5 枚，花丝上部与花药合生，花药位于下方的 2 个有毛，上方的 3 个无毛，花丝下半部分离；雌蕊 1 枚，子房下位，花柱细柱形，柱头 2 裂。蒴果，基部锐尖。种子细小，椭圆形，微扁。花期 5—8 月，果期 8—10 月。

4. 生境分布

半边莲野生于田埂、草地、沟边、溪边潮湿处，分布于中国江苏、安徽、浙江、江西、福建、台湾、湖北、湖南、广东、广西、四川、贵州、云南等省（自治区、直辖市）；国外，印度以东的亚洲各国亦产。

黔西北地区各县（市、区）均有半边莲野生资源分布。

5. 药材性状

本品常缠结成团。根茎极短，直径 1～2 mm；表面淡棕黄色，平滑或有细纵纹。根细小，黄色，侧生纤细须根。茎细长，有分枝，灰绿色，节明显，有的可见附生的细根。叶互生，无柄，叶片多皱缩，绿褐色，展平后叶片呈狭披针形，长 1.0～2.5 cm，宽 0.2～0.5 cm，边缘具疏而浅的齿或全缘。花梗细长；花小，单生于叶腋；花冠基部筒状，上部 5 裂，偏向一边，浅紫红色；花冠筒内有白色茸毛。气微特异，味微甘而辛。

一般干品含水分不超过 10.0%，醇溶性浸出物不少于 12.0%。

6. 性味归经

性平，味辛；归心、小肠、肺经。

7. 功能主治

清热解毒，利尿消肿。用于痈肿疔疮、蛇虫咬伤、臌胀水肿、湿热黄疸、湿疹湿疮。

8. 用法用量

内服：煎汤，9～15 g。

八十八、石莽草

1. 别名

石辣蓼、头花蓼、小红藤、太阳草、满地红、四季红、火溜草、绣球草、惊风草、小铜草、小红草、红花地丁等。

2. 来源

本品为蓼科植物头花蓼 *Polygonum capitatum* Buch. -Ham. ex D. Don Prodr 的干燥全草。全年均可采收，采集全草，除去杂质，晒干。

3. 植物形态

多年生草本。茎匍匐，丛生，基部木质化，节部生根，节间比叶片短，多分枝，疏生腺毛或近无毛，一年生枝近直立，具纵棱，疏生腺毛。叶卵形或椭圆形，顶端尖，基部楔形，全缘，边缘具腺毛，两面疏生腺毛，上面有时具黑褐色新月形斑点；叶有柄，基部有时具叶耳；托叶鞘筒状，膜质，松散，具腺毛，顶端截形，有缘毛。花序头状，单生或成对，顶生；花序梗具腺毛；苞片长卵形，膜质；花梗极短；花被 5 深裂，淡红色，花被片椭圆形；雄蕊 8 枚，比花被短；花柱 3 枚，中下部合生，与花被近等长，柱头头状。瘦果长卵形，具 3 棱，黑褐色，密生小点，微有光泽，包于宿存花被内。花期 6—9 月，果期 8—10 月。

4. 生境分布

头花蓼野生于海拔 600～3 500 m 的山坡、山谷湿地，常成片生长，产于中国江西、湖南、湖北、四川、贵州、广东、广西、云南及西藏等省（自治区、直辖市）；国外，印度（北部、锡金）、尼泊尔、不丹、缅甸及越南亦产。

黔西北地区的纳雍、织金、七星关等县（市、区）有头花蓼野生资源分布；2019 年，纳雍县、黔西县栽培头花蓼4 480亩。

织金头花蓼于 2013 年获得国家地理标志保护产品认证。

5. 药材性状

本品茎圆柱形，红褐色，节处略膨大并有柔毛，断面中空。叶互生，多皱缩，展平后呈椭圆形，长 1. 5～3. 0 cm，宽 1～2 cm，尖端钝尖，基部楔形，全缘，具红色缘毛，上面绿色，常有“人”字形红晕，下面绿色带紫红色，两面均被褐色疏柔毛；叶柄短或近无柄；托叶销筒状，膜质，基部有草质耳状片。花序头状，顶生或腋生；花被 5 裂；雄蕊 8 枚。瘦果卵形，具 3 棱，黑色。气微，味微苦、涩。

6. 性味归经

性凉，味苦、辛；归经不详。

7. 功能主治

解毒，散瘀，利尿通淋。用于痢疾、肾盂肾炎、膀胱炎、尿路结石、风湿痛、跌打损伤、疮疡、湿疹。

8. 用法用量

内服：煎汤，15～30 g。外用：适量。

八十九、半枝莲

1. 别名

通经草、紫连草、并头草、牙刷草、水韩信、金挖耳、半向花、半面花、偏头草、溪边黄芩、野夏枯草、小号向天盏、狭叶向天盏。

2. 来源

本品为唇形科植物半枝莲 *Scutellaria barbata* D. Don 的干燥全草。夏、秋二季，茎叶茂盛时采挖，洗净，晒干。

3. 植物形态

多年生草本。株高 15～50 cm。根须状。茎直立，四棱形。叶对生；卵形至披针形，基部截形或心脏形，先端钝形，边缘具疏锯齿；茎下部的叶有短柄，顶端的叶近于无柄。花轮有花 2 朵并生，集成顶生和腋生的偏侧总状花序；苞片披针形，上面及边缘有毛，背面无毛；花具柄，密被黏液性的短柔毛；花萼钟形，顶端 2 唇裂，在花萼管一边的背部常附有盾片；花冠浅蓝紫色，管状，顶端 2 唇裂，上唇盔状、3 裂，两侧裂片齿形，中间裂片圆形，下唇肾形；雄蕊 4 枚，二强，不伸出；子房 4 裂，花柱完全着生在子房底部，顶端 2 裂。小坚果球形，横生，有弯曲的柄。花期 5—6 月，果期 6—8 月。

4. 生境分布

半枝莲野生于海拔 2 000 m 以下的池沼边、田边、溪边或路旁潮湿处，产于中国江苏、广西、广东、四川、河北、山西、陕西、湖北、安徽、江西、浙江、福建、贵州、云南、台湾、河南等省(自治区、直辖市)；国外，印度东北部、尼泊尔、缅甸、老挝、泰国、越南、日本及朝鲜亦产。

黔西北地区的威宁等县（市、区）有半枝莲野生资源分布。

5. 药材性状

本品长 15～35 cm，无毛或花轴上疏被毛。根纤细。茎丛生，较细，方柱形；表面暗紫色或棕绿色。叶对生，有短柄；叶片多皱缩，展平后呈三角状卵形或披针形，长 1.5～3.0 cm，宽 0.5～1.0 cm；先端钝，基部宽楔形，全缘或有少数不明显的钝齿；上表面暗绿色，下表面灰绿色。花单生于茎枝上部叶腋，花萼裂片钝或较圆；花冠二唇形，棕黄色或浅蓝紫色，长约 1.2 cm，被毛。果实扁球形，浅棕色。气微，味微苦。

一般干品含杂质不超过 2.0%，水分不超过 12.0%，总灰分不超过 10.0%，酸不溶性灰分不超过 3.0%，水溶性浸出物不少于 18.0%。总黄酮以野黄芩苷（$C_{21}H_{18}O_{12}$）计不少于 1.50%，含野黄芩苷（$C_{21}H_{18}O_{12}$）不少于 0.20%。

6. 性味归经

性寒，味辛、苦；归肺、肝、肾经。

7. 功能主治

清热解毒，化瘀利尿。用于疔疮肿毒、咽喉肿痛、跌打伤痛、水肿、黄疸、蛇虫咬伤。

8. 用法用量

内服：煎汤，15～30 g。

九十、艾纳香

1. 别名

大艾、大毛药、大风艾、牛耳艾、大风叶、紫再枫、再风艾、大枫草、大骨风、大黄草、冰片艾、冰片叶、真金草、叶下香、山大艾、乌背鸡。

2. 来源

本品为菊科植物艾纳香 *Blumea balsamifera*（L.）DC. 的干燥全草。秋季，采收全草，晒干。

3. 植物形态

多年生草本或亚灌木。株高 1～3 m。茎粗壮，茎皮灰褐色，有纵条棱，木质部松软，白色，有髓部，节间被黄褐色密柔毛。下部叶宽椭圆形或长圆状披针形，先端短尖或锐，基部渐狭，具柄，柄两侧有 3～5 对狭线形的附属物，边缘有细锯齿，上面被柔毛，下面被淡褐色或黄白色密绢状绵毛；中脉在下面凸起，侧脉 10～15 对；上部叶长圆状披针形或卵状披针形，先端渐尖，基部略尖，无柄或有短柄，柄的两侧常有 1～3 对狭线形的附属物，全缘或具细锯齿及羽状齿裂。头状花序多数，排成开展具叶的大圆锥花序；花序梗被黄色密柔毛；总苞钟形，总苞片约 6 层，外层长圆形，背面被密柔毛，中层线形，内层长于外层 4 倍；花托蜂窝状；花黄色；雌花多数，花冠檐部 2～4 齿裂；两性花花冠檐部 5 齿裂，被短柔毛。瘦果圆柱形，具 5 条棱，被密柔毛；冠毛红褐色，糙毛状。花期几乎全年。

4. 生境分布

艾纳香野生于海拔 600～1 000 m 的林下、林缘、河谷地或草地上，产于中国云南、贵州、广西、广东、福建和台湾等省（自治区、直辖市）；国外，印度、巴基斯坦、缅甸、泰国、马来西亚、印度尼西亚和菲律宾亦产。

黔西北地区的金沙等县（市、区）有艾纳香野生资源分布。

5. 药材性状

本品干燥叶略皱缩或破碎，边缘具细锯齿，上面灰绿色，略粗糙，被短毛，下面密被白色长绢毛，嫩叶两面均密被银色长绢毛；叶脉带黄色，下面突出较显；叶柄半圆形，密被短毛。叶质脆，易碎。

6. 性味归经

性温，味辛、苦；归经不详。

7. 功能主治

温中活血，祛风除湿，杀虫。用于寒湿泻痢、腹痛肠鸣、肿胀、筋骨疼痛、跌打损伤、癣疮。

9. 用法用量

内服：煎汤，10～15 g。外用：适量。

九十一、吉祥草

1. 别名

竹叶青、佛顶珠、解晕草、观音草、松寿兰、结实兰、竹叶草、玉带草、九节莲、小青胆、软筋藤、竹根七、小九龙盘、紫袍玉带草、小叶万年青。

2. 来源

本品为百合科植物吉祥草 *Reineckea carnea*（Andr.）Kunth 的带根干燥全草。全年均可采收，采集带根全草，洗净，切段，晒干。

3. 植物形态

常绿多年生草本。根状茎匍匐于地下及地上，带绿色，亦间有紫白色者，有节，节上生须根。叶丛生于根状茎顶端或节部；线形、卵状披针形或线状披针形，无毛，全缘，无柄，先端尖或长尖，基部平阔，脉平行，中脉明显，侧脉约 9 对。圆锥状花序生于叶腋，无毛；花序具柄；

花两性，无柄，着生于苞腋；苞片卵形；花被片6枚，下端呈筒状，无毛，外面紫红色，内面淡粉红色或白色，开展后，各裂片反曲，顶端钝圆；雄蕊6枚，与花被裂片对生，着生于花被筒内面之上端，花丝白色或淡粉红色，花粉囊2室，呈淡蓝色，背面着生于花丝顶端，纵裂；子房上位，柱头头状，子房3室，每室具数枚胚珠。浆果圆形，红色。种子白色。花期冬末、春初。

4. 生境分布

吉祥草野生于海拔170～3 200 m的山沟阴处、林边、草坡及疏林下，尤以低山地区为多，产于中国江苏、浙江、安徽、江西、湖南、湖北、河南、陕西（秦岭以南）、四川、云南、贵州、广西、广东等省（自治区、直辖市）。

黔西北地区各县（市、区）均有吉祥草野生资源分布。

5. 药材性状

本品干燥全草呈黄褐色，根茎细长，节明显，节上有残留的膜质鳞叶，并有少数弯曲卷缩的须状根，叶皱缩。

6. 性味归经

性凉，味甘；归经不详。

7. 功能主治

清肺，止咳，理血，解毒。用于肺热咳嗽、吐血、衄血、便血、跌打损伤、疮毒、赤眼、疳积。

8. 用法用量

内服：煎汤，6～12 g。外用：适量。

九十二、伸筋草

1. 别名

石松、狮子尾、狮子草、小伸筋、舒筋草、筋骨草、立筋草、铺筋草、绿毛伸筋、凤尾伸筋、老虎垫坐。

2. 来源

本品为石松科植物石松 *Lycopodium japonicum* Thunb. 的干燥全草。夏、秋二季，茎叶茂盛时采收全草，除去杂质，晒干。

3. 植物形态

多年生草本。匍匐茎蔓生，分枝有叶疏生。直立茎高15～30 cm，具分枝；营养枝多回分叉，密生叶，叶针形，先端有易脱落的芒状长尾；孢子枝从第2、第3年营养枝上长出，远高出营养枝，叶疏生。孢子囊穗有柄，通常2～6个生于孢子枝的上部；孢子叶卵状三角形，先端急尖而具尖尾，边缘有不规则的锯齿。孢子囊肾形，淡黄褐色，孢子同形。7—8月间孢子成熟。

4. 生境分布

石松野生于疏林下荫蔽处，分布于中国东北、华东、华南、西南及内蒙古、河南等地。

黔西北地区各县（市、区）均有石松野生资源分布。

5. 药材性状

本品匍匐茎呈细圆柱形，略弯曲，长可达2 m，直径1～3 mm，其下有黄白色细根。直立茎作二叉状分枝。叶密生茎上，螺旋状排列，皱缩弯曲，线形或针形，长3～5 mm，黄绿色至淡黄棕色，无毛，先端芒状，全缘，易碎断。质柔软，断面皮部浅黄色，木部类白色。气微，味淡。

一般干品含水分不超过10.0%，总灰分不超过6.0%。

6. 性味归经

性温，味微苦、辛；归肝、脾、肾经。

7. 功能主治

祛风除湿，舒筋活络。用于关节酸痛、屈伸不利。

8. 用法用量

内服：煎汤，3～12 g。

九十三、岩豇豆

1. 别名

岩泽兰。

2. 来源

本品为苦苣苔科植物肉叶吊石苣苔 *Lysionotus carnosus* Hemsl. 的干燥全草。全年均可采收，采集全草，去净杂质，晒干。

3. 植物形态

小灌木。株高 4～30 cm。幼枝常具短毛。叶 3 片，轮生或对生；叶柄粗，无毛或上面有疏柔毛；叶片革质，卵形或椭圆状卵形，先端急尖，基部圆形或宽楔形，边缘少数牙齿，侧脉 3～4 对，极不明显。花序腋生，有花 1～2 朵；花有梗；苞片对生，披针形，疏被短毛或近无毛；花萼 5 深裂至基部，裂片三角形；花冠白色带淡紫色或紫色，檐部二唇形，上唇 2 裂，下唇 3 裂近中部；能育雄蕊 2 枚，无毛，花丝线形，花药相连，退化雄蕊 3 枚；花盘杯状，边缘有牙齿；雌蕊无毛。蒴果线形。种子纺锤形，有柄，先端有 1 条长毛。花期 7—9 月，果期 9—11 月。

4. 生境分布

肉叶吊石苣苔野生于海拔 1 000～1 500 m 的山地林中树上或石上，分布于中国贵州、广西、云南等省（自治区、直辖市）。

黔西北地区的织金等县（市、区）有肉叶吊石苣苔野生资源分布。

5. 药材性状

本品匍匐茎灰色，圆柱形，有纵皱纹，节膨大，常附有不定根，节间长短不一；质脆，折断面黄绿色或黄棕色，中心有空隙。叶多数 3 片轮生，革质，灰绿色或灰棕色，狭卵形或狭矩圆形，长 3～5 cm，宽 8～12 mm，基部钝，中部以上有锯齿 3～5 对，下部全缘或微波状，主脉下凹，侧脉不明显，叶柄短。花淡红色，腋生或顶生，聚伞花序。蒴果条形。气微，味苦、涩。以叶多、茎细者为佳。

6. 性味归经

性平，味辛、微甘；归肺、脾经。

7. 功能主治

散风止咳，化食消积。用于风寒咳嗽、小儿疳积、外伤出血。

8. 用法用量

内服：煎汤，15～30 g。外用：适量。

九十四、矮地茶

1. 别名

地茶、平地木、老勿大、不出林、叶底珠、叶下红、紫金牛、千年不大。

2. 来源

本品为紫金牛科植物紫金牛 *Ardisia japonica*（Thunb.）Blume 的干燥全草。夏、秋二季，茎叶茂盛时采挖全草，除去泥沙，干燥。

3. 植物形态

常绿小灌木。株高 10～30 cm。基部常匍匐状横生，暗红色，有纤细的不定根。茎常单一，圆柱形，表面紫褐色，被短腺毛。叶互生，常 3～7 片集生茎端叶呈轮生状；椭圆形或卵形，先端短尖，基部楔形，边缘有尖锯齿，两面疏生腺点，下面淡红色，中脉有毛；叶柄密被短腺毛。花序近伞形，腋生或顶生；花萼 5 裂，有腺点；花冠 5 裂，白色，有红棕色腺点；雄蕊 5 枚，短于花冠裂片，花药背面有腺点。核果球形，熟时红色，有黑色腺点，具宿存花柱和花萼。花期 6—9 月，果期 8—12 月。

4. 生境分布

紫金牛野生于林下、谷地、溪旁阴湿处，分布于中国长江流域以南各省（自治区、直辖市）；国外，朝鲜、日本亦产。

黔西北地区各县（市、区）均有紫金牛野生资源分布。

5. 药材性状

本品根茎呈圆柱形，疏生须根。茎略呈扁圆柱形，稍扭曲，长 10～30 cm，直径 2～5 mm；表面红棕色，有细纵纹、叶痕及节；质硬，易折断。叶互生，集生于茎梢；叶片略卷曲或破碎，完整者展平后呈椭圆形，长 3～7 cm，宽 1.5～3.0 cm；灰绿色、棕褐色或浅红棕色；先端尖，基部楔形，边缘具细锯齿；近革质。茎顶偶有红色球形核果。气微，味微涩。

一般干品含水分不超过 13.0%，总灰分不超过 8.0%，岩白菜素（$C_{14}H_{16}O_9$）不少于 0.50%。

6. 性味归经

性平，味辛、微苦；归肺、肝经。

7. 功能主治

化痰止咳，清利湿热，活血化瘀。用于新久咳嗽、喘满痰多、湿热黄疸、经闭瘀阻、风湿痹痛、跌打损伤。

8. 用法用量

内服：煎汤，15～30 g。

九十五、老鹳草

1. 别名

贯筋、老鹳嘴、老鸦嘴、老贯筋、老牛筋、五叶草、老贯草、破铜钱、老鸹筋、五齿耙、鹌子嘴。

2. 来源

本品为牻牛儿苗科植物牻牛儿苗 *Erodium stephanianum* Willd.、老鹳草 *Geranium Wilfordii* Maxim. 或野老鹳草 *Geranium carolinianum* L. 的干燥地上部分。前者习称“长嘴老鹳草”，后二者习称“短嘴老鹳草”。夏、秋二季，果实近成熟时采割地上部分，捆成把，晒干。

3. 植物形态

（1）牻牛儿苗。又名斗牛儿、牵巴巴、太阳花、土列列、狼巴巴草。一年生草本。株高 1.0～1.5 m。茎纤弱，平铺或斜上，淡紫红色，具钝棱，有白色开展长毛，节明显。叶对生；二回羽状全裂，裂片 5～9 枚，基部下延，再成羽状分裂，小裂片狭长不整齐，具缺刻状长齿，上面近于无毛，下面沿叶脉有软毛；基生叶具长柄，茎生叶的柄较短，均被白色长毛；托叶三角状披针形，质薄有毛。花2～5朵成伞形排列，顶生或腋生，总花梗长6～10 cm，被白毛；总苞6～7片，披针形，具缘毛；小花具梗，被毛；花萼5枚，卵状椭圆形，先端具长芒，背面被白色长毛；花瓣5枚，蓝紫色，倒卵形；雄蕊10枚，外轮5枚无花药，内轮5枚具黄色花药，花丝下部膨大，蜜腺5枚，显著；花柱5枚，均密被短柔毛。蒴果，先端长喙状，5室，每室具种子1粒，熟时5果瓣与中柱分离，果瓣的喙部螺旋状卷曲，内侧被白毛。种子长倒卵圆锥形，褐色。花期4—6月，果期5—7月。

（2）老鹳草。多年生草本。株高35～80 cm。茎伏卧或略倾斜，多分枝。叶对生；叶有柄，具平伏卷曲的柔毛；叶片3～5深裂，近五角形，基部略呈心形，裂片近菱形，先端钝或突尖，边缘具整齐的锯齿，上面绿色，具伏毛，下面淡绿色，沿叶脉被柔毛。花小，每1花梗具花2朵，腋生，花梗细长；花萼5枚，卵形或卵状披针形，疏生长柔毛，先端有芒；花瓣5枚，倒卵形，白色或淡红色，具深红色纵脉；雄蕊10枚，全具花药；花柱5裂，延长并与果柄连合成喙。蒴果先端长喙状，成熟时裂开，喙部由下而上卷曲。种子长圆形，黑褐色。花期5—6月，果期6—7月。

（3）野老鹳草。一年生草本。株高20～60 cm。根纤细，单一或分枝。茎直立或仰卧，单一或多数，具棱角，密被倒向短柔毛。基生叶早枯，茎生叶互生或最上部对生；托叶披针形或三角状披针形，外被短柔毛；茎下部叶具长柄，柄长为叶片的2～3倍，被倒向短柔毛，上部叶柄渐短；叶片圆肾形，基部心形，掌状5～7裂近基部，裂片楔状倒卵形或菱形，下部楔形、全缘，上部羽状深裂，小裂片条状矩圆形，先端急尖，表面被短伏毛，背面主要沿脉被短伏毛。花序腋生和顶生，长于叶，被倒生短柔毛和开展的长腺毛，每总花梗具花2朵，顶生总花梗常数个集生，花序呈伞形状；花梗与总花梗相似，等于或稍短于花；苞片钻状，被短柔毛；萼片长卵形或近椭圆形，先端急尖，具尖头，外被短柔毛或沿脉被开展的糙柔毛和腺毛；花瓣淡紫红色，倒卵形，稍长于萼，先端圆形，基部宽楔形；雄蕊稍短于萼片，中部以下被长糙柔毛；雌蕊稍长于雄蕊，密被糙柔毛。蒴果被短糙毛，果瓣由喙上部先裂向下卷曲。花期4—7月，果期5—9月。

4. 生境分布

（1）牻牛儿苗。野生于山坡、田野间，分布于中国黑龙江、吉林、辽宁、河北、河南、山东、安徽、江苏、浙江、湖北、江西、四川、贵州、云南、山西、陕西、甘肃、青海、内蒙古等省（自治区、直辖市）。

（2）老鹳草。野生于山坡、草地及路旁，产于中国辽宁、吉林、黑龙江、河北、江苏、安徽、浙江、湖南、四川、贵州、云南等省（自治区、直辖市）。

（3）野老鹳草。野生于荒地、田园、路边和沟边，原产于美洲；在中国为逸生植物，分布于山东、安徽、江苏、浙江、江西、湖南、湖北、四川和云南等省（自治区、直辖市）。

黔西北地区各县（市、区）均有牻牛儿苗野生资源分布；金沙等县（市、区）有老鹳草野生资源分布；纳雍等县（市、区）有野老鹳草野生资源分布。

5. 药材性状

（1）长嘴老鹳草。茎长30～50 cm，直径3～7 mm，多分枝，节膨大。表面灰绿色或带紫色，有纵沟纹及稀疏茸毛。质脆，断面黄白色，有的中空。叶对生，具细长叶柄；叶片卷曲皱缩，质脆易碎，完整者为二回羽状深裂，裂片披针线形。果实长圆形，长0.5～1.0 cm。宿存花柱长2.5～4.0 cm，形似鹳喙，有的裂成5瓣，呈螺旋形卷曲。气微，味淡。

（2）短嘴老鹳草。茎较细，略短。叶片圆形，3或5深裂，裂片较宽，边缘具缺刻。果实球形，长3～5 mm。花柱长1.0～1.5 cm，有的5裂向上卷曲呈伞形。

一般干品含杂质不超过2%，水分不超过12.0%，总灰分不超过10.0%，水溶性浸出物不少于18.0%。

6．性味归经

性平，味辛、苦；归肝、肾、脾经。

7．功能主治

祛风湿，通经络，止泻痢。用于风湿痹痛、麻木拘挛、筋骨酸痛、泄泻痢疾。

8．用法用量

内服：煎汤，9～15 g。

九十六、乌蔹莓

1．别名

母猪藤、绞股兰、五叶藤、五叶莓、乌蔹草、母猪藤、过山龙、猪婆藤、五爪藤、鸡丝藤、铁称陀、五爪龙草、五爪金龙、小母猪藤、红母猪藤。

2．来源

本品为葡萄科植物乌蔹莓 *Cayratia japonica*（Thunb.）Gagnep. 的干燥全草。夏、秋季，采集全草，切段，晒干。

3．植物形态

多年生蔓生草本。茎紫绿色，有纵棱，具卷须，幼枝有柔毛，后变光滑。叶为掌状复叶，具小叶5枚，排列成鸟爪状，中间小叶椭圆状卵形，小叶具柄，先端短尖，基部楔形或圆形，两侧的4枚小叶渐小，成对着生于同一小叶柄上，但又各具小分叶柄，小时的边缘具较均匀的圆钝锯齿。聚伞花序腋生；花小，黄绿色，具短梗；萼杯状；花瓣4枚，卵状三角形；雄蕊4枚，与花瓣对生，花药长椭圆形；雌蕊1枚，子房上位，2室。浆果倒圆卵形，成熟时黑色。种子2～4颗。花期6月，果期8—9月。

4．生境分布

乌蔹莓野生于海拔300～2 500 m的山谷林中或山坡灌丛，产于中国陕西、河南、山东、安徽、江苏、浙江、湖北、湖南、福建、台湾、广东、广西、海南、四川、贵州、云南等省（自治区、直辖市）；国外，日本、菲律宾、越南、缅甸、印度、印度尼西亚和澳大利亚亦有分布。

黔西北地区各县（市、区）均有乌蔹莓野生资源分布。

5．药材性状

本品茎圆柱形，扭曲，有纵棱，多分枝，带紫红色；卷须二歧分叉，与叶对生。叶皱缩；展平后为鸟足状复叶，小叶5片，椭圆形、椭圆状卵形至狭卵形，边缘具疏锯齿，两面中脉有毛茸或近无毛，中间小叶较大，有长柄，侧生小叶较小；叶柄长可达4 cm以上。气微，味苦、涩。

6．性味归经

性寒，味苦、酸；归心、肝、胃经。

7．功能主治

解毒消肿，活血散瘀，利尿，止血。用于咽喉肿痛、目翳、咯血、血尿、痢疾；外用，治痈肿、丹毒、腮腺炎、跌打损伤、毒蛇咬伤。

8．用法用量

内服：煎汤，25～50 g。外用：适量，研末调敷或取汁涂患处。

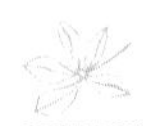

九十七、阴地蕨

1. 别名

花蕨、一朵云、鸡爪莲、黄连七、独脚蒿、破天云、背蛇生、散血叶、小春花、蛇不见、良枝草、独脚金鸡、郎其细辛、独立金鸡、吊竹良枝。

2. 来源

本品为阴地蕨科植物阴地蕨 *Botrychium ternatum*（Thunb.）Sw. 的干燥全草。冬季或春季，连根挖取，洗净，晒干。

3. 植物形态

多年生草本。株高 20 cm 以上。根茎粗壮，肉质，有多数纤维状肉质根。营养叶具柄，叶片三角形，三回羽状分裂，最下面羽片最大，有长柄，呈长三角形，其上各羽片渐次无柄，呈披针形，裂片长卵形至卵形，有细锯齿，叶面无毛，质厚。孢子叶有长梗；孢子囊穗集成圆锥状，三至四回羽状分枝；孢子囊无柄，黄色，沿小穗内侧成两行排列，不陷入，横裂。

4. 生境分布

阴地蕨野生于山区的草坡灌丛阴湿处，分布于中国湖北、湖南、江西、安徽、浙江、台湾、福建、贵州、四川、广西等省（自治区、直辖市），主产于四川、浙江、福建、湖南、贵州等省（自治区、直辖市）；国外，日本、朝鲜、越南及喜马拉雅地区亦有分布。

黔西北地区各县（市、区）均有阴地蕨野生资源分布。

5. 药材性状

本品呈段状。根外表面土褐色，质脆，断面白色。根茎肉质，上簇生多数纤维状已切断肉质根，有的一端有切断的棕黄色总叶柄。叶均已切断，营养叶黄绿色，有柄，完整者展开后叶片阔三角形，三回羽裂，末回小裂片边缘有不整齐的细尖锯齿，叶面无毛，质厚；孢子叶黄棕色，有长柄；孢子囊穗集成圆锥状，二至三回羽状分枝；孢子囊无柄，棕褐色，沿小穗内侧成两行排列，不陷入，横裂；叶柄有纵纹。气微，味淡。

6. 性味归经

性凉，味微苦；归肺、肝经。

7. 功能主治

清热解毒，平肝熄风，止咳，止血，明目去翳。用于小儿高热惊搐、肺热咳嗽、咳血、百日咳、癫狂、痫疾、疮疡肿毒、瘰疬、毒蛇咬伤、目赤火眼、目生翳障。

8. 用法用量

内服：煎汤，6～12 g。外用：适量。

9. 使用注意

虚寒、体弱及腹泻者禁服。

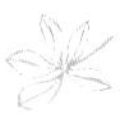

九十八、四块瓦

1. 别名

大叶及己、四大天王。

2. 来源

本品为金粟兰科植物宽叶金粟兰 *Chloranthus henryi* Hemsl. 的干燥带根全草。夏、秋季，采收全草和根，分别晒干。

3. 植物形态

多年生草本。株高 50 cm 左右。主根粗短，须根发达，多而粗，近先端分枝。茎直立，光滑无毛，具 4～5 个节。单叶轮生于茎端，通常 4 枚；叶片倒广卵形或长卵圆形，先端渐尖，钝头，边缘具圆齿，齿端芒尖，基部渐狭，呈阔楔形，两面光滑，背面叶脉被有白色柔毛；无柄或近无柄。穗状花序通常 2 枝，直出枝顶；花两性及单性，小型，白色；雄花无花被，雄蕊 3 枚，倒卵圆形，合生成一片状体，3 裂。核果卵球形或球形，先端具尖状突起，外果皮肉质。花期 4—6 月，果期 7—8 月。

4. 生境分布

宽叶金粟兰野生于海拔 750～1 900 m 的山坡林下阴湿地或路边灌丛中，分布于中国陕西、甘肃、安徽、浙江、福建、江西、湖南、湖北、广东、广西、贵州、四川等省（自治区、直辖市）。

黔西北地区的织金、大方、七星关等县（市、区）有宽叶金粟兰野生资源分布。

5. 药材性状

本品根茎呈不规则结节状，有的具分枝，长 3.5～10.0 cm，直径 0.2～0.6 cm；表面浅棕色或灰褐色，上端有茎痕或残留茎基，周围着生多数根。根呈细长圆柱形，弯曲，长 10～20 cm，直径 0.1～0.3 cm；表面暗棕色至棕褐色，具细纵皱纹；质脆，易折断，断面皮部浅黄色，木部细小，黄色，习称“木心”，易从根中抽出。气微，味苦、略麻舌。

6. 性味归经

性温，味辛，有毒；归肺、肝经。

7. 功能主治

祛风除湿，散瘀止痛，解毒消肿。用于风湿痹痛、肢体麻木、跌打损伤、血瘀肿痛、无名肿痛、毒蛇毒虫咬伤。

8. 用法用量

内服：煎汤，5～10 g。

9. 使用注意

孕妇禁服。

九十九、垂盆草

1. 别名

狗牙草、瓜子草、石指甲、狗牙瓣、半支莲、养鸡草、狗牙齿、狗牙半支、三叶佛甲草。

2. 来源

本品为景天科植物垂盆草 *Sedum sarmentosum* Bunge 的干燥全草。夏、秋二季，采收全草，除去杂质，干燥。

3. 植物形态

多年生肉质草本。不育枝及花茎细，匍匐而节上生根，直到花序之下。叶 3 片轮生，倒披针形至长圆形，顶端尖，基部急狭，有距。聚伞花序疏松，常 3～5 分枝；花淡黄色，无梗；萼片 5 枚，阔披针形至长圆形，顶端稍钝；花瓣 5 枚，披针形至长圆形，顶端外侧有长尖头；雄蕊 10 枚，较花瓣短；心皮 5 枚，稍开展。种子卵形，无翅，表面有乳头突起。花期 5—6 月，果期 7—8 月。

4. 生境分布

垂盆草野生于海拔 1 600 m 以下的向阳山坡、石隙、沟边及路旁湿润处，产于中国福建、贵州、四川、湖北、湖南、江西、安徽、浙江、江苏、甘肃、陕西、河南、山东、山西、河北、辽宁、吉林、北京等省（自治区、直辖市）；国外，朝鲜、日本亦产。

黔西北地区的纳雍、大方、七星关等县（市、区）有垂盆草野生资源分布。

5. 药材性状

本品茎纤细，长可达 20 cm 以上，部分节上可见纤细的不定根。三叶轮生，叶片倒披针形至矩圆形，绿色，肉质，长 1.5～2.8 cm，宽 3～7 mm，先端近急尖，基部急狭，有距。气微，味微苦。

一般干品含水分不超过 13.0%，酸不溶性灰分不超过 6.0%，水溶性浸出物不少于 20.0%，含槲皮素（$C_{15}H_{10}O_7$）、山柰素（$C_{15}H_{10}O_6$）和异鼠李素（$C_{15}H_{12}O_7$）的总量不少于 0.1%。

6. 性味归经

性凉，味甘、淡；归肝、胆、小肠经。

7. 功能主治

利湿退黄，清热解毒。用于湿热黄疸、小便不利、痈肿疮疡。

8. 用法用量

内服：煎汤，15～30 g。

9. 使用注意

脾胃虚寒者慎服。

一百、刮筋板

1. 别名

刮金板、刮金械、走马胎、小霸王、岩石榴、水银茶、土沉香、云南土沉香、红人太岁、红刮筋板。

2. 来源

本品为大戟科植物草沉香 *Excoecaria acerifolia* F. Didr. 的干燥嫩幼全株。9—10 月，采收幼嫩全株，去净杂质，切碎，晒干。

3. 植物形态

落叶灌木。株高 1～2 m。全株无毛。小枝灰褐色，有多数疏散的圆形皮孔，新生枝绿色，略有棱，皮层内含乳汁。单叶互生；叶柄红色，或近无柄，柄顶无腺体；叶片纸质，倒卵形、卵状披针形、卵圆形至椭圆形，先端渐尖，基部狭楔形至近圆形，边缘具内弯的细锯齿，表面深绿色，背面灰青色，两面均无毛，侧脉 6～10 对，中脉在下面凸起。短穗状花序单生于叶腋或顶生，单性同株；雄花着生于花序上端，甚多；雌花生于花序基部，少数；花细小，黄色；苞片三角状宽卵形，有急尖，具花 2～3 朵，基部有杯状腺体；无花梗；无花瓣；萼片 3 枚，基部合生；无花盘；雄花萼片基部细小，几离生，雄蕊 3 枚，花药卵圆形，光滑，花丝与花药近等长，无退化子房；雌花苞片与雄花的同形而稍大，萼片基部合生，子房 3 室，每室 1 胚珠，花柱 3 枚，分离，向外卷曲。蒴果近球形而略具 3 棱，无毛，熟时紫红色，3 瓣裂，有种子数颗。种子近圆形而端尖。花期 4—6 月，果期 7—9 月。

4. 生境分布

草沉香野生于海拔 800～2 700 m 的山坡、河谷沿岸或坡地灌丛中，分布于中国陕西、湖北、湖南、四川、贵州、云南、西藏等省（自治区、直辖市）。

黔西北地区的七星关、赫章、威宁等县（市、区）有草沉香野生资源分布。

5. 药材性状

本品幼株单叶互生，具柄，叶片半革质，倒卵形、长椭圆形或椭圆状披针形，长 4～7 cm，宽 1.5～3.5 cm，先端渐尖，基部楔形，边缘有细微锯齿，中脉及侧脉以及叶柄均呈紫红色。气微，味苦、辛。

6. 性味归经

性微温，味苦、辛；归肝、脾经。

7. 功能主治

行气，破血，消积，抗疟。用于癥瘕、食积、臌胀、黄疸、疟疾。

8. 用法用量

内服：煎汤，9～15 g。

9. 使用注意

孕妇慎服。

一百零一、马齿苋

1. 别名

马苋、马齿菜、马苋菜、酸味菜、猪母菜、瓜仁菜、瓜子菜、长寿菜、五行草、五方草、长命菜、狮子草、酱瓣豆草、马蛇子菜、马齿龙芽、九头狮子草。

2. 来源

马齿苋科植物马齿苋 *Portulaca oleracea* L. 的干燥地上部分。夏、秋二季，采收地上部分，除去残根和杂质，洗净，略蒸或烫后晒干。

3. 植物形态

一年生肉质草本。全株光滑无毛，株高 30 cm 左右。茎圆柱形，平卧或斜向上，由基部分歧四散，向阳面常带淡褐红色或紫色。叶互生或对生；叶柄极短；叶片肥厚肉质，倒卵形或匙形，先端钝圆，有时微缺，基部阔楔形，全缘，上面深绿色，下面暗红色。花两性，较小，黄色，通常 3～5 朵，丛生枝顶叶腋；总苞片 4～5 枚，三角状卵形；萼片 2 枚，对生，卵形，基部与子房连合；花瓣 5 枚，倒心形，先端微凹；雄蕊 8～12 枚，花药黄色；雌蕊 1 枚，子房半下位，1 室，花柱顶端 4～6 裂，形成线状柱头。蒴果短圆锥形，棕色，盖裂。种子多数，黑褐色，表面具细点。花期 5—9 月，果期 6—10 月。

4. 生境分布

马齿苋野生于田野、荒芜地及路旁，广泛分布于全世界温带和热带地区；中国各省（自治区、直辖市）均产。

黔西北地区各县（市、区）均有马齿苋野生资源分布。

5. 药材性状

本品多皱缩卷曲，常结成团。茎圆柱形，长可达 30 cm，直径 1～2 mm；表面黄褐色，有明显纵沟纹。叶对生或互生，易破碎，完整叶片倒卵形，长 1.0～2.5 cm，宽 5～15 mm；绿褐色，先端钝平或微缺，全缘。花小，3～5 朵生于枝端，花瓣 5 枚，黄色。蒴果圆锥形，长约 5 mm，内含多数细小种子。气微，味微酸。

一般干品含水分不超过 12.0%。

6. 性味归经

性寒，味酸；归肝、大肠经。

7. 功能主治

清热解毒，凉血止血，止痢。用于热毒血痢、痈肿疔疮、湿疹、丹毒、蛇虫咬伤、便血、痔血、崩漏下血。

8．用法用量

内服：煎汤，9～15 g。外用：适量，捣敷患处。

一百零二、歪头菜

1．别名

豆菜、草豆、歪头草、山苦瓜、三铃子、野豌豆、豌豆花、土黄芪、二叶萩、二叶蚕头、山野豌豆、两叶豆苗。

2．来源

本品为豆科植物歪头菜 *Vicia unijuga* A. Br. 的干燥全草。夏、秋季，采挖全草，洗净，切段，晒干。

3．植物形态

多年生草本。株高 40～180 cm。根茎粗壮近木质，主根长达 8～9 cm，直径 2.5 cm，须根发达，表皮黑褐色。通常数茎丛生，具棱，疏被柔毛，老时渐脱落，茎基部表皮红褐色或紫褐红色。叶轴末端为细刺尖头；偶见卷须，托叶戟形或近披针形，边缘有不规则齿蚀状；小叶 1 对，卵状披针形或近菱形，先端渐尖，边缘具小齿状，基部楔形，两面均疏被微柔毛。总状花序单一，稀有分支呈圆锥状复总状花序，明显长于叶；花 8～20 朵，密集于花序轴上部；花萼紫色，斜钟状或钟状，无毛或近无毛，萼齿明显短于萼筒；花冠蓝紫色、紫红色或淡蓝色，旗瓣倒提琴形，中部缢缩，先端圆有凹，翼瓣先端钝圆，龙骨瓣短于翼瓣；子房线形，无毛，胚珠 2～8 枚，具子房柄，花柱上部四周被毛。荚果扁、长圆形，无毛，表皮棕黄色，近革质，两端渐尖，先端具喙，成熟时腹背开裂，果瓣扭曲。种子 3～7 粒，扁圆球形，种皮黑褐色，革质，种脐长相当于种子周长的 1/4。花期 6—7 月，果期 8—9 月。

4．生境分布

歪头菜野生于低海拔至 4 000 m 的山地、林缘、草地、沟边及灌丛，产于中国东北、华北、华东、西南等地区；国外，朝鲜、日本、蒙古、俄罗斯西伯利亚及远东地区亦产。

黔西北地区各县（市、区）均有歪头菜野生资源分布。

5．药材性状

本品呈不规则的段状，茎、叶混合。茎段表面被淡黄色柔毛；叶呈碎片状，完整叶片卵形或菱状椭圆形，两面近无毛。

6．性味归经

性平，味甘；归经不详。

7．功能主治

补虚，调肝，利尿，解毒。用于虚劳、头晕、胃痛、浮肿、疔疮。

8．用法用量

内服：煎汤，9～30 g。外用：适量，捣敷患处。

一百零三、博落回

1．别名

落回、号筒草、叭拉筒、山梧桐、勃勒回、号筒秆、号筒青、滚地龙、山号筒、山麻骨、空洞草、角罗吹、三钱三、山火筒、泡通珠、土霸王、号桐树、通天大黄、号角斗竹。

2. 来源

本品为罂粟科植物博落回 *Macleaya cordata*（Willd.）R. Br. 的干燥全草。夏、秋二季，挖取全草，去泥土，晒干。

3. 植物形态

多年生直立草本。基部灌木状，具乳黄色浆汁。株高 1～4 m。茎绿色，光滑，多白粉，中空，粗达 1.5 cm，上部多分枝。叶宽卵形或近圆形，先端急尖、渐尖、钝或圆形，基部心形，边缘 7 或 9 深裂或浅裂，裂片半圆形、方形、三角形或其他，边缘波状、缺刻状、粗齿或多细齿，上面绿色，无毛，下面具易落的细绒毛，多白粉，基出脉通常 5 条，侧脉 2 对，稀 3 对，细脉网状，通常呈淡红色；叶有柄，其上面具浅沟槽。大型圆锥花序多花，生于茎或分枝顶端；花具梗；苞片狭披针形；花芽棒状，近白色；萼片狭倒卵状长圆形、船形，黄白色；花瓣无；雄蕊 24～30 枚，花丝丝状，花药狭条形，与花丝等长；子房倒卵形、狭倒卵形，先端圆，基部渐尖，柱头 2 裂，下延于花柱上。蒴果狭倒卵形或倒披针形，先端圆或钝，基部渐狭，无毛。种子 4～8 粒，卵珠形，生于缝线两侧，无柄；种皮蜂窝状，具鸡冠状突起。花期 6—8 月，果期 8—11 月。

4. 生境分布

博落回野生于海拔 150～830 m 的丘陵或低山林中、灌丛中或草丛间，产于中国长江以南、南岭以北的大部分省（自治区、直辖市），南至广东，西至贵州，西北达甘肃南部；国外，日本亦产。

2019 年，黔西北地区的赫章县双坪乡引进博落回栽培。

5. 药材性状

全体带有白粉。茎圆柱形，中空。表面光滑，灰绿色或带有暗红紫色。叶互生，具叶柄，完整叶阔卵形，边缘具不规则波状齿，上面灰绿色，下面灰面色，具密细毛，掌状脉，叶柄基部膨大而抱茎。圆锥花序顶生或腋生。具多数花，苞片披针形，萼 2 片，黄白色，倒披针形，无花瓣，雄蕊多数，花丝细而扁，雌蕊 1 枚。蒴果倒披针形或倒卵状形。

6. 性味归经

性寒，味苦、辛，有大毒；归经不详。

7. 功能主治

散瘀，祛风，解毒，止痛，杀虫。用于痈疮疔肿、臁疮，痔疮，外用治湿疹、蛇虫咬伤、跌打肿痛、风湿关节痛、龋齿痛、顽癣、滴虫性阴道炎及酒糟鼻。

8. 用法用量

外用：适量，捣敷；或煎水熏洗；或研末调敷患处。

9. 使用注意

本品有毒，禁内服。

一百零四、响铃草

1. 别名

马响铃、野花生、荷猪草、铃铃草、肾气草、响铃子、假地豆、地响铃、野豌豆、马小莲、野毛豆、马铃草、响亮草、荷承草、小狗响铃、黄花野百合。

2. 来源

本品为豆科植物假地蓝 *Crotalaria ferruginea* Grah. ex Benth. 的干燥全草或带根全草。夏季，采收全草，晒干，或切段晒干。

3. 植物形态

多年生草本。根长 60 cm 以上。茎、枝直立或略上升，通常分枝甚多；茎、枝、叶各部分均有稍长而扩展的毛，毛略粗糙，稍呈丝光质。单叶互生，矩形、长卵形或长椭圆形，两面均有毛而下面脉上最密，先端钝或微尖，基部窄或略呈楔形，侧脉不明显；近无叶柄；托叶披针形，反折。总状花序，顶生或同时腋生，有花 2～6 朵；萼筒很短，萼片披针形，不相等；花冠与萼片等长或长过萼片，蝶形，黄色，旗瓣有爪，圆形，翼瓣倒卵状长圆形，较旗瓣为短，龙骨瓣与翼瓣等大，向内弯曲；雄蕊 10 枚，单体，花药 2 室；子房线形，花柱长，柱头稍斜。荚果膨胀成膀胱状。种子 20～30 颗，肾形。花期 6—10 月。

4. 生境分布

假地蓝野生于山坡疏林及荒山草地，产于中国江苏、安徽、浙江、江西、湖南、湖北、福建、台湾、广东、广西、四川、贵州、云南、西藏等省（自治区、直辖市）；国外，印度、尼泊尔、斯里兰卡、缅甸、泰国、老挝、越南、马来西亚等地也有分布。

黔西北地区的纳雍、七星关、赫章等县（市、区）有假地蓝野生资源分布。

5. 药材性状

本品为干燥全草。茎圆柱形，多弯曲，全体有黄棕色茸毛；带根者，根较长，圆条形，少分枝，须根细长，表面土黄色。叶片多卷曲，或已脱落，展开后呈椭圆形或卵形，黄绿色，有黄棕色茸毛。枝端常带有膨胀呈矩圆形的果实，长 2.5～3.0 cm，内有 20～30 颗种子，摇之有声，如响铃，或种子已散落。种子肾形，气微，味微苦，具豆腥气。以完整、少碎断，果实内含种子，摇之如响铃者为佳。

6. 性味归经

性寒，味苦、微酸；归肺经。

7. 功能主治

敛肺气，补脾肾，利小便，消肿毒。用于久咳痰血、耳鸣、耳聋、梦遗、慢性肾炎、膀胱炎、肾结石、扁桃腺炎、淋巴腺炎、疔毒、恶疮。

8. 用法用量

内服：煎汤，15～30 g。外用：鲜品适量，捣敷患处。

一百零五、金挖耳

1. 别名

野烟、挖耳草、朴地菊、劳伤草、铁骨消、翻天印、倒盖菊、耳瓢草、山烟筒头、铁抓子草、野向日葵。

2. 来源

本品为菊科植物金挖耳 *Carpesium divaricatum* Sieb. et Zucc. 的干燥全草。8—9 月，花期时采收全草，去净杂质，切段，晒干或鲜用。

3. 植物形态

多年生草本。株高 50～100 cm，全株被白色毛。茎直立，质略硬，有槽。叶互生；茎下部叶大，卵状长圆形，边缘有不整齐锯齿；茎上部叶小，愈上则愈小，披针形，几乎全缘。头状花序，单生于茎端或分枝的顶端，下垂；总苞扁球形，外层苞片长披针形，内层苞片膜质，椭圆状披针形；全部为管状花，黄色，外围数层为雌性花，中央为两性花。瘦果细长，无冠毛。花期秋季。

4. 生境分布

金挖耳野生于山坡、荒地，产于中国华东、华中、西南、华南、东北等地区；国外，日本、朝鲜亦产。

黔西北地区的七星关、大方、黔西、金沙、织金等县（市、区）有金挖耳野生资源分布。

5. 药材性状

本品为干燥全草。茎细而长，通体被有丝光毛，幼嫩处尤为浓密，灰绿色至暗棕色。叶多皱缩破碎，卵状长圆形，灰绿色至棕绿色。茎基丛生细根，长5～10 cm，暗棕色。有时带有头状花序，呈枯黄色。有青草气，味涩。

6. 性味归经

性凉，味苦、辛；归经不详。

7. 功能主治

清热解毒。用于感冒、头风、泄泻、咽喉肿痛、赤眼、痈肿疮毒、痔核出血。

8. 用法用量

内服：煎汤，6～15 g。外用：适量，鲜品捣敷；或煎水洗患处。

9. 使用注意

气虚者忌用。

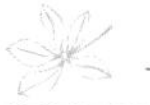

一百零六、风毛菊

1. 别名

八棱麻、八楞麻、三棱草、八面风。

2. 来源

本品为菊科植物风毛菊 *Saussurea japonica*（Thunb.）DC. 的干燥全草。夏、秋季，采收全草，除去杂质，晒干。

3. 植物形态

二年生草本。株高50～200 cm。根倒圆锥状或纺锤形，黑褐色，生多数须根。茎直立，基部通常无翼，极少有翼，被稀疏的短柔毛及金黄色的小腺点。基生叶与下部茎叶有叶柄，有狭翼，叶片全形椭圆形、长椭圆形或披针形，羽状深裂，侧裂片7～8对，长椭圆形、椭圆形、偏斜三角形、线状披针形或线形，中部的侧裂片较大，向两端的侧裂片较小，全部侧裂片顶端钝或圆形，边缘全缘或极少边缘有少数大锯齿，顶裂片披针形或线状披针形，较长，极少基生叶不分裂，披针形或线状披针形，全缘或有大锯齿；中部茎叶与基生叶及下部茎叶同形并等样分裂，但渐小，有短柄；上部茎叶与花序分枝上的叶更小，羽状浅裂或不分裂，无柄；全部两面同色，绿色，下面色淡，两面有稠密的凹陷性的淡黄色小腺点。头状花序多数，在茎枝顶端排成伞房状或伞房圆锥花序，有小花梗；总苞圆柱状，被白色稀疏的蛛丝状毛，总苞片6层，外层长卵形，顶端微扩大，紫红色，中层与内层倒披针形或线形，顶端有扁圆形的紫红色的膜质附片，附片边缘有锯齿；小花紫色。瘦果深褐色，圆柱形。冠毛白色，2层，外层短，糙毛状，内层长，羽毛状。花期6—8月，果期8—11月。

4. 生境分布

风毛菊野生于海拔200～2 800 m的山坡、山谷、林下、荒坡、水旁、田中，产于中国辽宁、内蒙古、河北、山西、山东、河南、陕西、甘肃、青海、安徽、浙江、江西、湖南、四川、贵州、湖北、福建、广东、云南、西藏、北京等省（自治区、直辖市）；国外，朝鲜、日本亦产。

黔西北地区的织金等县（市、区）有风毛菊野生资源分布。

5. 药材性状

本品为干燥全草。茎长60～100 cm，类圆形，直径达9 mm，棕色，有明显纵棱，茎上叶痕明显；质坚而轻，折断面髓部白色，中空。叶多脱落，完整叶片暗绿色或棕色，长椭圆形或狭披针形，羽状分裂或全缘，具长柄。全体被细毛。气弱，味苦。以身干、质嫩、枝叶较完整者为佳。

6. 性味归经

性温，味苦、辛；归经不详。

7. 功能主治

祛风活络，散瘀止痛。用于风湿关节痛、腰腿痛、跌打损伤。

8. 用法用量

内服：煎汤，15～25 g。

9. 使用注意

孕妇忌服。

一百零七、叶下珠

1. 别名

山皂角、叶后珠、叶底珠、珠仔草、含羞草、五时合、夜合草、龙珠草、珍珠草、阴阳草、日开夜闭、十字珍珠、夜合珍珠。

2. 来源

本品为大戟科植物叶下珠 *Phyllanthus urinaria* L. 的干燥全草。夏、秋季，采收全草，洗净，晒干或鲜用。

3. 植物形态

一年生草本。株高10～60 cm。茎通常直立，基部多分枝，枝倾卧而后上升；枝具翅状纵棱，上部被纵列疏短柔毛。叶片纸质，因叶柄扭转而呈羽状排列；长圆形或倒卵形，顶端圆、钝或急尖而有小尖头，下面灰绿色，近边缘或边缘有1～3列短粗毛；侧脉每边4～5条，明显；叶柄极短；托叶卵状披针形。花雌雄同株。雄花：2～4朵簇生于叶腋，通常仅上面1朵开花，下面的很小；花具梗，梗基部有苞片1～2枚；萼片6枚，倒卵形，顶端钝；雄蕊3枚，花丝全部合生成柱状；花粉粒长球形，具数孔沟，内孔横长椭圆形；花盘腺体6枚，分离，与萼片互生。雌花：单生于小枝中下部的叶腋内；花具梗；萼片6枚，近相等，卵状披针形，边缘膜质，黄白色；花盘圆盘状，边全缘；子房卵状，有鳞片状凸起，花柱分离，顶端2裂，裂片弯卷。蒴果圆球状，红色，表面具小凸刺，有宿存的花柱和萼片，开裂后轴柱宿存。种子橙黄色。花期4—8月，果期7—11月。

4. 生境分布

叶下珠生于旷野平地、旱田、山地路旁或林缘，产于中国华东、华中、华南、西南等省（自治区、直辖市）；国外，印度、斯里兰卡、中南半岛、日本、马来西亚、印度尼西亚及南美洲亦产。

黔西北地区的威宁等县（市、区）有叶下珠野生资源分布。

5. 药材性状

本品全草长10～40 cm。根黄白色，须根多数。茎圆柱形，有分枝；基部老茎灰褐色；幼枝灰褐色至棕褐色，有翅状锐棱，质脆，断面中空。叶互生，灰绿色，呈长椭圆形，先端斜或有小凸尖，基部偏斜，两面无毛，几无柄。生于叶背之下的小花已干，有的带有类似珍珠状的小果。

气微香，叶味微苦。

6. 性味归经

性寒，味微苦；归肝、脾经。

7. 功能主治

清热解毒，止泻，平肝明目。用于肾炎水肿、泌尿系感染、结石、肠炎、痢疾、小儿疳积、眼角膜炎、黄疸型肝炎；外用，治毒蛇咬伤、指头蛇疮、皮肤蛇胆疮（如蛇蛋疮、飞蛇卵）等。

8. 用法用量

内服：煎汤，15～30 g。外用：适量，鲜品捣烂或研末敷伤口周围。

一百零八、漆姑草

1. 别名

漆姑、地松、地兰、珍珠草、瓜槌草、牛毛粘、蛇牙草、牙齿草、沙子草、大龙叶、大龙草、羊儿草、踏地草、风米莱、虾子草、虫牙草、胎乌草、虎牙草、小叶米粞草、小白花蛇舌草。

2. 来源

石竹科植物漆姑草 *Sagina japonica*（Sw.）Ohwi 的干燥全草。4—5 月，采集全草，洗净，晒干。

3. 植物形态

一年生小草本。株高 10～20 cm。茎纤细，由基部分枝，丛生，下部平卧，上部直立，无毛或上部稍被腺毛。单叶对生；叶片线形，具 1 条脉，基部抱茎，合生成膜质的短鞘状，先端渐尖，无毛。花小型，通常单一，腋生于茎顶；花梗细小，直立，疏生腺毛；萼片 5 枚，长圆形乃至椭圆形，先端钝圆，稍微呈兜状依附于成熟的蒴果，背面疏生腺毛乃至无毛，具 3 条脉，边缘及先端为白膜质；花瓣 5 枚，白色卵形，先端圆，长约为萼片的 2/3 左右；雄蕊 5 枚；子房卵圆形，花柱 5 枚。蒴果广椭圆状卵球形，比宿存萼片稍长或长 1/3 左右；通常 5 瓣裂，裂瓣椭圆状卵形，先端钝。种子微小，褐色，圆肾形，两侧稍扁，背部圆，密生瘤状突起。花期 5—6 月，果期 6—8 月。

4. 生境分布

漆姑草野生于山地或田间路旁阴湿草地，产于中国东北、华北、华东、中南、西南及陕西、广西等地；国外，俄罗斯（远东地区）、朝鲜、日本、印度、尼泊尔亦产。

黔西北地区的威宁、赫章、七星关、大方、纳雍等县（市、区）有漆姑草野生资源分布。

5. 药材性状

本品全草长 10～15 cm。茎基部分枝，上部疏生短细毛。叶对生，完整叶片圆柱状线形，长 5～20 mm，宽约 1 mm，先端尖，基部为薄膜连成的短鞘。花小，白色，生于叶腋或茎顶。蒴果卵形，5 瓣裂，比萼片约长 1/3。种子多数，细小，褐色，圆肾形，密生瘤状突起。气微，味淡。

6. 性味归经

性凉，味苦、辛；归肝、胃经。

7. 功能主治

凉血解毒，杀虫止痒。用于漆疮、秃疮、湿疹、丹毒、瘰疬、无名肿毒、毒蛇咬伤、鼻渊、龋齿痛、跌打内伤。

8. 用法用量

内服：煎汤，10～30 g。外用：适量。

9. 使用注意

孕妇忌服。

一百零九、田基黄

1. 别名

地耳草、女儿红、斑鸠窝、雀舌草、蛇查口、耳挖草、合掌草、七寸金、一条香。

2. 来源

本品为藤黄科植物地耳草 *Hypericum japonicum* Thunb. ex Murray 的全草。春、夏季，开花时采收全草，抖净泥沙，晒干或鲜用。

3. 植物形态

一年生小草本。株高 10～45 cm。全株无毛。根多须状。茎丛生，直立或斜上，有 4 棱，基部节处生细根。单叶对生；无叶柄；叶片卵形或广卵形，先端钝，基部抱茎，斜上，全缘，上面有微细透明油点。聚伞花序，单生于茎顶或枝端，成叉状分歧；花小；花梗线状；萼片 5 枚，披针形或椭圆形，先端急尖，上部有腺点；花瓣 5 枚，黄色，卵状长椭圆形，约与萼片等长；雄蕊 5～30 枚，基部连合成 3 束，花丝丝状，基部合生；子房上位，1 室，卵形至椭圆形，花柱 3 枚，丝状。蒴果椭圆形，成熟时开裂为 3 果瓣，外围有近等长的宿萼。种子多数。花期 5—6 月，果期 9—10 月。

4. 生境分布

地耳草野生于海拔 2 800 m 以下的田边、沟边、草地及撂荒地上，分布于中国辽宁、山东至长江以南各省（自治区、直辖市）；国外，日本、朝鲜、尼泊尔、印度、斯里兰卡、缅甸至印度尼西亚、澳大利亚、新西兰，以及美国的夏威夷等地亦产。

黔西北各县（市、区）均有地耳草野生资源分布。

5. 药材性状

本品干全草长 10～30 cm。根细小，呈须状。茎纤细，略呈四棱柱形，常数枝并生，表面黄棕色至暗棕色；质脆，易折断，断面中空。叶对生，皱缩，黄绿色，完整叶片展平后呈卵形至宽卵形，长 5～8 mm，宽 2～5 mm，全缘，先端钝，基部钝圆而稍抱茎，近无柄。花序顶生，多已脱落，常见花萼残留，棕黄色。气微，味微苦。以黄绿色、带花者为佳。

6. 性味归经

性凉，味甘、苦；归肺、肝、胃经。

7. 功能主治

清热利湿，解毒，散瘀消肿。用于湿热黄疸、泄泻、痢疾、肠痈、痈疖肿毒、乳蛾、口疮、目赤肿痛、毒蛇咬伤、跌打损伤。

8. 用法用量

内服：煎汤，15～30 g，或鲜品 30～60 g。外用：适量，捣敷；或煎水洗患处。

一百一十、仙鹤草

1. 别名

龙牙草、刀口药、大毛药、瓜香草、黄龙尾、铁胡蜂、老鹳嘴、子母草、毛脚茵、黄龙牙、草龙牙。

2. 来源

本品为蔷薇科植物龙牙草 *Agrimonia pilosa* Ledeb. 的干燥地上部分。夏、秋二季，茎叶茂盛时采割地上部分，除去杂质，干燥。

3. 植物形态

多年生草本。株高 50～120 cm。茎直立，全体被白色长柔毛，有时散生短柔毛，上部分枝。单数羽状复叶，互生，有柄；托叶 2 枚，斜卵形，有深裂齿，被长柔毛；小叶 3～9 片，长椭圆形或椭圆形，先端锐尖，基部楔形，有时稍斜，边缘锐锯齿，两面均被柔毛，具多数黄色腺点；顶端及中部的叶较大，其间夹杂数对小型叶片。总状花序顶生和腋生，窄细；花有短梗，基部有 2 枚三叉形苞片；花萼筒状，先端 5 裂，裂片倒卵形，密被钩刺；花瓣 5 片，黄色，倒卵形，先端微凹；雄蕊 10 枚或更多；花柱 2 枚，柱头头状。瘦果，包于具钩的宿存花萼内。花期 7—9 月，果期 9—10 月。

4. 生境分布

龙牙草野生于海拔 100～3 800 m 的溪边、路旁、草地、灌丛、林缘及疏林下，分布于中国南北各省（自治区、直辖市）；国外，欧洲中部，以及俄罗斯、蒙古、朝鲜、日本、越南北部等地亦产。

黔西北地区各县（市、区）均有龙牙草野生资源分布。

5. 药材性状

本品长 50 cm 以上，全体被白色柔毛。茎下部圆柱形，直径 4～6 mm，红棕色，上部方柱形，四面略凹陷，绿褐色，有纵沟和棱线，有节；体轻，质硬，易折断，断面中空。单数羽状复叶互生，暗绿色，皱缩卷曲；质脆，易碎；叶片有大、小 2 种，相间生于叶轴上，顶端小叶较大；完整小叶片展平后呈卵形或长椭圆形，先端尖，基部楔形，边缘有锯齿；托叶 2 片，抱茎，斜卵形。总状花序细长，花萼下部呈筒状，萼筒上部有钩刺，先端 5 裂，花瓣黄色。气微，味微苦。

一般干品含水分不超过 12.0%，总灰分不超过 10.0%。

6. 性味归经

性平，味苦、涩；归心、肝经。

7. 功能主治

收敛止血，截疟，止痢，解毒，补虚。用于咯血、吐血、崩漏下血、疟疾、血痢、痈肿疮毒、阴痒带下、脱力劳伤。

8. 用法用量

内服：煎汤，6～12 g。外用：适量。

一百一十一、委陵菜

1. 别名

白头翁、翻白草、蛤蟆草、天青地白。

2. 来源

本品为蔷薇科植物委陵菜 *Potentilla chinensis* Ser. 的干燥全草。春季，未抽茎时采挖全草，除去泥沙，晒干或鲜用。

3. 植物形态

多年生草本植物。株高 20～70 cm。根粗壮，圆柱形，稍木质化。花茎直立或上升，被稀疏短柔毛及白色绢状长柔毛。基生叶为羽状复叶，叶柄被短柔毛及绢状长柔毛；小叶片对生或互生，上部小叶较长，向下逐渐缩短，无柄，长圆形、倒卵形或长圆状披针形，边缘羽状中裂，裂片三角状卵形，三角状披针形或长圆披针形，顶端急尖或圆钝，边缘向下反卷，上面绿色，被短柔毛或脱落近无毛，中脉下陷，下面被白色绒毛，沿脉被白色绢状长柔毛，茎生叶与基生叶相似，唯叶片对数较少；基生叶托叶近膜质，褐色，外面被白色绢状长柔毛，茎生叶托叶草质，绿色，边缘锐裂。伞房状聚伞花序，花梗基部有披针形苞片，外面密被短柔毛；花萼片三角状卵形，顶端急尖，副萼片带形或披针形，顶端尖，比萼片短，约为萼片的1/2且狭窄，外面被短柔毛及少数绢状柔毛；花瓣黄色，宽倒卵形，顶端微凹，比萼片稍长；花柱近顶生，基部微扩大，稍有乳头或不明显，柱头扩大。瘦果卵球形，深褐色，有明显皱纹。花、果期4—10月。

4．生境分布

委陵菜野生于海拔400～3 200 m的山坡草地、沟谷、林缘、灌丛或疏林下，分布于中国黑龙江、吉林、辽宁、内蒙古、河北、山西、陕西、甘肃、山东、河南、江苏、安徽、江西、湖北、湖南、台湾、广东、广西、四川、贵州、云南、西藏等省（自治区、直辖市）；国外，俄罗斯、日本、朝鲜亦产。

黔西北地区各县（市、区）均有委陵菜野生资源分布。

5．药材性状

本品根呈圆柱形或类圆锥形，略扭曲，有的有分枝，长5～17 cm，直径0.5～1.5 cm；表面暗棕色或暗紫红色，有纵纹，粗皮易成片状剥落；根茎部稍膨大；质硬，易折断，断面皮部薄，暗棕色，常与木部分离，射线呈放射状排列。叶基生，单数羽状复叶，有柄；小叶12～31对，狭长椭圆形，边缘羽状深裂，下表面和叶柄均呈灰白色，密被灰白色绒毛。气微，味涩、微苦。

一般干品含水分不超过13.0%，总灰分不超过14.0%，酸不溶性灰分不超过4.0%，醇溶性浸出物不少于19.0%，没食子酸（$C_7H_6O_5$）不少于0.030%。

6．性味归经

性寒，味苦；归肝、大肠经。

7．功能主治

清热解毒，凉血止痢。用于赤痢腹痛、久痢不止、痔疮出血、痈肿疮毒。

8．用法用量

内服：煎汤，9～15 g。外用：适量，鲜品捣敷患处。

9．使用注意

慢性腹泻伴体虚者慎用。

一百一十二、水皂角

1．别名

水通、关门草、山梅豆、山扁豆、金豆子、山茶叶。

2．来源

本品为豆科植物豆茶决明 *Cassia nomame*（Sieb.）Kitaga. 的干燥全草。夏、秋季，采集全草，切段，晒干。

3．植物形态

一年生草本。株高30～60 cm，被毛。双数羽状复叶，互生，有小叶8～35对；小叶片线状矩圆形，两端稍呈斜形，先端短尖；托叶1对，披针形，先端钻形，宿存。花黄色，腋生，1～2朵；花具短梗；苞片1对，线状披针形；萼片5深裂，裂片披针形或广披针形，表面被细毛；花瓣5枚，倒卵形；雄蕊4枚；雌蕊1枚。荚果扁平，长圆状线形，密被灰黄色毛，具种子6～12颗。种子扁平，菱方形，浅黄棕色。花期7—8月，果期8—9月。

4．生境分布

豆茶山扁豆野生于林缘草地、路边，原产于热带美洲，现遍布热带国家，温带地区亦有分布；在中国，分布于东北、河北、山东、浙江、江西、四川、贵州等地，药材主产于贵州、四川等省（自治区、直辖市）。

黔西北地区各县（市、区）均有豆茶山扁豆野生资源分布。

5．药材性状

本品为干燥全草，茎枝圆形，呈棕黄色，基部灰黑色，表面有纵纹及疣状皮孔，呈黄白色；质硬易折断，断面色白，松泡中空。叶多卷缩，或脱落，棕绿色或灰绿色；质脆易碎。残存荚果呈棕褐色。气微，味淡。

6．性味归经

性平，味甘、微苦；归肝、肾、脾经。

7．功能主治

健脾利湿，止咳化痰。用于夜盲、慢性肾炎、咳嗽痰多、慢性便秘。

8．用法用量

内服：煎汤，9～18 g。

一百一十三、鸡眼草

1．别名

瞎眼草、掐不齐、人字草、斑珠科、公母草、牛黄黄、炸古基、小蓄片、妹子草。

2．来源

本品为豆科植物鸡眼草 *Kummerowia striata*（Thunb.）Schindl. 的全草。夏、秋季，采收全草，洗净，切细，晒干或鲜用。

3．植物形态

一年生或多年生草本。株高可达 30 cm，多分枝。小枝上有向下倒挂的白色细毛。三出羽状复叶，互生；有短柄；小叶细长，长椭圆形或倒卵状长椭圆形，先端圆形，其中脉延伸呈小刺尖，基部楔形；沿中脉及边缘有白色鬈毛；托叶较大，长卵形，急尖，初时淡绿色，干时为淡褐色。花蝶形，1～2 朵，腋生；小苞片 4 片，卵状披针形；花萼深紫色，钟状，5 裂，裂片阔卵形；花冠浅玫瑰色，较萼长 2～3 倍，旗瓣近圆形，顶端微凹，具爪，基部有小耳，翼瓣长圆形，基部有耳，龙骨瓣半卵形，有短爪和耳，旗瓣和翼瓣近等长，翼瓣和龙骨瓣的末端有深红色斑点；雄蕊二体。荚果卵状圆形，顶部稍急尖，有小喙，萼宿存。种子 1 粒，黑色，具不规则的褐色斑点。花期 7—9 月，果期 9—10 月。

4．生境分布

鸡眼草野生于路旁、田边、溪旁、砂质地或缓山坡草地，分布于中国东北、华北、华东、华中、华南、西南等地区；国外，朝鲜、日本和俄罗斯（西伯利亚）亦产。

黔西北地区各县（市、区）均有鸡眼草野生资源分布。

5．药材性状

本品茎枝呈圆柱形，多分枝，长 5～30 cm，被白色向下的细毛。三出复叶互生，叶多皱缩，完整小叶长椭圆形或倒卵状长椭圆形，长 5～15 mm；叶端钝圆，有小突刺，叶基楔形；沿中脉及叶缘疏生白色长毛；托叶 2 片。花腋生，花萼钟状，深紫褐色；蝶形花冠浅玫瑰色，较萼长 2～3 倍。荚果卵状矩圆形，顶端稍急尖，有小喙，小喙长达 4 mm。种子 1 粒，黑色，具不规则褐色斑点。气微，味淡。

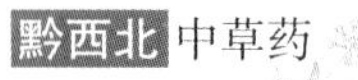

6. 性味归经

性平，味甘、辛；归肝、脾、肺、肾经。

7. 功能主治

清热解毒，健脾利湿。用于感冒发热、暑湿吐泻、疟疾、痢疾、传染性肝炎、热淋、白浊。

8. 用法用量

内服：煎汤，15～30 g。外用：适量。

一百一十四、酢浆草

1. 别名

酸箕、酸草、酸浆、酸浆草、酸酸草、斑鸠酸、三叶酸、酸母草、满天星、鸠酸草、雀林草、雀儿草、三角酸、雀儿酸、斑鸠草、老鸦酸、酸迷迷草、三叶酸浆、野王瓜草、东阳火草、三叶破铜钱。

2. 来源

本品为酢浆草科植物酢浆草 *Oxalis corniculata* L. 的干燥全草。全年均可采收全草，尤以夏、秋季采收为宜，除去泥沙，晒干。

3. 植物形态

多年生草本。茎匍匐或斜升，多分枝，长可达 50 cm，上被疏长毛，节节生根。叶互生，掌状复叶；叶有柄；托叶与叶柄连生，形小；小叶 3 枚，倒心脏形，无柄。花 1 至数朵成腋生的伞形花序，花序柄与叶柄等长；苞片线形；萼片 5 枚；花瓣 5 枚，黄色，倒卵形；雄蕊 10 枚，花丝下部联合成筒；5 室，花柱 5 枚，离生，柱头头状。蒴果近圆柱形，有 5 棱，被柔毛，熟时裂开将种子弹出。种子小，扁卵形，褐色。花期 5—8 月，果期 6—9 月。

4. 生境分布

酢浆草野生于山坡草地、河谷沿岸、路边、田边、荒地或林下阴湿处等，在中国有广泛分布；国外，亚洲温带和亚热带、欧洲、地中海和北美地区均产。

黔西北地区各县（市、区）均有酢浆草野生资源分布。

5. 药材性状

本品段片状。茎、枝被疏长毛。叶纸质，皱缩或破碎，棕绿色。花黄色，萼片、花瓣均 5 枚。蒴果近圆柱形，有 5 条棱，被柔毛。种子小，扁卵形，褐色。具酸气，味咸而酸涩。

6. 性味归经

性寒，味酸；归大肠、小肠经。

7. 功能主治

清热利湿，凉血散瘀，消肿解毒。用于泄泻、痢疾、黄疸、淋病、赤白带下、麻疹、吐血、衄血、咽喉肿痛、疔疮、痈肿、疥癣、痔疾、脱肛、跌打损伤、汤火伤。

8. 用法用量

内服：煎汤，9～15 g。外用：适量。

一百一十五、元宝草

1. 别名

相思、灯台、排草、铃香、双合合、对月草、穿心箭、对经草、对口莲、刘寄奴。

2. 来源

本品为金丝桃科植物元宝草 *Hypericum sampsonii* Hance 的全草。夏、秋季，采收全草，洗净，晒干或鲜用。

3. 植物形态

多年生草本。株高 50～100 cm，全体无毛。茎单一或少数，圆柱形，无腺点，上部分枝。叶对生，无柄；其基部完全合生为一体而茎贯穿其中心，披针形至长圆形或倒披针形，先端钝形或圆形，基部较宽，全缘，坚纸质，上面绿色，下面淡绿色，边缘密生有黑色腺点，全面散生透明或间有黑色腺点；中脉直贯叶端，侧脉每边约 4 条，斜上升，近边缘弧状连结，与中脉两面明显，脉网细而稀疏。花序顶生，多花，伞房状，连同其下方常多达 6 个腋生花枝整体形成一个庞大的疏松伞房状至圆柱状圆锥花序；苞片及小苞片线状披针形或线形，先端渐尖。花径近扁平，基部为杯状；花蕾卵珠形，先端钝形；花具梗；萼片长圆形、长圆状匙形、长圆状线形，先端图形，全缘，边缘疏生黑色腺点，全面散布淡色稀为黑色腺点及腺斑，果时直伸；花瓣淡黄色，椭圆状长圆形，宿存，边缘有无柄或近无柄的黑色腺体，全面散布淡色或稀为黑色腺点和腺条纹；雄蕊 3 束，宿存，每束具雄蕊 10～14 枚，花药淡黄色，具黑色腺点；子房卵珠形至狭圆锥形，3 室；花柱 3 枚，自基部分离。蒴果宽卵珠形，或卵珠状圆锥形，散布有卵珠状黄褐色囊状腺体。种子黄褐色，长卵柱形，两侧无龙骨状突起，顶端无附属物，表面有明显的细蜂窝纹。花期 5—6 月，果期 7—8 月。

4. 生境分布

元宝草野生于山坡草丛中或旷野路旁阴湿处，分布于中国长江流域以南各省（自治区、直辖市）及台湾地区，药材主产于江苏、浙江、四川等省（自治区、直辖市）；国外，日本、越南、缅甸、印度亦产。

黔西北地区各县（市、区）均有元宝草野生资源分布。

5. 药材性状

本品根呈细圆柱形，稍弯曲，长 3～7 cm，支根细小；表面淡棕色。茎圆柱形，直径 2～5 mm，长 30～80 cm；表面光滑，棕红色或黄棕色；质坚硬，断面中空。叶对生，两叶基部合生为一体，茎贯穿于中间；叶多皱缩，展平后叶片长椭圆形，上表面灰绿色或灰棕色，下表面灰白色，有众多黑色腺点。聚伞花序顶生，花小，黄色。蒴果卵圆形，红棕色。种子细小，多数。气微，味淡。以叶多，带花、果者为佳。

6. 性味归经

性寒，味苦、辛；归肝、脾经。

7. 功能主治

凉血止血，清热解毒，活血调经，祛风通络。用于吐血、咯血、衄血、血淋、创伤出血、肠炎、痢疾、乳痈、痈肿疔毒、烫伤、蛇咬伤、月经不调、痛经、带下、跌打损伤、风湿痹痛、腰腿痛；外用，可治头癣、口疮、目翳。

8. 用法用量

内服：煎汤，干品 9～15 g。外用：适量，鲜品洗净捣敷；或干品研末外敷患处。

9. 使用注意

无瘀滞者及孕妇禁服。

一百一十六、透骨香

1. 别名

白珠草、透骨草、满山香、搜山虎、煤炭子、煤炭果、万里香、九里香、芳香草、满天香、透骨消、九木香、鸡骨香、小透骨草。

2. 来源

本品为杜鹃花科植物滇白珠 *Gaultheria leucocarpa* Bl. var. *crenulata*（Kurz）T. Z. Hsu 的全株。全年均可采收，挖取全株，根切片，地上部分切碎，晒干或鲜用。

3. 植物形态

常绿灌木。树高 1～5 m。树皮灰黑色。枝条细长，左右曲折，具纵纹，无毛。叶卵状长圆形，稀卵形、长卵形，革质，有香味，先端尾状渐尖，基部钝圆或心形，边缘具锯齿，表面绿色，有光泽，背面色较淡，两面无毛，背面密被褐色斑点，中脉在背面隆起，在表面凹陷，侧脉 4～5 对，弧形上举，连同网脉在两面明显；叶柄短，粗壮，无毛。总状花序腋生，序轴纤细，被柔毛，具花 10～15 朵，疏生，序轴基部为鳞片状苞片所包；花具梗，无毛；苞片卵形，凸尖，被白色缘毛；小苞片 2 片，对生或近对生，着生于花梗上部近萼处，披针状三角形，微被缘毛；花萼裂片 5 片，卵状三角形，钝头，具缘毛；花冠白绿色，钟形，口部 5 裂，裂片长、宽各 2 mm；雄蕊 10 枚，着生于花冠基部，花丝短而粗，花药 2 室，每室顶端具 2 芒；子房球形，被毛，花柱无毛，短于花冠。浆果状蒴果球形，黑色，5 裂。种子多数。花期 5—6 月，果期 7—11 月。

4. 生境分布

中国长江流域及其以南各省（自治区、直辖市），从低海拔到海拔 3 500 m 左右的山上均有滇白珠野生资源分布。

黔西北地区的纳雍、赫章、七星关等县（市、区）有滇白珠野生资源分布。

5. 药材性状

本品茎呈圆柱形，多分枝，长约 35 cm，直径 3～5 mm，表面淡红棕色至棕红色，有明显的纵纹，皮孔横生，突起。叶痕类圆形或类三角形，质硬脆，易折断，断面不整齐。木质部淡棕色至类白色，髓部淡黄棕色。叶革质，多脱落，完整者椭圆形或狭卵形，长 1.5～9.0 cm，宽 1.3～4.5 cm，表面淡绿色至棕红色，先端尖尾状，基部心形，叶缘有细锯齿。有的可见花序或果序，总状，腋生，小花白色。蒴果球形，其外有紫黑色萼片。种子多而小，淡黄色。气香，味甘、辛。

根弯曲有分枝，颇长，粗者直径可达 2 cm，外表赤褐色，深色之栓皮极易剥落，内部色较淡；散生细根，粗约 1 mm；质硬而脆，易折断；断面灰黄色，射线明显，木质致密。气芳香。以根灰褐色，茎棕红色，叶多完整，香气浓郁者为佳。

6. 性味归经

性温，味辛；归肺、肝、肾经。

7. 功能主治

祛风除湿，散寒止痛，活血通络，化痰止咳。用于风湿痹痛、胃寒疼痛、跌打损伤、咳嗽痰多。

8. 用法用量

内服：煎汤，9～15 g。外用：适量，煎水洗；或浸酒擦；或捣敷患处。

9. 使用注意

孕妇禁服；忌酸冷、鱼腥、荞面。

一百一十七、仙桃草

1. 别名

水蓑衣、英桃草、小头红、蟠桃草、接骨草、小伤力草、小虫草、地胡椒。

2. 来源

本品为玄参科植物蚊母草 *Veronica peregrina* L. 带虫瘿的干燥全草。春、夏间，采集果未开裂的全草（以带虫瘿者为佳），剪去根部，拣净杂质，晒干，或用文火烘干。

3. 植物形态

一年生草本。株高 10～25 cm。通常自基部多分枝，主茎直立，侧枝披散。全体无毛或疏生柔毛。叶无柄，下部的倒披针形，上部的长矩圆形，全缘或中上端有三角状锯齿。总状花序长，果期长达 20 cm；苞片与叶同形而略小；花梗极短；花萼裂片长矩圆形至宽条形；花冠白色或浅蓝色，裂片长矩圆形至卵形；雄蕊短于花冠。蒴果倒心形，明显侧扁，宽略过于长，边缘生短腺毛，宿存的花柱不超出凹口。种子长圆形，扁平。花期 5—6 月。

4. 生境分布

蚊母草野生于潮湿的荒地、田野、路边，分布于中国华北、华东、华中、西南各地区，在西南地区可生于海拔 3 000 m 处；国外，朝鲜、日本、俄罗斯（西伯利亚地区）及南美洲、北美洲等地亦产。

黔西北地区的大方、七星关等县（市、区）有蚊母草野生资源分布。

5. 药材性状

本品须根丛生，细而卷曲，表面棕灰色至棕色，折断面白色。茎圆柱形，直径约 1 mm，表面枯黄色或棕色，老茎微带紫色，有纵纹；质柔软，折断面中空。叶大多脱落，残留的叶片淡棕色或棕黑色，皱缩卷曲。蒴果棕色，有多数细小而扁的种子。种子淡棕色，有虫瘿的果实膨大为肉质桃形。气微，味淡。以虫瘿多、内有小虫者为佳。

6. 性味归经

性平，味甘、微辛；归肝、胃、肺经。

7. 功能主治

化瘀止血，清热消肿，止痛。用于跌打损伤、咽喉肿痛、痈疽疮疡、咳血、吐血、衄血、便血、肝胃气痛、疝气痛、痛经。

8. 用法用量

内服：煎汤，10～30 g。外用：适量。

9. 使用注意

孕妇忌服。

一百一十八、鸡屎藤

1. 别名

臭藤、女青、甜藤、却节、香藤、斑鸠饭、主屎藤、皆治藤、臭藤根、牛皮冻、鸡矢藤、毛葫芦、五香藤、臭屎藤、鸡脚藤、解暑藤。

2. 来源

本品为茜草科植物鸡矢藤 *Paederia scandens*（Lour.）Merr. 的干燥全草。夏季，采收全草，去净杂质，晒干。

3. 植物形态

多年生草质藤本。茎藤长 3～5 m。基部木质，多分枝。叶对生；叶有柄；托叶三角形，早落；叶片卵形、椭圆形、长圆形至披针形，先端急尖至渐尖，基部宽楔形，两面无毛或下面稍被短柔毛；叶纸质，新鲜，揉之有臭气。聚伞花序排成顶生的带叶的大圆锥花序或腋生而疏散少花；花紫色，近无梗；萼狭钟状；花冠筒上端 5 裂，镊合状排列，内面红紫色，被粉状柔毛；雄

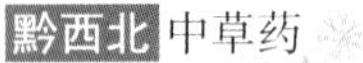

蕊 5 枚；子房下位，2 室。浆果球形，成熟时光亮，草黄色。花期 7—8 月，果期 9—10 月。

4. 生境分布

鸡矢藤野生于海拔 200～2 000 m 的山坡、林中、林缘、沟谷边灌丛中，分布于中国陕西、甘肃、山东、江苏、安徽、江西、浙江、福建、台湾、河南、湖南、广东、香港、海南、广西、四川、贵州、云南等省（自治区、直辖市）；国外，朝鲜、日本、印度、缅甸、泰国、越南、老挝、柬埔寨、马来西亚、印度尼西亚亦产。

黔西北地区的纳雍、黔西、七星关、金沙、威宁、织金等县（市、区）有鸡矢藤野生资源分布。

5. 药材性状

本品茎呈扁圆柱形，稍扭曲，无毛或近无毛，老茎灰棕色，直径 3～12 mm，栓皮常脱落，有纵皱纹及叶柄断痕，易折断，断面平坦，灰黄色；嫩茎黑褐色，直径 1～3 mm，质韧，不易折断，断面纤维性，灰白色或浅绿色。叶对生，多皱缩或破碎，完整者展平后呈宽卵形或披针形，长 5 cm 以上，宽 2～5 cm，先端尖，基部楔形，圆形或浅心形，全缘，绿褐色，两面无柔毛或近无毛；叶柄长 1.5～7.0 cm，无毛或有毛。聚伞花序顶生或腋生，前者多带叶，后者疏散少花，花序轴及花均被疏柔毛，花淡紫色。气特异，味微苦、涩。以条匀、叶多、气浓者为佳。

6. 性味归经

性平，味甘、酸；归心、肝、脾、肾经。

7. 功能主治

祛风利湿，消食化积，止咳，止痛。用于风湿筋骨痛，跌打损伤，外伤性疼痛，腹泻，痢疾，消化不良，小儿疳积，肺痨咯血，肝胆、胃肠绞痛，黄疸型肝炎，支气管炎，放射反应引起的白细胞减少症，农药中毒；外用于皮炎、湿疹及疮疡肿毒。

8. 用法用量

内服：煎汤，15～30 g。外用：适量。

一百一十九、天名精

1. 别名

野烟、山烟、臭草、麦句姜、虾蟆蓝、天芜菁、天门精、玉门精、彘颅、蟾蜍兰。

2. 来源

本品为菊科植物天名精 *Carpesium abrotanoides* L. 的全草。7—8 月，采收全草，洗净，晒干或鲜用。

3. 植物形态

多年生草本。株高 50～100 cm。茎直立，上部多分枝，密生短柔毛，下部近无毛。叶互生；下部叶片宽椭圆形或长圆形，先端尖或钝，基部狭成具翅的叶柄，边缘有不规则的锯齿或全缘，上面有贴生短毛，下面有短柔毛和腺点；上部叶片渐小，长圆形，无柄。头状花序多数，沿茎枝腋生，有短梗或近无梗，平立或稍下垂；总苞钟状球形，总苞片 3 层，外层极短，卵形，先端尖，有短柔毛，中层和内层长圆形，先端圆钝，无毛；花黄色，外围的雌花花冠丝状，3～5 齿裂，中央的两性花花冠筒状，先端 5 齿裂。瘦果条形，具细纵条，先端有短喙，有腺点，无冠毛。花期 6—8 月，果期 9—10 月。

4. 生境分布

天名精野生于村旁、路边荒地、溪边及林缘，垂直分布可达海拔 2 000 m，产于中国华东、华南、华中、西南各省（自治区、直辖市）及河北、陕西等省（自治区、直辖市）；国外，朝鲜、日本、越南、缅甸、印度（锡金）、伊朗和俄罗斯高加索地区均产。

黔西北地区的威宁、纳雍、金沙、七星关、大方等县（市、区）均有天名精野生资源分布。

5. 药材性状

本品根茎不明显，有多数细长的棕色须根。茎表面黄绿色或黄棕色，有纵条纹，上部多分枝；质较硬，易折断，断面类白色，髓白色、疏松。叶多皱缩或脱落，完整叶片卵状椭圆形或长椭圆形，长10～15 cm，宽5～8 cm，先端尖或钝，基部狭成具翅的短柄，边缘有不规则锯齿或全缘，上面有贴生短毛，下面有短柔毛或腺点；质脆，易碎。头状花序多数，腋生，花序梗极短；花黄色。气特异，味淡、微辛。以叶多、香气浓者为佳。

6. 性味归经

性寒，味苦、辛；归肝、肺经。

7. 功能主治

清热，化痰，解毒，杀虫，破瘀，止血。用于乳蛾、喉痹、急慢惊风、牙痛、疔疮肿毒、痔瘘、皮肤痒疹、毒蛇咬伤、虫积、血瘕、吐血、衄血、血淋、创伤出血。

8. 用法用量

内服：煎汤，9～15 g；或研末，3～6 g。外用：适量。

9. 使用注意

脾胃虚寒者慎服。

一百二十、墨旱莲

1. 别名

墨菜、旱莲草、水旱莲、莲子草、墨斗草、黑墨草、墨汁草、墨水草、乌心草、野向日葵、白花蟛蜞草。

2. 来源

本品为菊科植物鳢肠 *Eclipta prostrata* L. 的干燥地上部分。花开时，采割地上部分，晒干。

3. 植物形态

一年生草本。株高30～60 cm，被毛。茎柔弱，直立或匍匐。叶对生，近无柄，线状矩圆形至披针形，基部楔形，先端短尖或钝，全缘或稍具齿，叶两面密被白色粗毛。头状花序，腋生或顶生，具花梗；总苞绿色，卵形至阔钟形，苞片少数，2列，被小粗毛；花托扁平，有线状鳞片，花托上着生少数舌状花及多数管状花；舌状花雌性，约2列，狭线形，发育或不发育，白色，全缘或为2齿裂，子房椭圆形而扁，管状花两性，全发育；花冠4浅裂，裂片卵形，外被疏毛；雄蕊4枚，花药围绕花柱四周；子房椭圆形而扁，花柱柱状，柱头2裂。瘦果黄黑色，长椭圆形而扁，顶端秃净。揉搓其茎叶，有黑色汁液流出。花期7—9月，果期9—10月。

4. 生境分布

鳢肠生于田野、路边、溪边及阴湿地上，在世界热带及亚热带地区广泛分布；中国各省（自治区、直辖市）均产。

黔西北地区的金沙、黔西、七星关、赫章等县（市、区）均有鳢肠野生资源分布。

5. 药材性状

本品全体被白色茸毛。茎呈圆柱形，有纵棱，直径2～5 mm；表面绿褐色或墨绿色。叶对生，近无柄，叶片皱缩卷曲或破碎，完整者展平后呈长披针形，全缘或具浅齿，墨绿色。头状花序直径2～6 mm。瘦果椭圆形而扁，长2～3 mm，棕色或浅褐色。气微，味微咸。

一般干品含水分不超过13.0%，总灰分不超过14.0%，酸不溶性灰分不超过3.0%，蟛蜞菊内酯（$C_{16}H_{12}O_7$）不少于 0.040%。

6. 性味归经

性寒，味甘、酸；归肾、肝经。

7. 功能主治

滋补肝肾，凉血止血。用于肝肾阴虚牙齿松动、须发早白、眩晕耳鸣、腰膝酸软，阴虚血热吐血、衄血、尿血、血痢、崩漏下血、外伤出血。

8. 用法用量

内服：煎汤，6～12 g。

一百二十一、鼠曲草

1. 别名

鼠耳、茸母、黄蒿、米曲、地莲、无心草、鼠耳草、佛耳草、毛耳朵。

2. 来源

本品为菊科植物鼠曲草 *Gnaphalium affine* D. Don 的干燥全草。春、夏季，采收全草，洗净，晒干。

3. 植物形态

一年生或二年生草本。株高 10～50 cm。茎直立，密被白绵毛，通常自基部分枝。叶互生；下部叶匙形，上部叶匙形至线形，先端圆钝具尖头，基部狭窄，抱茎，全缘，无柄，质柔软，两面均有白色绵毛，花后基部叶凋落。头状花序顶生，排列呈伞房状；总苞球状钟形，苞片多列，金黄色，干膜质；花全部管状，黄色，周围数层是雌花，花冠狭窄如线，花柱较花冠为短；中央为两性花，花管细长，先端 5 齿裂，雄蕊 5 枚，柱头 2 裂。瘦果椭圆形，具乳头状毛，冠毛黄白色。花期 4—6 月，果期 8—9 月。

4. 生境分布

鼠曲草野生于山坡、田埂、荒地、路旁，分布于中国台湾及华东、华南、华中、华北、西北、西南各省（自治区、直辖市）；国外，日本、朝鲜、菲律宾、印度尼西亚、印度及中南半岛等地亦产。

黔西北地区各县（市、区）均有鼠曲草野生资源分布。

5. 药材性状

本品为带有花序干燥全草。茎灰白色，密被绵毛，质较柔软。叶片两面密被灰白色绵毛，皱缩卷曲，柔软不易脱落。花序顶生，苞片卵形，赤黄色，膜质，多数存在，花托扁平，花冠多数萎落。味微苦带涩。

6. 性味归经

性平，味甘；归肺经。

7. 功能主治

化痰，止咳，祛风寒。用于咳嗽痰多、气喘、感冒风寒、蚕豆病、筋骨疼痛、白带、痈疡。

8. 用法用量

内服：煎汤，6～15 g。外用：适量。

一百二十二、水蜈蚣

1. 别名

疟疾草、球子草、三荚草、金牛草、寒气草、金钮草、夜摩草、十字草、姜虫草。

2. 来源

本品为莎草科植物水蜈蚣 *Kyllinga brevifolia* Rottb. 的带根茎全草。5—9 月，采集带根茎全草，洗净，晒干或鲜用。

3. 植物形态

多年生草本。根状茎长而匍匐，外被膜质、褐色的鳞片，具多数节间，每节上生 1 秆。秆成列地散生，细弱，株高 7～20 cm，扁三棱形，平滑，基部不膨大，具 4～5 个圆筒状叶鞘，最下面 2 个叶鞘常为干膜质，棕色，鞘口斜截形，顶端渐尖，上面 2～3 个叶鞘顶端具叶片。叶柔弱，短于或稍长于秆，平张，上部边缘和背面中肋上具细刺。叶状苞片 3 枚，极展开，后期常向下反折。穗状花序单个，极少 2～3 个，球形或卵球形，具极多数密生的小穗。小穗长圆状披针形或披针形，压扁状，具 1 朵花；鳞片膜质，下面的鳞片短于上面的，白色，具锈斑，少为麦秆黄色，背面的龙骨状突起绿色，具刺，顶端延伸成外弯的短尖，脉 5～7 条；雄蕊 3 枚，花药线形；花柱细长，柱头 2 枚，长不及花柱的 1/2。小坚果倒卵状长圆形，扁双凸状，长约为鳞片的 1/2，表面具密的细点。花、果期 5—10 月。

4. 生境分布

水蜈蚣野生于水边、路旁、水田及旷野湿地，分布于中国江苏、安徽、浙江、福建、江西、湖南、湖北、广西、广东、四川、贵州、云南等省（自治区、直辖市）。

黔西北地区的威宁、大方、纳雍、七星关等县（市、区）有水蜈蚣野生资源分布。

5. 药材性状

本品多皱缩交织成团。根茎细圆柱形，表面红棕色或紫褐色，节明显，具膜质鳞片，节上有细茎，断面粉白色。茎细具棱，深绿色或枯绿色。叶线形，基部鞘状，紫褐色，有的可见球形穗状花序，黄绿色。果实卵状长圆形，绿色，具细点。气微。

6. 性味归经

性平，味辛、微苦、甘；归肺、肝经。

7. 功能主治

疏风解表，清热利湿，活血解毒。用于感冒发热头痛、急性支气管炎、百日咳、疟疾、黄疸、痢疾、乳糜烂、疮疡肿毒、皮肤瘙痒、毒蛇咬伤、风湿性关节炎、跌打损伤。

8. 用法用量

内服：煎汤，15～30 g。外用：适量。

一百二十三、盘龙参

1. 别名

扭兰、一线香、猪鞭草、猪潦子、猪辽参、龙抱柱、龙缠柱、猪牙参、一叶一枝花。

2. 来源

本品为兰科植物绶草 *Spiranthes sinensis*（Pers.）Ames 的全草。春、夏季，采收全草，洗净，晒干或鲜用。该品种的根亦供药用。

3. 植物形态

多年生草本。株高 15～50 cm。茎直立，基部簇生数条粗厚、肉质的根，近基部生叶 2～4 片。叶条状倒披针形或条形。花序顶生，具多数密生的小花，似穗状；花白色或淡红色，螺旋状排列；花苞片卵形，长渐尖；中萼片条形，先端钝，侧萼片等长，较狭；花瓣和中萼片等长但较薄，先端极钝，唇瓣近长圆形，先端极钝，伸展，基部至中部边缘全缘，中部以上呈强烈的皱波状啮齿，在中部以上的表面具皱波状长硬毛，基部稍凹陷，呈浅囊状，囊内具 2 枚突起。

4．生境分布

绶草野生于海拔400～3 500 m的山坡林下、灌丛下、草地、路边或沟边草丛中，中国各省（自治区、直辖市）均有分布；国外，俄罗斯（西伯利亚）、蒙古、朝鲜半岛、日本、阿富汗、克什米尔地区至不丹、印度、缅甸、越南、泰国、菲律宾、马来西亚、澳大利亚等地亦产。

黔西北地区的威宁、赫章、七星关等县（市、区）均有绶草野生资源分布。

5．药材性状

本品茎呈圆柱形，具纵条纹，基部簇生数条小纺锤形块根，具纵皱纹，表面灰白色。叶条形，数枚基生，展平后呈条状披针形。有的可见穗状花序，呈螺旋状扭转。气微，味淡、微甘。

6．性味归经

性平，味甘、苦；归肺、心经。

7．功能主治

益气养阴，清热解毒。用于病后虚弱、阴虚内热、咳嗽吐血、头晕、腰痛酸软、糖尿病、遗精、淋浊、带下、咽喉肿痛、毒蛇咬伤、烫火伤、疮疡痈肿。

8．用法用量

内服：煎汤，9～15 g。外用：适量。

9．使用注意

有虚热瘀滞者忌服。

一百二十四、岩谷伞

1．别名

茴心草、茴新草、大叶藓、铁脚一把伞。

2．来源

本品为真藓科植物暖地大叶藓 Rhodobryum giganteum（Hook.）Par. 的全草。夏、秋季，采收全草，去净杂质，阴干或鲜用。

3．植物形态

株体较大，鲜绿色或略呈褐绿色，略具光泽。疏生或成片散生。茎直立，具明显横生根茎。茎下部叶片小，鳞片状，紫红色，紧密贴茎；顶叶大，簇生如花苞状，长倒卵形或长舌形，具短尖，边缘明显分化，上部有细齿，下部有时内曲，中肋长达叶尖。雌雄异株。蒴柄紫红色，直立，顶部弯曲成弓形；孢蒴下垂，圆柱形，台部短；蒴齿两层；蒴盖凸形，有短喙。孢子球形，黄棕色。

4．生境分布

暖地大叶藓生于长江流域以南的山林地，小溪边或滴水岩边亦生长，产于中国安徽、福建、甘肃、广东、贵州、广西、湖北、湖南、江西、陕西、四川、台湾、云南、西藏、浙江、山东等省（自治区、直辖市）；国外，日本、朝鲜及南亚地区亦产。

黔西北地区的威宁、赫章等县（市、区）有暖地大叶藓野生资源分布。

5．药材性状

本品多干缩。茎红褐色。茎下部叶鳞片状，贴生，膜质；顶叶簇生呈蔷薇花状，长倒卵形，边缘上部有锯齿，下部全缘，内卷。蒴柄细，孢蒴红黄色，下垂。气微，味淡、微苦。

6．性味归经

性平，味辛、苦；归经不详。

7. 功能主治

养心安神，清肝明目。用于心悸怔忡、神经衰弱；外用，治目赤肿痛。

8. 用法用量

内服：煎汤，6～9 g。外用：适量。

一百二十五、凤尾草

1. 别名

青蕨、铁脚鸡、山鸡尾、线鸡尾、双凤尾、金鸡尾、井阑草、凤凰草、小凤尾。

2. 来源

本品为凤尾蕨科植物凤尾草 *Pteris multifida* Poir 的全草。四季均可采收，挖取全草，洗净，晒干或鲜用。

3. 植物形态

多年生草本。株高可达 70 cm。地下茎粗壮，密被线状披针形的黑褐色鳞片。叶丛生，叶具柄，灰棕色或禾秆色，无毛；生孢子囊的孢子叶二回羽状分裂，上面绿色，下面淡绿色，中轴具宽翅，羽片 3～7 对，对生或近对生；上部的羽片无柄，不分裂，先端渐尖，长线形，全缘，顶端的羽片最长，下部的羽片有柄，羽状分裂或基部具 1～2 裂片，羽状分裂者具小羽片数枚，长线形，小羽片在叶轴上亦下延成翅；叶脉明显，细脉由中脉羽状分出，单一或二叉分枝，直达边缘；不生孢子囊的营养叶叶片较小，二回小羽片较宽，线形或卵圆形，边缘均有锯齿，孢子囊群线形，沿孢子叶羽片下面边缘着生，孢子囊群盖稍超出叶缘，膜质。

4. 生境分布

凤尾草野生于石灰岩地区的岩隙间或林下灌丛中，分布于中国华东、华南、华中、西南及山西、陕西等地；国外，日本、菲律宾、越南、老挝、柬埔寨、印度、尼泊尔、斯里兰卡、斐济群岛、夏威夷群岛等地亦产。

黔西北地区各县（市、区）均有凤尾草野生资源分布。

5. 药材性状

本品多扎成小捆。全草长 25～70 cm。根茎短，棕褐色，下面丛生须根，上面有簇生叶。叶柄细，有棱，棕黄色或黄绿色，长 4 cm 以上，易折断；叶片草质，一回羽状，灰绿色或黄绿色；不育叶羽片宽 4～8 cm，边缘有不整齐锯齿，能育叶长条形，宽 3～6 cm，边缘反卷。孢子囊群生于羽片下面边缘。气微，味淡或微涩。

6. 性味归经

性寒，味淡、微苦；归大肠、心、肝经。

7. 功能主治

清热利湿，凉血止血，消肿解毒。用于黄疸型肝炎、肠炎、菌痢、淋浊、带下、吐血、衄血、便血、尿血、扁桃体炎、腮腺炎、痈肿疮毒、湿疹。

8. 用法用量

内服：煎汤，9～15 g。外用：适量。

9. 使用注意

虚寒证者忌服。

一百二十六、地锦草

1. 别名

铺地红、奶浆草、铺地锦、血见愁、卧蛋草、雀儿卧蛋、小虫儿卧蛋。

2. 来源

本品为大戟科植物地锦 *Euphorbia humifusa* Willd. 的全草。夏、秋二季，采收全草，除去杂质，晒干或鲜用。

3. 植物形态

一年生草本，含白色乳汁。茎通常从根际成二歧分生为数枝，平卧地面，呈红色，通常无毛。叶2列对生，椭圆形，先端圆，基部不等形，边缘有细锯齿，上面绿色，下面绿白色；叶柄极短；托叶线形，通常3深裂。杯状聚伞花序，单生于枝腋或叶腋；总苞倒圆锥形，淡红色，边缘4裂；腺体4枚，椭圆形；雄花数朵和雌花1朵同生于总苞内；雄花仅雄蕊1枚；雌花位于花序中央，子房有长柄，3室，花柱3枚，2裂。蒴果扁卵形，有3棱，无毛。种子卵形。花期7—8月。

4. 生境分布

地锦野生于平原、荒地、路旁及田间，分布于中国各省（自治区、直辖市）。

黔西北地区的金沙等县（市、区）有地锦野生资源分布。

5. 药材性状

本品常皱缩卷曲。根细小。茎细，呈叉状分枝，表面带紫红色，光滑无毛或疏生白色细柔毛；质脆，易折断，断面黄白色，中空。单叶对生，具淡红色短柄或近无柄；叶片多皱缩或已脱落，展平后呈长椭圆形，长5～10 mm，宽4～6 mm；绿色或带紫红色，通常无毛或疏生细柔毛；先端钝圆，基部偏斜，边缘具小锯齿或呈微波状。杯状聚伞花序腋生，细小。蒴果三棱状球形，表面光滑。种子细小，卵形，褐色。气微，味微涩。

一般干品含杂质不超过3%；水分不超过10.0%；总灰分不超过12.0%；酸不溶性灰分不超过3.0%；醇溶性浸出物不少于18.0%，其中槲皮素（$C_{15}H_{10}O_7$）不少于0.10%。

6. 性味归经

性平，味辛；归肝、大肠经。

7. 功能主治

清热解毒，凉血止血，利湿退黄。用于痢疾、泄泻、咯血、尿血、便血、崩漏、疮疖痈肿、湿热黄疸。

8. 用法用量

内服：煎汤，9～20 g。外用：适量，鲜品捣敷；或研末撒患处。

一百二十七、茴茴蒜

1. 别名

水胡椒、蝎虎草、黄花草、土细辛、鹅巴掌、水杨梅、小桑子、糯虎掌、野桑椹、鸭脚板、山辣椒、青果草、小虎掌草、小回回蒜、水虎掌草、回回蒜毛茛。

2. 来源

本品为毛茛科植物茴茴蒜 *Ranunculus chinensis* Bunge 的全草。夏季，采收全草，去净杂质，晒干或鲜用。

3. 植物形态

一年或二年生草本。株高20～70 cm。须根多数，簇生。茎直立，多分枝，中空，密生开展的淡黄色糙毛。基生叶与下部叶有叶柄，三出复叶3深裂，裂片狭长，上部有少数不规则锯齿，具长柄；侧生小叶不等2～3裂，具短柄；茎上部叶较小和叶柄较短；小叶两面及叶柄均有糙毛。花序有较多疏生的花；花两性，单生；花梗有糙毛；萼片5片，狭卵形，外面被柔毛；花瓣

5枚，宽卵圆形，黄色，基部有短爪，蜜槽有卵形小鳞片；雄蕊多数；花托在果期伸长，圆柱形，有白短毛；心皮多数，无毛。瘦果扁平，无毛，边缘有棱，喙极短，呈点状。花、果期5—9月。

4. 生境分布

茴茴蒜野生于海拔700～2 500 m的平原与丘陵、溪边及田旁水湿草地，分布于中国西藏、云南、贵州、四川、陕西、甘肃、青海、新疆、内蒙古、黑龙江、吉林、辽宁、河北、山西、河南、山东、湖北、湖南、江西、江苏、安徽、浙江、广东、广西等省（自治区、直辖市）；国外，印度、朝鲜、日本、俄罗斯（西伯利亚及远东地区）亦产。

黔西北地区的大方、赫章、威宁等县（市、区）有茴茴蒜野生资源分布。

5. 药材性状

本品全草长15～50 cm。茎及叶柄均有伸展的淡黄色糙毛。三出复叶，黄绿色，基生叶及下部叶具长柄；叶片宽卵形，长3～12 cm，小叶2～3深裂，上部具少数锯齿，两面被糙毛。花序花疏生，花梗贴生糙毛；萼片5枚，狭卵形；花瓣5枚，宽卵圆形。聚合果长圆形，直径6～10 mm；瘦果扁平，长大于3 mm，无毛。气微，味淡，有毒。

6. 性味归经

性温，味辛、苦，有毒；归肝经。

7. 功能主治

消炎退肿，截疟，杀虫。用于肝炎、肝硬化腹水、疟疾、疮癞、牛皮癣。

8. 用法用量

内服：煎汤，3～9 g。外用：适量。

一百二十八、兰花参

1. 别名

土参、寒草、娃儿草、乳浆草、拐棍参、罐罐草、蛇须草、沙参草、破石珠、鼓捶草、金线草、天蓬草、葫芦草、霸王草、一窝鸡、小绿细辛、细叶沙参、金线吊葫芦。

2. 来源

本品为桔梗科植物蓝花参 *Wahlenbergia marginata*（Thunb.）A. DC. 的带根全草。夏季，采收全草，晒干或鲜用。

3. 植物形态

多年生草本。株高30 cm左右。直根较粗壮，甚长，侧根较多，淡黄色。茎细弱，直立或匍匐。叶互生，倒披针形或线状披针形，先端短尖，边缘有疏生浅锯齿，基部延长，两面疏生细毛，无柄。花单生枝顶，淡蓝色；花梗细长；花萼5裂，裂片披针形，直立；花冠蓝色，钟形，深5裂；雄蕊5枚，花丝近基部膨大，花药长椭圆形；雌蕊1枚，子房下位，倒圆锥形，3室，胚珠多数，花柱细长，柱头3裂。蒴果，倒圆锥形，基部狭窄成果柄，成熟时草黄色，由顶端萼齿间开裂。种子多数，细小，长椭圆形，黑褐色，有光泽。花期3—4月，果期5月。

4. 生境分布

蓝花参野生于路边、石坎、沙地或石缝间，有时生于山坡或沟边，在中国云南可生于海拔2 800 m处，分布于华东和湖北、湖南、四川、贵州、云南、广东、广西等地；国外，亚洲热带、亚热带地区有广泛分布。

黔西北地区的织金、黔西、七星关、赫章、威宁等县（市、区）均有蓝花参野生资源分布。

5. 药材性状

本品全草长10 cm以上。根细长，稍扭曲，有的有分枝，长4～8 cm，直径3～5 mm。表面棕褐色或淡棕黄色，具细纵纹，断面黄白。茎丛生，纤细。叶互生；无柄；叶片多皱缩，展开后呈条形或倒披针状匙形，长1～3 cm，宽2～4 mm；灰绿色或棕绿色。花单生于枝顶，浅蓝紫色。蒴果圆锥形，长约5 mm。种子多数，细小。气微，味微甜，嚼之有豆腥气。

6．性味归经

性平，味微苦；归脾、肺经。

7．功能主治

补虚，解表。用于虚损劳伤、咳血、衄血、自汗、盗汗、带下、伤风咳嗽、胃痛、泻痢、刀伤。

8．用法用量

内服：煎汤，15～30 g。外用：适量。

一百二十九、筋骨草

1．别名

苦草、散血草、苦地胆、金疮小草、青鱼胆草、白毛夏枯草。

2．来源

本品为唇形科植物筋骨草 *Ajuga ciliata* Bunge. 的全草。春、夏、秋季，均可采集全草，晒干或鲜用。

3．植物形态

多年生草本。株高25～50 cm。茎四棱形，紫红色或绿紫色，通常无毛。叶对生，具短柄，基部抱茎；叶片卵状椭圆形至狭椭圆形，先端钝或急尖，基部楔形，下延，两面略被糙伏毛，边缘具不整齐的双重牙齿。轮伞花序多花，密集成顶生穗状花序；苞片叶状，卵圆形；花萼漏斗状钟形，具10脉，萼齿5枚，整齐；花冠紫色，具蓝色条纹，筒近基部有一毛环，二唇形，上唇短，直立，2裂，下唇增大，3裂；雄蕊4枚，二强，伸出；花盘小，环状，前方具一指状腺体；子房无毛。小坚果长圆状三棱形，背部具网状皱纹，果脐大，几占整个腹面。花期4—8月，果期7—9月。

4．生境分布

筋骨草野生于海拔340～1 800 m的草地、林下或山谷溪旁，分布于中国河北、山西、陕西、甘肃、山东、浙江、河南、四川、贵州等省（自治区、直辖市）。

黔西北地区的织金、大方、七星关等县（市、区）有筋骨草野生资源分布。

5．药材性状

本品全草长10～35 cm。根细小，暗黄色，地上部分灰黄色或黄绿色，密被白色柔毛。细茎丛生，质较柔韧，不易折断。叶对生，多皱缩、破碎。完整叶片展平后呈匙形或倒卵状披针形，长3～6 cm，宽15～25 mm，绿褐色，边缘有波状粗齿，叶柄具狭翅。轮伞花序腋生，小花二唇形，黄棕色。气微，味苦。

6．性味归经

性寒，味苦；归肺经。

7．功能主治

清热解毒，凉血消肿。用于咽喉肿痛、肺热咯血、跌打肿痛。

8．用法用量

内服：煎汤，15～30 g。外用：适量。

一百三十、毛青杠

1. 别名

斩龙剑、小紫金牛、红刺毛藤、毛茎紫金牛。

2. 来源

本品为紫金牛科植物九节龙 *Ardisia pusilla* A. DC. 的干燥全株。秋、冬季，采挖全株，洗净，晒干。

3. 植物形态

亚灌木状小灌木，蔓生，长30～40 cm，具匍匐茎，逐节生根；直立茎高不及10 cm，幼时密被长柔毛，以后无毛。叶对生或近轮生，叶片坚纸质，椭圆形或倒卵形，顶端急尖或钝，基部广楔形或近圆形，长2.5～6.0 cm，宽1.5～3.5 cm，边缘具锯齿和细齿，具疏腺点，叶面被糙伏毛，毛基部常隆起，下面被柔毛及长柔毛，以中脉为多，侧脉约7对，明显，直达齿尖或连成不明显边脉；叶柄短，被毛。伞形花序，单一，侧生，被毛；花序梗长达3.5 cm，花梗短；花小，萼片披针状钻形；花瓣白色或带微红色，广卵形，顶端急尖，具腺点；雄蕊与花瓣近等长，花药卵形，背部具腺点；雌蕊与花瓣等长，子房卵珠形，无毛。果球形，红色，具腺点。花期5—7月，果期与花期相近。

4. 生境分布

九节龙野生于低山林下、路旁、溪边荫湿的地方，或石上土质肥沃的地方，产于中国江西、福建、台湾、湖南、广东、广西、四川、贵州等省（自治区、直辖市）；国外，朝鲜，日本、菲律宾亦产。

黔西北地区各县（市、区）均有九节龙野生资源分布。

5. 药材性状

本品根茎近圆柱形，长10～20 cm，直径2～3 mm，表面浅褐色或浅棕褐色，有棕色卷曲毛茸；质脆，易折断，断面类白色或浅棕色。叶片近菱形，上表面被棕色倒伏粗毛，下表面被柔毛，中脉处尤多，边缘具粗锯齿。有时可见腋生的伞形花序。气弱，味苦、涩。

6. 性味归经

性温，味苦、辛。归经不详。

7. 功能主治

清热利湿，活血消肿。用于风湿痹痛、黄疸、血痢腹痛、痛经、跌打损伤、痈疮肿毒、蛇咬伤。

8. 用法用量

内服：煎汤，5～15 g；或浸酒。

一百三十一、鱼腥草

1. 别名

臭草、臭菜、折耳根、侧耳根、猪鼻孔、鱼鳞草、臭根草、臭灵丹、九节莲、狗贴耳、肺形草、猪姆耳、秋打尾、狗子耳、鱼鳞真珠草。

2. 来源

本品为三白草科植物蕺菜 *Houttuynia cordata* Thunb. 的新鲜全草或干燥地上部分。鲜品全年均可采割；干品于夏季茎叶茂盛花穗多时采收，除去杂质，晒干或鲜用。

3. 植物形态

多年生腥臭草本。株高可达60 cm。茎下部伏地，节上轮生小根，上部直立，无毛或节上被毛。叶互生，薄纸质，有腺点；叶具柄；托叶膜质，条形，下部与叶柄合生为叶鞘，基部扩大，略抱茎；叶片卵形或阔卵形，先端短渐尖，基部心形，全缘，上面绿色，下面常呈紫红色，两面脉上被柔毛。穗状花序生于茎顶，与叶对生；总苞片4枚，长圆形或倒卵形，白色；花小而密，无花被；雄蕊3枚，花丝长为花药的3倍，下部与子房合生；雌蕊1枚，由3心皮组成，子房上位，花柱3枚，分离。蒴果卵圆形，先端开裂，具宿存花柱。种子多数，卵形。花期5—6月，果期10—11月。

4. 生境分布

蕺菜野生于沟边、溪边或林下湿地，产于中国中部、东南至西南、西北部各省（自治区、直辖市），东起台湾，西南至云南、西藏，北达陕西、甘肃均有分布；国外，亚洲东部和东南部，以及日本、印度尼西亚爪哇岛地区亦产。

黔西北地区各县（市、区）均有蕺菜野生资源分布；2019年，毕节市威宁、赫章、大方、织金、纳雍、金沙等县（市、区）栽培蕺菜12 000多亩。

5. 药材性状

（1）鲜鱼腥草。茎呈圆柱形，长20～45 cm，直径2.5～4.5 mm；上部绿色或紫红色，下部白色，节明显，下部节上生有须根，无毛或被疏毛。叶互生，叶片心形，长3～10 cm，宽3～11 cm，先端渐尖，全缘；上表面绿色，密生腺点，下表面常紫红色；叶柄细长，基部与托叶合生成鞘状。穗状花序顶生。具鱼腥气，味涩。

（2）干鱼腥草。茎呈扁圆柱形，扭曲，表面黄棕色，具纵棱数条；质脆，易折断。叶片卷折皱缩，展平后呈心形，上表面暗黄绿色至暗棕色，下表面灰绿色或灰棕色。穗状花序黄棕色。

一般干鱼腥草含水分不超过15.0%，酸不溶性灰分不超过2.5%，水溶性浸出物不少于10.0%。

6. 性味归经

性微寒，味辛；归肺经。

7. 功能主治

清热解毒，消痈排脓，利尿通淋。用于肺痈吐脓、痰热喘咳、热痢、热淋、痈肿疮毒。

8. 用法用量

内服：煎汤，15～25 g，不宜久煎；鲜品用量加倍，水煎或捣汁服。外用：适量，捣敷；或煎汤熏洗患处。

一百三十二、小飞蓬

1. 别名

臭艾、苦蒿、破布艾、鱼胆草、竹叶艾、小山艾、蛇舌草、祁州一枝蒿。

2. 来源

本品为菊科植物小蓬草 *Erigeron canadensis* L. 的全草。夏、秋季，采收全草，洗净，晒干或鲜用。

3. 植物形态

一年生草本。株高50～100 cm。具锥形直根。茎直立，有细条纹及粗糙毛，上部多分枝，呈圆锥状，小枝柔弱。单叶互生；基部叶近匙形，先端尖，基部狭，全缘或具微锯齿，边缘有长睫毛，无明显的叶柄；上部叶条形或条状披针形。头状花序多数，有短梗，密集成圆锥状或伞房圆锥状；总苞半球形，总苞片 2～3 层，条状披针形，边缘膜质，近无毛；舌状花直立，白色微紫，条形至披针形；两性花筒状，5 齿裂。瘦果矩圆形；冠毛灰白色，刚毛状。花期 5—9 月。

4．生境分布

小蓬草野生于山坡、草地或田野、路旁，原产于北美洲；在中国，分布于东北地区及内蒙古、山西、陕西、山东、浙江、江西、福建、台湾、河南、湖北、广西、四川、贵州、云南等地。

黔西北地区的黔西、大方、七星关等县（市、区）有小蓬草野生资源分布。

5．药材性状

本品茎直立，表面黄绿色或绿色，具细棱及粗糙毛。单叶互生，叶片展平后线状披针形，基部狭，先端渐尖，疏锯齿或全缘，有长缘毛。多数小头状花序集成圆锥花序，花黄棕色。气香特异，味微苦。

6．性味归经

性凉，味微苦、辛；归经不详。

7．功能主治

清热利湿，散瘀消肿。用于肠炎、痢疾、传染性肝炎、胆囊炎；外用，治牛皮癣、跌打损伤、疮疖肿毒、风湿骨痛、外伤出血。鲜叶捣汁治中耳炎、眼结膜炎。

8．用法用量

内服：煎汤，15～30 g。外用：适量。

一百三十三、大丁草

1．别名

米汤菜、烧金草、豹子药、苦马菜、鸡毛蒿、踏地香、龙根草、翻白叶、白小米菜。

2．来源

本品为菊科植物大丁草 *Leibnitzia anandria*（L.）Turczaninow 的干燥全草。开花前，采收全草，洗净，晒干。

3．植物形态

多年生草本。植株分春、秋二型。春型者：植株较矮小，高 8～20 cm；花茎直立，初有白色蛛丝毛密生，后渐脱落，上具线形苞片数枚；基部叶丛生，呈莲座状，椭圆状广卵形，先端圆钝，基部心脏形。秋型者：植株高大，高 30～60 cm；基部叶倒披针状长椭圆形，或椭圆状广卵形，先端圆钝，基部逐渐狭窄成柄，边缘提琴状羽状分裂，顶端裂片卵形，边缘具不规则的圆齿，齿端凸头，上面绿色，下面密具白色蛛丝毛。头状花序单生；总苞筒状钟形，苞片约 3 层，外层苞片较短，线形，内层苞片线状披针形；舌状花紫红色。瘦果两端收缩；具冠毛。春花期 4—5 月，秋花期 8—11 月。

4．生境分布

大丁草野生于海拔 650～2 580 m 的山顶、山谷丛林、荒坡、沟边或风化的岩石上，在中国，东起台湾，北至宁夏经内蒙古达黑龙江，南抵广东、广西，西南至云南、贵州等省（自治区、直辖市）均有分布；国外，俄罗斯、日本、朝鲜亦产。

黔西北地区的威宁、赫章、七星关等县（市、区）有大丁草野生资源分布。

5．药材性状

本品卷缩成团，枯绿色。根茎短，下生多数细须根。植株有大小之分。基生叶丛生，莲座状；叶片椭圆状宽卵形，长 2.0～5.5 cm，先端钝圆，基部心形，边缘浅齿状。花葶长 8～19 cm，有的具白色蛛丝毛，有条形苞叶。头状花序单生，直径约2 cm，小植株花序边缘为舌状花，淡紫红色，中央花管状，黄色，植株仅有管状花。瘦果纺锤形，两端收缩。气微，味辛辣、苦。

6. 性味归经

性温，味苦，无毒；归经不详。

7. 功能主治

祛风湿，解毒。用于风湿麻木、咳喘、疔疮。

8. 用法用量

内服：煎汤，15～30 g。外用：适量。

一百三十四、地桃花

1. 别名

野桃花、天下捶、野茄子、小朝阳、假桃花、野梅花、粘油子、羊带归、红花地桃花。

2. 来源

本品为锦葵科植物地桃花 *Urena lobata* L. 的干燥全草或根。根全年均可采收，全草秋季采收，洗净，晒干。

3. 植物形态

直立亚灌木状草本。株高达1 m。小枝被星状绒毛。茎下部的叶近圆形，长4～5 cm，宽5～6 cm，先端浅3裂，基部圆形或近心形，边缘具锯齿；中部的叶卵形，长5～7 cm，宽3～7 cm；上部的叶长圆形至披针形，长4～7 cm，宽1.5～3.0 cm；叶上面被柔毛，下面被灰白色星状绒毛；叶柄长1～4 cm，被灰白色星状毛；托叶线形，早落。花腋生，单生或丛生，淡红色；花梗短，被绵毛；小苞片5枚，基部1/3合生；花萼杯状，裂片5枚，较小苞片略短，两者均被星状柔毛；花瓣5枚，倒卵形，外面被星状柔毛；雄蕊柱短，无毛；花柱枝10枚，微被长硬毛。果扁球形，直径约1 cm，分果爿被星状短柔毛和锚状刺。花期7—10月。

4. 生境分布

地桃花喜生于干热的空旷地、草坡或疏林下，产于中国长江以南各省（自治区、直辖市）；国外，越南、柬埔寨、老挝、泰国、缅甸、印度和日本等地亦产。

黔西北地区的威宁等县（市、区）有地桃花野生资源分布。

5. 药材性状

本品干燥根呈圆柱形，略弯曲，支根少数，上生多数须根，表面淡黄色，具纵皱纹；质硬，断面呈破裂状。茎灰绿色至暗绿色，具粗浅的纵纹，密被星状毛和柔毛，上部嫩枝具数条纵棱；质硬，木部断面不平坦，皮部富纤维，难以折断。叶多破碎，完整者多卷曲，上表面深绿色，下表面粉绿色，密被短柔毛和星状毛，掌状网脉，下面突出；叶腋有宿存的托叶。气微，味淡。

6. 性味归经

性凉，味甘、辛；归肺、脾经。

7. 功能主治

清热解毒，祛风利湿，活血消肿。用于感冒、风湿痹痛、痢疾、泄泻、淋证、带下、月经不调、跌打肿痛、喉痹、乳痈、疮疖、毒蛇咬伤。

8. 用法用量

内服：煎汤，用量30～60 g。外用：适量，捣敷。

9. 使用注意

虚寒者忌服。

一百三十五、走游草

1. 别名

爬山虎、藤五甲、红五加、蛇蜈巴、小红藤、小红药、铜丝绊、痰五加、五加皮、岩五加、毛五加、小走游草、五爪金龙、上树蜈蚣、小五爪金龙、五叶崖爬藤。

2. 来源

本品为葡萄科植物崖爬藤 *Tetrastigma obtectum*（Wall.）Planch. 的干燥全株或根。秋季，挖取全株，去净泥沙及杂质，切碎，晒干；冬季，挖取根部，洗净，切片，晒干。

3. 植物形态

常绿或半常绿木质藤本。小枝稍有棱，被柔毛；卷须有数个分枝，顶端有吸盘。掌状复叶互生；总叶柄长 7～11 cm，被柔毛，有苞片；小叶通常 5 片，有时 3 片，中间小叶菱状倒卵形，先端渐尖，基部楔形；侧生小叶常偏斜，基部常不对称，两面无毛，边缘有稀疏的具尖头的小锯齿，上面绿色，下面带粉白色或锈色。花单性，伞形花序；花小，黄绿色；花梗有毛；花萼小，近无齿，浅碟状；花瓣 4 枚，卵形，顶端具极短的角；雄花有雄蕊 4 枚，与花瓣对生，花药近圆形，花盘贴于子房基部，不显著；雌花子房无毛，宽圆锥状，柱头 4 裂。果序长达 6 cm，浆果球形或倒卵形，成熟时黑紫色。花期 4—6 月，果期 8—11 月。

4. 生境分布

崖爬藤野生于海拔 250～2 400 m 的山区岩石或林下石壁上，分布于中国云南、贵州、四川、甘肃、湖南、福建、台湾、广西等省（自治区、直辖市），主产于四川、云南等地。

黔西北地区的金沙、黔西、七星关等县（市、区）有崖爬藤野生资源分布。

5. 药材性状

本品藤茎细长，节间较长。叶紫红色，略肉质。根少。以根入药尤佳。

6. 性味归经

性温，味辛；归肝、脾、肾经。

7. 功能主治

祛风除湿，活血通络，解毒消肿。用于风湿痹痛、跌打损伤、痰核流注、痈疮肿毒、毒蛇咬伤。

8. 用法用量

内服：煎汤，10～15 g；或浸酒。外用：适量，煎水洗；或捣敷；或研末撒、麻油调涂。

一百三十六、百蕊草

1. 别名

小草、地石榴、白风草、一棵松、凤芽蒿、百乳草、细须草、青龙草、珊瑚草、打食草、石菜子、松毛参。

2. 来源

本品为檀香科植物百蕊草 *Thesium chinense* Turcz. 的干燥全草。夏、秋季，采收全草，洗净，晒干。

3. 植物形态

多年生柔弱草本。株高 15～40 cm。全株被白粉，无毛。茎细长，簇生，基部以上疏分枝，斜升，有纵沟。叶线形，长 1.5～3.5 cm，顶端急尖或渐尖，具单脉。花单一，5 数，腋生；花梗短；苞片1枚，线状披针形；小苞片2枚，线形，边缘粗糙；花被绿白色，花被管呈管状，花被裂片顶端锐尖，内弯，内面的微毛不明显；雄蕊不外伸；子房无柄，花柱极短。坚果椭圆状或近球形，淡绿色，表面有明显、隆起的网脉，顶端的宿存花被近球形。花期4—5月，果期6—7月。

4. 生境分布

百蕊草生于荫蔽湿润或潮湿的小溪边、田野、草甸，也见于草甸和沙漠地带边缘、干草原与栎树林的石砾坡地上，中国黑龙江、辽宁、吉林、山西、四川、贵州、广东等省（自治区、直辖市）均产；国外，日本、朝鲜也有分布。

黔西北地区的威宁等县（市、区）有百蕊草野生资源分布。

5. 药材性状

本品全草多分枝，长20 cm以上。根圆锥形，直径1～4 mm；表面棕黄色，有纵皱纹，具细支根。茎丛生，纤细，长12～30 cm，暗黄绿色，具纵棱；质脆，易折断，断面中空。叶互生，线状披针形，长1～3 cm，宽0.5～15.0 mm，灰绿色。小花单生于叶腋，近无梗。坚果近球形，直径约2 mm，表面灰黄色，有网状雕纹，有宿存叶状小苞片2枚。气微，味淡。以果多、色灰绿者为佳。

6. 性味归经

性寒，味辛、微苦；归脾、肾经。

7. 功能主治

清热，利湿，解毒。用于风热感冒、中暑、肺痈、乳蛾、淋巴结结核、乳痈、疖肿、淋证、黄疸、腰痛、遗精。

8. 用法用量

内服：煎汤，9～30 g；研末或浸酒。外用：适量，研末调敷。

一百三十七、一支箭

1. 别名

青藤、小青藤、蛇咬子。

2. 来源

本品为瓶尔小草科植物瓶尔小草 *Ophioglossum vulgatum* L.、尖头瓶尔小草 *Ophioglossum pedunculosum* Desv.、钝头瓶尔小草 *Ophioglossum petiolatum* Hook.、狭叶瓶尔小草 *Ophioglossum thermale* Kom. 等的干燥带根全草。春、夏季，采挖带根全草，洗净泥沙，阴干或鲜用。

3. 植物形态

（1）瓶尔小草。多年生小草本。植株高10～20 cm。根茎圆柱形，短而直立；自根茎从生肉质粗根。具总梗1～3个，长10～20 cm。营养叶1枚，肉质或草质，从总柄5～10 cm处生出，狭卵形或长圆状卵形，顶端钝圆或锐尖，全缘，基部长楔形而下延，无柄；叶脉网状。孢子囊穗呈柱状，自总柄顶端生出，柄长6～15 cm，先端具突尖，远长于营养叶；孢子囊扁球形，无柄，无环带，熟时横裂；孢子呈球状四面体。

（2）尖头瓶尔小草。又名一支箭。多年生小草本。植株高15～25 cm。具短而直立的根茎和肉质簇生的粗根。叶单一；总柄纤细，长10～20 cm；营养叶自总柄下部6～10 cm处生出，叶片草质，卵圆形，长3～6 cm，宽2～3 cm，近基部最宽，近圆楔形，略下延，全缘，先端圆钝或有小突尖；叶脉网状。孢子叶自营养叶基部抽出，具长柄，高出营养叶。孢子囊穗条形，长3～4 cm，先端具突尖，从总柄顶端生出有8～16 cm长的柄。

（3）钝头瓶尔小草。植株具短而直立的根茎。根簇生，肉质而粗壮，呈水平横走如匍匐茎，从先端生出新植株。总叶柄长 9～15 cm；营养叶草质，单生，自总柄上部抽出，宽卵形，长 3～5 cm，宽 2～3 cm，先端钝圆，全缘，基部圆形并下延，无柄；网状脉明显。孢子叶自营养叶基部抽出，长 6～9 cm。孢子囊穗线形，长 2.5～3.0 cm。

（4）狭叶瓶尔小草。多年生草本。植株高 10～20 cm。根茎短而直立。根肉质，簇生，纤细，不分枝。叶单生，或 2～3 片同由根部生出；总叶柄纤细，长 3～6 cm，绿色或埋于土中的部分呈灰白色；营养叶草质，从总柄下部 3～6 cm 处生出；倒披针形或长圆状倒披针形，长 2～5 cm，宽 0.3～1.0 cm，基部狭楔形，全缘，先端微尖或稍钝；叶脉网状。孢子叶自总柄顶端抽出，具 5～7 cm 长的柄，高出营养叶。孢子囊穗狭线形，长 2～3 cm，先端具小突尖，由 15～28 对孢子囊组成；孢子灰白色。

4. 生境分布

（1）瓶尔小草。野生于海拔 350～3 000 m 的林下潮湿草地、灌木林中或田边，分布于中国长江中下游及其以南各地和陕西南部等地区。

（2）尖头瓶尔小草。野生于海拔 1 000 m 左右的灌丛山坡，产于中国福建、台湾、广东、安徽、江西、贵州、云南等省（自治区、直辖市）；国外，亚洲热带、亚热带的其他地区亦产。

（3）钝头瓶尔小草。野生于开阔的灌丛山坡，可达海拔 3 000 m，分布于中国贵州、云南、四川、陕西、台湾等省（自治区、直辖市）；国外，亚洲热带和亚热带地区、澳大利亚、新西兰等地也有分布。

（4）狭叶瓶尔小草。野生于山地草坡或温泉附近，产于中国东北、河北、陕西、江苏、江西、四川、云南等地；国外，俄罗斯远东地区堪察加半岛、朝鲜及日本等地亦产。

以上 4 种药用植物，黔西北地区的威宁、黔西、七星关等县（市、区）有瓶尔小草野生资源分布；黔西等县（市、区）有尖头瓶尔小草、钝头瓶尔小草野生资源分布；赫章等县（市、区）有狭叶瓶尔小草野生资源分布。

5. 药材性状

（1）瓶尔小草。全体呈卷缩状。根茎短。根多数，肉质，具纵沟，深棕色。叶通常 1 枚，总柄长 9～20 cm。营养叶从总柄基部以上 6～9 cm 处生出，皱缩，展开后呈卵状长圆形或狭卵形，长 3～6 cm，宽 2～3 cm，先端钝或稍急尖，基部楔形下延，微肉质，两面均淡褐黄色，叶脉网状。孢子叶线形，自总柄顶端生出。孢子囊穗长 2.5～3.5 cm，先端尖，孢子囊排成 2 列，无柄。质地柔韧，不易折断。气微，味淡。

（2）尖头瓶尔小草。全体卷缩状。根茎短。根细小，圆柱形，弯曲，黄棕色。叶 2～3 枚，总叶柄长 10～20 cm。营养叶展开后呈卵圆形，长 3～6 cm，宽 2.0～2.5 cm，先端钝或稍急尖，基部圆楔形或阔楔形，柄长 0.5～1.0 cm，两侧有狭翅，草质，表面绿黄色，叶脉网状。孢子囊穗条形，长 2.5～3.0 cm，先端尖，从总柄顶端生出，有 8～15 cm 长的柄。质柔软，难折断。气微，味淡。

（3）钝头瓶尔小草。总叶柄长 9～15 cm。营养叶矩圆形或广卵形，长 3～5 cm，宽 2～3 cm，先端钝圆，基部圆形或略下延，无柄，草质，叶脉网状。

（4）狭叶瓶尔小草。总叶柄长 3～6 cm。营养叶披针形或倒披针形、狭椭圆形，长 2～5 cm，宽 0.3～1.0 cm，先端渐尖，基部渐狭，无柄，草质，网脉不明显。

6. 性味归经

性微寒，味苦、甘；归肝经。

7. 功能主治

清热解毒，活血散瘀。用于痈肿疮毒、疥疮身痒、跌打损伤、瘀血肿痛、毒蛇咬伤、烧烫伤、瘀滞腹痛。

8. 用法用量

内服：煎汤，15～30 g。外用：适量，鲜品捣敷；或煎水洗；或研末调敷。

一百三十八、猪鬃草

1. 别名

岩棕、黑草、岩甲、猪毛七、铁线草、铁丝纽、鱼鳞草、乌脚芒、猪鬃漆、降龙草、石中珠、猪毛漆、石长生、碰碰草、铁光棍、猪棕七、猪鬃七、肺心草、扫把萁、水猪毛七、青丝还阳、铁丝分金、铁骨狼萁、小猪毛七、猪毛肺筋草、扇叶铁线蕨。

2. 来源

本品为铁线蕨科植物铁线蕨 *Adiantum capillus-veneris* L. 的全草。夏、秋季，采收全草，洗净，晒干或鲜用。

3. 植物形态

多年生草本。植株高 15～40 cm。根状茎细长横走，密被棕色披针形鳞片。叶远生或近生；柄长 5～20 cm，纤细，栗黑色，有光泽，基部被与根状茎上同样的鳞片，向上光滑；叶片卵状三角形，尖头，基部楔形，中部以下多为二回羽状，中部以上为一回奇数羽状；羽片 3～5 对，互生，斜向上，有柄，基部一对较大，长圆状卵形，圆钝头，一至二回奇数羽状，侧生小羽片 2～4 对，互生，斜向上，大小近相等或基部一对略大，对称或不对称的斜扇形或近斜方形，上缘圆形，具 2～4 浅裂或深裂成条状的裂片，不育裂片先端钝圆形，具阔三角形的小锯齿或具啮蚀状的小齿，能育裂片先端截形、直或略下陷，全缘或两侧具有啮蚀状的小齿，两侧全缘，基部渐狭成偏斜的阔楔形，具纤细栗黑色的短柄，顶生小羽片扇形，基部为狭楔形，往往大于其下的侧生小羽片，具短柄；第二对羽片之后，向上各对均与基部一对羽片同形而渐变小。叶脉多回二歧分叉，直达边缘，两面均明显。叶干后薄草质，草绿色或褐绿色，两面均无毛；叶轴、各回羽轴和小羽柄均与叶柄同色，往往略向左右曲折。孢子囊群每羽片 3～10 枚，横生于能育的末回小羽片的上缘；囊群盖长形、长肾形成圆肾形，上缘平直，淡黄绿色，老时棕色，膜质，全缘，宿存。孢子周壁具粗颗粒状纹饰，处理后常保存。

4. 生境分布

铁线蕨常生于海拔 100～2 800 m 的流水溪旁石灰岩上或石灰岩洞底和滴水岩壁上，为钙质土的指示植物，广泛分布于中国台湾、福建、广东、广西、湖南、湖北、江西、贵州、云南、四川、甘肃、陕西、山西、河南、河北、北京等省（自治区、直辖市）；国外，非洲、北美洲、南美洲、欧洲、大洋洲及亚洲温暖地区亦产。

黔西北地区的威宁、七星关、金沙等县（市、区）有铁线蕨野生资源分布。

5. 药材性状

本品长 10～20 cm，根状茎下部生多数纤细须根，上部被褐色披针形鳞片，叶柄纤细，亮栗色，状如铁线，叶轴顶部着地部分生有须根；羽片膜质，团扇形，灰绿色，基部有关节与叶柄相连，外缘 2～5 处浅裂，裂片顶部生有孢子囊群，全缘，不育部分的边缘具波状钝齿，叶脉扇状分叉，小脉直达叶缘。孢子囊群盖线状长圆形或肾形。气微，味微苦。以质干，叶多，色灰绿者为佳。

6. 性味归经

性凉，味苦；归肝、肾经。

7. 功能主治

清热解毒，利水通淋。用于感冒发热、肺热咳嗽、湿热泄泻、痢疾、淋浊、带下、乳痈、瘰疬、疔毒、烫伤、毒蛇咬伤。

8. 用法用量

内服：煎汤，15～30 g；或浸酒。外用：适量，煎水洗；或研末调敷。

一百三十九、三白草

1. 别名

水木通、五路白、白水鸡、白面姑、过塘莲、三点白、水牛草、白花莲、白叶莲、田三白，土玉竹、白黄脚、五叶白、白桔朝、天性草、一白二白、水伴深乌、水九节莲、白花照水莲。

2. 来源

本品为三白草科植物三白草 *Saururus chinensis*（Lour.）Baill. 的干燥地上部分。全年均可采收，割取地上部分，洗净，晒干。

3. 植物形态

见第250页，“三白草根”部分。

4. 生境分布

见第250页，“三白草根”部分。

5. 药材性状

本品茎呈圆柱形，有纵沟4条，一条较宽广；断面黄色，纤维性，中空。单叶互生，叶片卵形或卵状披针形，长4～15 cm，宽2～10 cm；先端渐尖，基部心形，全缘，基出脉5条；叶柄较长，有纵皱纹。总状花序于枝顶与叶对生，花小，棕褐色。蒴果近球形。气微，味淡。

一般干品含杂质不超过3%，水分不超过13.0%，总灰分不超过12.0%，酸不溶性灰分不超过3.0%，醇溶性浸出物不少于10.0%，三白草酮（$C_{20}H_{20}O_6$）不少于0.10%。

6. 性味归经

性寒，味甘、辛；归肺、膀胱经。

7. 功能主治

利尿消肿，清热解毒。用于水肿、小便不利、淋沥涩痛、带下；外用，治疮疡肿毒、湿疹。

8. 用法用量

内服：煎汤，15～30 g。外用：鲜品适量，捣敷患处。

一百四十、糯米藤

1. 别名

九股牛、捆仙绳、糯米莱、糯米草、米浆藤、生扯拢、玄麻根、红米藤、红饭藤、雾水葛、自消散、铁节草、土加藤、筲箕藤、红石薯、猪仔菜、贯线草、小铁箍、小粘药、红头带、意心藤、小拔毒散、铁箍蔓草、蔓苎麻根。

2. 来源

本品为荨麻科植物糯米团 *Gonostegia hirta*（Bl.）Miq. 的干燥带根全草。全年均可采收，挖取带根全草，去净泥土、杂质，晒干。

3. 植物形态

多年生草本，有时茎基部变木质。茎蔓生、铺地或渐升，长可达100 cm，不分枝或分枝，上部带四棱形，有短柔毛。叶对生；叶片草质或纸质，宽披针形至狭披针形、狭卵形、稀卵形或椭圆形，顶端长渐尖至短渐尖，基部浅心形或圆形，边缘全缘，上面稍粗糙，有稀疏短伏毛或近无毛，下面沿脉有疏毛或近无毛，基出脉3～5条；具叶柄；托叶钻形。团伞花序腋生，通常两性，有时单性，雌雄异株；苞片三角形。雄花：具花梗；花蕾直径约2 mm，在内折线上有稀疏长柔毛；花被片5枚，分生，倒披针形，顶端短骤尖；雄蕊5枚，花丝条形；退化雌蕊极小，圆锥状。雌花：花被菱状狭卵形，顶端有2小齿，有疏毛，果期呈卵形，有10条纵肋；柱头长约3 mm，有密毛。瘦果卵球形，白色或黑色，有光泽。花期5—9月，果期9—10月。

4. 生境分布

糯米团野生于海拔100～1 000 m的丘陵或低山林中、灌丛中、沟边草地，在云贵高原一带生长于海拔1 500～2 700 m处，分布于中国陕西、江苏、安徽、浙江、福建、河南、湖南、广东、广西、四川、贵州、云南、西藏等省（自治区、直辖市）；亚热带地区及澳大利亚亦产。

黔西北地区的织金等县（市、区）有糯米团野生资源分布。

5. 药材性状

本品为干燥带根全草。根粗壮，肉质，圆锥形，有支根；表面浅红棕色；不易折断，断面略粗糙，呈浅棕黄色。茎黄褐色。叶多破碎，暗绿色，粗糙有毛，润湿展平后，3条基脉明显，背面网脉明显。有时可见簇生的花或瘦果，果实卵形，顶端尖，约具10条细纵棱。气微，味淡。

6. 性味归经

性凉，味甘、微苦；归经不详。

7. 功能主治

清热解毒，健脾消积，利湿消肿，散瘀止血。用于乳痈、肿毒、痢疾、消化不良、食积腹痛、疳积、带下、水肿、小便不利、痛经、跌打损伤、咳血、吐血、外伤出血。

8. 用法用量

内服：煎汤，10～30 g。外用：鲜品适量，捣敷患处。

一百四十一、万年藓

1. 别名

天朋草。

2. 来源

本品为万年藓科植物万年藓 *Climacium dendroides* Web. et Mohr 的干燥植物体。春、夏季，采收全草，除净杂质，晒干。

3. 植物形态

植物体粗大呈树形。地下茎匍匐横生，具假根及膜质鳞状小叶。地上茎直立，多分枝，高达15～20 cm，分枝密布绿色鳞毛。茎上部的叶及分枝基部的叶片呈宽卵状三角形或卵状披针形，基部略下延。中肋单一，达于叶尖前终止，叶片上部细胞狭菱形，叶角部细胞圆形，无色半透明。分枝上部的叶片较小，狭长披针形，叶缘锯齿达于中部。雌雄异株。蒴柄细长，长2～4 cm，红色；孢蒴直立，长柱形，多出；蒴盖高圆锥形；蒴帽兜形，包盖全孢蒴。

4. 生境分布

万年藓生于潮湿的针阔叶林或沼泽地附近，分布于中国西南及吉林、辽宁、陕西、江苏、安徽、浙江、福建等地。

黔西北地区的威宁、赫章等县（市、区）有万年藓野生资源分布。

5. 药材性状

本品干燥全草呈黄绿色，略有光泽。茎坚硬，密被红棕色假根，有分枝，下部被鳞片，顶部树形分枝，被鳞片。叶紧密贴生，茎叶宽心形，枝叶卵圆柱状披针形，纵折，具叶耳；叶缘上部具粗齿。蒴柄细长，紫红色，孢蒴长卵形。气微，味淡。

6. 性味归经

性寒，味苦；归经不详。

7. 功能主治

清热除湿，舒筋活络。用于风湿劳伤、筋骨疼痛。

8. 用法用量

内服：煎汤，6～9 g。

一百四十二、龙须菜

1. 别名

海菜、线菜。

2. 来源

本品为江蓠科植物真江蓠 *Gracilaria asiatica* C. F. Chang et B. M. Xia. 的全草。全年均可采收，但以夏、秋季采收的全草量大，洗净，晒干或鲜用。

3. 植物形态

藻体淡褐色至暗褐色，有时浅紫褐色或带黄绿色，近软骨质，单生或丛生，一般高 5～50 cm，稀可达 2 m 以上，线状，圆柱形，一般具有 1 个及顶的主干，分枝不规则，互生或偏生，1～2 次，枝长短不一，基部略收缩。髓部薄壁细胞大，皮层由 2～5 层较小细胞组成，含色素体。四分孢子囊肉红色，于体表呈斑状突起。精子囊淡黄色，生于皮层浅坑或生殖窝的下陷部分。囊果球形或半球形，常突出于成熟的雌配子体表面。藻体固着器盘状。

4. 生境分布

真江蓠野生于中潮带至潮下带岩石上，在平静的内湾及肥沃水区长得粗大色深；人工养殖在木、竹等附着物上。

黔西北地区的威宁县有真江蓠野生资源分布。

5. 药材性状

本品藻体紫褐色、浅紫褐色或微带黄绿色。主枝细圆柱形，直径约 2 mm，有不规则分枝，互生或偏生，长短不一，基部略缢缩。固着器盘状。气腥，味咸。

6. 性味归经

性寒，味甘、咸，无毒；归经不详。

7. 功能主治

清热，化痰软坚，利水。用于内热、痰结瘿瘤、小便不利。

8. 用法用量

内服：煎汤，9～15 g。

一百四十三、冷水丹

1. 别名

狗肉香、高脚细辛。

2．来源

本品为马兜铃科植物马蹄香 *Saruma henryi* Oliv. 的干燥全草。夏、秋季，采挖全草，除去泥土、杂质，摊通风处阴干或鲜用。

3．植物形态

多年生直立草本。株高 50～100 cm，被灰棕色短柔毛。根茎粗壮，有多数细长须根。叶具柄，被毛；叶心形，先端短渐尖，基部心形，两面和边缘均被柔毛。花单生；花有梗，被毛；萼片心形；花瓣黄绿色，肾状心形，基部耳状心形，有爪；雄蕊与花柱近等高，花药长圆形，药隔不伸出；心皮大部离生，花柱不明显，柱头细小，胚珠多数，着生于心皮腹缝线上。蒴果蓇葖状，成熟时沿腹缝线开裂。种子三角状倒锥形，背面有细密横纹。花期 4—7 月。

4．生境分布

马蹄香野生于山坡、林下阴湿处和沟边草丛中，分布于中国四川、贵州、湖北、江西、河南、陕西、甘肃等省（自治区、直辖市）。

黔西北地区的金沙、纳雍等县（市、区）有马蹄香野生资源分布。

5．药材性状

本品全草常捆成把。根状茎粗短，直径约 5 mm，有短分枝或残留地上茎。根多数细长，直径约 1 mm，灰棕色；质脆易折断，断面黄白色。地上茎灰黄色，有纵棱；断面中空，近三角形。叶多皱缩，水浸展平后完整者呈心形，长 6～15 cm，两面及边缘有柔毛，偶见已开裂的蓇葖果状蒴果。气香，味苦。

6．性味归经

性温，味辛、苦，有小毒；归心、胃、肾经。

7．功能主治

祛风散寒，理气止痛，消肿排脓。用于风寒感冒、咳嗽头痛、胃寒气滞、脘胀疼痛、胸痹疼痛、关节痛、劳伤身痛、痈肿疮毒。

8．用法用量

内服：煎汤，1.5～6.0 g；或研末冲服，每次 1.5～3.0 g。外用：适量，鲜品捣敷。

9．使用注意

小儿忌用。

一百四十四、皱果苋

1．别名

绿苋、刺苋、白苋、糠苋、里苋、乌苋、细苋、苋菜、野见、野苋、猪苋、红苋菜、假苋菜、野苋菜、绿苋菜、人青菜、紫苋菜、野米苋、鸟仔苋、野苋菜、皱皮苋、猪母苋。

2．来源

本品为苋科植物皱果苋 *Amaranthus viridis* L. 的全草。春、夏、秋季，均可采收全草，洗净，晒干或鲜用。

3．植物形态

一年生草本。株高 40～100 cm，全体无毛。茎直立，有不显明棱角，稍有分枝，绿色或带紫色。叶片卵形、卵状矩圆形或卵状椭圆形，顶端尖凹或凹缺，少数圆钝，有一芒尖，基部宽楔形或近截形，全缘或微呈波状缘；叶具柄，绿色或带紫红色。圆锥花序顶生，有分枝，由穗状花序形成，圆柱形，细长，直立，顶生花穗比侧生者长；总花梗长 2～3 cm；苞片及小苞片披针形，顶端具凸尖；花被片矩圆形或宽倒披针形，内曲，顶端急尖，背部有 1 绿色隆起中脉；雄蕊比花被片短；柱头2～3枚。胞果扁球形，绿色，不裂，极皱缩，超出花被片。种子近球形，黑色或黑褐色，具薄且锐的环状边缘。花期6—8月，果期8—10月。

4. 生境分布

皱果苋原产于热带非洲，广泛分布于温带、亚热带和热带地区，常生于海拔200～2 000 m的旷野、荒地、河岸、山坡、路旁或田园杂草间，分布于中国山东、河北、湖北、浙江、江苏、广东、台湾、云南、贵州等省（自治区、直辖市）。

黔西北地区的各县（市、区）均有皱果苋野生资源分布。

5. 药材性状

本品主根呈圆锥形。全体紫红色或棕红色。茎长40～80 cm，分枝较少。叶互生，叶片皱缩，展平后呈卵形至卵状矩圆形，长2～9 cm，宽2.5～6.0 cm，先端圆钝而微凹，具小芒尖，基部近楔形；叶柄长3～6 cm。穗状花序腋生。胞果扁球形，不裂，极皱缩，超出宿存花被片。种子细小，褐色或黑色，略有光泽。气微，味淡。

6. 性味归经

性寒，味甘、淡；归大肠、小肠经。

7. 功能主治

清热，利湿，解毒。用于痢疾、泄泻、小便赤涩、疮肿、蛇虫蜇伤、牙疳等。

8. 用法用量

内服：煎汤，15～30 g。外用：适量，捣敷；或煅研外擦；或煎液，熏洗。

9. 使用注意

孕妇早期忌食，临产食用有助产功效。

一百四十五、血水草

1. 别名

一口血、黄水芋、小号筒、金腰带、水黄连、鸡爪莲、斗篷草、马蹄草、小羊儿、一滴血、一点血、血水芋、土黄连、小绿号筒。

2. 来源

罂粟科植物血水草 *Eomecon chionantha* Hance 的全草。秋季，采收全草，晒干或鲜用。

3. 植物形态

见第252页，“血水草根”部分。

4. 生境分布

见第252页，“血水草根”部分。

5. 性味归经

性寒，味苦，有小毒；归肝、肾经。

6. 功能主治

清热解毒，活血止痛，止血。用于目赤肿痛、咽喉疼痛、口腔溃疡、疔疮肿毒、毒蛇咬伤、癣疮、湿疹、跌打损伤、腰痛、咳血。

7. 用法用量

内服：煎汤，6～30 g；或浸酒。外用：适量，鲜品捣烂敷；或干品研末调敷；或煎水洗。

一百四十六、石仙桃

1. 别名

石莲、篾兰、麦斛、石橄榄、石上莲、石穿盘、石荚肉、果上叶、千年矮、大吊兰、浮石斛、川甲草、马榴根、石山莲、千年矮、上石蒜、麦斛兰、石川盘、石上仙桃、小扣子兰、上树蛤蟆。

2. 来源

本品为兰科植物石仙桃 *Pholidota chinensis* Lindl. 的假鳞茎或全草。秋季，采收全草，去净杂质，鲜用，或以开水烫过晒干用。

3. 植物形态

多年生草本。根状茎较粗壮，匍匐，具较密的节和较多的根，相距离生假鳞茎。假鳞茎狭卵状长圆形，大小变化甚大，一般长 1.6～8.0 cm，宽 5～23 mm，基部收狭成柄状；柄在老假鳞茎尤为明显，长 1～2 cm。叶 2 枚，生于假鳞茎顶端，倒卵状椭圆形、倒披针状椭圆形至近长圆形，长 5～22 cm，宽 2～6 cm，先端渐尖、急尖或近短尾状，具 3 条较明显的脉；叶柄长 1～5 cm。花葶生于幼嫩假鳞茎顶端，长 12～38 cm；总状花序直立或下垂，具花数朵至 20 余朵，花白色、绿白色或带黄色；苞片狭卵形，2 列；萼片卵形，近等大，长约 1 cm；花瓣线形，唇瓣基部凹陷成囊状，3 裂。蒴果倒卵形。种子粉末状。花期 4—5 月，果期 9 月至翌年 1 月。

4. 生境分布

石仙桃野生于海拔 2 500 m 以下的林中或林缘树上、岩壁上或岩石上，分布于中国福建、广东、海南、广西、贵州、云南、西藏等省（自治区、直辖市）；国外，越南、缅甸亦产。

黔西北地区的威宁等县（市、区）有石仙桃野生资源分布。

5. 药材性状

本品根茎粗壮，直径 5～10 mm；下侧生灰黑色顶根，节明显。节上有干枯的膜质鳞叶，每隔 5～15 mm 生 1 枚假鳞茎，肉质肥厚呈瓶状，卵形，长圆形，长 3.0～7.5 cm，直径 1.5～2.5 cm；表面碧绿色或黄绿色，具 5～7 条纵棱或光滑，基部收缩呈柄状，有的被鞘状鳞叶。顶端生叶 2 枚，多脱落而留有呈内外套叠的“V”形叶痕。叶片革质，较厚，椭圆形或披针形，先端渐尖，基部楔形，收缩成柄状；具数条平行叶脉，其中 3 条明显而突出于下表面。花序顶生，多已干枯。气微，味甘、淡。

6. 性味归经

性凉，味甘、微苦；归肺、肾经。

7. 功能主治

养阴润肺，清热解毒，利湿，消瘀。用于肺热咳嗽、咳血、吐血、眩晕、头痛、梦遗、咽喉肿痛、风湿疼痛、湿热浮肿、痢疾、带下、疳积、瘰疬、跌打损伤。

8. 用法用量

内服：煎汤，15～30 g，鲜品加倍。外用：鲜品适量，捣敷患处。

一百四十七、叶下花

1. 别名

追风箭、兔耳风、地黄连、牛毛细辛。

2. 来源

本品为菊科植物白背兔儿风 *Ainsliaea pertyoides* var. *albotomentosa* Beauverd 的全草。春、夏季，采收全草，去净杂质，切段，晒干或鲜用。

3. 植物形态

多年生草本。根状茎粗短，平卧或直伸，直径可达 1 cm，根颈密被黄褐色绒毛；根簇生，纤细而发达，长可达 30 cm。茎直立，单生或数茎丛生，下部木质化，高 50～120 cm，密或疏被红褐色糙伏毛或微糙硬毛，多分枝，枝二列，略平展。叶互生，二列，茎生和枝生的形状相似而大小迥异，卵形或卵状披针形，生于茎上的疏离，生于枝上的密集，顶端渐尖，基部心形，边缘具胼胝状细尖齿，上面无毛，罕有沿脉上被疏毛，下面被淡褐色贴伏的长柔毛，间有脱落变稀疏而至近无毛，有缘毛；基出脉5条，最外1对极柔弱，中脉中部以上的侧脉互生，短而细弱，斜上举，离缘网结；叶柄短，被红褐色糙伏毛。头状花序直立或下垂，具花3朵，单生于叶腋或2～6朵复聚集成腋生的纤弱总状花序；总苞圆筒形，总苞片约6层，无毛或外面儿层顶端被短柔毛，具1条明显中肋，边缘薄，膜质，外层卵形，顶端钝或凸尖，中层卵状披针形，顶端钝或短尖，最内层狭长圆形至长圆形，顶端短尖，基部狭，爪状；花托平，无毛；花两性；花冠管状，白色，檐部5深裂，裂片长圆形；花药顶端圆，基部的尾渐尖；花柱顶端不分枝，柱头头状。瘦果近纺锤形，具8条纵棱，密被绢毛；冠毛白色，羽毛状，基部联合。花期秋季。

4. 生境分布

白背兔儿风野生于灌木丛、疏林下、山坡石缝阴湿处，分布于中国四川、贵州、云南等省（自治区、直辖市）。

黔西北地区的七星关等县（市、区）有白背兔儿风野生资源分布。

5. 性味归经

性温，味苦；归经不详。

6. 功能主治

祛风除湿，散瘀止血，消肿散结。用于风湿痹痛、血瘀经闭、跌打损伤、骨折肿痛、外伤出血、瘰疬结核、风寒喘咳。

7. 用法用量

内服：煎汤，10～15 g；或浸酒。外用：鲜品适量，捣敷；或干品研末撒。

8. 使用注意

孕妇忌服。

一百四十八、鱼眼草

1. 别名

星秀草、星宿草、三仙菜、地胡椒、鼓丁草。

2. 来源

本品为菊科植物小鱼眼草 *Dichrocephala benthamii* C. B. Clarke 的全草。夏季，采收全草，洗净，晒干或鲜用。

3. 植物形态

小鱼眼草别名白芽草、白顶草、翳子花、地细辛。一年生草本。株高10～25 cm。茎略带紫色，密被白色柔毛。叶互生，倒卵形或矩圆状椭圆形，先端锐尖，基部渐狭成耳形，边缘有不规则齿缺，在茎中部以下者，常成琴状羽裂，两面均被柔毛；无柄。头状花序极小，排列成圆锥花序，异型，球状或半球状；总苞不明显，苞片2列，卵状披针形或卵形，绿色，缘膜质，少被绒毛；花托半球形，具多数椭圆形突起；花管状，外缘为雌花，多列，花冠白色，圆锥形，先端2裂；中部为两性花，花冠绿黄色，钟状，先端4裂；雄蕊4枚，花药基部2齿裂；雌蕊1枚，花柱伸出花冠之外。瘦果扁平，无冠毛。花期春末至夏、秋季。

4. 生境分布

小鱼眼草野生于海拔1 350～3 200 m的山坡与山谷草地、河岸、溪旁、路旁或田边荒地，分布于中国云南、四川、贵州、广西、湖北等省（自治区、直辖市）；国外，印度亦产。

黔西北地区的大方、金沙等县（市、区）有小鱼眼草野生资源分布。

5．药材性状

本品干燥全草长15～50 cm，基部具多数黄褐色根。茎圆柱形，弯曲，被绒毛，具纵皱纹，绿褐色或绿紫色；质脆，易折断，断面不整齐，黄白色。叶片皱缩，破碎。头状花序多数，排成圆锥状花序，外层雌花紫色，中央两性花黄色。气微，味苦。

6．性味归经

性寒，味苦；归经不详。

7．功能主治

清热解毒，祛风明目。用于肺炎、肝炎、痢疾、消化不良、疟疾、夜盲、带下、疮疡。

8．用法用量

内服：煎汤，6～12 g。外用：适量，鲜品捣敷；或煎水洗。

一百四十九、绞股蓝

1．别名

小苦药、七叶胆、落地生、公罗锅底、遍地生根。

2．来源

本品为葫芦科植物绞股蓝 *Gynostemma pentaphyllum*（Thunb.）Makino 的干燥全草。每年夏、秋两季可采收3～4次，洗净，晒干。

3．植物形态

多年生攀缘草本。茎细弱，多分枝，具纵棱和沟槽，无毛或疏被短柔毛。叶互生；叶有柄；卷须纤细，一至二歧，无毛或基部被短柔毛；叶片膜质或纸质，鸟足状，具5～9小叶，卵状长圆形或长圆状披针形，中央小叶较大，侧生小叶较小，先端急尖或短渐尖，基部渐狭，边缘具波状齿或圆齿状牙齿，叶面深绿色，叶背淡绿色，两边渐狭，两面均被短硬毛；侧脉6～8对，上面平坦，下面突起，细脉网状。雌雄异株。雄花：圆锥花序，花序穗纤细，多分枝，分枝扩展，有时基部具小叶，被短柔毛，花梗丝状；基部具钻状小苞片；花萼筒极短，5裂，裂片三角形；花冠淡绿色，5深裂，裂片卵状披针形，具1脉，边缘具缘毛状小齿；雄蕊5枚，联合成柱。雌花：圆锥花序，较雄花小，花萼、花冠均似雄花；子房球形，花柱3枚，短而分叉，柱头2裂，具短小退化雄蕊5枚。果实球形，成熟后黑色，光滑无毛，内含倒垂种子2颗。种子卵状心形，灰褐色或深褐色，顶端钝，基部心形，压扁状，两面具乳状突起。花期3—11月，果期4—12月。

4．生境分布

绞股蓝野生于海拔300～3 200 m的山谷密林、山坡疏林、灌丛中或路旁草丛中，分布于中国陕西、甘肃和长江以南各省（自治区、直辖市）；国外，印度、尼泊尔、孟加拉国、斯里兰卡、缅甸、老挝、越南、马来西亚、印度尼西亚、新几内亚、朝鲜、日本等地亦产。

黔西北地区的金沙、黔西、七星关等县（市、区）有绞股蓝野生资源分布。

5．药材性状

本品为干燥皱缩全草。茎纤细灰棕色或暗棕色，表面具纵沟纹，被稀疏毛茸。润湿展开后，叶为复叶，小叶膜质，通常5～7枚，少数9枚；叶柄长2～4 cm，被糙毛；侧生小叶卵状长圆形或长圆状披针形，中央1枚较大，长4～12 cm，宽1.0～3.5 cm；先端渐尖，基部楔形，两面被粗毛，叶缘有锯齿，齿尖具芒。可见到圆球形果实，直径约5 mm，果梗长3～5 mm。味苦，具草腥气。

6. 性味归经

性凉，味苦、微甘；归肺、脾、肾经。

7. 功能主治

清热，补虚，解毒。用于体虚乏力、虚劳失精、白细胞减少症、高脂血症、病毒性肝炎、慢性胃肠炎、慢性气管炎。

8. 用法用量

内服：煎汤，15～30 g；或研末，3～6 g；或泡茶饮。外用：鲜品适量，捣汁涂擦。

一百五十、毛麝香

1. 别名

香草、辣蓟、辣鸡、饼草、凉草、五凉草、五郎草、蓝花草、麝香草、酒子草、毛老虎、土茵陈。

2. 来源

本品为玄参科植物毛麝香 *Adenosma glutinosum*（L.）Druce 的全草。夏、秋季，采收全草，去净杂质，切段晒干或鲜用。

3. 植物形态

多年生草本。株高 30～100 cm。茎直立，粗壮，密被多细胞腺毛和柔毛，基部木质化。叶对生；具短柄或近无柄；叶片卵状披针形至宽卵形，先端钝，基部浑圆或阔楔尖，边缘有钝锯齿，两面均被茸毛，叶背面、苞片、小苞片、萼片均具黄色透明腺点，腺点脱落后留下褐色窝孔。总状花序顶生；花梗先端有 1 对小苞片；萼片 5 枚，后方 1 枚较宽大，狭披针形；花冠蓝色或紫红色，上唇直立，圆卵形、截形或微凹，下唇 3 裂；雄蕊 4 枚，内藏；药室分离，前方 2 枚花药仅 1 室发育；花柱先端膨大，柱头之下翅状。蒴果卵状，4 瓣裂。花、果期 7—10 月。

4. 生境分布

毛麝香野生于海拔 300～2 000 m 的山野草丛中，分布于中国江西、福建、广东、广西、云南、贵州等省（自治区、直辖市）；国外，南亚、东南亚及大洋洲亦产。

黔西北地区的大方等县（市、区）有毛麝香野生资源分布。

5. 药材性状

本品全草长 20～30 cm。根残存。茎直径 2～4 mm，有分枝，外表黑褐色，有浅纵纹，被疏长毛；质坚易折断，中空，稍呈纤维性。叶极皱缩，上面黑褐色，下面浅棕褐色，被柔毛，密具下凹的腺点。有的可见花或果实、萼宿存，茶褐色，5 裂，其中 1 裂片明显长大。蒴果茶褐色或黄棕色。气香浓烈，味稍辣而凉。以气芳香、无杂质者为佳。

6. 性味归经

性温，味辛；归经不详。

7. 功能主治

祛风湿，消肿毒，行气血，止痛痒。用于风湿骨痛、小儿麻痹、气滞腹痛、疮疖肿毒、皮肤湿疹、跌打伤痛、蛇虫咬伤。

8. 用法用量

内服：煎汤，10～15 g。外用：适量，煎水洗或捣敷。

一百五十一、野菠菜

1. 别名

酸模、羊蹄根、野当归、土大黄、野萝卜、牛舌菜、癣药草、假大黄、连明子、皱叶羊蹄、千年不烂心。

2. 来源

本品为蓼科植物长刺酸模 *Rumex trisetifer* Stokes 的全草。全年均可采收，采集全草，去净杂质，晒干或鲜用。

3. 植物形态

一年生草本。根粗壮，红褐色。茎直立，高 30～80 cm，褐色或红褐色，具沟槽，分枝开展。茎下部叶长圆形或披针状长圆形，长 8～20 cm，宽 2～5 cm，顶端急尖，基部楔形，边缘波状，茎上部的叶较小，狭披针形；叶柄长 1～5 cm；托叶鞘膜质，早落。花序总状，顶生和腋生，具叶，再组成大型圆锥状花序。花两性，多花轮生，上部较紧密，下部稀疏；花梗细长，近基部具关节；花被片黄绿色，外花被片披针形，较小内花被片果时增大，狭三角状卵形，顶端狭窄，急尖，基部截形，全部具小瘤，边缘每侧具 1 枚针刺，针刺直伸或微弯。瘦果椭圆形，具 3 锐棱，两端尖，黄褐色，有光泽。花期 5—6 月，果期 6—7 月。

4. 生境分布

长刺酸模野生于田边、山野或路旁阴湿地，产于中国陕西、江苏、浙江、安徽、江西、湖南、湖北、四川、台湾、福建、广东、海南、广西、贵州、云南等省（自治区、直辖市）；国外，越南、老挝、泰国、孟加拉国、印度亦产。

黔西北地区的大方、七星关等县（市、区）有长刺酸模野生资源分布。

5. 药材性状

本品根粗大，单根或数根簇生，偶有分枝，表面棕褐色，断面黄色；味苦。茎粗壮。基生叶较大，叶具长柄，叶片披针形至长圆形，长可达 20 cm 以上，宽 1.5～4.0 cm，基部多为楔形；茎生叶柄短，叶片较小，先端急尖，基部圆形、截形或楔形，边缘波状皱褶，托叶鞘筒状，膜质。圆锥花序，小花黄色或淡绿色。气微，味苦、涩。

6. 性味归经

性寒，味酸、甘、微苦；归经不详。

7. 功能主治

凉血，解毒，杀虫。用于肺结核咯血、痔疮出血、痈疮肿毒、疥癣、皮肤瘙痒。

8. 用法用量

内服：煎汤，10～15 g，鲜品加倍。外用：适量，鲜品捣敷；或煎水洗。

一百五十二、血满草

1. 别名

苛草、红山花、接骨草、接骨药、接骨丹、血管草、接骨木、珍珠麻、血莽草、大血草。

2. 来源

本品为忍冬科植物血满草 *Sambucus adnata* Wall. ex DC. 的全草。夏、秋季，采收全草，去净杂质，晒干或鲜用。该品种的根皮亦供药用。

3. 植物形态

多年生高大草本或半灌木。株高 1～2 m。根和根茎红色，折断后流出红色汁液。茎草质，具明显的棱条。羽状复叶具叶片状或条形的托叶；小叶 3～5 对，长椭圆形、长卵形或披针形，先端渐尖，基部钝圆，两边不等，边缘有锯齿，上面疏被短柔毛，脉上毛较密，顶端一对小叶基部常沿柄相连，有时亦与顶生小叶片相连，其他小叶在叶轴上互生，亦有近于对生；小叶的托叶退化成瓶状突起的腺体。聚伞花序顶生，伞形式，长约 15 cm，具总花梗，3～5 出的分枝成锐角，初时密被黄色短柔毛，多少杂有腺毛；花小，有恶臭；萼被短柔毛；花冠白色；花丝基部膨大，花药黄色；子房 3 室，花柱极短或几乎无，柱头 3 裂。果实红色，圆形。花期 5—7 月，果熟期 9—10 月。

4. 生境分布

血满草野生于海拔 1 600～3 600 m 的林下或沟边灌丛中，分布于中国陕西、宁夏、甘肃、青海、四川、贵州、云南、西藏等省（自治区、直辖市）。

黔西北地区的七星关等县（市、区）有血满草野生资源分布。

5. 药材性状

本品茎呈圆柱形，直径 3～15 mm，表面灰绿色至绿褐色，质硬而脆；茎具多个纵棱，棱槽被黄褐色至锈色短茸毛，棱脊几乎无茸毛；茎横截面外层较硬，木化，髓部宽广，白色，疏松呈海绵状，略具光泽，散在棕红色小点，以髓部外侧较多。奇数羽状复叶对生，小叶片绿褐色至深绿色，具短柄，被短茸毛，叶片多皱缩、破碎，完整者展开后呈披针形，长 5～15 cm，宽 2～4 cm，边缘锯齿状。偶见花，圆锥花序顶生，花小，浅黄色或白色。气略清香，味淡、微涩。

6. 性味归经

性温，味辛、甘；归脾、肾经。

7. 功能主治

祛风，利水，活血，通络。用于急、慢性肾炎，风湿疼痛，风疹瘙痒，小儿麻痹后遗症，慢性腰腿痛，扭伤瘀痛，骨折。

8. 用法用量

内服：煎汤，9～15 g。外用：适量，煎水洗；或捣烂敷。

一百五十三、金丝桃

1. 别名

五心花、小狗木、狗胡花、金丝莲、金丝海棠、金丝蝴蝶、木本黄开口。

2. 来源

本品为金丝桃科植物金丝桃 *Hypericum monogynum* L. 的干燥全草。四季均可采收，采集全草，洗净，晒干。

3. 植物形态

半常绿小灌木。株高 50～130 cm，丛状或通常有疏生的开张枝条。茎红色，幼时具 2～4 纵线棱及两侧压扁，很快为圆柱形；皮层橙褐色。叶对生，无柄或具短柄；叶片倒披针形、椭圆形、长圆形，稀披针形、卵状三角形、卵形，先端锐尖至圆形，通常具细小尖突，基部楔形、圆形，上部者有时截形、心形，边缘平坦，坚纸质，上面绿色，下面淡绿但不呈灰白色，主侧脉 4～6 对，分枝，常与中脉分枝不分明，第三级脉网密集，不明显，腹腺体无，叶片腺体小而呈点状。花序具 1～30 朵花，自茎端第 1 节生出，疏松的近伞房状，有时亦自茎端 1～3 节生出，稀有 1～2 对次生分枝；花具梗；苞片小，线状披针形，早落。花星状；花蕾卵珠形，先端近锐尖至钝形；萼片狭椭圆形、长圆形、披针形、倒披针形，先端锐尖至圆形，边缘全缘，中脉分明，细脉不明显，有腺体，在基部的线形至条纹状，向顶端的点状；花瓣金黄色、柠檬黄色，开张，三角状倒卵形，边缘全缘，无腺体，有侧生的小尖突，小尖突先端锐尖至圆形或消失。雄蕊5束，每束有雄蕊25～35枚，长与花瓣几等长，花药黄色、暗橙色；子房卵珠形、卵珠状圆锥形、近球形；花柱合生几达顶端，然后向外弯。蒴果宽卵珠形，稀卵珠状圆锥形、近球形。种子深红褐色，圆柱形，有狭的龙骨状突起，有浅的线状网纹至线状蜂窝纹。花期5—8月，果期8—9月。

4. 生境分布

金丝桃野生于山坡、路旁或灌丛中，分布于中国陕西、河北、河南、湖北、湖南、山东、江苏、安徽、浙江、江西、福建、台湾、广东、广西、四川、贵州等省（自治区、直辖市）。

黔西北地区的威宁、七星关等县（市、区）有金丝桃野生资源分布。

5. 药材性状

本品全草长约80 cm，光滑无毛。根呈圆柱形，表面棕褐色，栓皮易成片状剥落，断面不整齐，中心可见极小的空洞。老茎较粗，圆柱形，直径4～6 mm，表面浅棕褐色，可见对生叶痕，栓皮易成片状脱落。质脆、易折断，断面不整齐，中空明显。幼茎较细，直径1.5～3.0 mm，表面较光滑，节间呈浅棕绿色，节部呈深棕绿色，断面中空。叶对生，略皱缩，易破碎；完整叶片展开呈长椭圆形，全缘，上面绿色，下面灰绿色，中脉明显突起，叶片可见透明腺点。气微香，味微苦。

6. 性味归经

性凉，味苦；归心、肝经。

7. 功能主治

清热解毒，散瘀止痛，祛风湿。用于肝炎、肝脾肿大、急性咽喉炎、结膜炎、疮疖肿毒、蛇咬伤及蜂蜇伤、跌打损伤、风寒性腰痛。

8. 用法用量

内服：煎汤，15～30 g。外用：鲜品适量，捣敷患处。

一百五十四、金钱草

1. 别名

小茄、地蜈蚣、蜈蚣草、过路黄、铜钱草、遍地黄、野花生、对座草、一串钱、临时救、黄疸草、仙人对坐草、神仙对坐草、金钱肺筋草、藤藤侧耳根、四川大金钱草、一面锣水侧耳根、白侧耳根铜钱花。

2. 来源

本品为报春花科植物过路黄 *Lysimachia christinae* Hance 的干燥全草。夏、秋二季，采收全草，除去杂质，晒干。

3. 植物形态

多年生草本。茎柔弱，平卧延伸，长20～60 cm，无毛、被疏毛以至密被铁锈色多细胞柔毛，幼嫩部分密被褐色无柄腺体，下部节间较短，常发出不定根。叶对生，卵圆形、近圆形以至肾圆形，先端锐尖或圆钝以至圆形，基部截形至浅心形，鲜时稍厚，透光可见密布的透明腺条，干时腺条变黑色，两面无毛或密被糙伏毛；叶柄比叶片短或与之近等长，无毛以至密被毛。花单生叶腋；具花梗，通常不超过叶长，毛被如茎，多少具褐色无柄腺体；花萼分裂近达基部，裂片披针形、椭圆状披针形以至线形或上部稍扩大而近匙形，先端锐尖或稍钝，无毛、被柔毛或仅边缘具缘毛；花冠黄色，基部合生，裂片狭卵形以至近披针形，先端锐尖或钝，质地稍厚，具黑色长腺条；雄蕊5枚，3枚较长，2枚较短，花丝下半部合生成筒，花药卵圆形，花粉粒具3孔沟，近球形，表面具网状纹饰；子房上位，卵珠形，花柱柱头头状，通常宿存。蒴果球形或近于球形，无毛，有稀疏黑色短条状腺体。花期5—7月，果期7—10月。

4. 生境分布

过路黄野生于沟边、路旁阴湿处和山坡林下，垂直分布上限可达海拔2 300 m，分布于中国云南、四川、贵州、陕西、河南、湖北、湖南、广西、广东、江西、安徽、江苏、浙江、福建等省（自治区、直辖市）。

黔西北地区的各县（市、区）均有过路黄野生资源分布。

5. 药材性状

本品常缠结成团，无毛或被疏柔毛。茎扭曲，表面棕色或暗棕红色，有纵纹，下部茎节上有时具须根，断面实心。叶对生，多皱缩，展平后呈宽卵形或心形，长1～4 cm，宽1～5 cm，基部微凹，全缘；上表面灰绿色或棕褐色，下表面色较浅，主脉明显突起，用水浸后，对光透视可见黑色或褐色条纹；叶柄长1～4 cm。有的带花，花黄色，单生叶腋，具长梗。蒴果球形。气微，味淡。

一般干品含杂质不超过8%，水分不超过13.0%，总灰分不超过13.0%，酸不溶性灰分不超过5.0%，醇溶性浸出物不少于8.0%，槲皮素（$C_{15}H_{10}O_7$）和山柰酚（$C_{15}H_{10}O_6$）的总量不少于0.10%。

6. 性味归经

性微寒，味甘、咸；归肝、胆、肾、膀胱经。

7. 功能主治

利湿退黄，利尿通淋，解毒消肿。用于湿热黄疸、胆胀胁痛、石淋、热淋、小便涩痛、痈肿疔疮、蛇虫咬伤。

8. 用法用量

内服：煎汤，15～60 g。外用，适量。

一百五十五、透骨草

1. 别名

枸皮草、竹格叉、吉盖草、珍珠透骨草。

2. 来源

本品为大戟科植物地构叶 *Speranskia tuberculata*（Bunge）Baill. 的全草。5—6月，开花结实时采收全草，除去杂质，鲜用或晒干。

3. 植物形态

多年生草本。株高15～50 cm。根茎横走，淡黄褐色；茎直立，丛生，被灰白色卷曲柔毛。叶互生或于基部对生；无柄或具短柄；叶片厚纸质，披针形至椭圆状披针形，先端钝尖或渐尖，基部宽楔形或近圆形，上部全缘，下部具齿牙，两面被白色柔毛，以沿脉处为密。总状花序顶生；花单性同序；雄花位于花序上部，具长卵状椭圆形或披针形的叶状苞片2枚，苞片内有花1～3朵；萼片4～5枚、花瓣4～5枚，呈鳞片状，黄色腺体盆状，与花瓣互生，雄蕊10～15枚，花盘锦体5枚，黄色；花序下部的花略大，中间1朵为雌花，两侧为雄花；苞片2枚；雌花具较长花梗，萼片5～6枚，花瓣6枚，子房上位，花柱3枚，均2裂。蒴果三角状扁圆球形，被柔毛和疣状突起，先端开裂；每室有种子1颗。种子三角状倒卵形，绿色。花期4—5月，果期5—

6 月。

4. 生境分布

地构叶生于海拔 380～2 800 m 的阴湿山谷或林下，分布于中国黑龙江、吉林、辽宁、河北、山西、陕西、甘肃、山东、江苏、安徽、浙江、江西、福建、河南、湖北、湖南、广西、四川、贵州、云南、西藏等省（自治区、直辖市）；国外，俄罗斯、朝鲜、韩国、日本、越南、印度、尼泊尔、克什米尔地区、巴基斯坦等地亦产。

黔西北地区的织金、黔西、威宁等县（市、区）有透骨草野生资源分布。

5. 药材性状

本品茎多分枝，呈圆柱形或微有棱，通常长 10～30 cm，直径 1～4 mm，茎基部有时连有部分根茎；茎表面浅绿色或灰绿色，近基部淡紫色，被灰白色柔毛，具互生叶或叶痕；质脆，易折断，断面黄白色。根茎长短不一，表面土棕色或黄棕色，略粗糙；质稍坚硬，断面黄白色。叶多卷曲而皱缩或破碎，呈灰绿色，两面均被白色细柔毛，下表面近叶脉处较显著。枝梢有时可见总状花序和果序；花型小；蒴果三角状扁圆形。气微，味淡而后微苦。以色绿、枝嫩，带“珍珠”果者为佳。

6. 性味归经

性温，味辛；归肺、肝经。

7. 功能主治

祛风除湿，舒筋活血，散瘀消肿，解毒目痛。用于风湿痹痛、筋骨挛缩、寒湿脚气、腰部扭伤、瘫痪、闭经、阴囊湿疹、疮疖肿毒。

8. 用法用量

内服：煎汤，9～15 g。外用：适量，煎水熏洗；或捣敷。

一百五十六、六月雪

1. 别名

白马骨、满天星、路边姜、天星木、路边荆、鸡骨柴。

2. 来源

本品为茜草科植物六月雪 *Serissa japonica*（Thunb.）Thunb. Nov. Gen. 的全株。一年四季均可采收，挖取全株，洗净，鲜用或切段晒干。

3. 植物形态

常绿小灌木。株高达 1 m，多分枝。根细长，质坚，外皮黄色。枝粗壮，灰白色或青灰色，嫩枝有微毛，揉之有臭味。叶对生或丛生于短枝上，近革质，倒卵形，椭圆形或倒披针形，先端短尖，基部渐窄而成一短柄，全缘，叶片下面被灰白色柔毛；托叶基部膜质而宽，顶端有锥尖状裂片数枚。花单生或数朵丛生于小枝顶部或腋生，有被毛、边缘浅波状的苞片；苞片斜方状椭圆形，膜质；萼 5 裂，裂片坚挺，披针状锥尖，边缘具细齿，中脉隆起，宿存；花冠漏斗状，与萼片近等长，亦 5 裂；雄蕊 5 枚，花丝白色，着生于管口，花药长圆形，2 室，纵裂；雌蕊 1 枚，花柱白色，子房下位，2 室。核果球形。花期 5—7 月。

4. 生境分布

六月雪多生于林边、灌丛、路旁、草坡、溪边，产于中国江苏、安徽、江西、浙江、福建、广东、香港、广西、四川、云南、贵州等省（自治区、直辖市）；国外，日本、越南亦产。

黔西北地区的威宁、赫章等县（市、区）有六月雪野生资源分布。

5. 药材性状

本品根细长呈圆柱形，有分枝，长短不一，表面深灰色、灰白色或黄褐色，有纵裂隙，栓皮易剥落。干燥粗枝深灰色，表面有纵裂纹，栓皮易剥落；嫩枝浅灰色，节处围有膜质的托叶。枝质稍硬，折断面带纤维性。叶大部脱落，少数留存，绿黄色，薄革质，卷曲不平，质脆易折断。花丛生枝顶，花萼呈灰白色，5 裂，膜质。偶见近球形的核果。气微，味淡。

6. 性味归经

性凉，味淡、微辛；归经不详。

7. 功能主治

疏风解表，清热利湿，舒筋活络。用于感冒，咳嗽，牙痛，急性扁桃体炎，咽喉炎，急、慢性肝炎，肠炎，痢疾，小儿疳积，高血压头痛，偏头痛，风湿性关节痛，带下，目翳。

8. 用法用量

内服：煎汤，10～20 g，或鲜品 30～60 g。外用：适量，捣烂外敷或煎水洗。

9. 使用注意

孕妇禁服。

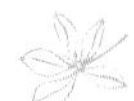

一百五十七、风寒草

1. 别名

过路黄、临时救、小风寒、红头绳、黄花珠、九莲灯、大疮药、小过路黄、胡氏排草、爬地黄黄、对生黄花叶。

2. 来源

本品为报春花科植物聚花过路黄 *Lysimachia congestiflora* Hemsl. 的干燥全草。在栽种当年10—11 月，可采收 1 次，以后第 2、第 3 年的 5—6 月和 10—11 月可采收 2 次，齐地面割取，去净杂草，晒干或炕干。

3. 植物形态

多年生草本。茎下部匍匐，上部及分枝上升，长 6～50 cm，圆柱形，密被多细胞卷曲柔毛；基部节间短，节上生不定根。分枝纤细，有时仅顶端具叶。叶对生，茎端的 2 对间距短，近密集；具叶柄，叶片卵形、阔卵形以至近圆形，先端锐尖或钝，基部近圆形或截形，稀略呈心形，上面绿色，下面色较淡，有时沿中肋和侧脉染紫红色，两面被具节糙伏毛，稀近于无毛，近边缘有暗红色或有时变为黑色的腺点，侧脉 2～4 对，在下面稍隆起，网脉纤细，不明显。花 2～4 朵集生茎端和枝端成近头状的总状花序，在花序下方的 1 对叶腋有时具单生的花；花梗极短；花萼 5 深裂，分裂近达基部，裂片披针形，背面被疏柔毛；花冠黄色，内面基部紫红色，花冠基部合生，上部 5～6 裂，裂片卵状椭圆形至长圆形，先端锐尖或钝，散生暗红色或变黑色的腺点；雄蕊 5 枚，花丝下部合生成筒，上部分离，花药长圆形；子房被毛。蒴果球形，上半部具毛；花萼宿存。花期 5—6 月，果期 7—10 月。

4. 生境分布

聚花过路黄野生于水沟边、田梗上和山坡林缘、草地等湿润处，垂直分布上限可达海拔 2 400 m，分布于中国长江以南各省（自治区、直辖市），以及陕西、甘肃南部；国外，印度（锡金）、不丹、缅甸、越南等地亦产。

黔西北地区的各县（市、区）均有聚花过路黄野生资源分布。

5. 药材性状

本品全草常缠结成团。茎纤细，表面紫红色或暗红色，被柔毛，有的节上具须根。叶对生；

叶片多皱缩，展平后呈卵形、广卵形或三角状卵形，长 1.5～3.5 cm，宽 1～2 cm，先端钝尖，基部楔形或近圆形，两面疏生柔毛，对光透视可见棕红色腺点，近叶缘处多而明显。有时可见数朵花聚生于茎端。花冠黄色，5 裂，裂片先端具紫色腺点。气微，味微涩。

6．性味归经

性微温，味辛、微苦；归经不详。

7．功能主治

祛风散寒，化痰止咳，解毒利湿，消积排石。用于风寒头痛、咳嗽痰多、咽喉肿痛、黄疸、胆道结石、尿路结石、小儿疳积、痈疽疔疮、毒蛇咬伤。

8．用法用量

内服：煎汤，9～15 g。

一百五十八、石龙芮

1．别名

姜苔、水堇、彭根、水姜苔、打锣锤、胡椒菜、鬼见愁、野堇菜、黄花菜、清香草。

2．来源

本品为毛茛科植物石龙芮 *Ranunculus sceleratus* L. 的干燥全草。夏季，开花末期采收全草，洗净，阴干或鲜用。

3．植物形态

见第 515 页，“石龙芮子”部分。

4．生境分布

见第 515 页，“石龙芮子”部分。

5．药材性状

本品全草长 10 cm 以上，疏生短柔毛或无毛。基生叶及下部叶具长柄；叶片肾状圆形，棕绿色，长 7～30 mm，3 深裂，中央裂片 3 浅裂；茎上部叶变小。聚伞花序有多数小花，花托被毛；萼片 5 枚，船形，外面被短柔毛；花瓣 5 枚，狭倒卵形。聚合果矩圆形；瘦果小而极多，倒卵形，稍扁，长约 1.2 mm。气微，味苦、辛，有毒。

6．性味归经

性寒，味苦、辛，有毒；归心、肺经。

7．功能主治

消肿散结，止痛，截疟。用于痈疖肿毒、毒蛇咬伤、痰核瘰疬、风湿关节肿痛、牙痛、疟疾。

8．用法用量

内服：煎汤，3～9 g。外用：适量，鲜品捣敷；或煎膏涂患处及穴位。

9．使用注意

本品有毒，内服宜慎。

一百五十九、地白草

1．别名

七星莲、白菜仔、黄瓜草、匍伏堇、狗儿草、黄瓜菜、细通草、毛毛藤、黄瓜香。

2. 来源

本品为堇菜科植物蔓茎堇菜 *Viola diffusa* Ging. 的全草。夏、秋季，挖取全草，洗净，除去杂质，晒干或鲜用。

3. 植物形态

一年生草本。全株被糙毛或白色柔毛，或近无毛，花期生出地上匍匐枝。匍匐枝先端具莲座状叶丛，通常生不定根。根茎短，具多条白色细根及纤维状根。基生叶多数，丛生呈莲座状，或于匍匐枝上互生；叶柄具明显的翅；托叶线状披针形，2/3 离生，边缘具长齿；叶片卵形或卵状长椭圆形，先端钝或稍尖，基部楔形或截形，两面散生白色柔毛，边缘具钝齿及缘毛。花较小，淡紫色或浅黄色，具长梗，生于基生叶或匍匐枝叶丛的叶腋间；花梗纤细，中部有 1 对线形小苞片；萼片 5 枚，披针形，边缘具白色，基部有附属物；花瓣 5 枚，长椭圆状倒卵形；距极短，长 1.5 mm。蒴果长圆形，无毛。花期 3—5 月，果期 5—8 月。

4. 生境分布

蔓茎堇菜生于山地林下、林缘、草坡、溪谷旁、岩石缝隙中，分布于中国安徽、福建、台湾、浙江、湖南、四川、贵州、云南、西藏等省（自治区、直辖市）。

黔西北地区的大方、七星关等县（市、区）有蔓茎堇菜野生资源分布。

5. 药材性状

本品多皱缩成团，并有数条短的匍匐茎。根圆锥形。湿润展开后，叶基生，卵形，叶端稍尖，边缘有细锯齿，基部下延于叶柄，表面有毛茸。花茎较叶柄长，具茸毛，花淡棕紫色或黄白色。气微，味微苦。

6. 性味归经

性寒，味苦、辛；归肺、肝经。

7. 功能主治

清热解毒，散瘀消肿，止咳。用于疮疡肿毒、眼结膜炎、肺热咳嗽、百日咳、黄疸型肝炎、带状疱疹、水火烫伤、跌打损伤、骨折、毒蛇咬伤。

8. 用法用量

内服：煎汤，9～15 g，或鲜品 30～60 g；或捣汁。外用：适量，鲜品捣敷。

一百六十、四片瓦

1. 别名

四儿风、四叶黄、四块瓦。

2. 来源

本品为报春花科植物落地梅 *Lysimachia paridiformis* Franch. 的全草。全年均可采全草，晒干或鲜用。

3. 植物形态

多年生草本。根茎粗短或成块状；根簇生，纤维状，直径约 1 mm，密被黄褐色绒毛。茎通常 2 至数条簇生，直立，高 10～50 cm，无毛，不分枝，节部稍膨大。叶 4～6 片于茎端轮生，极少出现第二轮叶，下部叶退化呈鳞片状；叶片倒卵形至椭圆形，长 5～17 cm，宽 3～10 cm，先端短渐尖，基部楔形，无柄或近于无柄。花集生茎端成伞形花序，有时亦有少数花生于近茎端的 1 对鳞片状叶腋，具花梗；花萼分裂近达基部，裂片披针形或自卵形的基部长渐尖，无毛或具稀疏缘毛，有时具稀疏黑色腺条；花冠黄色，基部合生，裂片狭长圆形，先端钝或圆形；花丝基部合生成筒，花药椭圆形；花粉粒具 3 孔沟、近球形，表面具网状纹饰；子房无毛，花柱长约

8.5 mm。蒴果近球形，直径3.5～4.0 mm。花期5—6月，果期7—9月。

4. 生境分布

落地梅野生于山谷林下湿润处，垂直分布上限可达海拔1 400 m，产于中国四川、贵州、湖北、湖南等省（自治区、直辖市）。

黔西北地区的金沙等县（市、区）有落地梅野生资源分布。

5. 药材性状

本品茎长10 cm以上，不分枝，表面棕色或暗棕色，有纵纹，多皱缩，断面实心，不易折断。叶4～6片聚生于茎顶端，呈轮生状，极少出现第二轮叶，展平后叶片倒卵形至椭圆形，皱缩，先端短渐尖，基部楔形，全缘；上面灰绿色或棕褐色，下面灰白，两面腺条不明显；主脉明显突起，侧脉4～5对。花聚生顶端，花冠黄色，花粉粒近球形。气微，味淡。

6. 性味归经

性温，味辛、苦；归经不详。

7. 功能主治

宽胸利膈，祛痰，镇咳，止痛。用于肺结核、久咳、胃肠炎、胃痛、风湿腰痛、产后腹痛，外用治跌打损伤、毒蛇咬伤、疖肿。

8. 用法用量

内服：煎汤，15～40 g。外用：鲜品适量，捣敷患处。

一百六十一、东风菜

1. 别名

山白菜、仙白草、山蛤芦、钻山狗、疙瘩药、草三七、盘龙草、小叶青、白云草、尖叶山苦荬。

2. 来源

本品为菊科植物东风菜 *Doellingeria scaber*（Thunb.）Nees 的干燥全草。夏季，采割全草，洗净，晒干。该品种的根亦供药用。

3. 植物形态

多年生草本。株高1.0～1.5 m。根茎粗短，横卧，棕褐色，旁生多数须根。茎直立，中部有时略带红色，有糙毛。叶互生；叶柄具翅；叶片心形，上面绿色，下面灰白色；叶两面有糙毛，边缘有具小尖头的齿，基部急狭成窄翼的柄，花后凋落；中部以上的叶片卵状三角形，先端急尖，两面有毛。头状花序，圆锥伞房状排列，有花序梗；总苞片约3层，无毛，边缘宽膜质，有微缘毛，顶端尖或钝，覆瓦状排列；外围1层雌花约10个，舌状，舌片白色，条状长圆形；中央有多数黄色两性花，花冠筒状，上部5齿裂，齿片条状披针形。瘦果倒卵圆形或椭圆形，有5条厚肋，无毛；冠毛淡黄色，与筒状花冠等长。花期6—10月，果期8—10月。

4. 生境分布

东风菜野生于山谷坡地、草地和灌丛中，广泛分布于中国东北部、北部、中部、东部至南部各省（区）；国外，朝鲜、日本、俄罗斯（西伯利亚东部）亦产。

黔西北地区的黔西、七星关等县（市、区）有东风菜野生资源分布。

5. 药材性状

本品茎圆柱形，稍有分枝，长80～120 cm，粗6～12 mm，表面黄棕色，有多条细纵纹，下部光滑，上部有白色柔毛，质脆，易折断，断面中空。叶多皱缩，破碎。展开后完整叶卵状三角形，质厚，长9～22 cm，宽6～16 cm，绿褐色，柄有窄翼，边缘有锯齿或重锯齿，东风菜表面粗糙，两面有细毛。有时可见多数黄色的头状花序；总苞半球形，总苞片边缘干膜质。质脆，易碎。气微，味微苦。

6. 性味归经

性微，味辛、甘；归肝经。

7. 功能主治

清热解毒，明目利咽。用于风热感冒、头痛目眩、目赤肿痛、咽喉红肿、急性肾炎、肺病吐血、跌打损伤；外用治痈肿疔疮、蛇咬伤。

8. 用法用量

内服：煎汤，15～30 g。外用：鲜品适量，捣敷患处。

一百六十二、荔枝草

1. 别名

水羊耳、癞团草、蛤蟆草、猪婆草、过冬青、天明精、凤眼草、赖师草、隔冬青。

2. 来源

本品为唇形科植物荔枝草 *Salvia plebeia* R. Br. 的全草。6—7 月，割取地上部分，除净泥土，切细或扎成小把，晒干或鲜用。

3. 植物形态

一年生或二年生直立草本。株高 15～90 cm，多分枝。主根肥厚，向下直伸，有多数须根。茎方形，被灰白色倒向短柔毛。基生叶丛生，贴伏地面，叶片长椭圆形至披针形，叶面有明显的深皱褶；茎生叶对生，叶柄密被短柔毛，叶片长椭圆形或披针形，上面有皱褶，被柔毛，下面密被微柔毛及金黄色小腺点，纸质。轮伞花序有花 2～6 朵，聚集成顶生及腋生的假总状或圆锥花序，花序轴被开展短柔毛和腺毛；花萼钟形，二唇形，上唇半圆形，先端有 3 小尖头，下唇 2 裂片，为三角形；花冠紫色或淡紫色，冠筒直伸，上唇盔状，长圆形，下唇有 3 裂片，侧裂片半圆形，中裂片大，倒心形；能育雄蕊 2 枚，花丝长 1.5 mm，药隔长 1.5～2.0 mm；花柱与花冠等长，先端不等 2 裂，子房 4 裂，花柱着生于子房底部。小坚果倒卵圆形，褐色，光滑，有小腺点。花期 4—5 月，果期 6—7 月。

4. 生境分布

荔枝草野生于海拔可至 2 800 m 的山坡、路旁、沟边、田野潮湿的土壤上，中国除新疆、甘肃、青海及西藏外的其他省（区）均产；国外，朝鲜、日本、阿富汗、印度、缅甸、泰国、越南、马来西亚、澳大利亚亦产。

黔西北地区的大方、七星关等县（市、区）有荔枝草野生资源分布。

5. 药材性状

本品全草长 15 cm 以上，多分枝。茎方柱形，表面灰绿色至棕褐色，被短柔毛，断面类白色，中空。叶对生，常脱落或破碎，完整叶多皱缩或卷曲，展开后呈长椭圆形或披针形，长 1.5～6.0 cm，边缘有圆锯齿或钝齿，背面有金黄色腺点，两面均被短毛；叶柄密被短柔毛。轮伞花序顶生或腋生，花序具花 2～6 朵，集成多轮的假总状或穗状花序；花冠多脱落；宿存花萼钟状，长约 3 mm，灰绿色或灰棕色，前面有金黄色腺点及短柔毛，内藏棕褐色倒卵圆形的小坚果。

6. 性味归经

性凉，味苦、辛；归肺、胃经。

7. 功能主治

清热解毒，利尿消肿，凉血止血。用于扁桃体炎、肺结核咯血、支气管炎、腹水肿胀、肾炎水肿、崩漏、便血、血小板减少性紫癜；外用治痈肿、痔疮肿痛、乳腺炎、阴道炎。

8. 用法用量

内服：煎汤，9～30 g，或鲜品 15～60 g。外用：适量，捣敷；或绞汁含漱及滴耳；或煎水外洗。

一百六十三、岩黄连

1. 别名

岩连、岩胡、土黄连、菊花黄连。

2. 来源

本品为罂粟科植物石生黄堇 *Corydalis saxicola* Bunting 的干燥全草。秋后，采收全草，除去杂质，洗净，晒干。

3. 植物形态

多年生草本。株高 15～40 cm。主根粗大，根茎单头至多头。茎 1～3 条，丛生，分枝或不分枝；枝条与叶对生，花葶状。基生叶具长柄，叶片几乎与叶柄等长，一至二回羽状全裂，末回羽片楔形至倒卵形，不等大 2～3 裂或边缘具粗圆齿。总状花序顶生或与叶对生，多花，先密集，后疏离；苞片椭圆形至披针形，全缘，长于花梗；花金黄色，平展；萼片近三角形，全缘；外花瓣较宽展，渐尖，鸡冠状突起仅限于龙骨状突起之上，不伸达顶端，内花瓣具厚而伸出顶端的鸡冠状突起；雄蕊束披针形，中部以上渐缢缩；柱头 2 叉状分裂，各枝顶端具 2 裂的乳突。蒴果线形，下弯，具 1 列数颗种子。

4. 生境分布

石生黄堇野生于山地林缘岩石缝隙中，分布于中国甘肃、湖北、四川、贵州、云南、广西等省（自治区、直辖市）。

黔西北地区的大方等县（市、区）有石生黄堇野生资源分布。

5. 药材性状

本品根类圆柱形或圆锥形，稍扭曲，下部有分枝，直径 0.5～2.0 cm；表面淡黄色至棕黄色，具纵裂纹或纵沟，栓皮发达易剥落；质松，断面不整齐，似朽木状，皮部与木部界限不明显。叶具长柄，柔软卷曲，长 10～15 cm；叶片多皱缩破碎，淡黄色，完整者二回羽状分裂，一回裂片 5 枚，奇数对生，末回裂片菱形或卵形。气微，味苦、涩。

6. 性味归经

性凉，味苦；归胃、大肠经。

7. 功能主治

清热解毒，利湿，止痛止血。用于肝炎、口舌糜烂、火眼、目翳、痢疾、腹泻、腹痛、痔疮出血。

8. 用法用量

内服：煎汤，3～15 g。外用：适量，研末点患处。

9. 使用注意

忌干燥、辛辣食物。

一百六十四、尖山橙

1. 别名

竹藤、乳藤、藤皮黄、乳汁藤、鸡腿果、石芽枫、岩山枝、驳筋树、黄狗合藤。

2. 来源

本品为夹竹桃科植物尖山橙 *Melodinus fusiformis* Champ. ex Benth. 的干燥全株。全年均可采收，挖取全株，切段，晒干。

3. 植物形态

粗壮木质藤本。全株具乳汁。茎皮灰褐色。幼枝、嫩叶、叶柄、花序被短微毛，渐变无毛。叶对生，近革质，具叶柄；叶片椭圆形、长椭圆形、椭圆状披针形，先端渐尖，基部楔形至圆形，侧脉每边近 15 条，向上斜升到叶缘网结。顶生聚伞花序，有花 6～12 朵；花萼 5 深裂，裂片长圆形，先端急尖；花冠白色，高脚碟状，花冠裂片 5 枚，长卵圆形或倒披针形，比花冠筒长，向左覆盖，偏斜不正；副花冠鳞片状，鳞片先端 2～3 裂；雄蕊 5 枚，着生于花冠筒下部。浆果椭圆形，橙红色，先端短尖，基部圆形或钝，长 3.5～5.3 cm，直径 2.2～4.0 cm。种子压扁，近圆形或长圆形，边缘不规则波状。花期 4—9 月，果期 6 月至翌年 3 月。

4. 生境分布

尖山橙生于海拔 300～1 400 m 的山地疏林中或山坡路旁，分布于中国广东、海南、广西、贵州等省（自治区、直辖市）。

黔西北地区的金沙等县（市、区）有尖山橙野生资源分布。

5. 药材性状

本品茎呈圆柱形，嫩枝、叶具毛茸，茎枝多木质化。单叶对生，叶片椭圆形，长可达 12 cm，先端渐尖，基部楔形，全缘，叶脉于下表面微突起。质较厚。有时可见花或果实。花淡黄棕色或类白色，高脚碟状。果实纺锤形，皱缩，长 3.5～6.0 cm，直径约 3 cm，橙黄色，顶端具短尖。气微，味微苦。

6. 性味归经

性平，味苦、辛；归经不详。

7. 功能主治

祛风湿，活血。用于风湿痹痛、跌打损伤。

8. 用法用量

内服：煎汤，6～9 g。

9. 使用注意

果实有毒，误食可导致呕吐。

一百六十五、翠云草

1. 别名

水松、龙柏草、蓝地柏、绿绒草、地柏叶、翠翎草、孔雀花、翠羽草、神锦花、凤尾草、虱子草、矮脚凤毛、金鸡独立草。

2. 来源

本品为卷柏科植物翠云草 *Selaginella uncinata*（Desv.）Spring 的干燥全草。全年均可采收，割取地上部分，切成小段，晒干。

3．植物形态

多年生草本。主茎伏地蔓生，长 30～100 cm，有细纵沟，侧枝疏生并多次分叉，分枝处常生不定根。叶二型，在枝两侧及中间各 2 行；侧叶卵形，基部偏斜心形，先端尖，边缘全缘，或有小齿；中叶质薄，斜卵状披针形，基部偏斜心形，淡绿色，先端渐尖，边缘全缘或有小齿，嫩叶上面呈翠蓝色。孢子囊穗四棱形，单生于小枝顶端，长 0.5～2.0 cm；孢子叶卵圆状三角形，长约 2 mm。孢子囊圆肾形，大孢子囊极少，生在囊穗基部，小孢子囊生在囊穗基部以上；孢子二型。孢子期 8—10 月。

4．生境分布

翠云草野生于山谷林下或溪边阴湿处及岩洞石缝内，系中国特有品种，分布于华东、华中、华南、西南等地区；其他国家也有栽培。

黔西北地区的各县（市、区）均有翠云草野生资源分布。

5．药材性状

本品呈长 1.0～1.5 cm 的段。主茎直径 0.1～0.2 mm，有纵棱，淡黄色或黄绿色。主茎上叶较大，疏生，卵形或卵状椭圆形，全缘；分枝上的叶密生，二型。孢子囊穗四棱柱形，长约 1 cm。质较柔嫩。略具草腥气，味微甜、微涩。

6．性味归经

性凉，味甘、淡；归肺、肝、大肠经。

7．功能主治

清热利湿，解毒，祛瘀，止血，止咳。用于黄疸、痢疾、水肿、风湿痹痛、咳嗽吐血、喉痛、痔漏、烫伤、外伤出血。

8．用法用量

内服：煎汤，15～30 g。外用：适量，鲜品捣烂敷；或晒干研粉外敷。

一百六十六、青叶胆

1．别名

肝炎草、土疸药、小青鱼胆。

2．来源

本品为龙胆科植物青叶胆 *Swertia mileensis* T. N. Ho et W. L. Shih.、滇獐牙菜 *Swertia yunnanensis* Burk 或美丽獐牙菜 *Swertia angustifolia* Buch Ham ex D. Don var. *puichella*（D. Don）Burk. 的干燥全草。秋季，花、果期采收，除去泥沙、杂质，晒干。

3．植物形态

（1）青叶胆。一年生草本。株高达 50 cm 左右。主根棕黄色。茎直立，四棱形，具窄翅。叶对生；无柄；叶片狭长圆形、披针形至线形，先端急尖，基部楔形，具 3 脉。圆锥状聚伞花序顶生或腋生，开展，侧枝生单花，花梗细，基部有 2 个苞片；花萼绿色，叶状，4 裂，裂片线状披针形；花冠淡蓝色，4 裂，裂片长圆形或卵状披针形，先端急尖具小尖头，花瓣基部具 2 个蜜腺，蜜腺杯状，先端具柔毛状流苏；雄蕊 4 枚，着生于花冠基部，花丝扁平，花药蓝色；子房卵状长圆形，花柱明显，柱头小。蒴果椭圆状卵形或长椭圆形。种子棕褐色，卵球形。花期 9—10 月，果期 10—11 月。

（2）滇獐牙菜。别名小苦胆草、紫花苦胆草、苦草、荞杆草、小龙胆草。一年生草本。株高 20～40 cm。主根明显，黄褐色。茎直立，从基部起分枝，枝细瘦，斜升，具 4 棱。基生叶和茎下部叶无柄，披针形、倒卵状披针形，先端钝，基部渐狭；茎中上部叶线状披针形或线形，先端渐尖，基部渐狭成短柄，下面中脉明显。圆锥状复聚伞花序多花；花梗丝状，花5数；花萼长达花冠的2/3，裂片线形，先端渐尖；花冠淡蓝色，裂片椭圆形，先端渐尖，有小尖头，基部有2个腺窝，腺窝不明显，沟状，长条形，边缘有少数裂片状流苏；花丝线形，花药椭圆形；子房无柄，窄椭圆形，花柱短而不明显，柱头2裂，裂片矩圆形。花期9—11月。

（3）美丽獐牙菜。别称青鱼草、水黄莲、青叶胆、肝炎草、小青鱼胆、土疸药。一年生草本。株高20～50 cm。茎直立，四棱形，棱上有狭翅，上部多分枝。叶对生；无柄；叶片披针形或披针状椭圆形，两端渐狭，具1～3脉，中脉在下面突起。圆锥状聚伞花序有多花，花梗细；花萼4裂，裂片线状披针形，在花时比花冠短，背面有突起的3脉；花冠黄色或淡黄绿色，4裂，裂片卵状长圆形，先端钝圆，有小尖头，中上部具紫色斑点，基部具1个蜜腺，蜜腺圆形，深陷，上半部边缘具流苏，基部有1个膜片，盖在腺窝上；雄蕊4枚，花丝线形；子房狭卵形，无柄；花柱短，明显，柱头2裂。蒴果宽卵形。种子长圆形，褐色。花、果期8—9月，在广东可至翌年1月。

4. 生境分布

（1）青叶胆。野生于海拔1 300～1 650 m的山坡草丛中，分布于云南、贵州等省（自治区、直辖市）。

（2）滇獐牙菜。野生于海拔1 100～3 800 m的草坡、林下、灌丛中，分布于云南、四川、贵州西部等地。

（3）美丽獐牙菜。野生于海拔150～3 300 m的田边、草坡荒地，分布于中国江西、福建、湖北、湖南、广东、海南、广西、贵州、云南等省（自治区、直辖市）；国外，印度、尼泊尔、不丹亦产。

黔西北地区的威宁、盘州等县（市、区）有青叶胆、滇獐牙菜野生资源分布；织金等县（市、区）有美丽獐牙菜野生资源分布。

5. 药材性状

本品长15 cm以上。根长圆锥形，长2～7 cm，直径约2 mm，有的有分枝；表面黄色或黄棕色。茎四棱形，棱角具极狭的翅，直径1～2 mm；表面黄绿色或黄棕色，下部常显红紫色，断面中空。叶对生，无柄；叶片多皱缩或破碎，完整者展平后呈条形或狭披针形，长1～4 cm，宽2～7 mm。圆锥状聚伞花序，萼片4枚，条形，黄绿色；花冠4枚，深裂，黄色，裂片卵状披针形，内侧基部具2腺窝；雄蕊4枚。蒴果狭卵形。种子多数，细小，棕褐色。气微，味苦。

一般干品含水分不超过12.0%，总灰分不超过10.0%，酸不溶性灰分不超过5.0%，獐牙菜苦苷（$C_{16}H_{22}O_{10}$）不少于8.0%。

6. 性味归经

性寒，味苦、甘；归肝、胆、膀胱经。

7. 功能主治

清肝利胆，清热利湿。用于肝胆湿热、黄疸尿赤、胆胀胁痛、热淋涩痛。

8. 用法用量

内服：煎汤，10～15 g。

9. 使用注意

虚寒者慎服。

一百六十七、抱树莲

1. 别名

抱石莲、瓜子菜、巧根藤、飞连草、猫龙草、飞蓬草。

2．来源

本品为水龙骨科植物抱树莲 *Drymoglossum piloselloides*（L.）Presl 的全草。全年可采收，采集全草，洗净，晒干或鲜用。

3．植物形态

多年生附生草本。根状茎细长，匍匐；鳞片密集，细小，卵形，边缘撕裂状。叶疏生；叶柄基部有节，被鳞片；营养叶圆形、倒卵形或椭圆形，长 1～5 cm，宽 1～2 cm，近无柄或有短柄，先端浑圆，基部多少斜截头状或楔尖，全缘，厚肉质，干燥时如革质，表面疏被脱落的星状茸毛；孢子叶线形，先端钝，基部渐狭。孢子囊群接近叶缘排成一阔线形，初时较狭，后渐扩张，几乎覆盖叶背全面；孢子囊与少数有柄的星状茸毛混生。孢子扁圆形。

4．生境分布

抱树莲野生于疏林中的树干上，分布于中国海南、广东、云南、贵州等地；国外，印度东北部、中南半岛和马来群岛等地亦产。

黔西北地区的织金等县（市、区）有抱树莲野生资源分布。

5．药材性状

本品根茎呈圆柱形，细长，直径约 1 mm，棕色或深棕色；密被细小鳞片，鳞片近圆形至卵形，边缘生众多长睫毛。叶二型；营养叶近圆形，直径约 1 cm，或阔椭圆形，长 5～6 cm，宽 2 cm，全缘，厚肉质，对光视之可见网状脉，表面疏被星状毛；孢子叶线形，全缘，长 3～12 cm，宽 5～8 mm，厚肉质，孢子囊群长线形，生于下表面叶缘处，孢子两面型。气微，味淡。

6．性味归经

性微凉，味甘、淡；归肝、肺经。

7．功能主治

清热解毒，消肿散结，止血。用于湿热黄疸、目赤肿痛、化脓性中耳炎、腮腺炎、淋巴结炎、疥癞、跌打损伤。

8．用法用量

内服：煎汤，15～30 g。外用：适量，煎水洗；或鲜品捣敷。

一百六十八、满江红

1．别名

浮漂、紫藻、绿萍、水浮漂、草无根、红浮萍、带子藻、三角藻、红浮漂、紫萍、红叶草。

2．来源

本品为满江红科植物满江红 *Azolla imbricata*（Roxb.）Nakai 的干燥全草。夏、秋季，采收全草，晒干。

3．植物形态

小型漂浮植物。植物体呈卵形或三角状。根状茎细长横走，侧枝腋生，假二歧分枝，向下生须根，悬垂于水中。叶小，互生，无柄，覆瓦状排列成 2 行，叶片深裂分为背裂片和腹裂片两部分，背裂片长圆形或卵形，肉质，绿色，秋后变为紫红色，腹裂片贝壳状，无色透明，多少饰有淡紫红色，斜沉水中。孢子果双生于分枝处，大孢子果体积小，长卵形，顶部喙状，内藏一个大孢子囊，大孢子囊只产 1 枚大孢子，大孢子囊有 9 个浮膘，分上下两排附生在孢子囊体上，上部 3 个较大，下部 6 个较小；小孢子果体积较大，圆球形或桃形，顶端有短喙，果壁薄而透明，内含多数具长柄的小孢子囊，每个小孢子囊内有 64 个小孢子，分别埋藏在 5～8 块无色海绵状的泡胶块上，泡胶块上有丝状毛。孢子果于 9—11 月成熟。

4. 生境分布

满江红野生于池沼、水沟或水田中，分布于中国华东、华中、华南、西南地区及河北等地；国外，朝鲜、日本亦产。

黔西北地区的威宁等县（市、区）有满江红野生资源分布。

5. 药材性状

本品叶小，三角形，密生于细枝上，皱缩成粒片状，直径约 4 mm，上面黄绿色，下面紫褐色或红褐色；须根多数，泥灰色。质轻，气微。

6. 性味归经

性凉，味辛；归肺、膀胱经。

7. 功能主治

解表透疹，祛风胜湿，解毒。用于感冒咳嗽、麻疹不透、风湿疼痛、小便不利、水肿、荨麻疹、皮肤瘙痒、疮疡、丹毒、汤火伤。

8. 用法用量

内服：煎汤，3～15 g。外用：适量，煎水洗或热熨；炒存性，研末，调油敷。

一百六十九、西番莲

1. 别名

转心莲、转子莲、玉蕊花、西洋鞠、转枝莲、转盘花、电光花、时计草、子午莲、龙珠菜、洋酸茄花。

2. 来源

本品为西番莲科植物西番莲 *Passillora caerulea* L. 的干燥全草。夏、秋季，地上部生长茂盛时采收全草，晒干。

3. 植物形态

多年生草质藤本。茎圆柱形，略具棱槽，有多数分枝，老枝常带紫红色；卷须腋生，长 13～17 cm。叶互生；叶柄长 2～3 cm，中部散生 2～6 个小腺体；托叶较大，肾形，抱茎；叶掌状 5 深裂，长 5～7 cm，宽 6～8 cm，裂片长椭圆形，中央的较大，两侧的略小，全缘。单花腋生，花大，直径 6～10 cm，淡绿色；苞片 3 枚，宽卵形；萼片 5 枚，背面近先端有一角状物；花瓣 5 枚，长圆状披针形，与萼片近等长；副花冠裂片 3 轮，丝状，白色，上下两端带蓝色或紫红色；内花冠流苏状，紫红色，其下具花盘；雄蕊 5 枚，花丝基部与子房柄合生；子房卵圆形，花柱 3 枚，紫红色。浆果卵形或近球形，熟时黄色。种子多数，有红色假种皮。花期 5—7 月。

4. 生境分布

西番莲原产于南美洲，中国江西、广东、广西、四川、贵州、云南等省（自治区、直辖市）有引种栽培。

黔西北地区的黔西、大方、赫章等县（市、区）有西番莲野生资源分布；2015 年，金沙县引进西番莲栽培成功。

5. 药材性状

本品茎呈圆柱形，略具棱槽，有多数分枝，老枝常带紫红色；卷须腋生，长 13～17 cm。叶互生；叶柄长 2～3 cm；中部散生 2～6 个小腺体；托叶较大，肾形，抱茎；叶掌状 5 深裂，长 5～7 cm，宽 6～8 cm，裂片长椭圆形，中央的较大，两侧的略小，全缘。

6. 性味归经

性温，味苦；归经不详。

7. 功能主治

祛风，除湿，活血，止痛。用于感冒头痛、鼻塞流涕、风湿关节痛、疝痛、痛经、神经痛、失眠、泻痢、骨折。

8. 用法用量

内服：煎汤，15～20 g。外用：鲜品适量，捣敷患处。

一百七十、山扁豆

1. 别名

梦草、茳喜、蛇药、疳草、水皂角、挞地沙、细杠木、砂子草、细密梳、细柑木、蛇谷草、野通草、地柏草、黄瓜香、假牛柑、下通草、鱼骨折、红霜石、苦麦草。

2. 来源

本品为豆科植物含羞草决明 *Cassia mimosoides* L. 的干燥全株。夏、秋季，采收全草，去净杂质，扎成把，晒干。

3. 植物形态

一年生或多年生亚灌木状草本。株高 30～60 cm。茎多分枝，通常被毛。叶互生，偶数羽状复叶；在叶柄的上端、最下 1 对小叶的下方有圆盘状腺体 1 枚；小叶 20～50 对；托叶线状锥形，有明显肋脉，宿存；叶片线状镰形，长 3～4 mm，先端急尖，中脉靠近叶的上缘，两侧不对称，干时呈红褐色。花腋生，单朵或数朵排成总状；总花梗顶端有 2 个苞片；萼筒短，裂片 5 枚，披针形，被黄色疏毛；花黄色，花瓣 5 枚，等大，具短柄；雄蕊 8～10 枚，不等大，5 长 5 短相间而生；子房线形，有毛。荚果镰形，扁平，长 2.5～5.0 cm，被毛；果柄长 1.5～2.0 cm。种子 10～16 颗。花、果期 8—10 月。

4. 生境分布

含羞草决明野生于山坡地或空旷地的灌木丛或草丛中，原产于美洲热带地区，现广泛分布于全世界热带和亚热带地区；中国浙江、江西、江苏、安徽、福建、台湾、湖北、湖南、广东、广西、四川、贵州、云南等地均产。

黔西北地区的各县（市、区）均有含羞草决明野生资源分布。

5. 药材性状

本品全草长 30～45 cm。根细长，须根发达，外表棕褐色，质硬，不易折断。茎多分枝，呈黄褐色或棕褐色，被短柔毛。叶卷曲，下部的叶多脱落，黄棕色至灰绿色，质脆易碎；托叶锥尖。气微，味淡。

6. 性味归经

性平，味甘、苦，无毒；归肝、肾、脾、胃经。

7. 功能主治

清热解毒，健脾利湿，通便。用于黄疸、暑热吐泻、小儿疳积、水肿、小便不利、习惯性便秘、疔疮痈肿、毒蛇咬伤。

8. 用法用量

内服：煎汤，9～18 g。外用：研末，调敷。

一百七十一、山藿香

1. 别名

杰草、野薄荷、血见愁、血芙蓉、肺形草、野石蚕、仁沙草、假紫苏、消炎草。

2. 来源

本品为唇形科植物血见愁 *Teucrium viscidum* Bl. 的全草。7—8 月，采收全草，洗净，晒干或鲜用。

3. 植物形态

多年生草本。具匍匐茎。茎直立，高 30～70 cm，下部无毛或近无毛，上部具夹生腺毛的短柔毛。叶柄近无毛；叶片卵圆形至卵圆状长圆形，长 3～10 cm，先端急尖或短渐尖，基部圆形、阔楔形至楔形，下延，边缘为带重齿的圆齿，有时数齿间具深刻的齿弯，两面近无毛，或被极稀的微柔毛。假穗状花序生于茎及短枝上部，密被腺毛，由密集具 2 花的轮伞花序组成；苞片披针形；花梗短，密被腺长柔毛。花萼小，钟形，外面密被腺长柔毛，内面在齿下被稀疏微柔毛，齿缘具缘毛，10 脉，其中 5 副脉不甚明显，萼齿 5 枚，直伸，近等大，长不及萼筒长的 1/2，上 3 齿卵状三角形，先端钝，下 2 齿三角形，稍锐尖，果时花萼呈圆球形。花冠白色，淡红色或淡紫色，唇片与冠筒成大角度的钝角，中裂片正圆形，侧裂片卵圆状三角形，先端钝。雄蕊伸出，前对与花冠等长。花柱与雄蕊等长。花盘盘状，浅 4 裂。子房圆球形，顶端被泡状毛。小坚果扁球形，黄棕色，合生面超过果长的 1/2。花期：长江流域为 7—9 月，广东、云南南部为 6—11 月。

4. 生境分布

血见愁野生于海拔 120～1 530 m 的山地林下湿润处，产于中国江苏、浙江、福建、台湾、江西、湖南、广东、广西、贵州、云南、四川、西藏等省（自治区、直辖市）；国外，日本、朝鲜、缅甸、印度、印度尼西亚、菲律宾亦产。

黔西北地区的织金等县（市、区）有血见愁野生资源分布。

5. 药材性状

本品全草长 30～50 cm。根须状。茎方柱形，具分枝，表面黑褐色或灰褐色，被毛，嫩枝毛较密；节处有多数灰白色须状根。叶对生，灰绿色或灰褐色，叶片皱缩、易碎，完整者展平后呈卵形或矩圆形，长 3～6 cm，宽 1. 5～3. 0 cm，先端短渐尖或短尖，基部圆形或阔楔形，下延，边缘具粗锯齿，叶面常皱缩，两面均有毛，下面毛较密；叶柄长约 1. 5 cm。间见枝顶或叶腋有淡红色小花，花萼钟形。小坚果圆形，包于宿萼中。花、叶以手搓之微有香气，味微辛、苦。以叶多、色灰绿、气香者为佳。

6. 性味归经

性凉，味辛、苦；归肺、大肠经。

7. 功能主治

凉血止血，解毒消肿。用于咳血、吐血、衄血、肺痈、跌打损伤、痈疽肿毒、痔疮肿痛、漆疮、脚癣、狂犬咬伤、毒蛇咬伤。

8. 用法用量

内服：煎汤，15～30 g，鲜品加倍；或捣汁；或研末。外用：适量，捣敷；或水煎熏洗。

一百七十二、白草莓

1. 别名

草莓、白藨、白泡儿、三匹风、野杨莓、白蒲草、白地莓。

2. 来源

本品为蔷薇科植物黄毛草莓 *Fragaria nilgerrensis* Schlecht. ex Gay 的干燥全草。春、夏季，采收全草，洗净，切段，阴干。

3. 植物形态

多年生草本。茎粗壮，密集成丛，高 5～25 cm，密被黄棕色柔毛，几与叶等长。叶三出；叶柄密被黄棕色绢状柔毛；小叶具短柄，质地较厚，小叶片倒卵形或椭圆形，先端圆钝，顶生小叶基部楔形，侧生小叶基部偏斜，边缘具缺刻状锯齿，锯齿顶端急尖或圆钝，上面深绿色，被疏柔毛，下面淡绿色，被黄棕色绢状柔毛，沿叶脉上毛长而密。聚伞花序 1～6 朵；花序下部具一或三出有柄的小叶；花梗被开展的黄色绢状柔毛；花两性，直径 1～2 cm；萼片卵状披针形，比副萼片宽或近相等，副萼片披针形，全缘或 2 裂，果时增大；花瓣 5 枚，圆形，基部有短爪，白色；雄蕊 20 枚，不等长。聚合果圆形，白色、淡白黄色或红色，宿存萼片直立，紧贴果实；瘦果卵形、光滑。花期 4—7 月，果期 6—8 月。

4. 生境分布

黄毛草莓野生于海拔 700～3 000 m 的山坡草地或沟边林下，分布于中国陕西、湖北、台湾、四川、贵州、云南、湖南、西藏等省（自治区、直辖市）；国外，尼泊尔、印度（锡金及东部）、越南北部亦产。

黔西北地区的各县（市、区）均有黄毛草莓野生资源分布。

5. 药材性状

本品全株被柔毛。根长圆锥形，被鳞片，具多数须根。茎具黄棕色柔毛。基生叶有长柄，披散状；三出复叶，小叶片卵圆形，先端钝圆，基部宽楔形，边缘有粗锯齿，长 2～3 cm，宽 1.5～2.0 cm。有的可见淡黄色皱缩的小花。球形聚合果黄白色或红色，小瘦果卵圆形。

6. 性味归经

性凉，味甘、苦；归肺、肝、肾经。

7. 功能主治

清肺止咳，解毒消肿。用于肺热咳嗽、百日咳、口舌生疮、疔疮、蛇咬伤、汤火伤。

8. 用法用量

内服：煎汤，15～30 g。外用：鲜品适量，捣敷患处。

一百七十三、白牛胆

1. 别名

毛茶、毛老虎、猪耳风、大力黄、大力王、过山香 、大麻香、毛柴胡、白面风、土蒙花、羊耳茶。

2. 来源

本品为菊科植物羊耳菊 *inula cappa*（Buch. -Ham.） DC. 的全草。全年均可采收，采集全草，去净杂质，晒干或鲜用。

3. 植物形态

见第 257 页，“白牛胆根”部分。

4. 生境分布

见第 257 页，“白牛胆根”部分。

5. 药材性状

本品长 90 cm 以上。茎圆柱形，少分枝，表面灰褐色至暗褐色，有细纵纹及凸起的椭圆形皮孔，叶痕明显，半月形，皮层易剥离。质硬，易折断，断面不平坦。叶片易脱落，常卷曲，展开后呈狭矩圆形或近倒卵形，边缘有小锯齿，先端渐尖或钝形，基部浑圆或广楔形，上表面黄绿色，具黄色粗毛，下表面黄白色，被白色绢毛。偶带有顶生或腋生的头状花序组成的伞房花丛。

花小，为舌状花和管状花。瘦果具棱，有冠毛。气香，味辛、微苦。

6. 性味归经

性温，味辛、甘、微苦；归经不详。

7. 功能主治

祛风散寒，行气利湿，解毒消肿。用于风寒感冒、咳嗽、风湿痹痛、泻痢、水肿、带下、痔疮、湿疹、疥癣。

8. 用法用量

内服：煎汤，15～30 g。外用：捣敷；或水煎洗。

9. 使用注意

忌酸、辣食物。

一百七十四、牛尾蒿

1. 别名

米蒿、水蒿、艾蒿、野蒿、茶绒、紫杆蒿、指叶蒿。

2. 来源

本品为菊科植物牛尾蒿 *Artemisia dubia* Wall. ex Bess、无毛牛尾蒿 *Artemisia dubia* Wall. ex Bess. var. *subdigitata*（Mattf.）Y. R. Ling in Kew Bull 的干燥全草。夏末秋初，花期采割全草，去净杂质，切段，晾干。

3. 植物形态

（1）牛尾蒿。半灌木状草本，高 80～120 cm。根茎粗短，有营养枝。茎丛生，紫褐色或绿褐色，纵棱明显，分枝长可达 35 cm；茎、枝幼时被短柔毛，后渐稀疏或无毛。叶互生，上面微被短柔毛，下面较密，宿存；基生叶与茎下部叶大，卵形或长圆形，羽状 5 深裂，有时裂片上还有 1～2 枚小裂片，无柄，花期叶凋谢；中部叶卵形，羽状 5 深裂，先端尖，边缘无裂齿，基部渐狭成柄状，有小披针形或线形假托叶；上部叶与苞片叶指状 3 深裂或不分裂。头状花序多数，有短梗或近无梗，基部有小苞叶，在分枝的小枝上排成穗状花序或穗状花序状的总状花序；总苞片 3～4 层，外层略短小，外、中层背面无毛，有绿色中肋，边膜质，内层半膜质；雌花 6～8 朵，花冠檐部具 2 裂齿，花柱先端 2 叉，叉端尖；两性花 2～10 朵，不育，花冠管状，花药线形，先端附属物尖，花柱短，先端 2 裂，不开叉。瘦果小，长圆形或倒卵形。花、果期 8—10 月。

（2）无毛牛尾蒿。与牛尾蒿区别在于：本变种茎、枝、叶背面初时被灰白色短柔毛，后脱落无毛。

4. 生境分布

（1）牛尾蒿。野生于海拔 3 500 m 以下的山坡、草原、疏林下及林缘等地，产于中国内蒙古、甘肃、四川、贵州、云南、西藏；国外，印度、不丹、尼泊尔亦产。

（2）无毛牛尾蒿。野生于低海拔至 3 000 m 地区的山坡、河边、路旁、沟谷、林缘等，分布于中国华北、西南地区及陕西、宁夏、甘肃、青海、山东、河南、湖北、广西等地；国外，印度、不丹、尼泊尔、克什米尔地区亦产。

以上 2 种药用植物，黔西北地区的赫章、威宁等县（市、区）均有野生资源分布。

5. 药材性状

本品茎呈圆柱形，长短不一；表面黄褐色，紫红色，赭色、棕绿色，具纵棱，被稀疏绢状柔毛。质脆，易折断，断面不平整，中央有 1 个小圆形白髓或小孔。叶多皱缩，破碎；完整无缺叶；茎下部叶片 3～5 深裂；中、上部叶片 3 指状深裂至渐不裂；叶面深绿色，叶背面淡绿色。头状花序皱缩；总苞片绿色，边缘有膜质；雌花位于边；两性花居中。花淡紫色至淡黄色。气微清香，味苦、微涩。以茎紫红色至铁锈色、叶淡绿色、花多者为佳。

6. 性味归经

性凉，味苦、微辛；归经不详。

7. 功能主治

清热，凉血，解毒，杀虫。用于急性热病、肺热咳嗽、咽喉肿痛、鼻衄、血风疮、蛲虫病。

8. 用法用量

内服：煎汤 9～15 g。外用：适量，熬膏涂。

一百七十五、狗牙根

1. 别名

铁丝草、铁线草、绊根草、鸡肠草、堑头草、马挽手、行仪芝、牛马根、铺地草、铜丝金、马根子草。

2. 来源

本品为禾本科植物狗牙根 *Cynodon dactylon*（L.）Pers. 的全草。夏、秋季，采割全草，洗净，晒干或鲜用。

3. 植物形态

多年生草本。须根细韧，具横走根茎和匍匐茎，有节，随地生根。秆直立，高 10～30 cm。叶鞘有脊，鞘口通常具柔毛；叶片线形，互生，在下部者因节间短缩似对生，长 1～6 cm，宽 1～3 cm。穗状花序 3～6 枚指状排列于茎顶，长 1.5～5.0 cm，小穗灰绿色或带紫色，小穗两侧压扁，通常为 1 朵小花，无柄，双行覆瓦状排列于穗轴的一侧；颖近等长，1 脉成脊，短于外稃；外稃具 3 脉；花药黄色或紫色，长 1.0～1.5 mm。花、果期 5—10 月。

4. 生境分布

狗牙根生于旷野、路边及草地，全世界温暖地区均有；广泛分布于中国黄河以南各省（自治区、直辖市）。

黔西北地区的威宁等县（市、区）有狗牙根野生资源分布。

5. 药材性状

本品根茎细长呈竹鞭状。匍匐茎部分长可达 1 m，直立茎部分长 10 cm 以上。叶线形；叶鞘具脊，鞘口具柔毛。气微，味微苦。

6. 性味归经

性凉，味苦、微甘；归肝经。

7. 功能主治

祛风活络，凉血止血，解毒。用于风湿痹痛、半身不遂、劳伤吐血、鼻衄、便血、跌打损伤、疮疡肿毒。

8. 用法用量

内服：煎汤，30～60 g；或浸酒。外用：鲜品适量，捣敷患处。

一百七十六、大发表

1. 别名

见水消、野蚕豆、爬山豆、三愣草、三愣金刚、三角西花、山落花生、三棱枝爬山豆。

2. 来源

本品为豆科植物三棱枝杭子梢 *Campylotropis trigonoclada*（Franch.）Schindl. 的全草。夏、秋季，采收全草，晒干或鲜用。

3. 植物形态

见第 258 页，“爬山豆根”部分。

4. 生境分布

见第 258 页，“爬山豆根”部分。

5. 药材性状

本品根呈圆柱形，有少数侧根及须根；外皮棕褐色，具多数皮孔及横纹。质硬，不易折断，断面黄白色。茎长 10～25 mm。枝三棱形，具翅，近无毛。三出复叶，互生；托叶宽披针形，长 5～12 mm，红褐色，宿存。叶多卷缩、脱落，完整叶展开后呈长椭圆形至卵状椭圆形或长圆状披针形，先端圆形或微缺，有细尖，基部近圆形，上面无毛，下面疏被贴伏的短柔毛。气微，味辛、涩。

6. 性味归经

性平，味辛、微甘、涩；归经不详。

7. 功能主治

发汗解表，清热利湿。用于感冒发热、鼻炎、肠炎、痢疾、膀胱炎、肾炎、风湿性关节炎，外用治跌打损伤。

8. 用法用量

内服：煎汤，25～50 g。外用：鲜根或全株适量，捣烂敷患处。

一百七十七、女娄菜

1. 别名

对叶草、罐罐花、对叶菜、土地榆、金打蛇、大米罐、山牡丹、真珠红、野罂粟、大叶金石榴。

2. 来源

本品为石竹科植物女娄菜 *Silene aprica* Turca. 的全草。夏、秋季，采集全草，除去泥沙，晒干或鲜用。

3. 植物形态

一年生或二年生草本。株高 20～70 cm，全株密被短柔毛。茎直立，由基部分枝。叶对生，上部叶无柄，下面叶具短柄；叶片线状披针形至披针形，先端急尖，基部渐窄，全缘。聚伞花序二至四回分歧，每分歧上有花 2～3 朵；萼管长卵形，具 10 脉，先端 5 齿裂；花瓣 5 枚，白色或淡红色，倒披针形，先端 2 裂，基部有爪，喉部有 2 鳞片；雄蕊 10 枚，略短于花瓣；子房上位，花柱 3 枚。蒴果椭圆形，先端 6 裂，外围萼与果近等长。种子多数，细小，黑褐色，有瘤状突起。花期 5—6 月，果期 7—8 月。

4. 生境分布

女娄菜野生于海拔 3 800 m 以下的平原、丘陵或山地，产于中国大部分省（自治区、直辖市）；国外，朝鲜、日本、蒙古、俄罗斯（西伯利亚和远东地区）亦产。

黔西北地区的威宁等县（市、区）有女娄菜野生资源分布。

5. 药材性状

本品全株密被短柔毛，长 20 cm 以上。根细长纺锤形，木质化。茎基部多分枝。叶对生，完整叶片线状披针形至披针形，长 4～7 cm，宽 4～8 mm，先端尖锐，基部渐窄；上部叶无柄。花粉红色，常 2～3 朵生于分枝上。蒴果椭圆形。种子肾形，细小，黑褐色，边缘具瘤状小突起。气微，味淡。

6. 性味归经

性平，味辛、苦；归肝、脾经。

7. 功能主治

活血调经，下乳，健脾，利湿，解毒。用于月经不调、乳少、小儿疳积、脾虚浮肿、疔疮肿毒。

8. 用法用量

内服：煎汤，9～15 g；或研末。外用：鲜品适量，捣敷患处。

一百七十八、千层塔

1. 别名

矮松、蛇交子、毛青杠、虱子草、生扯拢、蛇足草、千金榨、矮杉树、万年杉、金不换。

2. 来源

本品为石松科植物蛇足石松 *Lycopodium serratum* Thunb. 的干燥全草。夏末秋初，采收全草，去泥土、杂质，晒干或鲜用。7—8 月，采收孢子，干燥。

3. 植物形态

多年生草本。根须状。茎直立或下部平卧，高 15～40 cm，一至数回两叉分歧。顶端常具生殖芽，落地成新苗。叶纸质，略成 4 行疏生，具短柄；叶片披针形，长 1～3 cm，宽 2～4 mm，先端锐尖，基部渐狭，楔形，边缘有不规则尖锯齿，中脉明显。孢子叶和营养叶同形，绿色。孢子囊横生于叶腋，肾形，淡黄色，光滑，横裂。孢子同形。

4. 生境分布

蛇足石松野生于海拔 300～2 700 m 的林荫下湿地或沟谷石上，分布于中国东北、长江流域、浙江、福建、广东、广西、四川、贵州、云南等地；国外，日本、朝鲜、泰国、越南、老挝、柬埔寨、印度、尼泊尔、缅甸、斯里兰卡、菲律宾、马来西亚、印度尼西亚、俄罗斯等地亦产。

黔西北地区除威宁外的其他县（市、区）均有蛇足石松野生资源分布。

5. 药材性状

本品全株长 10～15 cm。根须状。根茎棕色，断面圆形或类圆形，直径 2～3 mm。茎呈圆柱形，表面绿褐色，直径 2～3 mm。叶绿褐色，对生，叶片皱缩卷曲或破碎，完整者展平后呈长椭圆形，长 18～27 mm，宽 3～5 mm，叶端形状急尖，叶缘呈锯齿状，叶基部渐狭，无叶柄。孢子囊淡黄色，单生于叶腋，呈肾形。孢子同型。气微，味苦。

6. 性味归经

性平，味苦、微甘，有小毒；归肺、大肠、肝、肾经。

7. 功能主治

清热解毒，燥湿敛疮，止血定痛，散瘀消肿。用于肺炎、肺痈、劳伤吐血、痔疮便血、带下、跌打损伤、肿毒、水湿臌胀、溃疡久不收口、汤火伤。

8. 用法用量

内服：煎汤，5～15 g；或捣汁。外用：适量，煎水洗；或鲜品捣敷；或研末撒或调敷。

9. 使用注意

孕妇禁服。本品有毒，中毒时可出现头昏、恶心、呕吐等，内服不宜过量。

一百七十九、婆婆纳

1. 别名

双铜锤、双肾草、狗卵草、双珠草、卵子草、石补钉、菜肾子、将军草、脾寒草。

2. 来源

本品为玄参科植物婆婆纳 *Veronica didyma* Tenore. 的全草。3—4 月，采收全草，晒干或鲜用。

3. 植物形态

一年生至二年生草本。株高 10～25 cm。茎铺散多分枝，纤细，被柔毛。叶对生，具短柄；叶片心形至卵形，先端钝，基部圆形，边缘具深钝齿，两面被白色柔毛。总状花序顶生；苞片叶状，互生；花梗略短于苞片；花萼 4 裂，裂片卵形，顶端急尖，疏被短硬毛；花冠淡紫色、蓝色、粉色或白色，筒部极短，裂片圆形至卵形；雄蕊 5 枚，子房上位，2 室。蒴果近于肾形，密被腺毛，略短于花萼，凹口约为 90°，裂片顶端圆，宿存的花柱与凹口齐或略过之。种子背面具横纹。花期 3—10 月。

4. 生境分布

婆婆纳野生于荒地，广泛分布于欧亚大陆北部；中国东北、华东、华中、西南、西北地区及北京均有分布。

黔西北地区的大方、七星关等县（市、区）有婆婆纳野生资源分布。

5. 药材性状

本品全草皱缩、卷曲。主根较长，棕褐色，须根多而细长，棕黄色。茎表面黄绿色，弯曲而细长，直径约 1 mm。具纵棱，被白色柔毛，质脆，易折断。叶对生；具短柄；叶片心形至卵形，长 5～10 mm，宽 6～7 mm，先端钝，基部圆形，边缘具深钝齿，两面被白色柔毛。总状花序顶生；苞片叶状，互生；花萼 4 裂，裂片卵形，顶端急尖，疏被短硬毛；花冠淡紫色、蓝色、粉色或白色。质脆，易折断，断面淡黄白色。气微，味甘、淡。

6. 性味归经

性凉，味甘、淡；归肝、肾经。

7. 功能主治

补肾强腰，解毒消肿。用于肾虚腰痛、疝气、睾丸肿痛、带下、痈肿。

8. 用法用量

内服：煎汤，15～30 g，或鲜品 60～90 g；或捣汁饮。

一百八十、水苦荬

1. 别名

半边山、谢婆菜、水莴苣、水菠菜、仙桃草、鸭儿草、虫虫草、水泽兰、蚊子草、蚧蛙草、接骨桃、水波浪、水窝窝、芒种草、二代草、大仙桃草、水仙桃草、水对叶莲、水上浮萍、仙人对座草。

2. 来源

本品为玄参科植物水苦荬 *Veronica undulata* Wall 的带虫瘿果实的全草。夏季，果实中红虫未逸出前采收有虫瘿的全草，洗净，切碎，晒干或鲜用。

3. 植物形态

一年生或二年生草本。全体无毛，或于花柄及苞片上稍有细小腺状毛。茎直立，高 25～90 cm，富肉质，中空，有时基部略倾斜。叶对生；长圆状披针形或长圆状卵圆形，先端圆钝或尖锐，全缘或具波状齿，基部呈耳郭状微抱茎上；无柄。总状花序腋生，长 5～15 cm；苞片椭圆形，细小，互生；花有柄；花萼 4 裂，裂片狭长椭圆形，先端钝；花冠淡紫色或白色，具淡紫色的线条；雄蕊 2 枚，突出；雌蕊 1 枚，子房上位，花柱 1 枚，柱头头状。蒴果近圆形，先端微凹，长度略大于宽度，常有小虫寄生，寄生后果实常膨大成圆球形。果实内藏多数细小的种子，长圆形，扁平；无毛。花期 4—6 月。

4. 生境分布

水苦荬野生于生水边及沼泽地，广泛分布于中国各省（自治区、直辖市）；国外，朝鲜、日本、尼泊尔、印度、巴基斯坦亦产。

黔西北地区的黔西、大方等县（市、区）有水苦荬野生资源分布。

5. 药材性状

本品为带根全草。根茎节明显，节上密生须根。茎皱缩明显，表面枯黄或灰绿色，中空，质柔韧，不易折断，直径 2～4 mm。叶片多脱落而少见，残留的叶片灰褐色或灰绿色，质脆，多皱缩或破碎不全。总状花序或果序，对生于叶腋，长 10～20 cm，花冠多已萎脱。蒴果类球形或桃形，灰绿或灰棕色，多数残存，内藏有黄色扁平的种子多数。无味，无臭。

6. 性味归经

性凉，味苦；归肺、肝、肾经。

7. 功能主治

清热利湿，止血化瘀。用于感冒、喉痛、劳伤咳血、痢疾、血淋、月经不调、疝气、疔疮、跌打损伤。

8. 用法用量

内服：煎汤，10～30 g；或研末。外用：鲜品适量，捣敷。

一百八十一、小铜锤

1. 别名

铜锤草、过海龙、小麻药、黄花草、遍地红、细麻药、乌龙过江、黄花一草光、美形金纽扣。

2. 来源

本品为菊科植物美形金纽扣 *Acmella calva*（Candolle）R. K. Jansen. 的全草。秋季，采收全草，切段，晒干或鲜用。

3. 植物形态

多年生疏散草本。茎匍匐或平卧，高 20～60 cm，稍带紫色，有细纵条纹；节间长 4.0～14.5 cm，节上生次根。叶宽披针形或披针形，顶端渐尖或长渐尖，基部楔形，边缘有尖锯齿或常近缺刻，具 2～3 对细侧脉，上面及边缘被疏短伏毛，下面近无毛或仅沿脉被疏短毛；叶柄被短毛。头状花序卵状圆锥形，有或无舌状花；花序梗细长，顶端常被短柔毛；总苞片约8枚，2层，近等长，绿色，卵状长圆形；花托圆柱状锥形，有长圆状舟形的膜质托片；花黄色；雌花舌状，舌片短，宽倒卵形，顶端3浅裂；两性花花冠管状，具4～5个短裂片。瘦果长圆形，褐色，有白色的细边。花、果期5—12月。

4. 生境分布

美形金纽扣野生于海拔1 000～1 900 m的山谷溪边、潮湿的沟边、林缘或路旁荒地，分布于中国云南、贵州等地。

黔西北地区的七星关等县（市、区）有美形金纽扣野生资源分布。

5. 药材性状

本品茎圆柱形，微紫色，先端无毛，质脆易折断，直径2～4 mm，断面黄白色。叶卷缩易碎，完整者展平后披针形，长3～7 cm，宽15～25 mm。花黄色，头状花序卵圆形。气特殊，味麻辣、微苦甜。

6. 性味归经

性温，味苦、辛，有小毒；归心、肺、胃经。

7. 功能主治

活血祛瘀，消肿止痛。用于跌打损伤、骨折、闭经、痛经、胃痛、牙痛、风湿关节痛、腰痛、外伤出血。

8. 用法用量

内服：煎汤，3～9 g；或泡酒；或研末。外用：适量，研末撒；或鲜品捣敷。

9. 使用注意

孕妇禁服。忌酸冷、鱼腥味食物。

一百八十二、一点红

1. 别名

叶下红、羊蹄草、红背叶。

2. 来源

本品为菊科植物一点红 *Emilia sonchifolia*（L.）DC. 的干燥全草。夏、秋季，采收全草，洗净，晒干；或趁鲜切段，晒干。

3. 植物形态

一年生草本。根垂直。茎直立或斜升，高25～40 cm，通常自基部分枝，灰绿色。叶质较厚，下部叶密集，大头羽状分裂，顶生裂片大，宽卵状三角形，侧生裂片通常1对，长圆形或长圆状披针形，上面深绿色，下面常变紫色，两面被短卷毛；中部茎叶疏生，较小，卵状披针形或长圆状披针形，无柄，基部箭状抱茎，顶端急尖；上部叶少数，线形。头状花序，开花前下垂，花后直立，通常2～5歧分枝于枝端排列成疏伞房状；花序梗细，无苞片；总苞圆柱形，总苞片1层，8～9枚，长圆状线形或线形，黄绿色；小花粉红色或紫色，管部细长，檐部渐扩大。瘦果圆柱形，5深裂，具5棱；冠毛丰富，白色，细软。花、果期7—10月。

4. 生境分布

一点红常野生于海拔800～2 100 m的山坡荒地、田埂、路旁，分布于中国云南、贵州、四川、湖北、湖南、江苏、浙江、安徽、广东、海南、福建、台湾等省（自治区、直辖市）；国外，广泛分布于亚洲热带、亚热带和非洲地区。

黔西北地区的织金、大方等县（市、区）有一点红野生资源分布。

5. **药材性状**

本品全草长约 30 cm。根茎细长，圆柱形，浅棕黄色。茎少分枝，细圆柱形，有纵纹，灰青色或黄褐色。叶纸质，多皱缩，灰青色，基部叶卵形或琴形；上部叶较小，基部稍抱茎。头状花序干枯，花多脱落，仅存花托及总苞，苞片茶褐色。瘦果浅黄褐色，冠毛极多，白色。具干草气，味淡、略咸。

6. **性味归经**

性凉，味辛、微苦；归肝、胃、肺、大肠、膀胱经。

7. **功能主治**

清热解毒，散瘀消肿。用于上呼吸道感染、口腔溃疡、肺炎、乳腺炎、肠炎、菌痢、尿路感染、疮疖痈肿、湿疹、跌打损伤。

8. **用法用量**

内服：煎汤，9～18 g；或捣汁含咽。外用：适量，煎水洗或捣敷。

9. **使用注意**

孕妇慎用。

一百八十三、一年蓬

1. **别名**

野蒿、女菀、牙肿消、牙根消、千张草、墙头草、长毛草、地白菜、油麻草、白马兰、千层塔、治疟草、瞌睡草、白旋覆花。

2. **来源**

本品为菊科植物一年蓬 *Erigeron annuus*（L.）Pers. 的全草。夏、秋季，采收全草，洗净，晒干或鲜用。

3. **植物形态**

一年生或两年生草本。株高 30～100 cm。茎直立，上部有分枝，绿色，下部被开展的长硬毛，上部被较密的上弯的短硬毛。基生叶长圆形或宽卵形，边缘有粗齿，基部渐狭成具翅的叶柄；中部和上部叶较小，长圆状披针形或披针形，边缘有不规则的齿裂，具短叶柄或无叶柄；最上部的叶通常条形，全缘，具睫毛。头状花序排成伞房状或圆锥状；总苞半球形，总苞片 3 层，草质，披针形，密被长的直节毛；舌状花 2 层，白色或淡蓝色，舌片线形；两性花筒状，黄色。瘦果披针形，扁压，被疏贴柔毛；冠毛异形，雌花的冠毛极短，两性花的冠毛 2 层，外层鳞片状，内层有刚毛。花期 6—9 月。

4. **生境分布**

一年蓬野生于路边旷野或山坡荒地，原产于北美洲；在中国，分布于吉林、河北、河南、山东、江苏、安徽、江西、福建、湖南、湖北、贵州、四川、西藏等省（自治区、直辖市）。

黔西北地区的大方、七星关等县（市、区）有一年蓬野生资源分布。

5. **药材性状**

本品根呈圆锥形，有分枝，黄棕色，具多数须根。全体疏被粗毛。茎呈圆柱形，长 40～80 cm，直径 2～4 mm，表面黄绿色，有纵棱线，质脆，易折断，断面有大形白色的髓。单叶互生，叶片皱缩已破碎，完整者展平后呈披针形，黄绿色。有的于枝顶和叶腋可见头状花序排列成伞房状或圆锥状花序，花淡棕色。气微，味微苦。

6. **性味归经**

性凉，味甘、苦；归胃、大肠经。

7．功能主治

消食止泻，清热解毒，截疟。用于消化不良、胃肠炎、齿龈炎、疟疾、毒蛇咬伤。

8．用法用量

内服：煎汤，30～60 g。外用：鲜品适量，捣敷患处。

一百八十四、粉苞苣

1．别名

竹叉草、细叶苦菜、杂赤咸包。

2．来源

本品为菊科植物细叶苦荬菜 *Ixeris gracilis*（DC.）Stebb 的全草。7—8 月，采收全草，洗净，晒干或鲜用。

3．植物形态

多年生草本。株高 16～50 cm。全株细弱，无毛。基生叶莲座状，条状披针形，先端渐尖，基部下延成窄叶柄，全缘，有时近基部边缘具睫毛；茎上部叶与基生叶相似，但较小，无叶柄。头状花序多数，排成伞房状，有细梗；总苞的外层总苞片卵形，内层总苞片条形，先端稍钝；舌状花黄色，先端 5 齿裂。瘦果纺锤形，稍扁平，棕褐色，具条棱，喙短，冠毛浅棕褐色。

4．生境分布

细叶苦荬菜野生于路边、草坡和荒野，分布于中国华中、华南、西南地区。

黔西北地区的威宁等县（市、区）有细叶苦荬菜野生资源分布。

5．药材性状

本品全草长 10～30 cm。茎单一或基部分枝。叶互生，皱缩，完整叶展平后呈条状披针形或长条形，长 4～15 cm，宽 5～9 mm，全缘，几无柄。头状花序序排列成聚伞状。瘦果纺锤形，棕褐色，具条棱，喙短，长约 1 mm。气微，味苦。

6．性味归经

性微寒，味苦；归肺、肝经。

7．功能主治

清热解毒。用于黄疸型肝炎、结膜炎、疖肿。

8．用法用量

内服：煎汤，6～12 g。外用：鲜品适量，捣敷患处。

一百八十五、黄鹌菜

1．别名

苦菜药、三枝香、黄花菜、山芥菜、土芥菜、野芥菜、野芥兰、芥菜仔、毛连连。

2．来源

本品为菊科植物黄鹌菜 *Youngia japonica*（L.）DC. 的全草。春季，采收全草，鲜用或切段晒干。

3．植物形态

一年生草本。株高 10～100 cm，全体有乳汁。须根肥嫩，白色。茎直立，由基部抽出一至数枝。基生叶倒披针形、椭圆形、长椭圆形或宽线形，大头羽状深裂或全裂，极少不裂，叶柄长 1～7 cm，有狭或宽翼或无翼，顶裂片卵形、倒卵形或卵状披针形，全部侧裂片边缘有锯齿或边缘有小尖头；无茎叶或极少有1～2枚茎生叶，且与基生叶同形并等样分裂；全部叶及叶柄被皱波状柔毛。头状花序含10～20枚舌状小花，在茎枝顶端排成伞房花序，花序梗细；总苞圆柱状，总苞片4层，外层短，内层长，全部总苞片外面无毛；舌状小花黄色，花冠管外面有短柔毛。瘦果纺锤形，褐色或红褐色；冠毛糙毛状。花、果期4—10月。

4. 生境分布

黄鹌菜野生于山坡、山谷及山沟林缘、林下、林间草地及潮湿地、河边沼泽地、田间与荒地上，产于中国北京、陕西、甘肃、山东、江苏、安徽、浙江、江西、福建、河南、湖北、湖南、广东、广西、四川、贵州、云南、西藏等省（自治区、直辖市）；国外，日本、朝鲜、印度、菲律宾、中南半岛、马来半岛亦产。

黔西北地区各县（市、区）均有黄鹌菜野生资源分布。

5. 药材性状

本品多皱缩卷曲，体轻。根直伸，生多数须根，土黄色。茎直立纤细，直径6～2 mm，长10～80 cm，有细纵纹，顶端伞房花序分枝状；表面黄绿色或棕黄色。叶基丛生，皱缩卷曲，长6～12 cm，表面黄绿色或灰绿色，两面近无毛；叶柄长1～7 cm，有狭或宽翼或无翼；纸质。舌状小花黄色。冠毛白色。气微，味甘、微苦。

6. 性味归经

性凉，味甘、微苦；归经不详。

7. 功能主治

清热解毒，利尿消肿。用于感冒、咽痛、眼结膜炎、乳痈、疮疖肿毒、毒蛇咬伤、痢疾、肝硬化腹水、急性肾炎、淋浊、血尿、带下、风湿关节炎、跌打损伤。

8. 用法用量

内服：煎汤，9～15 g，或鲜品30～60 g。外用：鲜品适量，捣敷患处；或捣汁含漱。

一百八十六、狗筋蔓

1. 别名

筋骨草、抽筋草、九股牛、接筋草、铁栏杆、水筋骨、白牛膝、长深根、称筋散。

2. 来源

本品为石竹科植物狗筋蔓 *Cucubalus baccifer* L. 的带根全草。秋末冬初，采挖全草，洗净泥沙，晒干或鲜用。

3. 植物形态

多年生草本。全株被逆向短绵毛。根簇生，长纺锤形，白色，断面黄色，稍肉质；根颈粗壮，多头。茎铺散，俯仰，长50～150 cm，多分枝。单叶对生，有短柄；叶片卵形、卵状披针形或长椭圆形，边缘具短缘毛，两面沿脉被毛。圆锥状聚伞花序，或单生于分枝的叉上，微下垂，花梗有柔毛；萼阔钟形，5齿裂，10脉；花瓣5枚，白色，先端凹下，喉部有鳞片2枚；雄蕊10枚，短于花瓣，花盘延伸成短柄；子房上位，1室，基部有3隔脉，花柱3枚。蒴果浆果状，成熟时薄壳质，黑色，有光泽，不规则开裂。种子肾形，黑色，平滑，有光泽。花期6—8月，果期7—10月。

4. 生境分布

狗筋蔓野生于林缘、灌丛或草地，产于中国辽宁、河北、山西、陕西、宁夏、甘肃、新疆、江苏、安徽、浙江、福建、台湾、河南、湖北、广西、四川、贵州、云南等省（自治区、直辖市）；国外，欧洲、朝鲜、日本、俄罗斯、哈萨克斯坦亦产。

黔西北地区各县（市、区）均有狗筋蔓野生资源分布。

5. 药材性状

本品根细长圆柱形，稍扭曲，常数条着生于较短的根茎上，长 10～30 cm，直径 3～6 mm，表面黄白色，有纵皱纹，质硬而脆，易折断，断面黄白色。茎多分枝，表面黄绿色至黄棕色，节部膨大，有黄色毛。断面中央有白色的髓。叶对生，完整者卵状披针形或长圆形，长 2～4 cm，宽 7～15 mm，全缘，中脉有毛。茎枝顶端有单生或 2～3 朵聚生的小花，花瓣 5 枚，白色。气微，味甘、微苦。

6. 性味归经

性温，味甘、苦；归肝、膀胱经。

7. 功能主治

活血定痛，接骨生肌。用于跌打损伤、骨折、风湿骨痛、月经不调、瘰疬、痈疽。

8. 用法用量

内服：煎汤，9～15 g；或泡酒服。外用：鲜品适量，捣敷患处。

一百八十七、和筋蔓

1. 别名

鹅儿肠、大鸡肠草。

2. 来源

本品为石竹科植物日本狗筋蔓 *Cucubalus baccifer* L. var. *japonicus* Miq. 的全草。夏、秋季，采挖全草，除去泥土，晒干或鲜用。

3. 植物形态

多年生蔓性草本。茎细长，长 1.0～1.5 m，分枝对生，密被黄色细毛。叶对生，有柄；叶片卵状披针形、卵状椭圆形或长圆形，长 1.5～5.0 cm，宽 8～20 mm，先端急尖，基部楔形或圆楔形，通常两面脉上被短毛，叶缘具短缘毛。花两性，单生于茎及枝的顶端，有 1 对叶状苞片，形成稀疏的圆锥花序；花萼 5 裂，阔披针形，花后期萼膨大成半球形，裂片增大，果期宿存萼反折；花瓣 5 枚，白色，先端 2 叉状浅裂，基部渐狭成爪，在花瓣最宽处内侧有 2 鳞片状附属物；雄蕊 10 枚，2 轮；子房上位，椭圆形，花柱 3 枚。蒴果浆果状，稍肉质，球形，成熟时黑色，呈不规则开裂，有光泽。种子多数，圆肾形，黑色，有光泽。花期 6—8 月，果期 7—10 月。

4. 生境分布

日本狗筋蔓野生于山坡草丛中，分布于中国东北、华北、西北、华东及湖北、湖南、贵州等地。

黔西北地区的织金、大方、七星关等县（市、区）有日本狗筋蔓野生资源分布。

5. 药材性状

本品茎细长，多分枝，表面黄绿至黄棕色，节膨大，密被黄色细毛，断面中央有白色髓。完整叶片卵状披针形或长椭圆形，全缘，两面脉上及边缘有细毛。叶腋有时有花，白色。气微，味甘、微苦。

6. 性味归经

性平，味淡；归经不详。

7. 功能主治

利尿通淋，行气止痛，接骨续伤。用于热淋、石淋、血淋、湿阴气滞、脘腹胀痛、跌打伤痛。

8. 用法用量

内服：煎汤，10～15 g。外用：鲜品适量，捣敷患处。

一百八十八、锡生藤

1. 别名

亚乎奴、亚乎鲁、鼠耳草、亚红龙、金丝荷叶。

2. 来源

本品为防己科植物锡生藤 *Cissampelos pareira* L. var. *hirsuta*（Buch. ex DC.）Forman 的干燥全株。春、夏二季，采挖全株，除去泥沙，晒干。本品系傣族习用药材。

3. 植物形态

藤本。藤长可达 3 m。根粗壮，长达 30 cm，直径 4～15 mm，表面灰棕色，多弯曲。老茎圆柱形，具扭旋的纵沟纹，枝纤细，常密被黄棕色柔毛。单叶互生；叶片纸质，心状近圆形或心状圆形，先端微凹陷，具小突尖，基部心形，有时近截平，全缘或波状，两面被黄棕色柔毛，下面被毛较密；叶柄长 1～2 cm，被黄棕色柔毛。花小，淡黄色，雌雄异株；雄花：雄花序为伞房状聚伞花序，腋生，花序轴和分枝均纤细，密被柔毛；萼片背面被疏而长的柔毛，花冠碟状，聚药雄蕊。雌花：雌花序总状，花萼片 2 枚，与苞片合生，阔倒卵形，花瓣很小，附着在萼片的基部；雌蕊 1 枚，柱头 3 裂。核果卵形，被毛，成熟时红色。种子扁平，马蹄形，背有小瘤体。花期 4—5 月，果期 5—7 月。

4. 生境分布

锡生藤常野生于林中，产于中国广西西北部、贵州西南部、云南南部；国外，广泛分布于亚洲热带地区和澳大利亚。

黔西北地区的织金等县（市、区）有锡生藤野生资源分布。

5. 药材性状

本品根呈扁圆柱形，多弯曲，长短不一，直径约 1 cm；表面棕褐色或暗褐色，有皱纹及支根痕；断面枯木状。匍匐茎圆柱形，节略膨大，常有根痕或细根；表面棕褐色，节间有扭旋的纵沟纹；易折断，折断时有粉尘飞扬，断面具放射状纹理；缠绕茎纤细，有分枝，表面被黄棕色绒毛。叶互生，有柄，微盾状着生。叶片多皱缩，展平后呈心状扁圆形，先端微凹，具小突尖，上表面疏被白色柔毛，下表面密被褐黄色绒毛。气微，味苦、微甜。

6. 性味归经

性温，味甘、苦；归肝、脾经。

7. 功能主治

消肿止痛，止血生肌。用于外伤肿痛、创伤出血。

8. 用法用量

内服：煎汤，9～15 g。外伤肿痛，干粉适量，加酒或蛋清调敷患处。创伤出血，干粉适量外敷，一日 1 次。

一百八十九、龙须草

1. 别名

野席草、马棕根、野马棕、野灯草、灯心草、水通草、秧草根、野灯芯草、鬼尖头草。

2. 来源

本品为灯心草科植物拟灯心草 *Juncus setchuensis* Buchen. var. *effusoides* Buchen 的干燥全草。9—10 月，割取地上部分，晒干。

3. 植物形态

多年生草本。地下有匍匐根茎。茎青绿色，线形，高达 50 cm，表面有凸起的条纹。茎上无叶，但于基部有红棕色、淡黄色或暗黑色的鞘状鳞叶数枚。花序侧生，成簇状，伞形或复聚伞形，有短柄；花被 6 枚，2 列，淡绿色，萼片状；雄蕊 3 枚，着生于花被的基部；子房上位，1 室，花柱不明显，柱头 3 枚，线形。蒴果长椭圆形，内含多数种子。花期 4—6 月。

4. 生境分布

拟灯心草野生于潮湿地及沼泽边缘，分布于中国江苏、安徽、浙江、湖南、四川、贵州等省（自治区、直辖市）。

黔西北地区的大方等县（市、区）有拟灯心草野生资源分布。

5. 药材性状

本品干燥茎呈扁压状细柱形或线形，长 30 cm 以上，直径 1.0～1.5 mm，先端渐尖，近基部稍粗，表面光滑，淡黄绿色，具纵直细纹理。质坚实而柔软。断面黄白色，中央有白色疏松的髓，但不发达。气微，味淡。以干燥均匀、带绿色者为佳。

6. 性味归经

性寒，味淡；归经不详。

7. 功能主治

利尿通淋，泄热安神。用于小便赤涩、热淋、肾炎水肿、头昏、齿痛、鼻衄、咽痛、心烦失眠、消渴、梦遗。

8. 用法用量

内服：煎汤，15～40 g。

一百九十、豆叶七

1. 别名

胡豆莲、绿豆莲、金剪刀、蚕豆七、胡豆七、豆叶七、豆叶狼毒。

2. 来源

本品为景天科植物云南红景天 *Rhodiola yunnanensis*（Franch.）S. H. Fu. 的全草。夏、秋采集，洗净，切碎，晒干或鲜用。该品种的根亦供药用。

3. 植物形态

多年生草本。根颈粗长，直径可达 2 cm，不分枝或少分枝，先端被卵状三角形鳞片。花茎单生或少数着生，直立，高可达 100 cm。3 叶轮生，稀对生，无柄；叶卵状披针形、椭圆形至卵状长圆形，长 4～9 cm，宽 2～6 cm，先端钝，基部圆楔形，边缘有疏锯齿。聚伞圆锥花序，多次三叉分枝；花单性，稀两性，雌雄异株；雄花小而多，萼片 4 枚，披针形，花瓣 4 枚，黄绿色，匙形，雄蕊 8 枚，较花瓣短；雌花萼片、花瓣各 4 枚，花瓣绿色或紫色，线形，鳞片 4 枚，近半圆形；心皮 4 枚，卵状叉开，基部合生。蓇葖果，星芒状，先端外折，具喙。花期 5—7 月，果期 7—8 月。

4. 生境分布

云南红景天野生于海拔 2 000～4 000 m 的山坡林下，产于中国西藏、云南、贵州、湖北西部、四川等地。

黔西北地区的威宁、织金等县（市、区）有云南红景天野生资源分布。

5. 性味归经

性凉，味苦；归肺、肾、肝经。

6. 功能主治

补肺益肾，清热止咳，散瘀止血。用于虚劳咳嗽、肾虚腰痛、咽喉疼痛、跌打肿痛、外伤出血。

7. 用法用量

内服：煎汤，6～12 g；或浸酒。外用：鲜品适量，捣敷患处。

一百九十一、宝盖草

1. 别名

佛座、风盏、接骨草、灯龙草、珍珠莲、连钱草、莲台夏枯、毛叶夏枯、大铜钱七、蜡烛扦草。

2. 来源

本品为唇形科植物宝盖草 *Lamium amplexicaule* L. 的全草。6—8 月，采收全草，晒干或鲜用。

3. 植物形态

一年生或二年生草本。株高 10～60 cm。茎丛生，基部稍斜升，细弱，四棱形，常带紫色，被倒生疏毛。叶对生；有短柄，向上渐无柄，抱茎；叶片肾形或近圆形，先端圆，基部心形或圆形，边有圆齿或浅裂，两面均被细毛。轮伞花序有 6～10 朵花，其中，常有闭花受精的花；除基部 1 对叶外，其余叶腋部均有花；花外被长毛；花萼管状，裂齿 5 枚，长而锥尖；花冠紫红色或粉红色，管部细长，近直立，内无毛环，上唇近直立，长圆形，稍盔状，下唇平展，有 3 裂片，中裂片倒心形，先端有深凹；雄蕊 4 枚，与花柱近等长，均内藏，花药平叉形，有毛。小坚果长圆形，具 3 棱，褐黑色，有白色鳞片状突起。花期 3—5 月，果期 7—8 月。

4. 生境分布

宝盖草野生于路边、草丛、庭园等处，海拔可高达 4 000 m，欧洲、亚洲均有广泛分布；在中国，分布于东北、西北、华东、华中和西南等地区。

黔西北地区的威宁等县（市、区）有宝盖草野生资源分布。

5. 药材性状

本品茎呈方柱形，长 5～45 cm，表面略带紫色，被稀疏毛茸。叶多皱缩或破碎，完整者展平后呈肾形或圆形，基部心形或圆形，边缘具圆齿或小裂，两面被毛；茎生叶无柄，根出叶具柄。轮伞花序。小坚果长圆形，具 3 棱，先端截形，褐黑色，表面有白色疣突。质脆。气微，味苦。

6. 性味归经

性微温，味辛、苦；归经不详。

7. 功能主治

活血通络，解毒消肿。用于跌打损伤、筋骨疼痛、四肢麻木、半身不遂、面瘫、黄疸、鼻渊、瘰疬、肿毒、黄水疮。

8. 用法用量

内服：煎汤，10～15 g；或入丸、散。外用：适量，鲜品捣敷；或研末撒患处。

一百九十二、活血丹

1. 别名

风草、遍地香、土荆芥、团经药、钹儿草、佛耳草、连钱草、金钱草、连金钱。

2. 来源

本品为唇形科植物活血丹 *Glechoma longituba*（Nakai）Kupr 的全草。4—5 月，采收全草，晒干或鲜用。

3. 植物形态

多年生草本。株高 10～30 cm，幼嫩部分被疏长柔毛。匍匐茎着地生根，茎上升，四棱形。叶对生；叶柄被长柔毛；叶片心形或近肾形，先端急尖或钝，边缘具圆齿，两面被柔毛或硬毛。轮伞花序，具花 2～6 朵；小苞片线形，被缘毛；花萼筒状，外面被长柔毛，内面略被柔毛，萼齿 5 枚，上唇 3 齿较长，下唇 2 齿略短，顶端芒状，具缘毛；花冠蓝色或紫色，下唇具深色斑点，花冠筒有长、短两型；雄蕊 4 枚，内藏，后对较长，花药 2 室；子房 4 裂，花柱略伸出，柱头 2 裂；花盘杯状，前方呈指状膨大。小坚果长圆状卵形，深褐色。花期 4—5 月，果期 5—6 月。

4. 生境分布

活血丹野生于海拔 50～2 000 m 的林缘、疏林下、草地中、溪边等阴湿处，中国除青海、甘肃、新疆及西藏外的其他省（自治区、直辖市）均产；国外，朝鲜、俄罗斯（远东地区）亦产。

黔西北地区的金沙、七星关、赫章等县（市、区）有活血丹野生资源分布。

5. 药材性状

本品茎呈方柱形，细而扭曲，长 10～20 cm，直径 1～2 mm，表面黄绿色或紫红色，具纵棱及短柔毛，节上有不定根；质脆，易折断，断面常中空。叶对生，灰绿色或绿褐色，多皱缩，展平后呈肾形或近心形，长 1～3 cm，宽 1. 5～3. 0 cm，边缘具圆齿；叶柄纤细，长 4～7 cm。轮伞花序腋生，花冠淡蓝色或紫色，二唇形，长达 2 cm。搓之气芳香，味微苦。以叶多、色绿、气香浓者为佳。

6. 性味归经

性凉，味苦、辛；归肝、胆、膀胱经。

7. 功能主治

利湿通淋，清热解毒，散瘀消肿。用于热淋、石淋、湿热黄疸、疮痈肿痛、跌打损伤。

8. 用法用量

内服：煎汤，15～30 g；或浸酒；或捣汁。外用：鲜品适量，捣敷；或绞汁涂敷患处。

一百九十三、石荠苎

1. 别名

香茹草、鬼香油、野荆芥、痱子草、土荆芥、野香茹、热痱草、香草、野芥菜、白鹤草、天香油、五香草、土茵陈、紫花草、小鱼仙草。

2. 来源

本品为唇形科植物石荠苎 *Mosla scabra*（Thumb. ）C. Y. Wu et H. W. Li 的干燥全草。7—8 月，采收全草，晒干。

3. 植物形态

一年生草本。株高20～100 cm。茎直立，四棱形，密被短柔毛。叶对生，叶柄被短柔毛；叶片卵形或卵状披针形，先端急尖或钝，基部宽楔形，边缘具锯齿，近基部全缘，上面被柔毛，下面被疏短柔毛，密布凹陷腺点。轮伞花序有2朵花，在主茎及侧枝上组成顶生的假总状花序；苞片卵形，先端尾状渐尖，被柔毛；花萼钟形，外面被疏柔毛，上唇3齿，卵状披针形，中齿略小，下唇2齿，线形，先端锐尖；花冠粉红色，外面被微柔毛，上唇先端微缺，下唇3裂，中裂片较大，边缘具齿；雄蕊4枚，后对能育，花药2室，叉开，前对退化；子房4裂，花柱基生，柱头2浅裂。小坚果黄褐色，球形，具突起的皱纹。花期5—11月，果期9—11月。

4. 生境分布

石荠苎野生于海拔50～1 150 m的山坡、路旁或灌丛下，产于中国辽宁、陕西、甘肃、河南、江苏、安徽、浙江、江西、湖南、湖北、四川、福建、台湾、广东、广西等省（自治区、直辖市）；国外，越南北部、日本亦产。

黔西北地区的黔西等县（市、区）有石荠苎野生资源分布。

5. 药材性状

本品茎呈方柱形，多分枝，长20～60 cm，表面有下曲的柔毛。叶多皱缩，展开后呈卵形或长椭圆形，长1～4 cm，宽8～20 mm，边缘有浅锯齿，叶面近无毛面，具黄褐色腺点。可见轮伞花序组成的顶生的假总状花序，花多脱落，花萼宿存。小坚果类球形，表皮黄褐色，有网状凸起的皱纹。气清香、浓郁，味辛、凉。

6. 性味归经

性凉，味辛、苦；归经不详。

7. 功能主治

疏风解表，清暑除湿，解毒止痒。用于感冒头痛、咳嗽、中暑、风疹、痢疾、痔血、血崩、热痱、湿疹、肢癣、蛇虫咬伤。

8. 用法用量

内服：煎汤，5～15 g。外用：适量，煎水洗；或捣敷；或烧存性，研末调敷患处。

9. 使用注意

表虚者忌用。

一百九十四、血盆草

1. 别名

叶下红、红青菜、雪见草。

2. 来源

本品为唇形科植物贵州鼠尾草 *Salvia cavaleriei* Lévl. 的带根全草。全年均可采收全草，洗净，晒干或鲜用。

3. 植物形态

一年生草本。主根粗短，纤维状须根细长，多分枝。茎单一，高12～30 cm，或基部多发枝，四棱形，青紫色，下部无毛，上部略被微柔毛。叶形状不一，下部的为羽状复叶，较大，顶生小叶长卵圆形或披针形，上面绿色，下部紫色，侧生小叶1～3对，常较小，上部的叶为单叶，或裂为3裂片，或于叶的基部裂出1对小的裂片；叶柄长1～7 cm，下部的较长，无毛。轮伞花序具2～6朵花，组成顶生的总状花序，或基部分枝而成总状圆锥花序；苞片披针形，带紫色；花梗与花序轴略被微柔毛；花萼筒状，外面无毛，内面上部被微硬伏毛，二唇形；花冠蓝紫色或紫色，外被微柔毛，内面冠筒中部有疏毛环，冠檐二唇形，下唇与上部近等长，3 裂；能育雄蕊 2 枚，药室退化，增大成足形，先端相互联合；退化雄蕊短小；花柱先端不相等 2 裂，后裂片较短。小坚果长椭圆形，黑色，无毛。花期 7—9 月。

4. 生境分布

贵州鼠尾草野生于海拔 530～1 300 m 多岩石的山坡上、林下、水沟边，分布于中国四川、贵州、广西、广东等省（自治区、直辖市）。

黔西北地区的纳雍、七星关等县（市、区）有贵州鼠尾草野生资源分布。

5. 药材性状

本品茎呈四方形，上有细柔毛。单叶对生或单数羽状复叶，叶片长卵圆形，先端渐尖或钝，基部略成心形，边缘圆齿形，上面暗紫色，下面紫红色，叶脉明显，下面脉上被绒毛。轮状总状花序。气微，味微苦。

6. 性味归经

性凉，味微苦；归肺、肝经。

7. 功能主治

凉血止血，活血消肿，清热利湿。用于咳血、吐血、鼻血、崩漏、创伤出血、跌打伤痛、疮痈疖肿、湿热泻痢、带下。

8. 用法用量

内服：煎汤，15～30 g。外用：适量，研末撒布伤口；或加水捣敷。

一百九十五、拔毒散

1. 别名

小黄药、小拔毒、小克麻、巴掌叶、肯麻尖、小粘药、迷马桩、小迷马桩、迷马桩棵。

2. 来源

本品为锦葵科植物拔毒散 *Sida szechuensis* Matsuda 的干燥全株。秋末，采收全株，洗净，切碎，晒干。

3. 植物形态

直立亚灌木。株高 1 m 左右。小枝被星状长柔毛。叶二型，下部生的宽菱形至扇形，长 2.5～5.0 cm，先端短尖至浑圆，基部楔形，边缘具 2 齿，上部生的长圆状椭圆形至长圆形，长 2～3 cm，两端钝至浑圆，上面疏被星状毛或糙伏毛至近无毛，下面密被灰色星状毡毛；叶柄被星状柔毛；托叶钻形，短于叶柄。花单生或簇生于小枝端，花梗密被星状粘毛，中部以上具节；萼杯状，裂片三角形，疏被星状柔毛；花黄色，花瓣倒卵形；雄蕊柱长约 5 mm，被长硬毛。蒴果近圆球形，直径约 6 mm，分果爿 8～9 个，疏被星状柔毛，具短芒。种子黑褐色，平滑，长 2 mm，种脐被白色柔毛。花期 6—11 月。

4. 生境分布

拔毒散常生于荒坡灌丛、松林边、路旁和沟谷边，分布于中国四川、贵州、云南、广西等省（自治区、直辖市）。

黔西北地区的威宁等县（市、区）有拔毒散野生资源分布。

5. 药材性状

本品茎呈圆柱形，表面绿色或紫红色，略具茸毛，质硬。常切成 1～2 cm 长入药。折断面中心白色，直径 2～7 mm。叶互生，叶片多干皱，破碎不全，呈灰绿色或棕色，边缘具齿或重锯齿，叶片两面均被茸毛，以背面为多。常可见枝端或叶腋间有干缩的花，萼筒杯状 5 裂，花冠黄色，不完整。果实由 8～9 个分果爿组成，近球形，棕色或淡棕色或灰绿色，萼宿存，果柄长 5～20 mm。气微弱，味淡。

6. 性味归经

性平，味苦；归肺、肝经。

7. 功能主治

调经通乳，解毒消肿。用于闭经、乳汁不通、乳腺炎、肠炎、痢疾；外用治跌打损伤、痈肿。

8. 用法用量

内服：煎汤，9～15 g。外用：鲜品适量，捣敷患处。

9. 使用注意

孕妇禁服。

一百九十六、竹兰草

1. 别名

肾子草、双肾草、小棕乡。

2. 来源

本品为兰科植物条叶角盘兰 *Herminium bulleyi*（Rolfe）Tang et Wang 的干燥全草。夏季，采收全草，洗净，晒干。

3. 植物形态

多年生草本。株高 15～40 cm。块茎卵圆形或卵状长圆形，肉质。茎细长，近直立，下部具叶 3～4 片。叶狭，条形或条状披针形，先端急尖或渐尖，基部收狭成抱茎的鞘。总状花序长 6～15 cm，具多数花；花苞片卵状披针形，先端渐尖，约与子房等长或稍长；花小，黄绿色，疏生；萼片卵状长圆形，先端钝，长约 3 mm；花瓣卵状长圆形或狭卵形，先端近钝，和萼片等长，肉质稍增厚，唇瓣具距，肉质，增厚，3 深裂至近基部，不裂部分短，裂片条形，长约 3 mm，侧裂片短于中裂片；距长圆形，长为子房的一半或等长；退化雄蕊 2 枚，横椭圆形；柱头 2 裂，并行，子房无毛。花期 8—9 月。

4. 生境分布

条叶角盘兰生于海拔 1 660～2 800 m 的山坡林下或草地上，分布于中国湖南、四川、贵州、云南、西藏等省（自治区、直辖市）。

黔西北地区的威宁等县（市、区）有条叶角盘兰野生资源分布。

5. 药材性状

本品全草长 15 cm 以上。茎细长，无毛。叶片条形，先端急尖或渐尖，基部收狭成抱茎的鞘。总状花序，圆柱状，具花数朵；花苞片卵状披针形，先端渐尖；花疏生，黄绿色。肉质块茎 1～2 枚，卵圆形或卵状长圆形，常对生，具灰白色细绒毛，断面乳白色，颗粒状。味甘涩。

6. 性味归经

性温，味甘；归肾经。

7. 功能主治

温补肾阳。用于腰膝酸软、阳痿、遗精。

8. 用法用量

内服：煎汤，9～30 g。

一百九十七、楼梯草

1. 别名

石边采、半边山、半边伞、到老嫩、冷子草、冷水草、龙含珠、上天梯、惊风草、拐枣七、小锦枝、细水麻叶、赤车使者、海马含珠、水芝麻叶、大伞花楼梯草。

2. 来源

本品为荨麻科植物楼梯草 *Elatostema involucratum* Franch. et Sav. 的全草。春、夏、秋季，采割全草，洗净，切碎，晒干或鲜用。

3. 植物形态

多年生草本。茎肉质，高 25～60 cm，无毛，稀上部有疏柔毛。叶无柄或近无柄；叶片草质，斜倒披针状长圆形或斜长圆形，有时稍镰状弯曲，长 4. 5～19. 0 cm，宽 2. 2～6. 0 cm，顶端骤尖，基部在狭侧楔形，在宽侧圆形或浅心形，边缘在基部之上有较多牙齿，上面有少数短糙伏毛，下面无毛或沿脉有短毛；叶脉羽状，侧脉每侧 5～8 条；托叶狭条形或狭三角形，无毛。花序雌雄同株或异株；雄花序有梗，花序托不明显，稀明显，周围有少数狭卵形苞片，花被片 5 枚、椭圆形，雄蕊 5 枚；雌花序有极短梗，花序托通常很小，周围有卵形苞片，中间生有多数密集的雌花。瘦果卵球形，有少数不明显纵肋。花期 4—5 月，果期 9—11 月。

4. 生境分布

楼梯草野生于海拔 200～2 000 m 的山谷沟边石上、林中或灌丛中，产于中国云南东北部（镇雄）、贵州、四川、湖南、广西西部、广东北部、江西、福建、浙江、江苏南部、安徽南部、湖北西部、河南西南部（淅川）、陕西南部及甘肃南部；国外，日本亦产。

黔西北地区的纳雍、七星关等县（市、区）有楼梯草野生资源分布。

5. 药材性状

本品茎长约 40 cm。叶皱缩，展平后斜长椭圆形，先端尖锐，带尾状，基部斜，半圆形，边缘中部以上有粗锯齿。聚伞花序常集成头状；雄花 1～10 朵簇生，花序有柄；雌花 8～12 朵簇生，无柄。瘦果卵形，细小。气微，味微苦。

6. 性味归经

性微寒，味微苦；归大肠、肝、脾经。

7. 功能主治

清热解毒，祛风除湿，利水消肿，活血止痛。用于赤白痢疾、高热惊风、黄疸、风湿痹痛、水肿、淋证、经闭、疮肿、痄腮、带状疱疹、毒蛇咬伤、跌打损伤、骨折。

8. 用法用量

内服：煎汤，6～9 g。外用：适量，鲜品捣敷；或捣烂和酒揉擦。

9. 使用注意

孕妇慎服。

一百九十八、仙人掌

1. 别名

火掌、龙舌、番花、仙巴掌、刺巴掌、麒麟花、凤尾簕、平虑草、老鸦舌、神仙掌、观音掌、观音刺、霸王树、佛手刺、避火簪。

2. 来源

本品为仙人掌科植物仙人掌 *Opuntia dillenii*（Ker-Cawl.）Haw. 的地上部分或全株。栽培 1 年后即可随用随采，切片晒干或鲜用。

3. 植物形态

多年生丛生肉质灌木。茎下部稍木质，近圆柱形，上部有分枝，具节；茎节扁平，倒卵形至长圆形，幼时鲜绿色，老时变蓝绿色，有时被白粉，其上散生小瘤体，每一瘤体上簇生数条针刺和多数倒生短刺毛，针刺黄色，杂以黄褐色斑纹。叶退化成钻状，早落。花单生或数朵聚生于茎节顶部边缘，鲜黄色；花被片多数，外部的带绿色，向内渐变为花瓣状，广倒卵形；雄蕊多数，排成数轮，花药 2 室；子房下位，1 室，花柱粗壮，柱头白色。浆果多汁，倒卵形或梨形，紫红色。种子多数，扁圆形，淡黄褐色。花期 5—12 月。

4. 生境分布

仙人掌原产于墨西哥东海岸、美国南部及东南部沿海地区、西印度群岛、百慕大群岛和南美洲北部，在加那利群岛、印度和澳大利亚东部逸生；中国于明末引种，南方沿海地区常见仙人掌栽培，在广东、广西南部和海南沿海地区逸为野生。

黔西北地区的黔西、七星关等县（市、区）有仙人掌零星栽培。

5. 药材性状

本品以全株入药（刺除外）。近基部老茎呈圆柱形，其余均呈掌状，扁平，每节呈倒卵形至椭圆形，每节长 6～25 cm 或更长，直径 4～15 cm，厚 2～6 mm，表面灰绿色至黄棕色，具多数因削除小瘤体上的利刺和刺毛而残留的痕迹。质松脆，易折断，断面略呈粉性，灰绿色、黄绿色至黄棕色。气微，味酸。

6. 性味归经

性寒，味苦；归胃、肺、大肠经。

7. 功能主治

行气活血，凉血止血，解毒消肿。用于胃痛、痞块、痢疾、喉痛、肺热咳嗽、肺痨咯血、吐血、痔血、疮疡、乳痈、痄腮、癣疾、蛇虫咬伤、烫伤和冻伤。

8. 用法用量

内服：煎汤，10～30 g；或 3～6 g，焙干研末；或捣汁。外用：鲜品适量，捣敷患处。

9. 使用注意

虚寒者忌用；其汁入目，使人失明。

一百九十九、山萝花

1. 别名

球锈草。

2. 来源

本品为玄参科植物山萝花 *Melampyrum roseum* Maxim 的全草。7—8 月，采收全草，去净杂质，晒干或鲜用。

3. 植物形态

一年生直立草本。株高 15～80 cm。全株疏被鳞片状短毛。茎多分枝，四棱形，有时茎上有 2 列多细胞柔毛。叶对生；叶柄短；叶片披针形至卵状披针形，先端渐尖，基部圆钝或楔形，长 2～8 cm，宽 8～30 mm。总状花序顶生；苞片绿色，仅基部具尖齿至整个边缘具刺毛状长齿，先端急尖至长渐尖；花萼钟状，常被糙毛，萼齿三角形至钻状三角形，具短睫毛；花冠红色或紫红色，筒部长为檐部的2倍，上唇风帽状，2齿裂，裂片翻卷，边缘密生须毛，下唇3齿裂；药室长而尾尖。蒴果卵状渐尖，被鳞片状毛。种子黑色，2～4颗。花期夏、秋季。

4. 生境分布

山萝花野生于山坡、疏林、灌丛和高草丛中，分布于中国东北、华东及河北、山西、陕西、甘肃、河南、湖北、湖南、贵州等地。

黔西北地区的纳雍、七星关等县（市、区）有山萝花野生资源分布。

5. 性味归经

性凉，味苦；归心经。

6. 功能主治

清热解毒。用于痈疮肿毒、肺痈、肠痈。

7. 用法用量

内服：煎汤，全草15～30 g。外用：鲜品适量，捣敷患处。

二百、蜜桶花

1. 别名

猫花、蜂糖花、蜂糖罐、野连翘、叶上花、蜂蜜果、铁林杆。

2. 来源

本品为玄参科植物来江藤 *Brandisia hancei* Hook. F. 的干燥全株。夏、秋二季，采割全株，晒干。

3. 植物形态

直立灌木。株高2～3 m。全株密被锈黄色星状绒毛，枝及叶上面逐渐变无毛。叶柄短，长约5 mm，有锈色绒毛；叶片革质，长卵形，先端锐尖头，基部近心形，全缘。花单生于叶腋；花梗中上部有1对披针形小苞片，均有毛；花萼宽钟状，内密生绢毛，具10脉，萼齿宽卵状三角形，先端凸突或短锐尖；花冠橙红色，外被星状绒毛，上唇宽大，2裂，裂片三角形，下唇较短，3裂，裂片舌状；雄蕊与上唇等长；子房卵圆形，与花柱均被星毛。蒴果卵圆形，略扁平，有短喙，具星状毛。花期11月至翌年2月，果期3—4月。

4. 生境分布

来江藤野生于海拔500～2 600 m的林中及林缘，分布于中国江苏、江西、福建、湖北、湖南、广东、广西、四川、贵州、云南等省（自治区、直辖市）。

黔西北地区的七星关等县（市、区）有来江藤野生资源分布。

5. 药材性状

本品茎呈圆柱形，多分枝，长50～90 cm，幼枝表面密被锈黄色星状绒毛；质脆，易折断。单叶对生，叶柄短，长约5 mm，有锈黄色星状绒毛；叶片皱缩，易碎，完整者展开后呈卵状披针形或披针形，长3～11 cm，宽达3.5 cm，先端锐尖，基部近心形或圆形，全缘，少数有锯齿；上表面绿色或暗紫色，下表面密被锈黄色星状绒毛，呈灰白色。花单生于叶腋，花梗长约1 cm，中上部有1对披针形小苞片，均被毛；花萼钟形，上部5裂；花冠二唇形，上唇宽大，2裂，下唇平展较短，3裂，均被星状绒毛。蒴果卵圆形，种子小。气微，味微苦。

一般干品含水分不超过13.0%，总灰分不超过8.0%，酸不溶性灰分不超过4.0%，水溶性浸出物不少于15.0%。

6. 性味归经

性凉，味苦；归肝、心、脾经。

7. 功能主治

祛风利湿，清热解毒。用于风湿筋骨痛、浮肿、泻痢、黄疸、劳伤吐血、骨髓炎、骨膜炎、疮疖。

8. 用法用量

内服：煎汤，10～30 g；或泡酒。外用：适量，鲜品捣敷；或煎水洗。

二百零一、绣线菊

1. 别名

土黄连、火烧尖。

2. 来源

本品为蔷薇科植物粉花绣线菊 *Spiraea japonica* L. f. 、光叶绣线菊 *Spiraea japonica* L. f. var. *fortunei*（Planch.）Rehd 的干燥地上部分。春、夏二季，采收地上部分，去净杂质，晒干或鲜用。此 2 个品种的根亦供药用。

3. 植物形态

（1）粉花绣线菊。又名吹火筒、狭叶绣球菊、尖叶绣球菊、火烧尖、蚂蟥梢、日本绣线菊。小灌木。株高可达 1.5 m。枝条细长，开展，小枝近圆柱形，无毛或幼时被短柔毛。冬芽卵形，先端急尖，有数个鳞片。单叶互生；叶柄长 1～3 cm，具短柔毛；叶片卵形至卵状椭圆形，先端急尖至短渐尖，基部楔形，边缘有缺刻状重锯齿或单锯齿，上面暗绿色，无毛或沿叶脉微具短柔毛，下面色浅或有白霜，通常沿叶脉有短柔毛。复伞房花序生于当年生的直立新枝顶端，花朵密集，密被柔毛；花梗长 4～6 mm；苞片披针形至线状披针形，下面微被柔毛；花萼外面有稀疏短柔毛；萼筒钟状，内面有短柔毛，萼片三角形，先端急尖；花瓣卵形至圆形，先端通常圆钝，粉红色；雄蕊 25～30 枚，长于花瓣；花盘圆环形，有近 10 枚不整齐的裂片。蓇葖果半开放，无毛或沿腹缝有稀疏柔毛，花柱顶生，萼片常直立。花期 6—7 月，果期 8—9 月。

（2）光叶绣线菊。该品种为粉花绣线菊的变种，较高大。叶片长圆披针形，先端短渐尖，基部楔形，边缘具尖锐重锯齿，长 5～10 cm，上面有皱纹，两面无毛，下面有白霜。复伞房花序直径 4～8 cm，花粉红色，花盘不发达。

4. 生境分布

（1）粉花绣线菊。原产于日本和朝鲜半岛，中国各省（自治区、直辖市）均有栽培。

（2）光叶绣线菊。野生于海拔 700～3 000 m 的山坡、田野或杂木林下，产于中国陕西、湖北、山东、江苏、浙江、江西、安徽、贵州、四川、云南等省（自治区、直辖市）。

黔西北地区的织金、大方、七星关等县（市、区）有粉花绣线菊、光叶绣线菊野生资源分布和栽培。

5. 药材性状

本品茎呈圆柱形，上部有花枝。枝叶淡绿色或灰绿色，嫩枝有短柔毛。叶互生，多皱折，完整叶片展平后呈卵形至卵状长椭圆形，长 3～8 cm，先端尖；叶柄长 1～3 mm。复伞房花序，花淡红色或深粉红色，有的为白色。气微，味微苦。

6. 性味归经

性平，味微苦；归肝、肺、大肠经。

7. 功能主治

消肿解毒，去腐生肌，止痛调经。用于经闭、月经不调、便结腹胀、疮痈肿痛、骨髓炎。

8. 用法用量

内服：煎汤，9～15 g。外用：适量，研末调敷；或鲜品捣敷。

二百零二、紫玉簪

1. 别名

紫萼、紫鹤、玉泡花、玉簪花。

2. 来源

本品为百合科植物紫萼 *Hosta ventricosa*（Salisb.）Stearn 的全草。夏、秋季，采收全草，晒干或鲜用。根全年均可采收，多鲜用。该品种的花亦供药用，具有凉血止血、解毒之功效，用于崩漏、湿热带下、咽喉肿痛。

3. 植物形态

多年生草本。根状茎粗 3～10 mm。叶基生，卵状心形、卵形至卵圆形，长 8～19 cm，宽 4～17 cm，先端近短尾状或骤尖，基部心形或近截形，具侧脉 7～11 对；叶柄长 6～30 cm。花葶高 60～100 cm，具花 10～30 朵；苞片矩圆状披针形，白色，膜质；花单生，长 4. 0～5. 8 cm，盛开时从花被管向上骤然作近漏斗状扩大，紫红色；雄蕊伸出花被之外，完全离生。蒴果圆柱状，具 3 棱。花期 6—7 月，果期 7—9 月。

4. 生境分布

紫萼野生于海拔 500～2 400 m 的林下、草坡或路旁，产于中国江苏（南部）、安徽、浙江、福建（北部）、江西、广东（北部）、广西（北部）、贵州、云南（宾川、大理）、四川、湖北、湖南、陕西（秦岭以南）等地。

黔西北地区的威宁等县（市、区）有紫萼野生资源分布。

5. 药材性状

本品全草呈淡黄色至黄棕色。叶卵形，先端有锐尖，基部楔形，侧脉明显、多 7 对；叶柄细长。花多皱缩成条状，完整者长 3. 5～5. 0 cm，呈漏斗状，表面紫褐色或棕褐色，花丝 6 枚，花丝基部与花被管分离；质软，易破碎。蒴果三棱状圆柱形，长约 3 cm。

6. 性味归经

性平，味甘，有毒；归肺、肾经。

7. 功能主治

排脓解毒，生肌。用于乳痈、疮痈肿毒、中耳炎、慢性溃疡。

8. 用法用量

内服：煎汤，9～15 g。外用：鲜草适量，捣汁外敷，滴耳；或将叶浸入菜油中数天，敷贴患处，每日换药 1 次。

二百零三、岩败酱

1. 别名

败血草。

2. 来源

本品为败酱科植物岩败酱 *Patrinia rupestris*（Pall.）Juss 的干燥全草。夏季，采收全草，去净杂质，切段，晒干。

3. 植物形态

多年生草本。株高 20～60 cm。根状茎稍斜升，长达 10 cm，顶端不分枝，有浓烈臭酱气味。茎多数丛生，连同花序梗被短糙毛。基生叶有柄，长 2～4 cm；茎生叶对生，叶柄短，上部叶渐无柄；叶长圆形或椭圆形，羽状深裂至全裂，通常具 3～6 对侧生裂片，裂片条形。花密生，聚伞花序顶生，3～7 枝在枝端排成伞房状，轴、梗均被粗白毛和腺毛；小苞片腺形，对生；花萼小，萼齿 5 枚；花冠黄色，漏斗状，基部成短细筒，筒基部一侧有偏突，上部 5 裂，裂片近圆形；雄蕊 4 枚，长于花冠；子房下位，圆柱状。瘦果倒卵圆柱状，背部贴生有椭圆形的大膜质苞片。花期 7—9 月，果期 8—9 月。

4. 生境分布

岩败酱野生于海拔 200～2 500 m 的小丘顶部、石质山坡岩缝、草地、草甸草原、山坡桦树林缘及杨树林下，产于中国黑龙江、吉林、辽宁、内蒙古、河北、山西、贵州等省（自治区、直辖市）；国外，俄罗斯亦产。

黔西北地区的大方、七星关等县（市、区）有岩败酱野生资源分布。

5. 药材性状

本品全草高 20～40 cm。茎多数丛生，稀单一。叶羽状深裂至全裂，无毛，裂片 4～9 枚，线状披针形，全缘或有疏齿。聚伞花序排成顶生的伞房花序，花黄色。蒴果具膜质圆翅。

6. 性味归经

性寒，味辛、苦；归经不详。

7. 功能主治

清热解毒，活血，排脓。用于痢疾、泄泻、黄疸、肠痈。

8. 用法用量

内服：煎汤，9～15 g。

二百零四、猪殃殃

1. 别名

拉拉藤、锯锯藤、锯子草、活血草、锯耳草、细叶茜草、小锯子草、小禾镰草。

2. 来源

本品为茜草科植物猪殃殃 *Galium aparine* L. var. *tenerum*（Gren. et Godr.）Reichb 的全草。秋季，采收全草，除去泥沙，晒干或鲜用。

3. 植物形态

蔓状或攀缘状一年生草本。茎纤弱，四棱形，多分枝，棱上、叶缘、叶脉上均有倒生的小刺毛。叶纸质或近膜质，6～8 片轮生，带状倒披针形或长圆状倒披针形，长 1.0～5.5 cm，宽 1～7 mm，顶端有针状凸尖头，基部渐狭，两面常有紧贴的刺状毛，常萎软状，干时常卷缩，1 脉，近无柄。聚伞花序腋生或顶生，少至多花，花小，4 数，有纤细的花梗；花萼被钩毛，萼檐近截平；花冠黄绿色或白色，辐状，裂片长圆形，镊合状排列；子房被毛，花柱 2 裂至中部，柱头头状。果干燥，有 1～2 个近球状的分果爿，密被钩毛，果柄直，每一爿有平凸的种子 1 颗。花期 3—7 月，果期 4—11 月。

4. 生境分布

猪殃殃野生于海拔 20～4 600 m 的山坡、旷野、沟边、河滩、田中、林缘、草地，中国除海南及南海诸岛外的其他省（自治区、直辖市）均有分布；国外，日本、朝鲜、俄罗斯、印度、尼泊尔、巴基斯坦及欧洲、非洲等地亦产。

黔西北地区的金沙、大方、七星关、纳雍、威宁等县（市、区）有猪殃殃野生资源分布。

5. 药材性状

本品全草纤细，易破碎，表面灰绿或绿褐色。茎具4棱，直径1.0～1.5 mm，棱上有多数倒生刺；质脆，易折断，断面中空。叶6～8片轮生，无柄；叶片多卷缩破碎，完整者展平后呈披针形或条状披针形，长约2 cm，宽2～4 mm，边缘及下表面中脉有倒生小刺。聚伞花序腋生或顶生，花小，易脱落。果小，常由2个半球形分果爿组成，绿褐色，密生白色钩毛。气微，味淡。以色绿、有花果者为佳。

6. 性味归经

性微寒，味辛、微苦；归少阴、太阴经。

7. 功能主治

清热解毒，利尿通淋，消肿止痛。用于痈疽肿毒、乳腺炎、阑尾炎、水肿、感冒发热、痢疾、尿路感染、尿血、牙龈出血、刀伤出血。

8. 用法用量

内服：煎汤，15～30 g；或捣汁饮。外用：鲜品适量，捣敷患处。

9. 使用注意

脾胃虚寒者忌服。

二百零五、牙痡药

1. 别名

蛇草、骨叶、天麻、节节花、对坐叶、酒药草、野鸡草、小绣球、黑头草、一扫光、蜂窝草、田波浪、白痧药、穿心草、四方梗、狗肝菜、叶上绣球。

2. 来源

本品为茜草科植物长节耳草 *Hedyotis uncinella* Hook. et Arn. 的全草。夏、秋季，采收全草，去净杂质，切碎，晒干或鲜用。

3. 植物形态

直立多年生草本，除花冠喉部和萼檐裂片外，全部无毛。茎通常单生，粗壮，四棱柱形；节间距离长。叶对生，纸质，具柄或近无柄，卵状长圆形或长圆状披针形，长3.5～7.5 cm，宽1～3 cm，顶端渐尖，基部渐狭或下延；侧脉每边4～5条，与中脉成锐角向上斜伸；托叶三角形，基部合生，边缘有疏离长齿或深裂。花序顶生和腋生，密集成头状，无总花梗；花4数，无花梗或具极短的梗；萼管近球形，萼檐裂片长圆状披针形，顶端钝，无毛或具小缘毛；花冠白色或紫色，喉部被绒毛，花冠裂片长圆状披针形，比冠管短，顶端近短尖；雄蕊生于冠管喉部，花丝极短，花药内藏，线形；花柱长2 mm，柱头2裂，裂片近椭圆形，粗糙。蒴果阔卵形，顶部平，宿存萼檐裂片长3 mm，成熟时开裂为2个果爿，果爿腹部直裂。种子数粒，具棱，浅褐色。花期4—6月。

4. 生境分布

长节耳草野生于疏林下或干燥旷地，产于中国广东、海南、湖南、贵州、台湾、香港等省（自治区、直辖市）；国外，印度亦产。

黔西北地区的威宁等县（市、区）有长节耳草野生资源分布。

5. 药材性状

本品茎略具4棱，节间长6～11 cm。叶对生，多皱缩，完整者展平后呈矩圆状披针形或矩圆状卵形，先端渐尖，基部下延或楔尖，侧脉4～5对；托叶三角形，基部合生；叶柄短。花序顶生或腋生，密集成头状；花 4 数，萼筒倒圆锥形，裂片披针形，花冠类白色，裂片披针形，雄蕊着生于花冠筒喉部。蒴果倒卵形，开裂为 2 果瓣，具宿萼。气微，味淡。

6. 性味归经

性平，味辛、甘、微苦；归胃经。

7. 功能主治

祛风除湿，健脾消积。用于牙疳、小儿疳积、风湿关节炎、泄泻、痢疾、皮肤瘙痒。

8. 用法用量

内服：煎汤，10～15 g；或泡酒。外用：鲜品适量，捣敷患处。

二百零六、醉鱼草

1. 别名

糖茶、洋波、一串花、鱼尾草、闹鱼花、痒见消、四方麻、阳包树、鱼鳞子。

2. 来源

本品为醉鱼草科植物醉鱼草 *Buddleja lindleyana* Fort. 的干燥全草。全年均可采收，割取全草，除去杂质，洗净，晒干。

3. 植物形态

见第 412 页，“醉鱼草花”部分。

4. 生境分布

见第 412 页，“醉鱼草花”部分。

5. 药材性状

本品小枝呈四棱柱形，表面茶褐色；幼枝密被黄色星状毛及鳞片。叶对生，椭圆形或卵状披针形，表面浅黄棕色，先端尖，基部楔形或钝圆，全缘或有疏锯齿，质脆易碎。花序穗状，长 7～20 cm，花冠 4 裂，呈暗棕色。气微，味微苦。

6. 性味归经

性温，味辛、苦，有毒；归肺经。

7. 功能主治

祛风除湿，止咳化痰，散瘀，杀虫。用于支气管炎、咳嗽、哮喘、风湿性关节炎、跌打损伤；外用，治创伤出血、烧烫伤，并作杀蛆灭孑孓用。

8. 用法用量

内服：煎汤，3～12 g。外用：鲜品适量，捣敷患处。

9. 使用注意

口服不宜过量，否则可产生头晕、呕吐、呼吸困难、四肢麻木和震颤等不良反应。

二百零七、土细辛

1. 别名

杜细辛、毛细辛、水细辛、独叶细辛、土癞蜘蛛香。

2. 来源

本品为马兜铃科植物单叶细辛 *Asarum himalaicum* Hook. f. et Thoms. ex Klotzsch. 的干燥全草。7—8 月，挖取带根全草，去净杂质，摊放在通风处，阴干。

3. 植物形态

多年生草本。根状茎细长，直径 1～2 mm，节间长 2～3 cm，有多条纤维根。叶互生，叶片心形或圆心形，先端渐尖或短渐尖，基部心形，两面散生柔毛，叶背和叶缘的毛较长；叶柄长 10～25 cm，有毛；芽苞叶卵圆形，长 5～10 mm，宽约 5 mm。花深紫红色；花梗细长，有毛，毛渐脱落；花被在子房以上有短管，裂片长圆卵形，上部外折，外折部分三角形，深紫色；雄蕊与花柱等长或稍长，花丝比花药长约 2 倍，药隔伸出，短锥形；子房半下位，具 6 棱，花柱合生，顶端辐射状 6 裂，柱头顶生。果近球状，直径约 1.2 cm。花期 4—6 月。

4. 生境分布

单叶细辛野生于海拔 1 300～3 100 m 的溪边林下阴湿地，分布于中国甘肃、陕西、湖北、四川、贵州、云南、西藏等省（自治区、直辖市）；国外，印度亦产。

黔西北地区的威宁等县（市、区）有单叶细辛野生资源分布。

5. 药材性状

本品根茎黄棕色，节上有多数细长根。叶片心形或圆形，两面散生柔毛；叶柄有毛。气芳香，味辛辣，略有麻舌感。

6. 性味归经

性温，味辛；归心、肺、肾经。

7. 功能主治

祛风散寒，止痛，温肺化饮。用于风寒感冒、头痛、牙痛、风湿痹痛、痰饮喘咳。

8. 用法用量

内服：煎汤，1～3 g。外用：适量，研末或煎汤漱口。

9. 使用注意

阴虚阳亢者及气虚有汗者禁服。本品反藜芦。

二百零八、燕麦灵

1. 别名

倒吊花、追风箭、若路娃、铜脚威灵、接骨一枝箭。

2. 来源

本品为菊科植物云南兔儿风 *Ainsliaea yunnanensis* Franch. 的全草。夏、秋季，采挖全草，去净杂质，切段，晒干或鲜用。

3. 植物形态

多年生草本。根状茎圆柱形，直径 3～10 mm，根颈密被绵毛；根近肉质，粗壮，簇生。茎直立，单一，不分枝，花葶状，高 20～60 cm。叶基生的密集，呈莲座状，大小极不等，叶片近革质，卵形、卵状披针形或披针形，上面被具疣状基部的糙毛，下面被糙伏状长柔毛；茎生叶与基生叶近同形，少而小，被毛。头状花序具花 3 朵，在茎的上部同侧排列，常 3～6 朵密集，复排成间断的穗状花序；总苞圆筒形，总苞片 5～6 层，边缘和顶部带紫红色，背部均具 1 脉，多少被疏柔毛，外 1～3 层卵形、顶端短尖，中层狭长圆形、顶端渐尖，最内层披针形、顶端长渐尖；花托较宽，无毛；花淡红色，全部两性；花冠长 16～18 mm，花冠管向上略增大，管口 5 深裂，裂片偏于一侧，长圆形，顶部卷曲；花药外露，顶端圆；花柱分枝略伸出于药筒之外，头状，内侧略扁。瘦果近纺锤形，密被白色长柔毛；冠毛黄白色，羽毛状，基部联合。花期 9 月至翌年 1 月。

4. 生境分布

云南兔儿风野生于山坡草地、林边，分布于中国四川、贵州、云南等省（自治区、直辖市）。

黔西北地区的威宁等县（市、区）有云南兔儿风野生资源分布。

5. 药材性状

本品根茎较粗，密被锈色绒毛；根簇生，黄棕色，表面具浅纵纹，质脆，易折断，断面黄白色。茎表面被疏柔毛，质硬，不易折断。叶片卵形、卵状披针形，顶端短尖，基部稍下延，两侧不对称，厚革质，上表面粗糙，具明显的疣状突起，下表面被糙伏毛，头状花序具花3朵，在茎的上部同侧排列，常3～6朵密集，复排成间断的穗状花序；总苞片5～6层；花淡红或黄白色，花冠较长，檐部5深裂，顶部卷曲。气香，味极苦。

6. 性味归经

性平，味辛、苦；归脾、肾经。

7. 功能主治

祛风湿，续筋骨，消积，驱虫。用于风湿关节痛、跌打损伤、骨折、消化不良、疳积、虫积。

8. 用法用量

内服：煎汤，10～15 g；或浸酒；或研末。外用：鲜品适量，捣敷患处。

二百零九、巴山藤

1. 别名

路边黄、过路黄、崩大碗、毛过路黄、大四块瓦。

2. 来源

本品为报春花科植物巴东过路黄 *Lysmiachia patungensis* Hand. -Mazz. 的全草。夏季，采收全草，晒干或鲜用。

3. 植物形态

多年生草本。茎纤细，匍匐伸长，长10～40 cm，常分枝，茎、花梗、花萼密被铁锈色毛及腺体，二年枝近无毛。节上生根，节间长1.0～3.5 cm。叶对生，茎端的2对（其中1对常缩小成苞片状）密集，呈轮生状；叶片阔卵形或近圆形，极少近椭圆形，先端钝圆、圆形或有时微凹，基部宽截形，稀为楔形，上面绿色，下面粉绿色，两面密布具节糙伏毛，边缘透光可见透明粗腺条，中肋稍宽，在下面微隆起，侧脉不明显。花2～4朵集生于茎和枝的顶端，无苞片；花萼5深裂近达基部，裂片披针形，先端稍钝，具极狭的膜质边缘；花冠黄色，近幅状，内面基部橙红色，基部合生，先端5裂，裂片长圆形，先端圆钝；雄蕊5枚，花丝下部合生成筒，外面密生腺点，花药卵状长圆形；子房上位，上部被毛，1室。蒴果球形，上部密被柔毛。花期5—6月，果期7—8月。

4. 生境分布

巴东过路黄野生于山谷溪边和林下，分布于中国安徽、浙江、江西、福建、湖北、湖南、广东、广西、贵州等省（自治区、直辖市）。

黔西北地区各县（市、区）均有巴东过路黄野生资源分布。

5. 药材性状

本品茎呈圆柱形，细长弯曲，表面棕褐色，全体密被棕黄色的柔毛，节上有不定根，断面中空。叶对生，叶片厚革质，大多破碎或皱缩。完整叶展平宽卵形或近圆形，长1.0～2.6 cm，宽0.8～3.0 cm，先端圆钝，基部截形或圆形，叶边缘具透明或黑色的腺条。中脉明显，侧脉不明显；叶柄粗短，长 0.4～2.0 cm。花黄色，2～4 朵生于茎及枝端。蒴果球形。气微，味淡。

6. 性味归经

性温，味辛；归经不详。

7. 功能主治

祛风除湿，活血止痛。用于风寒咳嗽、风湿痹痛、跌打损伤。

8. 用法用量

内服：煎汤，15～30 g；或泡酒。外用：鲜品适量，捣敷患处。

二百一十、追风伞

1. 别名

惊风伞、一把伞、破凉伞、背花草、灯台单、公接骨丹。

2. 来源

本品为报春花科植物狭叶落地梅 *Lysimachia paridiformis* Franch. var. *stenophylla* Franch. 的全草。全年均可采收，采集全草，洗净，晒干或鲜用。该品种的根亦供药用。

3. 植物形态

多年生草本。株高 20～50 cm。须根淡黄色，数条丛生。茎基部红色，上部绿色，节间长，节处稍膨大，有短柔毛。叶 6～18 片轮生茎端，近于无柄；叶片披针形至线状披针形，长 4～16 cm，宽 1.2～5.0 cm，先端渐尖或短渐尖，基部渐狭，枣红色，有柔毛，全缘，稍成皱波状；茎下部叶远较顶部叶小，对生或 3 枚轮生。花多朵集生茎端成伞形花序；花梗密被褐色腺体；花萼 5 深裂，裂片线状披针形，淡绿色；花冠钟状，黄色，5 裂，裂片长圆形，有黑色腺条；雄蕊 5 枚，花丝下部合生成筒；子房上位，卵珠形，红色，1 室，花柱细长。蒴果球形。花期 5 月，果期 5—6 月。

4. 生境分布

狭叶落地梅生于山坡草地、灌木林下及沟边阴湿处，产于中国湖北、湖南、广东、广西、四川、贵州、云南等省（自治区、直辖市）。

黔西北地区的七星关、大方、织金、金沙等县（市、区）有狭叶落地梅野生资源分布。

5. 药材性状

本品茎长 10 cm 以上，不分枝，表面棕色或暗棕色，有纵纹，多皱缩，断面实心，不易折断。叶 6～18 片轮生茎端，展平后叶片披针形，长 4～16 cm，宽 1.2～5.0 cm，先端渐尖，基部渐狭，全缘，有柔毛；上表面绿色，下表面灰白色，两面腺条不明显；主脉明显突起，侧脉 4～5 对。花聚生顶端，花冠黄色。气微，味淡。

6. 性味归经

性温，味辛；归肝经。

7. 功能主治

祛风通络，活血止痛。用于风湿痹痛、半身不遂、小儿惊风、跌打损伤、骨折。

8. 用法用量

内服：煎汤，15～30 g。外用：适量，研末敷。

二百一十一、猫脚印

1. 别名

水药、野麻、满山红、狗脚血竭、白花地丁、石岩酸饺草、凤尾小贯众、纤细老鹳草。

2．来源

本品为牻牛儿苗科植物汉荭鱼腥草 *Geranium robertianum* L. 的全草。5—10 月，采收全草，去净杂质，晒干或鲜用。

3．植物形态

一年生草本。株高 20～50 cm。根纤细，数条成纤维状。茎直立或基部仰卧，具棱槽，假二叉状分枝，被绢状毛和腺毛。叶基生和茎上对生；托叶卵状三角形，先端钝，外被疏柔毛；基生叶和茎下部叶具长柄，柄长为叶片 2～3 倍，被疏柔毛和腺毛；叶片五角状，长 2～5 cm，宽 3～7 cm，通常二至三回三出羽状，第一回裂片卵状，明显具柄，二回裂片具短柄或柄不明显，三回为羽状深裂，其下部小裂片具数齿，上部小裂片全缘或缺刻状，先端急尖，两面被疏柔毛。花序腋生和顶生，总花梗被短柔毛和腺毛，每梗具花 2 朵；苞片钻状披针形，长 1～2 mm；花梗与总花梗相似，直生；萼片长卵形，先端具尖头，外被疏柔毛和腺毛；花瓣粉红色或紫红色，倒卵形，先端圆形，基部楔形；雄蕊与萼片近等长，花药黄色，花丝白色，下部扩展；雌蕊与雄蕊近等长，被短糙毛，花柱分枝暗紫红色。蒴果长约 2 cm，被短柔毛。花期 4—6 月，果期 5—8 月。

4．生境分布

汉荭鱼腥草野生于山地林下、岩壁、沟坡和路旁等，分布于中国西南、华中、华东、台湾等地区；国外，欧洲、地中海东部、中亚及俄罗斯西西伯利亚、朝鲜半岛、日本亦产。

黔西北地区的纳雍、七星关等县（市、区）有汉荭鱼腥草野生资源分布。

5．性味归经

性平，味苦、微辛；归肺、肝经。

6．功能主治

祛风除湿，解毒消肿。用于风湿痹痛、扭挫损伤、疮疖痈肿、麻疹、子宫脱垂。

7．用法用量

内服：煎汤，9～15 g；或泡酒。外用：鲜品适量，捣敷患处。

二百一十二、猪獠参

1．别名

鸭肾参、蛇蓼子、土洋参、大一枝箭、小长距兰。

2．来源

本品为兰科植物小舌唇兰 *Platanthera minor*（Miq.）Rchb. F. 的全草。3—4 月，采收全草，去净杂质，晒干。

3．植物形态

多年生草本。植株高 20～60 cm。块茎椭圆形，肉质。茎粗壮，直立，下部具 1～3 枚较大的叶，上部具 2～5 枚逐渐变小为披针形或线状披针形的苞片状小叶，基部具 1～2 枚筒状鞘。叶互生，最下面的 1 枚最大；叶片椭圆形、卵状椭圆形或长圆状披针形，长 6～15 cm，宽 1.5～5.0 cm，先端急尖或圆钝，基部鞘状抱茎。总状花序具多数疏生的花，长 10～18 cm；花苞片卵状披针形，下部的较子房长；子房圆柱形，向上渐狭，扭转，无毛；花黄绿色；萼片具 3 脉，边缘全缘，中萼片直立，宽卵形，凹陷呈舟状，先端钝或急尖，侧萼片反折，稍斜椭圆形，先端钝；花瓣直立，斜卵形，先端钝，基部的前侧扩大，有基出 2 脉及 1 支脉，与中萼片靠合呈兜状，唇瓣舌状，肉质，下垂，先端钝；距细圆筒状，下垂，稍向前弧曲；蕊柱短；药室略叉开，药隔宽，顶部凹陷，花粉团倒卵形，具细长的柄和圆形的粘盘；退化雄蕊显著；蕊喙矮而宽，柱头 1 枚，凹陷，位于蕊喙之下。花期 5—7 月。

4. 生境分布

小舌唇兰野生于海拔 250～2 700 m 的山坡林下或草地，产于中国江苏、安徽、浙江、江西、福建、台湾、河南、湖北、湖南、广东、香港、海南、广西、四川、贵州、云南省（自治区、直辖市）；国外，朝鲜半岛、日本亦产。

黔西北地区的黔西、七星关等县（市、区）有小舌唇兰野生资源分布。

5. 性味归经

性平，味甘；归肺、肾经。

6. 功能主治

补肺固肾。用于咳嗽气喘、肾虚腰痛、遗精、头晕、病后体弱。

7. 用法用量

内服：煎汤，15～60 g。

二百一十三、蛇眼草

1. 别名

粉草、大麻草、雨过天晴、线叶风毛菊。

2. 来源

本品为菊科植物鸢尾叶风毛菊 *Saussurea romuleifolia* Franch 的干燥全草。秋、冬季，采收全草，洗净，晒干。该品种的根亦供药用。

3. 植物形态

多年生草本。株高 10～40 cm。根状茎纺锤状，颈部被褐色纤维状的叶残迹。茎直立，有棱，被长柔毛并杂以腺毛，基部密被深褐色的绢状长棉毛。基生叶多，茎生叶少，全部叶狭线形，长 3～45 cm，宽 1～2 mm，质地较坚硬，上面无毛，下面被灰白色稀疏短柔毛，边缘全缘，内卷，顶端急尖。头状花序单生茎端；总苞楔钟状，直径 2.0～2.5 cm，总苞片 5 层，外层卵形、顶端渐尖，中层宽椭圆形、顶端长渐尖，内层披针形、顶端长渐尖，全部总苞片边缘全缘或有细齿，边缘紫色，顶端具硬刺尖；花紫色，全部管状，有腺点。瘦果紫黑色，具纵棱，顶端有小冠；冠毛污白色，2 层，外层短、糙毛状，内层长、羽毛状。花、果期 7—8 月。

4. 生境分布

鸢尾叶风毛菊野生于海拔 2 200～3 800 m 的山坡草地、林下及林缘，分布于中国四川、云南、贵州等省（自治区、直辖市）。

黔西北地区的威宁等县（市、区）有鸢尾叶风毛菊野生资源分布。

5. 性味归经

性凉，味辛、苦；归经不详。

6. 功能主治

祛风解毒，散瘀止痛。用于风湿麻木、关节炎疼痛、坐骨神经痛、跌打损伤、毒蛇咬伤。

7. 用法用量

内服：煎汤，9～15 g。外用：适量，研末，香油调敷患处。

二百一十四、獐牙菜

1. 别名

凉荞、大车前、水红菜、翳子草、黑药黄、走胆草、黑节苦草、方茎牙痛草、绿茎牙痛草、双斑獐牙菜、紫花青叶胆。

2. 来源

本品为龙胆科植物獐牙菜 *Swertia bimaculata*（Sieb. et Zucc.）Hook. f. et Thoms. ex C. B. Clarke 的干燥全草。夏、秋季，采收全草，切碎，晾干。

3. 植物形态

一年生草本。株高 30～200 cm。根细，棕黄色。茎直立，圆形，中空，中部以上分枝。基生叶在花期枯萎；茎生叶无柄或具短柄，叶片椭圆形至卵状披针形，叶脉 3～5 条，弧形，在背面明显突起，最上部叶苞叶状。大型圆锥状复聚伞花序，疏松而开展，长达 50 cm，多花；花梗直立或斜伸，不等长；花萼绿色，长为花冠的 1/4～1/2，裂片狭倒披针形或狭椭圆形，边缘具窄的白色膜质，常外卷；花冠黄色，上部具多数紫色小斑点，裂片椭圆形或长圆形，中部具 2 个黄绿色、半圆形的大腺斑；花丝线形，花药长圆形；子房无柄，披针形，花柱短，柱头小，头状，2 裂。蒴果狭卵形，无柄，长 2.3 cm。种子褐色，圆形，表面具瘤状突起。花、果期 6—11 月。

4. 生境分布

獐牙菜野生于海拔 250～3 000 m 的河滩、山坡草地、林下、灌丛中、沼泽地，产于中国西藏、云南、贵州、四川、甘肃、陕西、山西、河北、河南、湖北、湖南、江西、安徽、江苏、浙江、福建、广东、广西等省（自治区、直辖市）；国外，印度、尼泊尔、不丹、缅甸、越南、马来西亚、日本亦产。

黔西北地区的大方、七星关、赫章、威宁等县（市、区）有獐牙菜野生资源分布。

5. 药材性状

本品全草长 60～100 cm。茎细，具分枝，近四方形。叶对生，多皱缩，完整叶片椭圆形或长圆形，先端渐尖，基部渐狭下延；无柄。有时在叶腋可见花或残留花萼。气微，味苦。

6. 性味归经

性寒，味苦、辛；归肝、心、胃经。

7. 功能主治

清热解毒，利湿，疏肝利胆。用于急、慢性肝炎，胆囊炎，感冒发热，咽喉肿痛，牙龈肿痛，尿路感染，肠胃炎，痢疾，火眼，小儿口疮。

8. 用法用量

内服：煎汤，10～15 g；或研末冲服。外用：鲜品适量，捣敷患处。

二百一十五、小蕨萁

1. 别名

小蕨鸡、白粉蕨、华北粉背蕨、孔氏粉背蕨。

2. 来源

本品为中国蕨科植物华北薄鳞蕨 *Aleuritopteris kuhnii*（Milde）Ching. 的全草。夏、秋季，采收全草，洗净，晒干或鲜用。

3. 植物形态

植株高 20～40 cm。根茎直立，密被红棕色卵形或阔披针形鳞片。叶草质，簇生。叶柄栗红色，圆柱形，长 4～15 cm，下部疏生膜质长卵形的鳞片。叶轴棕色。叶片长圆状披针形或狭椭圆形，长 10～25 cm，宽 3.5～8.5 cm，先端渐尖，下部三回羽状深裂。羽片 10～12 对，近对生，无柄或具极短的柄，基部 1 对羽片卵状三角形，二回羽状深裂，顶部羽状深裂。小羽片 4～5 对，卵状长圆形，先端渐尖，羽状深裂。裂片 4～5 对，边缘全缘。叶下面疏被灰白色粉末，叶脉羽状。孢子囊群圆形，成熟时汇合成线形。囊群盖革质，连续，边缘波状，老时褐色，沿裂片边缘着生。

4. 生境分布

华北薄鳞蕨野生于海拔350～3 400 m的疏林下或路边岩石上，分布于中国东北、内蒙古、河北、山东、山西、陕西、河南、甘肃、四川、贵州、云南等地；国外，朝鲜、俄罗斯（远东地区）亦有分布。

黔西北地区的威宁等县（市、区）有华北薄鳞蕨野生资源分布。

5. 性味归经

性寒，味苦；归心、肺经。

6. 功能主治

润肺止咳，凉血止血。用于咳血、外伤出血。

7. 用法用量

内服：煎汤，15～30 g。外用：适量，研末敷。

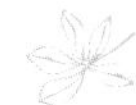

二百一十六、猪鬃刚

1. 别名

猪鬃草、铁丝草、碎叶猪棕草。

2. 来源

本品为铁线蕨科植物白背铁线蕨 *Adiantum davidii* Franch. 的全草。秋季，采收全草，洗净，晒干。

3. 植物形态

植株高20～30 cm。根状茎细长，横走，被深褐色、有光泽的卵状披针形鳞片。叶远生。柄深栗色，基部被与根状茎上相同的鳞片，向上光滑，有光泽。叶片三角状卵形，长10～15 cm，三回羽状。羽片3～5对，互生，斜展，有柄，基部1对最大，长三角形，二回羽状。小羽片4～5对，互生，斜展，有短柄。末回小羽片1～4对，互生，彼此密接且略复叠，扇形，顶部圆形，具短阔三角形的匀密锯齿（其顶端具软骨质的短芒刺），两侧全缘，基部楔形，对称，具纤细的栗色短柄。顶生末回小羽片与其下的侧生小羽片同形。第二对羽片距基部一对1.5～4.5 cm，向上各对均与基部一对羽片同形而渐变小。叶脉多回二歧分叉，直达锯齿尖端。叶干后，坚草质，上面草绿色，下面灰绿色或灰白色，两面光滑。叶轴、各回羽轴和小羽柄均与叶柄同色，有光泽，光滑，但在着生处常有棕色多细胞的节状毛。孢子囊群每末回小羽片通常1枚，少有2枚，横生于小羽片顶部弯缺内。囊群盖肾形或圆肾形，上缘浅凹，褐色，纸质，全缘，宿存。

4. 生境分布

白背铁线蕨野生于海拔1 100～3 400 m的林下溪边、溪旁岩石上，产于中国河北、河南、山西、陕西、甘肃、四川、贵州、云南等省（自治区、直辖市）。

黔西北地区的大方、七星关、威宁等县（市、区）有白背铁线蕨野生资源分布。

5. 药材性状

本品根状茎细长，圆柱形，上部具暗棕色卵状披针形鳞片，下部具多数淡棕色须状短根。叶远生，叶柄圆而细弱，有光亮，紫褐色或棕色；叶片三角状卵形，三回羽状复叶，末回小羽片扇形，厚革质，下面粉绿色；叶脉扇形；各回羽片均具细柄，深栗色，光滑。孢子囊1枚，生末次小羽片顶部，圆肾形，棕色。气微，味微苦。以植株完整、叶色黄绿、背面被粉者为佳。

6. 性味归经

性凉，味微苦；归经不详。

7. 功能主治

清热解毒，利水通淋。用于痢疾、尿路感染、血淋、乳糜尿、睾丸炎、乳腺炎。

8. 用法用量

内服：煎汤，9～15 g。

二百一十七、过坛龙

1. 别名

铁线草、黑骨芒、秧居草、螺厥蕨、黑脚蕨、五爪黑蕨、铁脚路箕。

2. 来源

本品为铁线蕨科植物扇叶铁线蕨 *Adiantum flabellulatum* L. 的全草或根。全年可采，晒干或鲜用。

3. 植物形态

株高 20～50 cm。根状茎短而直立，密被棕色、有光泽的钻状披针形鳞片。叶簇生。叶柄紫黑色，有光泽，基部被有和根状茎上同样的鳞片，向上光滑，上面有纵沟 1 条，沟内有棕色短硬毛。叶片呈扇形，长 10～25 cm，有二至三回不对称的二叉分枝，中央的羽片较长，两侧的与中央羽片同形而略短，中央羽片线状披针形，奇数一回羽状。小羽片 8～15 对，互生，平展，具短柄，相距 5～12 mm，彼此接近或稍疏离，中部以下的小羽片大小近相等，对开式的半圆形（能育的），或为斜方形（不育的），内缘及下缘直而全缘，基部为阔楔形或扇状楔形，外缘和上缘近圆形或圆截形，能育部分具浅缺刻，裂片全缘，不育部分具细锯齿，顶部小羽片与下部的同形而略小，顶生。小羽片呈倒卵形或扇形，与其下的小羽片同大或稍大。叶脉多回二歧分叉，直达边缘，两面均明显。叶干后，近革质，绿色或常为褐色，两面均无毛；各回羽轴及小羽柄均为紫黑色，有光泽，上面均密被红棕色短刚毛，下面光滑。孢子囊群每羽片 2～5 枚，横生于裂片上缘和外缘，以缺刻分开。囊群盖半圆形或长圆形，上缘平直，革质，褐黑色，全缘，宿存。

4. 生境分布

扇叶铁线蕨野生于阳光充足的酸性红、黄壤上，产于中国台湾、福建、浙江、江西、广东、海南、广西、湖南、贵州、四川、云南等省（自治区、直辖市）；国外，日本、越南、缅甸、印度、斯里兰卡及马来群岛亦产。

黔西北地区的金沙、织金、黔西等县（市、区）有扇叶铁线蕨野生资源分布。

5. 性味归经

性凉，味苦、辛；归经不详。

6. 功能主治

清热，利湿，消瘀，散肿。用于急性传染性肝炎、痢疾、腹泻、砂淋、吐血、便血、瘰疬、跌打损伤、烫伤、外伤出血、疔疮。

7. 用法用量

内服：煎汤，15～30 g。外用：适量，捣敷；或研末撒，或调敷患处。

二百一十八、空心苋

1. 别名

水花生、革命草、水蕹菜、过塘蛇、螃蜞菊、假蕹菜、肥猪菜、水马齿苋、空心蕹藤菜、长梗满天星、空心莲子菜。

2. 来源

本品为苋科植物喜旱莲子草 *Alternanthera philoxeroides*（Mart.）Griseb. 的全草。春、夏、秋季，均可采收全草，除去杂草，洗净，晒干或鲜用。

3. 植物形态

多年生草本。茎蔓长 50～120 cm；茎基部匍匐，着地节处生很，上部直立，中空，具分枝，幼茎及叶腋被白色或锈色柔毛，老时无毛。叶对生，有叶柄；叶片倒卵形或倒卵状披针形，先端圆钝，有芒尖，基部渐狭，全缘，上面有贴生毛，边有睫毛。头状花序单生于叶腋，总花梗长 1～4 cm；苞片和小苞片干膜质，白色，宿存；花被片白色，长圆形；雄蕊 5 枚，花丝基部合生成杯状，花药 1 室；子房 1 室，具短柄，有胚珠 1 颗，柱头近无柄。花期 5—10 月。

4. 生境分布

喜旱莲子草野生于水沟、池塘及田野荒地等处，分布于中国河北、江苏、安徽、浙江、江西、福建、湖南、湖北、广西、贵州等省（自治区、直辖市）。

黔西北地区的大方、七星关、纳雍等县（市、区）有喜旱莲子草野生资源分布。

5. 药材性状

本品全草长短不一。茎扁圆柱形，直径 1～4 mm；有纵直条纹，有的两侧沟内疏生茸毛；表面灰绿色，微带紫红色；有的粗茎节处簇生棕褐色须状根；断面中空。叶对生，皱缩，完整者展平后叶片长圆形、长圆状倒卵形、倒卵状披针形，长 2. 5～5. 0 cm，宽 7～18 mm，先端尖，基部楔形，全缘，绿黑色，两面均疏生短毛。偶见头状花序单生于叶腋，直径约 1 cm，具总花梗；花白色。气微，味微苦、涩。

6. 性味归经

性寒，味苦、甘；归肺、心、肝、膀胱经。

7. 功能主治

清热凉血，解毒，利尿。用于咳血、尿血、感冒发热、麻疹、乙型脑炎、黄疸、淋浊、痄腮、湿疹、痈肿疖疮、毒蛇咬伤。

8. 用法用量

内服：煎汤，30～60 g，或鲜品加倍；或捣汁。外用：适量，鲜品捣敷；或捣汁涂患处。

二百一十九、冷水花

1. 别名

甜草、水麻叶、土甘草、山羊血、白山羊。

2. 来源

本品为荨麻科植物冷水花 *Pilea notata* C. H. Wright 的全草。夏、秋季，采收全草，去净杂质，晒干或鲜用。

3. 植物形态

多年生草本。具匍匐茎。茎肉质，纤细，中部稍膨大，高 25～70 cm，粗 2～4 mm，无毛，稀上部有短柔毛，密布条形钟乳体。叶纸质，同对的近等大，狭卵形、卵状披针形或卵形，长 4～11 cm，宽 1. 5～4. 5 cm，先端尾状渐尖或渐尖，基部圆形，稀宽楔形，边缘自下部至先端有浅锯齿，稀有重锯齿，上面深绿色，有光泽，下面浅绿色，钟乳体条形，两面密布，明显，基出脉 3 条，其侧出的 2 条弧曲，伸达上部与侧脉环结，侧脉 8～13 对，稍斜展呈网脉；叶柄纤细，常无毛，稀有短柔毛；托叶带绿色，长圆形，脱落。花雌雄异株；雄花序聚伞总状，有少数分枝，团伞花簇疏生于花枝上；雌聚伞花序较短而密集。雄花具梗或近无梗，在芽时长约 1 mm；花被片绿黄色，4 深裂，卵状长圆形，先端锐尖，外面近先端处有短角状突起；雄蕊 4 枚，花药白色或带粉红色，花丝与药隔红色；退化雌蕊小，圆锥状。瘦果小，圆卵形，顶端歪斜，熟时绿褐色，有明显刺状小疣点突起；宿存花被片 3 深裂，等大，卵状长圆形，先端钝，长约及果的 1/3。花期 6—9 月，果期 9—11 月。

4. 生境分布

冷水花野生于海拔 300～1 500 m 的山谷、溪旁或林下阴湿处，产于中国广东、广西、湖南、湖北、贵州、四川、甘肃、陕西、河南、安徽、江西、浙江、福建、台湾等省（自治区、直辖市）；国外，日本亦产。

黔西北地区的金沙等县（市、区）有冷水花野生资源分布。

5. 药材性状

本品根呈须状。茎长 25 cm 以上，有分枝；表面灰绿色或灰棕色，具数条纵棱或纵沟；质脆，易折断，断面纤维性。叶对生，皱缩，多破碎，绿色，完整者展平后叶片呈阔椭圆形或椭圆形，两片稍不等大，先端渐尖，基部宽楔形或圆形，边缘有浅锯齿，主脉 3 条，侧脉几与主脉成直角。叶柄一长一短。钟乳体条形而明显，在叶两面密布。花小，白色，单性，雌雄异株；雄花花萼 4 浅裂，雄蕊 4 枚，与萼片对生；雌蕊退化。

6. 性味归经

性凉，味淡、微苦；归经不详。

7. 功能主治

清热利湿，退黄，消肿散结，健脾和胃。用于湿热黄疸、赤白带下、淋浊、尿血、小儿夏季热、疟母、消化不良、跌打损伤、外伤感染。

8. 用法用量

内服：煎汤，15～30 g；或浸酒。外用：鲜品适量，捣敷患处。

9. 使用注意

孕妇忌服。

二百二十、节节花

1. 别名

地扭子、飞疔草、虾钳菜、耐惊菜、蓬子草、虾蠊菜、满天星、白花仔、蟛蜞菊。

2. 来源

本品为苋科植物莲子草 *Alternanthera sessilis*（L.）DC. 的全草。夏、秋季，采收全草，晒干或鲜用。

3. 植物形态

多年生草本。株高 10～45 cm。茎上升或匍匐，多分枝，具沟，沟内有柔毛，在节处有 1 行横生柔毛。单叶对生；无柄；叶片条状披针形、倒卵状长圆形、长圆形、倒卵形，先端渐尖，基部渐窄，全缘或具不明显锯齿。头状花序 1～4 个腋生，球形或长圆形，无总梗；花密生，花轴密生白色柔毛；苞片、小苞片和花被片均白色，宿存；雄蕊 3 枚，花丝基部连合成环状，花药长圆形，退化雄蕊三角状钻形，全缘；子房 1 室，胚珠 1 枚，柱头短裂。胞果倒心形，边缘常具翅，包于宿存花被片内。种子卵球形。花期 5—7 月，果期 7—9 月。

4. 生境分布

莲子草生于村庄附近的草坡、水沟、田边或沼泽、海边潮湿处，分布于中国安徽、江苏、浙江、江西、湖南、湖北、四川、云南、贵州、福建、台湾、广东、广西等省（自治区、直辖市）；国外，印度、缅甸、越南、马来西亚、菲律宾等地亦产。

黔西北地区的七星关、大方、纳雍等县（市、区）有莲子草野生资源分布。

5．药材性状

本品全草长 10 cm 以上。茎扁圆柱形，有明显的条纹及纵沟，沟内有柔毛，在节处有 1 行横生柔毛；表面灰绿色，微带紫红色；断面中空。叶对生，皱缩，完整者展平后叶片长圆形、长圆状倒卵形、倒卵状披针形，先端尖，基部楔形，全缘，深绿色，两面均疏生短毛，叶缘有时具不明显锯齿。偶见头状花序腋生，无总花梗；花白色；雄蕊 3 枚。气微，味微苦。

6．性味归经

性寒，味甘；归心、胃、小肠经。

7．功能主治

凉血散瘀，清热解毒，除湿通淋。用于咳血、吐血、便血、湿热黄疸、痢疾、泄泻、牙龈肿痛、咽喉肿痛、肠痈、乳痈、痒腮、痈疽肿毒、湿疹、淋证、跌打损伤、毒蛇咬伤。

8．用法用量

内服：煎汤，10～15 g，或鲜品 30～60 g。外用：适量，鲜品捣敷；或煎水洗患处。

二百二十一、凹头苋

1．别名

野苋菜、光苋菜。

2．来源

本品为苋科植物凹头苋 *Amaranthus blitum* Linnaeus 的全草和种子。夏、秋季，采收全草，去净泥土、杂质，晒干或鲜用。

3．植物形态

一年生草本。株高 10～30 cm。全体无毛。茎伏卧而上升，从基部分枝，淡绿色或紫红色。叶片卵形或菱状卵形，长 1.5～4.5 cm，宽 1～3 cm，顶端凹缺，有 1 芒尖，或微小不显，基部宽楔形，全缘或稍呈波状；叶柄长 1.0～3.5 cm。花成腋生花簇，直至下部叶的腋部，生在茎端和枝端者成直立穗状花序或圆锥花序；苞片及小苞片矩圆形，长不及 1 mm；花被片矩圆形或披针形，淡绿色，顶端急尖，边缘内曲，背部有一隆起中脉；雄蕊比花被片稍短；柱头 2～3 枚，果熟时脱落。胞果扁卵形，长 3 mm，不裂，微皱缩而近平滑，超出宿存花被片。种子环形，黑色至黑褐色，边缘具环状边。花期 7—8 月，果期 8—9 月。

4．生境分布

凹头苋野生于田野、农家附近的杂草地上，在中国，除内蒙古、宁夏、青海、西藏外其他地区均有分布；国外，日本、欧洲、非洲北部及南美洲等地亦产。

黔西北地区各县（市、区）均有凹头苋野生资源分布。

5．性味归经

性凉，味甘、淡；归经不详。

6．功能主治

清热利湿。用于肠炎、痢疾、咽炎、乳腺炎、痔疮肿痛出血、毒蛇咬伤。

7．用法用量

内服：煎汤，12～18 g。外用：鲜草适量，捣烂敷患处。

二百二十二、寻骨风

1. 别名

毛香、清骨风、猫耳朵、穿地节、白毛藤、地丁香、黄木香、白面风、兔子耳、毛风草、猴耳草。

2. 来源

本品为马兜铃科植物寻骨风 *Aristolochia mollissima* Hance 的干燥全草。5 月，开花前连根挖取，除去泥土、杂质，洗净，切段，晒干。

3. 植物形态

多年生草质藤本。根细长，圆柱形。嫩枝密被灰白色长绵毛。叶互生；叶柄长 2～5 cm，密被白色长绵毛；叶片卵形、卵状心形，长 3.5～10.0 cm，宽 2.5～8.0 cm，先端钝圆至短尖，基部心形，两侧裂片广展，弯缺深 1～2 cm，边全缘，上面被糙伏毛，下面密被灰色或白色长绵毛，基出脉 5～7 条。花单生于叶腋；花梗长 1.5～3.0 cm，直立或近顶端向下弯；小苞片卵形或长卵形，两面被毛；花被管中部急遽弯曲，弯曲处至檐部较下部而狭，外面密生白色长绵毛；檐部盘状，内面无毛或稍被微柔毛，浅黄色，并有紫色网纹，外面密生白色长绵毛，边缘浅 3 裂，裂片先端短尖或钝，喉部近圆形，稍呈领状突起，紫色；花药成对贴生于合蕊柱近基部；子房圆柱形，密被白色长绵毛；合蕊柱裂片先端钝圆，边缘向下延伸，并具乳头状突起。蒴果长圆状或椭圆状倒卵形，具 6 条呈波状或扭曲的棱或翅，毛常脱落，成熟时自先端向下 6 瓣开裂。种子卵状三角形。花期 4—6 月，果期 8—10 月。

4. 生境分布

寻骨风野生于低山草丛、山坡灌丛及路旁等处，产于中国陕西南部、山西、山东、河南南部、安徽、湖北、贵州、湖南、江西、浙江和江苏等地。

黔西北地区的纳雍等县（市、区）有寻骨风野生资源分布。

5. 药材性状

本品根茎呈细长圆柱形，多分枝，直径约 2 mm，少数达 5 mm。表面棕黄色，有纵向纹理、节间纹理。节间长 1～3 cm。质韧而硬，断面黄白色。茎淡绿色，直径 1～2 mm，密被白色绵毛。叶皱缩卷曲，灰绿色或黄绿色，完整者展平后呈卵状心形，先端钝圆或短尖，两面密被白绵毛，全缘。质脆，易碎。气微香，味苦、辛。全草以叶色绿，根茎多，香气浓者为佳。

6. 性味归经

性平，味辛、苦；归肝、胃经。

7. 功能主治

祛风除湿，活血通络，止痛。用于风湿痹痛、肢体麻木、筋骨拘挛、脘腹疼痛、跌打损伤、外伤出血、乳痈及多种化脓性感染。

8. 用法用量

内服：煎汤，10～15 g；或浸酒。外用：适量。

9. 使用注意

阴虚内热者忌用。

二百二十三、大块瓦

1. 别名

土细辛、矮细辛、花叶细辛、铺地细辛、白三百棒。

2. 来源

本品为马兜铃科植物地花细辛 *Asarum geophilum* Hemsl. 的干燥带根全草。4—5 月，挖取带根全草，除去泥土、杂质，阴干或鲜用。

3. 植物形态

多年生草本。全株散生柔毛。根茎横走。叶柄长 3～15 cm，密被黄棕色柔毛；芽胞叶卵形或长卵形，密生柔毛；叶圆心形、卵状心形或宽卵形，长 5～10 cm，宽 5. 5～12. 5 cm，先端钝或急尖，基部心形，上面散生短毛或无毛，下面初被密生黄棕色柔毛。花紫色，花梗有毛；花被与子房合生部分球状或卵状，花被管短，中部以上与花柱等高处有窄的凸环，花被裂片卵圆形，浅绿色，表面密生紫色点状毛丛，边缘金黄色（干后紫色），两面有毛；雄蕊花丝比花药稍短，药隔伸出，锥尖或舌状；子房下位，被毛，花柱短于雄蕊，先端 6 裂，柱头顶生，向外下延成线形。蒴果卵状，直径约 12 mm。花期 4—6 月。

4. 生境分布

地花细辛野生于林下或山谷湿地，分布于中国广东、广西、贵州等省（自治区、直辖市）。

黔西北地区的金沙等县（市、区）有地花细辛野生资源分布。

5. 药材性状

本品根茎较短，直径 1～3 mm，节间长 3～13 mm；皱纹细密。根细长，黄色。叶展平后圆心形、卵状心形或宽卵形，长 5～10 cm，宽 5. 5～12. 5 cm，先端钝或急尖，基部心形，部分上面有毛，下面密生黄棕色柔毛；叶柄长 3～15 cm，密布黄棕色茸毛。

6. 性味归经

性温，味辛；归肺、肾经。

7. 功能主治

疏风散寒，宣肺止咳，止痛消肿。用于风寒感冒、头痛、鼻渊、痰饮咳喘、风寒湿痹、毒蛇咬伤。

8. 用法用量

内服：煎汤，1～3 g。外用：鲜品适量，捣敷患处。

9. 使用注意

阴虚阳亢者慎服，孕妇禁服。

二百二十四、野绿麻

1. 别名

艾麻草、红禾麻、禾麻草、零余子荨麻。

2. 来源

本品为荨麻科植物珠芽艾麻 *Laportea bulbifera*（Sieb. et Zucc.）Wedd. 的全草。夏、秋季，采挖全草，洗净，晒干或鲜用。

3. 植物形态

见第 259 页，“野绿麻根”部分。

4. 生境分布

见第 259 页，“野绿麻根”部分。

5. 性味归经

性温，味辛；归经不详。

6. 功能主治

健脾消积。用于小儿疳积。

7. 用法用量

内服：煎汤，9～15 g，或鲜品 30 g。

二百二十五、水苎麻

1. 别名

水麻、山麻、掌叶麻、大水麻、水禾麻、马鞭麻、龟尾麻、薮苎麻、芙蓉麻、八棱麻、大接骨、大糯叶、悬铃木叶。

2. 来源

本品为荨麻科植物水苎麻 *Boehmeria macrophylla* Hornem. 的全草。夏、秋季，采收全草，去净杂质，晒干或鲜用。该品种的根亦供药用。

3. 植物形态

亚灌木或多年生草本。株高达 4 m，茎上部有疏或稍密的短伏毛。叶对生或近对生；叶片卵形或椭圆状卵形，长 6.5～14.0 cm，宽 3.2～7.5 cm，顶端长骤尖或渐尖，基部圆形或浅心形，稍偏斜，边缘自基部之上有多数小牙齿，上面稍粗糙，有短伏毛，脉平，间或下陷呈泡状，下面疏被短伏毛，脉网稍明显，侧脉 2～3 对；叶柄长 0.8～8.0 cm，同一对叶的柄不等长。穗状花序单生叶腋，雌雄异株或同株，雌花位于茎上部，其下为雄花，通常有稀疏近平展的短分枝，呈圆锥状。雄花：花被片 4 枚，船状椭圆形，外面有稀疏短毛；雄蕊 4 枚，退化雌蕊狭倒卵形。雌花：花被纺锤形或椭圆形，顶端有 2 小齿，外面上部有短毛；柱头长 1.0～1.6 mm。花期 7—9 月。

4. 生境分布

水苎麻野生于山谷林下或沟边，在云南长于海拔约 3 000 m 处，分布于中国广东、海南、广西、贵州、云南、西藏等省（自治区、直辖市）；国外，越南、缅甸、尼泊尔、印度等地亦产。

黔西北地区的黔西、大方、七星关等县（市、区）有水苎麻野生资源分布。

5. 性味归经

性温，味微苦、辛；归经不详。

6. 功能主治

祛风除湿，通络止痛。用于风湿痹痛、跌打损伤。

7. 用法用量

内服：煎汤，10～30 g。外用：适量，煎汤洗；或鲜品捣敷患处。

二百二十六、水禾麻

1. 别名

山苎、水升麻、大水麻、野苎麻、野线麻、火麻风、大蛮婆草。

2. 来源

本品为荨麻科植物野线麻 *Boehmeria japonica* Miq. 的全草。夏、秋季，采收全草，除去杂质，晒干或鲜用。该品种的根亦供药用。

3. 植物形态

亚灌木或多年生草本。株高 60～150 cm，上部通常有较密的开展或贴伏的糙毛。叶对生，同一对叶等大或稍不等大；叶片纸质，近圆形、圆卵形或卵形，长7～26 cm，宽5.5～20.0 cm，上面粗糙，有短糙伏毛，下面沿脉网有短柔毛；叶柄长达6～8 cm。穗状花序单生叶腋，雌雄异株，不分枝，有时具少数分枝，雄的长约3 cm，雌的长7～30 cm；雄团伞花序约有3朵花，雌团伞花序有极多数雌花；苞片卵状三角形或狭披针形。雄花：花被片4枚，椭圆形，基部合生，外面被短糙伏毛；雄蕊4枚；退化雌蕊椭圆形。雌花：花被倒卵状纺锤形，顶端有2小齿，上部密被糙毛，果期呈菱状倒卵形。瘦果倒卵球形，长约1 mm，光滑。花期6—9月。

4. 生境分布

野线麻野生于丘陵或低山山地灌丛中、疏林中、田边或溪边，分布于中国广东、广西、贵州、湖南、江西、福建、台湾、浙江、江苏、安徽、湖北、四川、陕西、河南、山东等省（自治区、直辖市）；国外，日本亦产。

黔西北地区的大方、黔西等县（市、区）有野线麻野生资源分布。

5. 药材性状

本品根较粗壮，直径约1 cm；淡棕黄色，表面有点状突起和须根痕；质地较硬，断面淡棕色，有放射状纹理。茎细，茎上部带四棱形，具白色短柔毛。叶对生，多皱缩，展平后宽卵形，先端长渐尖或尾尖，基部近圆形或宽楔形，边缘具粗锯齿，上部常具重锯齿，两面有毛。茎上部叶腋有穗状果序。果实呈狭倒卵形，表面有白色细毛。气微，味淡。

6. 性味归经

性平，味甘、辛；归肺、肝经。

7. 功能主治

清热祛风，解毒杀虫，化瘀消肿。用于风热感冒、麻疹、痈肿、毒蛇咬伤、皮肤瘙痒、疥疮、风湿痹痛、跌打伤肿、骨折。

8. 用法用量

内服：煎汤，6～15 g。外用：适量，鲜品捣敷；或煎汤洗患处。

二百二十七、大荃麻

1. 别名

钱麻、荨麻、梗麻、蝎子草、大钱麻。

2. 来源

本品为荨麻科植物大蝎子草 *Girardinia diversifolia*（Link）Friis 的全草。全年均可采收，采集全草，去净杂质，晒干或鲜用。该品种的根亦供药用。

3. 植物形态

多年生高大草本。茎下部常木质化，高达2 m，具5棱，生刺毛和细糙毛或伸展的柔毛，多分枝。叶片轮廓宽卵形、扁圆形或五角形，茎干的叶较大，分枝上的叶较小，长和宽均8～25 cm，基部宽心形或近截形，具3～7深裂片，稀不裂，边缘有不规则的牙齿或重牙齿，上面疏生刺毛和糙伏毛，下面生糙伏毛或短硬毛和在脉上疏生刺毛，基生脉3条；叶柄长3～15 cm，毛被同茎上的；托叶大，长圆状卵形，外面疏生细糙伏毛。花雌雄异株或同株，雄花序生下部叶腋，多次二叉状分枝排成总状或近圆锥状，长5～11 cm；雌花序生于上部叶腋，雌花序总状或近圆锥状，稀长穗状，在果时长10～25 cm，序轴上具糙伏毛和伸展的粗毛，小团伞花枝上密生刺毛和细粗毛。雄花：近无梗，花被片4枚，卵形，内凹，外面疏生细糙毛；退化雌蕊杯状。雌花：花被片大的一枚舟形，先端有3齿，背面疏生细糙毛，小的一枚条形，较短；子房狭长圆状卵形。瘦果近心形，稍扁，熟时变棕黑色，表面有粗疣点。花期9—10月，果期

10—11 月。

4．生境分布

大蝎子草野生于山谷、溪旁、山地林边或疏林下，产于中国西藏、云南、贵州、四川、湖北；国外，中南半岛和马来半岛、尼泊尔、印度（锡金及北部）、印度尼西亚爪哇、埃及等地亦产。

黔西北地区的黔西、威宁等县（市、区）有大蝎子草野生资源分布。

5．性味归经

性凉，味苦、辛；归心、肺经。

6．功能主治

祛风解表，利气消痰，清火解毒。用于伤风咳嗽、胸闷、痰多、肤痒、疮毒。

7．用法用量

内服：煎汤，1.5～15.0 g；或捣汁饮。外用：适量，煎水洗患处。

二百二十八、紫绿草

1．别名

走马胎、扇花落实、阿伯秀（苗语）。

2．来源

本品为荨麻科植物粗齿冷水花 *Pilea sinofasciata* C. J. Chen 的干燥全草。夏、秋季，采收全草，除净杂质，切段，晒干。

3．植物形态

草本。茎肉质，高 25～100 cm，有时上部有短柔毛，几乎不分枝。叶同对近等大，椭圆形、卵形、椭圆状或长圆状披针形、稀卵形，长 2～17 cm，宽 1～7 cm，先端常长尾状渐尖，稀锐尖或渐尖，基部楔形或钝圆形，边缘在基部以上有粗大的牙齿或牙齿状锯齿；下部的叶渐变小，倒卵形或扇形，先端锐尖或近圆形，有数枚粗钝齿，上面沿中脉常有 2 条白斑带，疏生透明短毛，后渐脱落，下面近无毛或有时在脉上有短柔毛，钟乳体蠕虫形，不明显，常在下面围着细脉增大的结节点排成星状，基出脉 3 条，其侧生的 2 条与中脉成 20°～30°的夹角并伸达上部与邻近侧脉环结，侧脉下部的数对不明显，上部的 3～4 对明显增粗结成网状；叶柄上部常有短毛，有时整个叶柄生短柔毛；托叶小，膜质，三角形，宿存。花雌雄异株或同株；花序聚伞圆锥状，具短梗，长不过叶柄。雄花：具短梗；花被片 4 枚，合生至中下部，椭圆形，内凹，先端钝圆，其中 2 枚在外面近先端处有不明显的短角状突起，有时有较明显的短角；雄蕊 4 枚；退化雌蕊小，圆锥状。雌花：花被片 3 枚，近等大。瘦果圆卵形，长约 0.7 mm，顶端歪斜，熟时外面常有细疣点，宿存花被片在下部合生，宽卵形，先端钝圆，边缘膜质，长及果的约一半；退化雄蕊长圆形，长约 0.4 mm。花期 6—7 月，果期 8—10 月。

4．生境分布

粗齿冷水花野生于海拔 700～2 500 m 的山坡林下阴湿处，产于中国浙江、安徽、江西、广东、广西、湖南、湖北、陕西南部、甘肃东南部、四川、贵州、云南等地。

黔西北地区的大方等县（市、区）有粗齿冷水花野生资源分布。

5．药材性状

本品茎呈圆柱形，高 25 cm 以上，几乎不分枝，质软，不易折断。新叶对生，椭圆形，墨绿色，老叶黄绿色，长 2～17 cm，宽 1～7 cm，边缘为牙齿状锯齿。叶柄长 1～5 cm，膜质，三角形。瘦果圆卵形，熟时外面常有细疣点。气微，味淡。

一般干品含水分不超过 12.0%，总灰分不超过 22.0%，酸不溶性灰分不超过 3.5%，醇溶性浸出物不少于24.0%。

6. 性味归经

性平，味辛；归胃、肝经。

7. 功能主治

理气止痛。用于胃气痛。

8. 用法用量

内服：煎汤，9～15 g。

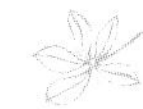

二百二十九、蔓赤车

1. 别名

川萃、毛赤车、入脸麻、鸡骨香、香蕉草、水靛青、水田草、麻茂泡、接骨仙子。

2. 来源

本品为荨麻科植物蔓赤车 *Pellionia scabra* Benth 的全草。全年均可采收，去净杂质，洗净，多鲜用。

3. 植物形态

亚灌木。茎直立或渐升，高30～100 cm，基部木质，通常分枝，上部有开展的糙毛。叶具短柄或近无柄；叶片草质，斜狭菱状倒披针形或斜狭长圆形，长3.2～10.0 cm，宽0.7～4.0 cm，顶端渐尖、长渐尖或尾状，基部在狭侧微钝，在宽侧宽楔形、圆形或耳形，边缘下部全缘，其上有少数小牙齿，上面有少数贴伏的短硬毛，沿中脉有短糙毛，下面有密或疏的短糙毛，钟乳体不明显或稍明显，半离基三出脉，侧脉2～5条，或叶脉近羽状；叶柄短；托叶钻形。花序雌雄异株。雄花序为稀疏的聚伞花序，长达4.5 cm；花序梗与花序分枝有短毛；苞片条状披针形。雄花：花被片5枚，椭圆形，基部合生，3枚较大，顶部有角状突起，2枚较小，无突起；雄蕊5枚，退化雌蕊钻形。雌花序近无梗或有梗，有多数密集的花；花序梗密被短毛；苞片条形，有疏毛。雌花：花被片4～5枚，狭长圆形，其中2～3枚较大，船形，外面顶部有角状突起，其余的较小，无突起；退化雄蕊极小。瘦果近椭圆球形，有小瘤状突起。花期春季至夏季。

4. 生境分布

蔓赤车野生于山谷溪边或林中，产于中国云南东南部、广西、广东、贵州、四川东南部和东部、湖南、江西、安徽南部、浙江、福建、台湾等地；国外，越南、日本亦产。

黔西北地区的威宁、赫章、纳雍等县（市、区）有蔓赤车野生资源分布。

5. 性味归经

性凉，味淡；归肝、胃经。

6. 功能主治

清热解毒，散瘀消肿，凉血止血。用于目赤肿痛、痄腮、蛇缠疮、牙痛、扭挫伤、妇女闭经、疮疖肿痛、烧烫伤、毒蛇咬伤、外伤出血。

7. 用法用量

内服：煎汤，30～60 g。外用：鲜草适量，捣敷；或捣汁涂患处。

二百三十、白活麻

1. 别名

活麻草、小禾麻。

2. 来源

本品为荨麻科植物裂叶荨麻 *Urtica fissa* Pritz. 的干燥全草。全年均可采集，除去泥土、杂物，洗净，晒干。

3. 植物形态

多年生草本。茎高 60～100 cm，生螫毛和反曲的微柔毛。叶对生；叶柄长 1～7 cm；托叶合生，卵形；叶片宽卵形或近五角形，长、宽均 5～12 cm，先端渐尖，基部圆形或浅心形，近掌状浅裂，裂片三角形，有不规则牙齿，下面生微柔毛，沿脉生螫毛。雌雄同株或异株；雄花序长约 10 cm，生稀疏分枝，在雌雄同株时生雌花序之下；雄花直径约 2.5 mm，具花被片 4 枚；雌花序较短，分枝极短；雌花小，长约 0.4 mm，柱头画笔头状。

4. 生境分布

裂叶荨麻野生于山地林中或路边，分布于中国浙江、湖北、四川、贵州、云南等省（自治区、直辖市）。

黔西北地区的威宁等县（市、区）有裂叶荨麻野生资源分布。

5. 性味归经

性微寒，味甘、淡，有小毒；归经不详。

6. 功能主治

祛风除湿。用于风湿骨痛、小儿吐乳、皮肤湿疹。

7. 用法用量

内服：煎汤，25～50 g。外用：适量，煎水洗患处。

二百三十一、铧头草

1. 别名

翁域、箭头草、犁口草、地黄瓜、烙铁草、犁头草、宝剑草、犁嘴草、剪刀菜、鬼打伞、犁铧草、应菜黄、野半夏、青地黄瓜、白花地下、长萼堇菜、紫花地丁、耗子核桃、虎察阿墨、尼泊尔堇菜。

2. 来源

本品为堇菜科植物戟叶堇菜 *Viola betonicifolia* J. E. Smith 的全草。夏、秋季，采收全草，洗净，除去杂质，晒干或鲜用。

3. 植物形态

多年生草本，无地上茎。根状茎较粗短，斜生或垂直，有数条淡褐色根。叶多数，均基生，莲座状；叶片狭披针形、长三角状戟形或三角状卵形，长 2.0～7.5 cm，宽 0.5～3.0 cm，先端尖，有时稍钝圆，基部截形或略呈浅心形，有时宽楔形，花期后叶增大，基部垂片开展并具明显的牙齿，边缘具波状齿，近基部齿较深，两面无毛或近无毛；叶柄上半部有狭而明显的翅，有时下部有细毛；托叶褐色，约 3/4 与叶柄合生，离生部分线状披针形或钻形，先端渐尖，边缘全缘或疏生细齿。花白色或淡紫色，有深色条纹；花梗细长，与叶近等长，有时仅下部有细毛，中部附近有 2 枚线形小苞片；萼片卵状披针形或狭卵形，先端渐尖，基部附属物较短，末端圆，有时疏生钝齿，具狭膜质缘，具 3 脉；上方花瓣倒卵形，侧方花瓣长圆状倒卵形，里面基部生须毛，下方花瓣稍短，连距长 1.3～1.5 cm；距管状，末端圆，直或稍向上弯；花药及药隔顶部具附属物，下方 2 枚雄蕊具距；子房卵球形，无毛，花柱棍棒状，基部稍向前膝曲，上部逐渐增粗，柱头两侧及后方略增厚成狭缘边，前方具明显的短喙，喙端具柱头孔。蒴果椭圆形至长圆形，无毛。花、果期 4—9 月。

4. 生境分布

戟叶堇菜野生于田野、路边、山坡草地、灌丛、林缘等处，产于中国陕西、甘肃、江苏、安徽、浙江、江西、福建、台湾、河南、湖北、湖南、广东、海南、四川、贵州、云南、西藏等省（自治区、直辖市）；国外，印度、斯里兰卡、澳大利亚、印度尼西亚、日本亦产。

黔西北地区的金沙、七星关等县（市、区）有戟叶堇菜野生资源分布。

5. 药材性状

本品多皱缩成团。主根较粗短。叶丛生，灰绿色或枯绿色，具长柄。叶片湿润展平后，箭头状披针形，或线状披针形，基部稍下延于叶柄，边缘有浅波状齿。花柄长于叶，花黄白色，可见紫色条纹。蒴果椭圆形。气微，味微苦，带黏性。

6. 性味归经

性寒，味微苦、辛；归肝、胃经。

7. 功能主治

清热解毒，散瘀消肿。用于疮疡肿毒、喉痛、乳痈、肠痈、黄疸、目赤肿痛、跌打损伤、刀伤出血。

8. 用法用量

内服：煎汤，9～15 g，或鲜品 30～60 g；或捣汁。外用：鲜品适量，捣敷患处。

9. 使用注意

孕妇慎服。

二百三十二、地核桃

1. 别名

地丁、铧尖草、犁头草。

2. 来源

本品为堇菜科植物长萼堇菜 *Viola inconspicua* Blume 的全草。5—11 月，采收全草，洗净，除去杂质，晒干或鲜用。

3. 植物形态

多年生草本，无地上茎。根状茎垂直或斜生，较粗壮，节密生，通常被残留的褐色托叶所包被。叶均基生，呈莲座状；叶片三角形、三角状卵形或戟形，长 1.5～7.0 cm，宽 1～4 cm，最宽处在叶的基部，中部向上渐变狭，先端渐尖，基部宽心形，弯缺呈宽半圆形，两侧垂片发达，稍下延于叶柄成狭翅，边缘具圆锯齿，两面无毛，少有在下面的叶脉及近基部的叶缘上有短毛，上面密生乳头状小白点；叶柄无毛，长 2～7 cm；托叶 3/4 与叶柄合生，分离部分披针形，先端渐尖，边缘疏生流苏状短齿，稀全缘，有褐色锈点。花淡紫色，有暗色条纹；花梗细弱，常与叶片近等长，有时上部被柔毛，中部有 2 枚线形小苞片；萼片卵状披针形或披针形，顶端渐尖，基部附属物伸长，末端有缺刻状浅齿，具狭膜质缘，无毛或具纤毛；花瓣长圆状倒卵形，侧方花瓣里面基部有须毛，下方花瓣连距长 10～12 mm；距管状且直，末端钝；下方雄蕊背部的距角状，顶端尖，基部宽；子房球形，无毛，花柱棍棒状，基部稍膝曲，顶端平，两侧具缘边，前方具短喙，喙端具向上开口的柱头孔。蒴果长圆形，无毛。种子卵球形，深绿色。花、果期 3—11 月。

4. 生境分布

长萼堇菜野生于林缘、山坡草地、田边及溪旁等处，分布于中国陕西、甘肃（南部）、江苏、安徽、浙江、江西、福建、台湾、湖北、湖南、广东、海南、广西、四川、贵州、云南等省（自治区、直辖市）；国外，缅甸、菲律宾、马来西亚亦产。

黔西北地区的各县（市、区）均有长萼堇菜野生资源分布。

5．药材性状

本品多皱缩成团。主根粗短，白色，节密生。叶丛生，长卵形至三角状卵形，先端渐尖，基部心形，边缘具钝锯齿，下面稍带紫色，两面及叶柄稍有毛或无毛。花柄长于叶，花淡紫色，可见暗色条纹。蒴果长圆形。气微，味微苦。

6．性味归经

性寒，味苦、微辛；归经不详。

7．功能主治

清热解毒，拔毒消肿。用于急性结膜炎、咽喉炎、急性黄疸型肝炎、乳腺炎、痈疖肿毒、化脓性骨髓炎、毒蛇咬伤。

8．用法用量

内服：煎汤，10～15 g。外用：鲜品适量，捣敷患处。

二百三十三、冷毒草

1．别名

地黄瓜、匍匐堇。

2．来源

本品为堇菜科植物匍匐堇菜 *Viola pilosa* Bl. 的全草。春、夏季，采收全草，去净杂质，洗净，晒干或鲜用。

3．植物形态

多年生草本，无地上茎或具极短的地上茎。根状茎垂直或斜生，具明显的节间。匍匐枝纤细，延伸，无毛，有均匀散生的叶。叶近基生，叶片卵形或狭卵形，长2～6 cm，宽1～3 cm，先端尾状渐尖或锐尖，基部弯缺狭而深，两侧有明显的垂片，边缘密生浅钝齿，两面淡绿色，散生白色硬毛，下面沿脉毛较密；叶柄与叶片近等长或下部者远长于叶片，密被倒生长硬毛，上部毛较密；托叶大部分离生，褐色或绿色，披针形，先端长渐尖，边缘具或长或短的流苏状齿。花淡紫色或白色；花梗高出于叶，疏生短毛或近无毛，中部以上有2枚线形小苞片；萼片披针形，先端尖，基部附属物末端疏生浅牙齿，边缘具纤毛，外面散生白色短毛；花瓣长圆状倒卵形，侧方花瓣里面基部有须毛，下方花瓣较短，里面有深色脉纹；基部的距呈囊状，疏生细毛；下方2枚雄蕊背部的距呈角状；子房被短毛，花柱棍棒状，基部稍膝曲，向上渐增粗，柱头顶部或多或少平，无缘边，前方有1极不明显的短喙，喙端具细小的柱头孔。蒴果近球形，被柔毛或无毛。种子表面具点状突起，侧下方有明显的附属物。花期春季。

4．生境分布

匍匐堇菜野生于海拔800～2 500 m的山地林下、草地或路边，产于中国江西、四川、贵州、云南、西藏等省（自治区、直辖市）；国外，印度、缅甸、泰国、印度尼西亚、马来西亚亦产。

黔西北地区的纳雍、七星关等县（市、区）有匍匐堇菜野生资源分布。

5．药材性状

本品多皱缩成团。湿润展开后，根茎较长，并有数条匍匐茎；叶柄较长，叶片心形，先端渐尖，基部深心形，边缘有钝齿，叶片下部和叶柄具茸毛。气微，味微苦。

6．性味归经

性寒，味苦；归心、肝、肾经。

7. 功能主治

清热解毒，消肿止痛。用于疮疡肿毒、毒蛇咬伤、刀伤。

8. 用法用量

内服：煎汤，9～15 g。外用：鲜品适量，捣敷患处。

二百三十四、地草果

1. 别名

拔疔草、犁嘴菜、铧头菜、剪刀菜、犁头草、金盘银盏、紫花地丁。

2. 来源

本品为堇菜科植物地草果 *Viola philippica* Cav. subsp. malesica W. Beck 的全草。全年均可采收，采集全草，洗净，晒干或鲜用。

3. 植物形态

多年生草本。主根上有多数支根及须根。叶丛生；叶柄长 4～8 cm，具短柔毛；叶片卵状心脏形，长 1.5～3.0 cm，宽 1.2～2.6 cm，边缘具圆齿，两面均生短毛；托叶小，与叶柄合生，膜质。花梗于叶间抽出，有时长于叶，中部以下有披针形小苞片 2 枚，长约 1 cm；花单生，青紫色，直径约 1.7 cm；萼片披针形，绿色，边缘膜质，基部不等的下延；花瓣 5 枚，最下 1 枚最大，基部距形，距钝；雄蕊 5 枚，花药向内环绕雌蕊，药隔扁平，延伸于药室外，而成一薄质的附属体，2 枚花药的基部有附属体，延伸于距内；子房上位，卵形，柱头截形，略扩大，具喙。蒴果 3 瓣裂。种子球形，黄色。花期春季。

4. 生境分布

地草果野生于山地，分布于中国云南、贵州、江西等省（自治区、直辖市）。

黔西北地区的黔西等县（市、区）有地草果野生资源分布。

5. 性味归经

性微寒，味辛、酸；归肝、胃经。

6. 功能主治

疏肝清热，解毒消肿。用于风火赤眼、目翳遮睛、乳痈、瘰疬、疔肿。

7. 用法用量

内服：煎汤，9～15 g。外用：鲜品适量，捣敷患处。

8. 使用注意

肝实者可用，肝虚者忌之。

二百三十五、毛堇菜

1. 来源

本品为堇菜科植物心叶堇菜 *Viola yunnanfuensis* W. Becker 的全草。全年均可采收，采集全草，洗净，晒干或鲜用。

2. 植物形态

多年生草本，无地上茎和匍匐枝。根状茎粗短，节密生；支根多条，较粗壮而伸长，褐色。叶多数，基生；叶片卵形、宽卵形或三角状卵形，稀肾状，长、宽均为 3～8 cm，先端尖或稍钝，基部深心形或宽心形，边缘具多数圆钝齿，两面无毛或疏生短毛；叶柄在花期与叶片近等长，在果期长于叶片，最上部具极狭的翅，通常无毛；托叶短，下部与叶柄合生，离生部分开展。花淡紫色；花梗被短毛或无毛，近中部有2枚线状披针形小苞片；萼片宽披针形，先端渐尖，基部附属物末端钝或平截；上方花瓣与侧方花瓣倒卵形，侧方花瓣里面无毛，下方花瓣长倒心形，顶端微缺，连距长约1.5 cm，距圆筒状；下方雄蕊的距细长，长约3 mm；子房圆锥状，无毛，花柱棍棒状，基部稍膝曲，上部变粗，柱头顶部平坦，两侧及背方具明显缘边，前端具短喙，柱头孔较粗。蒴果椭圆形，长约1 cm。

3. 生境分布

心叶堇菜野生于林缘、林下开阔草地间、山地草丛、溪谷旁，分布于中国江苏、安徽、浙江、江西、湖南、四川、贵州、云南等省（自治区、直辖市）。

黔西北地区的各县（市、区）均有心叶堇菜野生资源分布。

4. 性味归经

性寒，味微苦；归经不详。

5. 功能主治

清热解毒，凉血消肿。用于疔疮痈肿、毒蛇咬伤。

6. 用法用量

内服：煎汤，9～15 g；或鲜品60～90 g，捣汁饮。外用：鲜品适量，捣敷患处。

二百三十六、消毒药

1. 别名

如意草、箭头草、罐嘴菜、地黄瓜、胜利草、白老碗、田螺师、水兰豆、小犁头草、三角金砖、水白地黄瓜、白花蚶壳草，带血犁头草。

2. 来源

本品为堇菜科植物堇菜 *Viola verecunda* A. Gray 的全草。7—8月，采收全草，洗净，晒干或鲜用。

3. 植物形态

多年生草本。株高5～20 cm。根状茎短粗，斜生或垂直，节间缩短，节较密，密生多条须根。地上茎通常数条丛生，稀单一，直立或斜升，平滑无毛。基生叶，叶片宽心形、卵状心形或肾形，长1.5～3.0 cm（含垂片），宽1.5～3.5 cm，两面近无毛；茎生叶少，疏列，与基生叶相似；叶柄长1.5～7.0 cm，基生叶之柄较长、具翅，茎生叶之柄较短、具极狭的翅；基生叶、茎生叶均有托叶。花梗远长于叶片，中部以上有2枚近于对生的线形小苞片；萼片卵状披针形；上方花瓣长倒卵形，侧方花瓣长圆状倒卵形，上部较宽，下部变狭，里面基部有短须毛，下方花瓣连距长约1 cm，先端微凹，下部有深紫色条纹；雄蕊的花药隔顶端具附属物，下方雄蕊的背部具短距；子房无毛，花柱棍棒状，基部细且明显向前膝曲，向上渐增粗，柱头2裂，裂片稍肥厚而直立，中央部分稍隆起，前方位于2裂片间的基部有斜升的短喙，喙端具圆形的柱头孔。蒴果长圆形或椭圆形，先端尖，无毛。种子卵球形，淡黄色，基部具狭翅状附属物。花、果期5—10月。

4. 生境分布

堇菜野生于湿草地、山坡草丛、灌丛、杂木林林缘、田野、宅旁等处，分布于中国华东、中南、西南及吉林、辽宁、河北、陕西、甘肃等地。

黔西北地区的大方、七星关等县（市、区）有堇菜野生资源分布。

5. 药材性状

本品多皱缩成团。湿润展开后，基生叶具长柄，宽心形；茎纤细，茎生叶单叶互生，心形，先端钝尖，基部深心形，边缘具圆齿，基部有 2 枚小型披针形托叶。花顶生，淡棕紫色。气微，味微涩。

6. 性味归经

性凉，味微苦；归肺、心、肝、胃经。

7. 功能主治

清热解毒，止咳，止血。用于肺热咳嗽、乳蛾、眼结膜炎、疔疮肿毒、蝮蛇咬伤、刀伤出血。

8. 用法用量

内服：煎汤，15～30 g，或鲜品 30～60 g；或捣汁。外用：鲜品适量，捣敷患处。

9. 使用注意

忌鸡、鱼、蛋、面、豆腐和酸辣食物。

二百三十七、鸡心七

1. 别名

荁、乌泡连、如意草、山羊臭、母犁头草、白三百棒、红三百棒。

2. 来源

本品为堇菜科植物鞘柄堇菜 *Viola vaginata* Maxim. 的全草。夏、秋季，采收全草，洗净，晒干或鲜用。该品种的根状茎亦供药用。

3. 植物形态

多年生草本。根状茎土褐色，常有分枝，长达 15 cm，直径 1 cm，节密生，顶端有宿存多数托叶，花期后生出匍匐枝。叶基生，有柄，逐渐增长，开花后可达 25 cm；叶片心形，长 2.5～5.0 cm，先端渐尖，基部宽三角形，边缘有钝锯齿，通常无毛，花期后叶片增大，肾状心形；托叶分裂，卵形或倒卵形，先端渐尖，有疏细齿或全缘，有褐色细脉。花数枝有茎基生出，花梗长与叶长相近，中下部有细小苞片 1 对；花淡紫色，左右对称，直径 2～3 cm；萼片 5 枚，宽披针形，附属物短，截形而具疏齿；花瓣 5 枚，有紫色或深紫色条纹，下面 1 瓣有囊状距。果椭圆形，无毛，有褐色腺点。

4. 生境分布

鞘柄堇菜野生于路边林下、溪旁湿润草坡或石上，分布于中国浙江、江西、湖北、湖南、广西、广东、四川、贵州、云南等省（自治区、直辖市）。

黔西北地区的威宁等县（市、区）有鞘柄堇菜野生资源分布。

5. 药材性状

本品多皱缩成团。湿润展开后，根茎较粗大，主根明显，可见匍匐茎。基生叶心形，长 2.5～5.0 cm，先端钝尖，边缘有钝锯齿。花顶生，淡棕紫色，具条纹。果椭圆形，长 1.5 cm，有的已开裂。气微，味微涩。

6. 性味归经

性凉，味微甘；归经不详。

7. 功能主治

清热解毒，温经通络，活血止血，接骨。用于跌打损伤、咳血。外用，治乳腺炎、刀伤、开发性骨折、疔疮肿毒。

8. 用法用量

内服：6～9 g，研末凉开水冲服，或泡酒服。外用：适量，捣烂或用酒炒热敷患处。

二百三十八、水芹菜

1. 别名

芹菜。

2. 来源

本品为伞形科植物短辐水芹 *Oenanthe benghalensis* Benth. et Hook. f. 的全草。春、夏季，采收全草，洗净，切段，晒干或鲜用。

3. 植物形态

多年生草本，又名少花水芹。株高 17～60 cm。全体无毛。有较多须根。茎自基部多分枝，有棱。叶片三角形，一至二回羽状分裂，末回裂片卵形至菱状披针形，长 1.5～2.0 cm，宽约 5 mm，顶端钝，边缘有钝齿。复伞形花序顶生和侧生，花序梗通常与叶对生，长 1～2 cm；总苞片无；伞辐 4～10，直立并开展；小总苞片披针形，多数；小伞形花序有花 10 余朵，花柄短；萼齿线状披针形，长 0.3～0.4 mm；花瓣白色，倒卵形，顶端有一内折的小舌片；花柱基圆锥形，花柱直立或两侧分开。果实椭圆形或筒状长圆形，侧棱较背棱和中棱隆起，木栓质，分生果的横剖面半圆形，棱槽内有油管 1 枚，合生面有油管 2 枚。花期 5 月，果期 5—6 月。

4. 生境分布

短辐水芹野生于海拔 500～1 500 m 的山坡林下溪边、沟旁及水旱田中，产于中国四川、广东、云南、贵州等省（自治区、直辖市）；国外，日本西南部沿海岛屿及印度亦产。

黔西北地区的黔西、大方、七星关、赫章等县（市、区）有短辐水芹野生资源分布。

5. 药材性状

本品多收缩成团，长 20～40 cm，全株无毛。茎多分枝，具棱。叶为一至二回羽状复叶，小叶长 0.6～2.5 cm，下部小叶常卵形，上部小叶披针形，先端渐尖，基部楔形，侧生小叶基部偏斜，边缘具钝齿，叶柄长 2～7 cm，质脆。气微香，味微辛。

6. 性味归经

性凉，味辛、微甘；归肺、肝经。

7. 功能主治

清热透疹，平肝安神。用于麻疹初期、肝阳上亢、失眠多梦。

8. 用法用量

内服：煎汤，10～30 g；或捣汁。

二百三十九、变豆菜

1. 别名

山芹、山芹菜、五指疳、鸭脚板、蓝布正。

2. 来源

本品为伞形科植物变豆菜 *Sanicula chinensis* Bunge 的全草。夏、秋季，采收全草，去净杂质，晒干或鲜用。

3. 植物形态

多年生草本。株高达 1 m。根茎粗而短，有许多细长的支根。茎直立，无毛，有纵沟纹，下部不分枝，上部几次叉式分枝。基生叶少数，近圆形、圆肾形至圆心形，3～5 裂，中间裂片倒卵形，两侧裂片通常各有 1 深裂，很少不裂，裂口深达基部 1/3～3/4，内裂片的形状、大小同中间裂片，外裂片披针形，大小约为内裂片的一半，所有裂片表面绿色，背面淡绿色，叶柄稍扁平，基部有透明的膜质鞘；茎生叶逐渐变小，有柄或近无柄，通常3裂，裂片边缘有大小不等的重锯齿。花序二至三回叉式分枝，侧枝向两边开展而伸长，中间的分枝较短；总苞片叶状3深裂；小总苞片8～10枚，卵状披针形或线形，顶端尖；小伞形花序有花6～10朵，雄花3～7朵，稍短于两性花，花柄短；萼齿窄线形，顶端渐尖；花瓣白色或绿白色，倒卵形至长倒卵形；花丝与萼齿等长或稍长；两性花3～4朵，无柄；萼齿和花瓣的形状、大小同雄花；花柱与萼齿同长，很少超过。果实圆卵形。油管5枚，通常2枚合生面，大而显著。花、果期4—10月。

4. 生境分布

变豆菜野生于海拔200～2 300 m的阴湿山坡路旁、杂木林下、竹园边、溪边等草丛中，产于中国东北、华东、中南、西北和西南各省（自治区、直辖市）；国外，日本、朝鲜、俄罗斯西伯利亚东部亦产。

黔西北地区的威宁等县（市、区）有变豆菜野生资源分布。

5. 性味归经

性凉，味辛、微甘；归经不详。

6. 功能主治

解毒，止血。用于咽痛、咳嗽、月经过多、尿血、外伤出血、疮痈肿毒。

7. 用法用量

内服：煎汤，6～15 g。外用：鲜品适量，捣敷患处。

二百四十、天胡荽

1. 别名

地星宿、满天星、鸡肠菜、破钱草、千里光、千光草、滴滴金、肺风草、破铜钱、明镜草、伤寒草、盘上芫茜、落地金钱、花边灯盏、过路蜈蚣草。

2. 来源

本品为伞形科植物天胡荽 *Hydrocotyle sibthorpioides* Lam. 或破铜钱 *Hydrocotyle sibthorpioides* Lam. var. *batrachium*（Hance）Hand. -Mazz. 的全草。夏、秋季，采收全草，洗净，晒干或鲜用。

3. 植物形态

（1）天胡荽。多年生草本，有气味。茎细长而匍匐，平铺地上成片，节上生根。叶片膜质至草质，圆形或肾圆形，长0.5～1.5 cm，宽0.8～2.5 cm，基部心形，两耳有时相接，不分裂或5～7裂，裂片阔倒卵形，边缘有钝齿，表面光滑，背面脉上疏被粗伏毛，有时两面光滑或密被柔毛；叶柄长0.7～9.0 cm，无毛或顶端有毛；托叶略呈半圆形，薄膜质，全缘或稍有浅裂。伞形花序与叶对生，单生于节上；花序梗纤细，短于叶柄1.0～3.5倍；小总苞片卵形至卵状披针形，膜质，有黄色透明腺点，背部有1条不明显的脉；小伞形花序有花5～18朵，花瓣卵形，绿白色，有腺点；花丝与花瓣同长或稍超出，花药卵形。双悬果略呈心形，两侧扁压，中棱在果熟时极为隆起，成熟时有紫色斑点。花、果期4—9月。

（2）破铜钱。本种与天胡荽的区别在于：叶片较小，3～5深裂几乎达基部，侧面裂片间有一侧或两侧仅裂达基部1/3处，裂片均呈楔形。

4. 生境分布

（1）天胡荽。野生于海拔475～3 000 m的湿润草地、河沟边、林下，产于中国陕西、江苏、安徽、浙江、江西、福建、湖南、湖北、广东、广西、台湾、四川、贵州、云南等省（自治区、直辖市）；国外，朝鲜、日本、印度及东南亚亦产。

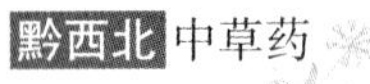

(2) 破铜钱。喜生于海拔 150～2 500 m 的湿润路旁、草地、河沟边、湖滩、溪谷及山地，产于中国安徽、浙江、江西、湖南、湖北、台湾、福建、广东、广西、四川、贵州等省（自治区、直辖市）；国外，越南亦产。

以上 2 种药用植物，黔西北地区的黔西、大方、七星关等县（市、区）均有其野生资源分布。

5. 药材性状

(1) 天胡荽。本品多皱缩成团。根细，表面淡黄色或灰黄色。茎极纤细，弯曲，黄绿色，节处有根痕及残留细根。叶多皱缩破碎，完整叶圆形或近肾形，5～7 浅裂，少不分裂，边缘有钝齿；托叶膜质；叶柄长约 5 mm，扭曲状。伞形花序小。双悬果略呈心形，两侧压扁。气香。

(2) 破铜钱。本品呈皱缩成团。茎纤细。叶多破碎；完整叶展平后近圆形，叶片 3～5 深裂几乎达基部，侧裂片间有一侧或两侧仅裂达基部 1/3 处，裂片楔形。气微香，味淡。

6. 性味归经

性凉，味辛、微苦；归经不详。

7. 功能主治

清热利湿，解毒消肿。用于黄疸、痢疾、水肿、淋症、目翳、喉肿、痈肿疮毒、带状疱疹、跌打损伤。

8. 用法用量

内服：煎汤，9～15 g，或鲜品 30～60 g；或捣汁。外用：鲜品适量，捣烂敷；或捣取汁涂患处。

二百四十一、牛毛毡

1. 别名

油麻毡。

2. 来源

本品为莎草科植物牛毛毡 *Eleocharis yokoscensis*（Franch. et Sav.）Tang et Wang 的全草。8—10 月，采收全草，洗净，晒干。

3. 植物形态

一年生草本。匍匐根茎极细。秆丛生，极细密，高 2～12 cm。叶鳞片状，具鞘，鞘微红色，膜质，管状，高 5～15 mm。小穗卵形，长 3 mm，先端钝，淡紫色；花数朵；鳞片膜质，背部淡绿色，两侧紫色，基部的一片呈长圆形，先端钝，有脉 3 条，其余鳞片卵形，先端急尖；雄蕊 3 枚；柱头 3 枚。小坚果狭长圆形，顶端缢缩，长约 1.8 mm。花、果期 4—11 月。

4. 生境分布

牛毛毡多生于海拔 3 000 m 以下的水田中、池塘边或湿黏土中，几乎遍及中国；国外，朝鲜、日本、印度、缅甸、越南、俄罗斯（远东地区）也有。

黔西北地区的大方、七星关等县（市、区）有牛毛毡野生资源分布。

5. 性味归经

性温，味辛，无毒；归经不详。

6. 功能主治

散寒止咳。用于外感风寒、身痛、咳嗽、痰喘等。

7. 用法用量

内服：煎汤，9～30 g。

二百四十二、止血丹

1. 别名

止血草。

2. 来源

本品为菊科植物绒缨菊 *Emilia coccinea*（Sims）G. Don. 的全草。夏、秋季，采收全草，洗净，鲜用。

3. 植物形态

一年生草本。株高30～100 cm，光滑或稍有细毛。基部叶和下部叶椭圆形或匙形，先端圆钝，基部渐狭窄成翼柄；中部叶长椭圆形或椭圆形，有翼柄或无柄，基部成箭耳状围抱于茎；上部叶长椭圆形或卵状披针形，先端短尖或渐尖，基部下延成箭耳状围抱于茎；全部叶片的两面均有细毛，呈乳白色，边缘具均匀的微波状锯齿。头状花序数个，于茎顶端排成伞房状，有花序梗；总苞筒状钟形，无毛；总苞片线状披针形，先端渐尖，边缘膜质；管状花冠深红色或金黄色。瘦果呈五棱形，两端平截；冠毛多数，白色，细而粗糙。花期7—11月。

4. 生境分布

绒缨菊喜温暖、潮湿、向阳环境，对土壤要求不严，原产于非洲，世界各国广泛栽培；中国各省（区）均有栽培。

黔西北地区的黔西等县（市、区）有绒缨菊野生资源分布。

5. 性味归经

性寒，味苦；归肝经。

6. 功能主治

散毒，行血。用于蛇咬伤。

7. 用法用量

外用：适量，鲜草捣敷伤口周围。

二百四十三、白子菜

1. 别名

疔拔、白东枫、玉枇杷、三百棒、厚面皮、鸡菜、大肥牛、白番苋、白红菜、白背三七。

2. 来源

本品为菊科植物白子菜 *Gynura divaricata*（L.）DC. 的全草。夏秋，采集全草，洗净，切段，晒干或鲜用。

3. 植物形态

多年生草本。株高30～60 cm。根茎块状，坚实，具多数细长须根。茎圆柱形，常为紫红色；被白色柔毛。单叶互生，多聚生于茎的下部，稍厚而略带肉质；茎下部叶长圆状椭圆形或披针形、卵形，长5～12 cm，宽2.5～4.5 cm，先端钝或短尖，基部有时有两耳，边缘有粗锯齿和白色睫毛，齿尖有腺体，两面具柔毛，有短叶柄；茎上部叶的边缘有时作不规则的羽状分裂，无叶柄。头状花序排列成扩展的伞房花丛，黄色；总苞1列，总苞片膜质，总苞基部有数枚小苞片；花管状，冠管上部膨大，先端5齿；雄蕊5枚；花柱先端分成2条，有细长钻形附器。瘦果深褐色；冠毛多数，白色。花期5—6月，果期8—11月。

4．生境分布

白子菜常野生于山坡草地、荒坡和田边潮湿处，分布于中国浙江、广东、广西、四川、贵州、云南、台湾等省（自治区、直辖市）；国外，越南亦产。

黔西北地区的金沙、织金等县（市、区）有白子菜野生资源分布。

5．性味归经

性寒，味甘、淡，有小毒；归经不详。

6．功能主治

清热解毒，舒筋接骨，凉血止血。用于支气管肺炎、小儿高热、百日咳、目赤肿痛、风湿关节痛、崩漏；外用，治跌打损伤、骨折、外伤出血、乳腺炎、疮疡疔肿、烧烫伤。

7．用法用量

内服：煎汤，9～15 g；或泡酒。外用：适量，鲜草捣烂敷患处。

二百四十四、九倒生

1．别名

铁郎鸡、铁扫把、金鸡尾、线鸡尾、地柏枝、铁杆狼鸡。

2．来源

本品为铁角蕨科植物变异铁角蕨 *Asplenium varians* Wall. ex Hook. et Grev. 的干燥全草。秋后，采收全草，洗净，晒干或鲜用。

3．植物形态

植株高 10～22 cm。根状茎短而直立，先端密被鳞片；鳞片披针形，膜质，黑褐色，有虹色光泽，近全缘。叶簇生；叶柄长 4～10 cm，下部或全部为栗色，有光泽，或向上为绿色，疏被黑褐色纤维状鳞片，以后脱落，上有浅阔纵沟；叶片披针形，长 7～15 cm，宽 3～4 cm，先端渐尖，基部略变狭或几乎不变狭，二回羽状；羽片 10～11 对，下部的对生，向上互生，平展，有极短柄，中部羽片略长，三角状卵形，钝头，基部不对称，上侧圆截形并与叶轴平行，下侧楔形，一回羽状；小羽片 2～3 对，互生，上先出，斜向上，基部上侧一片较大，倒卵形，圆头，基部阔楔形，无柄，两侧全缘，顶端有 6～8 枚小锯齿。叶脉上面明显，下面少见，小脉在小羽片为二叉或二回二叉，在基部上侧小羽片为近羽状分枝，斜向上，不达叶边。叶薄草质，干后草绿色或上面为暗灰绿色；叶轴灰绿色，上面有浅阔纵沟，光滑。孢子囊群短线形，生于小脉下部，斜向上，在羽片上部的紧靠羽轴两侧排列，在羽片下部小羽片上的则生于小羽片中央，每小羽片有 2～4 枚，成熟后为棕色，满铺羽片下面；囊群盖短线形，淡棕色，膜质，全缘，开向羽轴或主脉，宿存。

4．生境分布

变异铁角蕨野生于杂木林下潮湿岩石上或岩壁上，海拔 650～3 500 m，产于中国陕西、四川、贵州、云南、西藏等省（自治区、直辖市）；国外，尼泊尔、不丹、印度、斯里兰卡，以及中南半岛、印度尼西亚、夏威夷群岛和非洲南部亦产。

黔西北地区的各县（市、区）均有变异铁角蕨野生资源分布。

5．性味归经

性凉，味微涩；归肾经。

6．功能主治

活血消肿，止血生肌。用于骨折、刀伤、疮疡溃烂、烧烫伤。

7. 用法用量

内服：煎汤，10～20 g。外用：鲜品适量，捣敷患处。

二百四十五、粘人花

1. 别名

饿蚂蟥、野豆子、牛巴嘴、山蚂蝗、过路黄、黄粘粑草、山毛豆花、满鼎糊草、乌山黄檀草、长波状叶山蚂蝗。

2. 来源

本品为豆科植物长波叶山蚂蝗 *Desmodium sequax* Wall. Bl. As. Rar. 的干燥全草。夏、秋季，采收全草，去净杂质，晒干。

3. 植物形态

落叶灌木。株高达 2 m。茎圆柱形，小枝和小叶柄密被短柔毛。三出复叶，托叶 2 片，长约 3 mm，呈披针状线形；叶柄长 1. 5～3. 5 cm，上面微凹；顶端小叶圆菱形，长 4. 7～10. 5 cm，宽 4～8 cm，先端具短尖头，边缘自中部以上呈深波状；两侧小叶较小；小叶具柄，基部有小托叶；叶面绿色，幼时有毛，后渐脱落，叶背灰白色，被有紧贴的柔毛。总状花序顶生或腋生，花梗长 5 mm；萼片基部结合，萼筒长 2. 5 mm，萼齿三角形，与萼筒等长；花紫色，长 8 mm；花冠蝶形，旗瓣圆形至椭圆形，翼瓣贴生于龙骨瓣上；雄蕊 10 枚，基部合生；子房线形，疏被短柔毛。荚果串珠状，具近 10 节，易折断，节近方形，密被带钩的褐色小毛。花期 7—9 月，果期 9—10 月。

4. 生境分布

长波叶山蚂蝗野生于海拔 400～2 800 m 的山地草坡或林缘，产于中国华中、华南、西南、台湾等地；国外，印度、尼泊尔、缅甸、印度尼西亚（爪哇）、新几内亚亦产。

黔西北地区的金沙等县（市、区）有长波叶山蚂蝗野生资源分布。

5. 药材性状

本品茎枝圆柱形，直径约 3 mm，表面被褐色短柔毛。可见三出复叶，中间小叶较大，长达 9. 5 cm，宽达 4. 5 cm，卵状椭圆形，顶部渐尖，基部楔形，叶缘自中部以上呈波状；侧生小叶较小，近全缘；两面均被柔毛，以下表面较多，气微。有时可见花序或荚果，荚果长约 2. 8 cm，宽约 2. 5 mm，表面被带钩的褐色小毛，腹背缝线缢缩，有 6～9 节。气微，具豆腥气。

6. 性味归经

性平，味微苦、涩；归肝经。

7. 功能主治

清热泻火，活血祛瘀，敛疮。用于风热目赤、胞衣不下、血瘀经闭、烧伤。

8. 用法用量

内服：煎汤，30～60 g。外用：适量，煎水洗；或研末撒患处。

长波叶山蚂蝗的根亦供药用，具有润肺止咳、驱虫之功效，用于肺结核咳嗽、盗汗、产后瘀滞腹痛、蛔虫病、蛲虫病。

二百四十六、野扁豆

1. 别名

野赤小豆、毛野扁豆。

2. 来源

本品为豆科植物野扁豆 *Dunbaria villosa*（Thunb.）Makino 的干燥全草。春季，采收全草，洗净，晒干。该品种的种子亦供药用。

3. 植物形态

多年生缠绕草本。茎细弱，微具纵棱，略被短柔毛。叶具羽状 3 小叶；托叶细小，常早落；叶柄纤细，长 0.8～2.5 cm，被短柔毛；小叶薄纸质，顶生小叶较大，菱形或近三角形，侧生小叶较小，偏斜，长 1.5～3.5 cm，宽 2.0～3.7 cm，先端渐尖或急尖，尖头钝，基部圆形，宽楔形或近截平，两面微被短柔毛或有时近无毛，有锈色腺点，小叶干后略带黑褐色；基出脉 3 条，侧脉每边 1～2 条；小托叶极小；小叶柄长约 1 mm，密被极短柔毛。总状花序或复总状花序腋生，长 1.5～5.0 cm，密被极短柔毛；花 2～7 朵，长约 1.5 cm；花萼钟状，被短柔毛和锈色腺点，4 齿裂，裂片披针形或线状披针形，不等长，通常下面一枚最长；花冠黄色，旗瓣近圆形或横椭圆形，基部具短瓣柄；冀瓣镰状，基部具瓣柄和一侧具耳，龙骨瓣与翼瓣相仿，但极弯，先端具喙，基部具长瓣柄；子房密被短柔毛和锈色腺点。荚果线状长圆形，扁平稍弯，被短柔毛或有时近无毛，先端具喙。种子 6～7 颗，近圆形，黑色。花期 7—9 月。

4. 生境分布

野扁豆野生于河边、灌丛或攀附于树上，分布于中国西南及江苏、安徽、浙江、江西、河南、湖南、广东、广西等省（自治区、直辖市）；国外，日本、朝鲜、老挝、越南、柬埔寨亦产。

黔西北地区的大方等县（市、区）有野扁豆野生资源分布。

5. 药材性状

本品全体缠绕成团。茎纤细长，草绿色，具毛茸和锈色腺点。叶皱缩易碎，完整叶为三出复叶，顶端小叶较大，长 1.5～3.0 cm，宽 2.0～3.5 cm，叶片菱形，先端渐尖或突尖，基部圆形，全缘，两侧小叶斜菱形，绿色或枯绿色，下表面具腺点。荚果条形而扁，长约 4 cm，宽 7 mm，表面具毛茸，有种子 6～7 颗，种子椭圆形，果柄长约 2.5 mm。气微，具豆腥气。

6. 性味归经

性平，味甘；归肾经。

7. 功能主治

清热解毒，消肿止带。用于咽喉肿痛、乳痈、牙痛、肿毒、毒蛇咬伤、白带过多。

8. 用法用量

内服：煎汤，10～30 g。外用：适量，捣敷；或煎水洗。

二百四十七、铁马鞭

1. 别名

野花生、落花生、三叶藤、假山豆、金钱藤、野花草、夜牵牛、土黄芪。

2. 来源

本品为豆科植物铁马鞭 *Lespedeza pilosa*（Thunb.）Sieb. et Zucc. 的带根全草。夏、秋季，采收带根全草，去净杂质，切段，晒干或鲜用。

3. 植物形态

半灌木。株高 60～80 cm。茎、枝均细长，常平卧地面，全株密被长粗毛。三出复叶，互生；叶柄长 0.5～2.0 cm；叶片广椭圆形至广倒卵形，长 1～2 cm，宽 8～12 mm，先端圆或截形，有短尖，常内凹，基部近圆形，全缘，两面均密被淡黄色长粗毛。总状花序腋生，花梗短，每花序着生花 3～5 朵；小苞片披针形，具淡黄色长粗毛；花萼深 5 裂，裂片披针形，外被长毛；花冠蝶形，黄白色，旗瓣倒卵形，基部带紫纹，先端微凹，翼瓣、龙骨瓣基均具爪；雄蕊 10 枚，二体；子房有毛。荚果卵圆形，扁平，先端具细尖，表面有白色长毛。种子肾圆形，光滑无毛。花期 6—9 月，果期 9—11 月。

4. 生境分布

铁马鞭野生于向阳山坡疏林下或林缘草丛中、郊野旷地和路边，分布于中国陕西、甘肃、江苏、安徽、浙江、江西、福建、湖北、湖南、广东、四川、贵州、西藏等省（自治区、直辖市）；国外，朝鲜、日本亦产。

黔西北地区的金沙等县（市、区）有铁马鞭野生资源分布。

5. 药材性状

本品茎枝细长，分枝少，被棕黄色长粗毛。三出复叶，总叶柄长 0.5～2.0 cm，完整小叶片广椭圆形至圆卵形，长 0.8～2.0 cm，宽 0.5～1.5 cm，叶端圆或截形，微凹，具短尖，叶基近圆形，全缘。总状花序腋生，总花轴及小花轴极短，蝶形花冠黄白色，旗瓣有紫斑。荚果长圆状卵形，先端有长喙，直径约 3 mm，表面密被白色粗毛。气微，味微苦。

6. 性味归经

性平，味苦、辛；归脾、心经。

7. 功能主治

益气安神，活血止痛，利尿消肿，解毒散结。用于阴虚发热、失眠、痧症腹痛、风湿痹痛、水肿、瘰疬、痈疽肿毒。

8. 用法用量

内服：煎汤，15～30 g；或炖肉。外用：适量，鲜品捣敷患处。

二百四十八、地八角

1. 别名

地皂角、旱皂角、八角花、黄鳝草、野落地松、球花紫云英。

2. 来源

本品为豆科植物地八角 *Astragalus bhotanensis* Baker 的干燥全草。夏、秋季，采收全草，洗净，切碎，晒干。

3. 植物形态

多年生草本。又名土牛膝、不丹黄芪。茎直立或斜生，长 30～100 cm，幼时疏生白色“丁”字柔毛。奇数羽状复叶，互生；小叶 21～27 片，近无柄，叶片倒卵形或倒卵状披针形，长 0.6～2.3 cm，宽 0.4～1.0 cm，先端稍尖，基部楔形，全缘，上面无毛，下面有白色“丁”字柔毛。花 8～20 朵排列成紧密的近似头状的总状花序，腋生，稍呈放射状；总花梗长 5～12 cm，疏生“丁”字柔毛；萼管状，长约 10 mm，萼齿披针形，疏生褐色“丁”字柔毛；花冠红紫色，长约 1.5 cm，旗瓣中部以下渐狭成爪，翼瓣长约 13 mm，龙骨瓣长约 11 mm；雄蕊 10 枚，二体。荚果圆柱形，直立，长 1.5～2.5 cm，宽 5～7 mm，两侧稍扁，先端有喙，1 室，成熟时黑色。种子多数，长圆形，棕黑色。花期 3—8 月，果期 8—10 月。

4. 生境分布

地八角野生于海拔 600～3 400 m 的路旁、山坡、山沟、田边、河边、草丛、灌丛，产于中国贵州、云南、西藏、四川、陕西、甘肃等省（自治区、直辖市）；国外，不丹、印度亦产。

黔西北地区的纳雍等县（市、区）有地八角野生资源分布。

5. 药材性状

本品主根圆柱形，略弯，长 8～12 cm，直径 5～8 mm，表面黄褐色，具纵皱纹；质硬，不易折断，断面黄白色。茎直立或斜生，疏被白色柔毛。叶多皱纹、破裂，完整叶为奇数羽状复叶，互生；小叶片倒卵形或倒卵状披针形，几无柄，先端圆，基部楔形，全缘，上面无毛，下面被白色伏贴毛。花多卷曲、破裂，完整者花数朵排列成头状；花萼长 2～4 mm，疏被白色柔毛；花冠黄褐色，长近 1 cm。荚果圆柱形，直立，两侧稍扁，先端有喙，黑褐色。种子多数，棕黑色。气微，味苦、涩。

6. 性味归经

性凉，味苦、涩；归肝、肾经。

7. 功能主治

清热解毒，利尿止泻。用于咽喉肿痛、咳嗽、麻疹、浮肿、泄泻、痢疾、牙痛、口鼻出血。

8. 用法用量

内服：煎汤，10～15 g。

二百四十九、茅膏菜

1. 别名

茅膏草、苍蝇草、山胡椒、胡椒草、夏无踪、白花叶、黄金丝、山地皮、捕虫草。

2. 来源

本品为茅膏菜科植物茅膏菜 *Drosera peltata* Smith var. multisepala Y. Z. Ruan 的全草。5—6 月，采收全草，去净杂质，晒干或鲜用。

3. 植物形态

多年生柔弱小草本。株高 9～30 cm，淡绿色，具紫红色汁液。鳞茎状球茎紫色，球形；茎地下部分长 1～4 cm，地上部分通常直，无毛或具乳突状黑色腺点，顶部 3 至多分枝。基生叶密集成近一轮或最上几片着生于节间伸长的茎上，退化、脱落或最下数片不退化、宿存；退化基生叶线状钻形，长约 2 mm；不退化基生叶圆形或扁圆形，叶柄长 2～8 mm，叶片长 2～4 mm。茎生叶稀疏，盾状，互生；叶片半月形或半圆形，基部近截平，叶缘密具单一或成对而一长一短的头状黏腺毛，背面无毛。螺状聚伞花序生于枝顶和茎顶，具花 3～22 朵；花瓣楔形，白色、淡红色或红色，基部有黑点或无；雄蕊 5 枚，花丝细长；子房近球形，淡绿色，无毛，1 室，胚珠多数，花柱 3～6 枚，各 2 深裂。蒴果长 2～4 mm，3～6 裂。种子细小，椭圆形、卵形或球形，种皮脉纹加厚成蜂房格状。花、果期 6—9 月。

4. 生境分布

茅膏菜野生于 1 200～3 650 m 的林下、草丛等半阴湿处，分布于中国云南、四川西南部、贵州西部和西藏南部等地。

黔西北地区的威宁等县（市、区）有茅膏菜野生资源分布。

5. 药材性状

本品全草纤细，长 5～25 cm。块茎球形，直径 3～8 mm；表面灰黑色，粗糙，先端可见凹点状茎痕；质轻，断面粉性，黄色至棕黄色，可见排列不规则的维管束小点。茎圆形，直径 0.5～1.0 mm，表面棕黑色，具纵棱，多中空。叶片半月形或半圆形，边缘有多数棕色的丝毛状物；叶柄细长。茎顶常具花或小蒴果。气微，味甘。

6. 性味归经

性平，味甘、辛，有毒；归脾、胃、肺经。

7. 功能主治

祛风活络，活血止痛。用于跌打损伤、腰肌劳损、风湿关节痛、疟疾、角膜薄翳、淋巴结结核、湿疹、神经性皮炎。

8. 用法用量

外用：适量，研粉水调敷患处或穴位。不作内服。

9. 使用注意

本品有毒，内服宜慎。孕妇禁服。叶的水浸液接触皮肤，可引起灼痛、发炎。家畜误食，易引起中毒。

二百五十、石胆草

1. 别名

石花、生扯拢、镇心草、石莲花、石荷叶、石蝴蝶、岩指甲、镇心草、钮子药、地蒲团、虎耳还魂草。

2. 来源

本品为苦苣科植物石胆草 *Corallodiscus flabellatus*（Craib）Burtt. 的全草。秋、冬季，采收全草，洗净，晒干或鲜用。

3. 植物形态

多年生草本。叶全部基生，莲座状，外层叶具长柄，内层叶无柄；叶片革质，宽倒卵形、扇形、近卵形，长 1. 0～2. 5 cm，宽 1～2 cm，顶端圆形，基部楔形，边缘具细圆齿，上面密被白色稀淡褐色长柔毛，下面密被灰白色或淡褐色绵毛，侧脉每边 3～4 条，上面下凹，下面隆起；叶柄扁平，上面被长柔毛，下面密被灰白色或淡褐色绵毛。聚伞花序 2～3 次分枝，每花序具花 5～12 朵；花序梗长 8～17 cm，幼时密被淡褐色绵毛，老时逐渐稀疏至近无毛；花梗较短，被淡褐色长柔毛至近无毛。花萼钟状，5 裂至近基部，裂片长圆形至长圆状披针形，顶端钝，外面被淡褐色长柔毛，内面无毛，具 3～4 脉。花冠筒状，蓝色、紫蓝色，外面无毛，内面下唇一侧具髯毛和斑纹；筒上唇 2 裂，下唇 3 裂，裂片圆倒卵形。雄蕊 4 枚，花丝无毛，呈弧状，有时卷曲，花药长圆形，药室汇合，基部极叉开。雌蕊无毛，子房长圆形，花柱与子房等长或稍长于子房，柱头头状，微凹。蒴果长圆形，长 1～2 cm，直径 2～3 mm。花期 6—7 月，果期 8 月。

4. 生境分布

石胆草野生于海拔 1 400～3 600 m 的山坡林缘岩石上及石缝中，产于中国四川、云南、贵州、西藏等省（自治区、直辖市）。

黔西北地区的威宁等县（市、区）有石胆草野生资源分布。

5. 药材性状

本品干燥全草皱团状。根纤细，黄褐色。叶莲座状，外层叶柄长，内层逐渐变短，叶片革质，阔倒卵形或扇形，长 1. 0～2. 5 cm，宽 1～2 cm，先端圆形，基部楔形，边缘具圆锯齿，灰绿色，两面密被白柔毛。紫蓝色花生于花葶顶端，花冠筒状，二唇形。蒴果长圆形，长 1～2 cm。气微，味苦。以带根，叶绿，味苦辛者为佳。

6. 性味归经

性寒，味苦、辛；归肝经。

7. 功能主治

清湿热，解疮毒，活血止痛。用于湿热痹痛、疮疡肿毒、咽喉肿痛、赤白带下、跌打损伤、外伤出血。

8. 用法用量

内服：煎汤，9～15 g。外用：适量，捣敷；或研末撒；或吹喉。

二百五十一、野苎麻

1. 别名

野麻、八楞麻、大接骨、双合合、牙呼光（傣语）、牛鼻子树、老母猪挂面。

2. 来源

本品为荨麻科植物束序苎麻 *Boehmeria siamensis* Craib 的全株。全年均可采收全株，去净杂质，晒干或鲜用。

3. 植物形态

灌木。株高1～3 m。小枝疏或密被短伏毛；芽卵形或狭卵形，鳞片三角状卵形。叶对生；叶片厚纸质，狭卵形、椭圆形或狭椭圆形，长5～15 cm，宽2～8 cm，顶端短渐尖或急尖，基部浅心形或圆形，稍偏斜，边缘在基部之上有多数小牙齿，两面疏被短伏毛，侧脉3～4对，下面隆起，脉网明显；叶柄较短；托叶狭三角形或钻形。穗状花序在当年生枝顶部单生叶腋，在其下2～4条生叶腋或落叶腋部，在同一植株全为雌性，或枝上部的雌性，其下的两性或雄性；团伞花序密集，互相邻接；苞片卵形或椭圆形，背面有短柔毛。雄花：花被片4枚，椭圆形，合生至中部，外面有短柔毛；雄蕊4枚，花药长约0.8 mm；退化雌蕊倒卵形，长约0.4 mm。雌花：花被纺锤形，顶端约有3小齿，外面被柔毛，果期呈菱状狭倒卵形或仍为纺锤形；柱头长约0.8 mm。瘦果卵球形，光滑。花期3月。

4. 生境分布

束序苎麻野生于海拔400～1 700 m的山地阳坡灌丛中或疏林中，分布于中国贵州、云南、广西等省（自治区、直辖市）；国外，越南、老挝、泰国亦产。

黔西北地区的大方、七星关等县（市、区）有束序苎麻野生资源分布。

5. 性味归经

性平，味淡；归肺、胃经。

6. 功能主治

清热除湿，祛风止痒，活血调经。用于肠痈、腹痛、泄泻、经闭、痞块、风湿痹痛、湿疹、皮肤瘙痒。

7. 用法用量

内服：煎汤，9～15 g。外用：适量，鲜品捣敷；或煎水洗。

二百五十二、虎皮草

1. 别名

虎草、坑草、斗甲、猪耳朵、牛耳朵、龙香草、马耳朵、龙舌草、大脚片、闷鸡心、毛白菜、岩窝鸡、马耳朵草、大叶金腰、大虎耳草、岩乌金菜、大叶毛大丁、大叶猫眼睛。

2. 来源

本品为虎耳草科植物大叶金腰 *Chrysosplenium macrophyllum* Oliv. 的全草。春、夏季，采收全草，去净杂质，晒干或鲜用。

3. 植物形态

多年生草本。株高8～20 cm。有伸长的匍匐茎和发达的棕色须根。茎肉质多汁，紫红色，疏生有棕色柔毛或近无毛。基生叶数片，叶片革质，倒卵状匙形，长3～20 cm，宽2～11 cm，先端钝圆，基都渐狭成柄，上面深绿色，有棕色毛，近全缘或有波状齿；叶柄粗壮，长1～6 cm，有棕色毛；茎生叶小，匙形。不孕枝长达45 cm，叶匙形，顶部的叶稍密集。花茎自基生叶间抽出，聚伞花序生于茎顶；苞片卵形或狭卵形，长6～17 mm；花两性，单花被；萼片4枚，卵形；雄蕊8枚，较萼片长；雌蕊心皮2枚，子房与萼筒相结合。蒴果水平开展，中央凹入，二缘各具针状毛1条。种子卵形，微小，有乳头状突起，暗紫褐色。花期3—4月，果期5—6月。

4. 生境分布

大叶金腰野生于1 000～2 236 m的山坡林下或沟边阴湿处，产于中国陕西、浙江、湖北、湖南、四川、云南、贵州、江西等省（自治区、直辖市）。

黔西北地区的黔西等县（市、区）有大叶金腰野生资源分布。

5. 药材性状

本品根茎呈长圆柱形，长短不一，直径约3 mm，表面淡棕褐色，具纵皱纹，被纤维状毛，节上有黄棕色膜质鳞片及多数不定根。不育枝细长，茎圆柱形，疏生褐色长柔毛，通常具1片叶片，叶互生，叶多皱缩卷曲，展开后叶片多呈倒卵形或宽倒卵形，上面灰绿色或绿褐色，疏被刺状柔毛，下面棕色；叶柄较长，有棕色柔毛。有时可见聚伞花序，花序分枝疏生褐色柔毛或近无毛；苞片卵形或狭卵形，萼片黄绿色，卵形；或已结果。气微，味淡、微涩。

6. 性味归经

性寒，味苦、涩；归经不详。

7. 功能主治

清热，平肝，解毒。用于小儿惊风、臁疮、烫伤。

8. 用法用量

内服：煎汤，5～10 g。外用：适量，捣汁或熬膏涂患处。

9. 使用注意

脾虚泄泻者忌用。有堕胎作用，孕妇忌用。

二百五十三、鸡肫草

1. 别名

鸡眼草、白侧耳、水侧耳、肥猪草、铜钱草、荞麦草、疔疮草、黄梅花草、白侧耳草、韦氏苍耳七。

2. 来源

本品为虎耳草科植物鸡眼梅花草 *Parnassia wightiana* Wall. ex Wight et Arn. 的全草。8—9月，采收全草，去净杂质，晒干或鲜用。

3. 植物形态

多年生草本。株高20～50 cm。根茎短粗，须根众多。茎具棱脊，无毛。基生叶丛生；叶柄长3～15 cm；叶片肾脏形或圆卵形，肥厚，长3～5 cm，宽4～7 cm，先端圆形或稍凸尖，基部心形，全缘；花茎中部以上具一无柄叶片，抱茎，与基生叶同形。单花顶生，直径约1 cm；萼片5枚，倒卵形，基部连合，宿存；花瓣5枚，白色或淡黄色，脉纹明显，呈倒卵状匙形至葫芦形，边缘中部以下具流苏状细裂；雄蕊5枚，与退化雄蕊间生，退化雄蕊5枚，具3～5裂；子房近上位，卵状椭圆形，3心皮合生，1室，花柱短，先端钝圆形。蒴果扁圆形，褐色。种子多数，椭圆形。花期7—8月，果期8—9月。

4. 生境分布

鸡眼梅花草野生于海拔600～2 600 m的山谷疏林下、山坡杂草中、沟边和路边等处，产于中国四川、贵州、云南、陕西、甘肃、福建、湖北、广东、广西、西藏等省（自治区、直辖市）；国外，印度北部至不丹亦产。

黔西北地区的威宁、黔西等县（市、区）有鸡眼梅花草野生资源分布。

5. 药材性状

本品根茎圆柱形，粗短，直径约6 mm，表面灰褐色或棕褐色，有多数须根。茎长20 cm以上，表面棕黄色，有纵棱，质脆，易折断。基生叶丛生，具长柄，叶片皱缩卷曲，完整者展平后呈肾形，上面棕褐色或绿褐色，下面灰白色。茎生叶1枚，形同基生叶，较小，无柄。花灰白色，生于茎端，有时可见扁卵形蒴果。气微，味淡。

6. 性味归经

性凉，味淡；归肺、脾经。

7. 功能主治

清肺止咳，化石通淋。用于肺热咳嗽、咯血、吐血、肾结石、胆结石、带下、湿热疮毒。

8. 用法用量

内服：煎汤，10～15 g。外用：鲜品适量，捣敷患处。

二百五十四、白侧耳

1. 别名

黄草、光板、白耳菜、梅花草、小白花、马蹄草、肺心草、白折耳、水折耳、叫天鸡、金箸板、苍耳七、山慈姑、马尿花、紫葳草、金钱灯塔草。

2. 来源

本品为虎耳草科植物突隔梅花草 *Parnassia delavayi* Franch. 的全草。6—8月，采收全草，去净杂质，晒干或鲜用。该品种的根亦供药用。

3. 植物形态

多年生草本。株高10～50 cm。根茎横走，较粗长。茎具棱脊，无毛。基生叶厚纸质；叶柄长达16 cm；叶片肾形或心形，长2.5～6.0 cm；茎上具一无柄叶片，圆形，先端钝，基部心形，抱茎，全缘。花茎1～4条，花单生顶端；萼片5枚，卵形或宽倒卵形，先端钝圆；花瓣5枚，白色，匙形、倒卵形、倒披针形，先端钝，边缘上部啮蚀状而中下部呈流苏状细裂，基部具长爪；雄蕊5枚，与花瓣互生，药隔褐色，呈钻状，常突出于花药之上，退化雄蕊中部以上3深裂；子房半上位，心皮3枚，合生，花柱稍长于子房，柱头3裂。蒴果椭圆形。花期7—8月，果期8—9月。

4. 生境分布

突隔梅花草野生于海拔1 400～4 200 m的山坡、路旁、林缘、林下和草坡上，分布于中国西南及河南、湖北、湖南、西藏、陕西、甘肃等地。

黔西北地区的七星关等县（市、区）有突隔梅花草野生资源分布。

5. 药材性状

本品根茎呈不规则团块状，棕褐色，具多数不定根、鳞片及叶柄残基，顶端被毛。茎圆柱形，有纵棱，质脆，易折断。叶皱缩，基生叶完整者呈肾形或心形，厚纸质，叶柄长达16 cm。茎生叶1片，圆形，基部心形，抱茎。花黄色，单生茎端。有时可见椭圆形蒴果。气微，味甘。

6．性味归经

性寒，味甘、苦；归肺经。

7．功能主治

解毒消肿，清热解毒。用于肺结核、喉炎、腮腺炎、淋巴结炎、热毒疮肿、跌打损伤。

8．用法用量

内服：煎汤，9～15 g。外用：鲜品适量，捣敷患处。

二百五十五、黄水枝

1．别名

博落、虎耳草、防风七、紫背金钱、高脚铜告牌。

2．来源

本品为虎耳草科植物黄水枝 *Tiarella polyphylla* D. Don. 的全草。4—10 月，采收全草，晒干或鲜用。

3．植物形态

多年生草本。株高 20～45 cm。根状茎横走，黄褐色，具鳞片。茎绿色，有纵沟，被白色柔毛。基生叶心脏形至卵圆形，为不明显的 3～5 裂，长约 8 cm，宽 2～10 cm，先端钝，具不整齐的钝锯齿，齿端有刺，边缘有腺毛，基部心脏形，上面绿色，有白色腺毛；叶柄细，长 5～15 cm，疏生长刚毛及短腺毛；茎生叶互生，2～3 枚，叶较小而柄短，叶脉掌状 5 出，较明显，黄褐色。总状花序顶生，直立，长达 17 cm，密生短腺毛；苞片小，钻形；花小，白色，每节有花 2～4 朵；萼 5 裂，三角形；花瓣小，线形；雄蕊 10 枚，较花冠长；雌蕊 1 枚，子房 1 室。蒴果有 2 角。种子数颗，黑褐色，椭圆形。花、果期 4—11 月。

4．生境分布

黄水枝野生于海拔 980～3 800 m 的林下、灌丛和阴湿地，产于中国陕西南部、甘肃、江西、台湾、湖北、湖南、广东、广西、四川、贵州、云南、西藏等省（自治区、直辖市）；国外，日本、中南半岛北部、缅甸北部、不丹、印度（锡金）、尼泊尔亦产。

黔西北地区的威宁等县（市、区）有黄水枝野生资源分布。

5．药材性状

本品根茎呈细圆柱形，直径 3～6 mm；表面褐色，具多数黄褐色鳞片及须根。茎细，圆柱形，有纵沟纹，灰绿色，被白色柔毛。叶多破碎，基生叶卵圆形或心形，先端急尖，基部心形，边缘具不整齐钝锯齿和腺毛，上面疏被腺毛，叶柄被长柔毛和腺毛；茎生叶较小，掌状脉 5 出，较明显，叶柄短；有时可见枝端有总状花序，密生腺毛；有的可见蒴果，长约 1 cm，具 2 角。气微，味苦。

6．性味归经

性凉，味辛、苦；归肺经。

7．功能主治

清热解毒，活血祛瘀，消肿止痛。用于痈疖肿毒、跌打损伤、肝炎、咳嗽、气喘。

8．用法用量

内服：煎汤 9～15 g；或浸酒。外用：鲜品适量，捣敷患处。

二百五十六、地蜂子

1. 别名

山蜂子、三爪金、铁枕头、三片风、地风子、铁秤砣、蜂子芪、独脚伞、地蜘蛛。

2. 来源

本品为蔷薇科植物三叶委陵菜 *Potentilla freyniana* Bornm. 的带根全草。夏季，采挖带根的全草，洗净，晒干或鲜用。

3. 植物形态

多年生草本，有纤匐枝或不明显。株高 8～25 cm。根分枝多，簇生。花茎纤细，直立或上升，被疏柔毛。基生叶掌状三出复叶，连叶柄长 4～30 cm；托叶膜质，褐色，外被稀疏长柔毛；小叶片长圆形、卵形或椭圆形，先端急尖或圆钝，基部楔形或宽楔形，边缘有多数急尖锯齿，两面疏生平铺柔毛，下面沿脉较密。茎生叶 1～2 片，小叶与基生叶相似，唯叶柄很短，叶边缘锯齿减少；托叶草质，呈缺刻状锐裂，有稀疏长柔毛。花两性；伞房状聚伞花序顶生；萼片 5 枚，三角卵形，先端渐尖，副萼片 5 枚，披针形，先端渐尖，与萼片近等长，外被平铺柔毛；花瓣 5 枚，长圆状倒卵形，先端微凹或圆钝，淡黄色；花柱近顶生，上部粗，基部细。成熟瘦果卵球形，表面有显著脉纹。花、果期 3—6 月。

4. 生境分布

三叶委陵菜野生于海拔 300～2 100 m 的山坡草地、溪边及疏林下阴湿处，分布于中国东北、西南及河北、山西、陕西、甘肃、山东、浙江、江西、福建、湖北、湖南等地；国外，俄罗斯、日本、朝鲜亦产。

黔西北地区的大方、七星关、纳雍、赫章等县（市、区）有三叶委陵菜野生资源分布。

5. 药材性状

本品根茎呈纺锤形、圆柱形或哑铃形，微弯曲，有的形似蜂腹，长 1.5～4.0 cm，直径 5～12 mm，表面灰褐色或黄褐色，粗糙，有皱纹和突起的根痕及须根，顶端有叶柄残基，被柔毛。质坚硬，不易折断，断面颗粒状，深棕色或黑褐色，中央色深，在扩大镜下可见白色细小结晶。气微，味微苦而涩，微具清凉感。

6. 性味归经

性微寒，味苦、涩；归心经。

7. 功能主治

清热解毒，敛疮止血，散瘀止痛。用于咳喘、痢疾、肠炎、痈肿疔疮、烧伤、烫伤、口舌生疮、骨髓炎、骨结核、瘰疬、痔疮、毒蛇咬伤、崩漏、月经过多、产后出血、外伤出血、胃痛、牙痛、胸骨痛、腰痛、跌打损伤。

8. 用法用量

内服：煎汤，10～15 g；研末服，1～3 g；或浸酒。外用：适量，鲜品捣敷；或煎水洗；或研末撒。

二百五十七、骨牌草

1. 别名

上树咳、瓜核草、小石韦、桂寄生、金锁匙。

2. 来源

本品为水龙骨科植物骨牌蕨 *Lepidogrammitis rostrata*（Bedd.）Ching 的干燥全草。全年均可采收全草，洗净，晒干。

3. 植物形态

多年生草本。株高 5～10 cm。根茎横生，细长如铁丝，淡绿色，自基部向上疏被钻状披针形鳞片，边缘有粗齿。叶近二型或一型，远生；有极短的柄或近无柄；叶片肉质，卵状披针形，长 6～10 cm，中部宽 1.5～2.5 cm，先端短尖，基部短楔形；叶脉网状，内藏 1 小脉，少有分叉。孢子囊群背生叶片中部以上，在中脉两侧各成 1 行，接近主脉，通常分离；幼时有盾状隔丝覆盖。

4. 生境分布

骨牌蕨附生于海拔 200～1 700 m 的山坡树干或岩石上，产于中国浙江、台湾、广东、海南、广西、云南、贵州、西藏等省（自治区、直辖市）。

黔西北地区的纳雍、七星关等县（市、区）有骨牌蕨野生资源分布。

5. 性味归经

性平，微苦、甘；归肺、小肠经。

6. 功能主治

清热利尿，止咳，除烦，解毒消肿。用于小便癃闭、淋沥涩痛、热咳、心烦、疮疡肿痛、跌打损伤。

7. 用法用量

内服：煎汤，15～25 g。

8. 使用注意

寒证忌用。

二百五十八、大瓦韦

1. 别名

岩巫散、观音旗、黄瓦韦、凤尾金星、金星凤尾草。

2. 来源

本品为水龙骨科植物大瓦韦 *Lepisorus macrosphaerus*（Baker）Ching 的干燥全草。全年均可采收全草，洗净，晒干或鲜用。

3. 植物形态

多年生草本。植株高 25～70 cm。根茎横生，密被卵形鳞片，钝头，全缘。叶远生；叶柄长 5～15 cm，以关节着生于根状茎；叶片革质，披针形，长 20～50 cm，渐尖头，向基部渐变狭，楔形下延，有软骨质的狭边，干后反卷；叶脉较明显，侧脉隆起，网眼内藏小脉通常分枝；叶片背面疏生鳞片。孢子囊群大，椭圆形，通常近叶边着生，在两侧时边各成 1 行，幼时有盾状隔丝覆盖。

4. 生境分布

大瓦韦野生于海拔 800～2 300 m 的山地树干或石上，产于中国四川、贵州、云南、陕西、甘肃、宁夏、浙江、江西、湖南、广西等省（自治区、直辖市）。

黔西北地区的大方、七星关、纳雍、赫章等县（市、区）有大瓦韦野生资源分布。

5. 性味归经

性凉，味苦；归经不详。

6. 功能主治

清热解毒，利尿祛湿，止血。用于暴赤火眼、翳膜遮睛、热淋、水肿、血崩、月经不调、疔疮痈毒、外伤出血。

7. 用法用量

内服：煎汤，9～15 g。外用：适量，鲜品捣敷；或煎水洗。

二百五十九、丝带蕨

1. 别名

木兰、木莲金、小石韦。

2. 来源

本品为水龙骨科植物丝带蕨 *Drymotaenium miyoshianum*（Makino）makino 的干燥全草。全年均可采收，采集全草，洗净，晒干。

3. 植物形态

小型附生蕨类，又名二条线蕨。根状茎短而横卧，被披针形有齿的黑色鳞片。叶近生；叶柄基部与关节与根状茎相连；叶片长线形，似书带蕨状，坚挺，革质，光滑无毛；叶脉不明显，在主脉两侧连结成1～2行网眼，有少数内藏小脉。孢子囊群线形，连续，位于主脉两侧的一条纵沟内，靠近主脉，幼时被盾状隔丝覆盖。孢子囊的环带由14～16个增厚的细胞组成。孢子二面型，椭圆状，透明，光滑。

4. 生境分布

丝带蕨野生于海拔700～2 500 m的林中树干或岩石上，分布于中国四川、贵州、云南、安徽、浙江、台湾、湖北、西藏等省（自治区、直辖市）。

黔西北地区的威宁等县（市、区）有丝带蕨野生资源分布。

5. 性味归经

性凉，味甘；归肝经。

6. 功能主治

清热息风，活血。用于小儿惊风、劳伤。

7. 用法用量

内服：煎汤，9～18 g；或浸酒。

二百六十、四叶苹

1. 别名

宾草、大萍、芣菜、田荠、青萍、四叶菜、田字草、破铜钱、四眼草、四叶草。

2. 来源

本品为苹科植物苹 *Marsilea quadrifolia* L. 的全草。春、夏、秋季，采收全草，除去杂质，洗净，晒干或鲜用。

3. 植物形态

多年生小型水生草本。根状茎纤细，横走，具分枝，向下生出纤细须根。叶柄长10～20 cm；叶片由4个羽片组成，呈十字形，长、宽均1～2 cm，外缘为圆形，全缘，基部楔形，幼时有毛，成熟时脱落；羽片为倒三角形，草质；叶脉从羽片基部向上呈放射状分叉，组成狭长网眼，几达叶边，无内藏小脉。孢子果卵形，长2～4 mm，被毛，棕色，通常1～3个簇生于叶柄基部，具长近 1 cm 的短柄；每个孢子果内有大小孢子囊，大孢子囊内仅有 1 个大孢子，小孢子囊内有多个小孢子。孢子期夏、秋季。

4. 生境分布

苹分布于中国长江以南各省（自治区、直辖市），北达华北和辽宁，西到新疆；国外，亚洲东南部、欧洲及美洲的温带和亚热带地区亦产。

黔西北地区的黔西、威宁等县（市、区）有苹野生资源分布。

5. 药材性状

本品根茎细长，多分枝。叶柄纤细，长 3～18 cm，光滑，棕绿色；小叶 4 片，卷缩，展开后呈“田”字形，小叶片倒三角形，长约 1.6 cm，宽近 1.7 cm，上面绿色，下面黄绿色，气微，味淡。

6. 性味归经

性寒，味甘；归肺、肝、肾经。

7. 功能主治

利水消肿，清热解毒，止血，除烦安神。用于水肿、热淋、小便不利、黄疸、吐血、衄血、尿血、崩漏、带下、月经量多、心烦不眠、消渴、感冒、小儿夏季热、痈肿疮毒、瘰疬、乳腺炎、咽喉肿痛、急性结膜炎、毒蛇咬伤。

8. 用法用量

内服：煎汤，15～30 g，或鲜品 60～90 g；或捣汁。外用：鲜品适量，捣敷患处。

二百六十一、槐叶苹

1. 别名

大浮萍、蜈蚣漂、蜈蚣萍。

2. 来源

本品为槐叶苹科植物槐叶苹 *Salvinia natans*（L.）All. 的全草。全年均可采收全草，去除杂物，洗净，晒干或鲜用。

3. 植物形态

多年生水生草本。茎细长横走，被褐色茸毛。叶三叶轮生，上面二叶漂浮水面，形如槐叶，长圆形或椭圆形，长 8～14 mm，宽 5～8 mm，顶端钝圆，基部圆形或稍呈心形；叶柄长 0～1 mm；叶脉斜出，在主脉两侧有小脉 15～20 对，每条小脉上面有 5～8 束白色刚毛；叶草质，上面深绿色，下面密被棕色茸毛。孢子果球形或近球形，不开裂，4～8 个簇生于沉水叶的基部。大孢子果略小而少，表面淡棕色，内生数个具短柄的大孢子囊，每囊内有 1 个大孢子；小孢子果稍大而多，表面淡黄色。

4. 生境分布

槐叶苹野生于水田、沟塘、静水溪河内，分布于中国长江以南、华北、东北、秦岭等地。

黔西北地区的威宁、黔西等县（市、区）有槐叶苹野生资源分布。

5. 性味归经

性寒，味辛；归经不详。

6. 功能主治

清热解毒，活血止痛。用于痈肿疔毒、瘀血肿痛、烧烫伤。

7. 用法用量

外用：适量，鲜品捣敷；或焙干研粉，调敷患处。

二百六十二、黑细辛

1．别名

土细辛、四块瓦、四大天王、平头细辛、四大金刚。

2．来源

本品为金粟兰科植物全缘金粟兰 *Chloranthus fortunei*（A. Gray）Solm-Laub. Var. holostegius Hand. -Mazz. 的干燥全草及根。夏、秋季，采收全草；秋季，采挖根，洗净，晒干或鲜用。

3．植物形态

多年生草本。株高 25～55 cm。根茎横走，生多数须根，有特异气味。茎直立，一般不分枝，下部节上对生 2 片鳞状叶。叶对生，通常 4 片生于茎顶，呈假轮生；叶柄较短；鳞状叶宽卵形或三角形；托叶微小；叶片坚纸质，宽椭圆形或倒卵形，长 8～15 cm，宽 4～10 cm，先端渐尖，基部宽楔形，边缘有锯齿，齿端有一腺体，两面无毛；侧脉 6～8 对。穗状花序顶生和腋生，通常 1～5 聚生，连总花梗长 5～12 cm；苞片宽卵形或近半圆形，不分裂；花白色；雄蕊 3 枚，药隔基部连合，着生于子房顶部柱头外侧，中央药隔具 1 个 2 室的花药，两侧药隔各具 1 个 1 室的花药，药隔延长成线形；子房卵形。核果倒卵形。花期 5—6 月，果期 7—8 月。

4．生境分布

全缘金粟兰野生于海拔 700～1 600 m 的山坡、沟谷密林下或灌丛中，产于中国四川、贵州、云南、广西等省（自治区、直辖市）。

黔西北地区的金沙等县（市、区）有全缘金粟兰野生资源分布。

5．性味归经

性温，味苦、辛；归经不详。

6．功能主治

祛风除湿，散瘀消肿，止痛。用于感冒、风湿痛、淋巴腺炎、疮痈、跌打损伤、骨折。

7．用法用量

内服：煎汤，6～9 g，浸酒或入丸。外用：鲜品适量，捣敷患处。

二百六十三、抱石莲

1．别名

石瓜子、瓜子金、金星草、瓜米菜、肉石斛、抱树莲、鱼鳖金星。

2．来源

本品为水龙骨科植物抱石莲 *Lemmaphyllum drymoglossoides*（Baker）Ching 的全草。全年均可采收，挖取全草，去净杂质，晒干或鲜用。

3．植物形态

根状茎细长横走，被钻状有齿棕色披针形鳞片。叶远生，相距 1.5～5.0 cm，二型；不育叶长圆形至卵形，长 1～2 cm 或稍长，基部楔形，近无柄，全缘；能育叶舌状或倒披针形，长 3～6 cm，宽不及 1 cm，基部狭缩，近无柄或具短柄，有时与不育叶同形，肉质，干后革质，上面光滑，下面疏被鳞片。孢子囊群圆形，沿主脉两侧各成 1 行，位于主脉与叶边之间。

4．生境分布

抱石莲附生于阴湿树干和岩石上，分布于中国福建、广东、广西、贵州、陕西、甘肃等省（自治区、直辖市）。

黔西北地区各县（市、区）均有抱石莲野生资源分布。

5．性味归经

性寒，味甘、苦；归经不详。

6．功能主治

祛风化痰，清热解毒、凉血祛瘀。用于淋巴结炎、肺结核、风湿骨痛、小儿高热、内外伤出血、跌打损伤；外用治疗疮肿毒。

7．用法用量

内服：煎汤，15～30 g。外用：鲜品适量，捣敷患处。

二百六十四、随手香

1．别名

带手香、洗手香、路边香、三奈香。

2．来源

本品为天南星科植物随手香 *Acorus gramineus* Soland. var. pusillus Engl. 的干燥全草。四季均可采收，采集全草，去净杂质，晒干或鲜用。

3．植物形态

多年生常绿草本。株高 15～40 cm。根茎横走，直径 5 mm，白色带红晕，节明显。叶丛生于根茎先端，线形，长 5～30 cm，宽 2～5 mm，先端渐尖，全缘，暗绿色，光滑。花茎扁三棱形，佛焰苞叶状，基部与无柄的肉穗苞序相连；肉穗苞序圆柱形，柔弱，长 5～10 cm；花小，两性，淡黄色，密生；花被 6 片。浆果肉质，倒卵形。花期 3—7 月，果期 6—8 月。

4．生境分布

随手香野生于海拔 1 500～2 600 m 的水边、沼泽湿地或湖泊浮岛上，也常有栽培，主要分布于中国黄河流域以南，四川、湖南、湖北、贵州、重庆、云南、广西、广东等地均产。

黔西北地区的赫章、纳雍、大方、七星关等县（市、区）有随手香野生资源分布和人工栽培。

5．性味归经

性温，味辛；归经不详。

6．功能主治

行气止痛，祛风逐寒，解毒利水，豁痰开窍。用于痰迷心窍、神志昏迷、牙关紧闭、胸闷腹痛、湿浊中阻、风湿关节痛、疝痛、水肿；外用，治无名肿毒。

7．用法用量

内服：煎汤，3～9 g。外用：鲜品适量，捣烂敷患处。

二百六十五、狗尾草

1．别名

莠、莠草、洗草、犬尾草、犬尾曲、莠草子、毛娃娃、毛嘟嘟、毛毛草、光明草、谷莠子、阿罗汉草、狗尾半支。

2．来源

本品为禾本科植物狗尾草 *Setaria viridis*（L.）Beauv. 的全草。夏、秋季，采收全草，去净杂质，晒干或鲜用。

3. 植物形态

一年生草本。根须状。秆直立或基部膝曲，高 10～100 cm。叶鞘较松弛，无毛或具柔毛；叶舌具长 1～2 mm 的纤毛；叶片扁平，长 5～30 cm，宽 2～15 mm，顶端渐尖，基部略呈圆形或渐窄，通常无毛。圆锥花序紧密呈圆柱形，长 2～15 cm，微弯垂或直立，绿色、黄色或紫色；小穗椭圆形，先端钝，长 2.0～2.5 mm；第 1 颖卵形，具 3 脉，第 2 颖具 5 脉；第一外稃与小穗等长，具 5～7 脉，有一窄狭的内稃。颖果灰白色；谷粒长圆形，顶端钝，具细点状皱纹。花、果期 5—10 月。

4. 生境分布

狗尾草野生于荒野、道旁，中国大部分地区均产。

黔西北地区各县（市、区）均有狗尾草野生资源分布。

5. 性味归经

性凉，味甘、淡；归心、肝经。

6. 功能主治

清热利湿，祛风明目，解毒，杀虫。用于风热感冒、黄疸、小儿疳积、痢疾、小便涩痛、目赤涩痛、目赤肿痛、痈肿、寻常疣、疮癣。

7. 用法用量

内服：煎汤，6～12 g，或鲜品 30～60 g。外用：适量，鲜品捣敷；或煎水洗。

二百六十六、竹节菜

1. 别名

竹菜、水竹叶、竹节菜、翠蝴蝶、翠蛾眉、笪竹花、倭青草、鸭跖草、竹节草、竹篙草、竹节花、黄花草。

2. 来源

本品为鸭跖草科植物竹节菜 *Commelina diffusa* N. L. Burm. 的全草。6—7 月，采收全草，除去杂质，洗净，晒干或鲜用。

3. 植物形态

多年生披散草本。茎柔弱，匍匐地面，节上生根，或为半攀缘状。叶互生；叶片披针形或生于下部的叶卵形，长 3～6 cm，宽 1.0～1.5 cm，先端急尖或渐尖，基部呈鞘状，边缘粗糙；叶鞘上常有红色斑点，鞘口具白色长短不等睫毛。总苞片具柄，卵状披针形，长 1.5～3.0 cm，折叠状，先端渐尖，基部不连合，圆形或微心形，外面被短柔毛或近无毛，有纵脉，横脉不显。总苞内有花 2 朵，一般下部有花 1～3 朵，不结实，上部有花 1～2 朵，结实；萼片 3 枚，膜质；花蓝色，花瓣 3 枚，膜质，其中一片较大而有柄；发育雄蕊和退化雄蕊各 3 枚；子房卵状长圆形，长 1.5 mm，3 室，花柱丝状。蒴果 3 室。种子 5 粒，黑色，有网纹和深窝孔。花期 7—11 月。

4. 生境分布

竹节菜野生于海拔 200～2 300 m 的溪旁、山坡草地阴湿处及林下，广泛分布于热带和亚热带地区；在中国，分布于广东、海南、广西、贵州、云南、西藏等省（自治区、直辖市）。

黔西北地区的黔西、大方、七星关等县（市、区）有竹节菜野生资源分布。

5. 性味归经

性寒，味淡；归经不详。

6. 功能主治

清热解毒，利尿消肿，止血。用于疮疖痈肿、咽喉肿痛、热痢、白浊、小便不利、外伤出血。

7. 用法用量

内服：煎汤，10～20 g，或鲜品 30～60 g。外用：适量，鲜品捣敷；或研末撒患处。

二百六十七、饭包草

1. 别名

千日菜、竹叶菜、火柴头、大号日头舅。

2. 来源

本品为鸭跖草科植物饭包草 *Commelina bengalensis* Linn. 的全草。夏、秋季，采收全草，去净杂质，晒干或鲜用。

3. 植物形态

多年生披散草本。茎大部分匍匐，节上生根，上部及分枝上部上升，长可达 70 cm，被疏柔毛。叶有明显的叶柄；叶片卵形，长 3～7 cm，宽 1.5～3.5 cm，顶端钝或急尖，近无毛；叶鞘口沿有疏而长的睫毛。总苞片漏斗状，与叶对生，常数个集于枝顶，下部边缘合生，被疏毛，顶端短急尖或钝，柄极短；花序下面一枝具细长梗，具 1～3 朵不孕的花，伸出佛焰苞，上面一枝有花数朵，结实，不伸出佛焰苞；萼片膜质，披针形，无毛；花瓣蓝色，圆形，内面 2 枚具长爪。蒴果椭圆状，长 4～6 mm，3 室，腹面 2 室每室具种子 2 颗，开裂，后面一室有种子 0～1 颗，不裂。种子黑色，多皱并有不规则网纹。花期夏、秋季。

4. 生境分布

饭包草野生于海拔 2 300 m 以下的湿地，分布于亚洲和非洲的热带、亚热带地区；在中国，产于山东、河北、河南、陕西、四川、贵州、云南、广西、海南、广东、江苏、浙江、福建、台湾等省（自治区、直辖市）。

黔西北地区的大方、七星关等县（市、区）有饭包草野生资源分布。

5. 性味归经

性寒，味苦；归经不详。

6. 功能主治

清热解毒，利湿消肿。用于小便短赤涩痛、赤痢、疔疮。

7. 用法用量

内服：煎汤，60～120 g。外用：鲜品适量，捣烂敷患处。

二百六十八、竹叶兰

1. 别名

水竹参、竹叶参、竹节草、绕昼兰、观音草、黄竹参、土三七、花竹叶菜、糯米饭草。

2. 来源

本品为鸭跖草科植物紫背鹿衔草 *Murdannia divergens*（C. B. Clarke.）Bruckn. 的全株。该品种的根亦供药用。夏、秋季，采收全草；秋、冬季，采挖根，洗净，晒干或鲜用。

3. 植物形态

多年生草本。株高 30～40 cm。根丛生，多条，长而中部稍纺锤状加粗。茎直立或倾斜，单生或两茎丛生，节膨大，有棱。单叶互生；叶片条状披针形，长 4～15 cm，宽 1.0～2.5 cm，先端渐尖，基部呈鞘状抱茎，鞘长约 2 cm，被 1 列柔毛，叶鞘边缘处密被毛。聚伞花序多数，对生或轮生，组成顶生圆锥花序；总苞片卵形至披针形；苞片卵形，长不及 5 mm；花梗挺直，长

3～7 mm；萼片 3 枚，浅舟状；花小，花瓣 3 片，紫色，倒卵圆形；能育雄蕊和不育雄蕊各 3 枚，花丝均被紫色绵毛；子房 3 室。蒴果椭圆形，具 3 棱，先端有突尖，每室有种子 3～5 颗，排成 1 列。种子灰黑色，有棕红色斑点或黄白色瘤点。花期 5—7 月，果期 8—10 月。

4．生境分布

紫背鹿衔草野生于海拔 1 100～3 400 m 的林下、林缘、沟谷或湿润草地中，产于中国广西、四川、贵州、云南等地；国外，印度、尼泊尔、不丹、缅甸亦产。

黔西北地区的威宁等县（市、区）有紫背鹿衔草野生资源分布。

5．性味归经

性平，味甘、微苦；归经不详。

6．功能主治

清肺止咳，补肺益肾，调经止血。用于肺热咳嗽、气虚喘咳、头晕耳鸣、骨折、吐血。

7．用法用量

内服：煎汤，15～30 g；或炖肉。外用：鲜品适量，捣敷患处。

二百六十九、水竹叶

1．别名

鸡舌草、鸡舌癀、小叶挂蓝青、小叶鸦雀草、鸭脚草、水金钗、断节草、分节草、水叶草、水竹叶菜、肉草、三角菜。

2．来源

本品为鸭跖草科植物水竹叶 *Murdannia triquetra*（Wall. ex C. B. Clarke）Bruckn. 的全草。夏、秋季，采收全草，洗净，晒干或鲜用。

3．植物形态

多年生草本。根状茎长而横走，具叶鞘，节间长约 6 cm，节具细长须状根。茎肉质，下部匍匐，节生根，上部上升，多分枝，长达 40 cm，节间长 8 cm，密生 1 列白色硬毛。叶无柄；叶片下部有睫毛和叶鞘合缝处有 1 列毛，叶片竹叶形，平展或稍折叠，长 2～6 cm，宽 5～8 mm，先端渐钝尖。花序具单花，顶生兼腋生，花序梗长 1～4 cm，顶生者梗长，腋生者梗短，花序梗中部有 1 条状苞片，有时苞片腋部生 1 花。蒴果卵圆状三棱形，长 5～7 mm，两端钝或短尖，每室有种子 1～3 颗。种子短柱状，不扁，红灰色。花期 9—10 月（云南 5 月开花），果期 10—11 月。

4．生境分布

水竹叶野生于水边、稻田边或阴湿处，产于中国云南、四川、贵州、广西、海南、广东、湖南、湖北、陕西、河南、山东、江苏、安徽、江西、浙江、福建、台湾等省（自治区、直辖市）；国外，印度、越南、老挝、柬埔寨亦产。

黔西北地区的黔西、大方、七星关等县（市、区）有水竹叶野生资源分布。

5．性味归经

性寒，味甘；归肺、膀胱经。

6．功能主治

清热解毒，利尿。用于发热、咽喉肿痛、肺热喘咳、咳血、热淋、热痢、痈疖疔肿、蛇虫咬伤。

7．用法用量

内服：煎汤，9～15 g，或鲜品 30～60 g。外用：鲜品适量，捣敷患处。

二百七十、鸭舌草

1. 别名

薢草、薢荣、黑菜、合菜、湖菜、接水葱、鸭儿嘴、鸭仔菜、鸭儿菜、香头草、猪耳菜、马皮瓜、肥猪草、水玉簪、鹅仔菜、鸭娃草、少花鸭舌草。

2. 来源

本品为雨久花科植物鸭舌草 *Monochoria vaginalis*（Burm. f.）Presl ex Kunth 的全草。夏、秋季，采收全草，去净杂质，切段，晒干或鲜用。

3. 植物形态

多年生草本。全株光滑无毛。根状茎极短，具柔软须根。茎直立或斜上，高 10～50 cm。叶基生和茎生；叶片形状和大小变化较大，由心状宽卵形、长卵形至披针形，长 2～7 cm，宽 0.8～5.0 cm，顶端短突尖或渐尖，基部圆形或浅心形，全缘，具弧状脉；叶柄长 10～20 cm，基部扩大成开裂的鞘，鞘长 2～4 cm，顶端有舌状体。总状花序从叶柄中部抽出，该处叶柄扩大成鞘状；花序梗短，基部有一披针形苞片；花序在花期直立，果期下弯；花通常 3～5 朵，稀者 10 余朵，蓝色；花被片卵状披针形或长圆形，长 1.0～1.5 cm；雄蕊 6 枚，其中 1 枚较大，另 5 枚较小，花药长圆形，花丝丝状。蒴果卵形至长圆形，长约 1 cm。种子多数，椭圆形，灰褐色，具 8～12 纵条纹。花期 8—9 月，果期 9—10 月。

4. 生境分布

鸭舌草野生于平原至海拔 1 500 m 的稻田、沟旁、浅水池塘等水湿处，产于中国各省（自治区、直辖市）；国外，日本、马来西亚、菲律宾、印度、尼泊尔、不丹亦产。

黔西北地区各县（市、区）均有鸭舌草野生资源分布。

5. 性味归经

性凉，味苦；归经不详。

6. 功能主治

清热，凉血，利尿，解毒。用于感冒高热、肺热咳喘、百日咳、咳血、吐血、崩漏、尿血、热淋、痢疾、肠炎、肠痈、丹毒、疮肿、咽喉肿痛、牙龈肿痛、风火赤眼、毒蛇咬伤、毒菇中毒。

7. 用法用量

内服：煎汤，15～30 g，或鲜品 30～60 g；或捣汁。外用：鲜品适量，捣敷患处。

二百七十一、砖子苗

1. 别名

三角草、关子苗、三棱草、大香附子、玛玛机机（藏名）。

2. 来源

本品为莎草科植物砖子苗 *Cyperus cyperoides*（L.）Kuntze 的干燥全草。夏、秋季，采收全草，洗净，切段，晒干。

3. 植物形态

多年生草本。根状茎短。秆疏丛生，高 10～50 cm，锐三棱形，平滑，基部膨大。叶与秆近等长，宽 3～6 mm，叶鞘红棕色。叶状苞片 5～8 枚，长于花序，斜展。长侧枝聚伞花序简单，有 6～12 个辐射枝，辐射枝最长达 8 cm，或有时短缩；小穗平展或稍下垂，长 3～5 mm，宽约

0.7 mm，有花1～2朵；鳞片膜质，长圆形，先端钝，长约3 mm，边缘常内卷，淡黄绿色，背面有数脉，仅中间3条明显；雄蕊3枚；花柱短，柱头3枚，细长。小坚果三棱状狭长圆形，长约2 mm，黄褐色，表面有细点。花、果期4—10月。

4. 生境分布

砖子苗野生于山坡阳处、路旁、草地、溪边及松林下，分布于中国长江以南及陕西、台湾、西藏等地。

黔西北地区的织金、大方、七星关等县（市、区）有砖子苗野生资源分布。

5. 性味归经

性平，味辛、微苦；归肺、肝经。

6. 功能主治

祛风解表，止咳化痰，解郁调经。用于风寒感冒、咳嗽痰多、皮肤瘙痒、月经不调。

7. 用法用量

内服：煎汤，15～30 g。

二百七十二、三楞草

1. 别名

三棱草、水三棱、三轮草、见骨草、四方草、细三棱、小三棱草。

2. 来源

本品为莎草科植物碎米莎草 *Cyperus iria* L. 的干燥全草。8—9月，抽穗时采收全草，洗净，晒干。

3. 植物形态

一年生草本。株高10～60 cm。秆丛生，纤细，扁三棱形。叶基生，短于秆，叶鞘红棕色。叶状苞片3～5枚，下面的2～3枚常较花序长；长侧枝聚伞花序复出，具4～9个辐射枝，辐射枝长达12 cm，每个辐射枝具5～10个穗状花序或更多；穗状花序卵形或长圆状卵形，长1～4 cm，具5～22个小穗；小穗排列松散，斜展开，长圆形、披针形或线状披针形，压扁，具花6～22朵；小穗轴上近于无翅；鳞片排列疏松，膜质，宽倒卵形，顶端微缺，具极短的短尖，背面具龙骨状突起，绿色，有3～5条脉，两侧呈黄色或麦秆黄色，上端具白色透明的边；雄蕊3枚，花丝着生在环形的胼胝体上，花药短，椭圆形；花柱短，柱头3枚。小坚果倒卵形或椭圆形，三棱形，与鳞片等长，褐色，具密的微突起细点。花、果期6—10月。

4. 生境分布

碎米莎草野生于田间、山坡、路旁阴湿处，产于中国东北各省、河北、河南、山东、陕西、甘肃、新疆、江苏、浙江、安徽、江西、湖南、湖北、云南、四川、贵州、福建、广东、广西、台湾等省（自治区、直辖市）；国外，朝鲜、日本、越南、印度、伊朗、澳大利亚、俄罗斯，以及非洲北部、北美洲、南美洲亦产。

黔西北地区的大方、七星关等县（市、区）有碎米莎草野生资源分布。

5. 药材性状

本品全草长10 cm以上。须根多数，黄白色或红褐色，质脆，易折断，断面类白色。茎丛生，呈三棱形，黄棕色或黄褐色。叶线形，长15～25 cm，宽2～6 mm，黄绿色或黄棕色，叶鞘长筒状，褐色。苞叶2～3枚，比花序长，小穗条形或披针形，暗褐色。气微，味微苦。

6. 性味归经

性微温，味辛；归肝经。

7. 功能主治

祛风除湿，活血调经。用于风湿筋骨疼痛、瘫痪、月经不调、闭经、痛经、跌打损伤。

8. 用法用量

内服：煎汤，10～30 g；或浸酒。

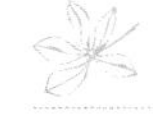

二百七十三、山苦荬

1. 别名

苦菜、败酱、七托莲、苦叶苗、苦麻菜、黄鼠草、小苦苣、活血草、隐血丹、小苦荬、苦丁菜、苦碟子、燕儿衣、败酱草、小苦麦菜、光叶苦荬菜。

2. 来源

本品为菊科植物山苦荬 *Ixeris chinensis*（Thunb.）Tzvel. 的全草。早春，采收全草，洗净，晒干或鲜用。

3. 植物形态

多年生草本。株高10～40 m。全株无毛。基生叶莲座状，条状披针形或倒披针形，长7～18 cm，宽1～4 cm，先端钝或急尖，基部下延成窄叶柄，全缘或具疏小齿或不规则羽裂；茎生叶1～2枚，无叶柄，稍抱茎。头状花序排成伞房状聚伞花序；总苞片短，外层总苞片卵形，内层总苞片条状披针形；舌状花黄色或白色，长1.0～1.2 cm，先端5齿裂。瘦果狭披针形，稍扁平，红棕色，长4～5 mm，喙长约2 mm，冠毛白色。花期4—5月。

4. 生境分布

山苦荬野生于海拔500～4 000 m的山坡草地乃至平原的路边、农田或荒地上，产于中国北部、东部、南部及西南部；国外，俄罗斯、朝鲜、日本、越南亦产。

黔西北地区各县（市、区）均有山苦荬野生资源分布。

5. 药材性状

本品全草长20 cm以上。茎多数，光滑无毛，基部簇状分枝。叶多皱缩，完整基生叶展平后线状披针形或倒披针形，长7～18 cm，宽1～4 cm，先端尖锐，基部下延成窄叶柄，边缘具疏小齿或不规则羽裂，有时全缘；茎生叶无叶柄。头状花序排成疏伞房状聚伞花序，未开放的总苞呈圆筒状，总苞片2层，外层极小，卵形，内层线状披针形，边缘薄膜质；瘦果狭披针形，稍扁平，红棕色，具长喙，冠毛白色。气微，味苦。以色绿者为佳。

6. 性味归经

性寒，味苦；归经不详。

7. 功能主治

清热解毒，消肿排脓，凉血止血。用于肠痈、肺脓疡、肺热咳嗽、肠炎、痢疾、胆囊炎、盆腔炎、疮疖肿毒、阴囊湿疹、吐血、衄血、血崩、跌打损伤。

8. 用法用量

内服：煎汤，10～15 g；或研末，每次3 g。外用：适量，鲜品捣敷；或研末调涂；或煎水熏洗。

二百七十四、球柱草

1. 别名

牛毛草。

2. 来源

本品为莎草科植物丝叶球柱草 *Bulbostylis barbata* （Rottb.）C. B. Clorke 的干燥全草。夏、秋季，采收全草，洗净，晒干。

3. 植物形态

一年生草本。无根状茎。秆细，丛生，无毛，高 7～35 cm。叶纸质，线形，长 5～13 cm，细而多，全缘，边缘微外卷，顶端渐尖，背面叶脉间疏被微柔毛；叶鞘薄膜质，仅顶端具长柔毛。苞片 2～3 枚，线形，极细，基部膜质，顶端渐尖，全缘，边缘微外卷，背面疏被微柔毛；长侧枝聚伞花序简单或近复出，具 1～3 个散生小穗；顶生小穗无柄，长圆状卵形或卵形，基部近圆形，顶端急尖，具花 7 朵以上；鳞片膜质，卵形或近宽卵形，褐色，基部圆形，顶端钝，罕近急尖，仅下部无花鳞片有时具芒状短尖，背面具龙骨状突起，具黄绿色脉 1～3 条，有缘毛；雄蕊 2 枚，花药长圆状卵形或卵形，基部近楔形，顶端急尖。小坚果倒卵形，三棱形，成熟时为灰紫色，表面具排列整齐的透明小突起，顶端截形或微凹，具盘状的花柱基。花、果期 4～12 月。

4. 生境分布

丝叶球柱草野生于海拔 100～3 200 m 的荒坡、路边、林下、海边、河边沙地，产于中国河北、山东、江苏、安徽、浙江、江西、福建、台湾、湖北、湖南、广东、广西、贵州、四川、云南等省（自治区、直辖市）；国外，印度、美国亦产。

黔西北地区的威宁等县（市、区）有丝叶球柱草野生资源分布。

5. 性味归经

性寒，味苦；归肝经。

6. 功能主治

凉血止血。用于呕血、咯血、衄血、尿血、便血。

7. 用法用量

内服：煎汤，3～9 g。

二百七十五、冠果草

1. 别名

假菱角、土紫菀、水菱角。

2. 来源

本品为泽泻科植物冠果草 *Sagittaria guayanensis* subsp. *lappula*（D. Don）Bojin 的干燥全草。秋季，采收全草，切段，晒干或鲜用。

3. 植物形态

多年生水生浮叶草本。叶基生；叶柄长短不等，常视水的深浅而定；叶片沉水或浮于水面；沉水叶条形、条状披针形，或叶柄状；浮水叶圆形或宽卵形，长 4～10 cm，宽 1～9 cm，先端圆，基部深心形，裂片的基部通常锐尖。花葶上端露出水面，总状花序长 2～20 cm；花 2～3 朵轮生；花序下部 1～3 轮为两性花，花序上部数轮为雄花；花梗短而粗；外轮花被片 3 枚，萼片状，卵形，宿存，内轮花被片 3 枚，花瓣状，白色，基部淡黄色；雄蕊 9～15 枚，花丝基部扁；心皮多数，螺旋状排列于球形的花托上。瘦果扁，有翅，翅缘有深齿裂。种子褐色。花期 8—10 月。

4. 生境分布

冠果草野生于水塘、湖泊浅水区及沼泽、水田、沟渠等水域，产于中国安徽、浙江、福建、台湾、湖南、广东、海南、广西、贵州、云南等省（自治区、直辖市）。

黔西北地区的威宁等县（市、区）有冠果草野生资源分布。

5. 性味归经

性寒，微苦；归肺、胃经。

6. 功能主治

清热利湿，解毒。用于肺热咳嗽、湿热痢疾、痈肿疮毒。

7. 用法用量

内服：煎汤，10～15 g。外用：鲜品适量，捣敷患处。

二百七十六、水慈姑

1. 别名

剪刀草。

2. 来源

本品为泽泻科植物长叶泽泻 *Sagittaria aginashi* Makino 的全草。春、夏季，采收全草，去除杂质，洗净，晒干或鲜用。

3. 植物形态

多年生草本。须根纤细白嫩，多透明横纹，中空，无地下球茎。数叶从根部丛生；叶柄长30～60 cm，基部膨大，内面有肉芽4～5个；叶片箭形，先端锐尖，基部叶耳向两侧开展，全缘，绿色，网状脉，主脉背面隆起。花梗自叶丛中抽出，直立，高约60 cm；花雌雄同株，轮状排列，每轮3朵，下部为雌花，上部为雄花；每花有绿色苞片1枚；花瓣3枚，白色；雌花心皮多数，离生；雄花雄蕊多数。聚合果球形，小果鳞片状。花期夏季。

4. 生境分布

长叶泽泻野生于池沼和水沟边，产于中国贵州等地。

黔西北地区的织金、大方、七星关等县（市、区）有长叶泽泻野生资源分布。

5. 性味归经

性凉，味辛，无毒；归经不详。

6. 功能主治

消肿止痛。用于毒蛇咬伤。

7. 用法用量

外用：适量，鲜品捣敷；或研末调敷患处。

二百七十七、野慈姑

1. 别名

水慈姑、慈姑苗、燕尾草、剪刀草。

2. 来源

本品为泽泻科植物长瓣慈姑 *Sagittaria trifolia* L. 的全草。夏、秋季，开花时采收叶、花，切段，晒干或鲜用。秋季，采收球茎，洗净，除去须根，蒸后，晒干。

3. 植物形态

多年生水生或沼生草本。根状茎横走，较粗壮，末端膨大或否。挺水叶箭形，叶片长短、宽窄变异很大，通常顶裂片短于侧裂片，顶裂片与侧裂片之间缢缩；叶柄基部渐宽，鞘状，边缘膜质，具横脉，或不明显。花葶直立，挺水，高15 cm以上。花序总状或圆锥状，长5～20 cm或更长，有分枝1～2枚，具花多轮，每轮具花2～3朵；苞片3枚，基部合生，先端尖。花单性；花被片反折，外轮花被片椭圆形或广卵形，内轮花被片白色或淡黄色，基部收缩；雌花通常1～3轮，花梗短粗，心皮多数，两侧压扁，花柱自腹侧斜上；雄花多轮，花梗斜举，雄蕊多数，花药黄色，花丝长短不一，通常外轮短，向里渐长。瘦果两侧压扁，倒卵形，具翅，背翅不整齐；果喙短，自腹侧斜上。种子褐色。花、果期5—10月。

4．生境分布

长瓣慈姑野生于湖泊、池塘、沼泽、沟渠、水田等水域，产于中国东北、华北、西北、华东、华南、四川、贵州、云南等地。

黔西北地区的金沙、大方、七星关等县（市、区）有长瓣慈姑野生资源分布。

5．药材性状

本品球茎长卵圆形或类球形；表面棕褐色或褐绿色，有纵向皱纹和2～3个环节，环节上残留膜质鳞叶，中部常凹下，顶端有粗大芽苞，下部具致密的皱褶，底部有浅灰色圆形瘢痕；质坚硬，难折断，破碎面中空，微角质状。气微，味淡。以个大、饱满、质硬者为佳。

6．性味归经

性寒，味辛、甘，有小毒；归肺、肝、胆经。

7．功能主治

清热解毒，凉血消肿。用于黄疸、瘰疬、蛇咬伤。

8．用法用量

内服：煎剂15～30 g。外用：适量，鲜品捣敷；或研末调敷。

二百七十八、鸭舌头

1．别名

小箭、鸭舌草、鸭舌子、水充草、鸭舌条。

2．来源

本品为泽泻科植物矮慈姑 *Sagittaria pygmaea* Miq. 的全草。夏、秋季，采收全草，去净杂质，晒干或鲜用。

3．植物形态

一年生，稀多年生沼生或沉水草本。有时具短根状茎；匍匐茎短细，根状，末端的芽几乎不膨大，通常当年萌发形成新株，稀有越冬者。叶条形，稀披针形，长2～30 cm，宽2～10 mm，光滑，先端渐尖，或稍钝，基部鞘状，通常具横脉。花葶高5～35 cm，直立，通常挺水。花序总状，长2～10 cm，具花2～3轮；苞片椭圆形，膜质；花单性，外轮花被片绿色，倒卵形，具条纹，宿存，内轮花被片白色，圆形或扁圆形；雌花1朵，单生，或与2朵雄花组成1轮，心皮多数，两侧压扁，密集成球状，花柱从腹侧伸出，向上；雄花具梗，雄蕊多，花丝长短、宽窄随花期不同而异，花药长椭圆形。瘦果两侧压扁，具翅，近倒卵形，背翅具鸡冠状齿裂；果喙自腹侧伸出。花、果期5—11月。

4．生境分布

矮慈姑野生于沼泽、水田、沟溪浅水处，产于中国陕西、山东、江苏、安徽、浙江、江西、福建、台湾、河南、湖北、湖南、广东、海南、广西、四川、贵州、云南等省（自治区、直辖市）；国外，越南、泰国、朝鲜、日本等地亦产。

黔西北地区的金沙等县（市、区）有矮慈姑野生资源分布。

5．性味归经

性寒，味淡；归脾经。

6. 功能主治

清肺利咽，利湿解毒。用于肺热咳嗽、咽喉肿痛、小便热痛、痈疖肿毒、湿疮、烫伤、蛇咬伤。

7. 用法用量

内服：煎汤，鲜品15～30 g。外用：鲜品适量，捣敷患处。

二百七十九、龙舌草

1. 别名

海菜、龙爪菜、水白菜、水莴苣、龙爪草、瓢羹菜、山窝鸡。

2. 来源

本品为水鳖科植物龙舌草 *Ottelia alismoides*（L.）Pers. 的全草。夏、秋季，采收全草，去净杂质，晒干或鲜用。

3. 植物形态

沉水草本。茎极短，具须根。叶基生，膜质；幼叶线形或披针形，成熟叶宽卵形、卵状椭圆形、近圆形或心形，长约20 cm，全缘或有细齿；叶柄长短随水体深浅而异，通常长2～40 cm，无鞘。花序柄长，总花梗长40～50 cm；佛焰苞椭圆形至卵形，长2.5～4.0 cm，宽1.5～2.5 cm，先端2～3浅裂，3～6条纵翅；花两性，无柄，单生；萼片3枚，长圆状披针形；花瓣3枚，白色、淡紫色或浅蓝色，广倒卵形，长约2.5 cm，基部有小型附属物；雄蕊3～10枚。果长圆形，长2～5 cm，宽8～15 mm。种子多数，纺锤形，细小，种皮有纵条纹，被白毛。花期4—10月。

4. 生境分布

龙舌草野生于湖泊、沟渠、水塘、水田及积水洼地，广泛分布于非洲东北部、亚洲东部及东南部至澳大利亚热带地区；在中国，分布于东北及河北、江苏、安徽、浙江、江西、福建、台湾、河南、湖北、湖南、广东、海南、广西、四川、贵州、云南等地。

黔西北地区的威宁、黔西等县（市、区）有龙舌草野生资源分布。

5. 性味归经

性微寒，味甘、淡；归经不详。

6. 功能主治

清热化痰，解毒利尿。用于肺热咳喘、咯痰黄稠、水肿、小便不利、痈肿、烫伤。

7. 用法用量

内服：煎汤，15～30 g。外用：适量，鲜品捣敷；或研末，调敷患处。

二百八十、水苋菜

1. 别名

仙桃草、水灵丹、结筋草、节节花。

2. 来源

本品为千屈菜科植物水苋菜 *Ammannia baccifera* L. 的全草。夏季，采收全草，洗净，切碎，晒干或鲜用。

3. 植物形态

一年生草本。株高10～50 cm，无毛。茎直立，多分枝，带淡紫色，稍呈4棱，具狭翅。叶生于下部的对生，生于上部的或侧枝的有时略成互生，长椭圆形、矩圆形或披针形，生于茎上的长可达7 cm，生于侧枝的较小，顶端短尖或钝形，基部渐狭，侧脉不明显，近无柄。花数朵组成腋生的聚伞花序或花束，结实时稍疏松，几无总花梗，花梗长 1.5 mm；花极小，长约 1 mm，绿色或淡紫色；花萼蕾期钟形，顶端平面呈四方形，裂片 4 枚，正三角形，长度是萼筒的 1/4～1/3，结实时半球形，包围蒴果的下半部，无棱，附属体折叠状或小齿状；雄蕊通常 4 枚，贴生于萼筒中部，与花萼裂片等长或较短；子房球形，花柱极短或无花柱。蒴果球形，紫红色，中部以上不规则周裂。种子极小，形状不规则，近三角形，黑色。花期 8—10 月，果期 9—12 月。

4. 生境分布

水苋菜野生于潮湿地或水田中，产于中国广东、广西、湖南、湖北、福建、台湾、浙江、江苏、安徽、江西、河北、陕西、贵州、云南等省（自治区、直辖市）；国外，越南、印度、阿富汗、菲律宾、马来西亚、澳大利亚及非洲热带地区亦产。

黔西北地区的大方、七星关等县（市、区）有水苋菜野生资源分布。

5. 性味归经

性微寒，味苦、涩；归肝、肾经。

6. 功能主治

散瘀止血，除湿解毒。用于跌打损伤、内外伤出血、骨折、风湿痹痛、蛇咬伤、痈疮肿毒、疥癣。

7. 用法用量

内服：煎汤，3～9 g；或浸酒；或研末。外用：适量，鲜品捣敷；或研末撒患处。

二百八十一、千屈菜

1. 别名

对叶莲、对牙草、鸡骨草、乌鸡腿、铁菱角、败毒草、蜈蚣草、水槟榔、水柳、马鞭草、棉包根、哮喘药、大钓鱼竿。

2. 来源

本品为千屈菜科植物千屈菜 *Lythrum salicaria* L. 的全草。秋季，采收全草，洗净，切碎，晒干或鲜用。

3. 植物形态

多年生草本。株高 30～100 cm。全株有柔毛，有时无毛。茎直立，多分枝，具四棱。叶对生或三叶轮生；叶片披针形或阔披针形，长 4～10 cm，宽 0.8～1.5 mm，先端钝形或短尖，基部圆形或心形，有时略抱茎，全缘，无柄。花生叶腋组成小聚伞花序，花梗及总梗极短，花枝呈大型穗状花序；苞片阔披针形至三角状卵形，长 5～12 mm；萼筒短，有纵棱 12 条，裂片 6 枚，三角形；附属体针状，直立；花瓣 6 枚，红紫色或淡紫色，倒披针状长椭圆形，基部楔形；雄蕊 12 枚，6 长 6 短；子房无柄，2 室，花柱圆柱状，柱头头状。蒴果扁圆形，苞于花萼内。种子多数，细小。花期 7—8 月。

4. 生境分布

千屈菜野生于河岸、湖畔、溪沟边和潮湿地，分布于亚洲、欧洲、非洲的阿尔及利亚、北美洲和澳大利亚东南部；中国各省（自治区、直辖市）均有野生资源分布，也有部分人工栽培。

黔西北地区的金沙、黔西、大方、七星关等县（市、区）均有千屈菜野生资源分布。

5. 药材性状

本品茎呈方柱状，灰绿色至黄绿色，直径 1～2 mm，有分枝，质硬易折断，断面边缘纤维状，中空。叶片灰绿色，质脆，多皱缩、破碎，完整叶对生或 3 片轮生，叶片狭披针形，全缘，无柄。顶端具穗状花序，花两性，每 2～3 朵小花生于叶状苞片内，花萼灰绿色，筒状；花瓣紫色。蒴果椭圆形，全包于宿存花萼内。微臭，味微苦。

6. 性味归经

性寒，味苦；归大肠、肝经。

7. 功能主治

清热解毒，收敛止血。用于痢疾、泄泻、便血、血崩、疮疡溃烂、吐血、衄血、外伤出血。

8. 用法用量

内服：煎汤，10～30 g。外用：适量，研末敷；或捣敷；或煎水洗。

二百八十二、水豆瓣

1. 别名

水泉、水指甲、水马桑、水苋菜、红格草、引水草、水底金、肉矮陀陀、田马齿苋、水红莲草、水猪母乳。

2. 来源

本品为千屈菜科植物圆叶节节菜 *Rotala rotundifolia*（Buch. -Ham. ex Roxb.）Koehne 的全草。夏、秋季，采收全草，洗净，晒干或烘干，或鲜用。

3. 植物形态

一年生草本。根茎细长，匍匐地上。茎单一或稍分枝，直立，丛生，高 5～30 cm，带紫红色。叶对生，无柄或具短柄，近圆形、阔倒卵形或阔椭圆形，长 0.5～2.0 cm，宽 3.5～5.0 mm，顶端圆形，基部钝形，或无柄时近心形，侧脉 4 对，纤细。花单生于苞片内，组成顶生稠密的穗状花序，花序长 1～4 cm，每株 1～7 个；花极小，长约 2 mm，几无梗；苞片叶状，卵形或卵状矩圆形，约与花等长，小苞片 2 枚，披针形或钻形，约与萼筒等长；萼筒阔钟形，膜质，半透明，裂片 4 枚，三角形，裂片间无附属体；花瓣 4 枚，倒卵形，淡紫红色，长约为花萼裂片的 2 倍；雄蕊 4 枚；子房近梨形，长约 2 mm，花柱长度为子房的 1/2，柱头盘状。蒴果椭圆形，3～4 瓣裂。花、果期 12 月至翌年 6 月。

4. 生境分布

圆叶节节菜野生于水田边或潮湿处，产于中国广东、广西、福建、台湾、浙江、江西、湖南、湖北、四川、贵州、云南等省（自治区、直辖市）；国外，印度、马来西亚、斯里兰卡、中南半岛及日本亦产。

黔西北地区的七星关、大方等县（市、区）有圆叶节节菜野生资源分布。

5. 性味归经

性凉，味甘、淡；归经不详。

6. 功能主治

清热利湿，消肿解毒。用于痢疾、淋病、水臌、急性肝炎、痈肿疮毒、牙龈肿痛、痔肿、乳痈、急性脑膜炎、急性咽喉炎、月经不调、痛经、汤火伤。

7. 用法用量

内服：煎汤，15～30 g；或鲜品绞汁。外用：适量，鲜品捣敷；或研末撒；或煎水洗。

二百八十三、火绒草

1. 别名

老头草、老头艾、薄雪草、火绒蒿、小矛香艾、小头矛香、大头毛香。

2．来源

本品为菊科植物火绒草 *Leontopodium leontopodioides*（Willd.）Beauv. 的干燥地上部分。夏、秋间，采收地上部分，洗净，晾干。

3．植物形态

多年生草本。株高5～50 cm。地下茎粗壮，为短叶鞘所包裹，有多数簇生的花茎和与花茎同形的根出枝条，无莲座状叶丛。花茎直立，较细，被灰白色长柔毛或白色近绢状毛，不分枝或有时上部有伞房状或近总状花序枝，下部有较密、上部有较疏的叶，节间长0.5～10.0 cm。叶直立，条形或条状披针形，长2.0～4.5 cm，宽2～5 mm，无鞘，无柄，上面灰绿色，被柔毛，下面被白色或灰白色密绵毛或有时被绢毛。苞叶少数，较上部叶稍短，长圆形或条形，两面或下面被白色或灰白色厚茸毛，在雄株开展成苞叶群，在雌株直立，不排列成明显的苞叶群。头状花序，雌株的直径0.7～1.0 cm，3～7个密集，稀1个或较多，在雌株常有较长的花序梗排列成伞房状；总苞半球形，被白色绵毛，总苞片约4层，常狭尖，稍露出毛茸之上；小花雌雄异株，稀同株；雄花花冠较短，狭漏斗状，有小裂片；雌花花冠丝状，花后生长；冠毛白色，长约4 mm；雄花冠毛有锯齿或毛状齿；雌花冠毛有微齿；不育的子房无毛或有乳头状突起。瘦果长圆形，黄褐色，有乳头状突起或密粗毛。花、果期7—10月。

4．生境分布

火绒草野生于海拔100～3 200 m的干旱草原、黄土坡地、石砾地、山区草地，稀生于湿润地，产于中国新疆、青海、甘肃、陕西、山西、内蒙古、河北、辽宁、吉林、黑龙江、山东、贵州等省（自治区、直辖市）；国外，蒙古、朝鲜、日本、俄罗斯西伯利亚亦产。

黔西北地区的百里杜鹃、大方、七星关等县（市、区）有火绒草野生资源分布。

5．性味归经

性寒，味微苦；归经不详。

6．功能主治

疏风清热，利尿，止血。用于流行性感冒，急、慢性肾炎，尿路感染，尿血，创伤出血。

7．用法用量

内服：煎汤，9～15 g。

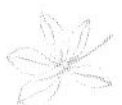

二百八十四、迷迭香

1．别名

海露、海洋之露。

2．来源

本品为唇形科植物迷迭香 *Rosmarinus officinalis* L. 的干燥全草。5—6月，采收全草，洗净，切段，晒干。

3．植物形态

灌木。株高达2 m。茎及老枝圆柱形，皮层暗灰色，不规则的纵裂，块状剥落，幼枝四棱形，密被白色星状细绒毛。叶常在枝上丛生；具极短的柄或无柄；叶片草质，线形，长1.0～1.2 cm，宽1～2 mm，先端钝，基部渐狭，全缘，向背面卷曲，上面稍具光泽，近无毛，下面密被白色的星状绒毛。花近无梗，对生，少数聚集在短枝的顶端组成总状花序；苞片小，具柄；花萼卵状钟形，外面密被白色星状绒毛及腺体，内面无毛，11脉，二唇形，上唇近圆形，全缘或具很短的3齿，下唇2齿，齿卵圆状三角形；花冠蓝紫色，长不及1 cm，外被疏短柔毛，内面无毛，冠筒稍外伸，冠檐二唇形，上唇直伸，2浅裂，裂片卵圆形，下唇宽大，3裂，中裂片最大，内凹，下倾，边缘为齿状，基部缢缩成柄，侧裂片长圆形；雄蕊2枚发育，着生于花冠下唇的下方，花丝中部有1向下的小齿，药室平行，仅1室能育；花柱细长，远超过雄蕊，先端不相等2浅裂，裂片钻形，后裂片短；花盘平顶，具相等的裂片；子房裂片与花盘裂片互生。花期11月。

4. 生境分布

迷迭香原产于欧洲及非洲地中海沿岸；中国引种于园圃。

黔西北地区的七星关、百里杜鹃等县（市、区）有迷迭香栽培。

5. 性味归经

性温，味辛；归经不详。

6. 功能主治

发汗，健脾，安神，止痛。用于各种头痛、防止早期脱发。

7. 用法用量

内服：煎汤，4.5～9.0 g。外用：适量，浸水洗。

二百八十五、华萝藦

1. 别名

奶浆藤。

2. 来源

本品为萝藦科植物华萝藦 *Metaplexis hemsleyana* Oliv. 的干燥全草。8—11月，采收全草，去净杂质，晒干。该品种的根茎及根亦供药用。

3. 植物形态

多年生草质藤本，又名萝藦藤、奶浆藤、奶浆草、倒插花。茎藤长达5 m，有乳汁；枝条具单列短柔毛，节上被毛较密。叶膜质，卵状心形，长5～11 cm，宽2.5～10.0 cm，顶端急尖，基部心形；叶耳圆形，展开，两面无毛，或叶背中脉上被微毛，老时无毛，叶背粉绿色；侧脉每边约5条；叶柄长4.5～5.0 cm，顶端具丛生小腺体。总状式聚伞花序腋生，一至三歧，具花6～16朵；总花梗长4～6 cm，被疏柔毛；花梗短，被疏柔毛；花白色，芳香；花蕾阔卵状，顶端钝或圆形；萼片卵状披针形至长圆状披针形，急尖，与花冠等长；花冠近辐状，花冠筒短，花冠裂片宽长圆形，顶端钝，两面无毛；副花冠裂片兜状；花药近方形，顶端膜片圆形；花粉块长圆形，下垂；柱头长喙状，高出花药顶端膜片之上，顶端2裂。蓇葖果双生，叉开，长圆形，长7～8 cm，外果皮粗糙并被微毛。种子长卵形，顶端种毛长3 cm。花期7—9月，果期9—12月。

4. 生境分布

华萝藦野生于山地林谷、路旁或山脚湿润地灌木丛中，产于中国陕西、四川、云南、贵州、广西、河北、湖北、江西等省（自治区、直辖市）。

黔西北地区的黔西、大方、七星关等县（市、区）有华萝藦野生资源分布。

5. 药材性状

本品根茎呈不规则块状，直径2～4 cm，具疙瘩状突起，顶端有圆盘状茎痕或茎基，下方着生数条根。根长圆柱形，略弯曲，长短不等，直径4～20 mm，表面灰棕色或灰褐色，有深纵皱纹和明显色浅的横长突起皮孔。质硬，断面类白色，粉性。气微，味微苦。

6. 性味归经

性微温，味甘、涩；归经不详。

7. 功能主治

补肾强壮。用于肾亏遗精、少乳、肢力劳伤。

8. 用法用量

内服：煎汤，5～15 g。

二百八十六、唢呐花

1. 别名

炮胀花、炮胀筒、蜜糖花、马桶花、黄鸡尾、燕山红、羊奶子、唢呐花、城墙花、鼓手花、大九加、麻叶子、大花药、破碗花、千把刀、毛子草、金鸡豇豆、羊胡子草、岩喇叭花、东方羊胡子草。

2. 来源

本品为紫葳科植物两头毛 *Incarvillea arguta*（Royle）Royle 的带根茎全草。秋季，采挖全草，洗净，切段，晒干或鲜用。

3. 植物形态

多年生草本。株高达 150 cm。根茎木质，粗壮。茎扁圆柱形，红褐色。叶互生，一回羽状复叶，不聚生于茎基部，长约 15 cm；小叶 5～11 枚，卵状披针形长 3～5 cm，宽 15～20 mm，顶端长渐尖，基部阔楔形，两侧不等大，边缘具锯齿，上面深绿色，疏被微硬毛，下面淡绿色，无毛。顶生总状花序，具花 6～20 朵；苞片钻形，长 3 mm，小苞片 2 枚，长不足 1.5 mm；花梗长 8～25 mm；花萼钟状，长 5～8 mm，萼齿 5 枚，钻形，长 1～4 mm，基部近三角形；花冠淡红色、紫红色或粉红色，钟状长漏斗形，长约 4 cm，直径约 2 cm，花冠筒基部紧缩成细筒，裂片半圆形；雄蕊 4 枚，二强，着生于花冠筒近基部，不外伸，花药成对连着，“丁”字形着生。花柱细长，柱头舌状，极薄，2 片裂，子房细圆柱形。果线状圆柱形，革质，长约 20 cm。种子细小，多数，长椭圆形，两端尖，被丝状种毛。花期 3—7 月，果期 9—12 月。

4. 生境分布

两头毛野生于干热河谷、山坡灌丛中，分布于中国甘肃、四川、贵州、云南、西藏等省（自治区、直辖市）；国外，印度、尼泊尔、不丹亦产。

黔西北地区的大方、七星关、赫章、威宁等县（市、区）有两头毛野生资源分布。

5. 性味归经

性平，味苦、微辛；归经不详。

6. 功能主治

健脾利湿，行气活血。用于泄泻、痢疾、胃痛、胁痛、风湿疼痛、月经不调、痈肿、骨折。

7. 用法用量

内服：煎汤，10～30 g。外用：鲜品适量，捣敷患处。

二百八十七、败酱草

1. 别名

山青菜、黄花龙牙、黄花败酱、龙芽败酱。

2. 来源

本品为败酱科植物黄花败酱 *Patrinia scabiosaefolia* Fisch. ex Link 的干燥全草。根及根茎于秋、冬季采挖，去掉茎叶，洗净，晒干；全草于夏、秋季采割，除去杂物，洗净，晒干。

3. 植物形态

多年生草本。株高 70～150 cm。根状茎粗壮，横卧或斜生，须根较粗，有特殊臭气。茎直立，节间较长，上部光滑，下部有倒生粗毛。基生叶丛生，有长柄，花时叶枯落；茎生叶对生，柄长 1～2 cm，上部叶渐无柄；叶片 2～3 对羽状深裂，长 5～15 cm，中央裂片最大，椭圆形或卵形，两侧裂片窄椭圆形至线形，先端渐尖，叶缘有粗锯齿，两面疏被粗毛或无毛。聚伞状圆锥花序集成疏而大的伞房状花序，腋生或顶生；总花梗常仅相对两侧或仅一侧被粗毛，花序基部有线性总苞片 1 对，甚小；花萼短，萼齿 5 枚，不明显；花冠黄色，上部 5 裂，冠筒短；雄蕊 4 枚，与花冠近等长；子房 3 室，1 室发育。瘦果小，长椭圆形，边缘稍扁，由背部向两侧延展成窄翅状。花期 7—9 月。

4. 生境分布

黄花败酱野生于山坡沟谷灌木丛边、林缘草地或半湿草地，分布于中国华北、东北、华东、华南及四川、贵州等地。

黔西北地区的黔西、七星关、威宁等县（市、区）有黄花败酱野生资源分布。

5. 药材性状

本品根茎呈圆锥形，弯曲，长 5～15 cm，直径 2～5 mm，顶端粗达 9 mm；表面有栓皮，易脱落，紫棕色或暗棕色，节疏密不等，节上有芽痕及根痕；断面纤维性，中央具棕色“木心”。根长圆锥形或长圆柱形，长达 10 cm，直径 1～4 mm；表面有纵纹，断面黄白色。茎圆柱形，直径 2～8 cm；表面黄绿色至黄棕色，具纵棱及细纹理，有倒生粗毛；质脆，断面中部有髓。茎生叶多卷缩或破碎，两面疏被白毛，完整叶多羽状深裂或全裂，裂片 5～11 枚，边缘有锯齿；茎上部叶较小，常 3 裂。有的枝端有花序或果序；小花黄色。瘦果长椭圆形，无膜质翅状苞片。气特异，味微苦。

6. 性味归经

性微寒，味辛、苦；归胃、大肠、肝经。

7. 功能主治

清热利湿，解毒排脓，活血化瘀。用于肠痈、痢疾、腹泻、肝炎、眼结膜炎、产后瘀血腹痛、疮疖痈肿。

8. 用法用量

内服：煎汤，6～15 g。外用：适量，捣敷患处。

9. 使用注意

脾胃虚弱者慎用。

二百八十八、钮子瓜

1. 别名

土瓜、钮子果、红果果、野黄瓜、天罗网、老鼠拉冬瓜、大树献钮子。

2. 来源

本品为葫芦科植物钮子瓜 *Zehneria maysorensis*（Wight et Arn.）Arn. 的全草或根。夏、秋季，采收全草，洗净，晒干或鲜用。

3. 植物形态

草质藤本。茎、枝细弱，伸长，有沟纹，多分枝，无毛或稍被长柔毛。叶柄细，长 2～5 cm，无毛；叶片膜质，宽卵形或稀三角状卵形，长、宽均为 3～10 cm，叶面深绿色，粗糙，被短糙毛，叶背苍绿色，近无毛，先端急尖或短渐尖，基部弯缺半圆形，深 5～10 mm，宽 10～15 mm，稀近截平，边缘有小齿或深波状锯齿，不分裂或有时 3～5 浅裂，脉掌状。卷须丝状，单一，无毛。雌雄同株。雄花：常 3～9 朵生于总梗顶端呈近头状或伞房状花序，花序梗纤细，长

1～4 cm，无毛；雄花梗开展，极短；花萼筒小，宽钟状，无毛或被微柔毛，裂片狭三角形；花冠白色，裂片卵形或卵状长圆形，长 2.0～2.5 mm，先端近急尖，上部常被柔毛；雄蕊 3 枚，2 枚 2 室，1 枚 1 室，有时全部为 2 室，插生在花萼筒基部，花丝长 2 mm，被短柔毛，花药卵形，极短。雌花：单生，稀几朵生于总梗顶端或极稀雌雄同序；子房卵形。果梗细，无毛，长 5～10 mm；果实球状或卵状，直径 10～14 mm，浆果状，外面光滑无毛。种子卵状长圆形，扁压，平滑，边缘稍拱起。花期 4—8 月，果期 8—11 月。

4. 生境分布

钮子瓜常野生于海拔 500～1 000 m 的林边或山坡路旁潮湿处，分布于中国四川、贵州、云南、广西、广东、福建、江西等省（自治区、直辖市）；国外，印度半岛、中南半岛、苏门答腊、菲律宾、日本亦有分布。

黔西北地区的七星关等县（市、区）有钮子瓜野生资源分布。

5. 性味归经

性平，味甘；归膀胱经。

6. 功能主治

清热，镇痉，解毒，通淋。用于发热、惊厥、头痛、咽喉肿痛、疮疡肿毒、淋证。

7. 用法用量

内服：煎汤，10～15 g。外用：鲜品适量，捣敷患处。

二百八十九、细叶藤柑

1. 别名

铁斑鸠、天蜈蚣、雄鸡尾、百足藤。

2. 来源

本品为天南星科植物百足藤 *Pothos repens*（Lour.）Druce. 的全草。全年均可采收，采集全草，洗净，切段，晒干或鲜用。

3. 植物形态

附生藤本。藤长 1～20 m。分枝较细，营养枝具棱，常曲折，节间长 0.5～1.5 cm，节上气生根，贴附于树上；花枝圆柱形，具纵条纹，节间长 1.0～1.5 cm，不常有气生根，多披散或下垂。叶片披针形，向上渐狭，长 3～4 cm，宽 5～7 mm，与叶柄皆具平行纵脉，细脉网结，但极不明显；叶柄长楔形，先端微凹，长可达 13～15 cm，宽 1.0～1.5 cm。总花序柄腋生和顶生，苞片 3～5 枚，披针形，覆瓦状排列或较远离；此苞片腋内生花序；花序柄细长，基部有线形小苞片。佛焰苞绿色，线状披针形，锐尖，具长尖头。肉穗花序黄绿色（雄蕊黄色，雌蕊淡绿色），细圆柱形，长 5～6 cm，果时伸长可达 10 cm。花密，直径约 2 mm，花被片 6 枚，黄绿色，雄蕊和柱头稍超出花被，花药黄色。浆果成熟时焰红色，卵形，长约 1 cm。花期 3—4 月，果期 5—7 月。

4. 生境分布

百足藤野生于海拔 900 m 以下的林内石上或树干上附生，分布于中国广东、广西、云南、贵州等省（自治区、直辖市）；国外，越南亦有分布。

黔西北地区的金沙等县（市、区）有百足藤野生资源分布。

5. 性味归经

性温，味辛；归肝经。

6. 功能主治

散瘀接骨，消肿止痛。用于劳伤、跌打肿痛、骨折、疮毒。

7．用法用量

内服：煎汤，15～30 g；或浸酒。外用：适量，捣敷；或酒炒敷。

二百九十、两色瓦韦

1．别名

骟鸡尾、金星丹、七星花古丹。

2．来源

本品为水龙骨科植物二色瓦韦 *Lepisorus bicolor* Ching 的干燥全草。全年均可采收，采集全草，洗净，晒干或鲜用。

3．植物形态

植株高 15～35 cm。根状茎粗壮，横走，密被贴生的鳞片；鳞片阔卵状披针形，渐尖头，筛孔细密，中部近黑色，边缘淡棕色，有不规则的锐刺。叶近生或远生；叶柄长 1～8 cm，粗约 1 mm，疏被鳞片；叶片披针形，长 8～28 cm，中部或下部 1/3 处最宽 1～4 cm，两端渐狭，渐尖头或钝圆头，基部楔形，长下延，边缘平直，全缘，干后两面淡棕色，或灰绿色，上面光滑，下面沿主脉有稀疏的鳞片贴生，草质或近纸质；主脉上下均隆起，小脉通常不明显。孢子囊群大型，椭圆状或近圆形，通常聚生于叶片的上半部，或近叶片先端，位于主脉与叶边之间，靠近主脉，彼此相距 5～8 mm，上密下疏，幼时被隔丝覆盖；隔丝近圆形，中部有大而透明的网眼，胞壁加厚，黑色，周边为不规则的网眼，棕色，膜质，边缘齿蚀状。

4．生境分布

二色瓦韦附生于海拔 1 000～3 000 m 的高山林中树干或岩石上，产于中国四川、贵州、云南、陕西、甘肃、台湾、湖北、西藏等省（自治区、直辖市）。

黔西北地区的威宁等县（市、区）有二色瓦韦野生资源分布。

5．性味归经

性平，味微苦；归经不详。

6．功能主治

清热利湿。用于尿路感染、咽喉炎、肠胃炎、风湿疼痛、烫伤。

7．用法用量

内服：煎汤，9～15 g。外用：鲜品适量，捣敷患处。

二百九十一、羽裂星蕨

1．别名

海草、山虎、搜山虎、观音莲。

2．来源

本品为水龙骨科植物羽裂星蕨 *Microsorum insigne*（Blume）Copel. 的全草。全年均可采收，采集全草，洗净，晒干或鲜用。

3．植物形态

多年生草本。植株高 50～100 cm。根茎粗而横生，被卵状披针形鳞片，全缘。叶远生；叶柄基部有关节；叶片卵形，宽 15～30 cm，深羽裂，叶轴两侧有阔翅，下延达叶柄基部；裂片宽 1.5～4.5 cm，向基部略变狭，全缘；叶脉明显，内藏小脉单一或分叉。孢子囊群细小，近圆形或不定形，散生于网脉连接处；无囊群盖。

4. 生境分布

羽裂星蕨野生于海拔600～2 000 m的溪沟边阴湿树干或岩石上，产于中国华南、西南及福建、台湾等地。

黔西北地区的威宁等县（市、区）有羽裂星蕨野生资源分布。

5. 性味归经

性平，味苦、涩；归经不详。

6. 功能主治

活血，祛湿，解毒。用于关节痛、跌打损伤、疝气、无名肿毒。

7. 用法用量

内服：煎汤，3～9 g。外用：适量，鲜品捣敷；或研末调敷。

二百九十二、小虎耳草

1. 别名

虎耳草。

2. 来源

本品为虎耳草科植物小虎耳草 *Saxifraga parva* Hemsl. 的全草。全年可采收，采集全草，除去杂物，洗净，晒干或鲜用。

3. 植物形态

多年生常绿草本。全株被淡红色长毛。主根稍肉质，带黑色，支根细长而多。有细长匍匐茎，着地生根长叶。叶基生成丛；叶柄长，较粗壮，紫红色；叶片肉质，圆形或近肾形，基部稍心形或近圆形，边缘波状或具不规则圆钝齿，上面绿色，下面密生紫红色小斑点。夏、秋季，花葶1至数枝于叶丛中抽出，高20～30 cm；聚伞圆锥花序顶生，分枝疏列，达花葶中下部；萼5裂；花小，白色，花瓣全缘；雄蕊10枚，子房2室。蒴果卵圆形。花期7—8月。

4. 生境分布

小虎耳草野生于高山灌丛草甸、高山沼泽化草甸、背阴湿润石隙，分布于中国云南、贵州、青海、西藏等省（自治区、直辖市）；国外，尼泊尔、不丹也有分布。

黔西北地区的威宁等县（市、区）有小虎耳草野生资源分布。

5. 性味归经

性寒，味苦、辛、涩；归经不详。

6. 功能主治

清肺止咳，凉血解毒。用于肺热咳嗽，月经过多；外用，治中耳炎，腮腺炎，疮、疖，烧烫伤。

7. 用法用量

内服：煎汤，9～15 g。外用：鲜品适量，捣烂外敷或捣汁外搽患处。

二百九十三、球花马蓝

1. 别名

九斤花、七升麻、圆苞金足草。

2. 来源

本品为爵床科植物球花马蓝 *Strobilanthes dimorphotricha* Hance 的地上部分。夏、秋季，采收地上部分，洗净，晒干或鲜用。该品种的根亦供药用。

3. 植物形态

多年生草本。株高 40～100 cm。茎暗紫色，有棱，节膨大。叶对生，叶柄长 1.0～4.5 cm；叶片卵状椭圆形或椭圆形，长 7～15 cm，宽 3～5 cm，上部对生叶一大一小，先端长渐尖，基部楔形，边缘有锯齿，上面深绿色，脉上有短毛，下面苍绿色。花 3～5 朵集成头状花序；花序外有数个苞片，苞片卵状椭圆形，早落；花萼裂片 5 枚，深裂几达基部，裂片线状披针形，被腺毛；花冠淡红紫色，稍弯曲，外被短柔毛，内面无毛或在喉部有 2 行短柔毛，裂片 5 枚，几相等；雄蕊 4 枚，外侧一对花丝很长，内侧一对花丝极短，花丝基部有膜相连；子房上位，被毛，柱头稍弯。蒴果长 1～2 cm，有腺毛。种子 4 颗，长椭圆形，有微毛。花期 9—10 月。

4. 生境分布

球花马蓝野于山坡、林缘、山谷、溪旁阴湿处，分布于中国西藏、云南、贵州、四川、浙江、广西、湖南等省（自治区、直辖市）；国外，喜马拉雅地区、缅甸、泰国、中南半岛等地亦产。

黔西北地区的威宁、纳雍等县（市、区）有球花马蓝野生资源分布。

5. 性味归经

性微寒，味苦、辛；归心、肺、胃、大肠、肝经。

6. 功能主治

清热解毒，凉血消斑。用于温病烦渴、发斑、吐衄、肺热咳喘、咽喉肿痛、口疮、丹毒、痄腮、痈肿、疮毒、湿热泻痢、夏季热、热痹、肝炎、钩端螺旋体病、蛇咬伤。

7. 用法用量

内服：煎汤，10～30 g；或代茶饮。外用：适量，鲜品捣敷；或煎汤洗患处。

8. 注意事项

孕妇慎服。

二百九十四、野西瓜苗

1. 别名

黑芝麻、秃汉头、野芝麻、和尚头、小秋葵、香铃草、打瓜花、灯笼花、尖炮草、天泡草、山西瓜秧。

2. 来源

本品为锦葵科植物野西瓜苗 *Hibiscus trionum* L. 的干燥全草。夏、秋季，采收全草，去净泥土，晒干。该品种的根亦供药用。

3. 植物形态

一年生直立或平卧草本。株高 25～70 cm。茎柔软，被白色星状粗毛。叶二型，下部的叶圆形，不分裂，上部的叶掌状 3～5 深裂，中裂片较长，两侧裂片较短，裂片倒卵形至长圆形，通常羽状全裂，上面疏被粗硬毛或无毛，下面疏被星状粗刺毛；叶柄长 2～4 cm，被星状粗硬毛和星状柔毛；托叶线形，被星状粗硬毛。花单生于叶腋，花梗长约 2.5 cm，果时延长达 4 cm，被星状粗硬毛；小苞片 12 枚，线形，被粗长硬毛，基部合生；花萼钟形，淡绿色，长 1.5～2.0 cm，被粗长硬毛或星状粗长硬毛，裂片 5 枚，膜质，三角形，具纵向紫色条纹，中部以上合生；花淡黄色，内面基部紫色，花瓣 5 枚，倒卵形，外面疏被极细柔毛；雄蕊花丝纤细，花药黄色；花柱枝 5 枚，无毛。蒴果长圆状球形，被粗硬毛，果爿 5 瓣，果皮薄，黑色。种子肾形，黑色，具腺状突起。花期 7—10 月。

4．生境分布

野西瓜苗野生于平原、山野、丘陵或田埂等处，原产于非洲中部，分布于欧洲、亚洲各地；中国各省（自治区、直辖市）均有。

黔西北地区的威宁等县（市、区）有野西瓜苗野生资源分布。

5．药材性状

本品茎柔软，长 30～60 cm，表面具星状粗毛。单叶互生，叶柄长 2～4 cm；完整叶片掌状 3～5 全裂，中裂片较长，通常羽状分裂，裂片倒卵形，两面有星状毛。质脆。气微，味甘、淡。

6．性味归经

性寒，味甘；归肺、肝、肾经。

7．功能主治

清热解毒，利咽止咳。用于咽喉肿痛、咳嗽、泻痢、疮毒、烫伤。

8．用法用量

内服：煎汤，干品 15～30 g，或鲜品 30～60 g。外用：适量，鲜品捣敷；或干品研末，油调涂患处。

二百九十五、鸭脚板草

1．别名

辣子草、野芹菜、水辣菜。

2．来源

本品为毛茛科植物扬子毛茛 *Ranunculus sieboldii* Miq. 的全草。5—7 月，采集全草，去净杂质，晒干或鲜用。

3．植物形态

多年生草本。株高 20～50 cm。须根多数，簇生。茎铺散，斜升，下部节上伏地生根长叶，多分枝，密生开展的白色或淡黄色柔毛。基生叶为三出复叶；叶柄长 2～5 cm，密生开展的柔毛，基部扩大成褐色膜质宽鞘抱茎；叶片轮廓圆肾形至宽卵形，长 2～5 cm，宽 3～6 cm，基部心形；中央小叶宽卵形或菱状卵形，3 浅裂或深裂，边缘有锯齿，小叶有短柄，被开展的柔毛；侧生小叶不等 2 裂，较小，具短柄；小叶两面疏生柔毛。花两性，与叶对生；花梗长 3～8 cm，密生柔毛；萼片 5 枚，狭卵形，外面有柔毛；花瓣 5 枚，狭卵形或近椭圆形，黄色，基部有长爪，蜜槽小鳞片位于爪基部；雄蕊 20 余枚，花药长约 2 mm；花托粗短，密生白柔毛；心皮多数。瘦果扁平，边缘有棱，喙成锥状外弯。花、果期 5—10 月。

4．生境分布

扬子毛茛野生于海拔 300～2 500 m 的山坡林边及平原湿地，分布于中国四川、云南、贵州、广西、湖南、湖北、江西、江苏、浙江、福建、陕西、甘肃等省（自治区、直辖市）；国外，日本亦产。

黔西北地区的黔西、大方、七星关等县（市、区）有扬子毛茛野生资源分布。

5．药材性状

本品茎下部节常生根；表面密生伸展的白色或淡黄色柔毛。叶片圆肾形至宽卵形，长 2～5 cm，宽 3～6 cm，下面密生柔毛；叶柄长 2～5 cm。花对叶单生，具长梗；萼片 5 枚，反曲；花瓣 5 枚，近椭圆形，长达 7 mm。气微，味辛、微苦。

6．性味归经

性热，味辛、苦，有毒；归经不详。

7. 功能主治

除痰截疟，解毒消肿。用于疟疾、瘿肿、毒疮、跌打损伤。

8. 用法用量

内服：煎汤，3～9 g。外用：适量，鲜品捣敷。

9. 使用注意

多作外用，内服宜慎。

二百九十六、大肺筋草

1. 别名

乌兜、瓣练、散血草、肺经草、半边钱、脐风草、反背红、野芹菜、鹅掌脚草。

2. 来源

本品为伞形科植物薄片变豆菜 *Sanicula lamelligera* Hance 的全草。夏、秋季，采收全草，洗净，晒干或鲜用。

3. 植物形态

多年生草本。株高 13～30 cm。根茎短，有结节，侧根多数，细长，棕褐色。茎直立，细弱，上部有分枝。基生叶圆心形或近五角形，掌状 3 裂，中间裂片楔状倒卵形或椭圆状倒卵形至菱形，长 2～6 cm，宽 1～3 cm，上部 3 浅裂，基部楔形，有短柄，侧面裂片阔卵状披针形或斜倒卵形，通常 2 深裂或在外侧边缘有一缺刻，所有的裂片表面绿色，背面淡绿色或紫红色；叶柄长 4～18 cm，基部有膜质鞘；最上部的茎生叶小，3 裂至不分裂，裂片线状披针形或倒卵状披针形，顶端渐尖。花序二至四回二歧分枝或 2～3 叉，分叉间的小伞形花序短缩；总苞片细小，线状披针形；小总苞片 4～5 枚，线形；小伞形花序有花 5～6 朵；雄花 4～5 朵，花柄短，萼齿线形或呈刺毛状，长约 1 mm，花瓣白色、粉红色或淡蓝紫色，倒卵形，基部渐窄，顶端内凹；花丝长于萼齿 1.0～1.5 倍；两性花 1 朵，无柄，萼齿和花瓣的形状同雄花，花柱略长于花丝，向外反曲。果实长卵形或卵形，幼果表面有啮蚀状或微波状的薄层，成熟后成短而直的皮刺，基部连成薄片；分生果的横剖面呈圆形；油管 5 枚，中等大小。胚乳腹面平直。花、果期 4—11 月。

4. 生境分布

薄片变豆菜野生于海拔 510～2 000 m 的山坡林下、沟谷、溪边及湿润的沙质土壤，产于中国安徽、浙江、台湾、江西、湖北、广东、广西、四川、贵州等省（自治区、直辖市）；国外，日本亦产。

黔西北地区的大方、七星关等县（市、区）有薄片变豆菜野生资源分布。

5. 药材性状

本品为不规则短段，根、茎、叶、花、果混合。根黑棕色，具根须；叶柄灰黄色，基部带褐色，叶片皱缩破碎，具深陷缺裂；双悬果，果卵形或稍侧向而成扁形，有刺。味辛、微苦。

6. 性味归经

性微温，味辛、甘；归肺、肝经。

7. 功能主治

祛风解表，化痰止咳，活血调经。用于感冒、咳嗽、哮喘、月经不调、经闭、痛经、疮肿、跌打肿痛、外伤出血。

8. 用法用量

内服：煎汤，6～15 g；或泡酒。外用：鲜品适量，捣敷患处。

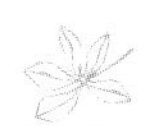

二百九十七、山牛毛毡

1. 别名

田高粱、牛毛草。

2. 来源

本品为莎草科植物暗褐飘拂草 *Fimbristylis fusca*（Nees）Benth. 的全草。6—9 月，开花期采收全草，除去杂质，洗净，晒干。

3. 植物形态

一年生草本。株高 15～40 cm。秆丛生，略粗糙，具茎生叶。叶线形，两面被毛，长 5～15 cm，宽 1～2 mm。苞片 2～4 枚，叶状，短于花序，或其中 1～2 片与花序近等长，两面被毛。聚伞花序复出或简单，小穗披针形或长圆状披针形，长 5～7 mm，先端渐尖，下部 2～3 鳞片无花；鳞片卵状披针形，深棕色，先端有短尖，中脉 1 条，背面上部有短糙毛；雄蕊 3 枚；花柱短细，基部膨大，柱头 3 枚。小坚果三棱状倒卵形，淡棕色，基部渐狭，几无柄，有疣状突起。花、果期 6—9 月。

4. 生境分布

暗褐飘拂草野生于山坡、草丛、田边或草地，分布于中国福建、台湾、湖南、广东、海南、广西、贵州等省（自治区、直辖市）；国外，马来西亚、印度、泰国、越南、缅甸及喜马拉雅山脉亦产。

黔西北地区的黔西、大方等县（市、区）有暗褐飘拂草野生资源分布。

5. 性味归经

性凉，味辛；归膀胱经。

6. 功能主治

清热解表。用于风热感冒。

7. 用法用量

内服：煎汤，15～30 g。

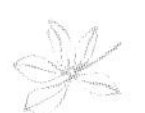

二百九十八、大铜钱菜

1. 别名

铜钱草、地弹花、大马蹄草。

2. 来源

本品为伞形科植物中华天胡荽 *Hydrocotyle chinensis*（Dunn）Craib 的全草。夏、秋季，采收全草，洗净，晒干或鲜用。

3. 植物形态

多年生匍匐草本。株高 8～40 cm。除托叶、苞片、花柄无毛外，其余部位均被反曲的柔毛，毛白色或紫色，有时叶背面有具紫色疣基的毛。叶片质薄，圆肾形，表面深绿色，背面淡绿色，掌状 5～7 浅裂；裂片阔卵形或近三角形，边缘有不规则的锯齿，基部心形；托叶膜质，卵圆形或阔卵形。伞形花序单生于节上，腋生或与叶对生；小伞形花序有花 25～50 朵，花柄短；小总苞片膜质，卵状披针形，顶端尖，边缘有时略呈撕裂状；花白色，花瓣膜质，顶端短尖，有淡黄色至紫褐色的腺点。果实近圆形，基部心形或截形，两侧扁压，侧面二棱明显隆起，表面平滑或皱褶，黄色或紫红色。花、果期 5—11 月。

4. 生境分布

中华天胡荽野生于海拔 1 060～2 900 m 的河沟边及阴湿路旁草地，分布于中国西南、湖南等地区。

黔西北地区的威宁等县（市、区）有中华天胡荽野生资源分布。

5. 药材性状

本品多皱缩，不规则形。茎细小而弯曲，茎节着生多数须根。叶片薄，多皱缩，完整叶呈圆肾形，长 2.5～7.0 cm，宽 3～8 cm，表面绿褐色，5～7 掌状浅裂；裂片阔卵形或近三角形，边缘有不规则的锐锯齿或钝齿，基部心形，叶柄长 4～23 cm。茎、叶均被疏或密而反曲的柔毛。气微，味淡。

6. 性味归经

性平，味辛、微苦；归脾，膀胱经。

7. 功能主治

理气止痛，利湿解毒。用于脘腹痛、肝炎、黄疸、小便不利、湿疹。

8. 用法用量

内服：煎汤，3～9 g。外用：鲜品适量，捣敷患处。

二百九十九、黑鹅脚板

1. 别名

干小黑药。

2. 来源

本品为伞形科植物直刺变豆菜 *Sanicula orthacantha* S. Moore 的干燥全草。春、夏季，采收全草，除去杂物，晒干或鲜用。

3. 植物形态

多年生草本。株高 8～50 cm。根茎短而粗壮，斜生，侧根多数，细长。茎 1～6 条，直立，上部分枝。基生叶圆心形或心状五角形，长 2～7 cm，宽 3.5～7.0 cm，掌状 3 全裂，中间裂片楔状倒卵形或菱状楔形，基部有短柄或近无柄，侧面裂片斜楔状倒卵形，通常 2 裂至中部或近基部，内裂片的形状同中间裂片，外裂片较小，所有的裂片表面绿色，背面淡绿色或沿脉处呈淡紫红色，顶端 2～3 浅裂，边缘有不规则的锯齿或刺毛状齿；叶柄长 5～26 cm，细弱，基部有阔的膜质鞘；茎生叶略小于基生叶，有柄，掌状 3 全裂。伞形花序，具 2～3 分枝，顶生；总苞片 3～5 枚，大小不等；小总苞片约 5 枚，线形或钻形；小伞形花序有花 6～7 朵，雄花 5～6 朵；萼齿窄线形或刺毛状，顶端尖锐；花瓣白色、淡蓝色或紫红色，倒卵形，顶端内凹的舌片呈三角状；花丝略长于花瓣；两性花 1 枚，无柄；萼齿和花瓣形状同雄花；花柱长 3.5～4.0 mm，向外反曲。果实卵形，外面有直而短的皮刺，皮刺不呈钩状，有时皮刺基部连成薄层；分生果侧扁，横剖面略呈圆形；油管不明显。花、果期 4—9 月。

4. 生境分布

直刺变豆菜野生于海拔 260～3 200 m 的山涧林下、路旁、沟谷及溪边等处，分布于中国安徽、浙江、江西、福建、湖南、广东、广西、陕西、甘肃、四川、贵州、云南等省（自治区、直辖市）。

黔西北地区的大方、七星关等县（市、区）有直刺变豆菜野生资源分布。

5. 性味归经

性温，味苦；归经不详。

6．功能主治

清热，解毒。用于麻疹后热毒未尽、耳热瘙痒、跌打损伤。

7．用法用量

内服：煎汤，15～25 g。外用：鲜品适量，捣敷患处。

三百、鞭打绣球

1．别名

红顶珠、地红参、活血丹、四季草、小铜锤、金线草、连线草、地草果、红豆草、地胡椒、滚山珠、四季青、一串钱、小红豆、月月换叶、头顶一颗球。

2．来源

本品为玄参科植物鞭打绣球 *Hemiphragma heterophyllum* Wall. 的全草。夏、秋季，采收全草，去净杂质，切段，晒干或鲜用。

3．植物形态

多年生铺散匍匐草本。全体被短柔毛。茎纤细，多分枝，节上生根，茎皮薄，老后易于破损剥落。叶二型，主茎上的叶对生，叶柄短，有时近于无柄；叶片圆形，心形至肾形，长 8～20 mm，顶端钝或渐尖，基部截形，微心形或宽楔形，边缘具锯齿 5～9 对，叶脉不明显；分枝上的叶簇生，稠密，针形，有时枝顶端的叶稍扩大为条状披针形。花单生叶腋，近于无梗；花萼裂片 5 枚，近于相等，三角状狭披针形；花冠白色至玫瑰色，辐射对称，花冠裂片 5 枚，圆形至矩圆形，有时上有透明小点；雄蕊 4 枚，内藏；花柱长约 1 mm，柱头小，不增大，钻状或 2 叉裂。果实卵球形，红色，近肉质，有光泽。种子卵形，浅棕黄色，光滑。花期 4—6 月，果期 6—8 月。

4．生境分布

鞭打绣球野生于高山草地或石缝中，分布于中国云南、西藏、四川、贵州、湖北、陕西、甘肃、台湾等省（自治区、直辖市）；国外，尼泊尔、印度、菲律宾亦产。

黔西北地区的大方、威宁等县（市、区）有鞭打绣球野生资源分布。

5．性味归经

性温，微甘、淡；归心、肝经。

6．功能主治

祛风除湿，清热解毒，活血止痛。用于风湿痹痛、经闭腹痛、瘰疬、疮肿湿毒、咽痛、齿龈肿痛、跌打损伤。

7．用法用量

内服：煎汤，10～15 g；或研末。外用：适量，煎汤含漱；或鲜品捣敷；或捣汁搽患处。

三百零一、岩凤尾蕨

1．别名

凤尾草、楚箭草、粗金鸡尾。

2．来源

本品为凤尾蕨科植物岩凤尾蕨 *Pteris deltodon* Bak. 的全草。全年均可采收，采集全草，去净杂质，晒干或鲜用。

3．植物形态

植株高 15～30 cm。根状茎短，先端被黑褐色鳞片。叶簇生，一型；叶柄长 10～20 cm，基部褐色，向上为浅禾秆色，稍有光泽；叶片呈卵形至三角状卵形，长10～20 cm，宽4～7 cm，三叉或为奇数一回羽状；羽片3～5片，顶生羽片稍大，阔披针形，先端渐尖，基部阔楔形，上部不育的叶缘有三角形粗大锯齿，下部全缘，无柄或有短柄，侧生羽片较短小，斜上，对生，镰刀状，先端短尖，基部钝圆而斜，无柄；不育羽片与能育羽片同形，但较宽且短，顶生羽片长圆披针形，侧生羽片卵形，叶缘除基部外均有三角形粗大锯齿。羽轴禾秆色，下面隆起，侧脉很明显，单一或分叉。叶干后，纸质，褐绿色，无毛。

4. 生境分布

岩凤尾蕨野生于海拔600～1 500 m的荫蔽干燥的钙质土或石灰岩上，分布于中国四川、贵州、云南、广西、台湾等省（自治区、直辖市）；国外，越南、老挝、日本亦产。

黔西北地区的金沙、织金、黔西、七星关等县（市、区）有岩凤尾蕨生野生资源分布。

5. 性味归经

性凉，味甘、苦；归大肠、肺、肝经。

6. 功能主治

清热利湿，敛肺止咳，定惊，解毒。用于泄泻、痢疾、淋证、久咳不止、小儿惊风、疮疖、蛇虫咬伤。

7. 用法用量

内服：煎汤，9～15 g。

三百零二、湿生扁蕾

1. 别名

龙胆草、沼生扁蕾

2. 来源

本品为龙胆科植物湿生扁蕾 *Gentianopsis paludosa*（Hook. f.）Ma的干燥全草。夏季，采收全草，洗净，晾干。

3. 植物形态

一年生草本。株高5～40 cm。茎单生，基部分枝或不分枝。基生叶3～5对，叶柄扁平，叶片匙形，先端圆形，边缘具乳突，基部狭缩成柄；茎生叶1～4对，无柄，叶片长圆形或椭圆状披针形，长0.5～5.5 cm，宽2～14 mm，先端钝，边缘具乳突，基部钝，离生。花单生茎及分枝顶端；花梗长1.5～20.0 cm，果期略伸长；花萼筒形，长为花冠之半，裂片近等长，外对狭三角形，内对卵形；花冠蓝色或下部黄白色，上部蓝色，裂片宽长圆形，先端圆形，有微齿；腺体近球形，下垂；花丝线形，花药黄色，长圆形；子房具柄，线状椭圆形。蒴果具长柄，椭圆形。种子黑褐色。花、果期7—10月。

4. 生境分布

湿生扁蕾野生于海拔1 180～4 900 m的河滩、山坡草地、林下，产于中国西藏、云南、贵州、四川、青海、甘肃、陕西、宁夏、内蒙古、山西、河北等省（自治区、直辖市）；国外，尼泊尔、印度、不丹亦产。

黔西北地区的威宁等县（市、区）有湿生扁蕾野生资源分布。

5. 性味归经

性寒，味苦；归经不详。

6. 功能主治

清热利湿，解毒。用于感冒发热、肝炎、胆囊炎、肾盂肾炎、目赤肿痛、小儿腹泻、疮疖

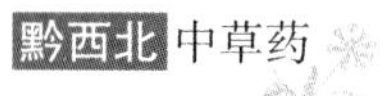

肿毒。

7．用法用量

内服：煎汤，5～10 g。

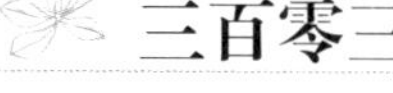

三百零三、银粉背蕨

1．别名

通经草、金丝草、铁丝蕨、铜丝草、金牛草、紫背金牛草。

2．来源

本品为中国蕨科植物银粉背蕨 *Aleuritopteris argentea*（Gmel.）Fee 的全草。春、秋季，采收全草，除去杂质，洗净泥土，鲜用，或捆成小把晒干。

3．植物形态

多年生草本。株高 20～40 cm。根状茎短、直立或斜升，密被黑褐色毛状鳞片，下生纤细须根多条。叶丛生；叶柄紫褐色，有光泽，像铜丝，故名“铜丝草”，除基部被鳞片外余无毛。叶片三角掌状，长 7～10 cm，宽 5～8 cm，二至三回羽状分裂，再作羽状深裂，上面暗绿色，下面常为白色，被乳黄色粉粒，中轴褐栗色。孢子囊群生于小脉顶端，成熟时汇合成线形，棕黄色；囊群盖沿叶边连续着生，致叶缘反卷。本种有时叶下面为淡黄绿色，没有乳黄色粉粒，在华北和西北地区常如此。

4．生境分布

银粉背蕨野生于海拔 500～3 200 m 的石灰岩石缝中或土壁上，广泛分布于中国各省（自治区、直辖市）；国外，尼泊尔、印度北部，以及俄罗斯、蒙古、朝鲜、日本等地亦产。

黔西北地区的大方、七星关等县（市、区）有银粉背蕨野生资源分布。

5．药材性状

本品根茎短小，密被红棕色鳞片。叶数枚簇生；叶柄细长，长 10～20 cm，栗棕色，有光泽；叶片卷缩，展开后呈近五角形，长、宽均 5～10 cm，掌状羽裂，细裂片宽窄不一，叶上表面绿色，下表面被银白色或淡黄色粉粒。孢子囊群集生于叶缘，成条形。质脆，易折断。气微，味淡。

6．性味归经

性平，味辛、甘；归肺、肝经。

7．功能主治

活血调经，补虚止咳，解毒消肿，利尿通乳。用于月经不调、赤白带下、经闭腹痛、乳腺炎、乳汁不通、肺结核咳血、咯血、肋间神经痛、肝炎、腹泻、膀胱炎、血淋、大便溏泄、小便涩痛、风湿关节疼痛、跌打损伤、刀伤、暴发火眼、疮肿。

8．用法用量

内服：9～15 g。外用：适量，水煎熏洗；或鲜品捣敷患处。

9．使用注意

孕妇禁服。

三百零四、花脸细辛

1．别名

花脸猫、翻天印、水马蹄、土细辛、山焦根、山花椒、花叶细辛、马蹄细辛、水苕叶细辛。

2．来源

马兜铃科植物大花细辛 *Asarum macranthum* Hook. f. 的干燥带根全草。全年均可采集，连根挖取全草，除去杂质，洗净，阴干或鲜用。

3．植物形态

多年生草本。匍匐根状茎浅黄色，有多数肉质根，顶端通常生 2 叶。叶大，质厚，卵状椭圆形，长 16～20 cm，宽 8～10 cm，顶端锐尖，基部心形；叶柄肉质，长 14～20 cm，疏被短柔毛。花大，单生茎顶，直径达 6 cm，紫褐色；花柄长 2～9 cm；花被筒短，裂片 3 枚，宽卵形，长约 3 cm，宽约 4 cm，基部具白色的横皱斑纹；雄蕊 12 枚。蒴果肉质，近球形。种子圆锥形，顶端渐尖，背面近平滑。

4．生境分布

大花细辛野生于竹林下或山坡草丛中，分布于中国湖北、四川、贵州、云南等省（自治区、直辖市）。

黔西北地区的金沙等县（市、区）有大花细辛野生资源分布。

5．药材性状

本品为干燥的带根全草。根茎粗壮，直或弧形弯曲，长 5～10 cm，粗 3～4 mm；外表棕灰色或淡棕褐色，有多数环节，顶端残留皱缩的叶基或干缩的叶片，下部具少数细须根，皱纹不明显；断面粉白色。叶片皱折，质脆，呈枯绿色或枯褐棕色；以水浸泡后展开观察，呈心脏形，表面有花斑；叶柄细长，紫褐色。气微香。以色带黄绿、根条肥壮、质地粉白者为佳。

6．性味归经

性温，味辛，有小毒；归肺、脾、肝经。

7．功能主治

散寒祛风，消肿解毒，化瘀止痛。用于风寒感冒、痰饮喘咳、脑疽、瘰疬、牙痛、头痛、风湿痹痛、蛇犬咬伤。

8．用法用量

内服：煎汤，2～3 g；或研末。外用：适量，煎水含漱；或研末吹鼻；或鲜品捣烂敷患处。

9．使用注意

体虚多汗、咳嗽咯血者及孕妇忌服。

三百零五、赤车使者

1．别名

小锦枝、半边山、半边伞、到老嫩、石边采、小白沙、毛骨草、天门草、猴接骨、岩下青、拔血红、风湿草、见血青、细水麻叶。

2．来源

本品为荨麻科植物赤车使者 *Pellionia radicans*（Sieb. et Zucc.）Wedd. 的全草。夏、秋季，挖取全草，或除泥土、杂物，洗净，晒干或鲜用。该品种的根亦供药用。

3．植物形态

多年生草本。茎斜生，高 30～40 cm。叶互生，叶片斜长椭圆形或斜倒卵状长椭圆形，先端尖锐，带尾状，基部半圆形，边缘中部以上每侧有粗锯齿 5～10 余枚，侧脉 5～9 对；无柄。花雌雄异株，聚伞花序常攒集成头状；雄花 7～10 朵簇生，花序有柄；雌花 8～12 朵簇生，花序无柄；总苞片披针状线形；萼片 4 枚；雄蕊 4 枚；子房上位，1 室，柱头呈毛笔头状，一簇。瘦果细小，卵形。花期夏季。

4. 生境分布

赤车使者野生于溪谷间阴湿地，分布于中国中部各省（自治区、直辖市）。

黔西北地区的纳雍、七星关等县（市、区）有赤车使者野生资源分布。

5. 药材性状

本品根茎呈圆柱形，细长，长短不一，直径约 1 mm，表面棕褐色。叶互生，皱缩卷曲，多破碎，完整叶展平后呈狭卵形或卵形，基部不对称，上表面绿色，下表面灰绿色。质脆，易碎。有的可见小花序。气微，味微苦、涩。

6. 性味归经

性温，味辛、苦，有小毒；归经不详。

7. 功能主治

祛风胜湿，活血行瘀。用于风湿骨痛、跌打肿痛、骨折、疮疖、牙痛、骨髓炎、丝虫病引起的淋巴管炎、肝炎、支气管炎、毒蛇咬伤、烧烫伤。

8. 用法用量

内服：煎汤，15～30 g。外用：鲜品捣敷；或研末调敷患处。

三百零六、黄花堇菜

1. 别名

小黄药、土细辛、踏膀药、黄花细辛、黄花地丁。

2. 来源

本品为堇菜科植物灰叶堇菜 *Viola delavayi* Franch. 干燥带根全草。秋、冬季，采收全草，洗净，晒干。该品种的根亦供药用。

3. 植物形态

多年生草本。根状茎短粗，具多数暗褐色纤维状根。地上茎直立，高 15～25 cm，细弱，无毛，通常不分枝，下部无叶。基生叶 1 枚或缺，叶片厚纸质，卵形，长 3～4 cm，宽约 3 cm，先端渐尖，基部心形，具波状锯齿缘，齿端具腺点，上面绿色，无毛，下面苍白色，基部疏生长柔毛，具长达 7 cm 的叶柄。茎生叶叶片较基生叶小，宽卵形或三角状卵形，基部浅心形或截形，上部叶卵状披针形；叶柄长 5～10 mm，无毛或稀被长柔毛；托叶草质，披针形、长圆形或卵形，下部者是叶柄长度的 1/4～1/2，上部者等长或超出叶柄，全缘或具疏粗齿。花黄色，由上部叶腋抽出，具长梗；花梗长于叶片，近顶部（紧靠花下）有 2 枚线形小苞片；萼片线形，先端尖，无毛或被疏柔毛，基部附属物极短，呈截形；上方花瓣倒卵形，下方花瓣宽倒卵形，基部有紫色条纹；距极短，末端钝圆；子房卵形，光滑无毛，花柱下部细，上部增粗，柱头 2 裂，裂片直伸，宽卵形，顶端圆。蒴果小，卵形或近长圆形。花期 6—8 月，果期 7—8 月。

4. 生境分布

灰叶堇菜野生于山地林缘、草坡、溪谷潮湿处，分布于中国四川、贵州、云南等省（自治区、直辖市）。

黔西北地区的金沙等县（市、区）有灰叶堇菜野生资源分布。

5. 性味归经

性温，味辛、甘；归肝、脾经。

6. 功能主治

温经通络，除湿止痛，消疳健脾。用于风湿痹痛、小儿麻痹后遗症、小儿疳积、气虚头晕。

7. 用法用量

内服：煎汤，3～6 g；或研末，1.5～3.0 g。

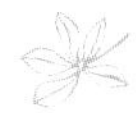

三百零七、大车前草

1. 别名

钱贯草、大猪耳朵草。

2. 来源

本品为车前科植物大车前 *Plantago major* L. 的干燥全草。夏季，采收全草，除去泥沙，洗净，阴干或晒干。

3. 植物形态

二年生或多年生草本。根茎粗短，须根多数。叶基生呈莲座状，平卧、斜展或直立；叶片草质、薄纸质或纸质，宽卵形至宽椭圆形，长 3～30 cm，宽 2～21 cm，先端钝尖或急尖，边缘波状、疏生不规则牙齿或近全缘，两面疏生短柔毛或近无毛，少数被较密的柔毛，脉 3～7 条；叶柄长 1～26 cm，基部鞘状，常被毛。花序 1 至数个；花序梗直立或弓曲上升，长 2～45 cm，有纵条纹，被短柔毛或柔毛；穗状花序细圆柱状，基部常间断；苞片宽卵状三角形，无毛或先端疏生短毛；花萼长 1.5～2.5 mm，萼片先端圆形，无毛或疏生短缘毛，边缘膜质，龙骨突不达顶端，前对萼片椭圆形至宽椭圆形，后对萼片宽椭圆形至近圆形；花冠白色，无毛，冠筒等长或略长于萼片，裂片披针形至狭卵形，于花后反折；雄蕊着生于冠筒内面近基部，与花柱明显外伸，花药椭圆形，通常初为淡紫色，稀白色，干后变淡褐色；胚珠多至 40 枚以上。蒴果近球形、卵球形或宽椭圆球形，于中部或稍低处周裂。种子多数，卵形、椭圆形或菱形，黄褐色。花期 6—8 月，果期 7—9 月。

4. 生境分布

大车前野生于海拔 5～2 800 m 的草地、草甸、河滩、沟边、沼泽地、山坡路旁、田边或荒地，分布于欧亚大陆温带及寒温带，世界各地均产；在中国黑龙江、吉林、辽宁、内蒙古、河北、山西、陕西、甘肃、青海、新疆、山东、江苏、福建、台湾、广西、海南、四川、贵州、云南、西藏等省（自治区、直辖市）均有分布，主产于四川、贵州、云南及西北地区。

黔西北地区的大方、七星关、纳雍等县（市、区）有大车前野生资源分布。

5. 药材性状

本品为干燥皱缩的全草。根茎粗短，根丛生，须状。叶丛生，具长柄。叶片皱缩，展平后呈宽卵形至宽椭圆形，长 5～22 cm，宽 3～14 cm；表面灰绿色或墨绿色，具明显弧形脉 5～7 条；先端钝尖或急尖，基部钝圆或宽楔形，全缘或有不规则波状浅齿，两面疏生短柔毛或近无毛；叶柄长 5～30 cm，基部常扩大成鞘状。穗状花序数条，上端穗状花序长 5～40 cm，细圆柱状。蒴果近球形至宽椭圆球形，中部或稍低处周裂。气微香，味微苦。

6. 性味归经

性凉，味甘、涩；归经不详。

7. 功能主治

利水，通经，止泻。用于水肿、闭经、腹泻。

8. 用法用量

内服：煎汤，3～6 g。

三百零八、珠芽半枝

1．别名

马屎花、小箭草、珠芽佛甲草。

2．来源

本品为景天科植物珠芽景天 *Sedum bulbiferum* Makino 的干燥全草。夏季，采收全草，去净杂质，晒干或鲜用。

3．植物形态

一年生草本。根须状。茎高 7～25 cm，细弱，下部常横卧。叶互生或在茎上对生，匙状长圆形或倒卵形，顶端尖或钝，基部渐狭，有短距，上部常有乳头状突起；腋间常有小球形珠芽。花无梗，顶生疏散的聚伞花序，常 2～3 分枝；萼片 5 枚，宽披针形成倒披针形，顶端钝，长短不等，有距；花瓣 5 枚，黄色，披针形至长圆形，顶端有小尖；雄蕊 10 枚，短于花瓣；心皮 5 枚，基部合生。种子长圆形，无翅，表面有乳头状突起。花期 4—5 月。

4．生境分布

珠芽景天野生于低山、平地树荫下，产于中国广西、广东、福建、四川、贵州、湖北、湖南、江西、安徽、浙江、江苏等省（自治区、直辖市）；国外，日本亦产。

黔西北地区的大方等县（市、区）有珠芽景天野生资源分布。

5．药材性状

本品干品茎纤细，弯曲或扭曲，长 7 cm 以上；表面灰棕色或淡黄棕色，有纵皱纹，近基部节上可见残留的须状不定根；茎质脆，易折断。茎基部叶对生，上部叶互生，多脱落，叶片皱缩不平，边缘常卷曲，表面黄棕色至绿棕色；完整叶片展平后呈倒卵状匙形或匙状倒披针形，先端钝，基部渐狭。珠芽类圆形，黄绿色，常脱落。花序聚伞状，花小，浅黄棕色，花瓣披针形。果实为聚合蓇葖果。气微，味辛、涩。

6．性味归经

性温，味辛、涩；归经不详。

7．功能主治

散寒，理气，止痛，截疟。用于食积腹痛、风湿瘫痪、疟疾。

8．用法用量

内服：煎汤，12～24 g。

三百零九、小金钱草

1．别名

金锁匙、荷包草、金挖耳、黄疸草、螺丕草、酒杯窝、鸡眼草、地不腊、金马蹄草。

2．来源

本品为旋花科植物马蹄金 *Dichondra micrantha* Urban 的全草。全年均可采收，采集全草，洗净，晒干或鲜用。

3．植物形态

多年生匍匐小草本。茎细长，被灰色短柔毛，节上生根。单叶互生，有叶柄；叶肾形至圆形，直径 4～25 mm，先端宽圆形或微缺，基部阔心形，叶面微被毛，叶背被贴生短柔毛，全缘。花单生于叶腋，花柄短于叶柄，丝状；萼片倒卵状长圆形至匙形，背面及边缘被毛；花冠钟状，黄色，深5裂，裂片长圆状披针形，无毛；雄蕊5枚，着生于花冠2裂片间弯缺处，花丝短，等长；子房被疏柔毛，2室，具4枚胚珠，花柱2枚，柱头头状。蒴果近球形，短于花萼，膜质。种子1～2粒，黄色至褐色，无毛。花期4月，果期7—8月。

4. 生境分布

马蹄金生于海拔1 300～1 980 m的山坡草地、路旁或沟边，中国长江以南各省（自治区、直辖市）及台湾有分布；广泛分布于热带、亚热带地区。

黔西北地区的金沙、黔西、大方、七星关等县（市、区）有马蹄金野生资源分布。

5. 药材性状

本品全草缠绕成团。茎细长，被灰色短柔毛，节上生根，质脆，易折断，断面中有小孔。叶互生，多皱缩，青绿色、灰绿色或棕色，完整者展平后圆形或肾形，直径5～20 mm，基部心形，上面微被毛，下面具短柔毛，全缘；叶柄长约20 mm；质脆易碎。偶见灰棕色近圆球形果实，直径约2 mm。种子1～2粒，黄色或褐色。气微，味辛。以叶多、色青绿者为佳。

6. 性味归经

性凉，味苦、辛；归肺、肝经。

7. 功能主治

清热，利湿，解毒。用于黄疸、痢疾、砂淋、白浊、水肿、疔疮肿毒、跌打损伤、毒蛇咬伤。

8. 用法用量

内服：煎汤，6～15 g，或鲜品30～60 g。外用：鲜品适量，捣敷患处。

9. 使用注意

忌盐。

三百一十、小无心菜

1. 别名

蚤缀、铃铃草、雀儿蛋、星子草、蚂蚁草、灯笼草、鹅肠子草、鹅不食草、鸡肠子草、白莲子草、大叶米牺草。

2. 来源

本品为石竹科植物无心菜 *Arenaria serpyllifolia* L. 的全草。初夏，采集全草，晒干或鲜用。

3. 植物形态

一年生或二年生草本。株高10～30 cm。主根细长，支根较多而纤细。茎丛生，直立或铺散，密生白色短柔毛，节间长0.5～2.5 cm。叶片卵形，基部狭，无柄，边缘具缘毛，顶端急尖，两面近无毛或疏生柔毛，下面具3脉，茎下部的叶较大，茎上部的叶较小。聚伞花序，具多花；苞片草质，卵形，通常密生柔毛；花梗纤细，密生柔毛或腺毛；萼片5枚，披针形，边缘膜质，顶端尖，外面被柔毛；花瓣5枚，白色，倒卵形，长为萼片的1/3～1/2，顶端钝圆；雄蕊10枚，短于萼片；子房卵圆形，无毛，花柱3枚，线形。蒴果卵圆形，与宿存萼等长，顶端6裂。种子小，肾形，表面粗糙，淡褐色。花期6—8月，果期8—9月。

4. 生境分布

无心菜野生于海拔550～3 980 m的沙质或石质荒地、田野、园圃、山坡草地，中国自东北经黄河流域到华南、西南各地区均有分布；广泛分布于温带的欧洲、北非、亚洲和北美洲地区。

黔西北地区的金沙等县（市、区）有无心菜野生资源分布。

5. 药材性状

本品全草长 10 cm 以上。茎纤细，簇生，密被白色短柔毛。叶对生，完整叶卵形，无柄，长 4～12 mm，宽 2～3 mm，两面有稀疏毛茸。茎顶疏生白色小花，花瓣 5 枚。气微，味淡。

6. 性味归经

性凉，味苦、辛；归肝、肺经。

7. 功能主治

清热，明目，止咳。用于肝热目赤、翳膜遮睛、肺痨咳嗽、咽喉肿痛、牙龈炎。

8. 用法用量

内服：煎汤，15～30 g；或浸酒。外用：适量，鲜品捣敷。

三百一十一、中国繁缕

1. 别名

鸦雀子窝。

2. 来源

本品为石竹科植物中国繁缕 *Stellaria chinensis* Regel 的全草。春、夏、秋季，采集全草，除尽泥土、杂质，晒干或鲜用。

3. 植物形态

多年生草本。株高 30～100 cm。根须状。茎细弱，铺散或上升，具纵棱，无毛。叶片卵形至卵状披针形，顶端渐尖，基部宽楔形或近圆形，全缘，两面无毛，有时带粉绿色，下面中脉明显凸起；叶柄短或近无，被长柔毛。聚伞花序疏散，具细长花序梗；苞片膜质；萼片 5 枚，披针形，顶端渐尖，边缘膜质；花瓣 5 枚，白色，2 深裂，与萼片近等长；雄蕊 10 枚，稍短于花瓣；花柱 3 枚。蒴果卵圆形，比宿存萼稍长或等长，6 齿裂。种子卵圆形，稍扁，褐色，具乳头状凸起。花期 5—6 月，果期 7—8 月。

4. 生境分布

中国繁缕野生于海拔 160～2 500 m 的灌丛或冷杉林下、石缝或湿地，分布于中国华北、华东、华中、西南及陕西、甘肃等地区。

黔西北地区的大方、七星关、赫章等县（市、区）有中国繁缕野生资源分布。

5. 药材性状

本品全草长 30 cm 以上。根须状。茎细弱，有纵棱。叶对生，完整叶片卵形至卵状披针形，长 3～4 cm，宽 1.0～1.6 cm。聚伞花序生于叶腋，有细长总花梗；萼片 5 枚，披针形；花瓣 5 枚，白色；先端 2 裂；雄蕊 10 枚；花柱 3 枚，丝形，子房卵形。蒴果卵形。种子卵形，褐色，表面有乳头状突起。气微，味淡。

6. 性味归经

性平，味苦、辛；归经不详。

7. 功能主治

清热解毒，活血止痛。用于乳痈、肠痈、疖肿、跌打损伤、产后瘀痛、风湿骨痛、牙痛。

8. 用法用量

内服：煎汤，15～30 g。外用：鲜品适量，捣敷患处。

三百一十二、小回回蒜

1. 别名

点草、自扣草、自灸草、野芹菜、鹿蹄草、假芹菜、千里光。

2. 来源

本品为毛茛科植物禺毛茛 *Ranunculus cantoniensis* DC. 的干燥全草。春末夏初，采收全草，洗净，晒干。

3. 植物形态

多年生草本。株高 25～80 cm。须根多数，簇生，白色。茎直立，上部有分枝，分枝圆柱形，中空，密生开展的黄白色糙毛。茎生叶为三出复叶，叶柄长达 15 cm；叶片宽卵形或肾圆形，长 3～6 cm，宽 3～9 cm；中央小叶具长柄，椭圆形或菱形，3 裂，边缘具密锯齿；侧生小叶具短柄，2～3 深裂，两面有糙毛；茎上部叶较小，3 全裂，有短柄或无柄。花序有较多花，疏生；花梗长 2～5 cm，与萼片均生糙毛；花直径 10～12 mm，生茎顶和分枝顶端；萼片卵形，长 3 mm，开展；花瓣 5 枚，椭圆形，长约为宽的 2 倍，基部狭窄成爪，蜜槽上有倒卵形小鳞片；雄蕊多数，花药长约 1 mm；花托长圆形，生白色短毛。聚合果近球形，直径约 1 cm；瘦果扁平，无毛，边缘有棱翼，喙基部宽扁，顶端弯钩状。花、果期 4—7 月。

4. 生境分布

禺毛茛野生于海拔 500～2 500 m 的平原或丘陵田边、沟旁水湿地，分布于中国云南、四川、贵州、广西、广东、福建、台湾、浙江、江西、湖南、湖北、江苏、浙江等省（自治区、直辖市）；国外，印度、越南、朝鲜、日本亦产。

黔西北地区的金沙、织金、大方、七星关、威宁等县（市、区）有禺毛茛野生资源分布。

5. 药材性状

本品干燥全草长约 40 cm，暗褐色。茎有分枝，细长压扁，有纵皱纹，被灰黄色粗长毛，茎基带有须根。叶皱缩，叶片二回三裂，叶柄基部呈鞘状；枝上部带有花或果实，但大部分均已脱落，而露出长 3～4 mm 的花托。气微，味淡。以干燥、无泥沙杂质者为佳。

6. 性味归经

性温，味微苦、辛，有毒；归肝经。

7. 功能主治

清肝明目，除湿解毒，截疟。用于眼翳、目赤、黄疸、痈肿、风湿性关节炎、疟疾。

8. 用法用量

外用，适量，捣敷发泡、塞鼻或捣汁涂。

9. 使用注意

本品有刺激性，一般不作内服及点目。

三百一十三、西南毛茛

1. 别名

西南毛茛叶。

2. 来源

本品为毛茛科植物西南毛茛 *Ranunculus ficariifolius* Lévl. et Vant. 的地上部分。全年均可采收，鲜用。

3. 植物形态

一年生草本。须根细长簇生。茎倾斜上升，近直立，高 10～30 cm，节多数，有时下部节上生根，贴生柔毛或无毛。基生叶与茎生叶相似，叶片宽卵形或近菱形，顶端尖，基部楔形或截形，边缘有 3～9 个浅齿或近全缘，无毛或贴生柔毛；叶柄无毛或生柔毛，基部鞘状。茎生叶多数，最上部叶较小，披针形；叶柄短至无柄。花直径 8～10 mm；花梗与叶对生，长 2～5 cm，细而下弯，贴生柔毛；萼片卵圆形，无毛，开展；花瓣 5 枚，长圆形，长为宽的 2 倍，有 5～7 脉，顶端圆或微凹，基部有窄爪，蜜槽点状位于爪上端；雄蕊多数，花药长约 0.6 mm；花托有细柔毛。聚合果近球形，直径 3～4 mm；瘦果卵球形，两面较扁，有疣状小突起，喙短直或弯。花、果期 4—7 月。

4. 生境分布

西南毛茛野生于海拔 1 000～3 200 m 的林缘湿地或水沟旁，分布于中国云南、贵州、四川、湖北等省（自治区、直辖市）。

黔西北地区的威宁等县（市、区）有西南毛茛野生资源分布。

5. 药材性状

本品全草长 10 cm 以上，有时下部节上生根。基生叶及茎生叶宽卵形或近菱形，长 0.5～3.0 cm，边缘具浅齿或近全缘，无毛或贴生柔毛，黄绿色；叶柄长 1～4 cm，基部鞘状。花梗与叶对生；花直径 8～10 mm，萼片卵圆形；花瓣 5 枚，长圆形。聚合果近球形，直径 3～4 mm；瘦果卵球形，长约 1.5 mm，两面较扁，有疣状小突起。气微，味苦、辛。

6. 性味归经

性温，味辛，有毒；归经不详。

7. 功能主治

利湿消肿，止痛杀虫，截疟。用于疟疾。

8. 用法用量

外用：适量，捣敷患处或穴位。

三百一十四、景天三七

1. 别名

土三七、八仙草、蝎子草、血山草、吐血草、见血散、活血丹、小种三七。

2. 来源

本品为景天科植物费菜 *Sedum aizoon* L. 的全草。夏、秋间，开花时割取地上部分，晒干或鲜用。该品种的根亦供药用。

3. 植物形态

多年生草本。根状茎短，粗茎高 20～50 cm，有 1～3 条茎，直立，无毛，不分枝。叶互生，狭披针形、椭圆状披针形至卵状倒披针形，长 3.5～8.0 cm，宽 12～20 mm，先端渐尖，基部楔形，边缘有不整齐的锯齿；叶坚实，近革质。聚伞花序有多花，水平分枝，平展，下托以苞叶；萼片 5 枚，线形，肉质，不等长，先端钝；花瓣 5 枚，黄色，长圆形至椭圆状披针形，有短尖；雄蕊 10 枚，较花瓣短；鳞片 5 枚，近正方形，心皮 5 枚，卵状长圆形，基部合生，腹面凸出，花柱长钻形。蓇葖星芒状排列，长 7 mm。种子椭圆形，长约 1 mm。花期 6—7 月，果期 8—9 月。

4. 生境分布

费菜野生于温暖向阳的山坡岩石上或草地，产于中国四川、贵州、湖北、江西、安徽、浙江、江苏、青海、宁夏、甘肃、内蒙古、宁夏、河南、山西、陕西、河北、山东、辽宁、吉林、黑龙江等省（自治区、直辖市）；国外，俄罗斯乌拉尔、蒙古、日本、朝鲜等地亦产。

黔西北地区的七星关、威宁等县（市、区）有费菜栽培。

5．药材性状

本品根茎短小，略呈块状；表面灰棕色，根数条，粗细不等；质硬，断面暗棕色或类灰白色。茎圆柱形，长15～40 cm，直径2～5 mm；表面暗棕色或紫棕色，有纵棱；质脆，易折断，断面常中空。叶互生或近对生，近无柄；叶片皱缩，展平后呈长披针形至倒披针形，长3～8 cm，宽1～2 cm，灰绿色或棕褐色，先端渐尖，基部楔形，边缘上部有锯齿。聚伞花序顶生，花黄色。气微，味微涩。

6．性味归经

性平，味甘、微酸；归心、肝、脾经。

7．功能主治

散瘀，止血，宁心安神，解毒。用于吐血、衄血、便血、尿血、崩漏、紫斑、外伤出血、跌打损伤、心悸、失眠、疮疖痈肿、烫火伤、毒虫蜇伤。

8．用法用量

内服：煎汤，15～30 g；或鲜品绞汁，30～60 g。外用：适量，鲜品捣敷；或研末撒敷患处。

三百一十五、海金沙草

1．别名

须须药、黑透骨、乱头发、铁脚仙、竹园荽、迷离网、鸡胶莽、斑鸠窝、黑须草。

2．来源

本品为海金沙科植物海金沙 *Lygodium japonicum*（Thunb.）Sw. 的地上部分。夏、秋季，采收地上部分，除去杂质，晒干或鲜用。

3．植物形态

见第253页，“海金沙根”部分。

4．生境分布

见第253页，“海金沙根”部分。

5．药材性状

本品全草多为把状。茎纤细，缠绕扭曲，长达1 m以上，禾秆色。多分枝，长短不一。叶对生于短枝两侧，二型，草质皱缩。营养叶尖三角形，二回羽状；一回羽片2～4对，互生，卵圆形，长4～8 cm，宽3～6 cm；二回羽片2～3对，卵状三角形，掌状3裂，裂片短而阔，顶生裂片长2～3 cm，宽6～8 mm，边缘有不规则的浅圆齿。孢子叶卵状三角形，长宽近等，10～20 cm；一回羽片4～5对，互生，长圆状披针形，长5～10 cm，宽4～6 cm；二回羽片3～4对，卵状三角形。羽片下面边缘有流苏状孢子囊穗，黑褐色。体轻，质脆，易折断。气微，味淡。

6．性味归经

性寒，味甘，无毒；归小肠、膀胱、肝经。

7．功能主治

清热解毒，利水通淋，活血通络。用于热淋、石淋、血淋、小便不利、水肿、白浊、带下、肝炎、泄泻、痢疾、感冒发热、咳喘、咽喉肿痛、口疮、目赤肿痛、痄腮、乳痈、丹毒、带状疱疹、水火烫伤、皮肤瘙痒、跌打伤肿、风湿痹痛、外伤出血。

8．用法用量

内服：煎汤，干品9～30 g，或鲜品30～90 g；或研末。外用：适量，煎水洗；或鲜品捣敷患处。

三百一十六、火炭母草

1. 别名

火炭母、火炭毛、地肤蝶、乌炭子、山荞麦草、黄鳝藤、晕药、火炭星。

2. 来源

本品为蓼科植物火炭母草 *Polygonum chinense* L. 的地上部分。夏、秋间，采收地上部分，去净杂质，晒干或鲜用。

3. 植物形态

多年生草本。茎蔓长可达1 m。茎近直立或蜿蜒，无毛。叶互生，有柄，叶柄基部两侧常各有一耳垂形的小裂片，垂片通常早落；托叶鞘通常膜质，斜截形；叶片卵形或长圆状卵形，先端渐尖，基部截形，全缘，两面均无毛，有时下面沿脉有毛，下面有褐色小点。头状花序排成伞房花序或圆锥花序；花序轴密生腺毛；苞片膜质，卵形，无毛；花白色或淡红色；花被5裂，裂片果时增大；雄蕊8枚，花柱3枚。瘦果卵形，有3棱，黑色，光亮。花期7—9月，果期8—10月。

4. 生境分布

火炭母草野生于山谷、水边、湿地，分布于中国浙江、江西、福建、台湾、湖北、湖南、广东、海南、广西、四川、贵州、云南、西藏等省（自治区、直辖市）。

黔西北地区的大方、七星关、纳雍、水城、赫章等县（市、区）有火炭母草野生资源分布。

5. 药材性状

本品茎呈扁圆柱形，有分枝，长30～100 cm，节稍膨大，下部节上有须根；表面淡绿色或紫褐色，无毛，有细棱；质脆，易折断，断面灰黄色，多中空。叶互生，多卷缩、破碎，叶片展平后呈卵状长圆形，长5～10 cm，宽2.0～4.5 cm，先端短尖，基部截形或稍圆，全缘，上表面暗绿色，下表面色较浅，两面近无毛；托叶鞘筒状，膜质，先端偏斜。气微，味酸、微涩。以叶多、色绿者为佳。

6. 性味归经

性凉，味辛、苦；归肺、胃、脾经。

7. 功能主治

清热利湿，凉血解毒，平肝明目，活血舒筋。用于痢疾、泄泻、咽喉肿痛、白喉、肺热咳嗽、百日咳、肝炎、带下、痈肿、中耳炎、湿疹、眩晕耳鸣、角膜薄翳、跌打损伤。

8. 用法用量

内服：煎汤，9～15 g。外用：适量。

9. 使用注意

有高血压、心脏病、肝病、糖尿病、肾病等慢性疾病且病情严重，正在接受其他治疗的患者（含孕妇），均应在医师的指导下服用。

三百一十七、野凤仙花

1. 别名

假凤仙花、假指甲花。

2. 来源

本品为凤仙花科植物野凤仙花 *Impatiens textori* Miq. 的全草。夏、秋季，采收全草，洗净，晒干或鲜用。

3. 植物形态

见第163页，“霸王七”部分。

4. 生境分布

见第163页，“霸王七”部分。

5. 药材性状

本品多皱缩破碎，茎叶暗绿色，茎中空，表面具纵棱，质脆，易断，断面整齐。完整叶为卵形或披针形，先端钝尖；边缘有疏大钝齿。花萼3枚，侧生2片宽卵形，下面1片囊状，基部延伸成长距；花瓣5枚，上面1枚近圆形，背部中肋成龙骨状突起，两侧2对花瓣连合。气微，味甘。

6. 性味归经

性寒，味苦；归经不详。

7. 功能主治

清凉，解毒，去腐。用于恶疮溃疡。

8. 用法用量

外用：适量，鲜品捣敷；或煎水洗。

9. 使用注意

本品多外用，一般不作内服。

三百一十八、马牙半支

1. 别名

酱板草、旱半支、酱瓣草、山半支、佛甲草、半支莲、豆瓣草、六月雪、狗牙瓣、酱瓣半支、酱瓣豆草、铁梗半支、仙人指甲、马牙板草、石马齿苋、石上马牙苋、石板菜、九月寒、打不死、石板还阳、石雀还阳、岩板菜。

2. 来源

景天科植物凹叶景天 *Sedum emarginatum* Migo 的全草。夏、秋季，采收全草，洗净，置沸水中稍烫，晒干或鲜用。

3. 植物形态

多年生肉质草本。株高10～20 cm。全株无毛。根纤维状。茎细弱，下部平卧，节处生须根，上部直立，淡紫色，略呈四方形，棱钝，有槽，平滑。叶对生或互生；匙状倒卵形至宽卵形，先端圆，微凹，基部渐狭，有短距，全缘，光滑。蝎尾状聚伞花序，顶生，花小，多数，稍疏生，无花梗；苞片叶状；萼片5片，绿色，匙形或宽倒披针形，长不到花瓣的1/2；花瓣5枚，黄色，披针形或线状披针形，先端有短尖；雄蕊10枚，2轮，均较花瓣短，花药紫色；鳞片5片，长圆形，分离，先端突狭成花柱，基部稍合生。蓇葖果，略叉开，腹面有浅囊状隆起。种子细小，长圆形，褐色，疏具小乳头状突起。花期4—6月，果期6—8月。

4. 生境分布

凹叶景天野生于较阴湿的土坡岩石上或溪谷林下，分布于中国陕西、甘肃、江苏、安徽、浙江、江西、福建、湖北、湖南、广东、四川、云南等省（自治区、直辖市）。

黔西北地区各县（市、区）均有凹叶景天野生资源分布。

5. 药材性状

本品全草长5～15 cm。茎细，直径约1 mm，表面灰棕色，有细纵皱纹，节明显，有的节上生有须根。叶对生，多已皱缩碎落，叶展平后呈匙形。有的可见顶生聚伞花序，花黄褐色。气无，味淡。

6. 性味归经

性凉，味苦、酸；归心、肝、大肠经。

7. 功能主治

清热解毒，凉血止血，利湿。用于痈疖、疔疮、带状疱疹、瘰疬、咯血、吐血、衄血、便血、痢疾、淋病、黄疸、崩漏、带下。

8. 用法用量

内服：煎汤，15～30 g。外用：鲜品适量，捣敷患处。

三百一十九、土一枝蒿

1. 别名

一枝蒿、蜈蚣草、乱头发、马茴香、千叶著、羽衣草、飞天蜈蚣、野一枝篙、千条蜈蚣。

2. 来源

本品为菊科植物云南蓍 *Achillea wilsoniana* Heimerl ex Hand. -Mazz. 的干燥全草。夏、秋间，开花时采收全草，去净杂质，晒干。

3. 植物形态

多年生草本。株高 35～100 cm。根状茎短。茎直立，下部变无毛，中部以上被较密的长柔毛，不分枝或有时上部分枝，叶腋常有不育枝。叶无柄；下部叶在花期凋落，中部叶矩圆形，二回羽状全裂，一回裂片多数，椭圆状披针形，二回裂片少数，下面的较大，披针形，有少数齿，上面的较短小，近无齿或有单齿，齿端具白色软骨质小尖头，叶上面绿色，疏生柔毛和凹入的腺点，下面被较密的柔毛；叶全缘或上部裂片间有单齿。头状花序多数，集成复伞房花序；总苞宽钟形或半球形，总苞片 3 层，覆瓦状排列，外层短，卵状披针形，顶端稍尖，中层卵状椭圆形，内层长椭圆形，顶端钝或圆形，有褐色膜质边缘，中间绿色，有凸起的中肋，被长柔毛；托片披针形，舟状，具稍带褐色的膜质透明边缘，背部稍带绿色，被少数腺点，上部疏生长柔毛。边花 6～16 朵；舌片白色，偶有淡粉红色边缘，顶端具深或浅的 3 齿，管部与舌片近等长，翅状压扁，具少数腺点；管状花淡黄色或白色，管部压扁具腺点。瘦果矩圆状楔形，具翅。花、果期 7—9 月。

4. 生境分布

云南蓍野生于向阳山坡草地、林缘、路旁及灌丛间，分布于中国云南、四川、贵州、湖南西北部、湖北西部、河南西北部、山西南部、陕西中南部、甘肃东部等地。

黔西北地区各县（市、区）均有云南蓍野生资源分布。

5. 药材性状

本品茎呈圆柱形，上部有分枝，长 30～100 cm；表面深灰绿色至浅棕绿色，被白色柔毛，具纵棱。叶互生，无柄；叶片多破碎，完整者展平后呈条状披针形，羽状深裂，长 2～6 cm，宽 0. 5～1. 5 cm，暗绿色，两面均被柔毛；叶基半抱茎。头状花序密集成圆锥伞房状。气微，味微辛。

6. 性味归经

性微温，味辛、麻、苦；归脾、胃经。

7. 功能主治

祛风除湿，散瘀止痛，解毒消肿。用于风湿疼痛、胃痛、牙痛、跌打瘀肿、经闭腹痛、痈肿疮毒、蛇虫咬伤。

8. 用法用量

内服：煎汤，1.5～3.0 g。外用：适量。

9. 使用注意

孕妇禁服；不可过量服用。

三百二十、一枝黄花

1. 别名

野黄菊、一枝香、洒金花、粘糊菜、金柴胡、山厚合、千根癀、百条根、铁金拐、金锁匙、满山黄、小白龙须、黄花一枝香、山边半枝香。

2. 来源

本品为菊科植物一枝黄花 *Solidago decurrens* Lour. 的干燥全草。秋季，花、果期采挖全草，除去泥沙，晒干。

3. 植物形态

多年生草本植物。株高 35～100 cm。茎直立，通常细弱，单生或少数簇生，不分枝或中部以上有分枝。中部茎叶椭圆形、长椭圆形、卵形或宽披针形，下部楔形渐窄，有具翅的柄，仅中部以上边缘有细齿或全缘；向上叶渐小；下部叶与中部茎叶同形，有翅柄。全部叶质地较厚，叶两面、沿脉及叶缘有短柔毛或下面无毛。头状花序较小，多数在茎上部排列成紧密或疏松的总状花序或伞房圆锥花序；总苞片 4～6 层，披针形或披狭针形，顶端急尖或渐尖。舌状花，舌片椭圆形。瘦果近圆柱形，无毛，极少有在顶端被稀疏柔毛。花、果期 4—11 月。

4. 生境分布

一枝黄花野生于海拔 565～2 850 m 的阔叶林缘、林下、灌丛中及山坡草地上，分布于中国江苏、浙江、安徽、江西、四川、贵州、湖南、湖北、广东、广西、云南及陕西南部、台湾等地。

黔西北地区各县（市、区）均有一枝黄花野生资源分布。2019 年，织金县、纳雍县栽培一枝黄花 1 200 亩。

5. 药材性状

本品长 30 cm 以上。根茎短粗，簇生淡黄色细根。茎圆柱形，直径 0.2～0.5 cm；表面黄绿色、灰棕色或暗紫红色，有棱线，上部被毛；质脆，易折断，断面纤维性，有髓。单叶互生，多皱缩、破碎，完整叶片展平后呈卵形或披针形，长 1～9 cm，宽 0.3～1.5 cm；先端稍尖或钝，全缘或有不规则的疏锯齿，基部下延成柄。头状花序直径约 0.7 cm，排成总状，偶有黄色舌状花残留，多皱缩扭曲，苞片 3 层，卵状披针形。瘦果细小，冠毛黄白色。气微香，味微苦、辛。

一般干品含水分不超过 13.0%，总灰分不超过 8.0%，酸不溶性灰分不超过 4.0%，水溶性浸出物不少于 17.0%，无水芦丁（$C_{27}H_{30}O_{16}$）不少于 0.10%。

6. 性味归经

性凉，味辛、苦；归肺、肝经。

7. 功能主治

清热解毒，疏散风热。用于喉痹、乳蛾、咽喉肿痛、疮疖肿毒、风热感冒。

8. 用法用量

内服：煎汤，9～15 g。

三百二十一、紫花地丁

1. 别名

地丁、角子、犁头草、紫地丁、堇堇菜、箭头草、独行虎、地丁草、宝剑草、免耳草、小角子花等。

2. 来源

本品为堇菜科植物紫花地丁 *Viola philippica* Cav. 的干燥全草。春、秋二季，采收全草，除去杂质，晒干。

3. 植物形态

多年生草本。株高 15 cm 左右，果期高可达 20 cm。根状茎短，垂直，淡褐色，节密生，有数条淡褐色或近白色的细根。叶多数，基生，莲座状；叶片下部者通常较小，呈三角状卵形或狭卵形，上部者较长，呈长圆形、狭卵状披针形或长圆状卵形，先端圆钝，基部截形或楔形，稀微心形，边缘具较平的圆齿，两面无毛或被细短毛，有时仅下面沿叶脉被短毛，果期叶片增大；叶柄在花期长于叶片 1～2 倍，上部具极狭的翅，在果期长可达 10 余厘米，上部具较宽之翅，无毛或被细短毛；托叶膜质，苍白色或淡绿色，2/3～4/5 与叶柄合生，离生部分线状披针形，边缘疏生具腺体的流苏状细齿或近全缘。花梗通常多数，细弱，与叶片等长或高出叶片；花紫堇色或淡紫色，稀呈白色，喉部色较淡并带有紫色条纹；萼片 5 枚，卵状披针形或披针形，基部附属物短，末端圆或截形；花瓣 5 枚，倒卵形或长圆状倒卵形；距细管状，末端圆；雄蕊 5 枚，花药隔先端具附属物；子房卵形，花柱棍棒状，柱头三角形。蒴果长圆形，无毛。种子卵球形，淡黄色。花、果期 4 月中旬至 9 月。

4. 生境分布

紫花地丁野生于田间、荒地、山坡草丛、林缘或灌丛中，分布于中国黑龙江、吉林、辽宁、内蒙古、河北、山西、陕西、甘肃、山东、江苏、安徽、浙江、江西、福建、台湾、河南、湖北、湖南、广西、四川、贵州、云南等；国外，朝鲜、日本、俄罗斯（远东地区）亦产。

黔西北地区各县（市、区）均有紫花地丁野生资源分布。

5. 药材性状

本品多皱缩成团。主根长圆锥形，直径 1～3 mm；淡黄棕色，有细纵皱纹。叶基生，灰绿色，展平后叶片呈披针形或卵状披针形，长 1.5～6.0 cm，宽 1～2 cm；先端钝，基部截形或稍心形，边缘具钝锯齿，两面有毛；叶柄细，长 2～6 cm，上部具明显狭翅。花茎纤细；花瓣 5 枚，紫堇色或淡棕色；花距细管状。蒴果椭圆形或 3 裂，种子多数，淡棕色。气微，味微苦而稍黏。

6. 性味归经

性寒，味苦、辛；归心、肝经。

7. 功能主治

清热解毒，凉血消肿。用于疔疮肿毒、痈疽发背、丹毒、毒蛇咬伤。

8. 用法用量

内服：煎汤，15～30 g。

三百二十二、鹅不食草

1. 别名

球子草、石胡荽、地胡椒、三牙戟、食胡荽、鸡肠草、鹅不食、地芫荽、满天星、大救驾、山胡椒、连地稗、二郎戟、小救驾、通天窍。

2. 来源

本品为菊科植物石胡荽 *Centipeda minima*（L.）A. Br. et Aschers. 的全草。夏、秋二季，花开时采收全草，去净杂质，洗去泥沙，晒干或鲜用。

3. 植物形态

一年生小草本。株高 5～20 cm。茎纤细，多分枝，基部匍匐，着地后易生根，无毛或略具细绵毛。叶互生，无柄；叶片楔状倒披针形，先端钝，边缘具不规则的疏齿，无毛，或下面稍有细毛。头状花序细小，扁球形，单生于叶腋，无总花梗或近于无总花梗；总苞半球形，总苞片 2 层，椭圆状披针形，绿色，边缘膜质，外层较内层大；花托平坦，无托片；花杂性，淡黄色或黄绿色，全为筒状；外围雌花多层，花冠细，有不明显的裂片；中央的两性花，花冠明显 4 裂。瘦果椭圆形，具 4 棱，边缘有长毛。花、果期 6—10 月。

4. 生境分布

石胡荽野生于路旁、荒野阴湿地，产于中国东北、华北、华中、华东、华南、西南地区；国外，朝鲜、日本、印度、马来西亚、大洋洲亦产。

黔西北地区的金沙、黔西、大方、七星关等县（市、区）有石胡荽野生资源分布。

5. 药材性状

本品缠结成团。须根纤细，淡黄色。茎细，多分枝；质脆，易折断，断面黄白色。叶小，近无柄；叶片多皱缩、破碎，完整者展平后呈匙形，表面灰绿色或棕褐色，边缘有 3～5 个锯齿。头状花序黄色或黄褐色。气微香，久嗅有刺激感，味苦、微辛。

6. 性味归经

性温，味辛；归肺经。

7. 功能主治

发散风寒，通鼻窍，止咳，解毒。用于风寒感冒、鼻塞不通、寒痰咳喘、疮痈肿毒。

8. 用法用量

内服：煎汤，6～9 g。外用：适量。

三百二十三、青鱼胆草

1. 别名

喷七、鱼胆草、蔓龙胆、对叶林、抽筋草、鱼鳅藤。

2. 来源

本品为龙胆科植物峨眉双蝴蝶 *Tripterospermum cordatum*（Marq.）H. Smith 的全草。秋季，采收全草，洗净，晒干或鲜用。

3. 植物形态

多年生缠绕草本。具根茎，根细，黄褐色。茎通常黄绿色，螺旋状扭转，下部粗壮，节间短。叶对生；叶具柄；叶片心形、卵形或卵状披针形，先端渐尖或急尖，常具短尾，基部心形或圆形，边缘膜质，细波状，叶脉 3～5 条，叶片下面淡绿色或带紫色。花单生或成对着生于叶腋，有时 2～6 朵呈聚伞花序；花梗较短；花萼钟形，不开裂，稀一侧开裂，明显具翅，裂片基部下延呈翅；花冠紫色，钟形，裂片卵状三角形，褶宽三角形，先端微波状；雄蕊 5 枚，着生于冠筒下部，不整齐，花丝线形，花药长圆形；子房椭圆形，通常近无柄，基部具 5 浅裂的环状花盘，花柱细长，柱头线形，2 裂。浆果紫红色，内藏，长椭圆形，稍扁，近无柄。种子暗紫色，椭圆形或卵形，三棱状，边缘具棱，无翅。花、果期 8—10 月。

4. 生境分布

峨眉双蝴蝶野生于海拔700～3 200 m的山坡林下、林缘灌木丛中及低山河谷，分布于中国西南及陕西、湖北、湖南等地。

黔西北地区的大方等县（市、区）有峨眉双蝴蝶野生资源分布。

5. 药材性状

本品全草缠绕。茎细近圆形，表面黄绿色或带有紫色，具细条棱，节间长7～14 cm。叶对生，多皱缩。完整者展平后呈卵状披针形或长卵圆形，长4～8 cm，宽1～2 cm，先端渐尖，基部心形或圆形，全缘，叶脉三出。有时可见叶腋具花或残留花萼。花淡紫色，萼筒有翅。气微，味微苦。

6. 性味归经

性凉，味辛、苦；归肺、肝、脾经。

7. 功能主治

疏风清热，健脾利湿，杀虫。用于风热咳嗽、黄疸、风湿痹痛、蛔虫病。

8. 用法用量

内服：煎汤，15～30 g。外用：适量。

三百二十四、灯盏细辛

1. 别名

细辛草、地顶草、灯盏花、双葵花、灯盏草、罐儿草、灯盏菊。

2. 来源

本品为菊科植物短葶飞蓬 *Erigeron breviscapus*（Vant.）Hand. -Mazz. 的干燥全草。夏、秋二季，采挖全草，除去杂质，晒干。

3. 植物形态

多年生草本。茎数个或单生，株高可达50 cm左右。茎被硬毛，兼有贴毛和腺毛。基生叶倒卵状披针形或宽匙形，全缘，边缘被硬毛，兼有不明显腺毛，稀近无毛，茎生叶少数，窄长圆状披针形或窄披针形，基部半抱茎，无柄，上部叶线形。头状花序，单生于茎或分枝顶端；总苞半球形，总苞片3层，线状披针形，顶端尖，长于花盘或与花盘等长，绿色，或上顶紫红色，外层较短，背面被密或疏的短硬毛，杂有较密的短贴毛和头状具柄腺毛，内层具狭膜质的边缘，近无毛。外围的雌花舌状，3层，舌片开展，蓝色或粉紫色，管部上部被疏短毛，顶端全缘；中央的两性花管状，黄色，管部檐部窄漏斗形，中部被疏微毛，裂片无毛；花药伸出花冠。瘦果狭长圆形，扁压，背面常具1肋，被密短毛；冠毛淡褐色，2层，刚毛状，外层极短，内层长。花期3—10月。

4. 生境分布

短葶飞蓬野生于海拔1 200～3 500 m的中山和亚高山开旷山坡、草地或林缘，分布于中国湖南、广西、贵州、四川、云南及西藏等省（自治区、直辖市）。

黔西北地区的威宁、七星关等县（市、区）有短葶飞蓬野生资源分布；钟山区、水城县有短葶飞蓬栽培。

5. 药材性状

本品长15～25 cm。根茎长1～3 cm，直径2～5 mm，表面凹凸不平，着生多数圆柱形细根，直径约1 mm，淡褐色至黄褐色。茎圆柱形，长14～22 cm，直径0. 1～0. 2 cm；黄绿色至淡棕色，具细纵棱线，被白色短柔毛；质脆，断面黄白色，有髓或中空。基生叶皱缩、破碎，完整者展平后呈倒卵状披针形、匙形、阔披针形或阔倒卵形，长1.5～9.0 cm，宽5～13 mm，黄绿色，先端钝圆，有短尖，基部渐狭，全缘；茎生叶互生，披针形，基部抱茎。头状花序顶生。瘦果扁倒卵形。气微香，味微苦。

6. 性味归经

性温，味辛、微苦；归心、肝经。

7. 功能主治

活血通络止痛，祛风散寒。用于中风偏瘫、胸痹心痛、风湿痹痛、头痛、牙痛。

8. 用法用量

内服：煎汤，9～15 g。外用：适量。

三百二十五、小二仙草

1. 别名

蚁塔、地茜、豆瓣草、女儿红、沙生草、水豆瓣、豆瓣菜、砂生草、白粘草、同丹药、斑鸠窝、船板草、地花椒。

2. 来源

本品为小二仙草科植物小二仙草 *Haloragis micrantha*（Thunb.）R. Br. 的全草。夏季，采收全草，洗净，晒干或鲜用。

3. 植物形态

多年生草本。株高5～50 cm。茎直立或下部平卧，具纵槽，多分枝，多少粗糙，带赤褐色。叶对生，卵形或卵圆形，基部圆形，先端短尖或钝，边缘具稀疏锯齿，通常两面无毛，淡绿色，背面带紫褐色，具短柄；茎上部的叶有时互生，逐渐缩小而变为苞片。花序为顶生的圆锥花序，由纤细的总状花序组成；花两性，极小，基部具1苞片与2小苞片；萼筒4深裂，宿存，绿色，裂片较短，三角形；花瓣4瓣，淡红色，比萼片长2倍；雄蕊8枚，花丝短，花药线状椭圆形；子房下位，2～4室。坚果近球形，小形，有8纵钝棱，无毛。花期4—8月，果期5—10月。

4. 生境分布

小二仙草野生于荒山及沙地上，分布于中国西南及江苏、安徽、浙江、江西、福建、台湾、湖南、广东、海南、广西等地。

黔西北地区的威宁、黔西等县（市、区）有小二仙草野生资源分布。

5. 药材性状

本品长10～30 cm。茎纤弱，赤褐色，直径约2 mm，具4棱，棱上被疏短硬毛，茎节处有须根。叶对生，上部间有互生，叶片皱缩，展平后呈阔卵形或卵形，长0.5～1.0 cm，宽4～8 mm，淡绿色，有的带紫褐色，先端尖或钝，基部圆形，质薄而软，叶柄极短或近无柄。常见残留穗状小花，直径1 mm。气微，味微苦。

6. 性味归经

性凉，味苦、涩；归肺、大肠、膀胱、肝经。

7. 功能主治

止咳平喘，清热利湿，调经活血。用于咳嗽、哮喘、热淋、便秘、痢疾、月经不调、跌损骨折、疔疮、乳痈、烫伤、毒蛇咬伤。

8. 用法用量

内服：煎汤，10～20 g。外用：适量，干品研末调敷；或鲜品捣敷患处。

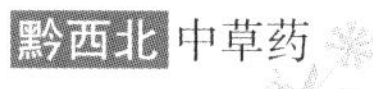

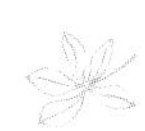

三百二十六、四叶细辛

1. 别名

红七、四叶对、四块瓦、白毛七、大四块瓦、四大天王。

2. 来源

本品为金粟兰科植物多穗金粟兰 *Chloranthus multistachys* Pei 的带根全草。夏、秋季，采收带根全草，洗净，晒干或鲜用。

3. 植物形态

多年生草本。株高 15～50 cm。根茎粗，生细长须根。茎直立，单生，下部节上生 1 对鱼鳞片叶。叶对生，通常 4 片；具叶柄。穗状花序多条，粗壮，顶生或腋生，单一或分枝；苞片宽卵形或近半圆形；花小，白色；雄蕊 1～3 枚，着生于子房上部外侧；若为 1 个雄蕊则花药卵形，2 室；药隔与药室等长或稍长；子房卵形，无花柱，柱头截平。核果球形，表面有小腺点。花期 5—7 月，果期 8—10 月。

4. 生境分布

多穗金粟兰野生于山谷林下阴湿地或草丛中，分布于中国甘肃、安徽、江苏、江西、福建、河南、湖北、湖南、广东、广西、四川、贵州、陕西等省（自治区、直辖市）。

黔西北地区的威宁等县（市、区）有多穗金粟兰野生资源分布。

5. 药材性状

本品根茎呈团块状，密集着生多数须状根。须状根细长圆柱形，长 10～20 cm，直径 0.5～1.5 mm；表面棕褐色，有枝根痕；质脆，断面平整，皮部土黄色，木部淡黄色。茎有纵棱，下部节上有一对鳞片。叶通常 4 片，对生，多卷缩，展平后椭圆形或宽卵形，长 8～18 cm，宽 4～10 cm；边缘有锯齿，齿端有一腺体，上表面棕褐色，下表面灰棕色。有时在枝顶或叶腋可见较粗壮的穗状花序或果穗。气微，味微苦。

6. 性味归经

性微温，味苦、辛，有小毒；归肝、肾经。

7. 功能主治

活血，散瘀，祛风解毒。用于跌打损伤、骨折、腰腿痛、感冒、带下、疖肿、毒蛇咬伤、皮肤瘙痒。

8. 用法用量

内服：煎汤，6～10 g。外用：适量，鲜品捣敷；或煎水熏洗。

9. 使用注意

孕妇禁服。

三百二十七、有瓜石斛

1. 别名

果上叶、带爪石斛。

2. 来源

本品为兰科植物流苏金石斛 *Flickingeria fimbriata*（Bl.）Hawkes 的干燥全草。夏、秋季，采收全草，去净杂质，蒸后晒干。

3. 植物形态

多年生附生草本。根状茎匍匐，粗 5～7 mm，具长 7～8 mm 的节间，每 6～7 个节间发出 1 个茎。茎斜出或下垂，多分枝；第一级分枝之下的茎具 3～4 个节间。假鳞茎金黄色，扁纺锤形，具 1 个节间，顶生 1 枚叶。叶革质，长圆状披针形或狭椭圆形，先端稍钝并且微凹，基部稍收狭，具极短柄。花序出自叶腋，无明显的柄，基部被覆数枚鳞片状的鞘，通常具 1～3 朵花；花梗和子房长约 5 mm；花质地薄，萼片和花瓣奶黄色带淡褐色或紫红色斑点；中萼片卵状披针形，先端渐尖，具 5 条脉；侧萼片斜卵状披针形，与中萼片近等长，先端渐尖，具 5 条脉，基部歪斜而较宽；萼囊与子房交成锐角，狭圆锥形；花瓣披针形，先端近锐尖，具 3 条脉；唇瓣基部楔形，3 裂；侧裂片白色，内面密布紫红色斑点，直立，半倒卵状，全缘；中裂片扩展呈扇形，先端近平截，两侧边缘皱波状或褶皱状；唇盘具 2～3 条黄白色的褶脊，从唇瓣基部延伸至先端，在侧裂片（后唇）之间的褶脊平直，而在中裂片上的呈鸡冠状；蕊柱粗短，具长蕊柱足。花期 4—6 月。

4. 生境分布

流苏金石斛野生于海拔 760～1 700 m 的山地林中树干上或林下岩石上，分布于中国广东、海南、广西、云南、贵州等省（自治区、直辖市）；国外，泰国、越南、菲律宾、马来西亚、印度尼西亚、印度等地区亦产。

黔西北地区的金沙、七星关、赫章等县（市、区）有流苏金石斛野生资源分布。

5. 药材性状

本品根茎长，下侧生有多数须根。茎呈圆柱形，光滑或具纵沟纹，表面金黄色，节明显，多分枝，每一分枝顶端有 1 膨大的扁纺锤形假鳞茎（俗称“瓜”），长 3～4 cm，直径 3～10 mm，具深纵纹；质柔易断，断面纤维性。假鳞茎顶有 1 叶，椭圆形或长圆形，长 7～20 cm，宽 2～5 cm，先端钝尖，无柄或基部收窄成短柄。气微，味微苦。

6. 性味归经

性微寒，味甘、淡；归肺经。

7. 功能主治

清热，润肺，止咳。用于肺结核、哮喘、胸膜炎、津伤口渴。

8. 用法用量

内服：煎汤，6～12 g。

三百二十八、海蚌含珠

1. 别名

人苋、血见愁、野麻草、金石榴、布袋口、半边珠、凤眼草、蚌壳草、叶里含珠、海蚌念珠、叶里仙桃、叶里藏珠、撮斗装珍珠、金盘野苋菜。

2. 来源

本品为大戟科植物铁苋菜 *Acalypha australis* L. 的全草。夏、秋季，采收全草，除去杂质，晒干或鲜用。

3. 植物形态

一年生草本。株高 30～60 cm。茎直立，多分枝，小枝细长，被柔毛，毛逐渐稀疏。叶互生，膜质，长卵形、近菱状卵形或阔披针形，顶端短渐尖，基部楔形，稀圆钝，边缘具圆锯，上面无毛，下面沿中脉具柔毛；基出脉 3 条，侧脉 3 对；叶柄具短柔毛；托叶披针形，具短柔毛。雌雄花同序，花序腋生，稀顶生，花序轴具短毛。雌花苞片卵状心形，花后增大，边缘具三角形齿，外面沿掌状脉具疏柔毛，苞腋具雌花1～3朵；花梗无。雄花生于花序上部，排列呈穗状或头状，雄花苞片卵形，苞腋具雄花5～7朵，簇生。雄花：花蕾时近球形，无毛，花萼裂片4枚，卵形；雄蕊7～8枚。雌花：萼片3枚，长卵形，具疏毛；子房具疏毛，花柱3枚，撕裂5～7条。蒴果淡褐色，具3个分果爿，果皮具疏生毛和毛基变厚的小瘤体。种子黑色，近卵状，种皮平滑，假种阜细长。花期4—7月，果期7—12月。

4. 生境分布

铁苋菜野生于海拔20～1 900 m的平原或山坡较湿润耕地和空旷草地、石灰岩山疏林下，中国除西部高原或干燥地区外的大部分省（自治区、直辖市）均有分布；国外，俄罗斯远东地区、朝鲜、日本、菲律宾、越南、老挝亦产。

黔西北地区各县（市、区）均有铁苋菜野生资源分布。

5. 药材性状

本品全草长20～40 cm，全体被灰白色细柔毛，粗茎近无毛。根多分枝，淡黄棕色。茎类圆柱形，有分枝，表面黄棕色或黄绿色，有纵条纹，质硬，易折断，断面黄白色，有髓或中空。叶片多皱缩、破碎，完整者展平后呈卵形至卵状菱形，长2.5～5.5 cm，宽1.2～3.0 cm，黄绿色，边缘有钝齿，两面略粗糙。花序腋生，苞片三角状肾形，合时如蚌。蒴果小，三角状扁圆形。气微，味淡。

6. 性味归经

性凉，味苦、涩；归心、肺经。

7. 功能主治

清热解毒，利湿，收敛止血。用于肠炎、痢疾、吐血、衄血、便血、尿血、崩漏；外用，治痈疖疮疡、皮炎湿疹。

8. 用法用量

内服：煎汤，10～30 g。外用：鲜品适量，捣敷患处。

三百二十九、淡花当药

1. 别名

当药、加达、獐牙菜、水黄连。

2. 来源

本品为龙胆科植物北方獐牙菜 *Swertia diluta*（Turcz.）Benth. et Hook. f. 的全草。7—10月，采收全草，洗净，晒干或鲜用。

3. 植物形态

一年生草本。株高20～70 cm。茎直立，四棱形，棱上有窄翅，分枝多，细弱，斜升。叶对生，无柄；叶片线状披针形至线形，两端渐狭，全缘，下面中脉明显突起。聚伞花序集成圆锥状，顶生和腋生；花萼绿色，萼片5枚，裂片线形，先端锐尖，背面中脉明显；花冠浅蓝色，有紫色条纹，5裂，裂片椭圆状披针形，先端急尖，基部有2个腺窝，腺窝窄长圆形，沟状，边缘具流苏状长柔毛；雄蕊5枚，花丝线形；子房无柄，椭圆状卵形至卵状披针形，花柱粗短，柱头2裂，裂片半圆形。蒴果狭卵形。种子深褐色，长圆形，表面有小瘤状突起。花、果期8—10月。

4. 生境分布

北方獐牙菜野生于海拔150～2 600 m的阴湿山坡、林下、田边或谷地，分布于中国东北、华北及陕西、青海、甘肃、山东、江苏、河南、四川、贵州等地；国外，俄罗斯、蒙古、朝鲜、日本亦有分布。

黔西北地区的七星关、纳雍等县（市、区）有北方獐牙菜野生资源分布。

5．药材性状

本品全草长20～40 cm。茎纤细，多分枝，具4棱，浅黄色，有时略带紫褐色。叶对生，多皱缩。完整叶片披针形或长椭圆形，长2～4 cm，宽3～10 mm，先端尖，基部楔形，全缘，无柄。有时在顶部或叶腋可见聚伞花序。花冠淡蓝紫色，5深裂，基部内侧有2个腺体，其边缘有流苏状毛。气微，味微苦。

6．性味归经

性寒，味苦；归肝、胃、大肠经。

7．功能主治

清热解毒，利湿健胃。用于骨髓炎、咽喉炎、扁桃体炎、结膜炎、肝炎、消化不良、痢疾、疮痈疥癣、毒蛇咬伤。

8．用法用量

内服：煎汤，5～15 g；或研末冲服。外用：适量，鲜品捣敷；或捣汁外搽患处。

三百三十、红花龙胆

1．别名

土白连、龙胆草、九月花、冷风吹、星秀花、雪里梅。

2．来源

本品为龙胆科植物红花龙胆 *Gentiana rhodantha* Franch. 的干燥全草。秋、冬二季，采挖全草，除去泥沙，晒干。

3．植物形态

多年生草本。株高20～50 cm。具短缩根茎。根细条形，黄色。茎直立，单生或数个丛生，常带紫色，具细条棱，微粗糙，上部多分枝。基生叶呈莲座状，椭圆形、倒卵形或卵形，先端急尖，基部楔形，渐狭呈短柄，边缘膜质浅波状；茎生叶宽卵形或卵状三角形，先端渐尖或急尖，基部圆形或心形，边缘浅波状，叶脉3～5条，下面明显，有时疏被毛，无柄或下部的叶具极短而扁平的柄，外面密被短毛或无毛，基部连合成短筒抱茎。花单生茎顶，无花梗；花萼膜质，有时微带紫色，萼筒裂片线状披针形，边缘有时疏生睫毛，弯缺圆形；花冠淡红色，上部有紫色纵纹，筒状，上部稍开展，裂片卵形或卵状三角形，先端钝或渐尖，褶宽三角形，比裂片稍短，先端具细长流苏；雄蕊着生于冠筒下部，花丝丝状，长短不等，花药椭圆形；子房椭圆形，花柱丝状，柱头线形，2裂。蒴果内藏或仅先端外露，淡褐色，长椭圆形，两端渐狭，果皮薄。种子淡褐色，近圆形，具翅。花、果期10月至翌年2月。

4．生境分布

红花龙胆野生于海拔570～1 750 m高山灌丛、草地及林下，分布于中国云南、四川、贵州、甘肃、陕西、河南、湖北、广西等省（自治区、直辖市）。

黔西北地区各县（市、区）均有红花龙胆野生资源分布。

5．药材性状

本品长30 cm以上。根茎短，具数条细根；根直径1～2 mm，表面浅棕色或黄白色。茎具棱，直径1～2 mm，黄绿色或带紫色，质脆，断面中空。花单生于枝顶及上部叶腋，花萼筒状，5裂；花冠喇叭状，长2.0～3.5 cm，淡紫色或淡黄棕色，先端5裂，裂片间褶流苏状。蒴果狭长，2瓣裂。种子扁卵形，长约1 mm，具狭翅。气微清香，茎叶味微苦，根味极苦。

一般干品含水分不超过9.0%，总灰分不超过8.0%，酸不溶性灰分不超过3.0%，芒果苷

（$C_{19}H_{18}O_{11}$）不少于2.0%。

6. 性味归经

性寒，味苦；归肝、胆经。

7. 功能主治

清热除湿，解毒，止咳。用于湿热黄疸、小便不利、肺热咳嗽。

8. 用法用量

内服：煎汤，9～15 g。

三百三十一、红花岩松

1. 别名

山瓦松、瓦指甲、堆山花、石莲花。

2. 来源

本品为景天科植物石莲 *Sinocrassula indica*（Decne.）Berger. 的全草。秋季，采收全草，晒干或鲜用。

3. 植物形态

二年生草本。株高15～50 cm。具须根。茎直立，无毛。基生叶莲座状，匙状矩圆形，长3～7 cm，宽10～18 mm，渐尖，肉质，干后有时有暗红色斑点；茎生叶与基生叶相似，但较窄小。秋季开花，花序伞房状，长、宽各5～10 cm；上部苞片条形；花梗短，长3～6 mm；萼片5枚，基部合生，宽三角形；花瓣5枚，粉红色，直立，矩圆形至披针形，顶端常反折；雄蕊5枚，较花瓣短；心皮5枚，基部合生。果为蓇葖果。种子细小，平滑。花期7—10月。

4. 生境分布

石莲野生于低山至高山的阴湿岩石上，产于中国西藏、云南、广西、贵州、四川、湖南、湖北、陕西、甘肃等省（自治区、直辖市）；国外，尼泊尔、印度亦产。

黔西北地区的赫章等县（市、区）有石莲野生资源分布。

5. 药材性状

本品全草长10～30 cm。茎枝圆柱形。具纵皱纹。叶皱曲，基生叶平展后呈匙状长圆形或匙状倒卵形，长2～6 cm，宽6～15 mm，先端急尖或钝，基部宽楔形，全缘，绿色带褐红色；基生叶较小。茎枝顶端具长5～10 cm的圆锥状或近伞房状花序；花瓣红色至紫红色；萼片5枚，三角状卵形至披针形，长约2 mm，多已脱落；雄蕊5枚，短于花瓣；心皮5枚，卵形。

6. 性味归经

性微寒，味酸、辛，有小毒；归肝经。

7. 功能主治

清热解毒，止血止痢。用于咽喉肿痛、痢疾、便血、崩漏；外用，治疮疡久不收口、烧烫伤。

8. 用法用量

内服：煎汤，1.5～3.0 g。外用：鲜品适量，捣敷患处。

9. 使用注意

本品有毒，应慎用。

三百三十二、小酒瓶花

1．别名

红茉莉、红花茉莉。

2．来源

本品为木樨科植物红素馨 *Jasminum beesianum* Forrest et Diels 的干燥全株。秋季，采集全株，切细，晒干。

3．植物形态

多年生缠绕木质藤本。茎藤长 1～3 m。小枝扭曲，四棱形，幼时常被短柔毛，稀密被黄色长柔毛。叶对生，单叶；叶片纸质或近革质，卵形、狭卵形、披针形或近圆形，长 1～5 cm，宽 3～18 mm，先端锐尖至渐尖，基部圆形、截形或宽楔形，两面无毛或被短柔毛至黄色长柔毛，下面有时具不明显细小黄色腺点，后脱落呈凹点，侧脉 1～3 对；叶柄短，扁平，具沟，疏被至密被柔毛。聚伞花序有花 2～5 朵，顶生于当年生短侧枝上，稀为单花腋生；苞片短，线形；花梗长 2～18 mm，无毛或被短柔毛；花萼光滑或被黄色长柔毛，裂片 5～7 枚，锥状线形；花冠常红色或紫色，近漏斗状，内面喉部以下被长柔毛，裂片 4～8 枚，卵圆形，先端圆钝；花极芳香。果球形或椭圆形，熟时呈黑色。花期 11 月至翌年 6 月，果期 6—11 月。

4．生境分布

红素馨野生于海拔 1 000～3 600 m 的山坡、草地、灌丛或林中，产于中国四川、贵州、云南等省（自治区、直辖市）。

黔西北地区的威宁等县（市、区）有红素馨野生资源分布和人工栽培。

5．性味归经

性平，味微苦、涩；归经不详。

6．功能主治

通经活络，利尿。用于闭经、风湿麻木、小便不利。

7．用法用量

内服：煎汤，15～30 g。

三百三十三、干旱毛蕨

1．别名

凤尾草。

2．来源

本品为金星蕨科植物干旱毛蕨 *Cyclosorus aridus*（Don）Tagawa 的干燥全草。全年均可采收，采集全草，去净杂质，晒干。

3．植物形态

植株高达 140 cm。根茎长而横生，连同叶柄基部疏被棕色、披针形鳞片。叶远生；叶柄长约 35 cm，淡褐禾秆色；叶片近草质，阔披针形，长 60～80 cm，宽 12～25 cm，基部渐变狭，下面沿叶脉有短针状毛和淡黄色棒形腺体，二回羽裂；下部 6～10 对羽片逐渐缩小成小耳片，中部羽片披针形，基部平截，裂片斜向上；侧脉 9～10 对，下部 2 对结合，第 3 对至第 6 对均伸达缺刻下的透明膜。孢子囊群圆形，生于侧脉中部，在中脉两侧各排成 1 排；囊群盖小，无毛。

4. 生境分布

干旱毛蕨野生于海拔150～1 800 m的沟边疏、杂木林下或河边湿地，产于中国华南、西南及安徽、江西、台湾、西藏等地；国外，尼泊尔、印度、越南、菲律宾、印度尼西亚、马来西亚、澳大利亚及南太平洋岛屿亦产。

黔西北地区各县（市、区）均有干旱毛蕨野生资源分布。

5. 性味归经

性凉，味苦；归肺、肝、大肠经。

6. 功能主治

清热解毒。用于痢疾、乳蛾、狂犬咬伤。

7. 用法用量

内服：煎汤，9～15 g。

三百三十四、大叶香荠菜

1. 别名

辣菜、土荆芥穗、北美独行菜。

2. 来源

本品为十字花科植物北美独行菜 *Lepidium virginicum* L. 的全草。春、夏季，采收全草，晒干或鲜用。

3. 植物形态

一年生或二年生草本，又名独行菜、琴叶葶苈、土荆芥穗、美洲独行菜。株高20～50 cm。茎直立，单一，表面具柱状腺毛；上部分枝，枝上疏生短柔毛或近于无毛。叶互生；基生叶具柄，叶柄长1.0～1.5 cm；叶片倒披针形，长1～5 cm，羽状分裂或大头羽状分裂，裂片大小不等，卵形或长圆形，基部渐狭，边缘有锯齿，两面有短伏毛；茎生叶有短柄，叶片倒披针形或线形，长1.5～5.0 cm，宽2～10 mm，先端急尖，基部渐狭。总状花序顶生，花多数；萼片4枚，绿色，卵形或椭圆形；花瓣4枚，白色，倒卵形，与萼片近等长；雄蕊2～4枚，近等长；雌蕊1枚，子房卵圆形而扁，2室，花柱不明显，柱头头状。短角果近圆形，长约3 mm，宽1～2 mm，扁平，先端微凹，边缘有窄翅，花柱极短。种子每室1粒，卵形，长约1 mm，光滑，红棕色，边缘有白色窄翅。花期4—5月，果期6—7月。

4. 生境分布

北美独行菜野生于路旁、荒地及田野，原产于北美洲、南美洲，亚洲、欧洲也有；在中国，分布于山东、江苏、安徽、浙江、江西、福建、台湾、河南、湖北、广西、贵州等省（自治区、直辖市）。

黔西北地区各县（市、区）均有北美独行菜野生资源分布。

5. 性味归经

性平，味甘；归经不详。

6. 功能主治

驱虫消积。用于小儿虫积腹胀。

7. 用法用量

内服：煎汤，9～15 g。

三百三十五、水田碎米荠

1．别名

水田荠、水芥菜。

2．来源

本品为十字花科植物水田碎米荠 *Cardamine lyrata* Bunge 的全草。春季，采集全草，洗净，晒干或鲜用。

3．植物形态

多年生草本。株高 30～70 cm，无毛。根状茎较短，丛生多数须根。茎直立，不分枝，表面有沟棱，通常从近根状茎处的叶腋或茎下部叶腋生出细长柔软的匍匐茎。生于匍匐茎上的叶为单叶，心形或圆肾形，长 1～3 cm，宽 0.7～2.3 mm，顶端圆或微凹，基部心形，边缘具波状圆齿或近于全缘，叶柄短，有时有小叶 1～2 对；茎生叶无柄，羽状复叶，小叶 2～9 对，顶生小叶大，圆形或卵形，长 1.2～2.5 cm，顶端圆或微凹，基部心形、截形或宽楔形，边缘有波状圆齿或近于全缘，侧生小叶比顶生小叶小，卵形、近圆形或菱状卵形，边缘具有少数粗大钝齿或近于全裂，基部两侧不对称，楔形而无柄或有极短的柄，着生于最下的 1 对小叶全缘，向下弯曲成耳状抱茎。总状花序顶生，花梗长 0.5～2.0 cm；萼片长卵形，边缘膜质，内轮萼片基部呈囊状；花瓣白色，倒卵形，顶端截平或微凹，基部楔形渐狭；雌蕊圆柱形，花柱长约为子房之半，柱头球形，比花柱宽。长角果长 2～3 cm，线形。种子椭圆形，边缘有显著的膜质宽翅。花期 4—6 月，果期 5—7 月。

4．生境分布

水田碎米荠野生于水田边、溪边及浅水处，产于中国黑龙江、吉林、辽宁、河北、河南、安徽、江苏、湖南、江西、广西、贵州等省（自治区、直辖市）；国外，俄罗斯、朝鲜、日本亦产。

黔西北地区的大方、七星关等县（市、区）有水田碎米荠野生资源分布。

5．药材性状

本品全草常缠结成团。须根纤细，类白色。根茎短。茎黄绿色，有沟棱；匍匐茎细长，节处有类白色细根。奇数羽状复叶多皱缩，小叶 3～9 对，顶端小叶圆形或卵圆形，长 12～25 mm，宽 7～23 mm，全缘或有波状圆齿，侧生小叶较小，基部不对称；匍匐茎上的叶多为单叶，互生，圆肾形，宽 0.5～2.0 cm。总状花序顶生。长角果长 2～3 cm，宽约 2 mm，绿褐色，每室有数枚种子，1 列。种子椭圆形，长约 1.6 mm，宽约 1 mm，边缘有膜质宽翅。气微，味微甘。

6．性味归经

性平，味甘、微辛；归膀胱、肝经。

7．功能主治

清热利湿，凉血调经，明目去翳。用于肾炎水肿、痢疾、吐血、崩漏、月经不调、目赤、云翳。

8．用法用量

内服：煎汤，15～30 g。

三百三十六、大叶金花草

1．别名

乌韭、石发、乌竹、墙柏、青蕨、野黄连、水黄连、牙齿芒、擎天蕨、万能解毒草。

2. 来源

本品为鳞始蕨科植物乌蕨 *Sphenomeris chinensis* Maxom 的全草或根茎。夏、秋季，连根挖取全草，去杂质，洗净，晒干或鲜用。

3. 植物形态

多年生草本。株高可达 65 cm。根茎坚硬而短，横走，密被赤褐色钻状鳞片。叶近生，叶柄长达 25 cm，禾秆色，光亮，直立；叶近革质，无毛；三至四回羽状分裂，披针形，长 20～40 cm；下部羽片卵状披针形，斜展，长 5～10 cm；小羽片矩圆形或披针形；末回裂片楔形，先端截形，有牙齿，基部楔形，下延，叶脉下面明显，二叉状分枝。孢子囊群顶生，每裂片上 1～2 枚；囊群盖灰棕色，半杯形，宽与叶缘等长，向外开裂。

4. 生境分布

乌蕨野生于海拔 200～1 900 m 的林下、灌丛或空旷处阴湿地，产于中国浙江、福建、安徽、江西、广东、台湾、海南、香港、广西、湖南、湖北、四川、贵州、云南等省（自治区、直辖市）；国外，热带地区、亚洲各地如日本、菲律宾、波利尼西亚、马达加斯加等地亦产。

黔西北地区的威宁等县（市、区）有乌蕨野生资源分布。

5. 药材性状

本品根茎粗壮，长 2～7 cm，表面密被赤褐色钻状鳞片，上方近生多数叶，下方有众多紫褐色须根。叶柄长 10～25 cm，直径约 2 mm，呈不规则的细圆柱形，表面光滑，禾秆色或基部红棕色，有数条角棱及 1 凹沟；叶片披针形，三至四回羽状分裂，略皱折，棕褐色至深褐色，小裂片楔形，先端平截或 1～2 浅裂。孢子囊群 1～2 个着生于每个小裂片先端边缘。气微，味苦。

6. 性味归经

性寒，味微苦，无毒；归肝、肺、大肠经。

7. 功能主治

清热，解毒，利湿，止血。用于感冒发热，咳嗽，咽喉肿痛，肠炎，痢疾，肝炎，湿热带下，痈疮肿毒，痄腮，口疮，烫火伤，毒蛇、狂犬咬伤，皮肤湿疹，吐血，尿血，便血，外伤出血。

8. 用法用量

内服：煎汤，15～30 g；或绞汁。外用：适量，捣敷；或研末外敷；或煎汤洗。

三百三十七、铁角凤尾草

1. 别名

蕨萁、猪鬃草、石林珠、金星草、止血草、鸡毛草、乌骨草、鹿仙草、瓜子莲。

2. 来源

本品为铁角蕨科植物铁角蕨 *Asplenium trichomanes* L. 的带根全草。全年均可采收，连根挖取全株，洗净，晒干或鲜用。

3. 植物形态

多年生草本。株高 10～35 cm。根茎短，密被粗筛孔状鳞片。叶簇生；叶柄褐色或黑褐色有光泽；一回羽状复叶，线状披针形，长 10～25 cm，两端稍渐狭；羽片疏生，20 对左右，有极短小柄，斜卵形或扇状椭圆形，先端钝形，前缘有细齿，基部广楔形；叶稍呈草质，表面浓绿色。孢子囊群线形，每羽片上有 6～8 枚，与中脉略成斜交；囊群盖同形。

4. 生境分布

铁角蕨野生于海拔 400～3 400 m 林下山谷中的岩石上或石缝中，广泛分布于全世界温带地区和热带、亚热带的高山上；在中国，分布于山西、陕西、甘肃、新疆、江苏、安徽、浙江、江西、福建、台湾、河南、湖北、湖南、广东、广西、四川、贵州、云南、西藏等省（自治区、直辖市）。

黔西北地区的大方、七星关、纳雍等县（市、区）有铁角蕨野生资源分布。

5. 药材性状

本品全草长约 20 cm。根茎短，被有多数黑褐色鳞片，下部丛生极纤细的须根。叶簇生；叶柄与叶轴呈细长扁圆柱形，直径约 1 mm，栗褐色而有光泽，有纵沟，上面两侧常可见全缘的膜质狭翅，质脆，易折断，断面常中空；叶片条状披针形，长约 15 cm，小羽片黄棕色，多已皱缩破碎，完整者展开后呈斜卵形或扇状椭圆形，两侧边缘有小钝齿，背面可见孢子囊群。气微，味淡。

6. 性味归经

性凉，味淡、平；归心、脾经。

7. 功能主治

清热利湿，解毒消肿，调经止血。用于小儿高热惊风、肾炎水肿、食积腹泻、痢疾、咳嗽、咯血、月经不调、带下、疮疖肿毒、毒蛇咬伤、水火烫伤、外伤出血。

8. 用法用量

内服：煎汤，10～30 g。外用：鲜品适量，捣敷患处。

三百三十八、贯叶金丝桃

1. 别名

小种黄、过路黄、上天梯、赶山鞭、小对月草、大对叶草、小刘寄奴、贯叶连翘、小叶金丝桃。

2. 来源

本品为藤黄科植物贯叶金丝桃 *Hypericum perforatum* L. 的干燥地上部分。夏、秋二季，开花时采割地上部分，阴干或低温烘干。

3. 植物形态

多年生草本。株高 20～60 cm，全体无毛。茎直立，多分枝，茎及分枝两侧各有 1 纵线棱。叶无柄，彼此靠近密集，椭圆形至线形，先端钝形，基部近心形而抱茎，边缘全缘，背卷，坚纸质，上面绿色，下面白绿色，全面散布淡色但有时黑色腺点，侧脉每边约 2 条，自中脉基部 1/3 以下生出，斜升，至叶缘连结，与中脉两面明显，脉网稀疏，不明显。花序为 5～7 花两岐状的聚伞花序，生于茎及分枝顶端，多个再组成顶生圆锥花序；苞片及小苞片线形；萼片长圆形或披针形，先端渐尖至锐尖，边缘有黑色腺点，萼面有 2 行腺条和腺斑，果时直立，略增大；花瓣黄色，长圆形或长圆状椭圆形，两侧不相等，边缘及上部常有黑色腺点；雄蕊多数，3 束，每束有雄蕊约 15 枚，花丝长短不一，花药黄色，具黑色腺点；子房卵珠形，花柱 3 枚。蒴果长圆状卵珠形，具背生腺条及侧生黄褐色囊状腺体。种子黑褐色，圆柱形，具纵向条棱，两侧无龙骨状突起，表面有细蜂窝纹。花期 6—8 月，果期 9—10 月。

4. 生境分布

贯叶金丝桃野生于山坡、路旁、草地、林下及河边等处，海拔 500～2 100 m，产于中国河北、山西、湖北、湖南、四川、贵州、陕西、甘肃、新疆、山东、江苏、江西、河南等省（自治区、直辖市）；国外，塞浦路斯、印度、蒙古、俄罗斯亦产。

黔西北地区各县（市、区）均有贯叶金丝桃野生资源分布。

5. 药材性状

本品茎呈圆柱形，长10～100 cm，多分枝，茎和分枝两侧各具一条纵棱，小枝细瘦，对生于叶腋。单叶对生，无柄抱茎，叶片披针形或长椭圆形，长1～2 cm，宽0.3～0.7 cm，散布透明或黑色的腺点，黑色腺点大多分布于叶片边缘或近顶端。聚伞花序顶生，花黄色，花萼、花瓣各5片，长圆形或披针形，边缘有黑色腺点；雄蕊多数，合生为3束，花柱3枚。气微，味微苦涩。

6. 性味归经

性寒，味辛；归肝经。

7. 功能主治

疏肝解郁，清热利湿，消肿通乳。用于肝气郁结、情志不畅、心胸郁闷、关节肿痛、乳痈、乳少。

8. 用法用量

内服：煎汤，2～3 g。

三百三十九、硬质早熟禾

1. 别名

龙须草、野席草。

2. 来源

本品为禾本科植物硬质早熟禾 *Poa sphondylodes* Trin. 的干燥地上部分。秋季，割取地上部分，洗净，晒干，切段。

3. 植物形态

多年生密丛型草本。秆高30～60 cm，具3～4节，顶节位于中部以下，上部长裸露，紧接花序以下和节下均多少糙涩。叶鞘基部带淡紫色，顶生者长4～8 cm，长于其叶片；叶舌长约4 mm，先端尖；叶片长3～7 cm，宽约1 mm，稍粗糙。圆锥花序紧缩而稠密，长3～10 cm；分枝长1～2 cm，4～5枚着生于主轴各节，粗糙；小穗柄短于小穗，侧枝基部即着生小穗；小穗绿色，熟后草黄色，具小花4～6朵；颖具3脉，先端锐尖，硬纸质，稍粗糙，第1颖稍短于第2颖；外稃坚纸质，具5脉，间脉不明显，先端极窄膜质下带黄铜色，脊下部2/3和边脉下部1/2具长柔毛，基盘具绵毛；内稃等长或稍长于外稃，脊粗糙具微细纤毛，先端稍凹；花药长1.0～1.5 mm。颖果腹面有凹槽。花、果期6—8月。

4. 生境分布

硬质早熟禾野生于草地、路旁、林下，山坡和丘陵坡地，中国东北、华北、西北、西南等地区有分布。

黔西北地区各县（市、区）均有硬质早熟禾野生资源分布。

5. 性味归经

性平，味甘、淡；归脾、膀胱经。

6. 功能主治

清热解毒，利尿通淋。用于小便淋涩、黄水疮。

7. 用法用量

内服：煎汤，6～9 g。

三百四十、木通七叶莲

1. 别名

鸭脚莲、七叶莲、假荔枝、土牛藤。

2. 来源

本品为木通科植物野木瓜 *Sauntonia chinensis* DC. 的干燥全株。夏、秋季，采收全株，洗净，切段，晒干。该品种的根亦供药用。

3. 植物形态

木质藤本。茎绿色，具线纹，老茎皮厚，粗糙，浅灰褐色，纵裂。掌状复叶，有小叶 5～7 片；小叶革质，长圆形、椭圆形或长圆状披针形，先端渐尖，基部钝、圆或楔形，边缘略加厚，上面深绿色，有光泽，下面浅绿色，嫩时常密布更浅色的斑点；中脉在上面凹入，侧脉和网脉在两面均明显凸起。花雌雄同株，通常 3～4 朵组成伞房花序式的总状花序；总花梗纤细，基部被芽鳞片苞托；花梗长 2～3 cm，苞片和小苞片线状披针形。雄花：萼片外面淡黄色或乳白色，内面紫红色，外轮的披针形，内轮的线状披针形；蜜腺状花瓣 6 枚，舌状，顶端稍呈紫红色；花丝合生为管状，花药药隔突出所成之尖角状附属体与药室近等长，退化心皮小，锥尖。雌花：萼片与雄花的相似但稍大，外轮的长可达 22～25 mm；退化雄蕊长约 1 mm；心皮卵状棒形，柱头偏斜的头状；蜜腺状花瓣与雄花的相似。果长圆形，长 7～10 cm，直径 3～5 cm。种子近三角形，压扁，种皮深褐色至近黑色，有光泽。花期 3—4 月，果期 6—10 月。

4. 生境分布

野木瓜野生于海拔 500～1 300 m 的山地密林、山腰灌丛或山谷溪边疏林中，产于中国广东、广西、香港、湖南、贵州、云南、安徽、浙江、江西、福建等省（自治区、直辖市）。

黔西北地区的黔西等县（市、区）有野木瓜野生资源分布。

5. 药材性状

本品茎枝为圆柱形碎段，长 3～5 cm，直径 2～25 mm。粗茎外表灰棕色至棕色，有粗纵纹，栓皮常块状脱落而显露内部纤维束；细茎外表深棕色，具光泽，纵纹明显，小枝痕与叶痕可见。质坚硬，稍带韧性。切断面皮部狭窄，深棕色，可见灰白色波环状中柱鞘，木部宽广，浅棕黄色，射线致密，导管孔明显，皮部常与木部分离。叶片完整或为大小不一的碎片，叶背面网脉间有白色斑点。气微，味淡、稍苦涩。

6. 性味归经

性温，味甘；归经不详。

7. 功能主治

散瘀止痛，利尿消肿。用于风湿性关节炎、跌打损伤、各种神经性疼痛、水肿、小便不利、月经不调。

8. 用法用量

内服：煎汤，12～20 g。

9. 使用注意

孕妇忌服。

三百四十一、黄花油点草

1. 别名

黄瓜香、山黄瓜、黑点草、红酸七、山竹花、粗柄油点草。

2. 来源

本品为百合科植物黄花油点草 *Tricyrtis maculata*（D. Don）Machride. 的干燥全草。秋、冬季，采收全草，除净杂质，切段，晒干或鲜用。

3. 植物形态

多年生草本。株高 50～100 m。根状茎横走。茎直立，圆柱形，无毛或上部被糙毛，有时分枝。叶卵状椭圆形、矩圆形至矩圆状披针形，长 6～19 cm，宽 4～10 cm，先端渐尖或急尖，两面疏生短糙伏毛，基部心形抱茎或圆形而近无柄，边缘具短糙毛。二歧聚伞花序顶生或腋生，花序轴和花梗生淡褐色短糙毛，并间生细腺毛；花绿白色、淡黄色，或近黄色；花被片内面的斑点由紫黑色点状小块分布到紫褐色星散分布，卵状椭圆形至披针形，开放后自中下部向下反折，在基部向下延伸而呈囊状；雄蕊约等长于花被片，花丝中上部向外弯垂，具紫色斑点；柱头与雄蕊近等高，3 裂，裂片长 1.0～1.5 cm，每裂片上端又 2 深裂，小裂片密生腺毛。蒴果棱状矩圆形，具 3 棱，长 2.0～3.5 cm。花期 7—9 月，果期 8—10 月。

4. 生境分布

黄花油点草野生于海拔 280～2 300 m 的山坡林下、路旁等处，产于中国云南、四川、贵州、陕西、甘肃、河北、河南、湖南、湖北等省（自治区、直辖市）；国外，尼泊尔、不丹、印度东北部亦产。

黔西北地区的黔西、大方、七星关等县（市、区）有黄花油点草野生资源分布。

5. 药材性状

本品常切成段，长 5～10 cm。根为棕黄色，多具须根，根须稍弯曲，质坚实稍带柔韧。茎圆柱形，无毛或上部被糙毛；外表面棕黄色至深棕色；质硬易折断，断面中心类白色，外围深黄色。叶互生，无柄，皱缩，展开后矩圆形、椭圆形至倒卵形，长 5～15 cm，宽 4～6 cm，顶端渐尖，基部略呈心形或心形而抱茎，上面褐绿色，下面灰绿色；两面疏生微粗毛，下面叶脉上较密，叶缘具短糙毛；叶脉常 9 条。聚散花序顶生或生于上部叶腋，花被片 6 枚；雄蕊 6 枚；子房柱头 3 裂。蒴果具 3 棱，黄绿色。

6. 性味归经

性平，味涩；归经不详。

7. 功能主治

清热除烦，安神除烦，活血消肿。用于胃热口渴、烦躁不安、劳伤、水肿、小便不利；外治风疹瘙痒。

8. 用法用量

内服：煎汤，9～15 g。外用：鲜品适量，捣烂取汁，调酒搽患处。

三百四十二、黑穗画眉草

1. 别名

露水草、万人羞。

2. 来源

本品为禾本科植物黑穗画眉草 *Eragrostis nigra* Nees ex Steud. 的全草。该品种的根亦供药用。全年均可采收，洗净，晒干。

3. 植物形态

多年生草本。秆丛生，直立或基部稍膝曲，高 30～60 cm，直径 1.5～2.5 mm，基部常压扁，具 2～3 节。叶鞘松裹茎，两侧边缘有时具长纤毛，鞘口有白色柔毛；叶片线形，扁平，长 2～25 cm，宽 3～5 mm，无毛。圆锥花序开展，分枝单生或轮生，纤细，曲折，腋间无毛；小穗黑色或墨绿色，含小花 3～8 朵；颖披针形，先端渐尖，膜质，具 1 脉，第 2 颖或具 3 脉；外稃长卵圆形，先端膜质，具 3 脉；内稃稍短于外稃，弯曲，脊上有短纤毛，先端圆钝，宿存；雄蕊 3 枚，花药长约 0.6 mm。颖果椭圆形，长为 1 mm。花、果期 4—9 月。

4. 生境分布

黑穗画眉草多野生于山坡草地，产于中国云南、贵州、四川、广西、江西、河南、陕西、甘肃等省（自治区、直辖市）；国外，印度、东南亚等地亦产。

黔西北地区的威宁等县（市、区）有黑穗画眉草野生资源分布。

5. 性味归经

性平，味甘；归经不详。

6. 功能主治

清热，止咳，镇痛。用于百日咳、头痛、腹痛。

7. 用法用量

内服：煎汤，9～15 g。

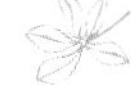

三百四十三、细叶鼠曲草

1. 别名

磨地莲、清明草、小火草、毛水蚁、雷公青、菠萝草、叶下白、锦鸡舌、白草仔、棉花草、毛女儿菜、小白根菊、乌云盖雪、天青地白、天青地白草。

2. 来源

本品为菊科植物细叶鼠曲草 *Gnaphalium japonicum* Thunb. 的干燥全草。夏、秋季，采挖全草，洗净，晒干。

3. 植物形态

一年生细弱草本。茎高 10～30 cm，稍直立，不分枝或自基部发出数条匍匐的小枝，有细沟纹，密被白色绵毛，基部节间不明显。基生叶在花期宿存，呈莲座状，线状剑形或线状倒披针形，基部渐狭，下延，顶端具短尖头，边缘多少反卷，上面绿色，疏被棉毛，下面白色，厚被白色绵毛，叶脉 1 条，在上面常凹入或不显著，在下面明显突起；茎叶（花葶的叶）少数，线状剑形或线状长圆形。头状花序少数，无梗，在枝端密集成球状，作复头状花序式排列，花黄色；总苞近钟形，总苞片 3 层，外层宽椭圆形，干膜质，带红褐色，顶端钝，背面被疏毛，中层倒卵状长圆形，上部带红褐色，基部渐狭，顶端钝或骤然紧缩而具短尖头，内层线形，顶端钝而带红褐色，3/5 处以下为浅绿色。雌花多数，花冠丝状，顶端 3 齿裂；两性花少数，花冠管状，顶部稍扩大，檐部 5 浅裂，裂片顶端骤然紧缩而具短尖头。瘦果纺锤状圆柱形，密被棒状腺体；冠毛粗糙，白色。花期 1—5 月。

4. 生境分布

细叶鼠曲草野生于山坡草地、田埂或路旁等，分布于中国华东、华中、华南、西南及台湾等地。

黔西北地区的纳雍、七星关等县（市、区）有细叶鼠曲草野生资源分布。

5. 性味归经

性寒，味甘、淡；归肺、肝、脾经。

6. 功能主治

疏风清热，利湿，解毒。用于结膜炎、角膜白斑、感冒、肾炎、带下等。

7. 用法用量

内服：煎汤，15～60 g。外用：鲜品适量，捣烂敷患处。

三百四十四、四楞筋骨草

1. 别名

筋骨连、箭羽草、筋骨草、四棱草、假马鞭草、舒艋箭羽草、舒筋箭羽草、箭羽筋骨草、四柑筋骨草。

2. 来源

本品为唇形科植物四楞筋骨草 *Schnabelia oligophylla* Hand. -Mazz. 的全草。5 月，采收全草，洗净，晒干或鲜用。

3. 植物形态

多年生草本。植株高达 100 cm。根茎短粗，逐节生根。茎方形，具明显细束的节，四角有膜质翅，分枝多。叶对生，叶柄被糙伏毛；叶片纸质，卵形或三角状卵形，长 1.0～2.5 cm，宽 4～30 mm，上部叶渐小，两面被疏糙伏毛。花单生叶腋，淡紫色或紫红色；花萼钟形，外面有毛，先端 5 裂；花冠外面有毛，管细长，先端唇形，上唇 2 裂，裂片圆形，下唇 3 裂；雄蕊 4 枚，伸出花冠外，前对稍长；子房 4 裂，花柱先端 2 裂。小坚果倒卵珠形，被短柔毛，橄榄色，背面具网纹。花期 4—5 月，果期 5—6 月。

4. 生境分布

四楞筋骨草野生于海拔约 700 m 的山谷溪旁、石灰岩上，分布于中国江西、福建、湖南、广东、广西、四川、贵州等省（自治区、直辖市）。

黔西北地区的金沙等县（市、区）有四楞筋骨草野生资源分布。

5. 药材性状

本品全草长 30～40 cm。根短小，棕红色。茎具 4 棱，多分枝，棱边具膜质翅，节处较细，呈断裂状，表面枯绿色或绿褐色；质柔脆，易折断，髓心白色，松泡如灯芯草。叶多脱落，完整叶片展平后呈卵形或卵状披针形，长 1～2 cm，宽 5～10 mm，先端尖，基部楔形或圆形，下部叶多 3 裂，两面均被毛。气微，味淡。

6. 性味归经

性平，味辛、苦；归经不详。

7. 功能主治

祛风除湿，活血通络。用于风湿痹痛、四肢麻木、腰膝酸痛、跌打损伤、妇女经闭。

8. 用法用量

内服：煎汤，9～15 g；或浸酒。外用：鲜品适量，捣敷患处。

9. 使用注意

孕妇忌服。

三百四十五、翅柄铁线蕨

1. 别名

猪鬃草、猪鬃七、牛毛针、猪毛草、牛毛毡、乌脚芒、岩浮萍、小猪棕草、圆叶铁线蕨。

2. 来源

本品为铁线蕨科植物团羽铁线蕨 *Adiantum capillus-junonis* Rupr. 的全草。全年均可采收，采集全草，晒干或鲜用。本品种的根茎亦供药用，秋、冬季采收根部，去须根、杂质，洗净，晒干或鲜用。

3. 植物形态

多年生草本。株高 10～20 cm。根状茎直立，顶部有褐色披针形鳞片。叶簇生，近膜质，无毛；叶柄纤细，亮栗色，基部有鳞片；叶片披针形，长 8～15 cm，宽 25～35 mm，一回羽状，叶轴顶部常延伸成鞭状，顶端着地生根；羽片团扇形，基部有关节和柄相连，外缘 2～5 浅裂，裂片顶部生孢子囊群，边缘全缘，但不育部分的边缘有浅波状钝齿；叶脉扇形分叉，小脉直达叶边。孢子囊生裂片边缘的小脉顶部；囊群盖条状矩圆形或近肾形，上缘平直，棕色，宿存。

4. 生境分布

团羽铁线蕨野生于海拔 300～2 500 m 的湿润石灰岩脚、阴湿墙壁基部石缝中或荫蔽湿润的白垩土上，产于中国台湾、山东、河南、北京、河北、甘肃、四川、云南、贵州、广西、广东等省（自治区、直辖市）；国外，日本亦产。

黔西北地区的纳雍、大方、七星关等县（市、区）有团羽铁线蕨野生资源分布。

5. 性味归经

性凉，味微苦；归心、膀胱经。

6. 功能主治

清热解毒，利尿，止咳。用于小便不利、血淋、痢疾、咳嗽、瘰疬、乳痈、毒蛇咬伤、烫火伤。

7. 用法用量

内服：煎汤，15～30 g。外用：鲜品适量，捣敷患处。

三百四十六、普通铁线蕨

1. 别名

猪毛参、小猪鬃草。

2. 来源

本品为铁线蕨科植物普通铁线蕨 *Adiantum edgeworthii* Hooker 的全草。全年均可采收，采集全草，除净杂质，晒干或鲜用。

3. 植物形态

植株高 10～30 cm。根状茎短而直立，被黑褐色披针形鳞片。叶簇生；叶柄栗色，基部被鳞片，向上光滑，有光泽；叶片线状披针形，先端渐尖，基部几乎不变狭，长 6～23 cm，宽 2～3 cm，一回羽状；羽片 10～30 对，对生或互生，平展，具极短的柄，相距约 5 mm，彼此接近，若叶轴先端延长成鞭状，则顶部叶片便逐渐远离，中部羽片先端急尖或圆钝，基部不对称，上侧截形，上凹入，上缘 2～5 浅裂，下缘和内缘直而全缘，裂片近长方形，全缘或稍呈波状；基部数对羽片与中部羽片同形而略缩小，且略反折，顶部羽片与中部的同形而渐次缩小，顶生羽片近扇形，上缘深裂，基部楔形；叶脉多回二歧分叉，两面均明显。叶干后纸质，淡褐色或淡棕绿色，两面均光滑无毛；叶轴栗色，光滑，有光泽，先端常延伸成鞭状；能着地生根，行无性繁殖。孢子囊群每羽片2～5枚，横生于裂片先端；囊群盖圆形或长圆形，上缘平直，膜质，棕色，全缘，宿存。孢子周壁具颗粒状纹饰，处理后周壁易脱落。

4. 生境分布

普通铁线蕨野生于海拔700～2 500 m的林下阴湿地方或岩石上，产于中国北京、河北、台湾、山东、河南、甘肃、四川、贵州、云南、西藏等省（自治区、直辖市）；国外，越南、缅甸、印度、尼泊尔、日本、菲律宾等地亦产。

黔西北地区的七星关、大方、纳雍等县（市、区）有普通铁线蕨野生资源分布。

5. 性味归经

性凉，味苦；归小肠、膀胱经。

6. 功能主治

利尿通淋，敛伤止血。用于淋证、金创刀伤、水火烫伤。

7. 用法用量

内服：煎汤，干品9～15 g。外用：鲜品适量，捣敷患处。

三百四十七、广西过路黄

1. 别名

笠麻花、斑筒花、斗笠花、虎头黄、五莲花、时花草、小过路黄、四叶一枝花。

2. 来源

本品为报春花科植物广西过路黄 *Lysimachia alfredii* Hance 的全草。全年均可采收，采集全草，去净杂质，洗净，鲜用或晒干。

3. 植物形态

多年生草本。株高10～45 cm。茎簇生，直立或有时基部倾卧生根，单一或近基部有分枝，被褐色多细胞柔毛。叶对生，叶柄密被柔毛；茎下部的叶较小，常成圆形，茎上部叶较大，茎端的2对间距很短，密聚成轮生状，叶片卵形至卵状披针形，先端锐尖或钝，基部楔形或近圆形，边缘具缘毛，两面均被糙伏毛，极密或有时稀疏，密布黑色腺条和腺点，侧脉纤细，不明显。总状花序顶生，缩短成近头状；花序有轴；苞片阔椭圆形或阔倒卵形，先端圆钝，基部渐狭，密被糙伏毛；花有梗，密被柔毛；花萼5裂，分裂近达基部，裂片狭披针形，边缘膜质，背面被毛，有黑色腺条；花冠黄色，基部合生，先端5裂，裂片披针形，先端钝或锐尖，密布黑色腺条；雄蕊5枚，花丝下部合生成筒，被腺毛，花药长圆形。蒴果近球形，褐色。花期4—5月，果期6—8月。

4. 生境分布

广西过路黄野生于山谷溪边、沟旁湿地、林下和灌丛中，分布于中国江西、福建、湖南、广东、广西、贵州等省（自治区、直辖市）。

黔西北地区的威宁等县（市、区）有广西过路黄野生资源分布。

5. 药材性状

本品鲜品茎长15 cm以上，密被褐色柔毛。叶对生，顶端的2对密聚成轮生状，叶片多皱缩，展平后呈卵形或卵状披针形，长3.5～11.0 cm，宽1.5～5.5 cm，先端锐尖或稍钝，基部渐狭，两面被柔毛及密布黑色腺条和腺点。花多数，集中于茎顶端，密聚成头状；花冠黄色，裂片卵状披针形。蒴果近球形，褐色，直径约5 mm。

6. 性味归经

性凉，味苦、辛；归肝、胆、大肠、膀胱经。

7. 功能主治

清热利湿，排石通淋。用于黄疸型肝炎、痢疾、热淋、石淋、带下。

8. 用法用量

内服：煎汤，30～60 g。

三百四十八、紫背金盘草

1. 别名

散血丹、破血丹、筋骨草、石灰菜、九味草、散瘀草、退血草、散血草。

2. 来源

本品为唇形科植物紫背金盘 *Ajuga nipponensis* Makino 的全草。春、夏季，采收全草，去净杂质，洗净，晒干或鲜用。

3. 植物形态

一年生或二年生草本。株高 20 cm 以上。茎通常直立，稀平卧，常从基部分枝而无基生叶，全体被疏柔毛。茎生叶具柄；叶片宽椭圆形或倒卵状椭圆形，两面被糙伏毛。轮伞花序下部者远离，向上渐密集顶生假穗状花序；苞片小，卵形至宽披针形；花萼钟状，10 脉，萼齿 5 枚，近相等；花冠淡蓝色或蓝紫色，稀白色或白绿色，具深色条纹，筒近基部具毛环，檐部近二唇形，上唇短，2 浅裂，下唇伸延，3 裂，中裂片扇形；雄蕊 4 枚，二强，伸出；花盘环状。小坚果卵圆状三棱形，背部具网状皱纹，合生面达果轴 3/5。花期：在中国东部者为 4—6 月，西南部者为 12 月至翌年 3 月；果期前者为 5—7 月，后者为 1—5 月。

4. 生境分布

紫背金盘野生于海拔 100～2 300 m 的草地、林内及阳坡地，分布于中国东部、南部及西南各地，西北至秦岭南坡。

黔西北地区的赫章等县（市、区）有紫背金盘野生资源分布。

5. 药材性状

本品暗绿色。茎细方柱形，被柔毛，基部常带红色，有分枝。无基生叶；茎生叶多皱缩，完整叶片展平后呈阔椭圆形或倒卵状椭圆形，长 2.0～4.5 cm，宽 1.5～2.5 cm，先端钝，基部楔形，下延，边缘有不整齐的波状圆齿，具缘毛，两面有柔毛，下部叶背面常带紫色；叶柄具狭翅，有时呈深紫色。轮伞花序多花，苞叶与叶同形，向上渐小；花萼钟形，外面上部及齿缘有柔毛；花冠唇形，淡蓝色或蓝紫色，稀白色或白绿色，外面有柔毛，内面近基部有毛环。小坚果卵状三棱形，背面有网状皱纹，果脐占果轴的 3/5。气微，味苦。

6. 性味归经

性寒，味苦、辛；归肺、肝、胃经。

7. 功能主治

清热解毒，凉血散瘀，消肿止痛。用于肺热咳嗽、咳血、咽喉肿痛、乳痈、肠痈、疮疖出血、跌打肿痛、外伤出血、水火烫伤、毒蛇咬伤。

8. 用法用量

内服：煎汤，15～30 g。外用：适量。

9. 使用注意

能消胎气，孕妇不可服。忌鸡、鱼、湿面、羊血。

三百四十九、大叶白头翁

1. 别名

火草、一面青、大火草、避风草。

2. 来源

本品为菊科植物珠光香青 *Anaphalis margaritacea*（L.）Benth. et Hook. f. 的干燥带根全草。春、夏季间，花苞初放时连根挖起全草，去净泥沙、杂质，晒干。

3. 植物形态

多年生草本。株高 30～70 cm。密被白色绵毛。根状茎横走或斜升，木质。单叶互生，稍革质；无柄；叶片线状披针形，先端渐尖，有小尖头，基部稍狭，常抱茎，边缘平，上部叶渐小，上面被蛛丝状毛，下面被灰白色至红褐色厚绵毛。头状花序多数，在茎和枝端排列成复伞房状；花序具梗，总苞钟状或半球状，总苞片 5～7 层，白色，干膜质，最内层线状倒披针形，有长达全长 3/4 的爪部；花托蜂窝状；雌株头状花序外围有多层雌花，中央有雄花 3～20 朵；雄株头状花序，有雄花或外围有极少数雌花；花冠毛比花冠稍长。瘦果长椭圆形，有小腺点。花、果期 8—11 月。

4. 生境分布

珠光香青野生于向阳山坡及田野，分布于中国湖北、四川、贵州等省（自治区、直辖市）。

黔西北地区的大方等县（市、区）有珠光香青野生资源分布。

5. 药材性状

本品根头细小，长 1～3 cm。茎长 30～50 cm，直径达 5 mm，梢部渐细小，少分枝，外表密生白色丝状茸毛，扯下后又显露出黄绿色而细密短小的茸毛。叶多皱缩成团，棕褐色，两面均有白毛，但较茎部毛短小。花多不存在。有臭气，味微弱。以茎秆粗壮、叶片不脱落者为佳。

6. 性味归经

性凉，味苦、辛；归经不详。

7. 功能主治

清热泻火，燥湿，驱虫。用于吐血、胃火牙痛、湿热泻痢、蛔虫病、乳痈、瘰疬、臁疮。

8. 用法用量

内服：煎汤，10～30 g。外用：适量。

三百五十、五凤朝阳草

1. 别名

风尾参、还阳草、厥芨花、土茵陈、四方草、四方盒子草、羊肝狼头草、蒿枝龙胆草。

2. 来源

本品为玄参科植物大王马先蒿 *Pedicularis rex* C. B. Clarke ex Maxim. 的干燥全草。夏、秋季，采收全草，去净杂质，晒干。

3. 植物形态

多年生草本。株高 10～90 cm。主根粗壮，根颈上生有丛密细根。茎直立，有棱角和条纹，有毛或无毛。叶 3～5 片，轮生；较上部的叶柄多膨大而互相结合成斗状；叶片羽状全裂或深裂，长 3.5～12.0 cm，宽 1～4 cm，裂片线状长圆形至长圆形，缘有锯齿。总状花序；苞片基部均膨大而结合成斗状，前半部羽状分裂；萼膜质，无毛，齿退化成 2 枚，宽而圆钝；花冠黄色，长

2～3 cm，盔背部有毛，先端下喙有细齿1对；雄蕊2对，被毛。蒴果卵圆形，长10～15 mm，先端有短喙。种子卵圆形。花期6—8月，果期8—9月。

4. 生境分布

大王马先蒿野生于山坡草地或疏林中，分布于中国云南、贵州、四川等省（自治区、直辖市）；国外，缅甸、印度亦产。

黔西北地区的威宁等县（市、区）有大王马先蒿野生资源分布。

5. 药材性状

本品茎有棱角和条纹。叶3～4片轮生，较上部的叶柄多膨大而互相结合成斗状；叶片羽状深裂或全裂，裂片线状长圆形至长圆形，缘有锯齿。苞片基部均膨大而结合成斗状；花萼膜质；花冠黄色。蒴果卵圆形，先端有短喙。气微，味苦、微辣。

6. 性味归经

性平，味苦、辛；归肺经。

7. 功能主治

清热解表。用于天花、麻疹、温病。

8. 用法用量

内服：煎汤，3～5 g。

三百五十一、铜锤玉带草

1. 别名

翳子草、地浮萍、小铜锤、地钮子、地扣子、扣子草、马莲草、地石榴、铜锤草、红头带、土油甘、三脚丁、地茄子草。

2. 来源

本品为桔梗科植物铜锤玉带草 *Pratia nummularia*（Lam.）A. Br. et Aschers. 的全草。夏季，采收全草，洗净，晒干或鲜用。

3. 植物形态

多年生草本，有白色乳汁。茎平卧，长12～55 cm，被开展柔毛，不分枝或在基部有长或短的分枝，节上生根。叶互生；叶片圆卵形、心形或卵形，先端钝圆或急尖，基部斜心形，边缘有牙齿，两面疏生短柔毛，叶脉掌状至掌状羽脉；叶有柄，生开展短柔毛。花单生叶腋；花具梗，无毛；花萼筒坛状，无毛，裂片条状披针形，伸直，每边生2或3枚小齿；花冠紫红色、淡紫色、绿色或黄白色，花冠筒外面无毛，内面生柔毛，檐部二唇形，裂片5枚，上唇2裂片条状披针形，下唇裂片披针形；雄蕊在花丝中部以上连合，花丝筒无毛，花药管背部生柔毛，下方2枚花药顶端生髯毛。浆果，紫红色，椭圆状球形。种子多数，近圆球状，稍扁，表面有小疣突。在热带地区，整年可开花结果。

4. 生境分布

铜锤玉带草野生于田边、路旁以及丘陵、低山草坡或疏林中的潮湿地，产于中国西南、华南、华东及湖南、湖北、台湾、西藏等地；国外，印度、尼泊尔、缅甸、巴布亚新几内亚亦产。

黔西北地区的威宁、赫章、七星关等县（市、区）有铜锤玉带草野生资源分布。

5. 药材性状

本品全草干燥皱缩，深绿色。茎细，扁圆柱形，密生柔毛，匍匐茎（节上有不定根）有纵沟或纵细纹；节间明显，长1.5～4.0 cm。单叶互生，卵形、阔卵形；叶柄长3～6 mm，基部稍偏斜，叶缘钝锯齿状，叶上面绿色、下面灰绿色，两面或多或少有疏柔毛；叶腋常有小叶着生。果实椭圆状球形或球形。质脆。气微，味淡。粉末草绿色，味淡，稍刺鼻。

6. 性味归经

性平，味辛、苦；归心、肺、肝经。

7. 功能主治

祛风除湿，活血，解毒。用于风湿疼痛、月经不调、目赤肿痛、乳痈、无名肿痛。

8. 用法用量

内服：煎汤，9～15 g；或研末，每次 0.9～1.2 g。外用：适量。

9. 使用注意

孕妇慎用；忌大蒜。

三百五十二、白花蛇舌草

1. 别名

蛇舌草、蛇舌癀、蛇针草、龙舌草、蛇总管、尖刀草、甲猛草、蛇脷草、鹤舌草、白花十字草。

2. 来源

本品为茜草科植物白花蛇舌草 *Hedyotis diffusa* Willd. 的全草。夏、秋季，采集全草，洗净，晒干或鲜用。

3. 植物形态

一年生草本。株高 15～50 cm。根细长。茎纤弱，略带方形或扁圆柱形，光滑无毛，从基部发出多分枝。叶对生；无柄；叶片线形至线状披针形，先端急尖，上面光滑，下面有时稍粗糙，侧脉不明显；托叶膜质，基部合生成鞘状，先端芒尖。花单生或成对生于叶腋，常具短而略粗的花梗，稀无梗；萼筒球形，4 裂，裂片长圆状披针形，边缘具睫毛；花冠白色，漏斗形，先端 4 深裂，裂片卵状长圆形，秃净；雄蕊 4 枚，着生于冠筒喉部，与花冠裂片互生，花丝扁，花药卵形，背着，2 室，纵裂；子房下位，2 室，柱头 2 浅裂呈半球形。蒴果扁球形，室背开裂，花萼宿存。种子棕黄色，细小，有 3 个棱角。花期 7—9 月，果期 8—10 月。

4. 生境分布

白花蛇舌草野生于山坡、路边、溪畔草丛中，产于中国福建、广东、香港、广西、海南、安徽、云南、贵州等省（自治区、直辖市）；国外，尼泊尔等地亦产。

黔西北地区的大方、黔西、纳雍等县（市、区）有白花蛇舌草野生资源分布。

5. 药材性状

本品干燥全草扭缠成团状，灰绿色至灰棕色。有主根 1 条，粗 2～4 mm，须根纤细，淡灰棕色。茎细而卷曲，质脆，易折断，中央有白色髓部。叶多破碎，极皱缩，易脱落；有托叶，长 1～2 mm。花腋生。气微，味淡。

6. 性味归经

性凉，味甘、淡；归胃、大肠、小肠经。

7. 功能主治

清热解毒，利尿消肿，活血止痛。用于恶性肿瘤、肠痈（阑尾炎）、疮疖肿毒、湿热黄疸、小便不利；外用，治疮疖痈肿、毒蛇咬伤。

8. 用法用量

内服：煎汤，15～30 g。外用：适量。

9. 使用注意

孕妇慎用。

 三百五十三、九头狮子草

1. 别名

接骨草、土细辛、万年青、铁焊椒、绿豆青、尖惊药、天青菜、金钗草、铁脚万年青。

2. 来源

本品为爵床科植物九头狮子草 *Peristrophe japonica*（Thunb.）Bremek. 的全草。夏、秋季，采收全草，除去杂质，晒干或鲜用。

3. 植物形态

多年生草本。株高 50 cm 左右。根细长，须根黄白色。茎直立，四棱形，深绿色，节显著膨大。叶对生；有柄；叶片纸质，椭圆形或卵状长圆形，先端渐尖，基部渐窄，全缘。聚伞花序短，集生于枝梢的叶腋；每一花下有大小 2 片叶状苞片，苞片椭圆形至卵状长圆形；萼 5 裂，钻形；花冠粉红色至微紫色，外面疏被短毛，下部细长筒形，冠檐 2 唇形，上唇全缘，下唇微 3 裂；雄蕊 2 枚，着生于花冠筒内，2 花室一上一下；雌蕊 1 枚，子房 2 室，胚珠多数，花柱白色，柱头 2 裂。蒴果窄倒卵形，略被柔毛，成熟时纵裂，将种子弹出。种子坚硬，褐色，扁圆，有小瘤状突起。花期 5—9 月。

4. 生境分布

九头狮子草野生于山坡、林下、路旁、溪边等阴湿处，分布于中国长江流域以南各地区；国外，日本亦产。

黔西北地区各县（市、区）均有九头狮子草野生资源分布。

5. 药材性状

本品长 20～50 cm。茎方形，深绿色，节膨大。叶卵状距圆形，长 3～7 cm，先端渐尖，基部渐狭，全缘。可见花序或果序。气微，味苦。

6. 性味归经

性凉，味辛、微苦；归经不详。

7. 功能主治

发汗解表，清热解毒，镇痉。用于感冒、咽喉肿痛、白喉、小儿消化不良、小儿高热、痈疖肿毒、毒蛇咬伤。

8. 用法用量

内服：煎汤，15～30 g。外用：适量。

三百五十四、云南铁线莲

1. 别名

小木通、牛打架、山木通、辣木通、大野木通。

2. 来源

本品为毛茛科植物云南铁线莲 *Clematis yunnanensis* Franch. 的干燥全株。四季均可采收，采集全株，切细，晒干。

3. 植物形态

木质藤本。茎褐色，有细纵沟纹，幼时表面被柔毛，以后无毛。三出复叶；小叶片卵状披针

形或宽披针形，顶端尾状渐尖，基部圆形，边缘有整齐的锯齿，齿尖有细尖头或有时全缘，表面有稀疏柔毛或仅主脉上有毛，背面毛稀疏或近于无毛，基出主脉3条，在表面平坦，在背面隆起；叶有柄，被疏柔毛。聚伞花序腋生，比叶短，有花3～7朵，花序具梗，被紧贴的短柔毛；在花序的分枝处有1对披针形的苞片；花有梗；花钟状，直立；萼片4枚，白色或淡黄色，卵圆形或狭卵形，顶端钝尖，内面无毛，外面及边缘被绒毛；雄蕊与萼片等长，花丝线形，两侧生长柔毛，基部被短柔毛；心皮被绢状毛。瘦果卵形，被短柔毛，宿存花柱生长柔毛。花期11—12月，果期翌年4—5月。

4. 生境分布

云南铁线莲野生于海拔2 000～3 000 m的山谷、水边、林缘、山坡灌丛中，产于中国四川、贵州、云南等省（自治区、直辖市）。

黔西北地区的威宁等县（市、区）有云南铁线莲野生资源分布。

5. 药材性状

本品茎藤缠绕或成段，圆柱形，表面棕褐色，上部草质，中下部木质。长柄叶对生，三出复叶，小叶宽披针形或卵状披针形。气微，味辛、微苦。

6. 性味归经

味辛，性温；归经不详。

7. 功能主治

祛风利湿，止痛，利尿。用于风湿筋骨痛、偏头痛、腰痛、小便不利，外治头癣。

8. 用法用量

内服：煎汤，9～15 g。外用：适量。

三百五十五、金钩如意草

1. 别名

水黄连、五味草、地堇苗、大理紫堇、水金钩如意。

2. 来源

本品为罂粟科植物金钩如意草 *Corydalis taliensis* Franch. 的干燥全草。盛花期，采集全草，除净泥土和杂物，晒干。

3. 植物形态

无毛草本。株高10～90 cm。主根长达30 cm，粗达1 cm，具多数纤细状细根；根茎匍匐，覆盖残枯的叶基。茎1条至数条，淡绿带紫色，直立，柔弱，有时平卧，多汁，具分枝和多叶。基生叶数片，叶具柄；叶片轮廓近圆形或楔状菱形，二至三回三出全裂，第一回全裂片具较长的柄，卵形，第二回裂片具短柄或无柄，宽卵形或先端裂片宽倒卵形，2～3深裂或浅裂，小裂片倒卵形或狭倒卵形，先端钝、圆或截形，表面绿色，背面具白粉，叶脉明显；茎生叶数片，疏离，与基生叶同形，但叶片较小和叶柄较短。总状花序生于茎和分枝顶端，多花；苞片下部者3～5浅裂，中部者倒卵形，3浅裂或全缘，上部者倒卵状匙形，全缘；花梗纤细，与苞片近等长。萼片鳞片状，白色，圆形或宽卵形，具流苏状齿缺；花瓣紫色、蓝紫色、红色或粉红色，花瓣片舟状卵形，先端具尖头，背部在喙后具鸡冠状突起，距圆筒形，末端圆，略下弯，与花瓣片近等长，下花瓣匙形，花瓣片舟状近圆形或卵形，背部鸡冠同上瓣，爪条形，长于花瓣片，内花瓣提琴形，花瓣片长圆状倒卵形，具1侧生囊，爪细，略长于花瓣片；花药小，卵圆形，黄色，花丝披针形，蜜腺体黄色，贯穿距的2/5；子房线形，胚珠多数，排成1行，花柱较子房短，柱头双卵形，具8个乳突。蒴果狭圆柱形。种子肾形至近圆形，黑色，具光泽，有极细的网纹。花、果期 3—11 月。

4. 生境分布

金钩如意草野生于林下、灌丛或草丛阴湿处，分布于中国云南、贵州等省（自治区、直辖市）。

黔西北地区的威宁、赫章等县（市、区）有金钩如意草野生资源分布。

5. 药材性状

本品茎呈方棱形，有 5 条明显纵棱，有分枝，直径 1～2 mm；表面淡黄绿色，节明显，节间长 1～5 cm；质硬而脆，粉性，断面淡绿色，棱脊下方黄白色维管束小点明显，髓部宽广。叶绿色，皱缩，脆，易碎，展开叶片轮廓近圆形或楔状菱形，二至三回三出全裂，第一回全裂片具较长的柄，卵形，第二回具短柄或无柄，宽卵形或先端裂片宽倒卵形，2～3 深裂或浅裂。有的带花，花瓣紫色、蓝紫色或粉红色，上花瓣舟状卵形，背部具鸡冠状突起，具圆筒状距，下花瓣匙形，背部鸡冠同上瓣，内花瓣提琴形。气特异，味苦。

6. 性味归经

性寒，味甘、苦；归经不详。

7. 功能主治

清热，消炎，清肝明目。用于肝炎、痢疾、肠炎、风湿骨痛、肺热咳嗽、牙痛、急性结膜炎。

8. 用法用量

内服：煎汤，5～10 g。

三百五十六、独叶一枝花

1. 别名

肾子草、鸡肾参、独叶参、单肾参、一面锣、鸡蛋参、雨流星草、落地还阳、扇唇舌喙兰、独叶一枝枪。

2. 来源

本品为兰科植物扇唇舌喙兰 *Hemipilia flabellata* Bur. et Franch. 的全草。夏、秋季，采收全草，去净杂质，洗净，晒干或鲜用。

3. 植物形态

多年生直立草本。株高 20～30 cm。块茎狭椭圆形，长 15～35 mm。茎在基部具 1 枚膜质鞘，鞘上方具 1 枚叶，向上具 1～4 枚鞘状退化叶。叶片心形、卵状心形或宽卵形，长 2～10 cm，先端急尖或具短尖，基部心形或近圆形，抱茎，叶面绿色并具紫色斑点，叶背紫色，无毛；鳞片状小叶卵状披针形或披针形，先端长渐尖。总状花序，常具花 3～15 朵；花苞片披针形，自下而上渐小；花梗和子房线形，无毛；花颜色变化较大，从紫红色到近纯白色；中萼片长圆形或狭卵形，先端钝或急尖，具 3～5 脉；侧萼片斜卵形或镰状长圆形，先端钝，具 3 脉；花瓣宽卵形，先端近急尖，具 5 脉；唇瓣基部具明显的爪；爪长圆形或楔形，爪以上扩大成扇形或近圆形，有时五菱形，边缘具不整齐细齿，先端平截或圆钝，有时微缺；近距口处具 2 枚胼胝体；距圆锥状圆柱形，向末端渐狭；蕊喙舌状，肥厚，先端浑圆，上面具细小乳突。蒴果圆柱形，长 3～4 cm。种子小，多数。花期 6—8 月。

4. 生境分布

扇唇舌喙兰野生于海拔 2 000～3 200 m 的林下、林缘或石灰岩石缝中，分布于中国四川西南部、贵州西北部、云南中部和西北部、西藏等地。

黔西北地区的威宁等县（市、区）有扇唇舌喙兰野生资源分布。

5. 性味归经

性平，味甘、微苦；归肺经。

6. 功能主治

滋阴润肺，补虚，止血。用于肺热燥咳、痨嗽、虚损劳伤、虚热、盗汗、肾虚腰痛、外伤出血。

7. 用法用量

内服：煎汤，15～30 g；或入丸、散。外用：适量，鲜叶捣敷；或干叶研末撒患处。

三百五十七、金丝矮陀陀

1. 别名

千年矮、三角咪、奶近药、山板凳、矮陀陀、小清喉、破墙风、粉蕊黄杨、金丝矮陀、白金三角咪、腋花三角咪、草本叶上草、黄芩矮陀陀。

2. 来源

本品为黄杨科植物板凳果 *Pachysandra axillaris* Franch. 的干燥全株。全年均可采收，采集全株，洗净，切段，阴干或晒干。

3. 植物形态

常绿亚灌木。株高 30～50 cm。下部匍匐，生须状不定根，上部直立，上半部生叶，下半部裸出，仅有稀疏、脱落性小鳞片。根状茎长，枝上被极匀细短柔毛。叶互生，叶柄长被细毛；叶形状不一，为卵形或椭圆状卵形，较阔，基部浅心形、截形，或为长圆形、卵状长圆形，较狭，基部圆形，先端急尖，边缘中部以上有粗齿，中脉在叶面平坦，叶背凸出，叶背有极细的乳头，密被细短柔毛。花单性，雌雄同序，穗状花序腋生，直立，未开放前往往下垂，花轴及苞片均被短柔毛；花白色或蔷薇色；雄花 5～10 枚，无花梗，几乎占花序轴全部；雌花 1～3 枚，生花序轴基部。雄花：苞片卵形；萼片椭圆形或长圆形；花药长椭圆形，受粉后向下弓曲，不育雌蕊短柱状，先端膨大。雌花：萼片覆瓦状排列，卵状披针形或长圆状披针形，无毛；花柱受粉后伸出花外甚长，上端旋卷。蒴果近球形，成熟时黄色或红色。花期 2—5 月，果期 9—10 月。

4. 生境分布

板凳果野生于海拔 1 800～2 500 m 的岩脚、沟边、林下或灌丛中湿润处，分布于中国台湾、广西、四川、贵州、云南等省（自治区、直辖市）。

黔西北地区的黔西、七星关、威宁等县（市、区）有板凳果野生资源分布。

5. 药材性状

本品茎枝呈圆柱形，上被极匀细的短柔毛。叶多皱缩，纸质，形状不一，完整叶为卵形或椭圆状卵形，较阔；基部浅心形、截形，或为长圆形、卵状长圆形，较狭，基部圆形，一般长 5～8 cm，宽 3～5 cm，先端急尖，中脉在叶面平坦，叶背凸出，叶背有极细的乳头，密被匀细的短柔毛；叶柄长 2～4 cm，具细短柔毛。气微，味苦、微辛。

6. 性味归经

性温，味辛、苦，有小毒；归肝、肾经。

7. 功能主治

祛风除湿，活血止痛。用于风湿痹痛、肢体麻木、劳伤腰痛、跌打损伤。

8. 用法用量

内服：煎汤，3～9 g；或浸酒。外用：适量，捣烂酒炒敷患处。

9. 使用注意

孕妇慎服。忌豆类。

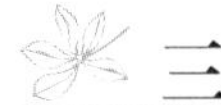

三百五十八、牛儿岩白菜

1. 别名

岩青菜、矮白菜、呆白菜、石三七、石虎耳、猫耳朵、岩白菜、金山岩白菜。

2. 来源

本品为苦苣苔科植物牛耳朵 *Chirita eburnea* Hance 的全草。四季均可采收，鲜用或晒干。该品种的根茎亦供药用。

3. 植物形态

多年生草本。根状茎较粗。叶均基生，肉质；叶片卵形或狭卵形，长 3.5～17.0 cm，宽 2.0～9.5 cm，顶端微尖或钝，基部渐狭或宽楔形，边缘全缘，两面均被贴伏的短柔毛，有时上面毛稀疏，侧脉约 4 对；叶柄扁，密被短柔毛。聚伞花序 2～6 条，不分枝或一回分枝，每花序有花 1～17 朵；花序梗长 6～30 cm，被短柔毛；苞片 2 枚，对生，卵形、宽卵形或圆卵形，密被短柔毛；花梗长达 2.3 cm，密被短柔毛及短腺毛。花萼 5 裂达基部，裂片狭披针形，外面被短柔毛及腺毛，内面被疏柔毛。花冠紫色或淡紫色，有时白色，喉部黄色，两面疏被短柔毛，与上唇 2 裂片相对有 2 纵条毛；上唇 2 浅裂，下唇 3 裂。雄蕊的花丝着生于花冠基部，下部宽，被疏柔毛，向上变狭，并膝状弯曲；退化雄蕊 2 枚，有疏柔毛。花盘斜，边缘有波状齿。雌蕊长 22～30 mm，子房及花柱下部密被短柔毛，柱头 2 裂。蒴果条形，长 4～6 cm，粗约 2 mm，被短柔毛。花期 4—7 月，果期 7—8 月。

4. 生境分布

牛耳朵野生于海拔 100～1 500 m 的石灰山林中石上或沟边林下，分布于中国广东北部、广西北部、贵州、湖南东南部、四川南部及东部、湖北西部等地。

黔西北地区的大方、七星关、赫章等县（市、区）有牛耳朵野生资源分布。

5. 药材性状

本品根茎呈圆柱形，弯曲，有茎基残余，靠近根茎头部处着生多数细长的须根。根茎长 1～7 cm，直径 8～20 mm；表面黄褐色，较光滑，有不规则的纵皱；质脆，易断，折断面较致密，黑褐色；维管束呈白色点状，断面续连接成圆环。全草皱缩，叶基生，展平后呈卵形，全缘，两面均有茸毛，有时可见花枝或果枝。气微。

6. 性味归经

性凉，味甘、微苦；归经不详。

7. 功能主治

清肺止咳，凉血止血，解毒消痈。用于阴虚肺热、咳嗽咯血、崩漏带下、痈肿疮毒、外伤出血。

8. 用法用量

内服：煎汤，全草 15～30 g，或根茎 3～9 g。外用：鲜品适量，捣敷患处。

三百五十九、贵州獐牙菜

1. 别名

四棱草、龙胆草。

2. 来源

本品为龙胆科植物贵州獐牙菜 *Swertia kouitchensis* Franch. 的全草。夏、秋季，采收全草，洗净，晒干或鲜用。

3. 植物形态

一年生草本。株高 30～60 cm。主根明显。茎直立，四棱形，棱上具窄翅，多分枝，枝斜伸，开展。叶对生；无柄或近无柄至有短柄；叶片披针形，长达 5 cm，宽达 1.5 cm，茎上部及枝上叶较小，两端渐狭，叶脉 1～3 条，于下面明显突起。圆锥状复聚伞花序，具多花，开展；花梗直立，四棱形，果时强烈伸长，长达 6.5 cm；花 4～5 数，直径达 1 cm；花萼绿色，叶状，在花时与花冠等长，果时增长，长于花冠，裂片狭椭圆形，先端急尖，具短小尖头，背面中脉突起；花冠黄白色、黄绿色，裂片椭圆形或卵状椭圆形，先端渐尖，具长尖头，基部具 2 个腺窝，腺窝狭椭圆形，沟状，边缘具柔毛状流苏；花丝线形，花药椭圆形；子房无柄，卵状披针形，花柱短，不明显，柱头 2 裂，裂片半圆形。蒴果卵形，长 1.0～1.3 cm，无柄。种子多数，黄褐色，圆球形，表面近平滑。花期 8—9 月，果期 9—10 月。

4. 生境分布

贵州獐牙菜野生于海拔 750～2 000 m 的河边、草坡、林下，产于云南东北部、四川东部及东南部、贵州、湖北、甘肃南部、陕西南部等地。

黔西北地区各县（市、区）均有贵州獐牙菜野生资源分布。

5. 药材性状

本品全草长 30 cm 以上。主根长圆锥形，多弯曲或扭曲，有的分枝，表面灰黄色。茎圆柱形，具狭翅状棱，直径 2～6 mm，表面黄棕色或暗绿黄色，中部以上多分枝，断面中空。叶对生，近无柄，完整叶片呈披针形、狭披针形或狭长椭圆形。圆锥状复伞形花序；花 4 基数，稀在小枝上者 5 基数；萼片狭披针形或披针形，黄绿色，较花冠裂片长或近等长；花冠黄白色，裂片披针形，内侧基部具 2 腺窝，其边缘具长柔毛。蒴果卵圆形。种子多数，细小，圆球形。气微，味极苦而持久。

6. 性味归经

性凉，味苦；归经不详。

7. 功能主治

清热解毒，利湿。用于小儿发热、口苦潮热、湿热黄疸、咽喉肿痛、消化不良、胃炎、口疮、牙痛、火眼、毒蛇咬伤。

8. 用法用量

内服：煎汤，5～10 g。外用：鲜品适量，捣敷患处。

三百六十、条叶猪屎豆

1. 别名

响铃草、马响铃、响铃豆、假花生、线叶猪屎豆。

2. 来源

本品为豆科植物条叶猪屎豆 *Crotalaria linifolia* var. linifolia L. f. 的全草。夏、秋季，采收全草，扎成把晒干或鲜用。该品种的根亦供药用。

3. 植物形态

多年生草本，基部常呈木质。株高 50～100 cm。茎圆柱形，密被丝质短柔毛。托叶小，通常早落；单叶互生，倒披针形或长圆形，长 2～5 cm，宽 5～15 mm，先端渐尖或钝尖，具细小的短尖头，基部渐狭，但非为楔形，两面被丝质柔毛；叶柄短。总状花序顶生或腋生，有花多朵，花序长 10～20 cm；花萼管短，5 深裂，上唇二萼齿阔披针形或阔楔形、合生，下唇三萼齿披针形，密被锈色柔毛；花冠黄色，旗瓣圆形或长圆形，先端圆或凹，基部边缘被毛，胼胝体垫状，翼瓣长圆形，龙骨瓣近直生，中部以上变狭，具长喙；子房无柄。荚果四角菱形，无毛，成熟后果皮黑色。种子 8～10 颗。花期 5—10 月，果期 8—12 月。

4．生境分布

条叶猪屎豆野生于海拔 500～2 500 m 的山坡路旁、草丛中，产于中国台湾、广东、广西、海南、四川、贵州、云南等省（自治区、直辖市）；国外，印度、马来群岛及大洋洲南部地区亦产。

黔西北地区的威宁等县（市、区）有条叶猪屎豆野生资源分布。

5．药材性状

本品干燥全草长 50 cm 以上。茎圆柱形，多弯曲，全体有黄棕色茸毛；带根者，根较长，圆条形，少分枝，须根细长，表面土黄色。叶片多卷曲，或已脱落，叶展开后呈椭圆形或卵形，黄绿色，有黄棕色茸毛。枝端常带有膨胀呈矩圆形的果实，内有多颗种子，摇之有声，如响铃，或种子已散落。种子肾形。气微，味微苦。种子具豆腥气。以完整、少碎断，果实内含种子，摇之如响铃者为佳。

6．性味归经

性平，味苦、微酸；归肺、肝、肾经。

7．功能主治

滋肾养肝，止咳平喘，利湿解毒。用于耳鸣、耳聋、头目眩晕、遗精、肾炎、小便不利、月经过多、带下、久咳痰血、哮喘、扁桃体炎、腮腺炎、疔疮肿毒。

8．用法用量

内服：煎汤，15～30 g。外用：鲜品适量，捣敷患处。

三百六十一、椭圆叶花锚

1．来源

本品为龙胆科植物椭圆叶花锚 *Halenia elliptica* D. Don 的干燥地上部分。开花盛期，采集地上部，去掉根和枯叶，用木棒轻轻敲打，至茎破碎为度，晒干。

2．植物形态

一年生草本。株高 15～60 cm。根具分枝，黄褐色。茎直立，无毛，四棱形，上部具分枝。基生叶椭圆形，有时略呈圆形，先端圆形或急尖呈钝头，基部渐狭呈宽楔形，全缘，具宽扁的柄，叶脉 3 条；茎生叶卵形、椭圆形、长椭圆形或卵状披针形，先端圆钝或急尖，基部圆形或宽楔形，全缘，叶脉 5 条，无柄或茎下部叶具极短而宽扁的柄，抱茎。聚伞花序腋生和顶生；花梗长短不相等，花 4 数；花萼裂片椭圆形或卵形，先端通常渐尖，常有小尖头，具 3 脉；花冠蓝色或紫色，花冠筒裂片卵圆形或椭圆形，先端具小尖头，距向外水平开展；雄蕊内藏，花丝长 3～5 mm，花药卵圆形；子房卵形，花柱极短，柱头 2 裂。蒴果宽卵形，上部渐狭，淡褐色。种子褐色，椭圆形或近圆形。花期 7—8 月，果期 8—9 月。

3．生境分布

椭圆叶花锚野生于海拔 700～4 100 m 的高山林下及林缘、山坡草地、灌丛中、山谷水沟边，产于中国西藏、云南、四川、贵州、青海、新疆、陕西、甘肃、山西、内蒙古、辽宁、湖南、湖北等省（自治区、直辖市）；国外，尼泊尔、不丹、印度、俄罗斯亦产。

黔西北地区的金沙等县（市、区）有椭圆叶花锚野生资源分布。

4. 药材性状

本品茎长4～48 mm，直径1～3 mm，表面绿色至黄绿色，具微翅，节上有对生残叶；断面中空。叶暗绿色，皱缩易碎，完整者展开后呈卵形、椭圆形或卵状披针形，长20～35 mm，宽6～12 mm，全缘，有3条明显的纵脉；无柄。聚伞花序，花皱缩，花梗细长，长2～20 mm；花萼绿色，4深裂；花冠蓝色或浅黄棕色，4深裂，基部有距。体轻，质软。气微，味苦、微涩。以色黄绿、叶色暗绿、味苦者为佳。

5. 性味归经

性寒，味苦；归经不详。

6. 功能主治

清热，利胆。用于黄疸、胆病。

7. 用法用量

内服：煎汤，9～15 g。

三百六十二、虎耳还魂草

1. 别名

九倒生、还魂草、滴滴花、石莴苣。

2. 来源

本品为苦苣苔科植物珊瑚苣苔 *Corallodiscus cordatulus*（Craib）Burtt 的全草。夏、秋季，采收全草，晒干或鲜用。

3. 植物形态

多年生草本。叶基生，莲座状；外层的叶具长柄，内层叶无柄；叶片革质，长圆形或卵形，先端微钝，基部楔形，边缘具细圆齿，上面平展，有时具不明显的皱褶，稀呈泡状，疏被淡褐色长柔毛，老叶上面无毛，下面沿叶脉密被锈色绒毛。聚伞花序2～3次分枝，每花序具花3～10朵；花序梗长5～14 cm，疏被淡褐色长柔毛至无毛；苞片不存在；花萼5裂至近基部，裂片狭卵形，外面被疏毛至无毛；花冠筒状，淡紫色或紫蓝色，檐部二唇形，上唇短，2浅裂，下唇3裂，内面下唇一侧具髯毛和斑纹；能育雄蕊4枚，内藏，花药成对连着，基部极叉开；雌蕊无毛，子房长圆形，花柱与子房等长或稍短于子房，柱头头状，微凹。蒴果线形，长约2 cm，无毛。花期5—8月，果期8—10月。

4. 生境分布

珊瑚苣苔野生于海拔700～2 300 m的山地阴处岩石上，产于中国云南、贵州、四川、陕西、湖北、湖南、广西、广东、山西、河南、河北等省（自治区、直辖市）。

黔西北地区的黔西、大方等县（市、区）有珊瑚苣苔野生资源分布。

5. 性味归经

性平，味淡；归肝、脾经。

6. 功能主治

健脾，止血，化瘀。用于小儿疳积、跌打损伤、刀伤出血。

7. 用法用量

内服：煎汤，3～9 g；或浸酒服。外用：鲜品适量，捣敷患处。

三百六十三、三叉凤尾蕨

1. 别名

老泻风、凤尾草。

2. 来源

本品为凤尾蕨科植物西南凤尾蕨 *Pteris wallichiana* Agardh 的全草。全年均可采收，晒干或鲜用。

3. 植物形态

植株高 150 cm 左右。根状茎粗短，木质，先端被褐色鳞片。叶簇生；叶柄长 60～80 cm，基部稍膨大，坚硬，栗红色，表面粗糙，上面有阔纵沟；叶片五角状阔卵形，三回深羽裂，自叶柄顶端分为三大枝，侧生二枝再一次或二次分枝；中央一枝长圆形，长 50～70 cm，宽 20～30 cm，侧生二枝小于中央一枝；小羽片 20 对以上，互生，斜展或斜向上，上部的无柄，下部的有短柄，披针形，先端具边缘有浅齿的线状尖尾，基部近截形至阔楔形，篦齿状深羽裂达到小羽轴两侧的狭翅，基部的小羽片略缩短，顶生小羽片的形状、大小及分裂度与上部的侧生小羽片相同，但其基部为楔形并有短柄；裂片 23～30 对，互生，斜展，长圆状阔披针形，向基部渐宽，先端钝或尖，其边缘有浅钝锯齿。小羽轴下面隆起，禾秆色或下部稍带棕色，无毛，上面有浅纵沟，沟两旁有短刺。侧脉明显，斜展，裂片基部上侧一脉与其上一片裂片的基部下侧一脉联结成 1 条弧形脉，沿小羽轴两侧各形成 1 列狭长的并与小羽轴平行的网眼，在弧形脉外缘有几条外行达缺刻上面叶缘的单一小脉，网眼以外的小脉皆分离，顶部 2～3 对单一，其余皆自基部以上二叉，斜上。叶干后，坚草质，暗绿色或灰绿色，近无毛；羽轴禾秆色至棕禾秆色，有时为红棕色，无毛，上面有浅纵沟。

4. 生境分布

西南凤尾蕨野生于海拔 800～2 600 m 的林下沟谷或林缘，产于中国台湾、广东、海南、广西、贵州、四川、云南、西藏等省（自治区、直辖市）；国外，日本、菲律宾、中南半岛、印度、不丹、尼泊尔、马来西亚、印度尼西亚等地亦产。

黔西北地区的大方、七星关、纳雍、威宁、赫章等县（市、区）有西南凤尾蕨野生资源分布。

5. 性味归经

性凉，味微苦、涩；归肝、大肠经。

6. 功能主治

清热止痢，定惊，止血。用于痢疾、小儿惊风、外伤出血。

7. 用法用量

内服：煎汤，6～15 g。外用：适量，鲜品捣敷；或研末撒患处。

三百六十四、猪鬃凤尾蕨

1. 别名

猪毛草、凤尾蕨、还阳草、金鸡尾、锯锯草、细凤尾草。

2. 来源

本品为凤尾蕨科植物猪鬃凤尾蕨 *Pteris actiniopteroides* Christ 的干燥全草。全年均可采收，采集全草，除去杂质，洗净，晒干。

3. 植物形态

植株高 20～60 cm。根状茎短而直立，先端被全缘的黑褐色鳞片。叶多数，密而簇生，一型或略呈二型，不育叶远短于能育叶；叶柄纤细，直立或开展，连同叶轴均为栗褐色，粗糙，或间有光滑；叶片长圆状卵形或阔三角形，一回羽状（小型植株为指状）；不育叶片有侧生羽片 1～2 对，对生，略斜向上，二叉或基部一对为三叉，顶生三叉羽片的基部不下延或略下延，裂片狭线形，先端长渐尖，基部楔形，边缘有尖锯齿；能育叶片通常有侧生羽片 2～4 对，对生，略斜向上，基部 1 对二至四叉并有短柄，向上渐变为单一而无柄，顶生三叉羽片的基部略下延或不下延，裂片狭线形，先端长渐尖，基部楔形；叶缘除不育的先端有尖锯齿外，余均全缘。主脉两面均隆起，浅禾秆色，基部有时为栗褐色；侧脉两面均明显，稀疏，略斜展，单一或分叉，先端棕色的水囊直达叶边。叶干后，厚纸质，暗绿色，无毛。孢子囊群狭线形，沿能育羽片的叶缘延伸，仅近基部及有锯齿的先端不育；囊群盖同形，灰白色，薄膜质，全缘。

4. 生境分布

猪鬃凤尾蕨野生于海拔 250～2 000 m 的山坡草地、灌木林下、岩壁上或旧墙上，分布于中国西南及陕西、河南、广西等地。

黔西北地区的各县（市、区）均有猪鬃凤尾蕨野生资源分布。

5. 性味归经

性凉，味苦、淡；归肺、胃、膀胱经。

6. 功能主治

祛痰止咳，和胃止痛，利水消肿。用于咳嗽痰多、胃脘疼痛、痢疾、水肿、小便不利。

7. 用法用量

内服：煎汤，5～15 g。

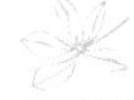

三百六十五、胎生铁角蕨

1. 别名

凤尾草、毛狼鸡。

2. 来源

本品为铁角蕨科植物胎生铁角蕨 *Asplenium indicum* Sledge 的干燥全草。夏、秋季，采收全草，除去杂质，洗净，晒干。

3. 植物形态

多年生草本。株高 20～50 cm。根状茎短而直立，密被鳞片；鳞片披针形，先端钻状，棕褐色，有虹色光泽，薄膜质，全缘。叶簇生；叶柄灰绿色或灰禾秆色，上面有纵沟，疏被红棕色狭披针形小鳞片（基部不呈流苏状），老则近光秃；叶片阔披针形，长 12～30 cm，宽 4～7 cm，顶部渐尖，一回羽状；羽片 8～20 对，互生或下部的对生，近平展，有短柄，各对羽片几以等宽分开，下部数对不变短或略变短，菱形或菱状披针形，通直或多少呈镰刀状，渐尖头，基部极不对称，上侧截形，有显著的耳状突起，下侧斜切而呈长楔形，边缘有不规则的裂片，裂片顶部有钝齿牙。叶脉两面均明显，隆起呈沟脊状，侧脉二回二叉，间有二叉，基部上侧一至二脉常为多回二叉，极斜向上，彼此密接，不达叶边。叶近革质，干后草绿色，两面均呈沟脊状，幼时在羽片下面及羽片柄上均略被褐棕色的狭披针形鳞片，以后逐渐脱落；叶轴禾秆色或下面为灰栗色，疏被红棕色纤维状小鳞片，上面有浅纵沟，在羽片的腋间常有 1 枚被鳞片的芽胞，并能在母株上萌发。孢子囊群线形，成熟时为褐棕色，极斜向上，彼此密接，自主脉向外行，几达叶边，在羽片上部的紧靠主脉，与主脉近平行，在主脉两侧各排成整齐的一行，在中部以下的为不整齐的多列；囊群盖线形，灰棕色，膜质，全缘，生于小脉上侧的开向主脉，生于下侧的开向叶边，宿存。

4. 生境分布

胎生铁角蕨野生于海拔600～2 700 m的密林下潮湿岩石上或树干上，产于中国浙江、江西、福建、台湾、湖南、广东、广西、四川、贵州、云南、西藏、甘肃等省（自治区、直辖市）；国外，尼泊尔、印度、缅甸、泰国、越南、菲律宾、日本等亦产。

黔西北地区各县（市、区）均有胎生铁角蕨野生资源分布。

5. 性味归经

性凉，味淡、微涩；归肝、肾经。

6. 功能主治

舒筋通络，活血止痛。用于腰痛。

7. 用法用量

内服：适量，浸酒。

三百六十六、毛轴铁角蕨

1. 别名

细叶青、玉叶狼鸡。

2. 来源

本品为铁角蕨科植物毛轴铁角蕨 *Asplenium crinicaule* Hance 的全草。夏、秋季，采收全草，洗净，晒干或鲜用。

3. 植物形态

植株高20～50 cm。根状茎短而直立，密被鳞片；鳞片披针形，厚膜质，黑褐色，有红色光泽，全缘或有少数纤毛。叶簇生；叶柄灰褐色，上面有纵沟，与叶轴通体密被黑褐色或深褐色鳞片，老时陆续脱落而较稀疏；叶片阔披针形或线状披针形，长10～30 cm，中部宽3.5～7.0 cm，顶部渐尖，一回羽状；羽片15～40对，互生或下部的对生，斜展，几无柄或有极短柄，各对羽片相距10～15 mm，彼此接近，基部羽片略缩短并为长卵形，钝头，中部羽片较长，菱状披针形，渐尖头或急尖头，基部不对称，上侧圆截形，略呈耳状突起，下侧长楔形，边缘有不整齐的粗大钝锯齿。叶脉两面均明显，隆起呈沟脊状，小脉多为二回二叉，也有二叉、三叉或单一，基部上侧的常为多回二叉分枝，极斜向上，彼此接近，不达叶边。叶纸质，干后棕褐色，两面（或仅上面）呈沟脊状，主脉上面疏被褐色星芒状的小鳞片，老时部分脱落；叶轴灰褐色，上面有纵沟。孢子囊群阔线形，棕色，极斜向上，彼此疏离，通常生于上侧小脉，自主脉向外行，不达叶边，沿主脉两侧排列整齐，或基部上侧的为不整齐的多行；囊群盖阔线形，黄棕色，后变灰棕色，厚膜质，全缘，生于小脉上侧的开向主脉，生于下侧的开向叶边，宿存。

4. 生境分布

毛轴铁角蕨野生于海拔120～3 000 m的林下溪边潮湿岩石上，产于中国广东、广西、云南、四川、贵州、江西、福建等省（自治区、直辖市）；国外，印度、缅甸、越南、马来西亚、菲律宾、澳大利亚等地亦产。

黔西北地区各县（市、区）均有毛轴铁角蕨野生资源分布。

5. 性味归经

性平，味苦；归经不详。

6．功能主治

清热解毒，透疹。用于麻疹不透、无名肿毒。

7．用法用量

内服：煎汤，干品9～15 g。外用：鲜品适量，捣敷患处。

三百六十七、剑叶铁角蕨

1．别名

阿西得、铁郎鸡、剑尾狼鸡。

2．来源

本品为铁角蕨科植物剑叶铁角蕨 *Asplenium ensiforme* Wall. ex Hook. et Grev. 的干燥全草。夏、秋季，采收全草，除去杂质，洗净，晒干。

3．植物形态

株高25～65 cm。根状茎短而直立，黑色，密被鳞片；鳞片披针形，厚膜质，黑色，有光泽，全缘或有稀疏的小齿牙。单叶，簇生；叶柄长5～15 cm，粗2～4 mm，禾秆色，基部密被与根状茎上同样的鳞片，向上逐渐稀疏；叶片披针形，长18～50 cm，中部宽15～40 mm，两边近平行，长渐尖头，基部缓下延呈狭翅，全缘，干后略反卷。主脉明显，粗壮，禾秆色，下面显著地圆形隆起，上面近圆形，有浅纵沟，小脉两面均不明显，极斜向上，二叉，劲直，不达叶边。叶革质，干后黄绿色或淡棕色，上面光滑，下面疏被棕色的星芒状小鳞片，老时逐渐脱落而渐变光滑。孢子囊群线形，棕色，极斜向上，通直，自主脉向外行，达叶片宽的2/3～3/4，彼此相距2～4 mm，生于上侧小脉；囊群盖线形，淡黄棕色或淡棕绿色，后变褐色，纸质，全缘，开向主脉，宿存。

4．生境分布

剑叶铁角蕨野生于海拔800～2 800 m的密林下岩石上或树干上，广泛分布于中国台湾、江西、湖南、广东、广西、四川、贵州、云南、西藏等省（自治区、直辖市）；国外，印度北部、尼泊尔、不丹、斯里兰卡、缅甸、泰国、越南、日本南部（九州）等地亦产。

黔西北地区各县（市、区）均有剑叶铁角蕨野生资源分布。

5．性味归经

性温，味甘；归经不详。

6．功能主治

活血祛瘀，舒筋止痛。用于闭经、跌打损伤、腰痛、风湿麻木。

7．用法用量

内服：煎汤，9～15 g。

三百六十八、华南铁角蕨

1．别名

铁角蕨、地柏枝。

2．来源

本品为铁角蕨科植物华南铁角蕨 *Asplenium austrochinense* Ching 的干燥全草。夏、秋季，采收全草，除去杂质，洗净，晒干。

3. 植物形态

多年生草本。株高30～40 cm。根状茎短粗，横走，先端密被鳞片；鳞片披针形，膜质，褐棕色，有虹色光泽，近全缘。叶近生；叶柄长10～20 cm，下部为青灰色，向上为灰禾秆色，上面有纵沟，与叶轴及羽轴下面光滑或略被1～2枚红棕色鳞片；叶片阔披针形，长18～26 cm，基部宽6～10 cm，渐尖头，二回羽状；羽片10～14对，下部的对生，向上互生，斜展，基部羽片不缩短，披针形，长尾头，一回羽状；小羽片3～5对，互生，上先出，斜向上，基部上侧一片较大，匙形，钝头或圆头，基部长楔形，与羽轴合生，下侧沿羽轴下延，两侧全缘，顶部浅裂为2～3个裂片，裂片顶端近撕裂；羽轴两侧有狭翅。叶脉两面均明显，上面隆起，下面多少凹陷呈沟脊状，小脉扇状二叉分枝，极斜向上，彼此密接，几达叶边。叶坚革质，干后棕色；叶轴及羽轴上面均有纵沟。孢子囊群短线形，褐色，极斜向上，生于小脉中部或中部以上，每小羽片有2～9枚，排列不整齐；囊群盖线形，棕色，厚膜质，全缘，有的开向主脉，有的开向叶边，宿存。

4. 生境分布

华南铁角蕨野生于密林下潮湿岩石上，产于中国浙江、江西、福建、台湾、湖北、湖南、贵州、云南、四川、广东、广西等省（自治区、直辖市）；国外，越南亦产。

黔西北地区的威宁等县（市、区）有华南铁角蕨野生资源分布。

5. 性味归经

性平，味甘、微苦；归经不详。

6. 功能主治

利湿化浊，止血。用于白浊、前列腺炎、肾炎、刀伤出血。

7. 用法用量

内服：煎汤，9～15 g。外用：适量，研末撒。

三百六十九、灯笼婆婆纳

1. 别名

灯笼草、肾子草、波斯婆婆纳、阿拉伯婆婆纳。

2. 来源

本品为玄参科植物阿拉伯婆婆纳 *Veronica persica* Poir. 的全草。夏季，采收全草，晒干或鲜用。

3. 植物形态

一年生至二年生铺散多分枝草本。株高10～50 cm。茎密生2列多细胞柔毛。叶2～4对（腋内生花的称苞片，见下文），具短柄，卵形或圆形，长0.6～2.0 cm，宽0.5～1.8 mm，基部浅心形，平截或浑圆，边缘具钝齿，两面疏生柔毛。总状花序；苞片互生，与叶同形且几乎等大；花梗比苞片长，有的超过1倍；花萼裂片卵状披针形，有睫毛，三出脉；花冠蓝色、紫色或蓝紫色，裂片卵形至圆形，喉部疏被毛；雄蕊短于花冠。蒴果肾形，被腺毛，成熟后几乎无毛，网脉明显，凹口角度超过90°，裂片钝，宿存的花柱长超出凹口。种子背面具深的横纹，长约1.6 mm。花期2—5月。

4. 生境分布

阿拉伯婆婆纳原产于亚洲西部及欧洲，野生于路边、宅旁、旱地夏熟作物田；在中国，分布于华东、华中及贵州、云南、西藏东部及新疆等地。

黔西北地区的赫章、七星关等县（市、区）有阿拉伯婆婆纳野生资源分布。

5. 性味归经

性平，味苦、辛、咸；归经不详。

6. 功能主治

解热毒。用于肾虚、风湿、疟疾。

7. 用法用量

内服：煎汤，干品 10～30 g。外用：适量，煎水洗患处。

三百七十、黄花香茶菜

1. 别名

痢药、臭蒿子、白沙虫药。

2. 来源

本品为唇形科植物黄花香茶菜 *Rabdosia sculponeata*（Vaniot）Hara 的干燥全草。秋季，采收全草，除去杂质，洗净，切段，晒干或鲜用。

3. 植物形态

直立草本。根粗厚，木质。茎丛生，高 50～200 cm，四棱形，上部具槽，具分枝，被稀疏平展的白色糙硬毛及密的短柔毛。茎叶对生，阔卵状心形或卵状心形，长 3.5～19.0 cm，宽 3～15 cm，先端锐尖或渐尖，基部深心形或浅心形，边缘具圆齿或牙齿，草质，上面榄绿色，被白色卷曲疏柔毛，基部较密，下面灰白色，网脉上被白色平展长柔毛，近基部尤密，两面被黄色小腺点；叶柄长 1.5～11.5 cm，被毛与茎相同。聚伞花序具花 9～11 朵，通常在主茎及分枝顶端组成圆锥花序，稀生于叶腋，具梗，花梗纤细，常长于花萼；苞叶与叶同形，向上渐变小，以至苞片状，近无柄。花萼钟形，外面疏被白色糙硬毛，萼齿 5 枚，近等大，三角状卵形，与萼筒近等长。花冠黄色，上唇内面具紫斑，外被短柔毛及腺点，内面无毛，基部上方浅囊状，冠檐二唇形，上唇微外反，下唇近圆形，内凹，舟形。雄蕊 4 枚，内藏，花丝扁平，中部以下具髯毛。花柱丝状，先端相等 2 浅裂，内藏。小坚果卵状三棱形，栗色，具锈色小疣。花期 8—10 月，果期 10—11 月。

4. 生境分布

黄花香茶菜野生于海拔 500～2 800 m 的空旷草地上或灌丛中，产于中国云南、四川、贵州、广西西部、陕西南部等地。

黔西北地区的地方、七星关等县（市、区）有黄花香茶菜野生资源分布。

5. 性味归经

性凉，味苦、辛；归经不详。

6. 功能主治

理气利湿，清热解毒。用于痢疾、感冒、小儿疳积、口腔溃疡、皮肤瘙痒、脚癣。

7. 用法用量

内服：煎汤，50～100 g。外用：适量，鲜草捣烂敷患处；或烘干研末，调菜油搽患处。

三百七十一、弹裂碎米荠

1. 别名

水菜花、水花菜。

2. 来源

本品为十字花科植物弹裂碎米荠 *Cardamine impatiens* Linnaeus 的全草。春季，采收全草，去净杂质，晒干或鲜用。

3. 植物形态

一年生或二年生草本。株高20～60 cm。茎直立，不分枝或有时上部分枝，表面有沟棱，有少数短柔毛或无毛。羽状复叶；基生叶具叶柄，边缘有短柔毛，基部稍扩大，有1对托叶状耳，小叶2～8对，顶生小叶卵形，边缘有不整齐钝齿状浅裂，小叶柄显著；侧生小叶与顶生的相似，自上而下渐小，通常生于最下的1～2对近于披针形，全缘，都有显著的小叶柄；茎生叶有柄，基部也有抱茎线形弯曲的耳，小叶5～8对，卵形，侧生小叶与其相似，但较小；最上部的茎生叶小叶片较狭，边缘少齿或近于全缘；全部小叶散生短柔毛，有时无毛，边缘均有缘毛。总状花序顶生或腋生，花多数，形小，果期花序延长；萼片4枚，长椭圆形；花瓣4枚，白色，狭长椭圆形，基部稍狭；雄蕊6枚，4长2短；雌蕊1枚，子房柱状，花柱极短，柱头比花柱略宽。长角果线形，稍扁，长2.0～2.8 cm，果瓣无毛，成熟时自下而上弹性旋裂。种子椭圆形，棕黄色，边缘有极狭的翅。花期4—6月，果期5—7月。

4. 生境分布

弹裂碎米荠野生于海拔150～3 500 m的山坡、路旁、沟谷、水边或阴湿地，产于中国吉林、辽宁、山西、山东、河南、安徽、江苏，浙江、湖北、江西、广西、陕西、甘肃、新疆、四川、贵州、云南、西藏等省（自治区、直辖市）；国外，朝鲜、日本、俄罗斯及欧洲均产。

黔西北地区的百里杜鹃、大方、七星关等县（市、区）有弹裂碎米荠野生资源分布。

5. 药材性状

本品根细长。茎单一或上部分枝，长20～50 cm；表面黄绿色，具细沟棱；质脆，易断。奇数羽状复叶多皱缩，展平后基生叶叶柄基部稍扩大，两侧呈狭披针形耳状抱茎，小叶2～8对，小叶椭圆形，边缘有不整齐的钝齿裂，先端锐尖，基部楔形；茎生叶叶柄基部两侧有具缘毛的线形裂片抱茎，先端渐尖，小叶5～8对，卵状披针形，具钝齿裂。总状花序，有淡黄白色的小花或长角果。长角果线形而稍扁，长20～28 mm，宽约1 mm，果实成熟时，果爿自下而上弹性旋裂，每室有种子1行。种子椭圆形，长1～3 mm，棕黄色，边缘有极狭的翅。气微清香，味淡。

6. 性味归经

性平，味淡。归经不详。

7. 功能主治

活血调经，清热解毒，利尿通淋。用于妇女月经不调、痈肿、淋证。

8. 用法用量

内服：煎汤，干品15～30 g。外用：鲜品适量，捣敷患处。

三百七十二、膜蕨囊瓣芹

1. 别名

细沙毛。

2. 来源

本品为伞形科植物膜蕨囊瓣芹 *Pternopetalum trichomanifolium*（Franch.）Hand. -Mazz. 的带根全草。夏季，采收全草，除去杂质，洗净，晒干或鲜用。

3. 植物形态

多年生草本。株高约40 cm。有根茎；茎1～3条，有条纹。叶几乎全部基生；叶柄长5～8 cm，基部有宽膜质叶鞘；叶片菱形，近于三出式的三至四回羽状分裂，一回裂片有柄，末回裂片狭窄。复伞形花序；无总苞片；小总苞片2～4枚，大小不等；小伞形花序有花2～4朵，花柄不等长；萼齿钻形，大小不等；花瓣白色，不等长，有内折的小舌片；花柱直立。果实狭长卵形，仅1枚心皮发育，每棱槽内具油管1～3枚。花、果期3—5月。

4. 生境分布

膜蕨囊瓣芹野生于海拔680～2 400 m的林下、沟边及阴湿的岩石上，分布于中国江西、湖南、广西、四川、贵州、云南等省（自治区、直辖市）。

黔西北地区的织金、黔西、金沙等县（市、区）有膜蕨囊瓣芹野生资源分布。

5. 性味归经

性寒，味甘；归经不详。

6. 功能主治

清热解毒，祛风除湿，活血止血。用于咳嗽、头痛、胃痛、风湿痹痛、跌打损伤、外伤出血、蛇咬伤。

7. 用法用量

内服：煎汤，3～9 g。外用：适量，研末撒；或鲜品捣敷。

三百七十三、细梗胡枝子

1. 别名

斑鸠花、掐不齐、瓜子鸟梢、莳绘萩。

2. 来源

本品为豆科植物细梗胡枝子 *Lespedeza virgata*（Thunb.）DC. 的全草。夏季，采收全草，除去杂质，洗净，切碎，晒干。

3. 植物形态

小灌木。株高25～100 cm。基部分枝，枝细，带紫色，被白色伏毛。托叶线形，长5 mm；羽状复叶具3小叶；小叶椭圆形、长圆形或卵状长圆形，稀近圆形，长6～30 mm，宽4～15 mm，先端钝圆，有时微凹，有小刺尖，基部圆形，边缘稍反卷，上面无毛，下面密被伏毛，侧生小叶较小；叶柄长1～2 cm，被白色伏柔毛。总状花序腋生，通常具3朵稀疏的花；总花梗纤细，毛发状，被白色伏柔毛，显著超出叶；苞片及小苞片披针形，被伏毛；花梗短；花萼长4～6 mm，5深裂达中部以下，裂片窄披针形；花冠白色或黄白色，旗瓣长约6 mm，基部有紫斑，翼瓣较短，龙骨瓣长于旗瓣或近等长；闭锁花簇生叶腋，无梗，结实。荚果近圆形，长约4 mm，通常不超出宿萼，疏被短柔毛或近无毛，具网纹。花期7—9月，果期9—10月。

4. 生境分布

细梗胡枝子野生于石质山坡，分布于中国华北、西北、华东、华中、西南等地区；国外，朝鲜、日本亦产。

黔西北地区的纳雍等县（市、区）有细梗胡枝子野生资源分布。

5. 药材性状

本品根呈长圆柱形，具分枝，长10～30 cm，表面淡黄棕色，具细纵皱纹，皮孔呈点状或横向延长疤状。茎圆柱形，较细，长约50 cm，多分枝或丛生，表面灰黄色至灰褐色，木质。叶为三出复叶，小叶片狭卵形、倒卵形或椭圆形，长10～25 mm，宽5～15 mm，先端圆钝，稍具短尖，全缘，绿色或绿褐色，叶面近无毛或被平伏短毛，叶背毛较密集。有时可见腋生的总状花序，总花梗长4～15 cm，花梗无关节，花萼杯状，长约4.5 mm，被疏毛，花冠蝶形。荚果斜倒卵形。气微、味淡，具豆腥气。

6. 性味归经

性平，味甘、微苦；归肺、胆、胃经。

7. 功能主治

清暑利尿，截疟。用于中暑、小便不利、疟疾、感冒、高血压。

8. 用法用量

内服：煎汤，15～30 g。

三百七十四、单叶血盆草

1. 别名

血盆草、破罗子、反背红、朱砂草、红肺筋、红五匹、红青菜。

2. 来源

本品为唇形科植物单叶血盆草 *Salvia cavaleriei* var. *simplicifolia* Stib. 的干燥全草。5—6 月，采集开花的全草，去净杂质，晒干。

3. 植物形态

多年生草本。株高 25～45 cm。茎的基部斜倾或直立，茎方形，多棱，腋间分枝，紫红色，有短细毛。叶对生，有时具 1 或 2 全裂小叶片；叶片倒卵形至长卵形，长 3～10 cm，宽 2～6 cm，先端圆形至渐尖，钝头，边缘有锯齿，上面绿色，下面乌红色，基部心脏形；叶柄长 1～7 cm，近花序处近于无柄。轮伞花序顶生及腋生，每轮有小花约 5 朵；花萼钟形，有细毛，萼齿三角形，先端具小尖；花冠二唇形，上半部紫红色，下部黄白色；发育雄蕊 2 枚，柱头 2 裂，均伸出于花冠外面。小坚果卵形。花期 5 月，果期 5—6 月。

4. 生境分布

单叶血盆草野生于山野潮湿地方，产于中国云南、贵州、四川等省（自治区、直辖市）。

黔西北地区的金沙、黔西、大方等县（市、区）有单叶血盆草野生资源分布。

5. 药材性状

本品茎长 25 cm 以上，茎方形，有短细毛。单叶对生，叶片长卵形，先端圆形至渐尖，钝头，边缘有锯齿，上面绿色，下面乌红色，基部心脏形。轮状总状花序。气微，味微苦。

6. 性味归经

性凉，味微苦；归肺、大肠、肝经。

7. 功能主治

止血，清湿热。用于咳嗽吐血、血崩、血痢、创伤出血。

8. 用法用量

内服：煎汤，15～30 g。外用：适量，研末，撒布伤口。

三百七十五、大叶骨牌草

1. 别名

石韦、七星草、旋鸡尾、金鸡尾、七星剑、石扁担、凤尾草、骨牌草、连天草、连贴草、掘不尽、金星剑、凤尾金星、大经刀草、七星凤尾草。

2. 来源

本品为水龙骨科植物江南星蕨 *Microsorium fortunei*（T. Moore）Ching 的带根茎的全草。全年均可采收，采集全草，除去杂质，洗净，晒干或鲜用。

3. 植物形态

多年生草本。株高 50～70 cm。根茎长而横生，淡绿色，顶部与叶柄基部被棕色、卵状披针形鳞片，盾状着生，易脱落。叶远生；叶柄长 8～10 cm，上面有纵沟，向上光滑；叶片厚纸质，带状披针形，长 30～60 cm，宽 2～5 cm，两端均渐狭，先端长渐尖，基部下延于叶柄形成狭翅，两面无毛，边缘有软骨质的边；中脉明显隆起，侧脉不明显，内藏小脉一般分叉。孢子囊群大，圆形，橙黄色，背生于中脉两侧各成 1 行或不整齐的 2 行；无囊群盖。

4. 生境分布

江南星蕨野生于海拔 200～1 800 m 的山坡林下、溪谷边树干或岩石上，分布于中国四川、贵州、云南、陕西、江苏、安徽、浙江、江西、福建、台湾、湖北、湖南、海南、广西等省（自治区、直辖市）。

黔西北地区的黔西、大方、七星关等县（市、区）有江南星蕨野生资源分布。

5. 性味归经

性寒，味苦；归肝、脾、心、肺经。

6. 功能主治

清热利湿，凉血解毒。用于热淋、小便不利、赤白带下、痢疾、黄疸、咳血、衄血、痔疮出血、瘰疬结核、痈肿疮毒、毒蛇咬伤、风湿疼痛、跌打骨折。

7. 用法用量

内服：煎汤，15～30 g；或捣汁。外用：鲜品适量，捣敷患处。

8. 使用注意

虚寒者慎服。

三百七十六、小叶三点金草

1. 别名

斑鸠窝、碎米柴、漆大伯、天小豆、马尾藤、狮子草、辫子草、马尾草。

2. 来源

本品为豆科植物小叶三点金草 *Desmodium microphyllum*（Thunb.）DC. 的全草。夏、秋季，采收全草，去净杂质，晒干或鲜用。

3. 植物形态

多年生草本。根较粗，木质。茎纤细，多分枝，直立或平卧，通常红褐色，近无毛。叶为羽状三出复叶，或有时仅为单小叶；托叶披针形，具条纹，疏生柔毛，有缘毛；叶柄短，疏生柔毛；小叶薄纸质，较大的为倒卵状长椭圆形或长椭圆形，较小的为倒卵形或椭圆形，先端圆形，少有微凹入，基部宽楔形或圆形，全缘，侧脉每边 4～5 条，不明显，不达叶缘，上面无毛，下面被极稀疏柔毛或无毛。总状花序顶生或腋生，被黄褐色开展柔毛；有花 6～10 朵，花小；苞片卵形，被黄褐色柔毛；花梗纤细，略被短柔毛；花萼 5 深裂，密被黄褐色长柔毛，裂片线状披针形，较萼筒长 3～4 倍；花冠粉红色，与花萼近等长，旗瓣倒卵形或倒卵状圆形，中部以下渐狭，具短瓣柄，翼瓣倒卵形，具耳和瓣柄，龙骨瓣长椭圆形，较翼瓣长，弯曲；雄蕊二体，长约 5 mm；子房线形，被毛。荚果腹背两缝线浅齿状，有荚节 2～5 个，荚节近圆形，扁平，被小钩状毛和缘毛或近于无毛，有网脉。花期 5—9 月，果期 9—11 月。

4. 生境分布

小叶三点金草野生于山坡草地或灌木丛中，分布于中国江苏、安徽、浙江、江西、福建、台湾、湖北、湖南、广东、海南、广西、四川、贵州、云南等省（自治区、直辖市）。

黔西北地区的威宁等县（市、区）有小叶三点金草野生资源分布。

5. 药材性状

本品多缠绕成团。根粗壮有分枝，木化。茎较细。小叶 3 枚，顶端小叶较大，长 2～17 mm，宽约 4 mm，椭圆形，先端圆形具短尖，基部圆形，全缘，绿色，下表面具柔毛，两侧小叶很小。有时可见总状花序或荚果，荚果长 0.8～1.6 cm，直径约 3 mm，有荚节 2～4 个，节处有缢缩，表面被短毛。气特异。

6. 性味归经

性凉，味甘、苦；归经不详。

7. 功能主治

清热利湿，止咳平喘，消肿解毒。用于石淋、胃痛、黄疸、痢疾、咳嗽、哮喘、小儿疳积、毒蛇咬伤、痈疮、瘰疬、漆疮、痔疮。

8. 用法用量

内服：煎汤，9～15 g，或鲜品 30～60 g。外用：适量，鲜品捣敷；或煎水熏洗。

三百七十七、高山粉条儿菜

1. 别名

肺筋草、麻里草、曲折草、鼠牙草、化食草、小肺金草、粉条儿菜、金线吊白米。

2. 来源

本品为百合科植物粉条儿菜 *Aletris spicata*（Thunb.）Franch. 的全草。5—6 月，采收全草，洗净，晒干或鲜用。

3. 植物形态

多年生草本。株高 35～60 cm。根茎短，须根细长，其上生有多数细块根，色白似蛆，又好像“白米”。叶自根部丛生，窄条形，先端渐尖，淡绿色。花葶从叶丛中生出，直立，上部密生短毛，稍具棱角。花疏生于总状花序上，近无梗；花被短筒状，上端 6 裂，裂片条状披针形，黄绿色或先端略带粉红色，外部密生短腺毛；雄蕊 6 枚；子房上位，3 室。蒴果倒卵状椭圆形，先端有宿存花被。花期 5—6 月。

4. 生境分布

粉条儿菜野生于低山地阳光充足的空旷草地上或山坡、灌丛边缘，分布于中国华东、华中、华南、西南及河北、山西、陕西、甘肃等地。

黔西北地区的威宁、织金等县（市、区）有粉条儿菜野生资源分布。

5. 药材性状

本品长 30 cm 以上。根茎短，须根丛生，纤细弯曲，有的着生多数白色细小块根，习称“金线吊白米”。叶丛生，带状，稍反曲，长 10～20 cm，宽 3～5 mm；灰绿色，先端尖，全缘。花茎细柱形，稍波状弯曲，直径 0.2～0.3 cm，被毛；总状花序穗状，花近无梗，黄棕色，花被 6 裂，长约 5 mm，裂片条状披针形。蒴果倒卵状三棱形。气微，味淡。

6. 性味归经

性平，味甘、苦；归肺、肝经。

7. 功能主治

清热，润肺止咳，活血调经，杀虫。用于咳嗽、咯血、百日咳、喘息、肺痈、乳痈、经闭、缺乳、小儿疳积、蛔虫病、风火牙痛。

8. 用法用量

内服：煎汤，10～30 g，或鲜品 60～120 g。外用：鲜品适量，捣敷患处。

三百七十八、血见愁老鹳草

1. 来源

本品为牻牛儿苗科植物血见愁老鹳草 *Geranium henryi* R. Kunth 的全株。果实将成熟时，割取地上部分或拔起全株，除去杂质，洗净，晒干或鲜用。

2. 植物形态

多年生草本。株高 30～40 cm。根状茎粗，肉质。茎直立，从基部以上起 2～3 次假二歧分枝。叶对生，肾状五角形；下部茎生叶长达 5 cm，宽 6～7 cm，5 深裂的达 3/4，裂片菱状短楔形，近膜质，边缘中部以上有齿状缺刻，牙齿钝尖，上面密被短伏毛，下面有较密长毛，下部茎生叶叶柄长 2 倍于叶片；上部茎生叶为戟状三角形，3 裂，近无柄。花序柄长短不一，每柄生花 2 朵，花柄在果期向下弯；萼片有疏长毛，花瓣蓝紫色。蒴果长约 2 cm，略有微柔毛。花期 7 月，果期 9 月。

3. 生境分布

血见愁老鹳草生于林缘、灌丛中，分布于中国河南、湖北、四川、贵州等省（自治区、直辖市）。

黔西北地区的威宁等县（市、区）有血见愁老鹳草野生资源分布。

4. 性味归经

性平，味苦、微辛；归肝经。

5. 功能主治

清热解毒，祛风除湿，活血止血。用于咽喉肿痛、疮疖痈肿、风湿痹痛、四肢麻木、筋骨酸痛、外伤出血。

6. 用法用量

内服：煎汤，9～15 g。外用：鲜品适量，捣烂敷患处。

第九章　菌类

药用部位为子囊菌纲、担子菌纲、腹菌纲等菌类植物的子实体或菌核体，这类中药称为菌类中草药。本章共介绍菌类中草药21种。这些中草药分属15科、21属、24种药用植物（表9－1）。

表9－1　菌类中草药分属植物科、属、种名

序号	药名	科名	属名	种名
1	猪苓	多孔菌科	多孔菌属	猪苓
2	茯苓	多孔菌科	茯苓属	茯苓
3	马勃	马勃科	马勃属	脱皮马勃
				大马勃
4	雷丸	白蘑科	脐菇属	雷丸
5	银耳	银耳科	银耳属	银耳
6	灵芝	多孔菌科	灵芝属	赤芝
				紫芝
7	木耳	木耳科	木耳属	木耳
8	石耳	石耳科	石耳属	石耳
9	竹荪	鬼笔科	竹荪属	竹荪
				短裙竹荪
10	竹黄	肉座菌科	竹黄属	竹黄菌
11	麦角	麦角菌科	麦角菌属	麦角菌
12	地星	地星科	地星属	硬皮地星
13	树花	裂褶菌科	裂褶菌属	裂褶菌
14	蘑菇	蘑菇科	蘑菇属	双孢蘑菇
15	冬菇	白蘑科	冬菇属	冬菇
16	草菇	光柄菇科	小包脚菇属	草菇
17	侧耳	白蘑科	侧耳属	糙皮侧耳
18	羊肚菌	羊肚菌科	羊肚菌属	羊肚菌
19	树头发	珊瑚菌科	龙须菌属	钻顶羽瑚菌
20	白鬼笔	鬼笔科	鬼笔属	白鬼笔
21	蜜环菌	白蘑科	假蜜环菌属	假蜜环菌

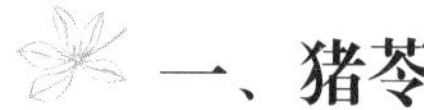

一、猪苓

1. 别名

豕零、猳猪屎、豕橐、司马彪、豨苓、地乌桃、野猪食、猪屎苓、猪茯苓、野猪粪。

2. 来源

本品为多孔菌科真菌猪苓 *Polyporus umbellatus*（Pers.）Fries. 的干燥菌核。春、秋二季，采挖菌核，除去泥沙，干燥。

3. 植物形态

菌核形状不规则，呈大小不一的团块状，坚实，表面紫黑色，有多数凹凸不平的皱纹，内部白色。子实体从地下菌核内生出，常多数合生，菌柄基部相连或多分枝，形成一丛菌盖，伞形或伞状半圆形。菌盖圆形，中部脐状，有淡黄色的纤维鳞片，近白色至浅褐色，无环纹，边缘薄而锐，常内卷，肉质，干后硬而脆。菌肉薄，白色。菌管与菌肉同色，管口圆形至多角形。孢子无色，光滑，圆筒形，一端圆形，一端有歪尖。

4. 生境分布

猪苓野生于海拔 1 000～2 000 m 的林中树根旁地上或腐木桩旁，常与柞、桦、槭、橡、榆、杨、柳、枫、女贞子等树种生活在一起，在中国南方多生长于阳坡，北方多生长于阴坡或半阳坡，分布于黑龙江、吉林、辽宁、河北、山西、陕西、甘肃、河南、湖北、四川、贵州、云南等省（自治区、直辖市）。

黔西北地区的七星关、大方、威宁、水城、赫章、纳雍等县（市、区）有猪苓野生资源分布；2019 年，赫章县栽培猪苓 4 万多平方米。

5. 药材性状

本品呈条形、类圆形或扁块状，有的有分枝，长 5～25 cm，直径 2～6 cm。表面黑色、灰黑色或棕黑色，皱缩或有瘤状突起。体轻，质硬，断面类白色或黄白色，略呈颗粒状。气微，味淡。

干品含水分不超过 14.0%，总灰分不超过 12.0%，酸不溶性灰分不超过 5.0%，麦角甾醇（$C_{28}H_{44}O$）不少于 0.070%。

6. 性味归经

性平，味甘、淡；归肾、膀胱经。

7. 功能主治

利水渗湿。用于小便不利、水肿、泄泻、淋浊、带下。

8. 用法用量

内服：煎汤，6～12 g。

二、茯苓

1. 别名

茯菟、松腴、松薯、松木薯、松苓、茯灵、茯蕶、伏苓、云苓。

2. 来源

本品为多孔菌科真菌茯苓 *Poria cocos*（Schw.）Wolf 的干燥菌核。多于 7—9 月采挖，挖出后除去泥沙，堆置“发汗”后，摊开晾至表面干燥，再“发汗”，反复数次至现皱纹、内部水分大部分散失后，阴干，称为“茯苓个”；或将鲜茯苓按不同部位切制，阴干，分别称为“茯苓块”及“茯苓片”。

3. 植物形态

茯苓在不同的发育阶段表现出3种不同的植物形态，即菌丝体、菌核和子实体。

（1）菌丝体。菌丝体包括单核及双核两种菌丝体。单核菌丝体又称初生菌丝体，是由茯苓孢子萌发而成，仅在萌发的初期存在。双核菌丝体又称次生菌丝体，为菌丝体的主要形式，由2个不同性别的单核菌丝体相遇，经质配后形成。菌丝体外观呈白色绒毛状，具有独特的多同心环纹菌落。在显微镜下观察，可见菌丝体由许多具分枝的菌丝组成，菌丝内由横膈膜分成线形细胞，顶端常见到锁状联合现象。

（2）菌核。菌核是由大量菌丝及营养物质紧密集聚而成的休眠体。球形、椭球形、扁球形或不规则块状；小者重数两，大者数斤、数十斤；新鲜时质软、易破开，干后坚硬不易破开。菌核外层皮壳状，表面粗糙、有瘤状皱缩，新鲜时淡褐色或棕褐色，干后变为黑褐色；皮内为白色及淡棕色。在显微镜下观察，菌核中白色部分的菌丝多呈藕节状或相互挤压的团块状。近皮处为较细长且排列致密的淡棕色菌丝。

（3）子实体。子实体通常产生在菌核表面，偶见于较老化的菌丝体上。蜂窝状，大小不一，无柄平卧。初时白色，老后木质化变为淡黄色。子实层着生在孔管内壁表面，由数量众多的担子组成。成熟的担子各产生4个孢子（即担孢子）。茯苓孢子灰白色，长椭圆形或近圆柱形，有一歪尖。

4. 生境分布

茯苓寄生于松科植物赤松或马尾松等的树根上，偶见于其他针叶树及阔叶树的根部，分布于河北、河南、山东、安徽、浙江、福建、广东、广西、湖南、湖北、四川、贵州、云南、山西等省（自治区、直辖市），主产于安徽、云南、湖北等省（自治区、直辖市）。在湖北等地已有大面积人工栽培。

黔西北地区的金沙、黔西、七星关、水城、赫章、威宁等县（市、区）有茯苓野生资源分布；2019年，赫章县栽培茯苓4 000 m^2。

5. 药材性状

（1）茯苓个。呈类球形、椭圆形、扁圆形或不规则团块，大小不一。外皮薄而粗糙，棕褐色至黑褐色，有明显的皱缩纹理。体重，质坚实，断面颗粒性，有的具裂隙，外层淡棕色，内部白色，少数淡红色，有的中间抱有松根。气微，味淡，嚼之黏牙。

（2）茯苓块。为去皮后切制的茯苓，呈立方块状或方块状厚片，大小不一。白色、淡红色或淡棕色。

（3）茯苓片。为去皮后切制的茯苓，呈不规则厚片，厚薄不一。白色、淡红色或淡棕色。

一般干品含水分不超过18.0%，总灰分不超过2.0%，醇溶性浸出物不少于2.5%。

6. 性味归经

性平，味甘、淡；归心、肺、脾、肾经。

7. 功能主治

利水渗湿，健脾，宁心。用于水肿尿少、痰饮眩悸、脾虚食少、便溏泄泻、心神不安、惊悸失眠。

8. 用法用量

内服：煎汤，10～15 g。

三、马勃

1. 别名

灰包、马粪包、马疕、马庀菌、灰菇、马屁包、乌龙菌、牛屎菇、灰包菌。

2. 来源

本品为马勃科真菌脱皮马勃 *Lasiosphaera fenzlii* Reich.、大马勃 *Calvatia gigantea*（Batach ex Pers）Lloyd. 的干燥子实体。夏、秋二季，子实体成熟时及时采收，除去泥沙，干燥。

3. 植物形态

（1）脱皮马勃。腐寄生真菌，子实体近球形或近长圆形，幼时白色，成熟时渐变深。外包被薄，成熟时成块状剥落；内包被纸状，浅烟色，成熟时完全破碎消失。内部孢体成紧密团块，灰褐色，渐变浅；孢丝长，有分枝，多数结合成紧密团块；孢子球形，褐色，有小刺。

（2）大马勃（无柄马勃）。腐生菌，子实体近球形至长圆形，几无不育柄。包被薄，易消失，外包被白色，内包被黄色，内外包被间有褐色层。初生时内部含有大量水分，后水分渗出，逐渐干燥，外包被成块开裂与内包被分离，内包被青褐色，纸状，轻松而富弹力，受震动时就散出孢子。孢子球形，光滑或有时具细微小疣，淡青黄色。孢丝长，与孢子同色，稍分枝，有稀少横隔。

4. 生境分布

（1）脱皮马勃。脱皮马勃生于山地腐殖质丰富之处，产于中国河北、内蒙古、陕西、甘肃、新疆、安徽、江苏、湖北、湖南、贵州等省（自治区、直辖市）。

（2）大马勃。大马勃秋季生于林地和竹林间，分布于中国辽宁、河北、山西、内蒙古、甘肃、新疆、安徽、湖北、湖南、贵州等省（自治区、直辖市）。

黔西北地区的大方、七星关等县（市、区）有脱皮马勃野生资源分布；黔西北地区各县（市、区）均有大马勃野生资源分布。

5. 药材性状

（1）脱皮马勃。扁球形或类球形，无不孕基部，直径 15～20 cm。包被灰棕色至黄褐色，纸质，常破碎呈块片状，或已全部脱落。孢体灰褐色或浅褐色，紧密，有弹性，用手撕之，内有灰褐色棉絮状的丝状物，触之则孢子呈尘土样飞扬，手捻有细腻感。臭似尘土，无味。

（2）大马勃。不孕基部小或无。残留的包被由黄棕色的膜状外包被和较厚的灰黄色的内包被所组成，光滑，质硬而脆，成块脱落。孢体浅青褐色，手捻有润滑感。

一般干品含水分不超过 15.0%，总灰分不超过 15.0%，酸不溶性灰分不超过 10.0%，醇溶性浸出物不少于 8.0%。

6. 性味归经

性平，味辛。归肺经。

7. 功能主治

清肺利咽，止血。用于风热郁肺咽痛、音哑、咳嗽；外治鼻衄、创伤出血。

8. 用法用量

内服：煎汤，2～6 g。外用：适量，敷患处。

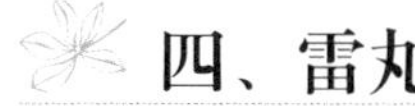

四、雷丸

1. 别名

雷矢、雷实、竹苓、竹林子、竹铃芝、木连子。

2. 来源

本品为白蘑科真菌雷丸 *Omphalia lapidescens* Schroet. 的干燥菌核。秋季，采挖菌核，洗净，晒干。

3. 植物形态

菌核体通常为不规则的坚硬块状，歪球形或歪卵形；表面黑棕色，具细密的纵纹；内面为紧密交织的菌丝体，蜡白色，半透明而略带黏性，具同色的纹理。越冬后由菌核体发出新的子实体，一般不易见到。

4. 生境分布

雷丸多寄生于病竹根部，分布于中国长江流域以南各省（自治区、直辖市）及甘肃、陕西、湖北、河南等地，主产于四川、贵州、云南、湖北、广西、陕西等省（自治区、直辖市），浙江、湖南、广东、安徽、福建等地亦产。

黔西北地区各县（市、区）均有雷丸野生资源分布。

5. 药材性状

本品为类球形或不规则团块，直径 1～3 cm。表面黑褐色或灰褐色，有略隆起的网状细纹。质坚实，不易破裂，断面不平坦，白色或浅灰黄色，似粉状或颗粒状，常有黄棕色大理石样纹理。无臭，味微苦，嚼之有颗粒感，微带黏性，久嚼无渣。断面色褐呈角质样者，不可供药用。

干品含水分不超过 15.0%；总灰分不超过 6.0%；醇溶性浸出物不少于 2.0%；含雷丸素以牛血清白蛋白计，不少于 0.60%。

6. 性味归经

性寒，味微苦；归胃、大肠经。

7. 功能主治

杀虫消积。用于绦虫病、钩虫病、蛔虫病、虫积腹痛、小儿疳积。

8. 用法用量

内服：15～21 g，不宜入煎剂，一般研粉服。一次 5～7 g，饭后用温开水调服，一日 3 次，连服 3 天。

五、银耳

1. 别名

雪耳、白耳、桑鹅、白木耳、银耳子、五鼎芝、白耳子。

2. 来源

本品为银耳科真菌银耳 *Tremella fuciformis* Berk. 的干燥子实体。当银耳片开齐停止生长时，应及时采收，用清水漂洗 3 次后，及时晒干或烘干。

3. 植物形态

子实体纯白至乳白色，一般呈菊花状或鸡冠状，柔软洁白，半透明，富有弹性，由数片组成，形似菊花形、牡丹形或绣球形。

4. 生境分布

银耳生于栎及其他阔叶树腐木上，分布于中国四川、浙江、福建、江苏、江西、安徽、台湾、湖北、海南、湖南、广东、香港、广西、贵州、云南、陕西、甘肃、内蒙古、西藏等省（自治区、直辖市）。现已广泛人工栽培。

黔西北地区的金沙、纳雍等县（市、区）有银耳野生资源分布。

5. 药材性状

本品为不规则的皱缩片块，有众多细小层簇条片组成，外表白色或米黄色，微有光泽，质硬而脆，有特殊气味。

6. 性味归经

性平，味甘；归肺、胃、肾经。

7. 功能主治

补肺益气，养阴润燥。用于病后体虚、肺虚久咳、痰中带血、崩漏、大便秘结、高血压病、血管硬化。

8. 用法用量

内服：煎汤，15～25 g。

六、灵芝

1. 别名

灵芝草、菌灵芝、木灵芝、红芝、丹芝、瑞草、万年蕈。

2. 来源

本品为多孔菌科真菌赤芝 *Ganoderma lucidum*（Leyss. ex Fr.）Karst. 或紫芝 *Ganoderma sinense* Zhao，Xu et Zhang 的干燥子实体。全年采收，采集子实体，除去杂质，剪除附有朽木、泥沙或培养基质的下端菌柄，阴干或在 40～50 ℃烘干。灵芝子实体成熟时会产生孢子，大量聚集的孢子称为灵芝孢子粉，灵芝孢子粉亦供药用。

3. 植物形态

（1）赤芝。担子果一年生，有柄，栓质。菌盖半圆形或肾形，盖表褐黄色或红褐色，盖边渐趋淡黄色，有同心环纹，微皱或平滑，有亮漆状光泽，边缘微钝。菌肉乳白色，近管处淡褐色。菌管口近圆形，初白色，后呈淡黄色或黄褐色。菌柄圆柱形，侧生或偏生，偶中生，与菌盖色泽相似。皮壳部菌丝呈棒状，顶端膨大。菌丝系统三体型，生殖菌丝透明，薄壁；骨架菌丝黄褐色，厚壁，近乎实心；缠绕菌丝无色，厚壁弯曲，均分枝。孢子卵形，双层壁，顶端平截，外壁透明，内壁淡褐色，有小刺，担子果多在秋季成熟，华南及西南可延至冬季成熟。

（2）紫芝。与赤芝的不同点是：紫芝的菌盖多呈紫黑色至近褐黑色；菌肉呈均匀的褐色、深褐色至栗褐色；孢子顶端脐突形，内壁突出的小刺明显，孢子较大。

4. 生境分布

（1）赤芝。野生于山中的深谷处、向阳的壳斗科和松科松属植物等的根际或枯树桩上，在中国普遍分布，但以长江以南地区为多。

（2）紫芝。野生于阔叶树或松科松属的树桩上，引起木材白色腐朽，为中国特有种，分布于长江以南高温多雨地带。

黔西北地区各县（市、区）均有赤芝、紫芝野生资源分布。

灵芝在中国已实现人工栽培，现使用的灵芝也主要来源于栽培，野生灵芝已少见。

5. 药材性状

（1）赤芝。外形呈伞状，菌盖肾形、半圆形或近圆形，直径 10～18 cm，厚 1～2 cm。皮壳坚硬，黄褐色至红褐色，有光泽，具环状棱纹和辐射状皱纹，边缘薄而平截，常稍内卷。菌肉白色至淡棕色。菌柄圆柱形，侧生，少偏生，长 7～15 cm，直径 1.0～3.5 cm，红褐色至紫褐色，光亮。孢子细小，黄褐色。气微香，味苦涩。

（2）紫芝。皮壳紫黑色，有漆样光泽。菌肉锈褐色。菌柄长 17～23 cm。

一般干品含水分不超过 17.0%；总灰分不超过 3.2%；水溶性浸出物不少于 3.0%；灵芝多糖以无水葡萄糖（$C_6H_{12}O_6$）计，不少于 0.90%；三萜及甾醇以齐墩果酸（$C_{30}H_{48}O_3$）计，不少于 0.50%。

在单独使用灵芝孢子粉时，除了三萜、甾醇类等成分外，一般含油量越高、酸值及过氧化值越低，其质量越好。

6. 性味归经

性平，味甘；归心、肺、肝、肾经。

7. 功能主治

补气安神，止咳平喘。用于心神不宁、失眠心悸、肺虚咳喘、虚劳短气、不思饮食。

8. 用法用量

内服：煎汤，6～12 g。

七、木耳

1. 别名

树鸡、木檽、木枞、木蛾、云耳、耳子、黑木耳。

2. 来源

本品为木耳科真菌木耳 *Auricularia auricula*（L.）Underw. 的干燥子实体。夏、秋季，采收子实体，晒干，或放到烘房中，温度由 35 ℃逐渐升高到 60 ℃以烘干。

3. 植物形态

子实体胶质半透明，有弹性，薄片形如人耳状。内面呈暗褐色，平滑；外面淡褐色，密生柔软的短毛。湿润时呈胶质，干燥时带革质。不同大小的子实体簇生一丛，上表面子实层中的担子埋于胶质中，担子分隔，通常由 4 个细胞组成，每个细胞有 1 孢子梗伸出，孢子梗顶端各生 1 担孢子。

4. 生境分布

木耳寄生于阴湿、腐朽的树干上，分布于中国吉林、黑龙江、辽宁、内蒙古、广西、云南、贵州、四川、湖北、陕西、浙江等省（自治区、直辖市），已广泛栽培。

黔西北地区各县（市、区）均有木耳野生资源分布。

5. 药材性状

本品呈不规则的块片，多卷缩。表面平滑，黑褐色或紫褐色；底面色较淡。质脆易折断，以水浸泡则膨胀，色泽转淡，呈棕褐色，柔润而微透明，表面有滑润的黏液。气微香。以干燥、朵大、肉厚、无树皮泥沙等杂质者为佳。

6. 性味归经

性平，味甘；归胃、大肠经。

7. 功能主治

补气养血，润肺，止血，降压，抗癌。用于气虚血亏、四肢搐搦、肺虚久咳、咯血、吐血、衄血、血痢、痔疮出血、妇女崩漏、高血压、便秘、眼底出血、子宫颈癌、阴道癌、跌打损伤。

8. 用法用量

内服：煎汤，5～30 g。

9. 使用注意

虚寒溏泻者慎服。

八、石耳

1. 别名

灵芝、脐衣、岩菇、地耳、石木耳、石壁花。

2. 来源

本品为石耳科真菌石耳 *umbilicaria esculenta*（Miyoshi）Minks 的干燥子实体。四季均可采收，挖取子实体，晒干。

3. 植物形态

地衣体单片型，幼小时正圆形，长大后为椭圆形或稍不规则，革质。裂片边缘浅撕裂状；上表面褐色，近光滑，局部粗糙无光泽，或局部斑点脱落而露白色髓层；下表面棕黑色至黑色，具细颗粒状突起，密生黑色粗短而具分叉的假根，中央脐部青灰色至黑色，有时自脐部向四周放射的脉络明显而突出。子囊盘约数十个，黑色，无柄，圆形，三角形至椭圆形。

4. 生境分布

石耳野生于裸露的岩石上，尤喜生在硅质岩上。中国黑龙江、吉林、浙江、安徽、江西、湖北、西藏等省（自治区、直辖市）有石耳野生资源分布。

黔西北地区各县（市、区）均有石耳野生资源分布。

5. 药材性状

本品多干裂皱缩，呈片状，平展后完整者呈不规则圆形，直径 12 cm 左右，边缘有时碎裂，小穿孔较大。脐背突起。上表面灰棕色较光滑；下表面棕黑色至灰黑色，较粗糙，有由多数珊瑚状黑色假根组成的瓶毡层。干时质脆，易碎。折断面可见明显的黑、白 2 层。气微，味淡。以片大、完整者为佳。

6. 性味归经

性凉，味甘；归肺、心、胃经。

7. 功能主治

养阴润肺，凉血止血，清热解毒。用于肺虚劳咳、吐血、崩漏、肠风下血、痔漏、脱肛、淋浊、带下、毒蛇咬伤、烫伤和刀伤。

8. 用法用量

内服：煎汤，9～15 g；或入丸、散。外用：适量，研末调敷。

九、竹荪

1. 别名

竹菰、竹肉、竹蓐、竹蕈。

2. 来源

本品为鬼笔科真菌竹荪 *Dictyophora indusiata*（Vent. ex Pers）Fisch.、短裙竹荪 *Dictyophora duplicata*（Bosch）Fisch. 的干燥子实体。夏、秋二季，破蕾开裙后采收，除去菌盖和菌托，晒干或烘干。

3. 植物形态

（1）竹荪。幼担子果菌蕾呈圆球形，具 3 层包被，外包被薄，光滑，灰白色或淡褐红色；中层胶质；内包被坚韧肉质。成熟时包被开裂，菌柄将菌盖顶出，柄中空，白色，外表由海绵状小孔组成。包被遗留于柄下部形成菌托。菌盖生于柄顶端呈钟形，盖表凹凸不平呈网格，凹部分密布担孢子。盖下有白色网状菌幕，下垂如裙。孢子光滑，透明，椭圆形。

（2）短裙竹荪。菌蕾卵圆形，灰白色，内含白色胶质。菌柄圆柱形，白色，海绵质，中空。菌盖钟形，顶端有穿孔，四周具网络，橄榄色，有臭味。柄上的网状菌裙较短，下垂仅达柄的中上部，网眼呈不规则多角形。孢子椭圆形。

4. 生境分布

（1）竹荪。野生于竹林或阔叶林下，枯枝落叶多、腐殖质的厚层土中，也兼生于腐木上。夏、秋季单生或群生。在中国，分布于华南、西南及江苏、安徽、江西、福建、台湾等地；国外，日本、印度、斯里兰卡、印度尼西亚、菲律宾、朝鲜、美国、古巴、巴西、英国、法国、俄罗斯、墨西哥、澳大利亚，以及东非等地亦产。

（2）短裙竹荪。野生于竹林下及混交林下。多在7—9月单生或群生。中国西南及黑龙江、吉林、江苏、浙江、福建、广东、广西等地有短裙竹荪野生资源分布。

黔西北地区的织金、大方、七星关等县（市、区）有竹荪、短裙竹荪野生资源分布。织金竹荪于2010年获得国家地理标志保护产品认证，近年其栽培面积约为2万亩。

5. 药材性状

（1）竹荪。子实体压扁长条形，海绵状，长10～20 cm，表面白色至黄白色。菌盖钟形，长、宽各3～5 cm，白色，有明显多角形网格，顶端平，具穿孔。菌裙从菌盖下垂达10 cm，黄白色具多角形网眼，网眼直径0.5～1.0 cm。菌柄压扁圆柱状，基部直径2～3 cm，向上渐细，白色。菌托白色。体轻，质泡松，柔韧不易折断，断面中空，壁海绵状。气香，味淡。

（2）短裙竹荪。子实体长条形，长10～18 cm，表面白色至黄白色。菌盖钟形，白色，长、宽各3～5 cm，顶端平，有穿孔，有明显的网眼。菌裙伞状，长3～5 cm，黄白色，网眼圆形，直径1～4 mm。菌柄白色，中部较粗，直径约3 cm，向两端渐细。菌托灰色。体轻，质泡松，柔韧不易折断，断面中空，壁海绵状。气香，味淡。

6. 性味归经

性寒，味甘；归肺、肝经。

7. 功能主治

补气养阴，润肺止咳，清热利湿。用于肺虚热咳、喉炎、痢疾、带下、高血压、高脂血症；也用于抗肿瘤的辅助治疗。一般作营养食品。

8. 用法用量

内服：煎汤，10～30 g。

十、竹黄

1. 别名

竹参、竹花、竹茧、淡竹黄、竹三七、血三七、赤团子、淡菊花、天竹花、淡竹花、竹赤团子、竹赤斑菌。

2. 来源

本品为肉座菌科真菌竹黄菌 *Shiraia bambusicola* Henn. 的干燥子座。为寄生于禾本科植物短穗竹属（*Brachystachyum*）、刺竹属（*Bambusa*）、刚竹属（*Phyllostachys*）等植物的小枝上的干燥子实体。5—6月，采收子座，晒干。

3. 植物形态

子座呈不规则瘤状，早期白色，后变成粉红色，初期表面平滑，后期有龟裂，肉质，渐变为木栓质。子囊壳近球形，埋生于子座内；子囊长圆柱状；子囊孢子单行排列，长方形至梭形，两端大多尖锐，有纵横隔膜，无色或近无色，成堆时呈柿黄色。

4. 生境分布

竹黄菌野生于簕竹属、刚竹属的竹竿上，多生长在将衰败或已衰败的竹林中，分布于中国江苏、安徽、浙江、江西、福建、湖北、四川、贵州、云南等省（自治区、直辖市）。

黔西北地区各县（市、区）有竹黄野生资源分布。

5．药材性状

本品呈短圆柱形或纺锤形，瘤状，略扁，长1～5 cm，直径5～25 mm。表面灰白色、粉红色或棕红色，凹凸不平；有瘤状突起或具细小龟裂状的灰色斑点；底面有1条凹沟，紧裹于竹枝上。体轻，质脆，断面浅红色至红色，中央色较浅。气微，味苦，舔之微黏舌。

6．性味归经

性平，味淡；归肺、胃、心、肝经。

7．功能主治

化痰止咳，活血通络，祛风利湿。用于咳嗽痰多、百日咳、带下、胃痛、风湿痹痛、小儿惊风、跌打损伤。

8．用法用量

内服：煎汤，6～15 g；或浸酒。外用：适量，酒浸敷。

9．使用注意

孕妇及高血压患者禁服，服药期间忌食萝卜、酸辣食品。

十一、麦角

1．别名

紫麦角、黑麦乌米。

2．来源

本品为麦角菌科真菌麦角菌 *Claviceps purpurea*（Fr.）Tul. 的菌核。夏、秋季，麦穗黄熟时采收，除去杂质，阴干或烘干备用。

3．植物形态

菌核长圆柱形，两端角状，坚硬，平滑，有纵沟，外部紫黑色，内部淡紫色或灰白色，每个菌核产生20～30个子座，有弯曲的细柄，暗褐色。子座近球形，直径1～2 mm，红褐色。子囊壳全部埋生于子座内，其孔口稍突出于子座表面。子囊长圆柱形，内含8个子囊孢子。子囊孢子丝状，无色。

4．生境分布

麦角菌寄生于禾本科、莎草科、石竹科及灯心草科植物上，分布于中国东北、华北及新疆、江苏、浙江、四川、贵州等地。

黔西北地区的黔西、七星关等县（市、区）有麦角菌野生资源分布。

5．药材性状

本品菌核长纺锤形，平直或略弓状弯曲，具3条钝棱，长1～4 cm，宽2～7 mm。外表皮灰紫色至黑紫色，有细小横裂纹及纵沟。质硬脆，易折断，断面平坦，略呈钝三角形，其边缘为一薄层暗紫色组织，内部淡棕白色至淡红色，中央部分有时可见星状暗纹。气特异而微弱，味先微甜、后辛。

6．性味归经

性平，味苦、辛，有毒；归肝、肾经。

7．功能主治

缩宫止血，止痛。用于产后出血、偏头痛。

8．用法用量

内服：制成流浸膏，每次0.5～2.0 mL，每天3～4次，大剂量1次4 mL，每天12 mL；或制成片剂、针剂使用。

9. 使用注意

孕妇、临产及胎盘尚未完全排出时禁用。肝脏病及周围血管病患者慎服。本品有毒，误服后常引起口渴、呕吐、腹泻、肢冷、面色苍白、视觉与听觉障碍，严重者则出现幻觉、惊厥，甚至昏迷、死亡。

十二、地星

1. 别名

大孤、山蟹、地蜘蛛、米屎菰、土星菌、量湿地星、石蟹地星。

2. 来源

本品为地星科真菌硬皮地星 *Geastrum hygrometricum* Pers. 的子实体。夏、秋季，采收子实体，去净杂质，晒干。

3. 植物形态

子实体初呈球形，后从顶端呈星芒状张开。外包被 3 层，外层薄而松软，中层纤维质，内层软骨质；成熟时开成 6 瓣至多瓣，湿时仰翻，干时内卷；外表面灰色至灰褐色；内侧淡褐色，多具不规则龟裂。内包被薄膜质，扁球形，灰褐色；无中轴；成熟后顶部口裂。孢体深褐色。孢子球形，褐色，壁具小疣。孢丝无色，厚壁无隔，具分枝。表面多附有粒状物。

4. 生境分布

硬皮地星野生于松林砂土地上，也见于空旷地带，于 5—10 月常见，产于中国东北、华北、西北、华东、华中、华南、西南及西藏等地。

黔西北地区的威宁、赫章、金沙等县（市、区）有硬皮地星野生资源分布。

5. 药材性状

子实体星状外包被已剥去。内包被扁球形，直径 18～28 mm，顶端口裂，灰色至褐色。膜质。孢体深褐色。

6. 性味归经

性平，味辛；归经不详。

7. 功能主治

清肺，利咽，解毒，消肿，止血。用于咳嗽、咽喉肿痛、痈肿疮毒、冻疮流水、吐血、衄血、外伤出血。

8. 用法用量

内服：煎汤，3～6 g。外用：适量，研末敷。

十三、树花

1. 别名

白参、天花菌、八担柴、白花、鸡毛菌、白参菌。

2. 来源

本品为裂褶菌科真菌裂褶菌 *Schizophyllum commune* Fr. 的子实体。全年均可采收，去除杂质，晒干。

3. 植物形态

裂褶菌子实体常覆瓦状叠生。菌盖无柄，侧生，或背面有附着点，革质，强韧，干时卷缩，润湿时恢复原状，扇形或肾形，宽 1～4 cm；盖面白色至灰白色，有绒毛或粗毛，常有环纹；盖缘反卷，有多数裂瓣，呈小云状锯齿。菌肉薄，质韧，白色带褐色。菌褶幅窄，从基部放射而出，直达盖缘尽头，有长短不同的 3 种褶；沿边缘纵裂反卷，白色、灰褐色至淡肉桂色。孢子印白色。孢子长椭圆形，无色，光滑。

4. 生境分布

裂褶菌野生于阔叶树或针叶树的倒木、枯立木、原木、伐桩及木材上，分布于中国东北、华北、华东、华中、华南、西南及陕西、甘肃、台湾、西藏等地。

黔西北地区有裂褶菌野生资源分布。

5. 药材性状

本品菌盖卷缩，湿润后呈扇形或肾形，直径 1～3 cm，白色、灰白色或淡紫色，表面有绒毛或粗毛，边缘反卷，并呈瓣裂，裂瓣边缘波状；革质。菌肉薄，类白色。菌褶狭窄，从基部辐射而出，白色、灰白色或淡紫色，边缘纵裂而反卷。无菌柄。气微，味淡。

6. 性味归经

性平，味甘；归脾经。

7. 功能主治

滋补强身，止带。用于体虚气弱、带下。

8. 用法用量

内服：煎汤，9～16 g。

十四、蘑菇

1. 别名

肉蕈、蘑菰、麻菰、蘑菇草、鸡足蘑菇。

2. 来源

蘑菇科真菌双孢蘑菇 *Agaricus bisporus*（Large）Sing. 的子实体，尤以菌蕾为佳。蘑菇在现蕾后 5～7 天采收，天气冷凉时可在现蕾后 8～10 天采收。以子实体菌膜尚未破裂时采收，质量最佳。

3. 植物形态

菌盖半圆形，直径 3～16 cm，表面干，成熟后仍为白色，常被淡褐色细绒毛。菌肉较厚而脆，白色，切割后或微呈淡红橙色。菌褶离生，初白色后变黑褐色。菌柄短柱状，粗壮，基部微膨大。菌环光滑或具絮状残突，膜质。担子多产 2 枚孢子，担孢子椭圆形，淡褐色。

4. 生境分布

双孢蘑菇非中国原产，系引进栽培种，各地广为栽培。

黔西北地区的金沙等县（市、区）有双孢蘑菇野生资源分布。

5. 药材性状

本品菌盖半球形或平展，直径 5～12 cm，白色或淡黄棕色，表面具淡褐色细绒毛。菌肉厚，白色或淡红色。菌褶密，不等长，粉红色、褐色或黑褐色。菌柄长 4.5～9.0 cm，直径 15～30 mm，类白色，中部有时可见单层菌环。气微，味特异。

6. 性味归经

性平，味甘；归肠、胃、肺经。

7. 功能主治

健脾开胃，平肝提神。用于饮食不消、纳呆、乳汁不足、高血压、神倦欲眠。

8. 用法用量

内服：煎汤，干品 6～9 g，或鲜品 150～180 g。

9. 使用注意

气滞者慎服。

十五、冬菇

1. 别名

冬蘑、构菌、冻菌、朴菰、朗夏、金针菇、金钱菌、毛脚金钱菌。

2. 来源

本品为白蘑科真菌冬菇 *Flammulina velutipes*（Curt. ex Fr）Sing. 的干燥子实体。当菌柄长度达 13～15 cm、菌盖直径 5～15 mm 时即可采收，采集子实体，去净杂质，晒干或鲜用。

3. 植物形态

菌盖肉质，宽 2～7 cm，扁半球形，后渐平展，常不正形；盖面湿时甚黏，淡黄褐色或黄褐色，中部深肉桂色，边缘乳黄色，无毛，平滑；盖缘初时内卷，后波状或上翘。菌肉较厚，白色或稍带黄色，味美。菌褶弯生，密至稍稀，幅宽，不等长，白色至乳白色或稍带黄色。菌柄长 5～8 cm，直径 5～8 mm，圆柱形，韧，表皮脆骨质，内部纤维质，松软基部常伸长似假根并紧靠一起，顶部黄色，向下有密的黄褐色至深黑褐色短绒毛。孢子印白色。囊状体少，散生，梭形至棒状。

4. 生境分布

冬菇野生于阔叶树枯干、倒木和伐桩上，分布于中国东北、华北、西北及浙江、江西、福建、河南、广西、四川、贵州、云南、西藏等省（自治区、直辖市）。

黔西北地区的七星关等县（市、区）有冬菇野生资源分布。

5. 药材性状

本品菌盖肉质，半球形或扁平状，中央下凹，直径 2～4 cm，黄褐色或栗壳色，有光泽。菌肉类白色或淡棕色。菌褶较疏，长短不一，白色或象牙色。菌柄圆柱形，稍弯曲，上部黄褐色，下部密生黑褐色绒毛，脆骨质，内部松软。气微，味淡。

6. 性味归经

性寒，味甘、咸；归经不详。

7. 功能主治

补肝，益肠胃，抗癌。用于肝病、胃肠道炎症、溃疡、癌症。

8. 用法用量

内服：煎汤，30～50 g。

十六、草菇

1. 别名

稻草菇、兰花菇、秆菇、麻菇、家生菇、南华菇、草菌、美味苞、脚菇。

2. 来源

本品为光柄菇科真菌草菇 *Volvariella volvacea*（Bull. ex Fr.）Sing. 的干燥子实体。当蛋状菌盖露出，将破裂前采收，去净杂质，切成两半，烘干或晒干，或鲜用。

3. 植物形态

菌盖宽 5～19 cm；近钟形，后伸展且中部稍凸起；表面干燥，灰色至灰褐色，中部色较深，具有辐射状条纹。菌肉白色，松软，中部稍厚。菌褶白色后变粉红色，稍密且宽；离生，不等长。菌柄近圆柱形，长 5～18 cm，直径 8～15 mm，白色或稍带黄色，光滑，中实。菌托较大，苞状，厚，污白色至灰黑色。孢子印粉红色。孢子光滑，椭圆形。褶缘囊状体棍棒状，顶端突尖或近尾尖。

4. 生境分布

草菇生于稻草等草堆上；夏、秋季，多人工栽培。其分布于中国福建、台湾、湖南、广东、广西、四川、贵州、云南、西藏等省（自治区、直辖市）。

黔西北地区的金沙等县（市、区）有草菇野生资源分布。

5. 药材性状

本品子实体多已纵切成 2 瓣，完整者菌盖钟形，或平展后中部微凸起，直径 5 cm 以上，灰色或灰黑色，有暗色纤毛，形成辐射条纹。菌肉中部较厚，松软，黄白色。菌褶较密而宽，不等长，白色或粉红色。菌柄近圆柱形，黄白色或淡黄色，内实。菌托较大而厚，杯状，污白色，上缘黄黑色。气香，味特异。

6. 性味归经

性寒，味甘；归经不详。

7. 功能主治

清热解暑，补益气血，降压。用于暑热烦渴、体质虚弱、头晕乏力、高血压。

8. 用法用量

内服：煎汤，9～15 g，或鲜品 30～90 g；或作食品常服。

十七、侧耳

1. 别名

平菇、蚝菌、冻菌、青蘑、灰蘑、北风菌、桐子菌、水风菌、粗皮侧耳。

2. 来源

本品为白蘑科真菌糙皮侧耳 *Pleurotus ostreatus*（Jacq. ex Fr.）Quel. 的干燥子实体。夏、秋季，采收子实体，除去杂质，晒干。

3. 植物形态

菌盖肉质，宽 5～20 cm；扁半球形，后平展，有后缘，呈扇形、肾形，中部下凹，盖面水渍状，有纤毛，初时堇紫色，后为铅灰色、灰白色或污白色；盖缘初时内卷，后平展。菌肉厚，白色，味美，有清香气，菌褶延生，在柄上交织或成纵条纹，稍密至较稀，白色。菌柄侧生，长 0～2 cm，白色，中实，基部有短的白色绒毛。孢子平滑，无色，近圆柱形。孢子印白色。

4. 生境分布

糙皮侧耳野生于阔叶树腐木上，丛生或叠生，分布于中国东北、华北、西南及陕西、新疆、江苏、福建、台湾、广东、湖北、湖南、西藏等地。

黔西北地区的七星关等县（市、区）有糙皮侧耳野生资源分布。

5. 药材性状

本品菌盖扁半球形，或平，有后缘，直径 5 cm 以上，类白色、灰白色或青灰色，表面有细毛。菌肉厚，类白色。菌褶白色，与菌柄连接处有网状条纹。菌柄短或无，基部常有绒毛。气香，味淡。

6. 性味归经

性温，味辛、甘；归肝、肾经。

7. 功能主治

追风散寒，舒筋活络，补肾壮阳。用于腰腿疼痛、手足麻木、筋络不舒、阳痿遗精、腰膝无力。

8. 用法用量

内服：煎汤，6～9 g。

十八、羊肚菌

1. 别名

羊肚菜、羊肚蘑、编笠菌。

2. 来源

本品为羊肚菌科真菌羊肚菌 *Morchella esculenta*（L.）Pers. 的干燥子实体。子实体颜色由深变浅，菌帽网眼充分张开、由硬变软时即可采收，采集子实体，去净杂质，晒干或烘干。

3. 植物形态

菌盖近球形、卵形至椭圆形，高 4～10 cm，宽 3～6 cm，顶端钝圆，表面有似羊肚状的凹坑。凹坑不定形至近圆形，宽 4～12 mm，蛋壳色至淡黄褐色，棱纹色较浅，不规则地交叉。菌柄近圆柱形，近白色，中空，上部平滑，基部膨大并有不规则的浅凹槽，长 5～7 cm，粗约为菌盖的 2/3。子囊圆筒形。孢子长椭圆形，无色，每个子囊内含 8 个，呈单行排列。侧丝顶端膨大，粗达 12 μm。

4. 生境分布

羊肚菌野生于阔叶林中地上及林缘空旷处，分布于中国吉林、河北、山西、陕西、甘肃、青海、新疆、江苏、四川、贵州、云南等省（自治区、直辖市）。

黔西北地区的黔西、七星关、赫章等县（市、区）有羊肚菌野生资源分布。

5. 药材性状

本品菌盖呈椭圆形或卵圆形，顶端钝圆，表面有多数小凹坑，外观似羊肚。小凹坑呈不规则形或类圆形，棕褐色，棱纹黄棕色。菌柄近圆柱形，类白色，基部略膨大，有的具不规则沟槽，中空。体轻，质酥脆。气弱，味淡、微酸涩。

6. 性味归经

性平，味甘；归脾、胃经。

7. 功能主治

和胃消食，理气化痰。用于消化不良、痰多咳嗽。

8. 用法用量

内服：煎汤，30～60 g。

十九、树头发

1. 别名

黑龙须、银头发、黑头发、黑龙须菌。

2. 来源

本品为珊瑚菌科真菌钻顶羽瑚菌 *Pterula umbrinella* Bres. 的子实体。全年均可采收，挖取子实体，洗净，晒干或鲜用。

3. 植物形态

子实体丛生或簇生；软革质，黑色，基部细圆柱形，丛生或离生，向上渐细并立即分枝，双叉状分枝，分枝极多，小枝细长线形，顶端钻形，光滑，干后似人的头发。担子上有2～4个小柄。孢子拟纺锤形至近船形，光滑，无色。

4. 生境分布

钻顶羽瑚菌野生于高山区，附生于黄栎树皮裂缝中或悬挂在枯树枝上，产于中国云南、贵州等省（自治区、直辖市）。

黔西北地区的大方、黔西等县（市、区）有钻顶羽瑚菌野生资源分布。

5. 性味归经

性凉，味苦，有小毒；归肝、肺经。

6. 功能主治

消肿止痛，续筋接骨，止咳。用于骨折、跌扑肿痛、肺结核咳嗽。

7. 用法用量

内服：研末，1.5～3.0 g。外用：适量，研末敷。

8. 使用注意

孕妇禁服。

二十、白鬼笔

1. 别名

冬荪、鬼笔、竹菌、鬼笔菌、竹下菌、无裙荪。

2. 来源

鬼笔科真菌白鬼笔 *Phallus impudicus* L. ex. Pers. 的干燥菌柄及菌托。夏、秋季采集，去泥土、杂质，洗净，晒干。

3. 植物形态

菌蕾球形至卵圆形，地上生或半埋土生，粉白色，有时呈粉红色，基部有白色或浅黄色菌素。包被成熟时从顶部开裂形成菌托。担子果呈粗毛笔状，孢托由菌柄及柄顶部的菌盖所组成。菌柄白色，海绵状，中空，近圆筒形。菌盖钟状，贴生于菌柄的顶部并在菌柄顶部膨大部分相连，外表面有大而深的网格，成熟后顶平，有穿孔。孢子体覆盖在菌盖网格内表面，青褐色，黏稠，有草药样浓郁香气。孢子长椭圆形至椭圆形，平滑，无色或近无色。

4. 生境分布

白鬼笔野生于竹林下、林缘、草地等有腐殖质环境。夏、秋季雨后，群生或单生。中国西南及吉林、辽宁、内蒙古、河北、陕西、新疆、江苏、浙江、福建、台湾、广东等地有白鬼笔野生资源分布。

黔西北地区的大方、百里杜鹃、金海湖等县（市、区）有白鬼笔野生资源分布。大方冬荪于2016年获得国家地理标志保护产品认证，2019年，其栽培面积近72万平方米。

5. 药材性状

子实体长条形，表面白色至黄白色。菌盖钟形，白色，长、宽各2～3 cm，顶端平，有穿孔，有明显的网眼。菌柄白色，近圆筒形。菌托灰色。体轻，质泡松，柔韧不易折断，断面中空，壁海绵状。气香，味淡。

6. 性味归经

性温，味甘、淡；归心经。

7. 功能主治

活血，除湿，止痛。用于风湿痛。

8. 用法用量

内服：煎汤，3～6 g；或浸酒。

二十一、蜜环菌

1. 别名

蜜蘑、栎菌、糖蕈、榛蘑、栎蕈、根索菌、根腐菌、蜜色环菌、小蜜环菌。

2. 来源

白蘑科真菌假蜜环菌 *Armillaria mellea*（Vahl. ex Fr.）Karst. 的干燥子实体。7—8 月，采收子实体，去净泥土、杂质，晒干。

3. 植物形态

菌盖肉质，宽 4～13 cm，扁半球形，后平展，中部钝或稍下凹；盖面通常干、温时黏，浅土黄色、蜜黄色或浅黄褐色，老后棕褐色，中部有平伏或直立小鳞片，有时光滑；盖缘初时内卷，有条纹。菌褶白色，老后常有暗褐色斑点。菌柄长 5～14 cm，粗 7～19 mm，圆柱形，基部稍膨大，常弯曲，与盖面同色，有纵条纹或毛状小鳞片，纤维质，内部松软，后中空。菌环上位，白色，幼时双层，松软。孢子椭圆形或近卵圆形，无色或稍带黄色，光滑。

4. 生境分布

假蜜环菌野生于阔叶树和针叶树的根部、树干基部、倒木及林中地上，丛生或群生，分布于中国东北、华北、西南及陕西、甘肃、新疆、浙江、福建、广西等地。

黔西北地区各县（市、区）有假蜜环菌野生资源分布。

5. 药材性状

本品菌盖肉质，扁半球形，或平展，中部稍下凹，直径 5～10 cm，蜜黄色、浅黄褐色或棕褐色，中央色较暗，有直立或平伏小鳞片，或光滑，边缘有条纹。菌肉白色或类白色。菌褶白色、污秽色，或具斑点。菌柄圆柱形，长 5 cm 以上，直径 4～10 mm，光滑或下部有毛状鳞片，与菌盖同色，内部松软，或中空。菌环白色，生于菌柄上部，有的为双环。气微，味淡。

6. 性味归经

性平，味甘；归肝经。

7. 功能主治

息风平肝，祛风通络，强筋壮骨。用于头晕、头痛、失眠、四肢麻木、腰腿疼痛、冠心病、高血压、血管性头痛、眩晕综合征、癫痫。

8. 用法用量

内服：煎汤，30～60 g；或研末。

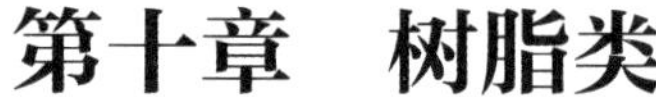

第十章　树脂类

药用部位为植物分泌，或经粗加工或提取，精制而成的树脂类产物，被称为树脂类中草药。本章共介绍树脂类中草药6种。这些中草药分属5科、7属、8种药用植物（表10－1）。

表10－1　树脂类中药分属植物科、属、种名

序号	药名	科名	属名	种名
1	松节	松科	松属	马尾松
2	桃胶	蔷薇科	桃属	桃
				山桃
3	松香	松科	松属	马尾松
4	干漆	漆树科	漆属	漆树
5	枫香脂	金缕梅科	枫香树属	枫香树
6	天竺黄	禾本科	簕竹属	青竿竹
			刚竹属	淡竹
			绿竹属	大头典竹

一、松节

1．别名

油松节、松郎头、黄松木节。

2．来源

松科植物马尾松 *Pinus massoniana* Lamb. 等枝干的干燥结节。多于采伐树时或木器厂加工时锯取之，经过选择修整，晒干或阴干。

3．植物形态

见第345页，“松叶”部分。

4．生境分布

见第346页，“松叶”部分。

5．药材性状

本品干燥松节呈不规则的块状或片状，大小粗细不等，一般长5～10 cm，厚1～3 cm。表面黄棕色至红棕色，横切面较粗糙，中心为淡棕色，边缘为深棕色而油润。质坚硬，不易折断，断面呈刺状。有松节油气，味微苦。以个大、棕红色、油性足者为佳。

6．性味归经

性温，味苦；归肝、肾经。

7. 功能主治

祛风燥湿，舒筋通络，活血止痛。用于风寒湿痹、历节风痛、脚痹痿软、跌打伤痛。

8. 用法用量

内服：煎汤，10～15 g；或浸酒、醋等。外用：适量，浸酒涂擦；或研末调敷。

9. 使用注意

阴虚血燥者慎服。

二、桃胶

1. 别名

桃凝、桃脂、桃油、桃树胶。

2. 来源

蔷薇科植物桃 *Prunus persica*（L.）Batsch 或山桃 *Prunus davidiana*（Carr.）Franch. 树皮中分泌出来的树脂。夏季，用刀切割树皮，待树脂溢出后收集，水浸，洗去杂质，晒干。

3. 植物形态

见第 280 页，“桃枝”部分。

4. 生境分布

见第 280 页，“桃枝”部分。

5. 药材性状

本品呈不规则的块状、泪滴状等，大小不一。表面淡黄色、黄棕色，角质样，半透明。质韧软，干透较硬，断面有光泽。气微，加水有黏性。

6. 性味归经

性平，味甘、苦，无毒；归大肠、膀胱经。

7. 功能主治

和血，通淋，止痢。用于血瘕、石淋、痢疾、腹痛、糖尿病、乳糜尿。

8. 用法用量

内服：煎汤，9～15 g；或入丸、散。

三、松香

1. 别名

松脂、松膏、松胶、松肪、沥青、黄香、松胶香、白松香、松脂香。

2. 来源

本品为松科植物马尾松 *Pinus massoniana* Lamb. 或同属数种植物渗出的油树脂，经蒸馏或提取除去挥发油后所余固体树脂。

3. 植物形态

见第 344—第 346 页，“松叶 ”部分。

4. 生境分布

见第 346 页，“松叶 ”部分。

5. 药材性状

本品呈透明或半透明不规则块状物，大小不等，颜色由浅黄到深棕色。常温时质地较脆，破碎面平滑，有玻璃样光泽，气微弱。遇热先变软，而后融化，经燃烧产生黄棕色浓烟。

6. 性味归经

性温，味苦、甘；归肝、脾经。

7. 功能主治

祛风燥湿，排脓拔毒，生肌止痛。用于痈疽恶疮、瘰疬、痿症、疥癣、白秃、疠风、痹症、金疮、扭伤、带下、血栓闭塞性脉管炎。

8. 用法用量

内服：煎汤，3～5 g；或入丸、散，亦可浸酒服。外用：适量，研末干掺；或调敷。

9. 使用注意

血虚者、内热实火者禁服。不可久服。未经严格炮制不可服。

四、干漆

1. 别名

黑漆、漆渣、漆脚、漆底、续合筒。

2. 来源

本品为漆树科植物漆树 *Toxicodendron vernicifluum*（Stokes）F. A. Barkl. 的树脂经加工后的干燥品。一般收集盛漆器具底留下的漆渣，干燥。

3. 植物形态

落叶乔木。树高达 20 m。树皮灰白色，粗糙，呈不规则纵裂。小枝粗壮，被棕色柔毛；冬芽生枝顶，被棕黄色绒毛。奇数羽状复叶，螺旋状互生，长 22～75 cm；叶柄被微柔毛，近基部膨大，半圆形，上面平；小叶 4～6 对，卵形、卵状椭圆形或长圆形，先端渐尖或急尖，基部偏斜，圆形或阔楔形，全缘，上面无毛或中脉被微毛，下面初有细毛，老时沿脉密被淡褐色柔毛；侧脉 10～15 对，两面略凸，膜质至薄纸质。圆锥花序，被灰黄色微柔毛；花杂性或雌雄异株；花黄绿色。雄花：花萼 5 枚，卵形；花瓣 5 枚，长圆形，开花外卷；雄蕊 5 枚，着生于花盘边缘，花丝线形，花药长圆形。雌花：较雄蕊小，子房球形，1 室，花柱 3 枚。果序下垂，核果肾形或椭圆形，外果皮黄色，无毛，具光泽，成熟后不裂，中果皮蜡质，具树脂道条纹，果核坚硬。花期 5—6 月，果期 7—11 月。

4. 生境分布

漆树野生于海拔 400～3 800 m 的向阳山地、山坡林中，在中国，除黑龙江、吉林、内蒙古、新疆等省（自治区、直辖市）外，其余省（自治区、直辖市）均有分布；国外，日本也有。

5. 药材性状

本品呈不规则块状，黑褐色或棕褐色，表面粗糙，有蜂窝状细小孔洞或呈颗粒状。质坚硬，不易折断，断面不平坦。具特殊臭气。

其含水分不超过 7.0%，总灰分不超过 8.0%，酸不溶性灰分不超过 5.0%，醇溶性浸出物不少于 1.2%。

6. 性味归经

性温，味辛，有毒；归肝、脾经。

7. 功能主治

破瘀通经，消积杀虫。用于瘀血经闭、癥瘕积聚、虫积腹痛。

8. 用法用量

内服：煎汤，2～5 g。

9．使用注意

孕妇及对漆过敏者禁用。

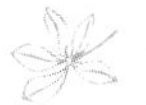

五、枫香脂

1．别名

枫脂、白胶、芸香、胶香、白胶香。

2．来源

本品为金缕梅科植物枫香树 *Liquidambar formosana* Hance 的干燥树脂。7～8 月，割裂树干，使树脂流出，10 月至翌年 4 月采收，阴干。

3．植物形态

见第 243 页，“枫香树根”部分。

4．生境分布

见第 243 页，“枫香树根”部分。

5．药材性状

本品呈不规则块状，淡黄色至黄棕色，半透明或不透明。质脆，断面具光泽。气香，味淡。

一般干品干燥减失重量不超过 2.0%，总灰分不超过 1.5%，挥发油含量不少于 1.0%（单位：mL/g）。

6．性味归经

性平，味辛、微苦；归肺、脾经。

7．功能主治

活血止痛，解毒生肌，凉血止血。用于跌扑损伤、痈疽肿痛、吐血、衄血、外伤出血。

8．用法用量

内服：1～3 g，宜入丸、散服；外用：适量，研末撒、调敷，或制膏摊贴。

9．使用注意

内服多不宜。

六、天竺黄

1．别名

竹黄、竺黄、竹膏、竹糖、天竹黄、竹黄精。

2．来源

本品为禾本科植物淡竹 *Phyllostachys glauca* McClure、青竿竹 *Bambusa tuldoides* Munro、大头典竹 *Bambusa beecheyana* var. *pubescens*（P. F. Li）W. C. Lin 等茎秆内的分泌液干燥后的块状物。秋、冬二季，砍破竹秆，取出，干燥。

3．植物形态

见第 282—第 283 页，“竹茹”部分。

4．生境分布

见第 283 页，“竹茹”部分。

5．药材性状

本品为不规则的片块或颗粒，大小不一。表面灰蓝色、灰黄色或灰白色，有的洁白色，半透明，略带光泽。体轻，质硬而脆，易破碎，吸湿性强。气微，味淡。

6．性味归经

性寒，味甘；归心、肝经。

7．功能主治

清热豁痰，凉心定惊。用于热病神昏、中风痰迷、小儿痰热惊痫、抽搐、夜啼。

8．用法用量

内服：煎汤，3～9 g；研粉冲服，每次0.6～1.0 g。

9．使用注意

无湿热痰火者慎服，脾虚胃寒便溏者禁服。

第十一章　其他类

其他未列入上述类别的中草药，含植物的其他部位、附着体及其粗加工产物等。本章共介绍其他类中草药12种。这些中草药分属11科、13属、16种药用植物（表11－1）。

表11－1　其他类中草药分属植物科、属、种名

序号	药名	科名	属名	种名
1	茶油	山茶科	山茶属	威宁短柱油茶
2	桐油	大戟科	油桐属	油桐
3	芜荑	榆科	榆属	榆树
4	芦荟	百合科	芦荟属	斑纹芦荟
5	竹沥	禾本科	簕竹属	青竿竹
			刚竹属	淡竹
			绿竹属	大头典竹
6	松萝	松萝科	松萝属	环裂松萝
7	石花	梅花衣科	梅花衣属	藻纹梅花衣
8	地钱	地钱科	地钱属	地钱
9	海金沙	海金沙科	海金沙属	海金沙
10	五倍子	漆树科	盐麸木属	红麸杨
				青麸杨
				盐肤木
11	金沙草	海金沙科	海金沙属	小叶海金沙
12	小喇叭	石蕊科	石蕊属	多层石蕊

一、茶油

1．来源

本品为山茶科植物威宁短柱油茶 *Camellia weiningensis* Y. K. Li. 的成熟种子用压榨法得到的脂肪油。

2．植物形态

见第493页，“油茶子”部分。

3．生境分布

见第493页，“油茶子”部分。

4. 性状与检查

本品为淡黄色的澄清液体；在氯仿、乙醚或二硫化碳中易溶，在乙醇中微溶；相对密度，在25 ℃时为0.909～0.915；折光率在25 ℃时为1.466～1.470；酸值不大于3；皂化值为185～196；碘值为80～88。取本品2 mL，小心加入新制放冷的发烟硝酸 - 硫酸 - 水（1∶1∶1）10 mL中，放置片刻，两液体接界处显蓝绿色。

5. 用途

用作注射用茶油的原料及软膏基质。茶油还可作食用油用，一般酸值小于1的高级别茶油还需要进一步精炼处理。除了压榨法外，茶油的加工方法还有溶剂浸提 - 精炼法、超临界二氧化碳萃取法，其中超临界二氧化碳萃取法的茶油，其有害成分不残留或残留量极低，营养成分还能得以较好的保留。

二、桐油

1. 别名

桐子油。

2. 来源

本品为大戟科植物油桐 *Vernicia fordii*（Hemsl.）Airy Shaw 的种子所榨出的脂肪油。

3. 植物形态

见第173页，“油桐根”部分。

4. 生境分布

见第174页，“油桐根”部分。

5. 性状

桐油具有脂肪油的一般性状。

6. 性味归经

性寒，味甘、辛，有毒；归经不详。

7. 功能主治

涌吐痰涎，清热解毒，收湿杀虫，润肤生肌。用于喉痹、痈疡、疥癣、烫伤、冻疮、皲裂。

8. 用法用量

外用：涂擦；调敷或探吐。

三、芜荑

1. 别名

无荑、无姑、黄榆、毛榆、山榆、臭芜荑、芜荑仁、山榆子、山榆仁、白芜荑。

2. 来源

本品为榆科植物榆树 *Ulmus pumila* L. 的果实的加工品。夏季，果实成熟时采下，晒干，搓去膜翅，取出种子。将种子55 kg浸入水中，待发酵后，加入榆树皮面5 kg，红土15 kg，菊花末2.5 kg，加适量温开水混合均匀，如糊状，放板上摊平约13 mm厚，切成直径约6.7 cm的方块，晒干，即为成品。亦可在5—6月采收果实，取果仁，用种子60%，异叶败酱20%，家榆树皮10%，混合制成扁平方形，晒干。

3. 植物形态

见319页，“榆白皮”部分。

4. 生境分布

见 319 页，“榆白皮”部分。

5. 药材性状

本品呈扁平方块状，表面褐黄色，有多数小孔和空隙，杂有纤维和种子。体质松脆而粗糙，断面黄黑色，易成鳞片状剥离。气特臭，味微酸、涩。

6. 性味归经

性温，味苦、辛；归脾、胃经。

7. 功能主治

杀虫消积，除湿止痢。用于虫积腹痛、小儿疳积、久泻久痢、疮疡、疥癣。

8. 用法用量

内服：煎汤，3～10 g；或入丸、散。外用：适量，研末调敷。

9. 使用注意

脾胃虚弱者慎服。

四、芦荟

1. 别名

奴会、卢会、讷会、象胆、劳伟。

2. 来源

本品为百合科植物斑纹芦荟 *Aloe vera* L. var. *chinensis*（Haw）Berg. 或同属植物肉质叶的汁液浓缩干燥物。

3. 植物形态

多年生草本。根系段状。茎短或无茎。叶簇生，螺旋状排列，直立，肥厚；叶片狭披针形，长 10～20 cm，先端渐尖，基部阔而包茎，边缘有刺状小齿，下有斑纹。花茎单生或分枝，高 60～90 cm；总状花序疏散；花梗长 2.5 cm 左右；花黄色或有紫色斑点，具膜质苞片；花被筒状，6 裂，裂片稍向外弯；雄蕊 6 枚，有时突出，花药 2 室，背部着生；子房上位，3 室，花柱线形。蒴果三角形。花期 7—8 月。

4. 生境分布

斑纹芦荟于中国云南元江、福建南部、广东沿海有栽培，东南亚诸国也有种植。

黔西北地区的威宁等县（市、区）有斑纹芦荟野生资源分布和少量栽培。

5. 药材性状

本品呈不规则的块状，大小不一。老芦荟显黄棕色、红棕色或棕黑色；质坚硬，不易破碎，断面蜡样，无光泽，遇热不易溶化。新芦荟显棕黑色而发绿，有光泽，黏性大，遇热易溶化；质松脆，易破碎，破碎面平滑而具玻璃样光泽；有显著的酸气，味极苦。

其含水分、总灰分可按《中国药典》（2020 年版）的要求，分别不超过 12.0%、4.0%。

6. 性味归经

性寒，味苦；归肝、胃、大肠经。

7. 功能主治

泻下通便，清肝泻火，杀虫疗疳。用于热结便秘、惊痫抽搐、小儿疳积，外治癣疮。

8. 用法用量

内服：2～5 g，宜入丸、散。外用：适量，研末敷患处。

9．使用注意

孕妇慎用。

五、竹沥

1．别名

竹汁、竹油、淡竹沥。

2．来源

本品为禾本科植物淡竹 *Phyllostachys glauca* McClure、青竿竹 *Bambusa tuldoides* Munro、大头典竹 *Bambusa beecheyana* var. *pubescens*（P. F. Li）W. C. Lin 的茎秆经火烤后所流出的汁液。取鲜竹竿，截成 30～50 cm 长段，两端去节，劈开，架起，中间用火烤之，两端即有液汁流出，以器盛之。

3．植物形态

见第 282—第 283 页，“竹茹”部分。

4．生境分布

见第 283 页，“竹茹”部分。

5．药材性状

本品为青黄色或黄棕色的透明液体。具竹香气，味微甜。

6．性味归经

性寒，味甘、苦；归心、肝、肺经。

7．功能主治

清热降火，滑痰利窍。用于中风痰迷、肺热痰壅、惊风、癫痫、热病痰多、壮热烦渴、破伤风。

8．用法用量

内服：冲服，30～60 g；或入丸；或熬膏。外用：适量，调敷，或点眼。

9．使用注意

寒饮湿痰及脾虚便溏者禁服。

六、松萝

1．别名

女萝、树挂、松毛、茶须、石须、松落、天棚草、雪风藤、山挂面、松上寄生。

2．来源

本品为松萝科植物环裂松萝 *Usnea diffracta* Vain. 的地衣体。夏、秋季，采收地衣体，洗净，切段，晒干。

3．植物形态

环裂松萝又名破茎松萝、节松萝。地衣体枝状，悬垂型，长达 15～50 cm，淡灰绿色至淡黄绿色。枝体基部直径约 3 mm，主枝粗 3～4 mm。次生分枝整齐或不整齐，多回二叉分枝，枝圆柱形，少数末端稍扁平或有棱角。枝干具环状裂隙，如脊椎状。

4．生境分布

环裂松萝野生于树干上、枝干上，分布于中国东北及山西、内蒙古、陕西、甘肃、安徽、浙江、江西、福建、台湾、贵州等地。

黔西北地区的大方、黔西、威宁等县（市、区）有环裂松萝野生资源分布。

5. 药材性状

本品地衣体呈丝状，较粗壮，淡灰绿色或淡黄棕色。枝体表面有多数环状裂沟。横断面可见中央有线状强韧性的中轴，具弹性，由菌丝组成；其外为藻环，常由环状沟纹分离成短筒状。

6. 性味归经

性平，味甘、苦；归心、肾、肺经。

7. 功能主治

祛痰止咳，清热解毒，除湿通络，止血调经，驱虫。用于痰热温疟、咳喘、肺痨、头痛、目赤云翳、痈肿疮毒、瘰疬、乳痈、烫火伤、毒蛇咬伤、风湿痹痛、跌打损伤等。

8. 用法用量

内服：煎汤，6～9 g。外用：适量，煎汤洗；或研末敷。

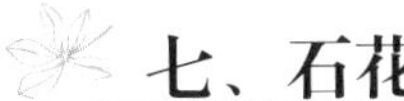

七、石花

1. 别名

乳花、地衣、石苔花、道立克（蒙名）。

2. 来源

本品为梅花衣科植物藻纹梅花衣 *Parmelia saxatilis*（L.）Ach. 的干燥地衣体。夏、秋季，采集地衣体，去泥土、杂石，洗净，晒干。

3. 植物形态

地衣体叶状，裂瓣深裂，末端截形或锐尖；上表面灰绿色至灰褐色，裂片边缘具网状白色假杯点，裂片中央部多有颗粒状的粉芽堆，有时堆呈短柱状。叶缘光滑，从叶缘至叶片的上表面微有光泽。下表面黑褐色至黑色，假根单一，不分枝，直至叶片边缘。

4. 生境分布

藻纹梅花衣附生于树干上或岩石表面的腐殖质上，分布于中国黑龙江、吉林、辽宁、山西、陕西、山东、浙江、江西、湖南、四川、贵州、云南、西藏等省（自治区、直辖市）。

黔西北地区的威宁等县（市、区）有藻纹梅花衣野生资源分布。

5. 药材性状

本品地衣体呈叶状，近圆形或不整齐伸展，直径可达 15 cm，裂片深裂，狭长，长 5～40 mm，宽 1～5 mm，边缘有光泽，呈截形或凹入；上表面灰色至灰褐色，中央部分暗色，具圆形或线形白斑及鼓起的网纹，裂芽多集中于中央；下表面黑色，密生不分枝的黑色假根。

6. 性味归经

性平，味甘；归肝、肾经。

7. 功能主治

补肾益肾，明目，止血，利湿解毒。用于视物模糊、腰膝疼痛、吐血、崩漏、黄疸、疮癣。

8. 用法用量

内服：煎汤，9～15 g；或研末；或浸酒。外用：适量，研末调敷；或撒敷。

八、地钱

1. 别名

一团云、巴骨龙、脓痂草、地浮萍、地梭罗、地龙皮、龙眼草、米海台。

2. 来源

本品为地钱科植物地钱 *Marchantia polymorpha* L. 的叶状体。夏、秋季，采收叶状体，洗净，晒干或鲜用。

3. 植物形态

叶状体暗绿色，宽带状，多回二歧分叉，长 5～10 cm，宽 1～2 cm，边缘微波状，背面具六角形气室，整齐排列的气室分隔，每室中央具 1 枚烟囱型气孔，孔口边细胞 4 列，呈“十”字形排列。腹面具 6 列紫色鳞片，鳞片尖部有呈心脏形的附着物；假根密生鳞片基部，平滑或带花纹。雌雄异株。雄托盘状，波状浅裂成 7～8 瓣，精子器埋于托筋背面；雌托扁平，先端深裂成 9～11 个指状裂瓣；孢蒴生于托的指腋腹面。叶状体背面前端常生有杯状的无性芽胞杯，内生胚芽，无性生殖。

4. 生境分布

地钱野生于阴湿的土坡或湿石及潮湿墙基，中国各地均有分布。

黔西北地区的黔西、七星关、赫章、威宁等县（市、区）有地钱野生资源分布。

5. 药材性状

本品叶状体呈皱缩的片状或小团块。湿润后展开呈扁平宽带状，多回二歧分叉。表面暗褐绿色，可见明显的气孔和气孔区划。下面带褐色，有多数鳞片和成丛的假根。气微，味淡。

6. 性味归经

性凉，味淡；归肝、胃经。

7. 功能主治

清热利湿，解毒敛疮。用于湿热黄疸、疮痈肿毒、毒蛇咬伤、水火烫伤、骨折、刀伤。

8. 用法用量

内服：煎汤，5～15 g；或入丸、散。外用：适量，鲜品捣敷；或研末，调敷患处。

九、海金沙

1. 别名

海金砂、左转藤灰。

2. 来源

本品为海金沙科植物海金沙 *Lygodium japonicum*（Thunb.）Sw. 的干燥成熟孢子。秋季，孢子未脱落时采割藤叶，晒干，搓揉或打下孢子，除去藤叶。

3. 植物形态

见第 253 页，“海金沙根”部分。

4. 生境分布

见第 253 页，“海金沙根”部分。

5. 药材性状

本品呈粉末状，棕黄色或浅棕黄色。体轻，手捻有光滑感，置手中易由指缝滑落。气微，味淡。

一般干品含总灰分不超过 16.0%。

6. 性味归经

性寒，味甘、咸；归膀胱、小肠经。

7. 功能主治

清利湿热，通淋止痛。用于热淋、石淋、血淋、膏淋、尿道涩痛。

8. 用法用量

内服：煎汤，9～15 g，包煎；或研末，每次 2～3 g。

9. 使用注意

肾阴亏虚者慎服。

十、五倍子

1. 别名

棓子、文蛤、百药煎、百虫仓、木附子、漆倍子、红叶桃、旱倍子、乌盐泡。

2. 来源

本品为漆树科植物红麸杨 *Rhus punjabensis* Stew. var. *sinica*（Diels）Rehd. et Wils.、青麸杨 *Rhus potaninii* Maxim. 或盐肤木 *Rhus chinensis* Mill. 等树叶上的虫瘿，主要由五倍子蚜 *Melaphis chinensis*（Bell）Baker 寄生而形成。秋季，采摘，置沸水中略煮或蒸至表面呈灰色，杀死蚜虫，取出，干燥。按外形不同，分为“肚倍”和“角倍”。

3. 植物形态

（1）红麸杨。别名漆倍子、倍子树、旱倍子。落叶乔木或小乔木。树皮灰褐色，小枝被微柔毛。奇数羽状复叶，小叶 3～6 对，叶轴上部具狭翅；叶卵状长圆形或长圆形，先端渐尖或长渐尖，基部圆形或近心形，全缘，叶背疏被微柔毛或仅脉上被毛，侧脉较密，在叶背明显突起；叶无柄或近无柄。圆锥花序，长 15～20 cm，密被微绒毛；苞片钻形，被微绒毛；花白色，花梗短；花萼裂片狭三角形，花瓣长圆形，两面被微柔毛，边缘具细睫毛；花丝线形，中下部被微柔毛，在雌花中较短，花药卵形；花盘厚，紫红色，无毛；子房球形，密被白色柔毛，雄花中有不育子房。核果近球形，成熟时暗紫红色，种子小。

（2）青麸杨。别名倍子树、五倍子。落叶乔木。树皮灰褐色，小枝无毛。奇数羽状复叶，小叶 3～5 对，叶轴无翅，被微柔毛；小叶卵状长圆形或长圆状披针形，先端渐尖，基部偏斜，近回形，全缘，两面沿中脉被微柔毛或近无毛；小叶具短柄。圆锥花序，长 10～20 cm，被微柔毛；苞片钻形，被微柔毛；花白色，花梗被微柔毛；花萼裂片卵形，边缘具细睫毛；花瓣卵形或卵状长圆形，两面被微柔毛；花丝线形，在雌花中较短，花药卵形；花盘厚，无毛；子房球形，密被白色绒毛。核果近球形，成熟时红色。

（3）盐肤木。别名角倍、肤连泡、盐酸白、盐肤子、肤杨树、五倍子、五倍柴、木五倍子、五倍子树。落叶小乔木或灌木。小枝棕褐色，被锈色柔毛，具圆形小皮孔。奇数羽状复叶，小叶 2～6 对，叶轴具叶状翅，小叶自下而上逐渐增大，叶轴和叶柄密被锈色柔毛；小叶卵形、椭圆状卵形或长圆形，先端急尖，基部圆形，顶生小叶基部楔形，边缘具粗锯齿或圆齿，叶面暗绿色，叶背粉绿色，被白粉，叶面沿中脉疏被柔毛或近无毛，叶背被锈色柔毛，脉上较密，侧脉和细脉在叶面凹陷，在叶背突起；小叶无柄。圆锥花序，宽大，多分枝，雄花序长 30～40 cm，雌花序较短，密被锈色柔毛；苞片披针形，小苞片极小；花白色，花梗被微柔毛。雄花：花萼裂片长卵形；花瓣倒卵状长圆形；雄蕊伸出，花丝线形，无毛，花药卵形；子房不育。雌花：花萼裂片较短，外面被微柔毛；花瓣椭圆状卵形，边缘具细睫毛，里面下部被柔毛；雄蕊极短；花盘无毛；子房卵形，密被白色微柔毛，花柱 3 枚，柱头头状。核果球形，成熟时红色。花期 8—9 月，果期 10 月。

4. 生境分布

（1）红麸杨。生长于海拔 460～3 000 m 的石灰山灌丛或密林中，分布于中国云南、贵州、湖南、湖北、陕西、甘肃、四川、西藏等省（自治区、直辖市）。

（2）青麸杨。生长于海拔 900～2 500 m 的山坡疏林或灌木中，分布于中国云南、贵州、四川、甘肃、陕西、山西、河南等省（自治区、直辖市）。

（3）盐肤木。生于海拔 170～2 700 m 的向阳山坡、沟谷、溪边的疏林或灌丛中，在中国，除东北、内蒙古和新疆外，其余省（自治区、直辖市）均有分布；国外，印度、中南半岛、马来西亚、印度尼西亚、日本、朝鲜亦产。

以上 3 种植物，黔西北地区的各县（市、区）均有红麸杨野生资源分布；黔西、七星关等县（市、区）有青麸杨野生资源分布；黔西、大方、七星关、赫章等县（市、区）有盐肤木野生资源分布。

5. 药材性状

肚倍：呈长圆形或纺锤形囊状，长 2.5～9.0 cm，直径 1.5～4.0 cm。表面灰褐色或灰棕色，微有柔毛。质硬而脆，易破碎，断面角质样，有光泽，壁厚 2～3 mm，内壁平滑，有黑褐色死蚜虫及灰色粉状排泄物。气特异，味涩。

角倍：呈菱形，具不规则的钝角状分枝，柔毛较明显，壁较薄。

一般干品含水分不超过 12.0%；总灰分不超过 3.5%；含鞣质以没食子酸（$C_7H_6O_5$）计，不少于 50.0%。

6. 性味归经

性寒，味酸、涩；归肺、大肠、肾经。

7. 功能主治

敛肺降火，涩肠止泻，敛汗，止血，收湿敛疮。用于肺虚久咳、肺热痰嗽、久泻久痢、自汗盗汗、消渴、便血痔血、外伤出血、痈肿疮毒、皮肤湿烂。

8. 用法用量

内服：煎汤，3～6 g。外用：适量。

9. 使用注意

外感风寒者或肺有实热之咳嗽及积滞未清之泻痢者忌服。

十一、金沙草

1. 别名

曲须、斑鸠窝、须须药、牛吊西、扫把藤、软筋藤。

2. 来源

本品为海金沙科植物小叶海金沙 *Lygodium microphyllum*（Cav.）R. Br. 的干燥孢子。秋季，采收全株，打下孢子，晒干。该品种的全草亦供药用。

3. 植物形态

植株蔓生、攀缘。茎纤细，长达 5～7 m。叶薄草质，近二型；二回羽状，羽片多数，相距着生，羽片对生于叶轴的短枝上，短枝顶端密生红棕色毛；营养羽片生于叶轴下部，长圆形，长 7～8 cm，宽 4～7 cm，单数羽状，或顶生小羽片有时二叉；小羽片 4 对，互生，具短柄，柄端有关节，卵状三角形或长圆形，基部心形，边缘有齿；叶脉三出，小脉二至三回分叉；孢子羽片长圆形，长 8～10 cm，宽 4～6 cm，常为单数羽状；小羽片 9～11 片，互生，三角形或卵状三角形。孢子囊穗线形，黄褐色，排列于叶缘，有孢子囊 5～8 对。

4. 生境分布

小叶海金沙野生于溪边灌丛中，分布于中国福建、台湾、广东、海南、广西、贵州、云南等省（自治区、直辖市）；国外，印度南部、缅甸、南洋群岛亦产。

黔西北地区的黔西等县（市、区）有小叶海金沙野生资源分布。

5. 性味归经

性寒，味甘、微苦；归经不详。

6. 功能主治

清热，利湿，舒筋活络，止血。用于尿路感染、尿路结石、肾炎水肿、肝炎、痢疾、目赤肿痛、风湿痹痛、筋骨麻木、跌打骨折、外伤出血。

7. 用法用量

内服：煎汤，9～15 g。外用：适量，煎汤洗。

十二、小喇叭

1. 别名

地喇叭。

2. 来源

本品为石蕊科植物多层石蕊 *Cladonia verticillata* Hoffm. 的地衣体。夏季，采收地衣体，去杂质，洗净，晒干。

3. 植物形态

多层石蕊又名千层石蕊、小叶千层石蕊。鳞叶发达，呈掌状深裂，分叉着生。裂片直径2～5 mm，灰色、灰绿色。枝柄（孢子器柄）多单一直立，高1.0～1.5 cm，粗1～2 mm，先端呈杯状层层叠生，呈多层宝塔状。孢子褐色，着生于杯状孢子器边缘。

4. 生境分布

多层石蕊野生于高山地带，多见于草甸灌丛地的苔藓植物丛中或岩石表面的苔藓植物丛中，产于中国东北及内蒙古、河北、陕西、甘肃、青海、新疆、江苏、安徽、浙江、四川、贵州、云南、西藏等地。

黔西北地区的大方、黔西等县（市、区）有多层石蕊野生资源分布。

5. 药材性状

本品地衣体呈鳞片状，掌状深裂，灰绿色。上面生有多数孢子器柄，长约1 cm，灰白色，先端呈杯状，边缘有锯齿，内面粉粒状。

6. 性味归经

性平，味咸、微涩；归肺、肾经。

7. 功能主治

凉血止血。用于咳血、外伤出血、烫伤。

8. 用法用量

内服：煎汤，9～15 g。外用：适量，捣敷。

参考文献

[1] 陈鸿平，刘友平，张玲．中草药提取物的标准化现状及发展趋势［J］．时珍国医国药，2011，22（4）：996－999．

[2] 陈家春，陈旭东．裂叶星果草的性状及显微鉴别［J］．中药材，2000，23（10）：598－600．

[3] 陈青，苏玲，朱华，等．驳骨丹的生药学研究［J］．时珍国医国药，2010，21（4）：896－898．

[4] 程黎晖．细辛的鉴别及药理作用［J］．海峡药学，2008，20（5）：68－70．

[5] 董书．升麻与腺毛马蓝的比较鉴别研究［J］．中草药，1998，29（7）：484－486．

[6] 杜庭，杜诗兴．六盘水中草药资源概况［J］．农机服务，2012，29（11）：1262．

[7] 樊卫国，向显衡，安华明，等．刺梨新品种“贵农 5 号”［J］．园艺学报，2011，38（8）：1609－1610．

[8] 葛发欢．中药超临界二氧化碳萃取技术研究［M］．北京：中国医药科技出版社，2014．

[9] 郭玫．中药成分分析［M］．北京：中国中医药出版社出版，2006．

[10] 郭新苗，陈昊廷．中药材最佳采收期、产地初加工和贮藏方法［J］．农村新技术，2017，（5）：52－54．

[11] 贵州省毕节地区地方志编纂委员会．毕节地区志·农牧渔业志［M］．贵阳：贵州人民出版社，2002．

[12] 贵州省农科院园艺组整理．威宁大黄梨［J］．贵州农业科学，1977，（C1）：33－36．

[13] 贵州省药品监督局．贵州省中药材、民族药材质量标准［M］．贵阳：贵州科技出版社，2003．

[14] 贵州省中医研究所．贵州民间药物·第一辑［M］．贵阳：贵州人民出版社，1965．

[15] 贵州省中医研究所．贵州中草药名录［M］．贵阳：贵州人民出版社，1986．

[16] 国家药典委员会．中华人民共和国药典（2020 年版·一部）［M］．北京：中国医药科技出版社，2020．

[17] 国家中医药管理局《中华本草》编委会．中华本草［M］．上海：上海科学技术出版社，1998．

[18] 湖南省食品药品监督管理局．湖南省中药材标准（2009 年版）［M］．长沙：湖南科技出版社，2010．

[19] 金芝，倪菊香．血党与朱砂根的生药鉴别［J］．中草药，2003，34（3）：269－270．

[20] 黎跃成．道地药和地方标准药原色图谱［M］．成都：四川科学技术出版社，2002．

[21] 李冰岚，王健生，陈宗良．两种过路黄的生药鉴定［J］．中药材，1998，21（9）：447－449．

[22] 李小锋，宋良科，谢娟，等．落地梅与狭叶落地梅的药材鉴定与主要化学组份的含量测定［J］．特产研究，2008，（4）：63－65，78．

[23] 李学芳，蒲星宇，周培军，等．民族药三棱枝杭子梢的生药学鉴别［J］．中华中医药杂志

(原中国医药学报), 2016, 31 (7): 2817-2819.
[24] 及华, 李雪艳. 中药材采收时期及采收原则 [J]. 现代农村科技, 2019, (3): 95-96.
[25] 刘年猛, 彭飞, 周天达, 等. 血水草的生药鉴定 [J]. 中药材, 2001, 24 (1): 21-24.
[26] 卢森华, 梁晓乐, 陈勇, 等. 当归藤的药材性状与显微特征鉴定 [J]. 中药材, 2012, 35 (2): 213-216.
[27] 陆宇惠, 赵景云, 马克坚, 等. 阳荷根药材的生药学研究 [J]. 云南中医中药杂志, 2009, 30 (11): 51-52.
[28] 罗春丽, 牛治存, 廖韦卫. 苗药双肾草生药鉴定研究 [J]. 时珍国医国药, 2011, 22 (1): 209-210.
[29] 罗光明, 陈根顺, 赖学文, 等. 千层塔的性状及组织显微鉴定 [J]. 中药材, 2003, 26 (11): 783-785.
[30] 马莉, 房志坚. 野颠茄及其混淆品喀西茄的性状与显微鉴别 [J]. 中药材, 2012, 35 (2): 216-220.
[31] 钱彦丛, 秦百宣, 丛月珠, 等. 冀产红景天的生药鉴定 [J]. 中药材, 1995, 18 (10): 499-503.
[32] 秦民坚, 徐国钧, 徐珞珊, 等. 鸢尾科药用根茎类的性状鉴定研究 [J]. 中草药, 1998, 29 (10): 695-697.
[33] 陕西省食品药品监督管理局. 陕西省药材标准 (2015 年版) [M]. 西安: 陕西科学技术出版社, 2016.
[34] 施大文, 戴克敏, 王志伟. 七叶莲的生药学研究 [J]. 中草药, 1980, 11 (9): 416-419.
[35] 沈联德. 中药鉴定学 [M]. 北京: 北京医科大学、中国协和医科大学联合出版社, 1991.
[36] 盛萍, 堵年生, 杨学斌, 等. 维吾尔药材蜀葵子的鉴别研究 [J]. 新疆中医药, 2003, 21 (4): 38-39.
[37] 孙静, 寇文龙, 刘文文, 等. 陕产黄花油点草的生药鉴别 [J]. 中药材, 2012, 35 (5): 717-719.
[38] 陶波. 六盘水市地理标志产品的保护与发展 [J]. 理论与当代, 2016, (6): 48-49.
[39] 汪毅. 黔本草 (第一卷) [M]. 贵阳: 贵州科学技术出版社, 2015.
[40] 王道植, 梁纬祥, 黄鹤先, 等. 贵州高寒山区发现野生的威宁短柱油茶 [J]. 林业科技通讯, 1979, (9): 16-17.
[41] 王国强. 全国中草药汇编 [M]. 3 版. 北京: 人民卫生出版社, 2014.
[42] 王恒, 欧阳辉, 唐辉, 等. 婆婆纳的性状与显微鉴定 [J]. 中药材, 2017, 40 (2): 325-327.
[43] 王敏, 吴迪, 蒋力力, 等. 贵州省食用菌资源概况 [J]. 中国食用菌, 2021, 40 (1): 7-23.
[44] 王英伟. 中国药用植物资源的开发与利用 [J]. 林业勘察设计, 2017, (1): 16-17.
[45] 韦群辉, 游春, 杨树德, 等. 拔毒散的生药学研究 [J]. 云南中医学院学报, 1992, 15 (4): 12-16.
[46] 夏从龙, 种佳, 杨泽涛, 等. 藏药"蒂达"三种原植物的生药鉴定 [J]. 中国民族民间医药, 2009, 18 (Z1): 1-3.
[47] 向显衡, 刘进平, 樊卫国. 贵州省刺梨种质资源利用研究 [J]. 中国水土保持, 1988, (7): 34-35.
[48] 谢永贵. 毕节市林木种质资源 [M]. 贵阳: 贵州科学技术出版社, 2017.
[49] 幸春荣, 胡彦君, 李柏群, 等. 大健康产业背景下中药保健品发展浅析 [J]. 中国药业,

2020，29（18）：19－21.

［50］杨成梓，陈为，陈丽艳. 水苦荬的性状及组织显微鉴定［J］. 福建中医学院学，2007，17（4）：32－33.

［51］杨世林，严春燕. 天然药物化学［M］. 2版. 北京：科学出版社，2018.

［52］俞永琼，陆宇惠，郭世民，等. 阳荷根药材质量标准初步研究［J］. 云南中医中药杂志，2012，（7）：61－63.

［53］云南省药材公司. 云南中药资源名录［M］. 北京：科学出版社，1993.

［54］张军，舒光明，刘正宇，等. 金佛山濒危中草药胡豆莲的生药学研究［J］. 时珍国医国药，2009，20（3）：532－533.

［55］张水利，朱伟英. 庭藤根的性状、显微及TLC鉴别［J］. 中药材，2002，25（7）：472－473.

［56］张秀桥，陈家春，桂琴. 贵州獐牙菜的生药鉴定［J］. 中药材，2007，30（5）：534－536.

［57］张真. 磐安县中药材资源现状及保护利用建议［J］. 浙江农业科学，2011，（6）：1261－1264.

［58］赵能武，张敬杰，赵俊华，等. 贵州产金星蕨科药用植物的种类和分布研究［J］. 时珍国医国药，2009，20（7）：1743－1745.

［59］中国科学院中国植物志编辑委员会. 中国植物志［M］. 北京：科学出版社，1996.

［60］中国科学院中国植物志编辑委员会. 中国植物志［M］. 北京：科学出版社，2004.

［61］朱斗锡. 羊肚菌的采收加工方法［J］. 浙江食用菌，1996，（4）：15－16.

［62］朱靖静，杨进，邹坤，等. 抱石莲质量标准研究［J］. 安徽农业科学，2009，37（33）：16344－16345，16348.